Guide AS
Aide-soignant

Chez le même éditeur

- ***Dans la gamme « AS »***

CONTRÔLE CONTINU DU DEAS, par V. RUPIN, N. LOUIS, A.-M. FRANCES, N. HALLEGOUET, F. GOUBET, GÉRACFAS, 2009, 208 pages.

MISES EN SITUATION PROFESSIONNELLE AIDE-SOIGNANT, par C. CORDON, J. GASSIER, 2009, 144 pages.

MÉMO-FICHES AS, par J. GASSIER, 2010, 328 pages.

- ***Dans la collection « Modules AS/AP »***

MODULES AS 1 ACCOMPAGNEMENT D'UNE PERSONNE DANS LES ACTIVITÉS DE LA VIE QUOTIDIENNE, par le GÉRACFAS, M.-H. ABEILLE, M.-O. RIOUFOL, C. CORDON, C. PONTE, É. SAUVAGE, A. BLANCHARD, A. VANDAELE, 2007, 160 pages.

MODULES AS/AP 2 ÉTAT CLINIQUE D'UNE PERSONNE, par le GÉRACFAS, le CEEPAME, M.-O. RIOUFOL, C. BERTE, C. CORDON, M. HOUELBECQ, F. BAUDRY, 2009, 160 pages.

MODULES AS 3 LES SOINS, par le GÉRACFAS, M.-O. RIOUFOL, M.-H. ABEILLE, C. CORDON, É. CRETEUR, É. SAUVAGE, A. VANDAELE, A. MARTOCQ, 2007, 272 pages.

MODULES AS/AP 4 ERGONOMIE, par le GÉRACFAS, M. BARY, J. COURTEAUX, 2006, 128 pages.

MODULES AS/AP 5 RELATION COMMUNICATION, par le GÉRACFAS, G. HUE, A. NIFFOI, B. BARBARREAU, R. DANIEL, M. PERRICHON, 2007, 128 pages.

MODULES AS/AP 6 HYGIÈNE, par le GÉRACFAS, 2006, 144 pages.

MODULES AS/AP 7/8 TRANSMISSION DES INFORMATIONS ET ORGANISATION DU TRAVAIL, par le GÉRACFAS, M.-O. RIOUFOL, M. DOL, G. LORIETTE, F. DE LIGONDES, M.-F. NÉAU-COTTIN, C. PONTE, 2007, 96 pages.

- ***Dans la collection « Formation pratique de l'aide-soignant »***

L'AIDE-SOIGNANT EN SERVICE DE PSYCHIATRIE, par M.-O. RIOUFOL, F. VÉNUAT, 2012, 224 pages.

L'AIDE-SOIGNANT EN SERVICE DE GÉRIATRIE, par L. HOLSTENSSON, M.-O. RIOUFOL, M.-B. BEAULIEU, 2010, 272 pages.

L'OBSERVATION AIDE-SOIGNANTE, par M.-O. RIOUFOL, 2010, 176 pages.

- ***Hors collection***

FICHES DE SOINS POUR L'AIDE-SOIGNANT – LA RÈGLE D'ORR, par M.-O. RIOUFOL, 2012, 344 pages.

85 FICHES D'ANIMATION POUR LES PERSONNES ÂGÉES, par É. ALLÈGRE, J. GASSIER, 2011, 216 pages.

GUIDE D'ANATOMIE-PHYSIOLOGIE AIDES-SOIGNANTS ET AUXILIAIRES DE PUÉRICULTURE, par le GÉRACFAS, M. JOUBARD, M.-T. GOURDON, B. OLLER, M.-F. BOUILLAND, É. SAUVAGE, 2012, 184 pages.

ANATOMIE ET PHYSIOLOGIE AIDE-SOIGNANT ET AUXILIAIRE DE PUÉRICULTURE, par. A. RAMÉ, S. THÉROND, 2011, 352 pages.

Guide AS
Aide-soignant

Modules 1 à 8

J. GASSIER
Professeur de sciences et techniques médico-sociales

É. PERUZZA
Cadre de santé
Formatrice en IFSI

K. LE NEURÈS
Cadre de santé
Formatrice en IFSI

Avec la collaboration de

J. BENLOLO
Cadre supérieur de santé
Formatrice au GRETA

A. M. DEKONINCK
Formatrice en secourisme
Titulaire du monitorat SST

B. BOYANOV
Médecin
Formateur en ergonomie

3e édition

ELSEVIER
MASSON

ISBN : 978-2-294-72508-1

ELSEVIER MASSON SAS – 62, rue Camille-Desmoulins – 92442 Issy-les Moulineaux Cedex

Remerciements

Djilali BELGHAOUTI	Cadre de santé - Hôpital Bichat - Paris
Sabine BELORGEY	Cadre supérieur d'hygiène - Hôpital Bichat - Paris
Myriam BUDAN DE RUSSE	Cadre supérieur de santé - Hôpital Bichat - Paris
Sylvie CHAUVIN	Cadre supérieur en hygiène - Hôpital Trousseau - Paris
Pierrette CLÉMENT	Cadre supérieur de santé - Hôpital Sainte-Perrine - Paris
Fabienne DENIS	Cadre de santé - Hôpital Pompidou - Paris
Véronique DUFOUR	Cadre supérieur de santé - Hôpital Pompidou - Paris
Pascal FAVROL	Neurologue - Hôpital Tenon - Paris
Marceline GABEL	Chargée de cours à l'Université Paris X - Nanterre
Nadine GAUDRON	Cadre de santé - Hôpital d'Argenteuil (95)
Suzanne GRONDIN	Cadre supérieur de santé - Hôpital Louis Mourier - Colombes
Karine HILLION	Cadre sage-femme - Hôpital Saint-Vincent-de-Paul - Paris
Jéronita HOUSSAYS	Cadre de santé - Hôpital Louis Mourier - Colombes
Martine JEAN	Cadre supérieur de santé - Hôpital La Pitié Salpêtrière - Paris
Yamina KERROU	Cadre supérieur de santé - Hôpital Saint-Antoine - Paris
Isabelle LE GUINCHE	Cadre supérieur en hygiène - Hôpital Necker - Paris
Martine LE NOC-SOUDANI	Gérontologue - Centre d'action sociale de la ville de Paris
Marie-Thérèse MASTALERZ	Cadre supérieur de santé - Hôpital Necker - Paris
Julie RAFFIN	Cadre de santé - Hôpital Saint-Antoine - Paris
Hélène RENEVOT	Cadre supérieur de santé - Hôpital Pompidou - Paris
Muriel WAGNER	Cadre de santé - Hôpital Saint-Antoine - Paris

Sommaire

Module 1

Module 5

Relation Communication 352

Module 6

Hygiène hospitalière 418

Module 7

Module 8

AFGSU

Préface

Ce guide s'inscrit dans le **référentiel de formation des aides-soignants**[1] ; il présente les savoirs théoriques, procéduraux et pratiques que l'aide-soignant met en œuvre au quotidien dans ses pratiques de soins. Il est structuré sur le même plan que les modules de formation qui se déclinent en fonction de 8 compétences que doit maîtriser l'aide-soignant.

Module 1 : accompagner une personne dans les actes essentiels de la vie quotidienne en tenant compte de ses besoins et de son degré d'autonomie.
Module 2 : apprécier l'état clinique d'une personne.
Module 3 : réaliser des soins adaptés à l'état clinique de la personne.
Module 4 : utiliser les techniques préventives de manutention et les règles de sécurité pour l'installation et la mobilisation des personnes.
Module 5 : établir une communication adaptée à la personne et à son entourage.
Module 6 : utiliser les techniques d'entretien des locaux et du matériel spécifiques aux établissements sanitaires, sociaux et médico-sociaux.
Module 7 : rechercher, **traiter** et **transmettre** les informations pour assurer la continuité de soins.
Module 8 : organiser son travail dans une équipe pluridisciplinaire.

L'acquisition de toutes ces compétences permet à l'aide-soignant de réaliser pleinement son rôle de collaborateur actif dans les soins, avec et sous la responsabilité de l'infirmier[2].

L'un des objectifs de la formation étant de favoriser la prise en charge individualisée du patient, les auteurs ont élaboré des **fiches techniques** qui offrent une vision synoptique du **soin**. Celui-ci est appréhendé, non seulement dans sa chronologie, mais selon des critères de qualité essentiels qui sont signalés par les sigles **HSC** et **R** (à savoir : hygiène, sécurité, confort et respect du patient). Ainsi sont soulignées les règles de base du soin et son aspect humain.

Par ailleurs, les nombreux encadrés « **rôle de l'AS** » et les **études de situations** qui émaillent le texte, devraient permettre de mieux comprendre et intégrer le **rôle** et les **missions** de l'aide-soignant dans la prise en charge des patients.

Clair et synthétique, ce guide respecte donc l'esprit du référentiel de formation. Il vise à développer les compétences « cœur de métier » de la fonction aide-soignante. Il est élaboré sur la base de méthodes pédagogiques en s'appuyant sur le vécu et en faisant constamment appel à l'observation, à l'analyse et à la réflexion des élèves.

Excellent outil de travail, il reste donc le guide de référence qu'il a été lors des précédentes éditions.

À l'occasion de la nouvelle édition du *Guide AS*, un DVD (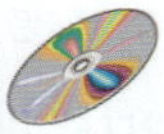 renvoie au DVD) présente les différentes **techniques professionnelles** classées par modules. Ce support visuel devrait faciliter considérablement la formation en soulignant les compétences et les principaux gestes de base attendus des futurs professionnels.

Christine LEMEUX
Conseillère pédagogique (2003-2007)
Direction générale de la Santé.
Ministère de la Santé et des Sports.

1. Lire partout aide-soignant/aide-soignante.
2. Lire partout infirmier/infirmière.

Accompagnement d'une personne dans les actes de la vie quotidienne

Compétences et objectifs de formation

- **Compétence**

  Accompagner une personne dans les actes essentiels de la vie quotidienne en tenant compte de ses besoins et de son degré d'autonomie.

- **Objectifs de formation**

– Identifier les besoins essentiels de la personne et prendre en compte sa culture, ses habitudes de vie, ses choix et ceux de sa famille.

– Repérer l'autonomie et les capacités de la personne.

– Apporter son aide pour la toilette, l'habillage, la prise de repas, l'élimination et le déplacement, en l'adaptant aux besoins et aux capacités de la personne et en respectant sa pudeur et les règles d'hygiène, de confort et de sécurité.

– Stimuler la personne, lui proposer des activités contribuant à maintenir son autonomie et à créer du lien social.

Module

1

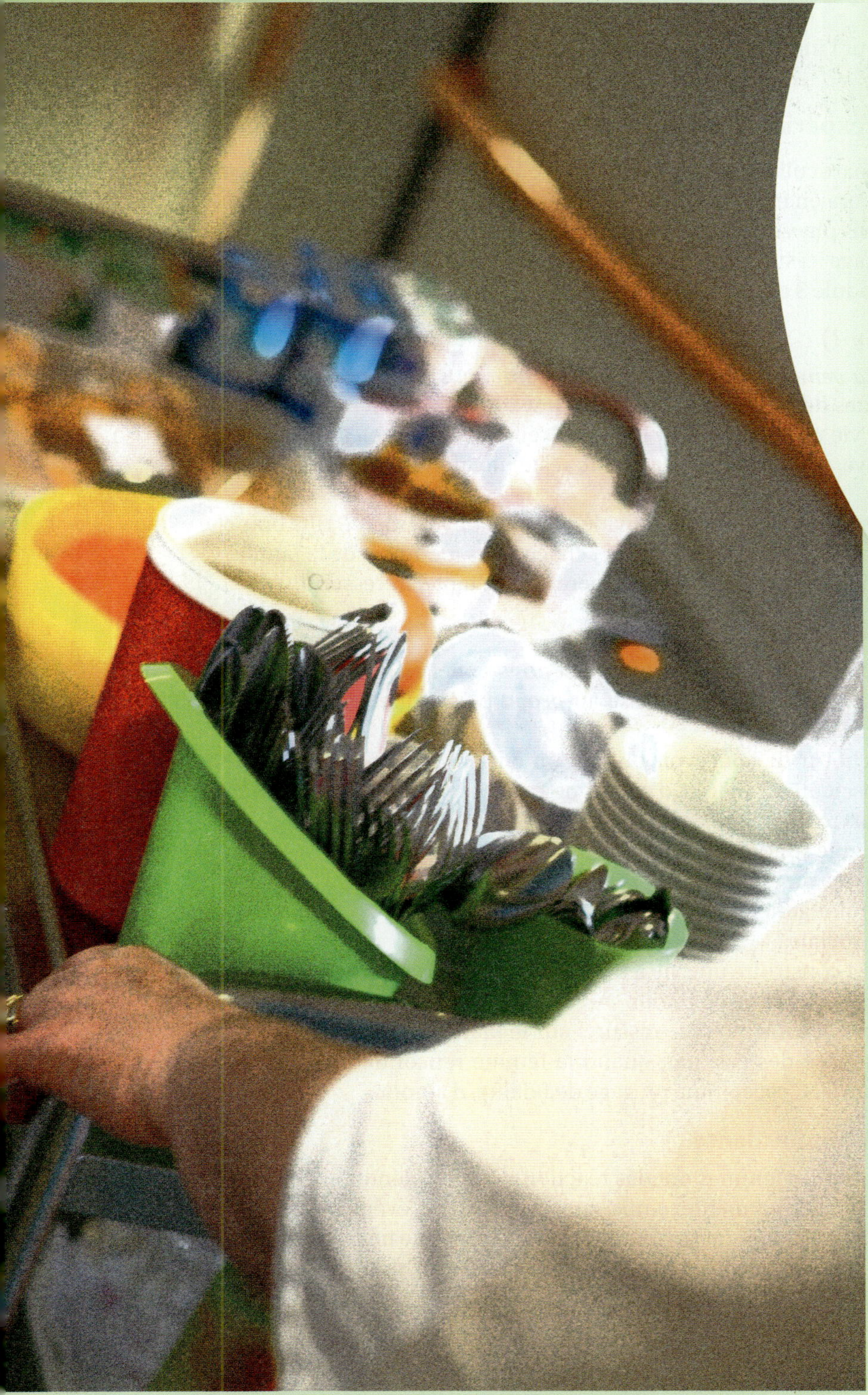

1 La personne

1 Cycles de la vie

Trois grands cycles de la vie sont à considérer. Ce sont des étapes essentielles pendant lesquelles l'individu traverse diverses situations qui ponctuent sa vie personnelle, familiale et sociale.
Chacune de ces étapes est, pour l'individu, une « expérience de vie ».

A Grossesse (ou l'expérience de la « vie en soi »)

La grossesse est une période particulière de l'existence d'une femme où elle fait l'expérience d'une nouvelle vie qui se prépare en elle. C'est cette expérience unique qui entraîne de nombreux bouleversements, à la fois physiques, physiologiques, et psychologiques.
Nous nous attarderons davantage ici sur l'aspect psychologique de la grossesse (les deux autres aspects sont traités dans le Module 3 de cet ouvrage).

a. Maternité (fait « social » ?)

Si, dans la majorité des cas, ***la venue d'un enfant n'a pas d'impact sur l'emploi de la mère*** (protection assurée par les textes de législation du droit au travail), 38 % des femmes considèrent que leur état a nui à leur vie professionnelle. Bien que réussir sa vie professionnelle soit important pour la femme active, réussir son rôle de mère reste une dominante pour celle qui en fait le choix.
La maternité n'est pas seulement une expérience individuelle, c'est un ***fait social***. Une branche de l'arbre généalogique va se dessiner dans neuf mois et chacun des membres de la famille va avoir un nouveau rôle : père, mère, grand-père, grand-mère, oncle, tante, frère, sœur.

b. Désir d'enfant (souhait inconscient ?)

Concevoir un enfant renvoie chacun à sa propre enfance et nous remet en question sur notre potentiel à être parent à son tour. Du ***désir***, on passe au ***projet*** puis à une ***réalité*** qui nous engage pour toute une vie.
Le couple a la possibilité de choisir de concevoir ou non un enfant. En fait, ce choix relève souvent de motivations inconscientes. Le désir d'enfant ne concerne pas l'enfant lui-même, celui-ci peut être souhaité pour[1] :

- combler un manque affectif, une solitude, un vide ;
- attirer l'attention, l'intérêt de ses proches ;
- donner un sens à la vie, se prolonger ;
- correspondre à la « norme » sociale ;
- élargir la relation du couple et construire une vie à trois avec un bébé ;
- avoir quelqu'un à aimer et qui vous aime en retour.

Il faut distinguer le ***désir d'être enceinte***, pour se rassurer sur le plan physiologique, du ***désir d'enfant***. Celui-ci, dans la majorité des cas, naît quand la femme rencontre l'homme avec lequel elle souhaite partager sa vie. C'est comme un gage de fidélité, d'amour.

c. Attente du bébé (période ambivalente ?)

À l'annonce de la grossesse, certaines femmes ont des réactions « ambivalentes », c'est-à-dire qu'elles ont envie d'avoir un enfant et, en même temps, appréhendent cet événement.
Au fil des jours, un lien se tisse entre la mère et son bébé. Très vite, la femme ne dit plus « je suis enceinte » mais « j'attends un bébé ». Cet attachement n'est pas constant, ni d'emblée acquis.

1. *Désir d'enfant*, R. Frydman, M. Rufo, C. Schilte, éd. Hachette pratique, 2005.

Pendant cette période, la femme se recentre sur elle-même, s'observe, écoute son bébé, elle pense à lui.

Certaines femmes, même si elles ont désiré cet enfant, appréhendent la naissance. Elles se demandent si elles vont être à la hauteur : pourront-elles être femme et mère après ? Comment leur couple va-t-il s'adapter ? Les neuf mois d'attente sont une période où la femme est plus fragile psychiquement, surtout chez la primipare.

La femme peut avoir des réactions psychologiques différentes au cours des mois[2].

- ***Les premiers mois*** : la femme ne se sent pas « porteuse d'enfant ». La prise de conscience de porter un enfant se fera progressivement, notamment lorsqu'on lui fera entendre les battements de son cœur et qu'elle le verra sur l'échographie. C'est une période marquée par des angoisses diffuses, un repli sur soi.
- ***Vers le 5e mois*** : la maman « sent » bouger son bébé. Ce moment, très riche en émotions, constitue la preuve « ressentie » de l'existence d'un enfant vivant qui favorise la diminution de l'angoisse.
- ***Vers le 7e mois*** : les modifications du corps deviennent apparentes. Elles sont vécues très différemment selon les femmes : certaines le trouvent déformé, enlaidi, difficile à porter ; d'autres se trouvent très bien dans ce nouveau corps.

B Naissance (ou l'expérience de « donner la vie »)

De nos jours, l'accouchement n'est plus aussi redouté, car les progrès de la médecine concernant la prise en charge de la douleur ont progressé : la péridurale est souvent demandée.

- ***La préparation à l'accouchement*** (réalisée par les sages-femmes) est majoritairement suivie par la future maman et cela va lui permettre de se familiariser avec les lieux de son accouchement. Les futurs pères participent de plus en plus à ces préparations. La salle d'accouchement est visitée par les futurs parents et les différentes phases de l'accouchement sont expliquées.
- ***À l'accouchement***, une étape est franchie : c'est la rencontre entre le bébé imaginé et le bébé réel. La relation affective entre la mère et son bébé s'installe. Grâce aux performances des échographies, la maman semble déjà connaître le visage de son bébé. Le fait de mettre le bébé dès que possible sur le ventre et la poitrine de sa maman leur permet de se toucher pour la première fois, de se sentir, de se voir, de se découvrir en direct, étape importante dans le lien mère-enfant. Spontanément, la mère lui parle doucement, le caresse. Le bébé réagit : il vagit, sourit. Il la reconnaîtra parmi tous les visages, les timbres de voix, les odeurs des personnes qui vont être auprès de lui.

La naissance d'un enfant est un événement au sein d'un groupe familial. Chacun réagit à sa façon.

a. Réactions de la mère à la naissance

Donner la vie est vécu généralement comme un moment de joie, mais les réactions sont très diverses selon les individualités :

- la plupart des « nouvelles » mamans se sentent très *heureuses* à la naissance de leur enfant et le manifestent largement ;
- quelques-unes peuvent éprouver d'autres sentiments plus troublants ; elles entrent dans la catégorie des femmes qui font une dépression post-natale, appelée *baby-blues*.

2. Les étapes de la grossesse : l'étude physiologique de la grossesse et le rôle de l'AS en maternité sont détaillés dans le Module 3.

SITUATION *La dépression de Sophie en maternité*

Sophie, 28 ans, deux enfants, vient d'accoucher d'une jolie petite fille de 3,250 kg. Elle semble mélancolique et la chaleur de ce mois d'août rend plus pesant encore le poids de ses soucis. Elle ne parle pas, pleure souvent et semble en grand désarroi. Aujourd'hui, elle a refusé ses deux repas... Le médecin a été prévenu. Il dit qu'il s'agit principalement du manque de confiance en elle, que Sophie doute de ses capacités à être une « bonne mère ».

La dépression de Léa à son domicile

Léa ,32 ans, a accouché de son premier enfant, Lucas, il y a 10 jours. Elle raconte : « Quand je suis rentrée de la maternité, mon mari avait tout organisé pour que je n'aie qu'à m'occuper de notre fils : le frigo était plein, le ménage fait et toute la famille s'était organisée pour venir nous voir. Mais dans les jours qui ont suivi, tout m'a semblé se compliquer. Quelle que soit la situation, cela me paniquait, j'avais le sentiment que je ne pourrais pas y arriver. J'étais heureuse d'être maman mais je n'avais pas le moral. J'ai commencé à me sentir angoissée, je me mettais à pleurer pour rien, sans raison. La nuit, je dormais difficilement entre chaque biberon, alors je prenais Lucas dans mes bras et je lui faisais plein de câlins tout en pleurant. Je ne mangeais presque plus, j'étais épuisée, mes proches s'inquiétaient. Je savais que cela n'allait pas. J'ai alors consulté et le médecin m'a dit que je faisais une dépression du *post-partum*. »

EXPLICATIONS La *dépression du post-partum*, appelée aussi *baby-blues*, correspond à un état psychique particulier de la nouvelle mère (*cf.* Mémo ci-après).

LA DÉPRESSION APRÈS L'ACCOUCHEMENT (OU BABY-BLUES)

Après l'accouchement, certaines femmes peuvent vivre un état dépressif (appelé *dépression du post-partum*[a] ou *baby-blues*). Il se manifeste dans les 48 heures et n'a aucun rapport avec la façon dont l'accouchement s'est déroulé ni avec la santé du bébé.
À l'origine de ce phénomène, certains spécialistes évoquent des *bouleversements hormonaux*, d'autres y voient le signe d'un travail psychique de remise en route et de « *réajustement au bébé réel* » (voir ci-après).
Il y a plusieurs *degrés de gravité dans la dépression* :

- **le plus souvent, il s'agit de formes atténuées et transitoires, qui ne perturbent pas la qualité de la relation mère-enfant et guérissent spontanément ;**
- **dans certains cas (rares), cette dépression peut aboutir à une « *psychose puerpérale* » qui doit faire l'objet d'une prise en charge psychologique. Il faut savoir qu'après l'accouchement la femme doit faire un « *travail de réadaptation psychique* » important.**

Explications
Il faut comprendre que c'est une période difficile pour la femme sur le plan psychologique, car elle doit :

- ***accepter la séparation physique* de son bébé, elle ne le sent plus « vivre en elle » ;**
- ***se réajuster au bébé réel,* c'est-à-dire à un petit être vivant (qui n'est plus le bébé rêvé) qui est différent d'elle, qui va grandir, évoluer, et dont elle est responsable.**

a. D. Winnicot (psychologue).

Rôle de l'AS en maternité

L'AS doit observer la mère, la rassurer dans les soins qu'elle prodigue à son bébé, la valoriser, la sécuriser, l'aider. Il doit aussi transmettre tous les éléments d'observation qu'il aura pu recueillir au cours de ses interventions auprès de la mère et du bébé, ainsi que le ressenti exprimé par la mère.

b. Réactions du père : le sentiment de paternité

Apprendre qu'il va devenir père peut provoquer chez l'homme des sentiments variés, parfois contradictoires. Il peut :

- *appréhender* les nouvelles responsabilités et leurs conséquences (changement de mode de vie et responsabilité familiale) ;

- *se sentir frustré* de ne pas pouvoir « porter » l'enfant, de ne pas pouvoir entrer en contact direct avec lui ;
- *se sentir « abandonné »* par sa femme préoccupée par sa grossesse.

Le rôle du père est capital. C'est par l'épanouissement qu'il procure à la mère, c'est par le dialogue affectif qu'il fait régner à la maison que se crée un climat d'heureuse sécurité nécessaire à l'enfant.

Certains ont le sentiment d'être père réellement le jour de la naissance de leur enfant. Cet enfant qu'ils ont rêvé est là devant leurs yeux et ils peuvent enfin le toucher. Le timbre de sa voix sera reconnu par le bébé, car il l'a déjà perçu pendant la grossesse. D'autres construisent la paternité dans les premières semaines de vie du nouveau-né.

c. Réactions du couple

Généralement, la présence de l'enfant apporte au couple une nouvelle raison d'être et resserre leurs liens. Cependant, l'arrivée de l'enfant peut aussi poser des problèmes. En effet, elle est source de contraintes (présence et soins à l'enfant, préparation des biberons, choix du mobilier pour le bébé…) et de soucis financiers (dépenses pour l'enfant, nécessité de se reloger ou de réaliser des aménagements, voire l'achat d'un nouveau véhicule). Il faudra un temps d'adaptation au couple pour intégrer ce bébé dans la vie de tous les jours.

d. Réactions des frères et sœurs (la fratrie)

Certains enfants sont heureux à la perspective d'avoir un futur compagnon de jeu, d'autres sont indifférents, d'autres se sentent menacés, sont jaloux et manifestent des sentiments agressifs envers leurs parents ou des comportements régressifs (ils refont pipi au lit), ce qui exprime leur mal-être, leur besoin d'être rassurés.

Rôle des parents

Afin d'aider l'enfant, il est important pour les parents de :
- lui parler de la grossesse ;
- lui permettre de comprendre le processus de la grossesse et de la naissance, en lisant avec lui des ouvrages illustrés traitant de ces thèmes ;
- l'assurer du maintien de leur amour ;
- ne pas le changer de chambre ou de lit, juste avant la naissance ;
- lui faire partager la joie de l'accueil du bébé, l'associer aux différents préparatifs ;
- lui accorder de l'attention lors de l'arrivée du bébé à la maison.

C Mort (ou l'expérience de la « fin de vie »)

Autre étape de la vie : le moment de la mort, ou « fin de vie », qui sépare ceux qui s'aiment. C'est un moment de détachement et de souffrance, à la fois pour celui qui part et pour ceux qui voient partir leur proche. Mais la souffrance de la mort, liée à la séparation, a déjà été entrevue au cours de la vie.

a. Le mourant est à la « frontière de sa vie[3] »

Le mourant est à la frontière de sa vie. C'est l'ultime moment d'en mesurer les limites et la profondeur : la maladie mortelle n'est pas, comme certains le disent, un moment de détachement pur et simple des choses de la vie. Au contraire, c'est un moment de grande activité psychique et de grande demande relationnelle. C'est le moment des dernières paroles et des derniers échanges, le moment des dernières pensées sur soi et sur la vie. Tout prend d'autant plus d'importance que l'univers se rétrécit. Quand tout va bien, boire une gorgée d'eau fraîche présentée par quelqu'un qu'on aime apaise la soif. Mais quel est l'impact d'un tel geste à l'approche de la mort ? Les mots qui restent possibles, les regards, la sensation d'une peau sur la peau : tout devient la vie, le sentiment d'appartenir à la communauté des hommes. C'est le moment de dire ce qu'on n'a jamais pu dire jusqu'alors, c'est le moment d'*intenses relations humaines*.

3. Extrait du discours du Dr Goldenberg à l'AESP (Paris).

b. Le mourant vit « sa dernière expérience ».

Le mourant s'apprête à se séparer de ses proches c'est une source de souffrance.
Pour essayer de comprendre la souffrance de celui qui meurt, il est possible d'analyser la souffrance liée aux expériences de la séparation vécue au cours de l'existence. Ces épreuves, si elles ne l'ont pas brisé, ont « éclairé » la croissance de tout individu. Elles peuvent aussi éclairer la psychologie du patient en phase terminale (*cf.* ci-après Rôle de l'AS en ces circonstances).

c. Dernières étapes de la vie[4]

E. Kübler-Ross a défini plusieurs étapes traversées par le mourant (elles sont étudiées plus longuement dans le Module 3). Malgré un manque de netteté dans l'expression de ces étapes, il semble qu'elles soient des passages obligés vers la mort. Aussi les soignants auront-ils le souci, non pas de chercher à éviter ces épreuves aux malades, mais de les aider à passer au stade suivant, à leur propre rythme. Ces dernières étapes de la vie peuvent être incomplètes, ou s'intriquer, mais leur connaissance permet de suivre l'évolution du patient, de mieux comprendre et de mieux répondre à ses besoins.

Rôle de l'AS

Face à une personne en fin de vie, c'est toute une équipe qui met en place un projet d'accompagnement. Chaque membre de l'équipe, dont l'AS, est en mesure d'exprimer ses difficultés dans cette prise en charge.
L'AS doit être à l'écoute de la personne en fin de vie.
Que peut-on répondre à quelqu'un qui nous dit « je vais mourir » ? Il s'agit bien d'une affirmation, mais elle est ressentie comme une question qui attend une réponse. Certains se demandent si ces mots n'expriment pas une question indirecte : la personne en fin de vie ne demande-t-elle pas surtout une parole de réconfort ?

- La difficulté consiste à entendre ces « affirmations » et à ne pas pouvoir lui répondre.
- Répondre n'est pas forcément une action : cela peut être de l'écoute, une présence.
- En fait, que peut-on répondre à quelqu'un qui sait ? Que dire à quelqu'un qui annonce sa mort ? Cette première indication est fondamentale pour un bon accompagnement de la personne.

L'AS doit pouvoir analyser la situation, en parler aux IDE ou aux médecins.
Le soignant doit apprendre à distinguer les dires de la personne en fin de vie de la plainte d'autres malades qui parlent de la mort, voire même la réclament, mais sont encore loin de cette échéance.
Exemple : les personnes âgées qui rentrent en maison de retraite savent qu'elles n'en sortiront qu'à leur mort. Elles connaissent cette éventualité et elles en parlent.
Par ailleurs, chez certains malades, la douleur, ou la peine, leur fait espérer la mort et ils le disent au soignant. Mais une fois que les antalgiques agissent, le patient est soulagé et sa demande « d'en finir » n'est plus exprimée.
De même, le patient déprimé, qui a pu recevoir l'écoute qu'il demandait et qui a reconnu chez le soignant de la compréhension pour son mal-être, n'est plus en demande de mourir.
NB : La fin de la vie. L'étude de la fin de la vie et le rôle de l'AS en soins palliatifs sont développés dans le Module 3.

4. Kübler-Ross E., *Les derniers instants de la vie*, éd. du Rocher, Paris, 1997.

LA « SOUFFRANCE-CROISSANCE » CHEZ LES VIVANTS

Les épreuves et les deuils qui jalonnent la croissance des vivants ont créé, au sens étymologique du terme, de véritables *métamorphoses*. Il faut que la chenille meure à son état pour devenir papillon : tout en restant le même, l'être se transforme.
Élisabeth Kubler-Ross[a] ne craint pas d'affirmer que la « *croissance est le versant positif de la souffrance* ». La mort est même à ses yeux « *la dernière étape de la croissance* ».

LA « SOUFFRANCE-EXPÉRIENCE » CHEZ LES PERSONNES EN FIN DE VIE

Il apparaît que l'apprentissage de la souffrance, acquise pendant la vie, permet de mieux affronter la souffrance de la dernière étape : celle de la mort. À la peur de l'inconnu se substitue une expérience (un semblant de « *déjà vu, déjà senti !* »)[a]. L'angoisse provient toujours de l'absence d'expérience. Ceci peut expliquer la *tranquille sérénité* dont font preuve certaines personnes en fin de vie, ce qui étonne toujours leur entourage.

a. Kübler-Ross E., *Les derniers instants de la vie*, éd. du Rocher, Paris, 1997.

2 Développement psychosocial de l'homme

Le développement de l'être humain se fait par étapes. L'enfant ne naît pas avec une personnalité déjà prête. Celle-ci se construit progressivement par le jeu des relations et des interactions avec son entourage.

A Développement affectif et social du nourrisson

Dès la naissance, le nourrisson possède différents outils de communication. Il les utilise progressivement dans ses échanges avec autrui. Très rapidement, il est partenaire interactif. Il est d'emblée social et hautement compétent.
Avant l'apparition du langage, l'enfant entre en contact avec son environnement par différentes expressions relationnelles.

a. Expression du regard

Dans les premiers mois, c'est essentiellement par le regard que l'enfant entre en communication avec son entourage. Il est particulièrement intéressé par le visage humain.

- Pour qu'il y ait échange, le partenaire doit apporter une réponse, notamment en regardant l'enfant avec un visage expressif. En l'absence de réponse, l'enfant cesse de regarder, de sourire, et se referme en lui-même.
- La *non-réponse* peut donc avoir des conséquences importantes sur le développement des relations sociales de l'enfant.

b. Expression du sourire

- Au début, le nouveau-né a des petits « *sourires réflexes* » qui ne s'adressent à personne. Il s'agit de décharges réflexes spontanées au cours des moments de somnolence.
- À partir du 3e mois, apparaît « *le sourire social* » : l'enfant sourit en réponse aux sourires de ses proches. Progressivement, l'enfant est capable de prendre l'initiative du sourire social et en fait un instrument de pouvoir sur son entourage.

c. Expressions vocales

Elles précèdent l'apparition du langage.

- À la naissance, les seules manifestations vocales sont les cris, accompagnant ou non les pleurs.
- À partir du 2e mois, apparaissent les *vocalisations* (ou babillages) : sons variés et riches en voyelles. Le désir de communication n'est pas encore nettement défini puisque l'enfant se livre de préférence à ces jeux vocaux lorsqu'il est seul ou avant l'endormissement.

- Lors d'une « *interaction* » avec la mère, on s'aperçoit que c'est la mère qui imite l'enfant, reproduisant les sons émis par son enfant (*cf.* rôle de l'AS ci-après).
- Tous les bébés du monde gazouillent de la même manière (ex. : le « mama » du bébé est quasi universel, c'est une sorte de prolongement de l'acte de succion).
- Les expressions vocales viennent en deuxième position après le regard dans les échanges avec l'adulte (au début, l'enfant crie surtout pour appeler, ensuite pour répondre aux sollicitations des adultes).

d. Pleurs

Au début, les pleurs sont indifférenciés, ils transmettent une information assez frustre concernant un état de mal-être (ex. : un état d'inconfort dû a une couche souillée ou à la faim, la douleur, la chaleur, le froid). L'adulte doit y être attentif car le fait de répondre adéquatement aux pleurs de l'enfant lui permet d'évoluer vers des signaux plus précis et plus variés.

Rôle de l'AS

Les interactions mère-bébé

On appelle « *interactions* » des échanges particuliers entre deux partenaires. Ici entre la mère et son bébé.
Les spécialistes[a] disent que chacun des deux partenaires « *induit des compétences sur l'autre* » (d'où le terme interactions). Il y en a deux sortes que l'AS doit connaître et observer.

Les interactions comportementales

L'AS observera comment le bébé :
- est touché ou porté par sa mère et comment il réagit à ces contacts, à ces manipulations maternelles ;
- réagit à la voix de sa mère et quelles sont ses réactions (ex. : ses réactions motrices, il bouge ses bras, ses jambes...).

Les interactions affectives

L'AS observera comment la mère :
- apaise les pleurs du bébé et comment le bébé réagit à cette action ;
- regarde le bébé et comment celui-ci capte le regard de sa mère (les échanges de regards sont très évocateurs de la nature des rapports) ;
- répond à ses « babillages » (on remarque que lors des interactions c'est la mère qui *imite* le bébé, *reproduisant* les sons émis par son enfant) ;
- sourit au bébé et comment le bébé « *sourit en retour* ». On remarquera qu'une mère dépressive et restant de marbre devant le sourire du bébé, crée autour de lui un « *monde sensoriel froid* » [a]. La mère et l'enfant ont établi un système de relation d'insatisfaction réciproque et on en connaît les conséquences (risque de rejet, de maltraitance...).

L'AS devra transmettre tous les signaux qu'il aura pu capter dans les interactions afin de prévenir « *la spirale interactionnelle négative* » à l'origine de graves problèmes relationnels[b].

a. Cyrulnik B., *Sous le signe du lien*, éd. Hachette, Paris, 1989.
b. Brazelton B., *La Dynamique du nourrisson*, éd. ESF, Paris, 1982.

B Développement affectif et social du jeune enfant avant l'apparition du langage

Avant l'apparition du langage, les enfants utilisent certaines ***expressions corporelles*** pour nous signifier leurs désirs et leurs états d'âme.
- Pour signifier un *refus*, l'enfant :
  - détourne la tête,
  - ferme la bouche, repousse ce qu'on lui tend avec la main,
  - fait « non » de la tête.
- Pour signifier son *acceptation*, l'enfant :
  - tend les bras, sourit,

– ouvre une large bouche (par exemple : au moment du repas, quand on lui présente le biberon ou la cuillère),
– fait « oui » de la tête.

- Pour signifier son *chagrin*, l'enfant :
  – pleure,
  – se prosterne sur le sol,
  – détourne son regard,
  – a un regard triste, sans expression, perdu dans le vague.
- Pour manifester sa *désapprobation*, l'enfant :
  – pleure,
  – tape du pied,
  – se roule par terre.

SITUATION ***Quelques « moments de vie » de l'enfant***

Ces études de situation présentent des « moments de vie » de l'enfant au cours desquels on peut observer divers aspects de son développement psychoaffectif et social.

Elsa, 7-8 mois. Elle pleure à cause du départ de sa mère. L'assistante maternelle qui la garde, « Manou », après plusieurs tentatives malheureuses, réussit à attirer l'intérêt de l'enfant en lui proposant un « ours ». Elle le regarde un moment, le serre contre elle et puis se calme.

EXPLICATIONS L'enfant de cet âge *ne comprend pas* encore que la mère va revenir. Il a le sentiment qu'elle l'abandonne. C'est dans les prochains mois qu'il pourra anticiper son retour, et, ainsi, acceptera mieux les *séparations*. L'ours est le type de « jouet symbolique », ou objet transitionnel, qui va combler le manque affectif : il est doux, il est chaud, il a pris l'odeur de l'enfant, il est rassurant, et, dans les mois à venir, l'enfant va lui parler et l'emmener partout avec lui.

Barthélemy, 18 mois. Barthélemy veut parcourir le jardin dans tous les sens… Il court, il saute sur place. Il voudrait faire durer ce plaisir mais l'heure du goûter arrive… Maman lui demande de s'installer. Barthélemy n'obéit pas tout de suite… Maman gronde… Il y a quelques larmes… Il détourne la tête, puis l'enfant se résigne à s'installer et à manger sa tartine. Le goûter fini, Barthélemy prend l'initiative de ranger dans le placard la tasse et la cuillère (souillées). À la suite de quoi il va chercher un livre d'images et le tend à sa mère.

EXPLICATIONS Barthélemy *ne comprend pas encore les « règles »* imposées par le groupe familial (ici, quitter le jeu pour aller manger à un moment précis). Les larmes sont une forme de langage pré-verbal qui signifie son mal-être, sa désapprobation… En revanche, à partir de cet âge-là, l'enfant cherche à s'intégrer au groupe par *l'imitation* des adultes : ici il veut ranger les couverts dans le placard. De plus, l'enfant *sollicite* souvent l'adulte (ici, il lui tend un livre d'images).

Rôle de l'AS

Observation du « *langage non verbal* » de l'enfant

L'AS doit observer le langage *non verbal* de l'enfant, c'est un système de communication précoce qui joue un rôle important dans le développement des relations sociales. Ce système comprend les gestes, les mimiques, les postures (que nous avons décrits précédemment). Par exemple, l'AS :

- saura mettre des mots sur les *attitudes de refus* de l'enfant. L'AS dira : « Tu détournes la tête parce que tu ne veux pas venir » ; « tu fermes la bouche parce que tu ne veux pas manger » ; « tu pleures parce que maman a grondé… » ; etc. ;
- saura par ailleurs répondre aux comportements de sollicitation de l'enfant qui *tend les bras*, qui fait *oui de la tête*, qui *sourit*. Cela dynamise son développement affectif et social ;
- *transmettra* tous les éléments de son observation de l'enfant à l'équipe avec laquelle il travaille.

C Développement affectif et social au cours de la moyenne enfance

S'il est une tranche d'âge où le vécu affectif et social prend racine, c'est bien au cours de la moyenne enfance, qui s'étend de l'âge de 6 ans à 12-13 ans. Il se développe au sein de deux groupes différents mais complémentaires.

a. Groupe familial (d'abord)

La famille *sécurise* l'enfant et joue un rôle fondamental dans son évolution. Elle l'aide à épanouir sa personnalité, à prendre confiance en lui.
La famille *favorise l'équilibre* de l'enfant et l'aide à mieux affronter la vie dans le groupe social.
L'enfant va faire des expériences de sociabilité différentes : les relations avec l'adulte ne sont pas de même nature que les relations entre enfants.

b. Groupe social (ensuite)

L'enfant va faire l'apprentissage de la vie sociale, faite de règles, de compétitions, de rivalités et aussi de conflits, d'agressivité.
D'après le psychologue de l'enfance Piaget, deux grandes catégories de rapports sociaux se distinguent.

- ***Les rapports de contrainte*** qui découlent des liens d'autorité unilatérale. Ce sont les rapports de l'enfant avec les adultes, où la parole de l'adulte prend force de loi, aussi bien sur le plan cognitif (*domaine des opinions*) que sur le plan moral (*règles*). L'enfant intériorise les interdits, les règles, les idées, les attitudes inculquées par l'adulte. Ces rapports de contraintes aboutissent à un conformisme ; ils ne peuvent suffire à l'enfant pour se socialiser et pour le conduire à l'autonomie.
- ***Les rapports de coopération*** qui sont fondés sur l'égalité et le respect mutuel des partenaires. Ces rapports sont issus des *interactions* de l'enfant avec ses pairs. Ils impliquent une élaboration personnelle de la règle, ils engendrent de l'autonomie. Avec ses pairs, l'enfant fait l'expérience de relations bien différentes de celles de l'adulte. Celui-ci le comprend facilement, il se met à la portée de l'enfant et devient un partenaire. Mais avec un autre enfant, il est en présence d'un être tout aussi incapable que lui de se décentrer, de se mettre à la place d'autrui, d'où les heurts et conflits. C'est cette expérience qui poussera l'enfant à sortir de son égocentrisme, pour faire place à une expérience vécue de l'égalité. On peut l'observer lorsque des enfants veulent jouer ensemble. Ils se rendent vite compte que, pour jouer ensemble, il est nécessaire d'établir des règles du jeu. Qu'ils doivent composer avec les autres, c'est-à-dire accepter le point de vue de chacun, faire des concessions, des compromis, en un mot coopérer. La compréhension intérieure de la règle permet à l'enfant d'y adhérer de façon librement consentie.

École

L'enfant éprouve au sein de l'école des sentiments collectifs.

- Un esprit de « *corps social* » se développe : on fait corps contre un professeur, contre un nouveau venu. On fait preuve d'intolérance contre les défavorisés, les timides…
- On observe des *groupes de jeunes*, entraînés par un « *meneur* ». Il a ses vassaux et ses rivaux ; des sympathies et des antipathies voient le jour, des disputes éclatent ! Mais la vie de groupe est indispensable à l'enfant, car elle lui permet d'évoluer dans sa perception de l'autre, de trouver sa place au sein d'un groupe.
- Chez les filles, le groupe se divise en *petits clans sélectifs* ; les filles préfèrent les amitiés féminines et l'intimité.

Clubs sportifs

L'enfant forme son caractère au contact de groupes sportifs (ou autres). Les exercices sportifs codifiés fortifient le corps et l'esprit, développent l'*émulation* et la *coopération* (qui sont la loi de cet âge).

D Adolescence

L'adolescence se caractérise par des transformations importantes, à la fois physiques, psychologiques, intellectuelles et sociales. Elle débute vers l'âge de 12 ans environ chez la fille et 14 ans chez le garçon. Elle s'achève aux alentours de 18-20 ans.

a. Transformations physiques

Le processus pubertaire constitue l'événement fondamental de cette période : la *puberté* se caractérise par une mise en route de l'activité ovarienne chez la fille, et testiculaire chez le garçon. Celle-ci est sous la dépendance de la glande hypophyse. Au sens littéral, l'enfant pubère est « celui qui a des poils » (apparition de poils sur le pubis, sous les bras et sur les joues pour les garçons), une forte poussée de croissance staturo-pondérale, à peu près vers 11-12 ans chez les filles et 2 ans après pour les garçons. C'est également l'apparition des règles chez les filles et les premières éjaculations chez les garçons.

b. Transformations intellectuelles

L'adolescent prend goût aux *discussions* interminables, aux *raisonnements* dans l'absolu. Ce bouillonnement intellectuel s'accompagne de périodes de « rêverie ». C'est l'âge des « conduites imaginaires » qui servent d'échappatoire au réel.

c. Transformations psychologiques

Les changements du corps s'accompagnent chez l'adolescent de changements psychologiques importants.

Image du corps

L'adolescent doit s'habituer à cette nouvelle « image » de lui-même dont il n'est pas toujours satisfait. Il doit apprendre à s'aimer dans ce « nouveau corps » d'où l'intérêt qu'il se porte à lui-même et les heures qu'il passe devant la glace.

Pulsions sexuelles

À cette période, le développement psychosexuel reprend, en relation avec le développement physiologique. La puberté est l'accession à la maturité sexuelle physique. C'est le temps des premiers flirts, du premier baiser.

Détachement des parents

L'adolescent doit apprendre à devenir autonome. La séparation des parents s'accompagne souvent de comportements contradictoires où le besoin de revendiquer son indépendance alterne avec une quête d'amour et de protection qui déconcerte les parents. C'est la révolte pubertaire contre les parents, l'autorité ou ses substituts symboliques.

Recherche d'identité

L'adolescence est une période où s'édifie la personnalité. La grande question de l'adolescent est : « *Qui suis-je ?* ».

Les jeunes *rejettent les « images parentales »* et recherchent leur propre identité. Pour cela, il leur faut trouver de nouveaux modèles auxquels ils pourront s'identifier.

« Déni du danger »

En ce qui concerne la sexualité, il peut y avoir un *déni du danger*, par exemple vis-à-vis du SIDA, des infections sexuellement transmissibles (c'est pour les autres, cela ne peut pas m'arriver) et sur le fait d'avoir des relations non protégées.

De même pour les jeunes adolescentes qui méconnaissent leur cycle menstruel, qui ne prennent pas de contraception lors du premier rapport sexuel et qui se découvrent une grossesse tardive (les manifestations de grossesse sont méconnues).

Sortir de l'adolescence, c'est accepter de *se responsabiliser* dans la vie, d'être *autonome* dans ses choix de vie.

E Âge adulte

L'âge adulte, défini physiologiquement par la fin de la croissance, est un état apparent de *maturité* et de *stabilité* physique, intellectuelle et affective.
Par ailleurs, on peut dire que l'adulte est celui qui a trouvé sa place dans les divers *groupes sociaux* auxquels il appartient et qui est capable de vivre de façon autonome.

a. Événements affectifs de l'âge adulte

Tout événement est vécu subjectivement, en fonction de la personnalité du sujet et de son histoire antérieure.

Choix du conjoint

On ne peut pas parler véritablement de choix. Les expériences vécues dans la famille, les relations (même inconscientes) avec les parents, l'éducation reçue, le groupe social auquel on appartient, déterminent plus ou moins nettement les critères selon lesquels le partenaire sera élu.
Dans les premiers temps de la vie de couple, le partenaire est idéalisé. Les éléments gênants sont projetés sur des personnes extérieures. La phase suivante, où l'autre cesse d'être idéalisé et où les conflits apparaissent, signe une évolution et donc une certaine maturité des partenaires.

Séparation et divorce

La séparation, légale ou non, peut être provoquée par un rythme d'évolution, de maturations différentes.
L'issue d'un conflit dans un couple est fonction de la capacité de chacun à communiquer (*cf.* Fig. 1.1), à opérer un changement dans ses manières de fonctionner, à accepter une désillusion sans se sentir anéanti, à reconnaître que l'autre n'est insupportable que par ce qu'il « réveille » quelque chose d'inconscient (ou de conscient) en nous.

Fig. 1.1 La « crise » dans le couple : une solution, « communiquer ».

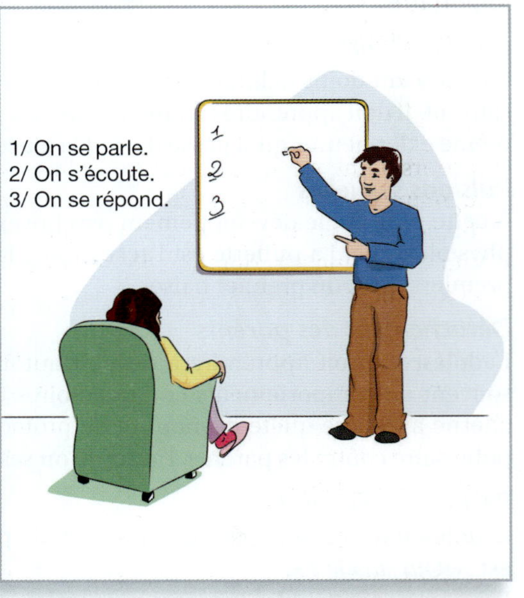
1/ On se parle.
2/ On s'écoute.
3/ On se répond.
1
2
3

Maternité, paternité

Le projet d'enfant répond au désir de chacun des partenaires d'avoir un enfant. Ce désir n'est pas indépendant de la façon dont chaque partenaire a été désiré, accueilli par ses propres parents.

Couple, responsabilités familiales

La maternité et la paternité provoquent une maturation de l'homme et de la femme en les mettant en face de responsabilités nouvelles.
La venue d'un enfant est l'occasion d'une modification des rapports dans le couple. Certaines mères négligent leur rôle d'épouse, certains pères ressentent de la jalousie vis-à-vis de l'enfant qui accapare leur femme. Les parents doivent donc savoir s'adapter à leur nouveau rôle pour continuer à exister en même temps comme couple et comme parents.
Devenir parent, c'est aussi s'inscrire dans un processus généalogique : c'est franchir une génération.

Crise identitaire

Le passage des 30 ans, des 40 ans, des 50 ans remet l'homme comme la femme devant un bilan de sa vie passée, une remise en question des orientations de son avenir, l'ébauche de nouveaux projets. Certains peuvent changer totalement de vie, de travail, comme si ces tranches d'âge étaient des caps à passer.

b. Événements sociaux de l'âge adulte

Emploi

L'entrée dans la vie active se fait de plus en plus tard pour des raisons économiques (chômage) ou sociales (allongement des études). Le fait d'accéder à un emploi ou d'obtenir une promotion, avec les contraintes et les responsabilités afférentes, peut être source d'angoisse et déstabiliser un sujet, jusque-là équilibré, mais incapable de s'adapter à cette modification de son environnement.

Chômage

Le chômage, surtout de longue durée, est une période de grande fragilité pour l'individu. Il se sent inutile, dévalorisé. Dans une société qui vante le travail et la réussite sociale, il a le sentiment de ne plus être capable d'assumer ses responsabilités familiales.
L'organisation psychique du sujet, ses expériences antérieures détermineront les moyens qu'il utilisera pour faire face à cette situation. S'il ne trouve pas, en lui et autour de lui, des appuis suffisamment solides, il peut se sentir rejeté et incapable de réagir.

Retraite

C'est la cessation de l'activité professionnelle. Sa survenue est abordée avec une sérénité variable selon l'investissement du sujet dans son image sociale. La modification des rythmes de vie, la diminution des apports relationnels peuvent révéler une grande dépendance aux apports extérieurs et, parallèlement, la pauvreté de la vie intérieure.
Il y a un deuil à faire de l'entreprise, des relations de travail, des années de jeunesse. Ce deuil sera facilité si le sujet a d'autres investissements affectifs et sociaux.
Il faut « préparer » sa retraite.

F Vieillesse

Au cours d'une vie, le temps de la vieillesse tient une place importante si l'on tient compte de l'augmentation de l'espérance de vie dans nos pays industriels.
Trop souvent encore, la représentation que la collectivité se fait du vieillissement et de la vieillesse est une détérioration de l'organisme, un déclin des facultés. On les identifie à la maladie, à la mort. Mais ce serait très réducteur : de nombreuses personnes âgées vieillissent en toute sérénité.
L'effet du *papy-boom* démographique a obligé la collectivité à prendre en considération les besoins des personnes âgées, leurs conditions de vie, la mise en place de programmes de prise en charge de leurs problèmes de santé. Tout ceci contribue à changer l'opinion des sujets âgés, de leurs proches, des soignants, et celle de la collectivité sur la santé, la maladie, le vieillissement et la vieillesse.

a. Aspects physiologiques du vieillissement

Les effets importants du vieillissement se font sentir au 4e âge et s'accélèrent brusquement après 75 ans. Toutefois, cela dépend beaucoup du niveau culturel, intellectuel et de l'état de santé de la personne.
On remarque chez les personnes âgées :
- des difficultés d'adaptation aux changements ;
- une difficulté d'apprentissage (par exemple, utiliser Internet ou les cartes bancaires) ;
- une diminution de l'imagination, de l'intuition ;
- un ralentissement dans la capacité de réflexion ;
- une atteinte de la mémoire immédiate.

b. Aspects psychologiques du vieillissement

Plus l'individu vieillit, plus la santé prend de l'importance dans sa qualité de vie. Le sentiment d'être inséré dans le milieu socioculturel lui permet de garder une place en tant que personne.
Le réseau de parenté proche permet une prise en charge efficace des problèmes d'isolement.
La personne âgée a besoin aussi d'un réseau social de loisirs et d'entraide.

Dans le même temps, la personne âgée doit faire face à des étapes importantes : retraite, perte du conjoint, éloignement des enfants, entrée en maison de retraite. Ces changements doivent être accompagnés, car ils sont source de déstabilisation.

Image corporelle

L'image corporelle est souvent *dévalorisée* chez la personne âgée qui voit son corps se dégrader sur le plan morphologique et esthétique. La vision qu'elle a d'elle-même et le regard des autres ont une importance fondamentale dans sa façon de vivre.

- La personne âgée s'adapte aux modifications de son organisme : rides, cheveux blancs, plis sur les bras, tassement de la colonne vertébrale… C'est plus le *regard d'autrui* qui va influencer son jugement d'elle-même, et donc son estime de soi.
- Un environnement chaleureux joue un rôle fondamental par le sentiment de *sécurité affective* et de reconnaissance d'elle-même qu'il lui procure.

Depuis quelques années, les publicités nous proposent des personnes plus âgées, à la télévision et à des heures de grande écoute. L'image de la personne âgée est revalorisée.

Événements ayant un impact psychologique

L'âge entraîne des remaniements de la personnalité, en raison des changements dans les rapports entre la personne et son image sociale.

Retraite

L'arrêt de l'activité professionnelle est un cap difficile pour certaines personnes retraitées. Les statistiques montrent que cette période est un pic de morbidité donc de mortalité. La retraite provoque un *stress majeur*, qui crée une obligation d'adaptation considérable à cause des modifications du mode de vie.

Certains investissent dans des loisirs, des activités culturelles, associatives ou dans la garde des petits enfants. D'autres, en revanche, sont incapables d'assumer ce vide de leurs journées, s'ennuient, ne s'intéressent à rien et finissent par ne plus sortir.

Difficultés dans la vie de couple

La retraite et le départ des enfants entraînent un face à face du couple âgé parfois difficile à vivre : on constate un nombre élevé de *divorces* à cette période de la vie.

Tous les comportements agressifs, anxieux qui étaient masqués, épongés par la vie professionnelle, vont réapparaître. Ils risquent de se fixer sur des points mineurs : la place des objets, les petites « misères » physiques, le territoire de chacun, etc., et d'entraîner un égocentrisme qui empoisonne la vie commune. Le couple devra réaménager sa distance, son espace, son temps, de façon à vivre ensemble des choses positives.

La bonne santé psychologique du couple s'exprime dans des projets à partager.

Cadre de vie de la personne âgée

La personne se crée, se forge et surtout se maintient, par et dans une relation avec un environnement. Le cadre de vie d'une personne âgée constitue des repères temporaux et affectifs importants. Il est le « réservoir » des souvenirs d'une vie, le lieu où elle s'est déroulée, avec ses bons et mauvais moments. Il est le témoin matériel de cette vie.

Modifier totalement ou brutalement le cadre de vie d'une personne âgée, c'est la jeter « hors de sa vie », la couper de son histoire, bouleverser ses repères et la mettre peut-être dans une situation d'insécurité ou de menace parfois insoutenables. Si la personne âgée ne dispose pas alors de défenses psychologiques adaptées et solides, le stress est tel qu'il risque d'entraîner une décompensation sous forme de somatisation ou de démence.

SITUATION

Jean et Lucile, 76 et 78 ans, vivent tous deux en foyer-logement depuis 2 ans. Avant, ils habitaient dans un pavillon à la campagne mais cela devenait difficile car il y avait des escaliers, un grand jardin à s'occuper, peu de commerces et ils étaient loin de leurs enfants qu'ils ne voyaient que lors des vacances scolaires. Maintenant, tous les quinze jours, ils reçoivent la visite de leurs enfants et petits-enfants qui habitent à 20 km. Au foyer-logement, il y a un restaurant quand ils ne souhaitent pas se préparer à manger, des activités sont organisées dans la semaine : jeux de société, de boules, projection de films, promenades dans le parc ou organisées par la ville, guinguette… Ils apprécient cette animation et le confort de leur appartement. Ils ont sympathisé avec certains des résidents et se reçoivent réciproquement. Jean et Lucile se sentent entourés, en sécurité car, s'ils ont un souci (technique ou médical), ils savent que le personnel du foyer peut les aider à toute heure.

EXPLICATIONS Le cadre de vie choisi par ces deux personnes âgées leur permet de satisfaire leurs besoins fondamentaux. Ce milieu sécurisé permet leur épanouissement et de vivre pleinement leur retraite selon leur choix.

3 Besoins fondamentaux et actes essentiels de la vie quotidienne

A Notion de besoins

D'après le modèle conceptuel de Virginia Henderson[5], l'individu malade, ou en santé, est un tout complet présentant quatorze besoins fondamentaux et le rôle de l'aide-soignant et de l'infirmier(ère) consiste à l'aider à reconquérir son indépendance le plus rapidement possible.

a. Définitions de la notion de besoin

Le dictionnaire[6] donne la définition suivante.

- ***Le besoin*** : « envie, désir (naturel ou pas), état d'insatisfaction dû à un sentiment du manque, ce qui est nécessaire, indispensable. »
- ***Le besoin fondamental*** : selon le concept de V. Henderson, ce besoin correspond à une *nécessité vitale* pour la personne, c'est-à-dire ce qui est essentiel à l'être humain pour se maintenir en vie et assurer son bien-être.

b. Autres manifestations du besoin

Le terme besoin renvoie à deux notions : *désir* et *demande* ; il arrive que le terme *besoin* signale un *désir* ou que le terme *demande* signale un *besoin*. Prenons deux exemples.

SITUATION 1

M. D., hospitalisé, sonne avec l'appel-malade plusieurs fois dans la nuit pour demander le bassin. Lorsque Maud (AS) le questionne et le met en confiance, M. D. lui avoue qu'il n'a pas vraiment besoin du bassin mais d'une présence, qu'il a peur de la nuit. Il lui confie que la décision de l'opérer l'inquiète beaucoup.

EXPLICATIONS À l'arrivée de la nuit, les patients sont plus centrés sur ce qu'ils ressentent. Les proches sont partis, ils se retrouvent seuls dans leurs lits, des angoisses peuvent apparaître. Ici M. D. est inquiet : est-ce à cause de l'opération et ce que le chirurgien trouvera ? Est-ce la peur de mourir pendant l'intervention ? Est-ce l'après-opération qui l'inquiète (douleur, cicatrice, arrêt de travail, handicap…) ? Tout cela reste à découvrir par Maud en continuant l'entretien avec ce patient.

5. *Soins IDE, un modèle centré sur les besoins de la personne*, Riopelle, Grondin-Phaneuf, McGraw-Hill Éditeurs, Québec, 1984.

6. Dictionnaire *Larousse*.

SITUATION 2

Mme A. est hospitalisée pour appendicectomie (J+2). Lorsque Pierre (AS) vient lui desservir son plateau-repas, il s'aperçoit qu'elle n'y a pas touché. Pierre observe que la patiente est pâle, son visage est tendu, elle ne lui sourit pas comme à son habitude et elle semble recroquevillée sur le côté droit. Il lui demande comment elle se sent et lui fait part de ses observations. Mme A. lui confie que la douleur au niveau de la cicatrice est revenue. Elle est si intense qu'elle ne peut plus bouger dans son lit. Pierre la rassure, il va tout de suite prévenir l'IDE afin de lui donner un antalgique. Il mettra son plateau-repas de côté.

EXPLICATIONS L'AS est resté attentif aux signes non verbaux de la douleur de la patiente (pâleur, visage tendu, peu de sourire, position antalgique d'une partie du corps, limitation de la mobilité). La douleur occupe tant l'esprit de Mme A. que son corps ne bouge plus.

B Évolution et composante des besoins

Les besoins sont susceptibles de grandes variations, quantitatives et qualitatives, au cours de la vie et présentent des composantes différentes.

a. Des besoins en perpétuelle évolution

Ils varient selon :
- ***l'âge.*** Les besoins évoluent au cours de cinq grandes étapes du développement (naissance, adolescence, âge adulte, 3e et 4e âges) ;
- ***les circonstances.*** Les besoins varient à :
  - certaines périodes-clés de la vie (croissance, grossesse, allaitement...),
  - certains moments éprouvants (émotion, deuil, fatigue, maladie...).

SITUATION *La dégradation de l'état de santé de Mme E.*

Mme E. consulte son médecin car depuis le décès de son mari elle s'endort difficilement, se réveille au cours de la nuit et n'a plus d'appétit. Son état de santé se dégrade et elle n'arrive plus à mener à bien ses activités professionnelles.

b. Différentes composantes des besoins

Les composantes peuvent être :
- physiques et physiologiques ;
- psychologiques (et émotionnelles) ;
- sociales et culturelles.

Rôle de l'AS

L'AS doit être capable de discerner le réel besoin du patient, car le besoin révèle l'histoire personnelle de la personne, ce qu'elle est au plus profond d'elle-même.
Ainsi, l'AS doit :
- *distinguer le besoin du patient* qui peut consciemment ou inconsciemment ne pas être clairement exprimé par le patient ;
- *comprendre* qu'un désir ou une demande révèle souvent un besoin profond du patient qu'il doit pouvoir discerner et transmettre à l'infirmier (*cf.* exemple de M. D).

Lors des transmissions, l'AS se gardera de formuler un *jugement de valeur* ou un *diagnostic infirmier* :
- il évitera de dire « ce besoin de tisane est un caprice » (jugement de valeur) mais, à l'inverse, il prendra en compte les effets de ce manque ou les effets de la satisfaction de ce besoin sur le patient ;
- il évitera d'écrire « perturbation des habitudes du sommeil » (diagnostic infirmier) ou, encore moins « angoisse », ce qui ne relève pas de ses compétences et correspondrait à une faute professionnelle.

SITUATION *Les besoins de Lucette*

8 heures**, Lucette, 75 ans**, en long séjour, est réveillée par **Sylvie**, l'**AS** qui l'aide à se lever du lit. Ensemble, elles choisissent les vêtements et Lucette va faire sa toilette au lavabo. Sylvie l'aide à se coiffer et à s'habiller. 20 minutes plus tard, Lucette se rend en salle à manger pour y prendre son petit-déjeuner en compagnie d'autres résidants. Ils se disent « bonjour ». À 10 h, c'est l'heure tant attendue de la chorale avec l'équipe d'animation de l'Institution. Au déjeuner de midi, Lucette évoque les chansons du matin qui lui ont rappelé tant de souvenirs de sa jeunesse. Cet après-midi, Simone, une bénévole, viendra (comme tous les mardis et vendredis) lui tenir compagnie, et aujourd'hui est prévue une sortie jusqu'au kiosque à journaux pour acheter le journal et des mots croisés. Puis ce sera le dîner et après cette journée bien remplie, Lucette s'endormira.

EXPLICATIONS Au cours de cette journée type, Lucette a satisfait de nombreux besoins.
Elle a mangé, respiré, éliminé, dormi, marché… Elle s'est aussi divertie, cultivée, elle a agi en fonction de ses valeurs (choix de ses actions), elle a communiqué.
Si nous reprenons une à une les actions de la journée de Lucette, nous constatons que ses besoins s'expriment dans des dimensions à la fois psychologique, biologique, sociologique, spirituelle et culturelle (*cf.* Fig. 1.2).
Ces dimensions la représentent : elles sont « elle », essayant d'atteindre sa plénitude.
La satisfaction de ces besoins ne représente pas seulement une nécessité vitale mais une énergie vitale, octroyant capacités et compétences à la personne pour accomplir certaines tâches quotidiennes.

Fig. 1.2 L'expression des besoins fondamentaux dans cinq dimensions (selon V. Henderson).

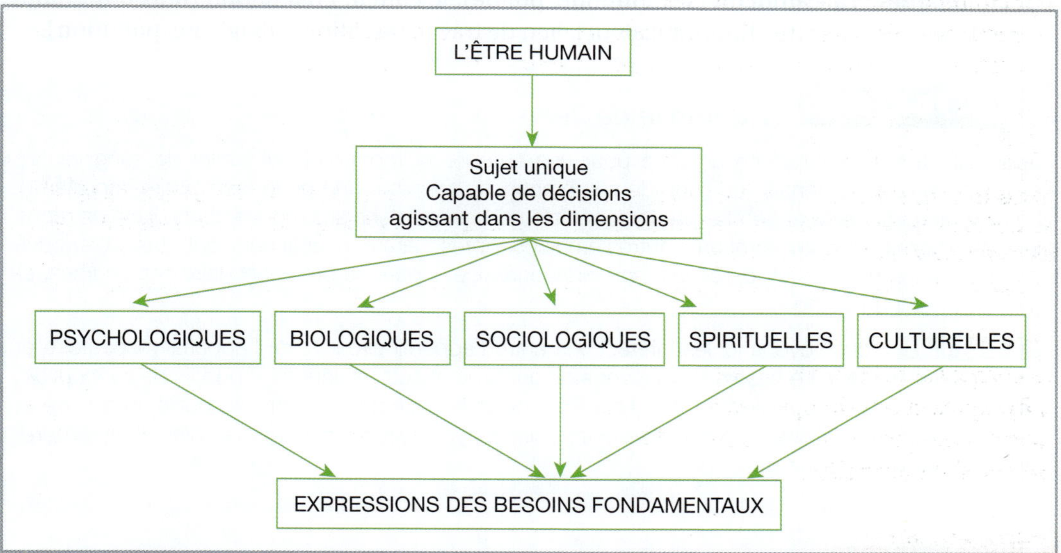

C Quelques définitions d'après la théorie de V. Henderson[7]

- ***Indépendance*** *: satisfaction d'un ou de plusieurs besoins de l'être humain* par des actions appropriées qu'il accomplit lui-même ou que d'autres font pour lui, selon sa phase de croissance et de développement et selon les normes et critères de santé établis.
- ***Dépendance*** *: non-satisfaction d'un ou de plusieurs besoins de l'être humain* par les actions inadéquates qu'il accomplit ou celles qu'il est dans l'impossibilité d'accomplir en vertu d'une incapacité ou d'un manque de suppléance.

7. *Soins IDE, un modèle centré sur les besoins de la personne*, Riopelle, Grondin-Phaneuf, McGraw-Hill Éditeurs, Québec, 1984.

D Classification des besoins fondamentaux (V. Henderson)

Les quatorze besoins, décrits par V. Henderson, n'ont aucune hiérarchie entre eux : ils sont tous ***importants*** et ***interactifs***. Si une catégorie de besoin n'est pas satisfaite, ceci entraîne des perturbations dans la satisfaction d'autres besoins.
Pour chacun des ***14 besoins fondamentaux*** de l'être humain suit une explication illustrée d'un exemple concret, faisant référence à des expériences professionnelles ou personnelles.

a. Respirer

C'est une nécessité de l'être vivant qui consiste à *capter l'oxygène (O_2)*, indispensable à la vie cellulaire, et à rejeter le *gaz carbonique (CO_2)*, produit de la combustion cellulaire. Pour satisfaire ce besoin, l'être humain possède un système respiratoire qui permet l'inspiration et l'expiration d'air par les voies respiratoires perméables et une physiologie adéquate.
Les facteurs qui influencent ce besoin sont :

- ***biologiques*** : l'intégrité du système respiratoire (fréquence respiratoire, amplitude, rythme) et cardiovasculaire (pouls, pression artérielle), critères variant selon l'âge, la posture, l'activité physique, l'alimentation (l'hydratation influe sur l'humidité des muqueuses respiratoires et, lors de la digestion, l'estomac repousse le diaphragme et diminue un peu l'amplitude respiratoire), la stature, le sommeil (au repos, l'organisme a moins besoin d'O2) ;
- ***psychologiques*** : les émotions modifient la respiration ; ainsi la peur, l'anxiété et la colère augmentent la fréquence et l'amplitude respiratoires sans qu'il n'y ait de changement au niveau de l'oxygénation cellulaire, la respiration peut être contrôlée consciemment comme dans la pratique du yoga ou de la :sophrologie ;
- ***sociologiques*** : l'air ambiant (sec, humide, pollué), le climat, l'habitation (taux d'humidité, ventilation, espace vital, humidificateur), lieu de travail (aération, tabagisme, pollution).

SITUATION *L'embolie de Jean*

Jean, 80 ans, hospitalisé en urgence pour une embolie pulmonaire (petit caillot de sang venant obstruer l'artère pulmonaire ou l'une de ses branches), souffre d'une gêne respiratoire importante. Le moindre petit geste engendre une toux pénible qui le limite dans ses mouvements. Il est en repos strict au lit pour éviter la migration d'autres emboles. Après traitement anticoagulant, Jean a retrouvé une respiration normale et, de ce fait, son indépendance. Il peut se promener, faire ses courses, et même… partir en voyage.

EXPLICATIONS Nous voyons ici les interactions entre l'appareil circulatoire, l'appareil respiratoire et l'appareil locomoteur. Le *besoin de respirer* était perturbé et cela influençait le *besoin de se mouvoir*. On peut penser que, pour le *besoin de communiquer*, le patient devait être essoufflé, que *boire* et *manger* devait être difficile, ainsi que réaliser les soins d'hygiène répondant aux *besoins d'être propre, soigné et protéger ses téguments.*

b. Boire et manger

Boire et manger, c'est apporter de l'eau et des aliments en quantité et en qualité nécessaires à notre organisme. C'est satisfaire un besoin vital.
L'être humain a besoin chaque jour d'une ration calorique pour assurer sa croissance, l'entretien des tissus, conserver son énergie et maintenir son état de santé. La nutrition est aussi le résultat d'un mécanisme complexe dont le but est de maintenir l'équilibre physiologique et psychologique de l'individu. La nutrition est aussi liée au plaisir.
Les facteurs qui influencent le besoin sont :

- ***biologiques*** *:* l'âge et la croissance (poids/taille) (l'enfant et l'adolescent n'ont pas les mêmes besoins que l'adulte, la personne âgée, la femme enceinte), les activités physiques, l'horaire régulier des repas, l'intégrité du système digestif (l'état bucco-dentaire, la mastication, la déglutition, la perception de la faim, de la satiété…) ;
- ***psychologiques*** *:* les émotions, telles que joie, anxiété, stress peuvent augmenter ou diminuer la consommation de nourriture (en lien avec un besoin de sécurité, d'amour et de bien-être) ou provoquer des nausées, vomissements ;

- ***sociologiques :*** le climat (par temps froid, on consomme plus de plats chauds et nutritifs et, à l'inverse, par temps chaud, l'organisme a plus besoin de repas légers avec une quantité hydrique plus importante), le statut socio-économique, la religion (choix des aliments et des liquides, l'horaire des repas, période de jeûne), la culture (repas pris en restauration rapide, plateau TV, à table ou pas, seul ou en groupe), consommation d'alcool (type de boissons, seul ou en groupe, quantité absorbée, raisons).

SITUATION *L'anorexie de Claire*

À la suite d'une dépression, **Claire, 50 ans**, ne s'alimentait plus et perdait du poids. Elle appréhendait l'heure du repas. Même l'odeur des mets lui donnait la nausée. Elle fut hospitalisée.
Après un long traitement et une psychothérapie, Claire a recouvré la santé. Elle a repris goût à la nourriture, retrouvé le plaisir de boire, de manger, de cuisiner, d'inviter ses amis pour partager le plaisir des repas (car reprendre goût à manger, c'est reprendre goût à vivre).

EXPLICATIONS Nous voyons ici les rapports étroits entre le psychisme et la nutrition. Nous voyons aussi les différents aspects de l'alimentation : sa nécessité physiologique, ses plaisirs et sa convivialité. À l'hôpital, l'AS doit favoriser, stimuler la prise alimentaire des patients.

c. Éliminer

C'est la nécessité pour tout organisme d'évacuer les déchets résultant de différents métabolismes du corps et l'excrétion se fait par voie urinaire, intestinale, respiratoire, cutanée (la transpiration) et les menstruations. C'est une fonction vitale. L'élimination a une origine à la fois physiologique, hormonale et nerveuse.
Les facteurs qui influencent le besoin sont :

- ***biologiques :*** *la fréquence, la quantité et la qualité des selles et des urines varient selon* l'alimentation, l'hydratation, l'activité physique (qui améliore le rendement musculaire, fortifie la sangle abdominale et les muscles pelviens), l'âge (le nouveau-né n'a pas la maîtrise des sphincters ; chez l'homme de plus 50 ans, l'hypertrophie de la prostate peut l'obliger à uriner fréquemment ; chez la personne âgée, l'incontinence urinaire et/ou fécale est fréquente), les repas pris à heures fixes, le respect de l'horaire d'élimination intestinale, l'intégrité des voies d'élimination : intestin, appareil urinaire, peau et glandes sudoripares (sueurs), larmes, menstruations ;
- ***psychologiques :*** le stress, l'anxiété, les pleurs mais aussi la joie, le rire peuvent modifier la fréquence, la quantité et la qualité de l'élimination urinaire et intestinale, ainsi que la transpiration ;
- ***sociologiques :*** les normes sociales en termes de mesures d'hygiène selon les coutumes d'une société (lavage de mains avant et après, ablutions, notion d'impureté), la notion d'intimité à respecter (lieu clos, WC homme-femme séparés), l'apprentissage de la propreté chez l'enfant selon les cultures, les habitudes (horaire, lieu).

SITUATION *Marcel face à la maladie*

Marcel, 70 ans, hospitalisé, est atteint d'une tumeur intestinale provoquant des troubles pénibles du transit. Après l'intervention chirurgicale, un appareillage discret de sa stomie digestive a permis à Marcel de contrôler ses éliminations et de ne plus salir ses vêtements. Il a pu reprendre une vie normale et se sentir plus à l'aise avec lui-même et avec autrui.

EXPLICATIONS Nous voyons ici le rôle de la suppléance pour améliorer le besoin d'éliminer de Marcel. Nous voyons comment il retrouve son indépendance et également sa dignité.

d. Se mouvoir et maintenir une bonne posture

L'individu doit pouvoir se mouvoir, c'est-à-dire accomplir les activités de sa vie quotidienne en mobilisant toutes les parties de son corps afin d'accomplir des mouvements coordonnés et contrôlés. Une bonne posture favorise le maintien en position anatomique les différentes

parties du corps en mouvement ou au repos et assure des mouvements harmonieux et le bon fonctionnement de nos organes (en particulier le système circulatoire).
Les facteurs qui influencent le besoin sont :

- ***biologiques*** : l'âge et la croissance (l'enfant acquiert la coordination de ses mouvements et la précision de ses gestes en fonction de son développement et de sa croissance ; la personne âgée a une activité plus modérée du fait d'une diminution de son agilité et de son tonus musculaire), la constitution et les capacités physiques dépendant de l'intégrité des systèmes ostéo-articulaire, musculaire, nerveux et cardio-respiratoire de l'individu ;
- ***psychologiques*** : les émotions (joie ou anxiété), le tempérament calme ou actif de la personne ;
- ***sociologiques*** : la culture, l'organisation sociale (ergonomie au travail, incitation à la pratique de sport).

SITUATION *L'accident d'Agnès*

Agnès, 8 ans, fait du ski par un jour de mauvais temps, sur une piste verglacée et c'est l'accident (fracture du tibia). Après une hospitalisation en chirurgie, Agnès a dû garder sa jambe dans le plâtre plusieurs semaines ; sans appui, elle ne pouvait se déplacer qu'avec des béquilles. De ce fait, elle a pris conscience que tous les actes de la vie devenaient plus difficiles, voire impossibles à effectuer sans l'usage normal d'un membre.

EXPLICATIONS Agnès a besoin d'aide pour prendre sa douche, pour s'habiller et se déshabiller, pour s'asseoir et se lever d'une chaise, pour monter et descendre les escaliers de son école, pour se rendre à l'école, pour jouer. De plus, elle doit veiller à ne pas s'appuyer sur sa jambe.

e. Dormir et se reposer

Le fait de dormir et de se reposer permet à l'organisme d'éliminer la fatigue physique et psychique accumulée durant la journée ou momentanément. Ainsi, l'organisme se régénère pour assurer l'énergie nécessaire aux activités quotidiennes et à son bien-être psychologique.
Les facteurs qui influencent le besoin sont :

- ***biologiques*** : l'âge (les besoins du nouveau-né et de l'enfant sont plus importants que ceux de l'adulte ; la personne âgée a un sommeil plus léger, fragile), l'exercice physique, les habitudes du sommeil (rituels, horaire régulier du coucher, le nombre d'heures de sommeil selon ses besoins, le respect des différentes phases du sommeil) ;
- ***psychologiques*** : les émotions comme l'anxiété modifient la qualité du sommeil, les capacités d'endormissement, les rêves ;
- ***sociologiques*** : les normes sociales : les horaires de travail (variables, fixes, de nuit, en alternance jour/nuit), le temps de repos, les siestes autorisées sur le lieu de travail) ; les habitudes de vie : les rituels du coucher (relaxation, musique douce, boisson chaude, lecture, réglage de la température de la chambre à 18 °C, bain...), pendant le sommeil : dans le noir ou avec une veilleuse, pour le petit enfant avec son doudou, sa tétine, les rituels du lever (dans le calme, en musique...).

SITUATION *La nuit sans sommeil de Romain*

Romain, 20 ans, a été hospitalisé pour appendicectomie. Ce matin (J + 1), il a les yeux cernés, il ne semble pas en forme. Il vous confie qu'il n'a pas bien dormi, que la cicatrice l'a « tiraillé » toute la nuit, que la perfusion à son bras l'a empêché de se tourner comme il le voulait. Il a eu mal et a hésité à appeler les soignants cette nuit de peur de les embêter.

EXPLICATIONS À l'hôpital, l'AS doit surveiller la qualité du sommeil des patients, facteur d'équilibre essentiel participant à leur rétablissement. Il sera important de transmettre à l'infirmière les signes de fatigue observés et les dires du patient, la notion de douleur liée à l'intervention récente, l'inconfort lié à la perfusion, l'appréhension d'appeler, en cas de problème, l'équipe de nuit.

f. Se vêtir et se dévêtir

D'une façon quotidienne, nous disons que :

- se vêtir, c'est s'habiller ;
- se dévêtir, c'est se déshabiller.

Ce sont des gestes de la vie quotidienne que l'on peut faire mécaniquement, d'une façon routinière, ou plus agréablement puisque les vêtements ont un rôle important à jouer dans notre vie sociale. Car se vêtir, c'est choisir des vêtements pour maintenir la température de notre corps, protéger ses téguments et préserver sa pudeur. Le choix des vêtements se fait en fonction de notre environnement, du temps du jour, de l'activité, de notre groupe social d'appartenance afin de donner une image de soi, de jouer un rôle social (*cf.* chapitre 2).

Les facteurs qui influencent le besoin sont :

- ***biologiques*** : l'âge (le prématuré, l'enfant, la personne âgée sont plus sujets aux variations de température), la taille et la stature, les activités réalisées, l'intégrité du système neuromusculaire (l'amplitude des mouvements, la capacité des membres) ;
- ***psychologiques*** : les émotions influencent l'apparence physique ainsi que la signification donnée aux vêtements (image de soi, estime de soi) ;
- ***sociologiques*** : *les normes sociales selon* le sexe, le statut social, le poste de travail ; la culture, les croyances liées à une religion ou une idéologie (uniformes, modes, couleur de vêtements pour un mariage, un deuil, une cérémonie...), le climat.

SITUATION *La satisfaction de Mme Denise*

Mme Denise, 70 ans, hospitalisée, retrouve le sourire après plusieurs jours au lit. **Pascale (AS)** lui enfile sa robe rouge à fleurs, qu'elle a choisie parmi ses préférées, puis l'aide à s'asseoir dans un fauteuil. Elle va recevoir ses deux petits-enfants qu'elle n'a pas revus depuis un an.

EXPLICATIONS L'habillement a des répercussions sur le bien-être psychologique de l'individu et contribue à la confiance en soi ; de ce fait, les rapports sociaux en sont améliorés. La personne est valorisée. L'AS a un rôle important à jouer auprès du patient pour lui permettre de faire des choix, en fonction de ses goûts.

g. Maintenir la température du corps dans les limites de la normale

Maintenir le corps à bonne température est une nécessité pour conserver santé et bien-être. La thermorégulation (réglée par le cerveau) est le phénomène qui maintient l'équilibre entre la production de chaleur et l'évaporation de l'eau de notre corps (sudation). Si les *pertes en calories* sont importantes, on constatera une *baisse* de la température du corps qui, à l'excès, peut entraîner la mort par ***hypothermie***. À l'inverse, un excès de chaleur peut également nuire à la santé, c'est l'***hyperthermie***.

Les facteurs qui influencent le besoin sont :

- ***biologiques*** : l'intégrité du système thermorégulateur (la température corporelle est maintenue autour de 37 °C malgré les variations thermiques extérieures), le sexe (la température de la femme varie en fonction de son cycle ovarien), l'âge (l'immaturité de la thermorégulation du jeune enfant est sujette aux variations extérieures, la personne âgée a une température plus basse), l'exercice physique, l'alimentation, la variation diurne (le sommeil diminue le métabolisme), la tenue vestimentaire adaptée à la température extérieure ;
- ***psychologiques*** : les émotions, comme les pleurs, les cris, ou l'anxiété, peuvent augmenter la température ;
- ***sociologiques*** : le lieu de travail, le climat, l'habitation (pièce surchauffée ou trop froide).

SITUATION *La température, élément de confort*

Sonia, AS, veille à fermer la fenêtre avant un soin pour éviter que **Mme X.** ne prenne froid.
Myriam, AP, veille à ce que la chambre de **Zoé, 15 mois**, en pédiatrie, ne soit pas surchauffée, en raison des risques de déshydratation grave que présente un excès de chaleur.

EXPLICATIONS Pour satisfaire les besoins de confort et de bien-être des patients, les soignants surveillent attentivement la température et le degré d'hygrométrie des locaux.

h. Être propre et soigné, protéger ses téguments

Être propre, c'est assurer une hygiène corporelle et donc maintenir une peau saine afin qu'elle joue son rôle de protection, de même que les phanères (cheveux, poils, ongles, dents).
Être soigné, c'est valoriser son image sociale. L'ensemble de ces soins est destiné à apporter un bien-être physique et psychologique.
Les facteurs qui influencent le besoin sont :
- ***biologiques*** : l'âge (la peau des enfants et des personnes âgées est fragile), la température (en cas d'hyperthermie, il y a transpiration, et un risque de déshydratation : la peau joue un rôle dans la thermorégulation), l'activité physique, l'alimentation (l'hydratation en fonction des besoins permet d'avoir une peau souple), l'intégrité du système neuromusculaire afin d'assurer les mouvements des membres ainsi que l'intégrité de la peau, des phanères (ongles et cheveux) et des muqueuses ;
- ***psychologiques*** : les émotions (augmentation de la sudation), la signification de la propreté, d'être soigné (reflet de l'image de soi, de l'état psychologique du moment, moment de détente) ;
- ***sociologiques*** : les normes sociales (normes de propreté, notion de propre, de sale différent selon les individus), la religion (l'importance donnée à la propreté influe sur la fréquence des ablutions,), le courant social (l'importance donnée aux produits de beauté et institut pour les hommes), l'organisation sociale (conditions de salubrité : l'existence de salle de bain, le choix des appareils…), l'éducation reçue sur les habitudes d'hygiène.

SITUATION *Le moral d'Yvette lors de sa toilette*

Marc, AS en gériatrie, nous raconte avec quel plaisir **Yvette, 80 ans**, attend sa visite chaque jour pour la toilette matinale. Elle ne manque pas de lui réclamer un shampooing de temps en temps, une coupe de cheveux. Elle apprécie les crèmes de beauté, les eaux de toilette, se met du rouge à lèvres, et parfois du vernis à ongles.
Yvette dit que ça lui donne « bon moral » pour la journée. Marc aussi est satisfait, il a accompli une mission qui répond à un besoin très attendu de sa patiente.

i. Éviter les dangers

Éviter les dangers, tant physiques que psychologiques, afin de se maintenir en bonne santé, nécessite de :
- protéger au maximum l'intégrité de notre corps ;
- prévenir les complications d'une maladie ;
- éviter les effets indésirables d'un traitement ;
- prévenir les répercussions des problèmes sentimentaux, du stress.

Les facteurs qui influencent le besoin sont :
- ***biologiques*** : l'âge et la croissance (habileté, maturité, connaissance de soi, conscience du danger), les mécanismes de défense (la thermorégulation, l'intégrité du système immunologique), l'intégrité du système neuromusculaire (afin de se protéger et d'éviter les accidents) ;
- ***psychologiques*** : les émotions, le stress peuvent stimuler les mécanismes de défense ;
- ***sociologiques*** : l'environnement, le statut socio-économique, les rôles sociaux (si le poste de travail est à responsabilité importante, des temps de pause sont aménagés pour éviter stress et surmenage, par exemple), l'organisation sociale (lois de protection des individus), le climat (habillement, isolation des maisons), la religion (sécurité psychologique maintenue), la culture, l'éducation des mesures de sécurité dans les actes de la vie quotidienne.

SITUATION *Monique protège son enfant des dangers domestiques*

Monique est la maman de **Julien, 16 mois**. C'est un petit garçon rieur, qui marche et court dans tous les coins de la maison. L'environnement domestique est pour lui, chaque jour, source de découvertes : ouvrir les placards, essayer de descendre l'escalier, font partie de ses plus grandes sources de joie et d'intérêt.
Toutefois, la maison recèle de nombreux *dangers*. Monique a donc décidé de mettre des cache-prises, de fermer les portes des placards, de placer en hauteur l'armoire à pharmacie et de mettre des barrières aux escaliers.

EXPLICATIONS Nous rencontrons ici deux dimensions du *besoin « éviter les dangers »*.

- *Une dimension physique* : lorsque Monique évite à son enfant de se blesser, elle le met à l'abri des dangers domestiques.
- *Une dimension psychique* : lorsque Monique met en place les mesures de protection destinées à son enfant, elle s'assure à elle-même une certaine tranquillité morale (un confort psychologique).

j. Communiquer avec ses semblables

La communication est *un processus d'actions relationnelles* qui est vital pour l'être humain. Échanges avec les autres et l'environnement en utilisant l'expression verbale et non verbale.
Les facteurs qui influencent le besoin sont :

- ***biologiques*** : l'intégrité des organes des sens (vue, ouïe, toucher) ; chez l'enfant la communication est en lien avec son développement psychomoteur, le toucher est variable selon les cultures et l'éducation reçue, l'état de conscience ; l'intégrité neuromusculaire (capacité de réaliser des gestes, des attitudes corporelles, des mimiques, écrire…) ;
- ***psychologiques*** : les facultés intellectuelles, la perception (ou subjectivité), la personnalité (motivation, habileté à communiquer), les émotions (expression introvertie ou extravertie) ;
- ***sociologiques*** : l'entourage (favorisant les échanges), la culture (les modes de communication : poignée de main, s'embrasser, se saluer, liberté d'expression), le statut social.

SITUATION

Mme J. est une dame âgée de **82 ans**. Elle est en soins de suite depuis 2 mois et **Luc** est **l'aide-soignant** qui vient l'aider à prendre son déjeuner. Mme J. préfère que Luc l'appelle par son prénom et la tutoie. Luc est gêné par cette demande. Il a appris qu'il fallait toujours vouvoyer les patients et les appeler « Monsieur » ou « Madame ». Pour lui, c'est une marque de respect envers elle. Aujourd'hui, il a décidé de lui en parler. Après discussion, Mme J. lui confie qu'elle se sent bien quand c'est lui qui s'occupe d'elle. Elle entend que cela peut le gêner de faire autrement que ce qu'il a appris mais qu'il y a des « tu » qui sont des « vous ». Sa journée est rythmée par les soins et ce tutoiement la réconforte, cela signifie pour elle être dans un milieu moins « officiel ».
Luc est rassuré : même s'il utilise le tutoiement, ce sera toujours une marque de respect (respect du besoin de Mme J. d'être dans un univers chaleureux) et ce tutoiement ne sera pas considéré ni pour lui ni pour la patiente comme une familiarité.

EXPLICATIONS Dans cet exemple, on s'aperçoit que les deux personnes ont su communiquer : pour Mme J., son attente et pour l'AS, sa gène. La situation clarifiée, les malentendus ont été dissipés et chacun a su écouter l'autre dans le respect. L'AS a su se remettre en question sur une pratique apprise et l'adapter à cette patiente tout en respectant une valeur personnelle et professionnelle : le respect.
Il est d'usage, en société, d'utiliser le vouvoiement pour marquer un éloignement relationnel entre personnes, cela identifie une distance sociale. Comme le signifie ici l'AS, c'est une forme de politesse, de respect par rapport à l'âge de Mme J., mais aussi par rapport au statut de chacun dans la relation de soin : soignant et soigné. Mais selon les personnalités, l'âge des soignés, le tutoiement est utilisé dans la relation de soin (ex. : tutoiement avec un bébé, avec un enfant, et avec son accord avec l'adolescent, à sa demande avec la personne âgée). Le tutoiement ne doit en aucun cas être de l'infantilisation ou une forme de familiarité qui traduirait un manque de respect de la personne. Quand on est élève ou jeune professionnel, il est utile dans un premier temps d'utiliser le vouvoiement pour se structurer dans sa posture de soignant[8].

8. *Julie ou l'aventure de la juste distance. Une soignante en formation*, Pascal Prayez, éd. Lamarre, 2005.

k. Agir selon ses croyances et ses valeurs

- Agir selon ses ***croyances***, c'est agir selon les préceptes d'une religion ou d'une foi[9] ou d'une idéologie.
- Agir selon ses ***valeurs***, c'est pouvoir se comporter d'une manière cohérente avec ce que l'on estime bien, beau et vrai, se sentir en accord avec soi-même.

Cette façon de vivre donne un sens et une harmonie à la vie, qu'il s'agisse de convictions religieuses ou de valeurs individuelles.

Les facteurs qui influencent le besoin sont :

- ***biologiques*** : les gestes et attitudes corporelles (pour accomplir des rituels de prière par exemple) ;
- ***psychologiques*** : la recherche d'un sens à sa vie et à sa mort, le désir de communiquer avec « Dieu » ou une entité suprême, les émotions (engagement dans des missions humanitaires, religieuses par exemple) ;
- ***sociologiques*** : la culture, l'appartenance à une communauté religieuse.

SITUATION *Mado et Simone en gériatrie*

Mado est « croyante », selon le terme employé par les membres de sa famille. Elle est catholique et dit suivre les préceptes de sa religion aussi bien dans ses actions quotidiennes que dans ses traditions. Mado a demandé à **l'AS** dès son arrivée où se trouvait la chapelle.

Simone se dit « croyante » mais n'est pas pratiquante. Elle dit ne pas avoir le temps de suivre les offices avec Mado mais informe **l'AS** qu'elle a enseigné à ses enfants le sens des valeurs humaines (la gentillesse, le pardon, la bonté, le respect d'autrui, la tolérance…).

EXPLICATIONS L'AS aura le devoir de respecter les croyances des patients et de prendre en compte les effets de l'observance religieuse à différents niveaux (repas, offices…).

l. S'occuper en vue de se réaliser

S'occuper pour se réaliser, c'est se trouver des « moyens » pour se sentir utile, c'est assurer le développement de son potentiel personnel et intellectuel, c'est assumer avec compétence ses différents rôles sociaux et familiaux.

Les facteurs qui influencent le besoin sont :

- ***biologiques*** **:** l'âge et la croissance (valorisation de l'enfant par le jeu au sein d'un groupe, rôle social pour l'adulte ainsi que la personne âgée), les capacités physiques par l'intégrité du système neuromusculaire ;
- ***psychologiques*** : les émotions (joie, bonheur, bien-être), l'estime de soi, les actions en fonction de ses goûts, la façon dont l'individu choisit de se réaliser : loisirs, travail, famille, amitié, études, associations… ;
- ***sociologiques*** : la culture, la liberté de choix dans les études, le travail, les loisirs, les projets d'avenir.

SITUATION *Mariette, grand-mère occupée, et Lucie, en maison de retraite*

Mariette, 70 ans, aime s'occuper de ses petits-enfants. Tous les mercredis, elle les accueille pour un goûter qu'elle prépare la veille et auquel elle accorde le plus grand soin. Mariette aime aussi rencontrer ses amis. Elle est membre d'un « club du 3e âge » qui lui permet de parler, rire et jouer aux cartes. Mariette dit qu'il lui reste du temps pour lire et que, pour éviter de vieillir, elle va faire de la peinture de chevalet !

Lucie, 78 ans, en maison de retraite, s'occupe tous les jours de Germaine, 90 ans, qui a perdu la tête… Elle lui donne à boire dans la journée, lui parle avec bienveillance, la coiffe, parfois lui lave le visage… et lui dit quand elle mange avec ses doigts : « Je te l'ai déjà dit, tu te salis ! ». En agissant ainsi, Lucie s'épanouit et fait passer ses valeurs (on ne mange pas avec les doigts). Elle occupe un rôle social auprès de Germaine, elle est celle qui veille sur elle, rôle qui lui est reconnu également par les soignants.

9. Croyance : action de croire à l'existence d'un être (la croyance en Dieu) ou d'une chose (le progrès) (définition tirée du *Larousse*).

m. Se recréer, se divertir

Se recréer, c'est avoir des activités procurant du plaisir (d'où le mot « récréation » à l'école). De nos jours, les services de soins offrent aux patients des occasions de se divertir pour mieux vivre leur maladie, leur hospitalisation.

Outre la télévision (présente dans quasiment toutes les chambres), les cassettes vidéo et les DVD sont très demandés. De plus, des animations sont proposées aux patients par des animateurs spécialisés. Pour les jeunes enfants, le passage des clowns (de l'association le RIRE médecin) est un événement très attendu.

Les facteurs qui influencent le besoin sont :

- ***biologiques*** : l'âge, les capacités physiques (intégrité du système neuromusculaire, des sens) ;
- ***psychologiques*** : le développement de la personnalité, les émotions (tensions libérées, expression de ses émotions) ;
- ***sociologiques*** : la culture, les rôles sociaux (retraite, emploi), l'organisation sociale (RTT et loisirs, par exemple), le statut économique.

SITUATION *« Le rire médecin », en pédiatrie*

Le « rire médecin » est une association d'artistes visant à soulager la souffrance infantile en service de soins par le biais du divertissement. Les clowns arrivent avec leur musique, leurs habits colorés, leurs visages fardés ; ils se dandinent, disent des mots amusants, chantent, dansent, font des mimiques, des pirouettes et une synergie subtile se met en place. Ces drôles de personnages viennent faire « rire (ou sourire) » pour un après-midi les enfants malades et, longtemps après leur départ, le visage des bambins reste illuminé de leurs facéties.

n. Apprendre

Apprendre, c'est aussi la faculté de maintenir en éveil son activité intellectuelle, sa curiosité naturelle. C'est prolonger son état de croissance au sens large du terme.

L'individu saisit toutes les occasions de la vie pour développer son « aptitude à connaître » d'autres choses. Par exemple : une joie, une peine sont des événements heureux et malheureux de la vie qui seront source d'émotion et de réflexion et vont permettre à l'individu d'apprendre par l'expérience.

Les facteurs qui influencent le besoin sont :

- ***biologiques*** : l'âge, les capacités physiques (intégrité du système nerveux, des sens) ;
- ***psychologiques*** : la motivation, les émotions (une anxiété légère permet d'être plus attentif dans l'apprentissage, alors qu'une anxiété trop importante peut gêner voir empêcher l'apprentissage), la relation et le climat pédagogique ;
- ***sociologiques*** : l'environnement (éclairage, support, lieu calme), la culture (valeur accordée à l'éducation, à la scolarité, la formation professionnelle).

SITUATION *Les « hostonautes » continuent à apprendre*

Céline, 14 ans, lutte depuis un mois contre une leucémie, confinée dans sa chambre d'hôpital. Mais elle n'est pas coupée du lycée grâce au nouveau projet Hostonaute[a] : une animatrice en informatique lui apprend comment utiliser Internet. Le système est gratuit et les applications infinies ; il y a bien sur le classique envoi de courriers (messages électroniques) mais surtout le dialogue par webcam ou visioconférence avec les professeurs ou les camarades de classe. Ceux qui sont au lycée peuvent avoir leurs cours et les exercices en quelques minutes pour continuer à apprendre.

a. Créé en 2004 dans les CHU de Marseille, Toulouse, Garches, Nancy et Montpellier.

4 Phénomènes sociaux et culturels

A Famille

La famille est constituée d'un ensemble de personnes, unies par des liens biologiques, légaux et affectifs. La diversité de ses rôles, sa durée, son universalité, sa nécessité, font de la famille un groupe très spécifique au sein de la société.

a. Structure familiale

Dans le langage courant, la famille est un ensemble de personnes liées par le sang, vivant ou non sous le même toit.
La famille se structure à partir de deux mécanismes :
- *l'alliance* qui désigne l'union d'un homme et d'une femme en fonction de rites, coutumes, valeurs propres à chaque société ;
- *la filiation* qui regroupe les éléments biologiques (conception, naissance) et les règles qui organisent les rapports entre parents et enfants.

b. Modèles familiaux

Famille nucléaire
On appelle famille nucléaire, une famille composée de deux parents (père et mère) et des enfants non mariés (ou dépendants économiquement des parents).

Famille monoparentale
L'augmentation des divorces engendre un accroissement du nombre de familles monoparentales. Celle-ci est formée d'un adulte avec un ou plusieurs enfants de moins de 25 ans. L'adulte est très souvent la femme.

Concubinage
La vie maritale est de plus en plus répandue car elle soulève moins de réprobation sociale qu'autrefois.

Famille recomposée
La famille recomposée regroupe l'un des parents, son nouveau conjoint et les enfants nés d'un premier mariage, qui vivent alors avec un beau-parent, voire ses enfants issus eux-mêmes d'une première union. De nouveaux enfants issus de cette famille recomposée peuvent venir agrandir le cercle familial. L'augmentation du nombre de séparations et de divorces est à l'origine de ce type de famille.

PACS
Le PACS, ou Pacte civil de solidarité, permet à deux personnes majeures, quel que soit leur sexe, de créer un lien juridique d'aide mutuelle et matérielle (solidarité à l'égard du logement, de la propriété des biens, situation d'ayant droit pour l'assurance maladie…).

c. Fonctions de la famille

La famille assume les fonctions suivantes.
- ***Reproduction*** : fonction essentielle, elle permet d'assurer sa descendance et de renouveler la population.
- ***Socialisation*** : elle reste le lieu privilégié de la diffusion du langage et de la culture.
- ***Protection*** (loger, nourrir les enfants) : la famille reste un lieu de solidarité privilégié (aide matérielle, soutien psychologique…).
- ***Transmission du patrimoine*** : c'est au sein de la famille que se développe l'accès aux biens de consommation (habitation, automobile, meubles). Les biens acquis par la famille vont constituer son patrimoine. Celui-ci va se transmettre, d'une génération à l'autre, à travers un héritage ou une donation.

d. Évolution des relations familiales

Relations entre les conjoints

Les relations au sein du couple ont changé car le statut social de la femme s'est modifié. En effet :

- la femme fait des études et a le choix d'une activité professionnelle ;
- la libération de la contraception et de l'interruption de grossesse lui a donné la maîtrise de sa fécondité et la capacité de choisir ses maternités ;
- l'égalité des conjoints a été légalisée et la femme est aussi chef de famille ;
- l'autorité parentale partagée a remplacé l'autorité paternelle.

Relations des parents avec les enfants

Actuellement, l'enfant est au centre de la famille et toute l'énergie des parents est consacrée à lui fournir une vie confortable, un épanouissement personnel, une scolarité satisfaisante, une profession. L'enfant est apprécié pour lui-même, comme une personne.

Relations des parents avec les adolescents

Avec l'apparition du chômage, de l'insécurité financière, de l'allongement de la scolarité, les jeunes adultes restent plus longtemps au sein de la famille ; il n'est pas rare de rencontrer des jeunes de 25 ans, étudiants, toujours installés chez leurs parents.

Relations avec les grands-parents

Les familles ont souvent des grands-parents encore jeunes, encore en activité professionnelle. Une femme sur deux est grand-mère à 50 ans, l'homme quelques années plus tard. Ces grands-parents gardent un rôle important. Ils fournissent souvent une aide non négligeable. Les relations sont bien différentes lorsque la personne âgée est seule et/ou sans ressources. Le grand-parent survivant peut être une charge pour la famille, d'autant plus s'il y a cohabitation.

e. Influence du milieu familial sur l'individu

On sait que la formation du caractère d'un être humain, et par là ses capacités futures d'adaptation à la vie sociale, sont très liées à la personnalité de ceux qui l'ont entouré dans son jeune âge et des liens qu'il a noués avec eux.

Le développement du caractère, c'est-à-dire de la personnalité et de l'équilibre d'un être humain, se fait-il en fonction de données *héréditaires*, donc *innées*, ou au contraire dépend-il du milieu familial, relevant ainsi de l'*acquis* ? Les avis sont partagés : certains spécialistes disent que l'influence de l'hérédité est primordiale, d'autres pensent que l'influence du milieu familial l'emporte sur l'hérédité. Par exemple, des parents musiciens ou mathématiciens feront baigner l'enfant dans une atmosphère correspondant à leurs goûts. Est-ce l'influence ***éducatrice*** qui aura des répercussions sur la descendance et/ou plutôt une éventuelle prédisposition naturelle, ***héréditaire*** ?

Influence de la famille sur l'équilibre humain

L'enfant se construit en imitant, ou en s'opposant à ses proches. C'est dire l'importance pour l'enfant de vivre dans un milieu où il trouvera l'amour, la fraternité, la tolérance, la compréhension, l'écoute, l'échange, la sécurité et la sérénité. On sait que les enfants qui ont souffert de « carence affective » peuvent présenter des troubles psychologiques graves à l'âge adulte. Par ailleurs, on a constaté que les pouponnières ou les internats les plus évolués n'ont pu donner à l'enfant l'équilibre souhaité.

SITUATION *Sophie, abandonnée dès l'âge de 2 ans*

Sophie, 20 ans, a été placée très jeune dans des foyers de la Ddass. Allant d'une famille à l'autre, elle n'a jamais pu établir de liens avec ses familles d'accueil et se retrouve aujourd'hui devant la psychologue de la maternité où elle vient d'accoucher : elle envisage un abandon de l'enfant, qu'elle a mis au monde et qu'elle ne se sent pas apte à élever et à aimer.

Influence de la famille sur le développement affectif et social

La psychologie moderne nous apprend que c'est par la « nourriture affective » que l'individu peut sortir de lui-même et s'affirmer dans sa plénitude adulte. Sinon l'individu reste « égocentrique ». Or le sens normal du développement humain est le recul progressif de l'égocentrisme. L'individu doit d'abord apprendre à se détacher de sa famille (qui est, en soi, une cellule égocentrique, où l'énergie affective est centrée sur elle-même...) pour aller vers les autres. Pour faire « don de soi ». C'est au gré du développement du sens social que se mesure l'évolution psychologique d'un individu qui pourra, à son tour, recréer une famille.
Les psychologues disent que le choix de l'égoïsme est un appauvrissement de la sensibilité. Celle-ci fragilise ou inquiète l'individu qui, de ce fait, ne peut ou ne veut s'engager pleinement (*cf.* Module 5, chapitre 1).

B Groupe social (groupes de référence et d'appartenance)

L'individu adopte, en principe, les valeurs en usage dans son groupe d'*appartenance*, mais il peut parfois utiliser les valeurs d'un groupe socialement différent, celles du groupe de *référence*, dans le but de s'élever jusqu'à ce groupe et de faciliter son intégration.

a. Deux types de groupes sociaux

On peut définir un groupe comme un ensemble d'individus ayant deux objectifs communs :
- accomplir la tâche pour laquelle le groupe s'est constitué ;
- maintenir le groupe en état de stabilité, en respectant des « normes » communes.

La vie dans les groupes sociaux fait partie de notre expérience sociale. Notre vie se déroule au sein d'ensembles aussi divers que *le groupe familial, l'école, l'équipe de travail.*

Groupe de référence

C'est celui auquel l'individu souhaite appartenir. Prenons un exemple : l'enfant se « réfère » à sa famille. Il va adopter son mode de vie, sa langue, sa culture (culture alimentaire, vestimentaire...). Pour l'enfant, on parle d'*adulte référent*, il joue un rôle primordial dans le devenir social (voir chapitre relations humaines).

Groupe d'appartenance

C'est celui dont il est membre (ex. : un catholique adopte les valeurs défendues par l'Église catholique...). L'individu adopte, en principe, les valeurs en usage dans son propre groupe social, mais il peut parfois utiliser les valeurs d'un groupe socialement différent dans le but de faciliter son intégration au groupe auquel il souhaiterait appartenir.

b. Fonctionnement du groupe social

Le groupe se constitue dans le but d'atteindre un objectif. Il s'organise de façon à être le plus efficace possible. Cette organisation se structure de différentes façons.

Organisation sociale : le respect des règles

- La ***hiérarchie*** dans le groupe semble inévitable. Tout groupe recherche un chef qui organise et structure le groupe. Au sein d'un groupe, chaque chef dirige un sous-groupe, d'où la naissance d'une organisation sociale (ex. : l'organisation dans une entreprise).

On retrouve cette organisation au niveau de l'État, des groupes religieux, des fédérations sportives, d'un hôpital (ex. : dans un service hospitalier, par ordre hiérarchique, on retrouve un cadre infirmier supérieur, des cadres infirmiers, des infirmiers, des aides-soignants).
- L'organisation sociale se traduit par un ensemble de ***droits*** et de ***devoirs***, de ***permis*** et d'***interdits***. Elle garantit les libertés de chacun, définit et protège les fonctions, organise la sélection et la compétition, aussi bien que l'aide et l'assistance. Or, dans certaines circonstances, la cohésion est rompue car les *règles sociales* ne sont plus respectées.
- Le groupe social vit des ***perturbations*** qui peuvent être d'ordre collectif (guerres, émeutes, révolutions...) ou d'ordre individuel (agressions, vols, crimes, prises d'otages...).

Sentiment collectif

Le groupe social est souvent secoué par des courants d'opinion ; il a ses émotions et ses réactions partagées. Il vit souvent au diapason.

Rythme social

Le groupe social, en tant qu'organisme vivant, à son propre « rythme de vie ». Ainsi la ville :

- s'éveille et s'endort ;
- a ses heures de grande affluence et de moments creux ;
- vit ses moments de grandes migrations (ex. : les départs et retours de congés annuels).

C L'individu social (la socialisation)

La ***sociologie*** est la description et l'analyse des relations sociales. Cette étude prend en compte l'évolution constante de l'homme, donc des groupes qu'il constitue.

La ***socialisation*** de l'individu est indispensable pour son intégration au groupe social. Elle est faite de nombreux apprentissages. Travail, éducation, santé, économie, politique, urbanisme, religion, loisirs sont autant de domaines où s'établissent et se modifient des relations sociales, faites de règles et de contraintes que les individus exercent entre eux. Les valeurs d'une société permettent de choisir les règles.

a. Processus de socialisation

La socialisation est le fait pour un individu d'apprendre le mode de vie de sa société, tout en gardant sa personnalité. Dans notre société, la socialisation est difficile du fait de la disparition d'un grand nombre de rites (familiaux et religieux), et de la plus grande permissivité. Cependant, les comportements déviants sont toujours soumis à la réprobation sociale.

b. Apprentissages sociaux

La socialisation d'un individu exige de lui qu'il acquière un certain nombre de règles qui lui permettront de vivre dans sa société. Certains apprentissages sont indispensables.

- ***L'apprentissage d'automatismes gestuels*** : par exemple, l'utilisation de couverts pour l'alimentation, l'acquisition de l'écriture, ont une signification sociale.
- ***L'acquisition de connaissances*** : elles permettent à l'individu de savoir être dans la société ou dans un groupe. Par exemple, la connaissance des lois d'un pays ou de celles propres à un métier, sont nécessaires à l'intégration.
- ***La maîtrise de la communication*** : chaque groupe social utilise un langage permettant les relations internes du groupe. La maîtrise du vocabulaire et des modes de communication est indispensable pour trouver sa place au sein de ce groupe.

Fig. 1.3 À l'école, commencent les premiers apprentissages de la socialisation.

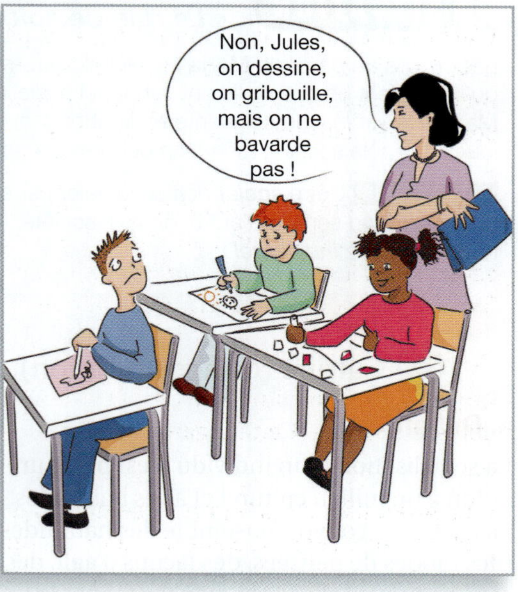
Non, Jules, on dessine, on gribouille, mais on ne bavarde pas !

SITUATION *Jules à l'école*

Jules doit apprendre les « règles » de la vie scolaire (s'asseoir, se lever, être propre, ne pas parler en classe…) tout en développant ses aptitudes. Il doit en même temps s'intégrer à un groupe d'enfants tout en gardant sa propre personnalité (il y a Bob, le petit leader, qui le pousse, Max qui lui pique des crayons…).

Jules comprend aussi très vite que le meilleur moyen d'obtenir satisfaction est de demander poliment l'objet qu'il désire et de dire merci lorsqu'on le lui a donné.

c. Rôle social

L'***apprentissage*** du rôle social est capital dans le processus de socialisation. Chaque individu, en fonction du groupe ou des groupes sociaux dans lesquels il est intégré, doit avoir des comportements, des gestes adaptés. Il doit « jouer son rôle ». Un même individu peut avoir plusieurs rôles qui deviennent tour à tour prépondérants, selon le moment.

SITUATION *Les différents « rôles sociaux » de Maria*

Maria, 25 ans, célibataire, mère de famille, est aussi infirmière, membre d'un club de sport et d'un syndicat. Elle joue quatre rôles sociaux aux comportements bien spécifiques (*cf.* ci-dessous).

Rôles sociaux	Comportements attendus (quelques exemples)
Mère de famille	Maternage, protection, éducation des enfants, etc.
Infirmière	Sens du relationnel, technicité, sens de la hiérarchie, etc.
Sportive	Convivialité, participation, esprit d'équipe, etc.
Syndicaliste	Contestation, négociation, etc.

Exister socialement, c'est avoir des repères sociaux, c'est avoir une fonction sociale et en accepter les règles. La situation sociale détermine à chaque instant nos attitudes et l'attitude d'autrui à notre égard.

SITUATION *« Le rôle de soignante » de Maria*

Les voisins de palier de **Maria** lui parlent souvent des problèmes de santé du grand-père de 80 ans qu'ils gardent chez eux. Ils ont fait appel à elle la nuit dernière pour le soigner, car, pour les voisins, Maria a le « rôle » de soignante et ils attendent qu'elle se comporte en personnel de santé, qu'elle joue son « rôle social », même en dehors de « sa » structure administrative !

EXPLICATIONS L'être ***social*** doit se développer en nous, de telle façon que nous puissions l'intégrer et le mettre au service d'autrui dans la société. Il a donc des racines aussi profondes et vivantes en nous que l'être ***individuel***.

D Culture (ou acculturation)

a. Définition

La socialisation d'un individu n'est pas autre chose qu'une ***acculturation***, c'est-à-dire l'adaptation à un milieu culturel et à ses habitudes.

La ***culture*** recouvre l'ensemble des habitudes sociales partagées par une collectivité humaine (des modes de pensées, des façons d'agir, des valeurs, une religion, des croyances...). Celles-ci sont ***acquises*** ; elles sont ***transmises*** par la tradition. Chaque peuple ayant sa propre culture, il y a autant de ***normes*** qui organisent les comportements des individus.

b. Interactions entre l'inné et l'acquis

- ***L'inné*** est ce qui est transmis à l'homme par l'hérédité biologique.
- ***L'acquis*** est ce qui lui est transmis par la culture.

D'où la question : la nature d'un être est-elle davantage liée à sa naissance qu'à sa culture ? Cette question soulève généralement des polémiques. Toutefois, les dernières découvertes en génétique ont plus ou moins clos ce débat, en favorisant l'idée d'une ***interaction*** entre le matériel génétique et les facteurs environnementaux. L'inné et l'acquis sont ***complémentaires*** et ***rétroagissent*** l'un sur l'autre.

EXEMPLE *L'inné et l'acquis dans le langage*[a]

Tous les enfants du monde, quelle que soit leur culture, passent par les ***mêmes processus d'acquisition*** de leur langue maternelle. On sait que, vers 12 à 15 mois, l'enfant prononce ses premiers mots (ex. : « papa ») puis, vers 18 à 21 mois, il les assemble pour faire une courte phrase et, vers 3 à 4 ans, il parle. On peut en déduire que les êtres humains possèdent une période sensible (***génétiquement programmée***) qui leur permet de parler à un moment précis de leur développement. Mais le ***milieu social*** va, soit stimuler cette faculté, soit l'entraver, au point que, à capacité égale, les performances de langage deviendront très différentes selon les enfants.

a. Exemple emprunté à B. Cyrulnik (psychologue) dans *Sous le signe du lien*, éd. Hachette, Paris, 1989.

c. Influence du « milieu social »

Le ***milieu social*** joue un rôle capital dans le développement de l'enfant. Les spécialistes[10] disent que la maturation biologique est une fonction nécessaire au développement, mais que c'est « *le milieu qui le façonne* ». Ainsi, l'interaction entre le sujet et le milieu doit être prise en compte. Et plus le milieu sera riche en incitations à agir, plus le sujet pourra développer ses connaissances, tandis qu'à l'inverse, moins le milieu incitera le sujet à agir, moins le sujet développera son potentiel. Le contexte culturel de l'individu joue donc un rôle capital dans son évolution.

EXEMPLE *Les bambins des favelas au Brésil*[a]

Des spécialistes ont étudié les troubles du développement psychomoteur chez les enfants des favelas (bidonvilles du Brésil). Ils ont été empêchés de jouer, de rencontrer d'autres enfants, enfermés dans des pièces étroites et sombres jusqu'à l'âge de 4 ans. La plupart ne parlent pas : la seule préoccupation de leurs parents, c'était la survie.
Ces enfants sont dits ***carencés culturels*** mais ils se sont « adaptés à leur milieu social ».

EXPLICATIONS Nous pouvons en conclure que l'individu détient un « capital », c'est-à-dire des possibilités, des aptitudes, qui s'actualiseront ou non en fonction des sollicitations du milieu environnant. Le contexte culturel de l'individu est donc important, mais la réflexion pousse à se demander : *l'essentiel n'est-il pas que chacun soit bien adapté au milieu qui est le sien ?* En définitive, aborder une culture différente, c'est aussi observer la façon dont l'individu investit (dans tous les sens du terme) son milieu physique ou naturel.

a. Raùpzzo-Chiarottino Z., *De la Théorie de Piaget à ses applications*, éd. du Centurion, Paris, 1990.

10. Piaget J., « L'Épistémologie constructive », *La Théorie constructiviste*, éd. PUF, Paris, 1977.

VARIATIONS ET INFLUENCES CULTURELLES[a]

Lorsqu'un enfant naît, il est intégré dans un contexte culturel. Ainsi, dès sa naissance, il s'imprègne d'une manière d'être (gestes, mimiques), de valeurs (culture, religion), de traditions et d'habitudes, propres à chaque groupe social.

LE SENTIMENT D'APPARTENANCE

L'influence de la culture se retrouve dans le sentiment d'appartenance et on sait l'importance de ce sentiment pour la construction de l'identité. Mais le vocabulaire désignant les liens de parenté varie d'une culture à l'autre. En effet :

- ***pour telle culture,* la personne désignée comme père ne sera pas forcément le géniteur ;**
- ***pour telle culture* (ou l'enfant appartient à toute la famille), plusieurs personnes seront appelées « père » tout en ayant un statut différent et reconnu par l'enfant ;**
- ***pour telle autre culture,* la mère n'est considérée que comme porteuse et l'enfant appartient au père et à la famille du père.**

LE CHAMP SENSORIEL

Le bain culturel où évolue l'enfant va donc façonner son comportement en créant un *champ sensoriel* autour de lui. Ce champ sensoriel est constitué de stimulations, de rythmes de vie (heure de la toilette, du repos, de l'alimentation). Il caractérise les échanges entre la mère et l'enfant. Par exemple, le climat sensoriel créé au moment du bain ne sera pas le même si la toilette est faite par une *mère occidentale,* qui vise avant tout l'hygiène corporelle, que si elle est prodiguée par une *mère indienne,* qui en fera un moment empreint de « religion », ou une *mère africaine* qui va y associer le massage et la relaxation accompagnés de rituels.

L'APPRENTISSAGE DE LA LANGUE

Il en est de même pour l'apprentissage de la langue. L'enfant en naissant est capable de produire une infinité de sons (de phonèmes), mais il ne va retenir que ceux utilisés par ses parents puisqu'il les entend parler. L'apprentissage de la langue maternelle est encore un moyen pour l'enfant de s'imprégner de sa culture.

LE COMPORTEMENT SEXUEL

« Le comportement sexuel de l'enfant est aussi façonné par le contexte socio-culturel ». Par exemple, la famille va sans cesse renforcer certains gestes de l'enfant dits masculins ou féminins et en effacer d'autres (là aussi, avec des différences en fonction de la culture et de la religion).

CONCLUSION

Le *contexte culturel* va aider l'enfant à constituer un sentiment d'appartenance à un groupe et lui permettre de « *construire son identité sociale* ».

a. Cyrulnik B., *Les Nourritures affectives*, Odile Jacob, 1993.

Rôle de l'AS

« Le soin culturel »

L'AS est amené à soigner des patients de cultures et de religions différentes. Il veillera donc à appréhender ces différences culturelles et à ne pas juger à travers son propre contexte culturel.

Si un AS veut offrir des soins culturellement adaptés, il doit non seulement *respecter les convictions personnelles du patient*, mais aussi se demander comment il peut utiliser ces convictions pour que ses soins aient une efficacité maximum et ainsi promouvoir une santé optimale.

E Échecs de la socialisation et de l'acculturation

Après avoir étudié la formation de l'individu humain, nous comprendrons mieux certains êtres qui sont des exemples de dyssocialité.

a. Délinquance[11]

Prenons l'exemple du délinquant. Il refuse toutes les habitudes sociales, toute normalisation, sa « dyssocialité » est une désadaptation culturelle. Il opère souvent dans un milieu culturel radicalement différent du sien.

- L'***origine*** de la délinquance peut être due à différents facteurs :
  - immaturité de la personnalité,
  - difficultés à s'identifier à un groupe,
  - absence de relations sociales ou affectives satisfaisantes,
  - incapacité à se situer dans un rôle social,
  - pas d'apprentissage des valeurs et des normes sociales.
- Un individu qui s'éloigne par ses valeurs, ou ses comportements, des normes de son groupe, entre dans la ***déviance***.
- Les ***valeurs*** et ***règles*** sociales sont des ***instruments de l'ordre social***. Certaines valeurs, comme le respect de la vie humaine, sont devenues des règles impératives : ce sont des normes qui stabilisent une société. La ***norme*** indique ce qu'un individu doit ou ne doit pas faire dans une société. *Par exemple* **:** la norme c'est l'interdiction de tuer ou l'obligation de respecter la vie d'autrui.
- La ***transgression*** d'une norme entraîne toujours une ***sanction***. *Par exemple* **:** les sociétés occidentales interdisent la polygamie. La transgression de cette interdiction entraîne une sanction pénale.
- Les normes ***changent*** à mesure que la société évolue. *Par exemple* **:** l'interruption volontaire de grossesse, autrefois interdite en France, est devenue un acte légal.

SITUATION ***La lettre de Roland, délinquant***[a]

Roland, 28 ans, écrit : « Je suis un voyou… Bourgeois, si tu lis ces lignes, sache que nous sommes ennemi (…). Je ne suis d'aucun parti, mais s'il me fallait choisir : je me ferais anarchiste (…). J'ai fréquenté une bande où l'on apprenait à truquer et à piller sans se faire prendre. J'ai été emprisonné pendant dix ans. Après ma sortie de prison, j'ai dit au juge que je ne regrettais rien et que j'étais prêt à recommencer… »

EXPLICATIONS Le délinquant se sent incompris de la société. C'est un inadapté au groupe social. Il se sent persécuté par les règlements de la société. Il y voit une invitation plus ou moins arbitraire d'adultes cherchant à lui rendre la vie plus difficile ! Jamais le moindre sentiment de « responsabilité sociale » ne semble l'effleurer.

a. Mucchielli R., (neuropsychiatre), « Comment ils deviennent délinquants », *Genèse et développement de la socialisation*, éd. ESF.

b. Marginalisation

Suivre le rythme du groupe social devient une règle sociale pour ses membres car le fait de pouvoir participer à la « vie du groupe » est un moyen de s'y sentir intégré. C'est facile pour certains et plus difficile pour d'autres qui « décrochent » du groupe et se marginalisent. Les ***facteurs*** de marginalisation sont nombreux. Citons-en quelques-uns :

- la maladie, l'infirmité, la vieillesse ;
- les déficits mentaux et moteurs, le handicap ;
- l'absence de racines (géographiques, familiales, culturelles…) ;
- l'ostracisme social ;
- l'emprisonnement, etc.

---

11. Mucchielli R. (neuropsychiatre), « Comment ils deviennent délinquants », *Genèse et développement de la socialisation*, éd. ESF.

c. Exclusion

Le groupe social impose pas mal de mises à l'épreuve à ses membres sur la « route sociale »... La société récompense d'un côté les bons éléments, les valorise, les dynamise et, par ailleurs, blâme et rejette ceux qui réussissent moins bien que les autres. C'est pourquoi certains membres des groupes sociaux ont des difficultés pour s'intégrer (ou se réintégrer) dans le groupe social : ils sont ou se sentent exclus du groupe. Citons pour exemple :

- les immigrés dans les villes ;
- les apprentis dans les milieux professionnels ;
- les chômeurs, etc.

5 Religions, croyances et valeurs

Toute personne a une approche de la vie, de la maladie et de la mort fondée sur la religion, les croyances et les valeurs, le plus souvent d'origine socioculturelle.

A Approche de la maladie et de la mort dans les religions

L'AS doit connaître l'approche de la maladie et de la mort fondée sur les religions des patients et la respecter.

a. Chrétiens

Pour les chrétiens, la *souffrance* et la *maladie* sont des étapes conduisant au salut, c'est-à-dire au Christ, qui a pris, par sa mort sur la croix, toute la souffrance du monde.

Pour les chrétiens, la mort n'est pas une fin mais un commencement : le début d'une autre vie, promise par le Christ, qui a dit : « Celui qui croit en moi ne mourra jamais, je suis la résurrection et la vie ». En effet, la foi chrétienne se fonde sur la résurrection du Christ lui-même, qui a ouvert aux hommes le chemin de l'éternité. Citons le passage du *Nouveau Testament*, dans l'Épître aux romains de Saint Paul : « *Nous avons été plongés dans la mort du Christ, nous avons été mis au tombeau avec lui, nous sommes devenus un même être avec le Christ, par une mort semblable à la sienne* ».

La vie ici-bas est un « don de Dieu » pour obtenir la vie éternelle. C'est le fondement de la foi et de l'espérance chrétiennes. C'est pour ce motif-là que la chrétienté refuse l'acte d'euthanasie ou l'interruption de grossesse (IVG). D'autres religions partagent ce point de vue (l'Islam en particulier).

b. Juifs

Pour les juifs, la maladie est une épreuve à traverser (Livre de Job) mais Dieu, qui l'a imposée, peut les en délivrer par la guérison.

Pour les juifs, le fait de mourir engendre le pardon des fautes. L'âme remonte à Dieu après cette épreuve purificatrice et elle jouit de la vie éternelle, en attendant la résurrection qui doit se produire à la fin des temps, lorsque le Messie sera venu sur Terre.

La mort est le prix à payer pour une nouvelle naissance, pour la continuité des générations. Dans le *Talmud* (4.16), il est dit que « *ce monde est comme un vestibule à côté du monde à venir* ». À la fin des temps, l'âme sera de nouveau rendue au corps (le jour de la résurrection des morts) pour jouir d'un monde meilleur. Il n'y aura plus de souffrances, plus de maux, plus de guerres. La fraternité et la paix régneront sur Terre. Dans beaucoup de prières, les juifs rappellent à Dieu son pouvoir : « *Toi qui fais revivre les morts !* »

Il n'y a pas d'enjeu chez les juifs. La vie sur terre ne prépare pas au statut éternel. La souffrance terrestre n'est pas rédemptrice, comme dans beaucoup d'autres religions, mais elle peut être offerte à Dieu. De ce fait, être heureux sur terre n'est pas incompatible avec la vie éternelle.

c. Musulmans

Pour les musulmans, la maladie est une épreuve envoyée par Dieu. C'est pour cela qu'il faut garder patience et endurer la maladie car, à la fin de l'épreuve, il y a la réponse.

Le malade souscrit à un rituel contraignant concernant la pudeur. Par exemple, l'homme s'abstiendra de se dénuder du nombril aux genoux. Quant à la femme, seuls le visage et la paume de la main peuvent être montrés à un étranger.
Pour les musulmans face à la mort, c'est la croyance en Allah qui détermine tout. Les croyants sont assurés d'un avenir dans l'au-delà s'ils ont honoré Dieu ici-bas. « *Au terme de leur vie, les croyants âgés s'honoreront de la marque sur le front, gravée par les prosternations des cinq prières quotidiennes.* » (verset XXVII, 30 du *Coran*). « *Les non-croyants méritent d'aller en enfer et d'y demeurer, car ils ont vu des signes, mais ils n'en ont pas tiré profit* » (verset VI, 28 du *Coran*).
Le mort doit être lavé de toutes ses souillures (telles que urines, sperme, excréments, vomissements), d'où l'importance des derniers soins corporels, considérés « purificateurs » pour le croyant.
Le décès est un événement social. La communauté se soumet à un ensemble de « rites de passage », très codifiés, qui permettent de mieux évacuer l'angoisse du groupe.

d. Comparaison de trois religions et rites associés

Le tableau 1.1 résume les points essentiels des grandes religions : chrétienne, juive et musulmane. Les rites qui entourent la mort sont propres à chaque religion. Toutefois on observe beaucoup de points communs entre ces religions.

Tableau 1.1 Comparaison de trois religions (résumé).

	Chrétiens	Juifs	Musulmans
Objet de la foi	Dieu (la Sainte Trinité)	Yahvé	Allah
Supports de la foi	Ancien et Nouveau Testament (Évangiles)	Ancien Testament (Torah, Talmud)	Coran
Symbolique de la maladie	Épreuve envoyée par Dieu, conduisant au salut	Épreuve envoyée par Dieu, à traverser dignement	Épreuve envoyée par Dieu, à traverser dignement
Symbolique de la mort	Passage vers la vie éternelle (enfer ou paradis)	Passage vers l'autre vie	Passage vers des vies éternelles (enfer ou paradis)
Derniers rites	Avoir reçu le « sacrement des malades »	Confession des fautes Glorification de Dieu Avoir reçu « la toilette rituelle »	Lecture des versets du Coran « Toilette purificatrice »
Rites funéraires	Obsèques religieuses sobres	Obsèques religieuses sobres	Rite de passage (avec pleureuses)
Expression du deuil	Individuel	Individuel	Collectif
Nature de l'au-delà	Vie éternelle auprès du Dieu ressuscité	Résurrection des morts et la vie éternelle	Vie éternelle aux multiples plaisirs

Rôle de l'AS

Pour expliquer le comportement d'un malade, il faut le relier à son système de croyance, c'est-à-dire à la représentation qu'il a de la maladie. Le dialogue, s'il est possible, avec le patient et/ou sa famille, permettra de répondre à son souhait.
L'AS peut faire appel aux différentes aumôneries dans les hôpitaux ou contacter les responsables locaux des cultes ou leur représentant. Au moment du décès d'un patient, il arrive que le comportement des familles puisse surprendre. Il convient de faire preuve de respect, de compréhension et de tolérance.
L'AS doit respecter la foi de chaque patient et de sa famille et les rites qui s'y rattachent.

B Valeurs liées aux religions et aux croyances

a. Définition

Les valeurs constituent « un ensemble de règles de conduites, de systèmes de pensées conformes à un idéal[12] ».
Dans les faits, le sujet juge les actes du point de vue moral et social.

b. Valeurs des trois grandes religions

Si nous prenons par exemple les chrétiens, les juifs et les musulmans (très représentatifs en France), nous constatons qu'ils partagent de nombreuses valeurs. Nous en donnons quelques exemples dans le tableau 1.2.

Tableau 1.2 Les valeurs des croyants (chrétiens, juifs, musulmans).

Valeurs	Exemples
Idéaux partagés	Les croyants partagent des idéaux de : – fraternité humaine, tolérance, compassion – charité (appelée SADAGA par les musulmans) – respect d'autrui (ne pas tuer, ne pas voler, ne pas mentir…)
Pratiques condamnées[a]	Ils refusent certaines pratiques en contradiction avec leur morale, par exemple : – l'euthanasie – la fécondation *in vitro* (FIV) – la procréation médicalement assistée (PMA) – le clonage, le génome – et d'autres actes touchant la vie humaine, parmi lesquels l'IVG

a. Liste non exhaustive. Exemple pris dans le domaine médical ; il en existe bien d'autres (que chaque croyant nuance en fonction du degré de sa foi).

Rôle de l'AS

Le respect du patient, l'amour du prochain[a]

« Les soignants sont des dispensateurs du *respect*. Le respect c'est l'*amour* du patient, le don de soi, la considération […]. Les différentes religions relancent entre elles le dialogue autour d'un même *humanisme* et d'une commune *foi en l'Homme*. […]
L'humanisme du soignant doit se fonder sur la *fraternité humaine* et la *compassion*, donc *l'amour du prochain*. »

a. Extrait d'un discours du Dr D. Boubakeur, recteur de l'Institut mussulman de la mosquée de Paris (médecin de formation et ancien praticien à l'hôpital de la Pitié-Salpétrière, Paris), *Le Quotidien du Médecin*, 5 mai 2004.

12. Dictionnaire *Larousse*.

2 Autonomie

1 Différentes formes d'autonomie

Le concept d'autonomie se définit en donnant priorité aux indicateurs différents, selon les étapes de la vie.

- *À l'adolescence*, l'autonomie est en relation avec le processus de socialisation de l'individu ; dans la mesure où le jeune apprend à gérer les liens de dépendances sociales et institutionnelles.
- *Lors de la vieillesse*, l'autonomie est en relation avec le processus de deuil, dans les domaines physique, psychologique ou social.

La personne âgée apprend à gérer les liens de dépendance physique.

« L'autonomie n'est pas synonyme d'indépendance mais représente la capacité à gérer des dépendances[13]. »

Prenons l'exemple d'une personne paraplégique, qui peut être dépendante pour des activités de la vie quotidienne, mais qui est autonome dans la prise de ses décisions concernant sa santé, son travail, etc.

Il existe différentes formes d'autonomie.

A Autonomie physique

La personne a des capacités lui permettant d'effectuer seule des actes physiques de la vie courante. Par exemple :

- marcher, se déplacer ;
- faire sa toilette, s'habiller, manger ;
- éliminer, se reposer ;
- faire le ménage.

B Autonomie psychique

La personne a des capacités cérébrales lui permettant de maîtriser des actes de la vie, d'être capable de décider par elle-même ou de prendre de la distance avec les événements. Cela s'acquiert progressivement. Elle commence dès que l'enfant dit « je ».

C Autonomie sociale

La personne a des capacités lui permettant de maîtriser les actes de la vie sociale. Par exemple :

- entretenir des relations (amicales, conjugales, professionnelles) ;
- communiquer avec autrui (oralement ou par écrit) ;
- avoir des loisirs ;
- être capable de vivre en société.

D Autonomie juridique

La personne a des facultés mentales lui permettant d'être responsable de ses actes. Par exemple :

- faire valoir ses droits (*cf.* paragraphe suivant, « Autonomie et droits des patients ») ;
- assumer ses devoirs citoyens (par exemple, voter), signer un acte de vente ou d'achat.

---

13. Cabaret V., *Aide-mémoire* n° 21, *Soins IDE démarche relationnelle et éducative*, éd. Vernazobres-Grego.

2 Autonomie et droits des patients

Les droits du patient sont réglementés. Ils s'inscrivent dans la Constitution universelle des droits de l'Homme[14].

- **Droits fondamentaux** : respect de la dignité, de la vie privée, du secret de l'information concernant le patient, du principe de non-discrimination dans la prévention ou dans les soins.
- **Droit à l'information médicale** : chaque patient a maintenant la possibilité d'***accéder directement à son dossier médical*** sous réserve de réaliser les modalités requises.
- **Respect de la volonté du patient** : « Le médecin doit respecter la volonté de la personne après l'avoir informée des conséquences de son choix... Aucun acte médical, ni aucun traitement ne peut être pratiqué sans le ***consentement libre et éclairé de la personne*** et ce consentement peut être retiré à tout moment[15] ». La loi du 22 avril 2005 (*dite Léonitti*) énonce les conditions dans lesquelles le médecin est autorisé à interrompre ou à *limiter les actes de prévention, d'investigation ou de soins* lorsqu'une personne est hors d'état d'exprimer sa volonté et que ces actes n'ont d'autres effets que le seul maintien artificiel de la vie ; le droit pour le patient de rédiger des directives anticipées pour faire connaître ses souhaits quant à sa fin de vie.
- **Présence des représentants d'usagers dans différentes instances**[16] : conseils d'administration des hôpitaux, CRUQPC (Commissions des relations avec les usagers et de la qualité de la prise en charge), CRSA (Conseils de surveillance des établissements de santé)...

A Respect de l'autonomie et des droits du patient

Le soignant veillera à :

- ***respecter la vie privée du patient***. Ainsi le patient a droit à :
  - la confidentialité de ses déclarations (aucune transmission écrite ne doit être faite sans l'accord de celui-ci[17]),
  - la confidentialité de son courrier ;
- ***respecter les goûts du patient***. Ainsi le patient a le droit de :
  - refuser certains aliments (par exemple, par conviction religieuse) ou certaines visites,
  - protéger ses objets personnels (bijoux, argents...), il peut les confier à l'administration ;
- ***respecter la dignité du patient*** ;
- ***respecter sa responsabilité***. Ainsi le patient a le droit de :
  - être informé de tout ce qui concerne son état de santé (diagnostic, examens, traitement),
  - refuser certains soins médicaux le concernant (exception faite pour des actes médicaux réalisés en urgence quand la vie est en danger et que le malade est incapable d'exprimer sa volonté),
  - désigner par écrit une personne de confiance qui sera consultée dans le cas où il serait hors d'état de s'exprimer.

B Respect des droits de la personne âgée dépendante

L'aide apportée aux personnes âgées en perte d'autonomie doit répondre aux critères définis par la ***charte des personnes âgées dépendantes***. Quatorze articles y sont développés (*cf.* ci-après).

14. La loi relative aux droits des malades et à la qualité du système de santé date du 4 mars 2002.
15. *Ibid.*
16. Depuis la loi HPST du 21 juillet 2009, les associations des usagers (retraités et PA et personnes handicapées) peuvent siégées dans un certain nombre d'instance dans les établissements de santé.
17. Loi du 6 janvier 1978 dite « informatique et libertés ».

a. Charte de la personne âgée dépendante

CHARTE DES DROITS DE LA PERSONNE ÂGÉE DÉPENDANTE

1) *Liberté de choix* : la personne âgée en perte d'autonomie garde la liberté de choisir son mode de vie.
2) *Domicile et environnement* : le lieu de vie de la personne âgée dépendante, domicile personnel ou établissement, doit être adapté à ses besoins.
3) *Famille et entourage* : le maintien des relations familiales et des réseaux amicaux est indispensable aux personnes âgées dépendantes.
4) *Ressources* : la personne âgée dépendante doit pouvoir garder la maîtrise de l'ensemble de ses ressources restant disponibles et de son patrimoine.
5) *Communication, déplacement et vie sociale* : la personne âgée dépendante doit conserver la liberté de communiquer, de se déplacer et de participer à la vie de la société.
6) *Activités* : la personne âgée dépendante doit être encouragée à conserver des activités.
7) *Religion* : toute personne âgée dépendante doit pouvoir pratiquer la religion de son choix.
8) *Prévention* : la prévention de la dépendance est une nécessité pour l'individu qui vieillit.
9) *Droits aux soins* : toute personne âgée dépendante doit avoir accès aux soins qui lui sont nécessaires.
10) *Qualification des intervenants* : les soins que requiert la personne âgée dépendante doivent être dispensés par des intervenants formés et en nombre suffisant.
11) *Mort* : soins et assistance doivent être assurés au mourant.
12) *Recherche* : la recherche multidisciplinaire sur le vieillissement et la dépendance est une priorité.
13) *Protection légale* : toute personne en situation de dépendance conserve l'intégralité de ses droits conformément à la loi.
14) *Société et personnes âgées dépendantes* : l'ensemble de la population doit être informé des difficultés qu'éprouvent les personnes âgées dépendantes.

b. APA

La loi du 20 juillet 2001 crée l'Allocation Personnalisée d'Autonomie (APA).

Buts

Elle vise à améliorer la prise en charge des personnes âgées. En France, en 2002, près de 800 000 personnes âgées étaient confrontées à des situations de perte d'autonomie.

Bénéficiaires

- Toute personne âgée de 60 ans et plus, à domicile ou en institution, avec une adresse stable en France.
- Sans condition de revenu.
- Personnalisée, car modulée en fonction du degré de perte d'autonomie (utilisation de la grille d'évaluation nationale ***AGGIR*** : Autonomie Gérontologie Groupes Iso Ressources) et des ressources de l'intéressé.

Attribution de l'APA

- Le dossier est déposé auprès du centre communal d'action sociale du domicile de la personne âgée.
- La décision est prise par le président du conseil général dans un délai de 2 mois.
- Le versement est mensuel, avec révision périodique.

C Respect des droits du patient en fin de vie

Le patient en fin de vie a des droits que l'AS doit respecter[18] :

- ***respect de la dignité du mourant*** et d'une qualité de fin de vie en dispensant des soins sans obstination déraisonnable ;
- ***respect de la volonté de la personne*** après que le médecin l'ait informée des conséquences de son choix.

Toute personne majeure peut rédiger des ***directives anticipées relatives à sa fin de vie***, pour le cas où elle serait un jour hors d'état d'exprimer sa volonté. Elles sont révocables à tout moment.

18. Loi du 9 juin 1999 et loi Leonetti du 22 avril 2005.

Lorsque la personne, en phase avancée ou terminale d'une affection grave et incurable, ne peut exprimer sa volonté :

- c'est l'avis de la ***personne de confiance*** désignée par le patient, qui prévaut sur tout autre avis non médical dans les décisions prises par les médecins ;
- le médecin peut décider de limiter ou d'arrêter un traitement inutile après avoir respecté la ***procédure collégiale*** définie par le code de déontologie médicale et consulté la personne de confiance, la famille ou à défaut l'un de ses proches.

Rôle de l'AS

L'accompagnement et les actions d'aide à l'autonomie du patient

Les AS ont des rapports privilégiés avec les personnes non autonomes (âgées, handicapées, malades), car ils ont des contacts fréquents et prolongés avec elles. Lorsqu'un projet d'aide à l'autonomie est déterminé par une équipe, ils ont donc un rôle primordial dans les domaines relevant de leur champ professionnel (*cf.* savoirs pratiques).

Des principes généraux sont à respecter par l'AS dans la mise en œuvre des actions quotidiennes auprès des patients.

Par exemple :

- aider à faire, et non faire à la place de la personne, pour « gagner du temps » ;
- stimuler l'autonomie restante de la personne avant de pallier la dépendance ;
- laisser à la personne le temps d'agir elle-même ;
- en faire ni trop, ni trop peu : « trop » c'est aller vers l'installation dans la dépendance, « trop peu » c'est la mettre en situation d'échec, donc de danger physique ou psychique ;
- avoir une attitude éducatrice, encourageante, rassurante ;
- garder à l'esprit l'objectif primordial de ses actions : « maintenir l'autonomie de la personne âgée ».

3 Dépendance, déficience et handicap

Le vieillissement ou le handicap entraînent une diminution de certaines capacités mais ne sont pas obligatoirement responsables d'un état de dépendance dans les actes de la vie courante.

A Dépendance et indépendance

a. Définitions

- La ***dépendance*** apparaît lorsque la personne est dans l'incapacité partielle ou totale de subvenir seule à la satisfaction de ses besoins fondamentaux, selon son âge et son état de santé, ou qu'elle les accomplit de façon inadaptée (en fonction d'une incapacité ou d'un manque de suppléance).
- L'***indépendance*** est selon V. Henderson[19], la capacité d'une personne à satisfaire ses besoins fondamentaux :
  - soit par des actions qu'elle réalise elle-même,
  - soit par l'adoption d'un « mode de suppléance » (qui va lui octroyer son indépendance).

19. D'après *Le Concept-clef* de V. Henderson.

b. Situations d'indépendance et modes de suppléance

SITUATION

L'homme avec une canne : il ne peut marcher sans sa canne. La canne aide l'homme à satisfaire son besoin de mouvoir. C'est une suppléance matérielle.
L'homme portant des lunettes : il ne peut voir sans « correction ». Les lunettes constituent un mode de suppléance matérielle qui permet à cet homme de satisfaire son besoin de voir, donc de se diriger et de communiquer.
Les modes de suppléance procurent ***l'indépendance*** à la personne. Ils peuvent être physiques, matériels ou humains (*cf.* Fig. 1.4).
Pour déterminer l'indépendance d'un individu, il faut prendre en compte son âge, son stade de développement et utiliser des normes (physiques ou psychomotrices) adaptées à la situation.

Fig. 1.4 Les différents modes de suppléance (quelques exemples).

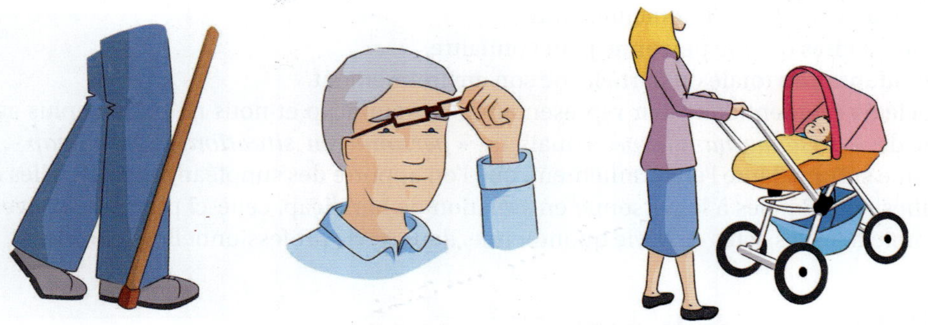

a. L'homme à la canne b. L'homme aux lunettes c. Le bébé dans le landau et sa maman

c. Situations de dépendance

La dépendance est, par opposition à l'indépendance, l'incapacité temporaire ou définitive d'une personne à satisfaire un ou plusieurs besoins fondamentaux. La dépendance partielle ou totale s'explique :

- soit par l'*impossibilité d'accomplir* des actions par soi-même ;
- soit par l'*accomplissement d'actions inadéquates* en regard d'un problème de santé ;
- soit par une défaillance du mode de suppléance.

B Déficience et handicap

L'OMS (Organisation Mondiale de la Santé) définit une classification internationale du handicap en trois points.

- ***La déficience*** : concerne les organes d'un individu (anomalie, malformation, perte d'un organe ou d'une fonction). C'est une altération du corps ou de l'apparence physique, ou encore une anomalie organique ou fonctionnelle quelle qu'en soit la cause.
- ***L'incapacité*** : résulte de la déficience. C'est « la réduction partielle ou totale de la capacité d'accomplir une activité d'une façon ou dans les limites considérées comme normales pour un être humain ».
- ***Le handicap ou le désavantage*** : « Dans le domaine de la santé, le handicap est un désavantage social pour un individu ». C'est le résultat d'une situation mettant en relation difficile l'individu et la société.

Les handicaps sont classés selon les déficits :

- handicaps physiques (handicaps moteurs et sensoriels),
- handicaps mentaux (troubles du comportement, psychoses et débilités, *cf.* Module 3, chapitre 2).

- **Déclaration de Madrid (mai 2002)**
  On abandonne l'idée préconçue de la déficience comme seule caractéristique de la personne pour en venir à la nécessité d'éliminer les barrières, de réviser les normes sociales, politiques et culturelles, ainsi qu'à la promotion d'un environnement accessible et accueillant.
  Et une nouvelle définition du handicap est donnée sans référence à la déficience-infirmité : « Constitue un handicap (ou une situation de handicap) le fait, pour une personne, de se trouver, de façon temporaire ou durable, limitée dans ses activités personnelles ou restreinte dans sa participation à la vie sociale du fait de la confrontation interactive entre ses fonctions physiques, sensorielles, mentales et psychiques lorsqu'une ou plusieurs capacités sont altérées et, d'autre part, les contraintes physiques et sociales de son cadre de vie ».
- **Loi française du 12 février 2005 pour l'égalité des droits et des chances, la participation et citoyenneté des personnes handicapées (article L. 114)**
  « Constitue un handicap, au sein de la présente loi, toute limitation d'activité ou restriction de participation à la vie en société subie dans son environnement par une personne en raison d'une altération substantielle, durable ou définitive d'une ou plusieurs fonctions physiques, sensorielles, mentales, cognitives ou psychiques, d'un polyhandicap ou d'un trouble de santé invalidant[20] ».

Le **handicap** c'est donc l'interaction entre :
- les **incapacités** qu'une personne peut connaitre,
- et l'**inadaptation** totale ou partielle de son environnement.

Nos sociétés évoluent dans leur représentation du handicap et nous ne parlons plus actuellement de « *personne handicapée* » mais de « ***personne en situation de handicap*** ». Ceci induit que si l'on adapte l'environnement, que l'on apporte des suppléances matérielles et/ou humaines ou animales à la personne en situation de handicap, celle-ci pourra retrouver une autonomie dans les actes de la vie quotidienne, dans sa vie professionnelle et sociale.

4 Causes de la perte d'autonomie

Les causes de la perte d'autonomie sont très diverses selon l'âge de la personne et les situations vécues par chacun.

A Enfance

L'enfance est une période d'acquisition de l'autonomie où le besoin d'aide est *éducatif* pour permettre l'acquisition complète de l'autonomie. Dans la majorité des cas, cette aide est apportée par les parents et la famille.
L'accident, la maladie peut freiner, voire arrêter, cette acquisition et entraîner une perte d'autonomie de courte durée ou durable.

B Adolescence et âge adulte

Le besoin d'aide peut survenir à l'occasion d'une maladie ou d'un accident qui occasionne une *perte d'autonomie partielle ou totale*. L'aide est alors *ponctuelle ou définitive*, de courte durée ou durable, et a pour objectif la restauration de l'autonomie. Elle doit permettre à l'individu de s'adapter à son nouvel état de santé.

C Vieillesse

La vieillesse est souvent marquée par la *diminution de l'autonomie* : soit de façon brutale, à la suite d'une maladie, soit progressivement avec l'avancée en âge et la dégradation des fonctions organiques. Le *besoin d'aide* est alors *croissant*.

20. *Les personnes handicapées*, Pr Claude Hamonet, éd. PUF, « Que sais-je ? », 5e édition, 2005.

5 Objectifs de l'aide

Les objectifs de l'aide apportée par l'équipe de soins peuvent être très différents selon les personnes. Il s'agira soit de maintenir l'autonomie résiduelle, soit de restaurer l'autonomie perdue.

A Maintenir l'autonomie résiduelle

L'objectif de l'aide est d'accompagner les personnes pour retrouver une partie de leur autonomie pour leur faciliter la vie au quotidien.

SITUATION *Mme Z. et l'autonomie résiduelle*

Mme Z., 85 ans, est hospitalisée pour une fracture du col fémoral. La rééducation lui permet la marche avec un déambulateur mais elle ne peut obtenir une autonomie totale du déplacement, car Mme Z. a très peur de retomber. Son état osseux et musculaire n'est pas suffisant et elle souffre de pertes d'équilibre.

EXPLICATIONS L'objectif de l'équipe soignante pourra être de solliciter la motricité chez cette patiente pour éviter qu'elle ne devienne impotente et grabataire. Il serait sans doute irréaliste d'envisager une restauration totale de l'autonomie de déplacement à court terme. Il faudra aider Mme Z. à identifier ce qui peut la mettre en confiance lors de ses déplacements. Sur le plan médical, des investigations seront à mener pour rechercher une cause aux pertes d'équilibre. (Est-ce une hypotension orthostatique ? Un problème concernant l'oreille interne ? Une fonte musculaire qui entrainerait une faiblesse des jambes ? Le port de chaussures mal adaptées ? Une diminution de la vision ?)

B Restaurer l'autonomie perdue

La personne qui a été hospitalisée pour une longue maladie ou qui a un handicap a perdu son autonomie. L'objectif des soignants est de l'aider à retrouver cette autonomie.

SITUATION *M. M et l'autonomie perdue*

M. M., 70 ans, préalablement autonome et vivant seul à son domicile, est traité à l'hôpital pour un épisode d'infection pulmonaire. Au cours de son séjour, il présente un état dépressif avec perte d'appétit et refuse de se lever. L'équipe envisage de l'aider à retrouver son autonomie perdue car son état de santé lui permettrait un retour au domicile. L'aide portera sur la résolution de son état dépressif et le rétablissement de relations sociales qui ont été altérées par l'hospitalisation.

EXPLICATIONS Le choix d'un objectif et d'une stratégie dépend de l'état du patient, de son âge, du diagnostic médical et de l'évaluation de la perte d'autonomie et du devenir envisagé pour ce patient. Le projet de soins portera tant sur la prise en charge du problème aigu de l'infection pulmonaire, que sur l'état psychologique de M. M. La relation des soignants avec ce patient devra lui permettre de verbaliser les raisons de son état dépressif actuel, mais aussi ses motivations à retourner à son domicile.

6 Évaluation du degré d'autonomie et du besoin d'aide

Pour permettre le respect des objectifs de l'aide, il est nécessaire de savoir comment, quand et pourquoi l'aide est nécessaire. Il faut donc évaluer le degré d'autonomie de la personne, fixer l'objectif que l'on veut atteindre par l'aide apportée et mesurer les progrès réalisés.
Des évaluations successives du degré d'autonomie peuvent être faites au moyen de graphiques, tableaux divers qui visualisent l'état d'autonomie et son évolution dans chaque activité de la vie quotidienne. Nous en donnons un exemple sous forme de cible (*cf.* Fig. 1.5).

Fig. 1.5 Évaluation du degré d'autonomie.

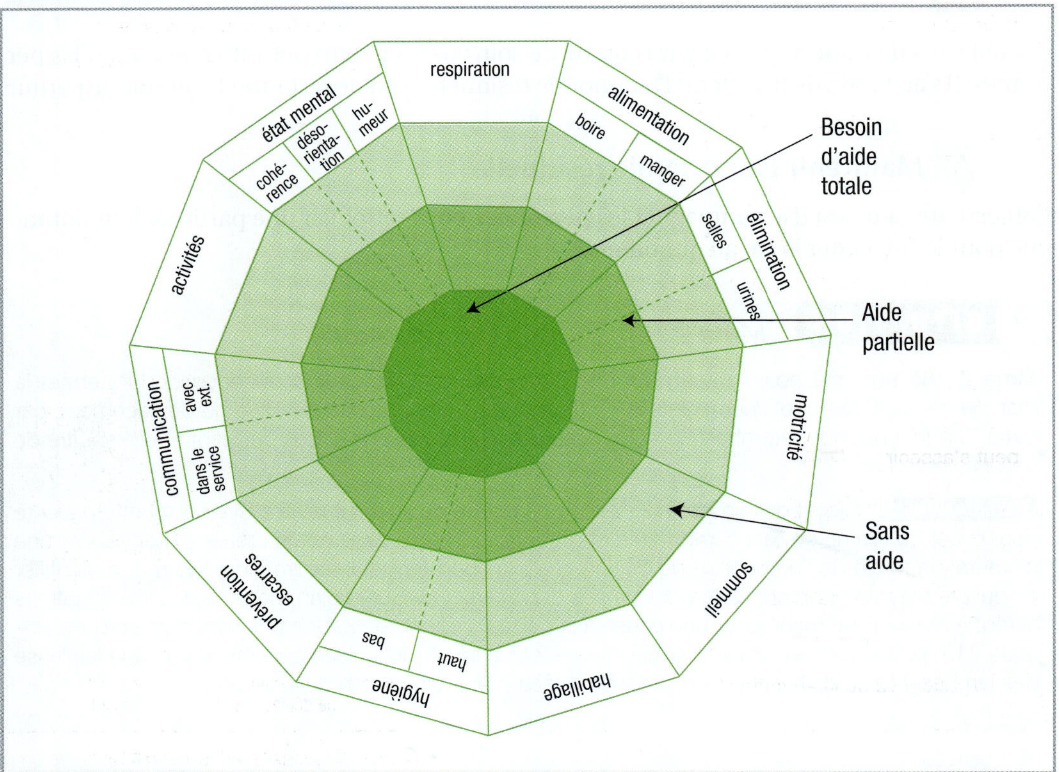

La *grille AGGIR* est la grille d'évaluation officielle pour l'attribution de l'APA (*cf.* Tableau 1.3).

Tableau 1.3 La grille d'évaluation des actions (grille AGGIR).

	Variables discriminantes	ABC		Variables illustratives	ABC
1	**Cohérence** : converser et/ou se comporter de façon sensée		10	**Communication à distance** : utiliser les moyens de communication, téléphone, sonnette, alarme…	
2	**Orientation** : se repérer dans le temps, les moments de la journée et dans les lieux		11	**Gestion** : gérer ses propres affaires, son budget, ses biens (PA au domicile)	
3	**Toilette** : se laver concerne l'hygiène corporelle sous tous ses aspects		12	**Cuisine** : préparer ses repas et les conditionner pour être servis (PA au domicile)	
4	**Habillage** : s'habiller, se déshabiller, se présenter		13	**Ménage** : effectuer l'ensemble des travaux ménagers (PA au domicile)	
5	**Alimentation** : manger les aliments préparés		14	**Transport** : prendre et/ou commander un moyen de transport (PA au domicile)	
6	**Élimination** : assumer l'hygiène de l'élimination urinaire et fécale		15	**Achats** : acheter directement ou par correspondance, ou par les services spécifiques dans une institution	
7	**Transfert** : se lever, se coucher, s'asseoir		16	**Suivi du traitement** : se conformer à l'ordonnance du médecin	
8	**Déplacements à l'intérieur** : se déplacer avec ou sans canne, avec un déambulateur ou un fauteuil roulant		17	**Activités de temps libre** : pratiquer des activités sportives, culturelles, sociales, de loisirs ou de passe-temps	
9	**Déplacements à l'extérieur** : à partir de la porte d'entrée sans moyen de transport	Légende : **A** = fait seul totalement, habituellement, correctement **B** = fait partiellement **C** = ne fait pas (Source : Cahier des charges de la prestation expérimentale dépendance)			

Fig. 1.6 **La grille d'autonomie pour trois besoins.**

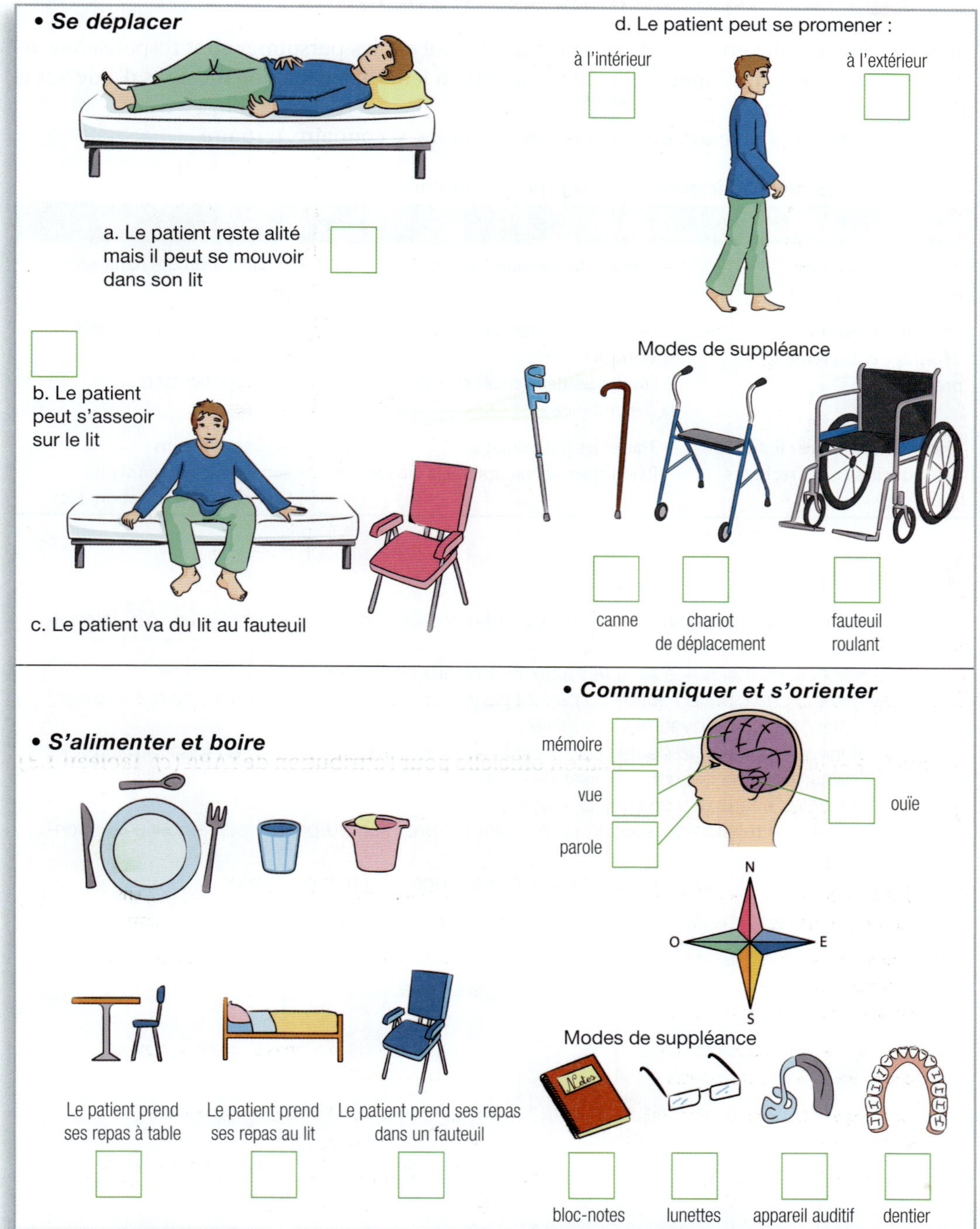

Pictogramme	Situation du patient	Pictogramme	Situation du patient
0 **Sans aide**	**Le patient est capable de faire seul** ◀ Ne pas l'aider pour favoriser son autonomie	A+++ **Aide totale**	**Le patient a besoin d'une aide physique et morale** ◀ Lui apporter l'aide totale dont il a besoin : Aide +++
A+ **Aide minime**	**Le patient a besoin d'être guidé ou surveillé lors de ses agissements** ◀ Lui apporter l'aide minime dont il a besoin : Aide +	x	**Modes de suppléance ou matériels utilisés** ◀ Cochez la case à l'aide d'une croix

7 Prévention de la perte d'autonomie

La prévention a obligatoirement un aspect individuel car les personnes sont responsables de leur propre santé, et un aspect collectif par la mise à leur disposition de mesures d'aide sur le plan sanitaire et social.
L'OMS a défini **trois niveaux de prévention** : primaire, secondaire, tertiaire.

Tableau 1.4 Les niveaux de prévention de la perte d'autonomie.

Niveaux de prévention	Objectifs	Moyens
Prévention primaire : promotion de la santé	– Éliminer les facteurs de risque	– Modification des habitudes de vie, etc.
Prévention secondaire : dépistage et traitement précoces	– Dépister précocement les pathologies spécifiques – Limiter les déficiences et éviter la dépendance	– Dépistage précoce et ciblé – Bilans de santé – Repérage des facteurs de risques, etc.
Prévention tertiaire : limitation des séquelles et des rechutes	– Traiter les pathologies – Rééduquer et réadapter à la vie sociale	– Services de soins – Services de moyen séjour – Services de rééducation, etc.

Rôle de l'AS

Pour restaurer ou maintenir l'autonomie des personnes, l'équipe soignante a un rôle déterminant. L'AS veillera à :

- favoriser le maintien des liens familiaux et amicaux de la personne ;
- susciter la participation active du patient pour les activités socioculturelles, ce qui maintient le patient dans une dynamique sociale ;
- évaluer au quotidien le degré d'autonomie pour adapter les soins et, en fonction du projet de soins, inciter le patient à réaliser des actions ;
- valoriser les efforts, les progrès du patient ;
- favoriser une relation de soutien permettant l'expression du patient sur les difficultés rencontrées ;
- transmettre à l'équipe les observations et les progrès ou non du patient.

3 Santé publique

1 Définition, objectifs et moyens de la santé publique

La santé publique est à la collectivité ce que la médecine est à l'individu : elle a pour but la santé des populations. Elle s'efforce donc de valoriser, maintenir ou restaurer le capital-santé d'une société.
La conférence internationale sur les ***soins de santé primaires*** soulignait la nécessité d'une action urgente de tous les gouvernements, de tous les personnels des secteurs de santé et du développement, ainsi que de la communauté mondiale pour protéger et promouvoir la santé de tous les peuples du monde.
Les soins de santé primaires sont des soins de santé rendus accessibles à tous les individus et à toutes les familles de la communauté dans un esprit d'auto-responsabilité et d'autodétermination.

A Définition de la santé par l'OMS

- L'OMS définit la santé comme « un état de complet bien-être physique, mental et social », et pas seulement comme l'absence de maladie ou de handicap.
- Le terme de santé publique est utilisé pour évoquer aussi bien les problèmes de santé d'une population que l'état sanitaire d'une collectivité, les services d'hygiène du milieu ou les services sanitaires généraux, l'administration des services de santé. Par exemple :
  - la mortalité liée aux accidents de la route,
  - les mesures sanitaires et vétérinaires prises pour la lutte contre la dissémination de la grippe aviaire (***principe de précaution***).

B Objectifs de la santé publique

La santé publique a pour objectif :
- d'assurer la *sécurité* des individus ou de la collectivité (prévention en milieu de travail) ;
- d'assurer le respect des principes d'*égalité* et de *justice* (en réduisant les disparités sanitaires entre pays et catégories socioprofessionnelles) ;
- de protéger la *liberté individuelle* (habitudes de vie, publicités, médicaments, cigarettes...).

L'OMS définit les objectifs de santé publique par les propositions suivantes :
- *ajouter de la vie aux années*, en donnant aux individus les moyens d'un bien-être physique et psychique ;
- *ajouter de la santé à la vie*, en diminuant la morbidité et l'incapacité ;
- *ajouter des années à la vie*, en luttant contre la mort prématurée, donc en allongeant l'espérance de vie.

Le progrès techno-scientifique représente une condition essentielle de *l'amélioration de la santé* (*cf.* Mémo).

LE PROGRÈS TECHNO-SCIENTIFIQUE ET LES QUESTIONS ÉTHIQUES

C'est grâce à la recherche scientifique, permettant d'améliorer la connaissance du fonctionnement du normal et du pathologique des organismes vivants et humains, qu'a été créé l'essentiel des techniques responsables de la *révolution sanitaire*.
Mais ce progrès, qui tend à vouloir connaître l'être humain, soulève des *questions éthiques* comme la prolongation artificielle de la vie, le risque d'eugénisme dans le diagnostic anténatal, la transplantation d'organes et la pénurie de greffons. *L'interrogation éthique* des professionnels de santé et de la société est incontournable. La liberté du praticien est limitée par des lois (celle de la recherche biomédicale du 20 décembre 1988, la loi bioéthique du 29 juillet 1994 sur le don et l'utilisation des éléments et produits du corps humain, l'assistance médicale à la procréation, mais aussi la loi Léonetti d'avril 2005 sur les droits du patient en fin de vie...).

C Moyens de la santé publique

Pour atteindre ses objectifs, la santé publique s'appuie sur divers moyens.

a. Indicateurs de santé directs

Indicateurs démographiques

La description des structures et des évolutions des populations humaines intéresse les professionnels de santé, car les problèmes de santé changent au cours de la vie. Les programmes de santé s'appuient sur la description de la population ciblée (âges, espérance de vie, fécondité, natalité, *cf.* Fig. 1.7).

Fig. 1.7 **Les indicateurs démographiques.**

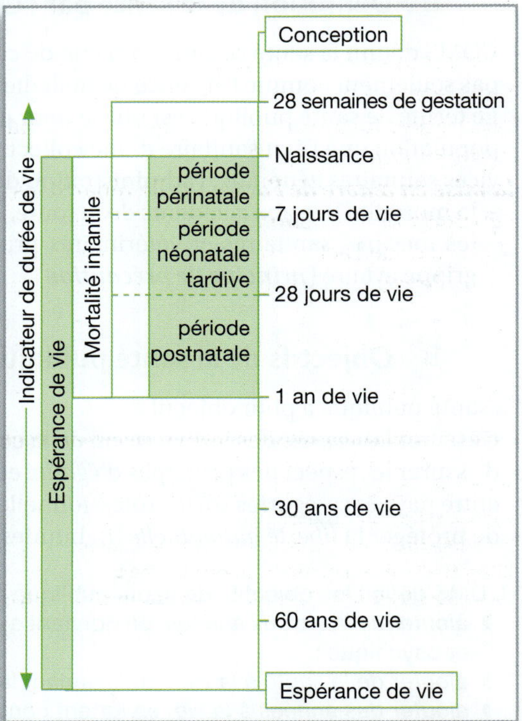

Épidémiologie

C'est *l'étude des risques* (probabilité qu'un événement se produise) d'avoir un problème de santé (maladie aiguë ou chronique, accident, intoxication, suicide) dans un groupe de personne, et les *facteurs déterminants* de ces risques.

Ces indicateurs démographiques utilisent l'outil statistique pour évaluer :

- la mortalité (recensement des décès) ;
- la morbidité (ensemble des conditions qui exposent un individu à la maladie).

Par exemple : le nombre de séropositifs au VIH, un jour donné, dans les prisons.

b. Indicateurs de santé indirects

Les indicateurs indirects sont :

- les conditions de vie ;
- les moyens financiers ;
- l'équipement des populations ;
- l'utilisation des ressources sanitaires.

2 Politique de santé

La mise en place d'une politique de santé va permettre de donner les orientations des actions de santé publique. Les orientations sont proposées par le **gouvernement** et soumises au vote des parlementaires. C'est le système de santé français qui organise l'ensemble de la politique de santé[21].

La définition des programmes de santé doit tenir compte de :

- l'existence d'une ***évaluation annuelle*** de l'application de la politique de santé (faite par les Conseils régionaux de santé) ;
- l'existence d'un ***débat parlementaire annuel*** sur les perspectives de la politique de santé proposé par le gouvernement.

La loi du 21 juillet 2009 (dite loi Bachelot) portant réforme de l'Hôpital et relative aux Patients, à la Santé et aux Territoires (HSPT) institue une territorialisation des politiques de santé en créant des outils permettant que les actions de prévention, les soins de premier et second recours ainsi que les prises en charge médico-sociales s'articulent et se complètent, sans rupture de continuité pour le patient.

Il s'agit d'une réforme globale des institutions et structures afin de s'adapter aux nouveaux besoins de la population. L'hôpital s'inscrit dans une offre de soins territoriale et doit prendre sa place dans la filière de soins, en relation avec les autres offreurs de soins et acteurs de santé.

L'essentiel des dispositions fait l'objet d'une codification dans les Codes de santé publique, de la Sécurité sociale et de l'action sociale et des familles.

A Démarche de santé publique (DSP)

La démarche de santé publique est une « démarche d'action » qui compte trois grandes étapes :

- ***l'analyse de la situation*** : elle se fait à partir de données épidémiologiques et permet de déterminer le besoin ou le problème de santé. Cette analyse porte aussi sur les moyens disponibles dans le pays ;
- ***la mise en œuvre de l'action*** : elle répartit les tâches, fixe les étapes sur le terrain ;
- ***l'évaluation de l'action*** : elle a pour but de mesurer les résultats obtenus, d'évaluer le coût et l'efficacité de l'action (atteinte des objectifs) et de permettre le réajustement de l'action pour faire mieux la fois suivante. La vaccination antivariolique est un exemple de DSP (*cf.* ci-dessous).

UN EXEMPLE DE DSP : HISTORIQUE DE LA VACCINATION ANTIVARIOLIQUE

1950 : la vaccination antivariolique est *obligatoire* pour tous les enfants car la variole est encore très répandue dans le monde (c'est une maladie mortelle).
1953-1954 : grâce à des données épidémiologiques, on constate la multiplication des cas de variole sur le territoire français. Une action de santé publique est mise en place : *revaccination* de tous les adultes et abattage systématique des animaux potentiellement contaminés.
1970/1980 : les évaluations montrent une complète *extinction de la maladie* en France. Le ministère de la Santé décide de *lever l'obligation* de vaccination antivariolique sur le territoire.

B Prévention et promotion de la santé

La prévention et la promotion de la santé sont les axes principaux de la politique de santé. Pour l'OMS[22], la promotion de la santé est définie comme « (...) le processus qui confère aux populations les moyens d'assurer un plus grand contrôle sur leur propre santé et d'améliorer celle-ci ». Elle correspond à une prévention universelle, elle n'est pas orientée vers un risque spécifique, elle vise le sujet et s'appuie sur sa participation active.

a. Définition et formes de la prévention

Selon l'OMS, « la prévention est l'ensemble des mesures visant à éviter ou réduire le nombre ou la gravité des maladies ou accidents ».

21. Loi du 4 mars 2002 relative aux droits des malades et à la qualité du système de santé.
22. Charte d'Ottawa, 1986.

Selon le Code de santé publique[23], « la prévention a pour but d'améliorer l'état de santé de la population en évitant l'apparition, le développement ou l'aggravation des maladies ou accidents, et en favorisant les comportements individuels et collectifs pouvant contribuer à réduire le risque de maladies ».
La prévention peut se décliner en trois catégories : la prévention primaire, secondaire, tertiaire.

Prévention primaire

Elle vise à empêcher l'apparition de la maladie en agissant sur les facteurs de risque. Elle fait appel à des mesures de :

- prévention ***individuelle*** (hygiène corporelle, activités physiques et sportives...) ;
- prévention ***collective*** (distribution d'eau potable, élimination des déchets, hygiène de l'habitat, campagnes de prévention routière contre l'alcoolisme avec le slogan *« Tu t'es vu quand t'as bu ! » en 2008*, contre le tabagisme, spots publicitaires concernant la prévention du Sida, vaccination, promotion d'une ambiance de travail moins stressante...).

Elle est efficace si **elle diminue l'incidence de cette maladie** (c'est-à-dire elle diminue le nombre de nouveaux cas pour une affection donnée dans une période donnée).

Prévention secondaire

Elle vise à limiter la durée, la gravité ou la dissémination de la maladie en la diagnostiquant le plus tôt possible. Elle est efficace si **elle diminue la prévalence de cette maladie** dans la population concernée (nombre total de cas sur une période donnée). Ce type de prévention se développe par le biais de dépistage, de tests diagnostics, d'examens de santé comme pour diagnostiquer un cancer (cancer du sein : mammographie ; colorectal : hémocult ; col utérin : frottis) ou pour d'autres pathologies (diabète, hypertension artérielle) ; ainsi que le traitement précoce de la maladie.

Prévention tertiaire

Elle intervient quand la maladie est présente afin de limiter ou diminuer les incapacités et d'éviter les récidives ou complications. Il s'agit d'utiliser des mesures favorisant la rééducation, la réadaptation, la réinsertion professionnelle et sociale après la maladie, ainsi que l'éducation du patient (par exemple, la rééducation du patient suite à un infarctus du myocarde).
C'est grâce au **calcul de prévalence et au taux de prévalence** que peuvent être mises en évidence les priorités en santé publique (alcool, tabac, déséquilibre alimentaire des jeunes et obésité, contraception, Sida, vaccinations, cancer, diabète, HTA).

EXEMPLE

Les mesures de dépistage

Une action de prévention nécessite la mise en place de mesures collectives et individuelles.
Le **dépistage** permet de diagnostiquer une maladie pour la traiter le plus rapidement possible et le plus efficacement possible. Il peut s'adresser à une population spécifique, connue pour être particulièrement à risque. Par exemple :

- le dépistage systématique du *cancer du sein* chez toutes les femmes de 50 à 74 ans, tous les deux ans ;
- le dépistage systématique de la *phénylcétonurie* chez le nouveau-né ;
- le dépistage d'*anomalies fœtales* par échographie au cours de toute grossesse.

La prévention légale

- Les vaccinations obligatoires.
- La déclaration obligatoire de certaines maladies contagieuses.
- Les mesures de sécurité routière (ex. : vitesse limitée, port de casque...).

Les examens de santé

Les **examens**, organisés par le ministère de la Santé et de la Solidarité, ont, la plupart du temps, un caractère obligatoire. Ils visent :

- soit le dépistage dans une *population sélectionnée* comme, par exemple, les examens de médecine du travail ;
- soit la *prévention systématique* comme, par exemple, les examens prénataux et l'examen post-natal.

23. Article L 1417-1.

b. Objectifs de l'éducation pour la santé

Définition

L'éducation pour la santé est une action planifiée (ou plusieurs actions), destinée à :
- favoriser l'adoption ou la modification de comportements par les personnes concernées (ou un groupe particulier) de façon volontaire ;
- améliorer, à court, moyen et long terme, leur état de santé ;
- sensibiliser la population la plus large possible.

Conception d'un programme d'éducation pour la santé

Plusieurs étapes sont mises en œuvre :
- l'identification des besoins sanitaires des populations ciblées ;
- la sélection de priorités ;
- la définition des objectifs de l'action ;
- le choix des moyens à mettre en œuvre (messages éducatifs, techniques pédagogiques) ;
- la réalisation de l'action ;
- l'évaluation de l'action.

Des partenaires vont aider ces programmes d'éducation pour la santé, comme :
- les ***comités d'éducation pour la santé***, répartis en comités départementaux et régionaux (Cres) ;
- les ***organismes de protection sociale*** (Cnam, Cram[24]) ;
- les ***organismes privés***, tels que la Croix-Rouge, l'APF[25].

Moyens d'éducation pour la santé

Les moyens utilisés pour éduquer les populations sont nombreux, citons :
- les ***actions médiatiques*** (ex. : TV, vidéo, radios...) ;
- les ***messages écrits*** tels que les articles de journaux, documents, tracts, affiches, timbres-poste, etc. ;
- les ***enseignants*** (en sciences de la vie et de la terre) : nombre d'informations sur la santé font partie des programmes scolaires, car on constate qu'en matière de santé, plus l'éducation est précoce, plus elle est efficace ;
- les ***structures d'action éducative*** (Cres, Cram, Croix-Rouge...) ;
- les ***professionnels de santé***.

3 Programmes d'actions prioritaires (PAP)

Afin de trouver des solutions aux problèmes de santé publique liés à certaines maladies et addictions, en raison de leur coût humain et social, le gouvernement est amené à prendre des mesures spécifiques de prophylaxie. Ce sont les *programmes d'actions prioritaires* (PAP).

Depuis la loi du 4 mars 2002 relative aux droits des malades et à la qualité du système de santé, un acteur principal de la prévention en France a été créé : l'Institut national de prévention et d'éducation pour la santé (*INPES*).

Agissant avec d'autres instances (le HCSP, Haut comité de santé publique ; l'INVS, l'Institut national de veille sanitaire ; la CNAMTS, Caisse nationale d'assurance maladie des travailleurs salariés (qui avait en 2002 lancé la campagne de prévention « *Les antibiotiques, c'est pas automatique* »), l'INPES structure son action autour de 12 programmes, tous visant les populations fragiles ou en situation précaire sur les thématiques suivantes :
- consommation à risque : alcool, tabac, toxicomanie ;
- modes de vie : nutrition, santé mentale ;
- santé environnement : accidents de la vie courante, environnement ;
- maladies infectieuses : Sida et IST, autres maladies infectieuses ;
- qualité de vie : maladies chroniques, enfants et jeunes, personnes âgées.

Prenons quatre exemples de problèmes qui relèvent de la santé publique et voyons comment ils sont pris en charge :

---

24. Cnam : Caisse nationale d'assurance maladie ; Cram : Caisse régionale d'assurance maladie.
25. APF : Association des paralysés de France ; ARC : Association de recherche contre le cancer ; AFM : Association française contre la myopathie ; AIDES : Association de lutte contre le Sida.

- lutte contre l'***alcoolisme*** ;
- lutte contre le ***tabagisme*** ;
- lutte contre la ***drogue*** ;
- lutte contre les ***accidents*** :
  - de la route,
  - domestiques,
  - du travail.

A Lutte contre l'alcoolisme

a. Caractéristiques de l'alcoolisme

On distingue deux types d'alcoolisme.

- *L'alcoolisme aigu* est une consommation excessive mais occasionnelle d'alcool. Elle entraîne un état d'ivresse, mais sans risque à plus long terme.
- *L'alcoolisme chronique* est caractérisé par une consommation importante et régulière d'alcool. Cette alcoolisation crée peu à peu un état de dépendance vis-à-vis du produit. À ce stade de dépendance et d'accoutumance, tout arrêt brusque du toxique entraîne une « crise de manque ». L'individu est alors considéré comme toxicomane.

b. Symptômes

Citons :

- une diminution du sens des responsabilités familiales, professionnelles ;
- la perturbation du caractère, l'agressivité, la perte du contrôle de soi ;
- la perte d'attention (maladresse occasionnant des accidents de la route ou professionnels), etc.

c. Conséquences

- *Sur le plan individuel,* l'alcoolisme est une maladie grave, qui accélère les autres processus pathologiques (cancer, MCV, maladies psychiatriques).
- *Sur le plan social,* les conséquences de l'alcoolisme en France sont innombrables puisqu'il est directement mis en cause dans l'absentéisme professionnel, les hospitalisations, les crimes et délits, les drames familiaux.

d. Facteurs favorisant l'alcoolisme

Pourquoi un individu passe-t-il un jour de l'état de buveur modéré à celui de buveur excessif, voire dépendant ?

Facteurs socioculturels

En France, le vin est une boisson peu coûteuse et fréquemment associée aux événements de la vie : mariage, naissance et occasions diverses. Cette cohabitation avec l'alcool fait oublier son caractère dangereux.

Facteurs économiques

La France est le premier producteur mondial de vin. L'exploitation des vignobles, la commercialisation de l'alcool sont des sources de revenus importantes dans l'économie du pays.

Facteurs psychologiques

L'alcool peut avoir des effets euphorisants. Le risque d'alcoolisation est donc particulièrement important chez les adolescents « mal dans leur peau » et chez les sujets anxieux.

e. Prévention

Prévention primaire

Elle a pour objectif de :

- informer, éduquer les populations ;
- limiter la consommation d'alcool.

Par exemple :

- interdire les boissons alcoolisées dans les entreprises ;

- dépister l'alcoolémie des conducteurs (confiscation immédiate du permis de conduire si le taux d'alcool est supérieur au taux légal : 0,5 g/L) ;
- interdire la vente d'alcool dans les stations-service ;
- interdire toute publicité pour des produits alcoolisés à la télévision, dans les stades, etc. ;
- informer le consommateur avec la mention « l'abus d'alcool est dangereux pour la santé, à consommer avec modération » sur toutes les bouteilles d'alcool et l'annoncer obligatoirement sur toute publicité ;
- protéger les mineurs :
  - aucun mineur ne peut être accepté seul dans un débit de boissons,
  - aucune boisson alcoolisée ne peut lui être distribuée,
  - interdiction d'installer un débit de boisson à proximité d'un établissement accueillant des mineurs,
  - interdiction d'introduire des boissons alcoolisées dans les établissements scolaires.

Prévention secondaire

La lutte contre l'alcoolisme et ses conséquences nécessite de :
- *dépister les alcooliques* (le dépistage peut se faire au moyen de tests cliniques et biologiques à l'occasion de consultations) ;
- *traiter les malades*. Le traitement des buveurs dépendants comporte deux étapes :
  - la cure (dite de désintoxication) en ambulatoire ou en hospitalisation selon le choix du patient,
  - la post-cure s'effectue dans les foyers spécialisés.

Prévention tertiaire

Elle concerne la lutte contre les rechutes, toujours possibles, la reconstruction d'une image positive de soi, la réinsertion professionnelle. Ce sont des étapes difficiles pour l'alcoolique abstinent. Dans ce parcours, les associations d'anciens buveurs jouent un rôle essentiel par le soutien qu'elles procurent à l'individu et à sa famille (ex. : les alcooliques anonymes).

B Lutte contre le tabagisme

a. Causes

Comment devient-on fumeur ?
- *Chez les jeunes*, le désir de transgresser un interdit, le besoin d'intégration au groupe, l'affirmation de son indépendance, l'imitation du modèle parental, semblent être les principaux facteurs favorisants.
- *Chez les adultes*, beaucoup utilisent le tabac pour lutter contre l'anxiété, oublier la fatigue et le stress, stimuler l'activité intellectuelle.

b. Conséquences sur la santé

Le tabagisme peut être incriminé dans un nombre non négligeable de pathologies touchant divers appareils.

Appareil circulatoire

- Le CO2 entraîne une hypoxie[26] et une ischémie[27] en particulier des coronaires.
- La nicotine entraîne une tachycardie.

Appareil digestif

- La nicotine favorise les ulcères gastriques.
- Les goudrons favorisent les cancers.

Appareil respiratoire

- Les goudrons sont responsables de 95 % des cancers bronchiques.
- Les substances irritantes favorisent les infections chroniques et aggravent l'asthme.

---

26. Hypoxie : baisse d'oxygène.
27. Ischémie : arrêt ou insuffisance de l'apport de sang dans un tissu ou dans un organe.

Appareil urinaire

Les goudrons favorisent les cancers de la vessie.

c. Prévention

La lutte contre le tabagisme met en place des mesures préventives réglementaires[28]. Il s'agit de :

- *lutter contre la publicité en faveur du tabac* : tous les paquets de tabac doivent porter la composition, la teneur en nicotine et des mentions en grosses lettres (par exemple : « FUMER TUE ») ;
- *interdire l'usage du tabac dans les lieux publics* : gares, aéroports, restaurants, bars, établissements scolaires et sanitaires ainsi que dans tous les moyens de transport ;
- *augmenter le prix du tabac* : les augmentations successives du prix du tabac ont pour but de décourager l'achat de cigarettes, en particulier chez les jeunes ;
- *créer des centres anti-tabac* qui fournissent une aide médicamenteuse et psychologique permettant de surmonter les difficultés du sevrage ;
- *informer* à l'école, au travail, lors d'une consultation ou d'une hospitalisation, sur les méfaits du tabac et les moyens d'arrêter ;
- *éduquer* le patient voulant s'arrêter, les parents vis-à-vis de l'incidence du tabac sur la survenue de maladies telles que les rhinopharyngites chez l'enfant lorsqu'il y a un environnement fumeur.

C Lutte contre l'usage de drogues

Le terme de drogue est réservé aux *toxiques illicites* qu'ils soient naturels ou synthétiques. L'utilisation thérapeutique de certains d'entre eux (morphine) ne peut se faire que sur prescription médicale. Les produits utilisés le plus souvent sont les barbituriques, les amphétamines, la cocaïne, les opiacés, les hallucinogènes, le cannabis. Tabac et alcool sont des *drogues « licites »*.

a. Facteurs de risques

On retrouve des points communs chez les toxicomanes. Il s'agit de personnalités fragiles, confrontées à un milieu familial problématique, ou à des traumatismes affectifs ou sociaux.

b. Conséquences

Les conséquences des toxicomanies peuvent être diverses. Exemples :

- troubles psychiatriques conduisant au suicide ;
- accidents, agressions ;
- infections virales (HIV, hépatite B), etc.

c. Prévention

La prévention des toxicomanies nécessite des *mesures internationales* pour contrôler et limiter la production de stupéfiants ainsi que leur circulation. En France, une distinction est faite entre utilisateur et trafiquant.

- Pour inciter les toxicomanes à se faire traiter, ils bénéficient de l'anonymat et de la gratuité des soins s'ils se présentent spontanément aux autorités sanitaires. En cas de refus de traitement, le toxicomane est soumis à l'autorité judiciaire pour usage illicite de stupéfiants.
- La répression s'attaque à ceux qui incitent à consommer de la drogue et aux individus qui « blanchissent » l'argent issu du trafic de drogue.

L'information du public est assurée par la MILDT[29] et de nombreuses associations nationales ou locales.

28. La loi Évin, 1991, renforcée en 2005, et généralisée sur tout le territoire français en janvier 2006.
29. MILDT : Mission interministérielle de lutte contre la drogue et les toxicomanies.

Rôle de l'AS

Face à la toxicomanie

Comme collaborateur(trice) de l'infirmier(ère), aussi bien à l'hôpital que dans une structure dispensant des soins ambulatoires, l'AS sera confronté(e) soit directement à un patient alcoolique, tabagique ou toxicomane qui souhaite interrompre sa dépendance, soit à son entourage désorienté. Dans tous les cas, des capacités d'écoute seront nécessaires pour accueillir la demande d'aide.

L'AS devra :

- éviter de culpabiliser ou de juger le patient et l'amener à dialoguer ;
- rappeler les risques encourus ;
- souligner les effets positifs d'un sevrage (drogue, alcool ou tabac) ;
- proposer des compensations attrayantes (pratiquer un sport, favoriser une passion, un hobby, par exemple) ;
- orienter vers une assistante sociale ou une structure spécialisée pour une cure de sevrage, par exemple, ou régler un problème administratif (fin de droits, SDF…) ;
- organiser, avec l'aide d'autres professionnels, une action éducative adaptée en utilisant les ressources déjà existantes de l'INPES ;
- sensibiliser le conjoint ou l'entourage et soutenir la personne.

D Lutte contre les accidents

Quel que soit le type d'accident (accidents de la route, domestiques ou du travail), le facteur humain est primordial. La prévention comprend donc des mesures réglementaires destinées à protéger les individus, parfois contre eux-mêmes, et des mesures éducatives pour apprendre à se protéger soi-même et à protéger les autres.

a. Prévention des accidents de la route

C'est dans ce domaine que la réglementation est la plus stricte (le non-respect de celle-ci entraîne systématiquement des sanctions). Les mesures de prévention exigent :

- *le port obligatoire de casque* pour les cyclomotoristes ;
- *le port obligatoire de la ceinture de sécurité* à l'avant et à l'arrière des véhicules, y compris pour les enfants ; un siège auto spécial bébés et enfants ;
- *la limitation des vitesses* :
  - 50 km/h en ville,
  - 90 km/h sur route,
  - 130 km/h sur autoroute ;
- *la limitation de l'alcoolémie tolérée à 0,5 g/L* ;
- *le contrôle médical* de certaines catégories de conducteurs (chauffeurs poids lourds, taxis, ambulanciers, moniteurs auto-école) ;
- *l'instauration du permis à points* : toute infraction au code de la route entraîne le retrait de points proportionnellement à la gravité de l'infraction ; les jeunes conducteurs n'ont que six points au permis de conduire, ils n'obtiennent la totalité des points (douze) qu'après trois ans sans accident ;
- *le contrôle obligatoire* des véhicules de plus de 3 ans.

Un autre aspect de la prévention est la rapidité et la qualité des soins d'urgence en cas d'accident. Cette mission est assurée par le Samu et les Smur reliés à un numéro spécial d'appel, le 15.

b. Prévention des accidents domestiques

Ces accidents touchent essentiellement les enfants. S'il est pratiquement impossible de modifier le comportement des enfants, il est en revanche possible de sensibiliser les parents sur l'intérêt de la surveillance et sur les précautions élémentaires. À savoir :

- ranger allumettes et briquets en lieu sûr ;
- protéger les installations électriques (prises, rallonges, ordinateurs) ;

- ranger les médicaments, produits ménagers et toxiques hors de la portée des enfants ;
- interdire l'accès aux fenêtres et escaliers à l'aide de barrières ;
- sécuriser l'accès aux piscines et bassins ;
- supprimer les sacs en plastique, cacahuètes, petits objets, sources fréquentes d'accidents chez l'enfant ;
- vérifier les normes de fabrication pour les jouets et la mention : « déconseillé aux enfants de moins de 3 ans » ;
- acheter des jouets en fonction du développement psychomoteur de l'enfant ;
- surveiller l'enfant dans les aires de jeux publiques ;
- surveiller toujours un enfant dans une baignoire.

c. Prévention des accidents du travail

La prévention porte essentiellement sur l'information des travailleurs et des employeurs au moyen de :

- l'éducation gestuelle et l'ergonomie ;
- la prévention de l'alcoolisme ;
- la formation du personnel aux techniques professionnelles ;
- l'amélioration des systèmes de sécurité ;
- l'obligation de porter des protections à certains postes de travail (lunettes, chaussures renforcées, casques, gants, masques...) ;
- l'utilisation de containers pour le matériel dangereux (seringues, aiguilles...) ;
- le respect des procédures de sécurité liées à un poste de travail ;
- l'affichage des consignes de sécurité ;
- l'équipement de signaux d'alarme en cas de non-respect d'une mesure de sécurité ou lors de la survenue d'un accident ;
- la programmation des réunions de travail avec le personnel pour réévaluer les risques liés au travail.

4 Système de santé français (SSF)

Un système de santé regroupe tous les moyens humains, financiers, et les équipements qui permettent de réaliser une politique de santé dont les objectifs sont de distribuer les soins, d'organiser le dépistage et la prévention, de promouvoir la santé et d'éduquer la population.

A Organisation administrative du système de santé

En France, les compétences en matière de santé sont partagées entre l'État et les collectivités territoriales (régions, départements, communes).

Les ***lois de décentralisation***[30] ont permis une décentralisation de l'administration française depuis l'État vers les communes, les départements et les régions. La décentralisation confère à ces collectivités territoriales une autonomie juridique et de gestion et leur attribue des compétences propres.

a. Ministère du Travail, de l'Emploi et de la Santé[31]

Le ministre du Travail, de l'Emploi et de la Santé a autorité sur :

- la direction générale du travail ;
- la Direction générale de la santé (***DGS***) ;
- la Direction générale de l'offre de soins (***DGOS***) ;
- la direction de l'animation de la recherche, des études et des statistiques ;
- la délégation générale à l'emploi et à la formation professionnelle, conjointement avec le ministre de l'Éducation nationale, de la Jeunesse et de la Vie associative ;

30. Lois de 1982 et 1983.
31. Depuis le 14 novembre 2010, le ministre du Travail, de l'Emploi et de la Santé est Xavier Bertrand.

- la Direction de la Sécurité sociale (***DSS***), conjointement avec le ministre des Solidarités et de la Cohésion sociale et le ministre du Budget, des Comptes publics, de la Fonction publique et de la Réforme de l'État ;
- la Direction de la recherche, des études, de l'évaluation et des statistiques (***DREES***), conjointement avec le ministre des Solidarités et de la Cohésion sociale et le ministre du Budget, des Comptes publics, de la Fonction publique et de la Réforme de l'État ;
- la direction générale de la prévision des risques, conjointement avec le ministre de l'Écologie, du Développement durable, des Transports et du Logement ;
- l'inspection générale des affaires sociales (***DGAS***) conjointement avec le ministre des Solidarités et de la Cohésion sociale.

Le rôle du ministère est défini par décret.

Au titre de la Santé, le secrétariat d'État a en charge la politique de santé publique et en particulier la prévention, l'organisation sanitaire et la formation des professionnels de santé, en liaison avec le ministère de l'Enseignement supérieur et de la Recherche.

Organisation

L'administration centrale du secrétariat d'État est celle du ministère du Travail, de l'Emploi et de la Santé.

Au sein de cette administration, le secrétariat d'État à la Santé s'appuie principalement sur la ***DGS*** et la ***DGOS***.

Elle travaille aussi en liaison avec l'Inspection générale des affaires sociales (***IGAS***) et le secrétariat général des ministères chargés des affaires sociales.

b. Services déconcentrés du ministère du Travail, de l'Emploi et de la Santé

Au niveau national

- L'Agence française de sécurité sanitaire des produits de santé (***AFSSAPS***) doit garantir l'efficacité, la qualité et le bon usage des produits de santé destinés à l'homme.
- La Haute autorité de santé (***HAS***) doit contribuer au maintien du système de santé solidaire et au renforcement de la qualité des soins, au bénéfice des patients.
- Le Haut conseil de la santé publique (***HCSP***) a pour fonction de contribuer à la définition des objectifs de santé publique.

Au niveau régional

Le secrétariat d'État à la santé dispose, pour la mise en œuvre de ses politiques, des Agences régionales de santé (***ARS***).

Créées par la loi HSPT, ***l'ARS remplace 7 organismes*** auparavant chargés des politiques de santé dans les régions et les départements : DDASS, DRASS, ARH, GRASS (Groupement régional des affaires sanitaires et sociales), CRAM (caisse régionale d'assurance maladie), URCAM (Union régionale des caisses d'assurance maladie), MRS (Mission régionale de santé).

Missions

Les ***ARS*** doivent mettre en œuvre au niveau régional, la politique nationale de santé, en tenant compte des spécificités de chaque région ; par le biais de Programmes régionaux de santé (***PRS***), composés de schémas régionaux de prévention, de Schémas régionaux d'organisation des soins (***SROS***) de ville et hospitaliers, ainsi que des schémas médico-sociaux pour les personnes âgées ou dépendantes.

Les ARS sont en charge :

- de la sécurité sanitaire ;
- des actions de prévention menées dans la région ;
- de l'organisation de l'offre de soins en fonction des besoins de la population (hôpitaux publics, cliniques privées, maisons de retraite) ;
- de la répartition territoriale des professionnels de santé ;
- de l'organisation de la permanence des soins tant pour la médecine de ville qu'à l'hôpital ;
- de la gestion du risque ;
- de l'assurance du respect de l'objectif national de dépenses d'assurance maladie ;
- du contrôle de la qualité et du contrôle de gestion externe des établissements de santé ;
- du pilotage des actions d'améliorations des pratiques professionnelles ;

- des modes de recours aux soins (en ville et à l'hôpital) ;
- de la collecte et de l'interprétation des données de santé ;
- de favoriser la coopération entre professionnels de santé et établissements de santé pour faciliter la prise en charge des patients, notamment pour ceux atteints de maladies chroniques, les personnes âgées ou les personnes en situation de handicap.

Instances auprès des ARS

- **Les Conférences Régionales de la Santé et de l'Autonomie (CRSA)**, organismes consultatifs chargés de donner un avis sur les objectifs et les actions de l'ARS. Elles peuvent organiser des débats publics sur des questions de santé. Elles font des propositions pour l'élaboration, la mise en œuvre et l'évaluation de la politique de santé dans la région. Elles participent à l'évaluation des actions des ARS pour assurer le respect des droits des personnes malades et des usagers du système de santé, à l'égalité d'accès aux services de santé et à la qualité des prises en charge. Leurs avis sont rendus publics.
- **Deux Commissions de Coordination des Politiques Publiques de Santé (CCPPS)** associant les services de l'État, les collectivités territoriales et les organismes de Sécurité sociale.

Chacune a un domaine spécifique de contrôle : elles s'assurent de la complémentarité des actions pour l'une dans les domaines de la prévention, de la santé scolaire, de la santé du travail et de la PMI et pour l'autre, dans le domaine des prises en charge et des accompagnements médico-sociaux.

Au niveau local

Structures et professionnels assurent, sous le contrôle de l'ARS, la prise en charge graduée des patients selon leur état de santé :

- soins de 1er recours par le médecin généraliste ;
- soins de 2nd recours par les médecins spécialistes et les établissements de santé, voir CHU.

Nécessité d'une coordination des différents soignants en ambulatoire et en hospitalier pour assurer la continuité de la prise en charge en soins du patient.

EXEMPLE D'ACTIONS SOUTENUES PAR L'ARS D'ÎLE-DE-FRANCE DANS LE CADRE DE SA PROGRAMMATION EN PRÉVENTION ET PROMOTION DE LA SANTÉ EN 2011

Les thématiques de santé publique retenues étaient :

- **la nutrition : dans ses aspects de prévention de l'obésité infantile et lutte contre la sédentarité à tous les âges de la vie ;**
- **santé-environnement : protection de la santé des populations vivant en habitat indigne ;**
- **la santé des jeunes en situation de vulnérabilité sociale et prévention bucco-dentaire ;**
- **l'amélioration de la qualité de vie des personnes vieillissantes, atteintes de maladies chroniques ;**
- **le repérage et accompagnement des femmes enceintes en situation de vulnérabilité psychosociale ;**
- **la santé psychique et mentale.**

B Organisation sanitaire et sociale du système de santé

a. Établissements sanitaires et sociaux

Ils sont classés en fonction de leur statut public ou privé.

- Les établissements de santé ***publics*** *:*
  - les CHR, les CHU : ils sont importants dans les grandes villes,
  - les hôpitaux locaux (CHG) : ils sont implantés à distance des grands centres.
- Les établissements de santé ***privés***.

L'ensemble des établissements publics et privés est coordonné par la carte sanitaire. Elle a pour but de quantifier les équipements sanitaires pour un territoire donné.

b. Sectorisation et structures d'accueil psychiatrique

Chaque secteur dispose d'un centre médico-psychologique (***CMP***) et d'une équipe médico-sociale qui assure la prévention, le dépistage et le diagnostic précoce des maladies, ainsi que le traitement intra et extrahospitalier, la postcure et la réadaptation des patients.

Les patients atteints de troubles mentaux peuvent être dirigés vers plusieurs types de structures en fonction de leur état et des capacités d'accueil. Ces structures sont avec ou sans hébergement. Par exemple :

- ***l'hôpital de jour*** ou hospitalisation de jour (HDJ) assure des soins individuels dans la journée (le patient réintègre son domicile le soir) ;
- ***les centres médico-psychologiques*** (CMP) proposent des consultations psychologiques aux patients avant ou après une hospitalisation, et parfois pendant, pour envisager la prise en charge ambulatoire ;
- ***les ateliers thérapeutiques*** utilisent des soins d'ergothérapie pour réhabituer les patients à une activité professionnelle ou sociale ;
- ***les centres d'aide par le travail*** (CAT) et les ateliers protégés offrent des activités professionnelles à des personnes qui ne peuvent pas intégrer le monde du travail dit normal en raison de troubles mentaux.

À savoir

Les lois de sectorisation psychiatrique ont pour but de combattre le rejet et la ségrégation envers les malades mentaux en instituant une prise en charge adaptée et en renforçant leur protection.

c. Services de secours et soins d'urgence

Les principaux services d'urgence sont :

- les services d'aide médicale d'urgence (***SAMU***) ;
- les services mobiles d'urgence et de réanimation (***SMUR***). Ils interviennent sur les lieux mêmes de l'accident ;
- le ***plan Orsec*** qui comporte différents plans tels que le Plan blanc, le Plan rouge, le Plan NRBC (menace nucléaire et radiologique), etc.

C Organisation de la protection sociale

La protection sociale représente l'ensemble des aides permettant d'assurer une vie décente à chaque individu et à sa famille face à un risque social. L'affiliation à un régime d'assurance maladie est obligatoire.

a. Quatre niveaux d'intervention de la protection sociale

Il existe quatre niveaux d'intervention.

- La ***famille***.
- L'***aide sociale*** : les prestations d'aide sociale sont versées par les collectivités locales (communes), les caisses de Sécurité sociale et les associations caritatives. Cela comprend l'aide sociale à l'enfance, aux personnes handicapées, aux personnes âgées, aux familles, aux personnes à faible revenu (RMI).
- Les ***assurances personnelles*** (mutuelles privées à but lucratif).
- La ***Sécurité sociale***.

Actuellement, ce sont ces deux derniers niveaux qui assurent majoritairement la protection sociale de la population.

b. Risques sociaux et protection sociale

Les risques sociaux sont liés aux événements de la vie d'un individu. Par exemple :

- ***accident et maladie ;***
- ***maternité ;***
- ***vieillesse et invalidité ;***
- ***décès.***

La loi[32] rend obligatoire l'affiliation à la Sécurité sociale de tout travailleur résidant sur le territoire.

32. Instauration de la Sécurité sociale par l'ordonnance du 4 octobre 1945.

c. Sécurité sociale et régimes

Elle offre trois régimes principaux.

- Le ***régime général*** (salariés du commerce et de l'industrie, soit environ 83 % de la population).
- Le ***régime agricole*** (salariés et exploitants agricoles).
- Le ***régime des professions indépendantes*** (plus d'autres : SNCF, RATP, militaires de carrière...).

d. Bénéficiaires de la Sécurité sociale

Sont dits bénéficiaires, les personnes qui peuvent percevoir les prestations de la Sécurité sociale, à savoir :

- l'assuré ;
- ses ayants droits :
  - le conjoint non salarié,
  - les enfants de moins de 16 ans ou entre 16 et 20 ans, étudiants et handicapés ;
  - les parents sous certaines conditions.
- autres bénéficiaires, dont les cotisations sont payées par en partie ou en totalité par l'État : les personnes inscrites à l'ANPE ou les personnes percevant le RMI.

Le bénéficiaire peut obtenir deux catégories de prestations : en nature et en espèces (*cf.* ci-après).

e. Ouverture de droits de Sécurité sociale

Elle est conditionnée par les cotisations préalablement versées. Tout bénéficiaire reçoit une carte à 15 chiffres (*cf.* Tableau 1.5).

Tableau 1.5 Les quinze chiffres de l'identification de l'assuré social.

1 ou 2	53	08	40	113	057	11
Sexe 1 pour les hommes 2 pour les femmes	Année de naissance	Mois de naissance	Département de naissance	Commune de naissance	N° d'INSEE	Chiffre clé

f. Financement de la Sécurité sociale

Cotisations

Elles sont :

- prises sur les salaires pour les salariés du régime général ;
- complétées par la cotisation sociale payée par l'employeur.

Financement public

Il existe différents moyens de financement.

- La ***contribution sociale généralisée*** (CSG[33]). Le produit de la CSG est affecté à :
  - la branche famille,
  - la branche vieillesse,
  - la branche maladie.
- Certaines ***taxes fiscales*** transférées à l'assurance maladie :
  - taxes sur l'alcool et le tabac ;
  - taxes sur la vente directe des médicaments aux pharmacies par les laboratoires,
  - taxes sur la promotion des médicaments,
  - taxes sur les assurances automobiles,
  - taxes sur les boissons non alcoolisées.
- Les ***contributions publiques*** :
  - subvention aux régimes en déséquilibre,
  - prise en charge par l'État de certaines prestations (exemple : allocation adulte handicapé).
- La ***contribution au remboursement de la dette sociale*** (CRDS) : introduite en 1996, pour combler le déséquilibre financier de la Sécurité sociale. Son taux est de 0,5 % et porte sur

33. Elle a été introduite le 1er février 1991, avec un taux de 7,5 % depuis le 1er janvier 1998.

tous les revenus, à l'exception des minima sociaux, des rentes d'accident de travail et des prestations militaires d'invalidité. Sa durée de prélèvement est prévue jusqu'en 2014.

g. Prestations en nature

Définition

Elles correspondent au remboursement partiel ou total des frais occasionnés par les soins de santé des assurés et leurs ayants droit en cas de maladie ou d'accident (avec la ***carte vitale***, l'assuré ne paie plus que la part non remboursée par la Sécurité sociale).

Montant du remboursement

Une partie des frais est prise en charge par l'assurance maladie : c'est le *tarif de responsabilité*. La part laissée à la charge de l'assuré correspond au ***ticket modérateur***, dont le taux varie selon la nature des soins.

SITUATION

Lors d'une hospitalisation, en plus du ticket modérateur, l'assuré participera aux frais hôteliers : c'est le *forfait journalier*.

Lors d'une consultation chez le généraliste dont le coût est de 22 euros :

- la caisse primaire de maladie rembourse 70 % des 22 euros soit 14 euros ;
- le reste est à la charge de l'assuré, soit 30 % de ticket modérateur (pris en charge par les mutuelles), à l'exception de la franchise de 1 euro restant à la charge de l'assuré ;
- les personnes victimes d'un accident du travail, ou de maladie professionnelle, ont la gratuité complète des soins.

En 2000 : diffusion de la Carte Vitale personnelle (ayants droits âgés de 16 ans et plus).

Exonération du ticket modérateur

- Elle peut être ***automatique***, d'« ordre administratif » (aucune démarche à effectuer, ni de la part du médecin, ni de la part du patient) :
  - en fonction de l'acte (actes de diagnostic ou thérapeutiques) comme l'appendicectomie, acte thérapeutique (KC50),
  - en fonction du traitement, de sa durée (ex. : hospitalisation du nouveau-né prise en charge si elle se déroule dans les trente premiers jours de vie).
- Elle peut être ***demandée*** par l'assuré, le malade ou le médecin traitant, et elle sera alors sous le contrôle du ***Médecin Conseil***.

Couverture maladie universelle (CMU)

La CMU[34] est garantie dès le dépôt de la demande l'affiliation à un régime de base de la Sécurité sociale, sur le seul critère de résidence stable et régulière en France (depuis au moins 3 mois) d'une personne également allocataire du RMI ou AMG. Elle ouvre droit :

- aux prestations en nature de l'assurance maladie et maternité du régime général ;
- à une protection complémentaire gratuite en nature (prise en charge du ticket modérateur) ;
- à une dispense de l'avance des frais selon le système du tiers payant (remboursement direct de la Sécurité sociale aux structures et professionnels de soins).

Les bénéficiaires du RSA (Revenu de solidarité active) sont affiliés à la CMU de base.

Aide médicale de l'État (AME)

Elle permet de prendre en charge les dépenses médicales :

- des personnes étrangères en situation irrégulière en France (sans papier, sans ressource) ;
- des personnes soignées sur le territoire national pour des raisons humanitaires.

Mise en place en 2000, l'AME est financée par l'État. Elle prend en charge, sans avance des frais, l'ensemble des soins et prescriptions sur la base d'un 100 % Sécurité sociale.

34. Introduite par la loi du 27 juillet 1999.

h. Prestations en espèces : les indemnités

- Elles sont journalières (IJ = indemnités journalières), en relation avec un arrêt de travail. Elles sont destinées à compenser une perte de salaire ou de gain occasionnée par la maladie.
- Plusieurs conditions sont à remplir pour en bénéficier. L'assuré social doit :
  – fournir une prescription médicale,
  – envoyer l'avis d'arrêt de travail dans les 48 heures suivant l'interruption,
  – respecter les heures de sortie.

i. Prestations d'assurance vieillesse

L'assurance vieillesse a pour but de fournir un revenu de remplacement lorsque les individus partent à la retraite.
C'est un système par répartition, c'est-à-dire qu'il reverse aux retraités sous forme de pensions, les cotisations prélevées sur les salaires des travailleurs en activité. Quand ces actifs seront à leur tour à la retraite, ils recevront leur pension retraite.

Deux types de prestations

- ***La pension de vieillesse*** : elle est versée à l'assuré, sur sa demande, lorsqu'il prend sa retraite.
- ***Le revenu minimum*** : il est garanti aux personnes âgées dont les ressources sont insuffisantes (ex. : l'allocation du Fonds national de Solidarité).

Deux catégories de régimes

- ***L'obligatoire*** (représentant la retraite de base).
- ***Le facultatif*** (représentant la retraite complémentaire).

Compte tenu du vieillissement de la population française et du taux d'actifs diminuant, le système de financement est actuellement fortement remis en question.

4 Soin, conceptions du soin

Le personnel de santé essaie de clarifier la nature de sa pratique et de sa contribution à l'amélioration de la santé, en précisant la base théorique des soins ou « concept[35] du soin ». Celui-ci permet de mieux connaître la personne soignée, son rôle auprès de cette personne et le but de son action.

1 Définitions du soin

« Le terme de soin signifie porter attention à, manifester de l'intérêt pour, prendre en compte, nourrir, laver, donner ce qu'il y a de meilleur, veiller, contribuer au bien-être, assurer un traitement ou une réparation, être présent, faciliter, accueillir, écouter, laisser faire. »[36]
Les définitions du soin sont nombreuses et variées, toutefois elles se regroupent (nous avons mis en italique les aspects importants de chaque définition).

A Définitions

a. Définitions du dictionnaire

- Les soins sont des *moyens* par lesquels on s'efforce de rendre la *santé* à un malade (Larousse).
- Les soins sont des *actes* par lesquels on *soigne* quelqu'un ou quelque chose (Petit Robert).
- Les soins sont des *actions* par lesquelles on conserve ou on rétablit la *santé* (dictionnaire de poche).

b. Définition du soin de V. Henderson[37]

Le soin consiste à *aider* l'individu au maintien ou au recouvrement de la *santé*. Le soignant doit le faire de manière à l'aider à ne plus avoir besoin de son aide, à atteindre un niveau de vie indépendant le plus tôt possible, ou bien à assumer le mieux possible un handicap.

c. Définition du soin de W. Hesbeen[38]

Le soin, c'est l'*attention* particulière portée par le soignant à une personne ou à ses proches en vue de leur venir en *aide* dans la situation qui est la leur. Il comprend tout ce que les soignants font, dans les limites de leurs compétences, pour prendre soin des personnes afin de contribuer à son bien-être quel que soit son état.

B Aspect législatif des soins infirmiers

Le décret relatif aux actes professionnels de la profession d'infirmier[39] stipule l'aspect législatif des soins.
« Les soins infirmiers, *préventifs*, *curatifs* ou *palliatifs*, intègrent la qualité technique des soins et la qualité des relations avec les malades. Ils sont réalisés en tenant compte de l'évolution des sciences et des techniques dans le respect des droits de la personne, dans le souci de son éducation à la santé et en tenant compte de la personnalité de celle-ci dans ses composantes physiologique, psychologique, économique, sociale et culturelle[40]. »

---

35. Le concept est une « représentation générale et abstraite » que l'on se fait de quelque chose (définition du Petit Robert).
36. Henderson V., *La Nature des soins infirmiers*, éd. Masson.
37. Ibid.
38. Hesbeen W., *Prendre soin à l'hôpital. Inscrire le soin infirmier dans une perspective soignante*, éd. Masson, 2006.
39. 29 juillet 2004.
40. Article R.4311-2 du Code de la santé.

C Six dimensions des soins infirmiers

Les différentes dimensions des soins infirmiers sont :
- la dimension ***préventive :*** il s'agit d'éviter les risques connus pour la santé (ex. : alcoolisme, vaccination), éviter les complications (massage, changement de position, stimulation relationnelle, prévention des infections nosocomiales : hygiène, isolement, circuits, linge…) ;
- la dimension ***de maintenance :*** c'est tout ce qui permet le maintien de la vie et de la santé (aide pour l'alimentation, pour la toilette par exemple) ;
- la dimension ***curative :*** les traitements visent à éliminer le problème de santé, limiter les complications et les rechutes. Les soins sont à personnaliser ainsi qu'une surveillance des effets attendus ;
- la dimension ***éducative :*** l'éducation pour la santé est une dimension transversale, il faut être éduqué pour entretenir et promouvoir sa santé, pour gérer une maladie quand elle survient et le cas échéant pour savoir se réinsérer, elle vise à l'autonomie individuelle de la personne ;
- la dimension de ***réhabilitation*** ou de ***réinsertion*** : la maladie ou les effets secondaires des traitements peuvent entraîner des séquelles d'ordre physique, psychologique ou social. En équipe pluridisciplinaire (kinésithérapeute, ergothérapeute, psychologue, médecin, infirmière, AS…), les soignants vont intervenir auprès du patient dans le but de le soutenir, de l'aider à intégrer de nouveaux apprentissages, à s'investir dans sa nouvelle vie.
- la dimension ***palliative :*** le but des soins est le confort de la personne. Il s'agit de soulager la douleur, limiter les symptômes de la maladie, être à l'écoute de ses demandes.

Au regard de ces dimensions de soins, l'AS est un partenaire important au sein de l'équipe soignante. Il agit en ***collaboration*** avec l'IDE dans la prise en charge des patients.

2 Prendre soin, soigner

Il faut bien différencier le sens de ces deux expressions.

A Prendre soin

Prendre soin, c'est veiller sur la personne soignée dans sa globalité, l'aider à ***restaurer sa santé***. Prendre soin, c'est « ***prendre en compte*** » ce que la personne vit, porter sur sa souffrance un regard bienveillant. C'est aussi aider la personne à identifier ce qui est bon ou néfaste pour sa santé et comment y remédier ; l'aider à s'adapter à un traitement ou à une prothèse ; l'aider à vivre les différentes étapes de sa vie, jusqu'au bout, jusqu'à la mort. Prendre soin a donc deux aspects :
- un ***aspect technique*** : par exemple, le soignant fait une toilette, aide au repas ;
- un ***aspect relationnel*** : par exemple, le soignant va informer, expliquer, conseiller, éduquer, mais aussi écouter, réconforter, obtenir des informations indispensables, soutenir et mettre en confiance, car quel sens peut avoir un geste techniquement parfait, aussi bien pour le soignant que pour la personne soignée en l'absence de relation ? (*cf.* les principaux « critères de soins », Module 2, chapitre 3.)

B Soigner

Soigner, c'est pour les soignants, accomplir des ***actes professionnels*** dans la limite des compétences de chaque membre de l'équipe. Soigner ne s'improvise pas, les soins s'inscrivent dans une démarche de soins réfléchie en équipe, ce n'est pas une simple exécution de tâches. L'AS doit posséder aussi bien des connaissances sur la personne soignée, sa pathologie, la surveillance clinique, qu'une maîtrise de la technique gestuelle et de la relation : « On ne soigne pas une maladie mais un malade. »

3 Multiples aspects du soin

Les définitions des soins sont extrêmement imbriquées.
Faire un pansement non médicamenteux à une personne implique certes, pour l'AS, une ***technique*** et des gestes professionnels ; mais l'évaluation de l'état de la plaie implique des ***connaissances*** et le rapport avec le patient implique une qualité de *communication* et un ***comportement*** adapté à la situation. De plus, le patient doit veiller lui-même sur sa plaie et son pansement. Les dimensions ***éducative*** et ***relationnelle*** prennent toute leur importance.

Rôle de l'AS

L'aide-soignant doit avoir le désir de s'intéresser à l'humain dans sa globalité. Le soin est un moyen de traiter à la fois une maladie et une personne. Cependant, chaque situation de soin est nouvelle, chaque personne est unique et l'aide-soignant doit savoir gérer tous ces éléments ainsi que ces affects.

4 Nouveau concept : l'humanitude

A Mot « humanitude[41] »

Ce mot est préféré à celui « d'humanité » car celui-ci est souvent employé pour se référer au « genre humain », à la bienveillance, à la compassion. L'humanitude permet à chaque homme de reconnaître les autres hommes comme des semblables. Toutes les actions soignantes se réfèrent à une philosophie de soins qui donne un sens et une légitimité.
La philosophie de l'humanitude ancre le *prendre soin* dans une relation soignant-patient en tant qu'égalité en humanitude et en citoyenneté.

B Humanitude en tant que concept

Les patients âgés en perte d'autonomie ou atteints d'un syndrome démentiel peuvent présenter des troubles majeurs du comportement et une certaine agressivité, agitation, hypertonie oppositionnelle. Le patient peut ne pas comprendre l'intervention des soignants et sa réaction peut être agressive alors que son intention n'était pas de faire du mal. La méthode repose sur l'approche du patient. Par exemple lors de la toilette :
- on le regarde et on lui parle pour le mettre en confiance ;
- on masse son épaule pour le détendre ;
- on lui soulève doucement le bras plutôt que de lui agripper le poignet.

Chez les patients très dépendants, souffrant de contractures musculaires, le refus de soins ou de toilette s'accompagne souvent d'épisodes défensifs. L'humanitude aide à instaurer une relation de confiance grâce à des gestes sûrs et doux. La barrière défensive peut ainsi tomber.

ORIGINE DE « L'HUMANITUDE »

Le mot « humanitude » est semble-t-il apparu pour la première fois sous la plume d'un écrivain suisse Freddy Klopfenstein en 1980. Dès 1989, un gériatre français Lucien Mias introduit pour la première fois le terme d'humanitude dans les soins. L'humanitude est un concept basé sur l'approche émotionnelle, inventé par le français Yves Gineste (spécialiste des soins aux personnes âgées) en 1995 et par sa femme Marescotti (psychogérontologue). C'est d'abord dans les services d'aides à domicile que se développe la philosophie de l'humanitude. Le premier institut Gineste-Marescotti est créé au Canada (2003) afin de diffuser cette nouvelle méthodologie de soins. Un institut semblable se crée en France en 2004.
La méthode « humanitude » propose d'apaiser les patients tout en soulageant les soignants. Les piliers de la méthode sont le regard, la parole, le toucher et la verticalisation des patients.

41. Gineste Y., Pellissier J., *Humanitude*, éd. Armand Colin, 2007.

5 Notion d'accompagnement

Les enjeux de l'accompagnement sont multiples et concernent tout particulièrement les soignants. Qui accompagner ? Quand ? Et pourquoi ? Quel comportement adopter envers le patient accompagné et également envers sa famille et son entourage ? Quels écueils éviter ?

1 Caractéristiques de l'accompagnement

Deux notions essentielles s'imposent : la liberté et l'éthique.

A Liberté

Il n'y a pas d'accompagnement bienveillant d'un patient (malade, handicapé ou en fin de vie) sans respecter un espace de ***liberté***. Il s'agit pour le soignant de ne jamais précéder le patient, ni lui indiquer la route à suivre, mais de ***marcher à ses côtés*** en le laissant libre de choisir son chemin et le rythme de ses pas.
Cela suppose de ne pas se retrancher derrière une fonction ou une technique, mais de s'ouvrir à la personne que l'on accompagne, de se rendre disponible pour assurer des visites régulières et lui permettre l'expression de ses émotions.
Le soignant (AS, IDE) acceptera le patient sans jugement de valeur, avec respect, afin de maintenir le sentiment de dignité de la personne.

B Éthique

Le terme « accompagner » impose (dans le milieu médical et paramédical) une exigence qui est celle de prendre en compte l'homme en tant que sujet de pensées, de désirs, d'interrogations philosophiques et spirituelles.
Cela soulève une question d'ordre moral (***l'éthique***) : comment respecter l'être humain que l'on accompagne dans sa globalité ? Comment maintenir jusqu'au bout sa dignité ?

2 Rôle de l'accompagnant auprès du patient

A Rechercher la bonne attitude

Le soignant doit rechercher quelle est l'attitude qui convient le mieux auprès du patient, celle qui lui paraît la plus appropriée[42]. L'attitude d'écoute du soignant se manifeste par une capacité de ***réceptivité*** et de ***partage*** ; c'est ce qui s'appelle, en relation d'aide, ***l'écoute active***.
L'écoute active est à la fois non verbale et verbale, prouvant au patient que l'on est bien attentif à lui.

a. Manifestations non verbales de l'écoute

- ***Le contact visuel***, regarder l'autre, lui témoigner par l'insistance du regard toute l'importance que l'on attache à ce qu'il énonce, c'est lui manifester de l'attention, en quelque sorte confirmer son existence. Le regard est utilisé pour maintenir et enrichir la qualité des échanges. Attention, il faut veiller à ne pas fixer la personne, ce qui peut la gêner.
- ***Le langage corporel, le toucher***, les positions physiques communiquent de façon non verbale ce que nous vivons de l'intérieur. Le non verbal est un mode fondamental de la com-

42. Le psychologue Porter distingue six attitudes de relation au patient. Les connaître permet d'analyser sa conduite d'accompagnement.

munication. Il permet au soignant de manifester sa présence et son intérêt envers le patient. En pratique, le soignant (AS, IDE) veillera à se rapprocher et à s'installer face au patient pour mieux porter son regard, être assis si le patient est allongé, les bras non croisés, le corps détendu, à demander au préalable au patient s'il accepte votre main sur la sienne.
- ***La voix*** : l'intonation sera chaleureuse, témoignant de votre disponibilité vis-à-vis du patient. Vos émotions (colère, joie, tristesse) sont véhiculées aussi par la voix et l'élocution, et elles sont perçues par le patient.

b. Manifestations verbales de l'écoute

- ***La reformulation*** : c'est la façon dont le soignant va redire en d'autres termes et d'une manière plus concise ou explicite, ce que le patient vient d'exprimer et cela de telle sorte que le patient en soit d'accord. De cette façon, le soignant est sûr de ne rien ajouter de différent, d'interprétatif dans la communication qu'il vient d'écouter (le soignant peut dire : « *En d'autres termes, si je vous ai bien compris...* »).
- Les questions d'***exploration*** et de ***clarification*** des propos du patient.

C'est une façon pour le soignant de s'assurer qu'il a bien compris les propos du patient.

B Rechercher la bonne distance

La bonne distance dans la relation de l'accompagnant réside dans l'***empathie.*** En relation d'aide, le soignant (AS, IDE) se centre sur le patient, comprend le message qui lui est transmis, perçoit aussi les émotions qui animent le patient. Mais, à tout moment, le soignant reste conscient que les sentiments appartiennent à l'autre. Par exemple, il peut dire au patient : « *Je comprends votre colère quand vous me dites que votre vie est fichue maintenant, que vous regrettez de ne plus avoir le temps de réaliser tous vos projets* ». Le soignant témoigne, par la reformulation, qu'il a bien compris le contenu et l'émotion qui anime le patient, mais « la bonne distance » exige de ne pas se mettre à la place de l'autre[43].

C Faire prévaloir le silence

Le soignant a peur d'être jugé incompétent s'il ne répond pas immédiatement. Le silence n'est pas synonyme de vide, ni d'absence dans la relation. Bien au contraire, c'est dans le silence que se prolonge la réflexion. Le soignant, au lieu de vouloir répondre, accueille le silence, lui fait place.

Sachons garder le silence auprès du patient et écoutons-le : aidons-le à rester dans « l'ici et le maintenant », à ne pas anticiper sur « ce qui va se passer... ». Respectons son cheminement individuel.

Le silence peut signifier :
- l'*intégration* de ce qui vient d'être dit ;
- l'intensité dans la *recherche de la réponse la plus pertinente* et tenant compte de tout ce qui précède ;
- la *peur* ou la *souffrance* qui étouffent les mots dans la gorge ;
- la *joie*. Elle peut être si profonde que les mots en diminueraient la qualité.

L'écoute du silence demande la présence la plus intense et la plus vraie de la part du soignant (AS, IDE). Le silence est riche de mouvements internes tumultueux ou calmes, ils sont à respecter.

D Comprendre les « attitudes de défense » du patient

Dans la relation « *accompagnant-accompagné* » chacun met en jeu ses propres mécanismes de défense ; le soignant sera attentif à les reconnaître afin de pouvoir mieux comprendre le patient. Il faut préciser que lorsqu'on parle de « défense », il ne s'agit pas de se défendre contre le monde extérieur. Il s'agit d'une partie du *moi* qui demande l'oubli et se défend contre l'activité d'une autre partie du *moi* qui pourrait l'amener à souffrir. Citons trois exemples.

43. SFAP, *Collège soins infirmiers, l'infirmière et les soins palliatifs*, éd. Masson, 2002.

- La ***régression :*** c'est le retour à des comportements du passé. Les patients s'abandonnent sans réaction, demandent le maternage.
- L'***agressivité*** envers le soignant : le refus, la colère et l'agressivité qui se manifestent à l'égard du soignant sont les signes d'une réaction violente devant la souffrance ou devant la maladie ou la mort, ressentie comme une agression insupportable. Chez la famille du patient gravement malade, on constate souvent aussi un comportement agressif à l'égard du personnel de soins qu'il faut savoir interpréter comme une défense (même s'il est pénible à supporter).
- La ***colère retournée contre soi :*** le patient ne veut pas reconnaître son agressivité, ni l'assumer, il la retourne contre lui.

E Analyser les difficultés de l'accompagnement

Tout comme l'entourage familial du patient, le soignant peut subir ce qu'il est convenu d'appeler la ***souffrance du soignant***.

La relation avec une personne malade (et/ou en fin de vie) est d'autant plus difficile et pénible à assumer qu'elle requiert beaucoup d'énergie. Certains « accompagnants » ont l'impression d'être « vidés » par ce travail. C'est cet investissement qui explique la peur d'être happé et parfois la réticence à franchir le seuil de la chambre. Certaines capacités semblent être attendues chez le soignant.

a. Reconnaître ses limites

La limite est propre à chaque individu ; elle sert de protection, de limitation à l'investissement personnel : c'est une *mise à distance des sentiments*. Pour établir des limites, il faut accepter au départ que l'autre est différent de nous, qu'on ne peut tout lui donner. Le fait d'être conscient de ses limites permet de faire de la place à l'autre, de pouvoir *se tenir ni trop près, ni trop loin*, mais à la bonne distance.

« Les soins à la personne en fin de vie sont multidimensionnels, et sous-tendent chez le soignant (AS, IDE) une remise en question personnelle, car il est bouleversé par la *confrontation à ses limites humaines* et à la question du sens de la vie. La mort de l'autre renvoie le soignant à un face à face avec lui-même. Elle bouleverse le quotidien du soignant : ses valeurs, ses repères, ses croyances sont questionnés. Des émotions intenses peuvent l'envahir telles que la tristesse, la peur, la colère, générant souvent des passages à vide, des envies de tout abandonner[44]. »

Ce contexte peut générer un stress intense, qui dépasse les limites de l'individu, et occasionner parfois un excès de fatigue tant physique que psychologique. Quelques *signes annonciateurs d'un excès de fatigue* sont :

- de fréquentes et involontaires pensées envers le patient malade ;
- des pleurs et un accablement en fin de journée ;
- le sentiment pénible d'impuissance ;
- la difficulté de concentration ;
- la colère, l'anxiété, l'irritabilité, etc.

b. Assumer son impuissance

Dans le quotidien, la répétition de soins difficiles met à rude épreuve les ressources personnelles du soignant (AS, IDE) et risque de rompre l'équilibre psychique qui lui permet de continuer à soigner sans fuir. Tous les soignants peuvent se sentir démunis face aux problèmes de la maladie grave et de la mort.

- Les ***réunions d'équipe*** pluridisciplinaire offrent aux soignants l'occasion de parler de leurs difficultés et de comprendre leurs différents points de vue. Les transmissions sont un moment de concertation et de partage des informations, mais aussi un moment d'échanges au sein de l'équipe.
- Les ***groupes de parole*** sont mis en place à la demande des équipes « pour atténuer les tensions émotionnelles et améliorer la relation soignant-soigné[45]. »

44. Deymier V., *Soins palliatifs en équipe : le rôle infirmier*, Institut UPSA de la douleur, 2000.
45. Ibid.

F Réfléchir sur les « mots de la fin »

Si le patient est en phase terminale, il sait qu'il va mourir mais il reste cependant jusqu'au bout un « vivant ». Quel que soit son niveau de conscience, la personne en fin de vie doit être informée ***avant*** et ***pendant*** les soins qui lui sont prodigués. Le soignant veillera à la prévenir par exemple que ses proches sont informés, qu'ils viennent ou vont arriver[46].

Le soignant (AS, IDE) se doit de veiller en premier lieu au confort de la personne et à son bien-être. Selon les familles, toutes ne souhaitent pas être présentes ou participer aux derniers instants du patient. Il est nécessaire de ***se renseigner au préalable*** pour recueillir leur désir. Le soignant (AS, IDE) doit pouvoir offrir son soutien et déculpabiliser les proches qui ne se sentent pas capables d'être présents auprès de la personne en fin de vie.

3 Rôle de l'accompagnant auprès de la famille du patient

Pour aider l'accompagnement des familles, le soignant devra demander aux membres de la famille qui le désirent (et en accord avec le patient) de participer à des soins (ex. : faire des soins de bouche, essuyer le visage). Pour que l'accompagnement se déroule au mieux, le soignant doit réfléchir à tous les aspects de la situation. Accepter le patient comme une personne signifie d'abord l'accepter avec et dans son entourage. Trouver une relation équilibrée entre famille, patient et soignant est alors une nécessité.

A Savoir vivre une relation triangulaire

Le médecin est celui qui informe au quotidien le patient sur son état et répond aux questions de la famille.

Le cadre infirmier, l'infirmière et l'AS sont les autres *interlocuteurs* du patient et de la famille. Chacun pourra informer sur l'évolution de la maladie, des soins et des traitements selon un consensus d'équipe et en fonction des compétences de chacun. L'utilisation d'un vocabulaire adapté et compréhensible est indispensable. Ce *lien relationnel* est important car la famille a besoin d'informations régulières et d'explications. Il est important, dès le début de la prise en charge du patient, que les soignants connaissent l'histoire de la maladie mais aussi soient informés du vécu de la personne malade, pour mieux comprendre les difficultés et les réactions des proches.

- Le but des interventions des soignants (AS, IDE) est d'aider les familles à *gérer leurs sentiments*, à prendre leurs propres décisions et à les réajuster, car leur rôle est essentiel et demeure un soutien primordial pour la personne en fin de vie. Toute l'équipe va accompagner la famille dans le processus de deuil car ces derniers moments resteront gravés dans la mémoire des proches.
- La participation aux soins peut aider la famille à mieux *aider et communiquer* avec leur parent malade. Certains n'osent pas spontanément : c'est au soignant de proposer, par exemple, d'aider à l'installer dans le lit ou d'aider à la prise du repas[47].

La règle d'or pour le soignant demeure la parole et l'écoute. Cette parole fait le lien du trio : ***soignant-patient-famille*** (*cf.* Fig. 1.8).

Fig. 1.8 Trio soignant-patient-famille.

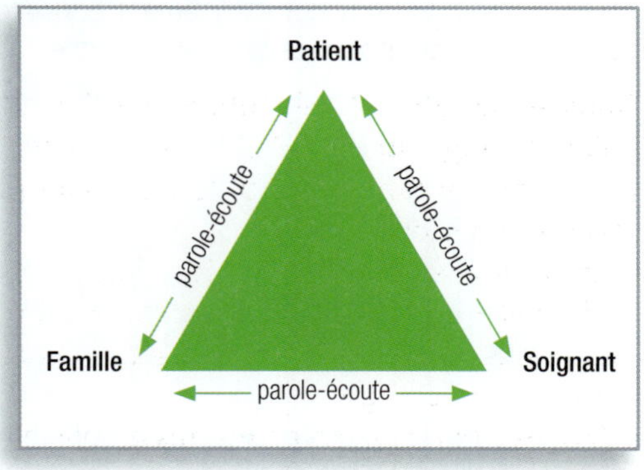

46. Rappel du décret n° 74-27 du 14 janvier 1974, Art. 68 qui précise que « la famille ou les proches doivent être prévenus dès que possible et par tous les moyens appropriés de l'aggravation de l'état du malade et du décès de celui-ci ».
47. Deymier V., *Soins palliatifs en équipe : le rôle infirmier*, Institut UPSA de la douleur, 2000.

B Éviter les confusions de rôle

Il est vrai que le patient a d'autres besoins que le soin, en particulier un intense besoin affectif, que le soignant doit privilégier. Par exemple, au moment du repas, le patient a davantage besoin de rencontrer douceur et chaleur humaine plutôt que nourriture biologique.
Mais les confusions de rôle sont des écueils à éviter dans les relations avec la famille.

- Le *soignant* « accompagnant » reste le *soignant* : il ne peut devenir le « parent » du patient, même si les rapports sont très chaleureux.
- La *famille* reste la *famille* : il ne faut pas lui demander de jouer le rôle du soignant.

C Protéger le patient des « excès » familiaux

a. Au niveau des projets

À mesure que la maladie évolue, les difficultés naissent des différences de projets du patient et de sa famille. Parfois les projets sont si incompatibles que le soignant accompagnant cherche à protéger le patient de sa famille.

SITUATION *Mme B., cancer phase terminale*

Mme B., 48 ans, a un cancer évolutif. Elle commence à rentrer en phase terminale ; son fils insiste pour l'emmener en week-end dans sa maison de campagne : elle y serait plus confortable, et entourée… Elle-même n'y tient pas du tout et en fait part à **Léa, AS accompagnante**, pour qu'elle transmette ses souhaits à la famille.

Le soignant accompagnant doit savoir jouer le rôle « tampon » et faire comprendre à l'entourage que les intérêts du malade peuvent se modifier quand il est gravement malade.

b. Au niveau de la souffrance

La souffrance est supportée différemment par chacun de nous. Parfois, la perception que la famille a de la douleur du patient est bien différente de celle qu'il ressent lui-même. Or, très souvent, c'est la famille qui prend la décision d'interpeller le soignant à ce propos.

SITUATION *Mme Y., la souffrance d'une mère*

Mme Y. dit à l'AS : « Mon fils souffre trop ! Vous ne pouvez pas le laisser dans cet état, c'est intolérable, c'est inhumain ». **L'AS** transmet sa demande très rapidement. Le médecin et l'IDE viendront parler à Mme Y. pour lui expliquer comment la douleur de son fils est prise en charge et lui accorderont une écoute afin que Mme Y. exprime sa souffrance.

EXPLICATIONS Souvent la famille souffre plus que le patient et le soignant doit s'occuper d'elle en priorité. Le travail d'accompagnement consiste donc à permettre l'expression de cette souffrance pour l'aider à supporter celle de leur proche.

D Valoriser la fonction familiale

Souvent la famille est très angoissée devant les symptômes de la maladie de leur proche.

SITUATION *La souffrance d'une épouse*

M. A, 70 ans, souffrant d'une récidive de cancer, présente une surinfection pulmonaire : il est très essoufflé. Il ne s'alimente plus. Sa femme est désemparée. Elle sort souvent dans le couloir pour pleurer. Elle active souvent la sonnette pour alerter le personnel de soin. L'angoisse de la femme est trop grande et rejaillit sur le malade. M. A en est très affecté.

EXPLICATIONS La dyspnée est un symptôme difficile à supporter pour les proches. Par ailleurs, la femme du patient est souvent angoissée quand celui-ci perd l'appétit. Et lorsque le patient en fin de vie est à la maison, elle a tendance à croire qu'elle n'est plus capable de le nourrir et qu'il va mourir. Elle culpabilise.

Un des rôles du soignant (AS, IDE) est d'apaiser les tensions, d'expliquer certaines situations, d'aider la famille à accompagner son parent. Ainsi le soignant joue un rôle important. Il va permettre de maintenir la famille autour du patient, ce qui aidera moralement le patient.

Rôle de l'AS

Accompagnement du patient en fin de vie

L'AS veillera à :

- assurer le confort, le bien-être du patient. Les soins quotidiens sont réajustés chaque jour en fonction du projet de soins de l'équipe pluridisciplinaire ;
- être à l'écoute, disponible aux besoins et aux demandes du patient ;
- assurer un espace sécurisant, une ambiance apaisante ;
- permettre l'expression des émotions, des tensions du patient ;
- repérer les situations stressantes pour le patient (nuit, change…) ;
- réaliser une écoute active auprès du patient ;
- transmettre les observations, les soins réalisés et les dires du patient.

Accompagnement de la famille d'un patient en fin de vie

L'AS veillera à :

- être disponible pour accueillir les proches du patient, répondre à leurs besoins immédiats ;
- être à l'écoute de leur souffrance, de leur demande d'aide pour traverser ce moment de deuil ;
- préserver l'intimité de leur rencontre avec le patient ;
- être capable de les diriger vers les autres membres de l'équipe en fonction de leur attente ;
- les guider vers des lieux où les membres de la famille peuvent se rencontrer sans le patient pour un temps de discussion avec les soignants.

6 Analyse de la situation d'une personne

Dans notre vie quotidienne, nous devons gérer un nombre important de problèmes. Certains d'entre eux sont plus complexes que d'autres et nécessitent un temps de réflexion et d'analyse. Il en est de même dans le domaine de la santé.

1 Définition

L'analyse de la situation d'une personne vise à « évaluer objectivement un ensemble d'informations sur la personne afin de déterminer la cause de son (ou de ses) problème(s) et d'y apporter une solution ». Prenons l'exemple de la démarche de soins (*cf.* Module 3, chapitre 7). Elle requiert de la part des soignants des capacités à évaluer l'état de santé du patient, à identifier des perturbations et à y apporter des solutions adaptées. Notons que l'analyse s'adapte à la situation. Par exemple, le soignant ne procèdera pas de la même manière s'il s'agit d'une situation d'urgence ou d'une situation de la vie ordinaire.

2 Différentes étapes méthodologiques

La méthodologie d'analyse de situation comporte quatre phases.

A Phase descriptive

Elle a pour but d'exposer un énoncé clair, précis et concis de la situation.
Le soignant se questionne en utilisant la formule **QQQOCP** (mnémotechnique) qui lui permet d'analyser la situation sous tous ses aspects[48].

- ***Pourquoi*** cette intervention ?
- De ***quoi*** s'agit-il ?
- ***Qui*** sont les personnes concernées par la situation ?
- ***Quand*** dois-je intervenir ? Et ***Où*** ?
- ***Comment*** procéder ? (Quels moyens dois-je mettre en œuvre ?)

C'est une méthode couramment utilisée dans la démarche de soins (*cf.* Module 3, chapitre 7).

SITUATION *Les troubles du sommeil de Mme D. (phase descriptive)*

José (AS) aide Marco (IDE) à étudier l'origine des troubles du sommeil de **Mme D., 80 ans**, hospitalisée en service de médecine interne. Tous les paramètres de la situation vont être analysés : l'endormissement de Mme D., la durée et la qualité de son sommeil, la température de sa chambre, les réveils nocturnes (heure, durée…), les remarques sur le sommeil formulées par Mme D. et par les collègues de l'équipe de soin, la prise de sédatifs, l'heure du réveil matinal, la durée de la sieste et les mises en cause de certaines nuisances (bruits de portes, de pas…) pendant la nuit. Marco explique à José comment classer ces informations par ordre d'importance, comment rester objectif dans la présentation des données.

EXPLICATIONS Pour cette situation, les collègues avaient dit à José (AS) que Mme D. se réveillait trois fois au cours de la nuit. Mme D. a dit qu'elle se réveillait vingt fois, car il y avait trop de bruit dans le service de soins. Il s'agit là de paramètres subjectifs : « Ils ont dit… ; elle a dit… ».

48. La formule est plus facile à mémoriser sous la forme « QQQOCP », toutefois logiquement il faut veiller à placer le « P » (Pourquoi) au début de la réflexion.

B Phase explicative

Cette phase a pour but d'apporter des éléments d'information complémentaires à la situation que l'on s'apprête à analyser. Elle permet de se poser des questions pour mieux la comprendre.

SITUATION (SUITE) *Les troubles du sommeil de Mme D. (phase explicative)*

Le soignant va analyser la nature et les causes des réveils nocturnes de **Mme D.** (la patiente). Il fait appel à ses *connaissances théoriques* sur le sommeil (quel est le rythme habituel du sommeil ? quelles sont les normes de la durée de sommeil ? etc.). Il notera les heures des réveils nocturnes de la patiente et il envisagera une concordance avec :

- les mouvements du personnel dans le service (bruits de pas, de porte…) ;
- le comportement d'autres patients (TV, radio, discussions, bruits de chasses d'eau…) ;
- la qualité de l'environnement (température, luminosité).

Il s'agit là de paramètres *objectifs*.

C Phase analytique

Pour mieux analyser une situation, on peut avoir à décomposer plusieurs parties élémentaires. Par exemple, énumérer l'ensemble des paramètres mis en jeu dans la situation. Cette phase doit permettre d'apporter une solution à une situation problématique.

Ainsi, dans la situation de la patiente (Mme D.), le soignant doit :

- ***confirmer (ou infirmer) une hypothèse*** (exemple de confirmation : Mme D. dort mal, l'environnement est bruyant) ;
- ***mettre en évidence les conséquences de la situation*** (Mme D. est somnolente, fatiguée au cours de la journée) ;
- ***rechercher une solution au problème*** (il faudra améliorer l'environnement de Mme D. : diminuer les sources sonores la nuit dans le service de soins).

D Phase de synthèse

Cette phase consiste à exposer la situation après l'analyse et à en présenter les conclusions. Elle permet de déterminer le ***degré d'urgence*** du problème, de le résoudre et d'amener à la prise de décision. Elle fait l'objet d'un rapport (exposé clair, précis de la situation) lors de la transmission écrite et orale.

SITUATION (SUITE ET FIN)

Les troubles du sommeil de Mme D. (phase de synthèse)

Dans l'analyse de la situation des troubles du sommeil de **Mme D.** (vue précédemment), toutes les informations ont été recueillies auprès du personnel de nuit. Le comportement de certaines personnes (personnel de nuit et patients) a été mis en cause. Une *éducation du personnel* sur l'importance du sommeil et le respect des personnes, a été mise en place par le service.

7 Règles d'hygiène, de sécurité, de confort et de respect du patient

1 Règles d'hygiène élémentaires

A Première mesure d'hygiène : le lavage des mains

Le lavage des mains est la première mesure d'hygiène. Il peut être simple ou aseptique (dans ce dernier cas, on utilise des produits spécifiques). Il se pratique au minimum 3 fois : au début du soin (contact avec le patient), après avoir préparé le matériel pour le soin et à la fin du soin (après avoir rangé le matériel). Le lavage des mains se déroule en 8 phases. Durée à respecter : 30 secondes au moins au total.

Les ***règles*** à respecter pour une efficacité optimale du lavage de mains :

- ongles courts, sans vernis, sans bijou, sans montre aux poignets ni bracelet ;
- port d'une blouse à manches courtes facilitant le lavage des avant-bras.

Fig. 1.9 Lavage simple des mains.

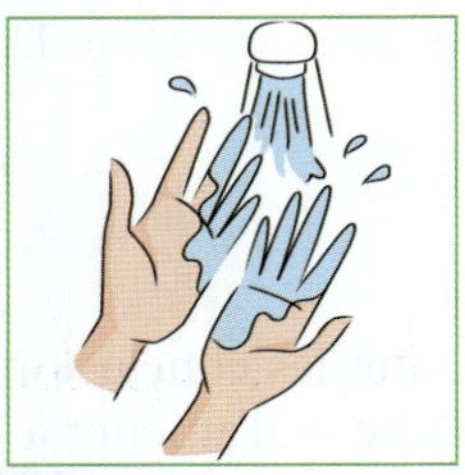

• *Phase 1 :* mouiller les mains à l'eau courante

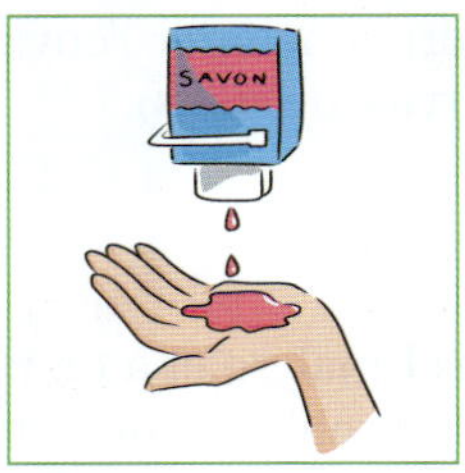

• *Phase 2 :* verser le savon liquide au creux d'une main

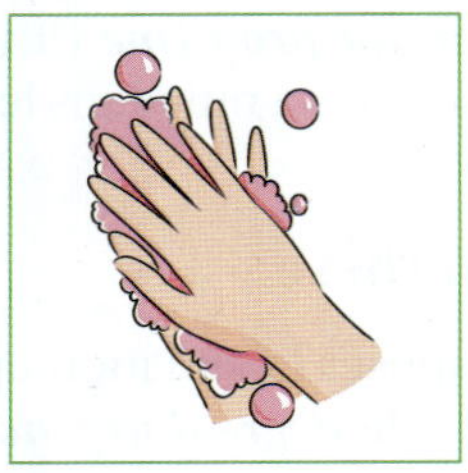

• *Phase 3 :* masser les mains quelques secondes paume contre paume

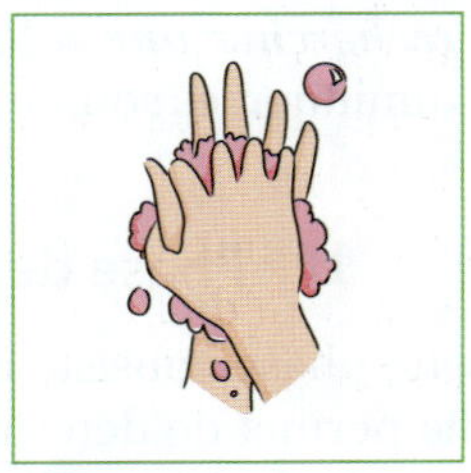

• *Phase 4 :* insister en massant les espaces interdigitaux, le dos des mains et les poignets

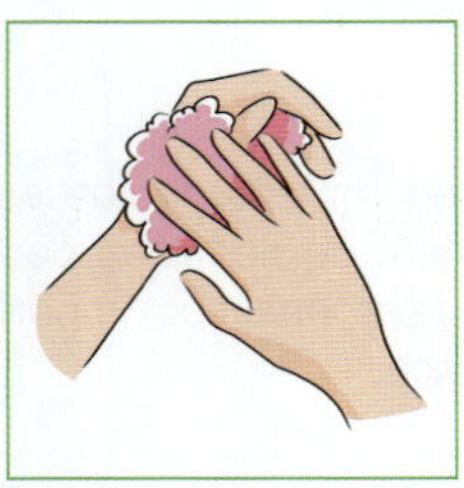

• *Phase 5 :* masser aussi le bord cubital des mains et des poignets

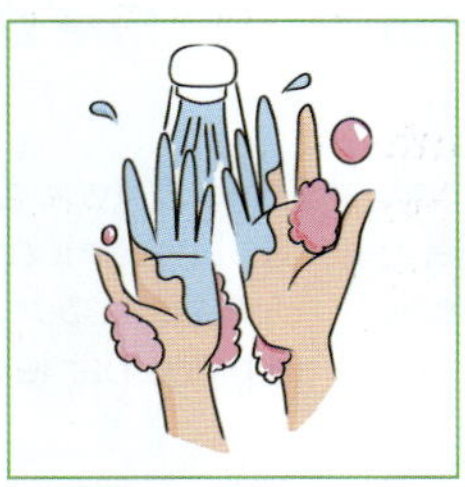

• *Phase 6 :* rincer abondamment à l'eau courante

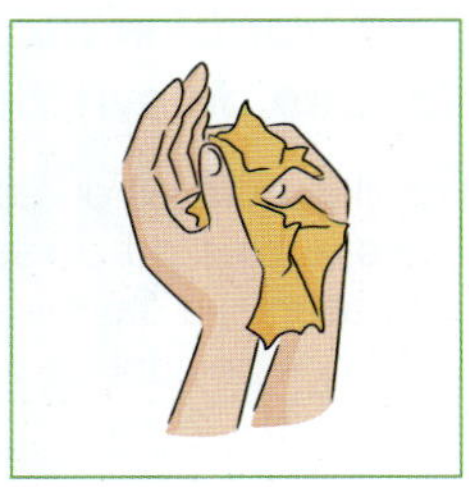

• *Phase 7 :* sécher par tamponnement (avec un essuie-mains à *usage unique*)

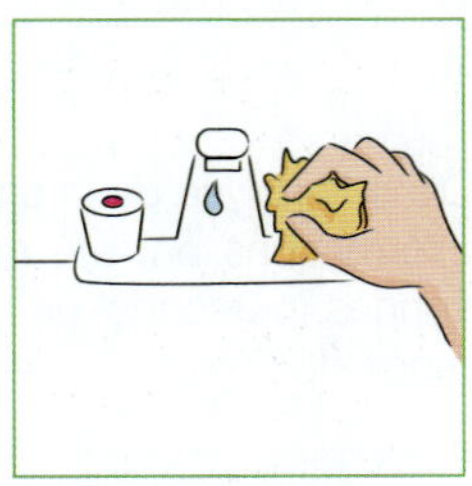

• *Phase 8 :* refermer le robinet à l'aide du dernier essuie-mains utilisé et le jeter

B Compétences attendues

L'AS doit savoir :

- ***expliquer*** et ***appliquer*** les mesures concernant :
  - l'hygiène corporelle du patient,
  - la prévention du risque infectieux (*cf.* Module 6),
  - l'hygiène hospitalière (*cf.* Module 6) ;
- ***adopter*** les mesures d'HSC au cours d'un soin ;
- s'approprier un ***vocabulaire*** spécifique ;
- ***éduquer*** le patient, ses proches en matière d'hygiène et concernant les procédures d'isolement ;
- ***respecter*** la dignité et la sécurité du patient.

C Démarche d'observation

a. Observation de la situation du patient avant le soin

- La planification des soins d'hygiène dans l'organisation de l'ensemble des soins du patient est sous la responsabilité de l'infirmière. L'AS la prendra en compte. Par exemple, le patient doit avoir réalisé sa toilette corporelle avant la réfection d'un pansement stérile par l'infirmière.
- Si le patient est immunodéprimé ou contagieux, il fait l'objet d'une procédure d'isolement que le soignant doit respecter lors des soins à effectuer.
- Les soins de bouche non médicamenteux se réalisent à distance (environ 1 heure) après un repas pour éviter le vomissement ou font suite à l'administration d'un aérosol médicamenteux. Les soins d'hygiène peuvent être précédés de l'administration d'un antalgique. L'AS s'en informera.

b. Observation des ressources du service

Pour assurer l'hygiène, l'AS veillera à la présence des éléments suivants :

- un point d'eau dans la chambre à l'intention du soignant ;
- un savon doux pour le soignant avec distributeur ;
- des essuie-mains à usage unique ;
- une poubelle ;
- une solution hydroalcoolique (SHA) de petite contenance ;
- un circuit du matériel et du linge propres et sales ou contaminants ;
- les codes de signalisation de procédure d'isolement dans le dossier de soins, pour la chambre.

D Objectif du lavage des mains : prévention de l'infection nosocomiale (IN)

a. La main, « vecteur de transmission »

La transmission des micro-organismes peut se faire par différents ***mécanismes*** :

- de patient à patient ;
- du patient au soignant, puis du soignant à un autre patient.

La main est le principal vecteur de transmission des micro-organismes responsables des ***infections nosocomiales*** (IN) chez le patient en milieu de soins.

Différents ***facteurs*** interviennent :

- l'absence ou le non-respect des règles d'hygiène ;
- la diminution des défenses immunitaires des patients ;
- les nombreuses investigations (perfusion, sondage, pansement, endoscopie...) ;
- le transport des patients dans différents services, structures ;
- le nombre de soignants, de visites entourant les patients ;
- l'environnement hospitalier où coexiste un grand nombre de germes multirésistants.

Le lavage simple des mains ou ***l'utilisation de SHA par friction des mains*** a pour objectif de réduire le nombre de germes constituant la flore des mains et donc de prévenir l'infection nosocomiale.

b. Utilisation de la solution hydro-alcoolique (SHA)

L'application de SHA se fait sur des mains propres et sèches. Il faut :

- respecter la dose, la procédure, la durée d'application (30 secondes) ;
- se relaver les mains au bout de 5 applications ;
- utiliser la SHA plus particulièrement :
  - entre deux soins chez le même patient,
  - avant chaque geste de soin propre.

2 Règles d'hygiène, sécurité, confort (HSC) lors du soin

L'AS doit adopter au cours d'un soin des gestes professionnels qui visent à assurer l'hygiène, la sécurité et le confort du patient, tout en lui témoignant beaucoup de respect.

Tableau 1.6 Les gestes d'HSC lors du soin.

Matériel	Critères	Procédure
– Chariot de soin – Surblouse ou tablier – Gants à usage unique – Lavabo + eau – Solution SHA	*Hygiène* *Sécurité*	**1. Avant le soin** – Se laver les mains (parfois enfiler des gants à usage unique) – Évaluer le degré d'autonomie du patient et l'installer pour le soin – L'informer de la nature et du début du soin – Prévenir l'équipe du début de soin – Repérer le matériel disponible pour le soin et l'installer sur le chariot de soin.
– Matériel spécifique du soin	*Sécurité* *Hygiène*	**2. Au cours du soin** – Rassurer le patient et lui expliquer le déroulement du soin – Monter le lit à la bonne hauteur (ergonomie) – Respecter la pudeur du patient – Effectuer les lavages de mains à bon escient
– Produits pour nettoyer et désinfecter le matériel + poubelle – Dossier de soins pour faire les transmissions	*Confort* *Hygiène* *Sécurité*	**3. Après le soin** – Réinstaller confortablement le patient (éviter les plis au drap) – Le questionner sur son confort – Nettoyer, désinfecter, ranger le matériel, respecter les circuits propre/sale et le tri sélectif du matériel souillé. – Se relaver les mains ou utiliser la SHA – Faire les transmissions orales et écrites, noter dans le dossier de soin : • date, heure, nature du soin et résultats obtenus • modifications de l'état du patient, etc.

Fig. 1.10 Chariot à linge propre et à linge sale.

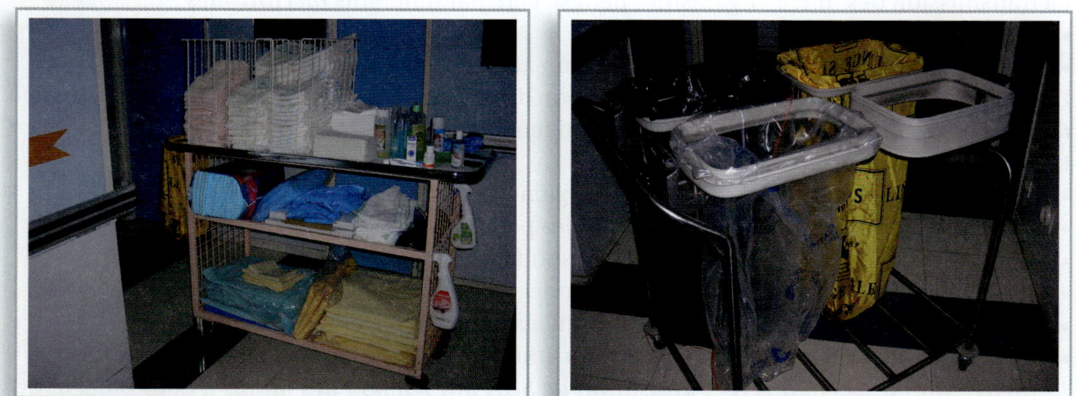

3 Respect du patient lors du soin

Le respect du patient nécessite un comportement adapté, un savoir-être chez le soignant qui n'est pas inné.

Tableau 1.7 Respect du patient : procédures élémentaires.

Critères	Procédure
Informer le patient et s'informer	– Expliquer au patient le déroulement du soin et répondre à ses questions – S'informer de son degré d'autonomie, de son état de santé avant le soin
Respecter le patient : – sa pudeur – sa dignité	– Lui parler pendant le soin, le rassurer et lui offrir une écoute active – Lors des soins d'hygiène intime, recouvrir au maximum les parties génitales – Utiliser des paravents lors des soins si chambre à plusieurs lits – Prévoir du linge pour revêtir le patient au fur et à mesure du soin – Éviter toute familiarité avec le patient (ne pas tutoyer) – Stimuler son autonomie – Respecter les convictions religieuses, les valeurs, les goûts du patient
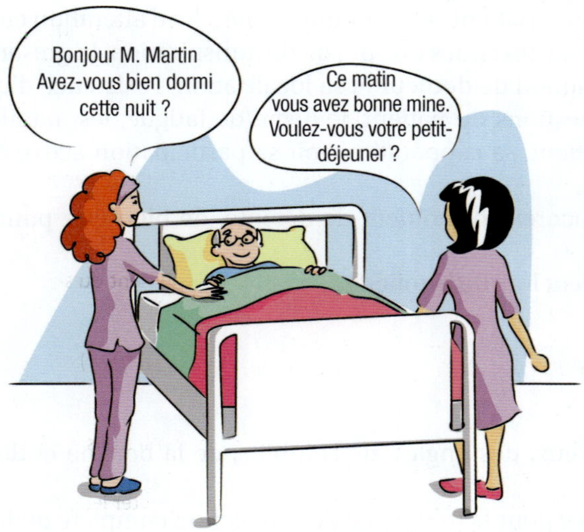	**Illustration : exemple d'une situation de respect.** Sur l'illustration, nous voyons deux aides-soignantes qui entrent dans la chambre du patient le matin, à son réveil. La politesse manifestée par le soignant à l'égard du patient et le fait de prendre de ses nouvelles le stimulent, l'aident à exprimer ses besoins et le conduisent plus facilement vers le bien-être et l'autonomie souhaités.

8 Hygiène corporelle

1 Toilette du corps (toilette au lit)

A Compétences attendues

L'AS veille à :
- respecter les *règles* d'HSC ;
- respecter la *chronologie* d'une toilette au lit d'un patient ;
- évaluer le *degré d'autonomie* de la personne pendant ce soin ;
- respecter les *principes d'ergonomie*, de sécurité lors des mobilisations ;
- observer l'*état clinique et psychologique* du patient : état cutané (recherche d'altération cutanée liée au décubitus, de lésions au niveau des zones d'appui ou de transpiration, la présence de selles et d'urines et leur qualité, la notion de douleur et sa localisation, l'existence d'une position antalgique, les plaintes ou questions du patient, le degré de fatigue, les manifestations verbales et non verbales du patient, sa coopération voir sa participation active à la toilette ;
- créer un *climat chaleureux* afin de procurer un moment de détente, de bien-être pour le patient ;
- respecter *la pudeur et le confort* du patient lors de la toilette.

B Démarche d'observation

L'AS doit s'informer sur :
- l'état de propreté de la peau, des cheveux, des ongles, de l'ombilic, de la bouche et de la région génitale et anale du patient ;
- l'état de la literie, du protocole du service pour la fréquence de la réfection complète du lit ;
- l'existence du nécessaire de toilette appartenant au patient, de son linge personnel ;
- le matériel du service à disposition ;
- les précautions à prendre **avant toute** mobilisation du patient : s'il présente une hémiplégie, s'il a une prothèse orthopédique, un plâtre, une perfusion, des redons, une sonde urinaire et autres particularités ;
- évaluer si le soin peut être fait sans l'aide d'un autre collègue ;
- évaluer le temps de la réalisation du soin et l'intégrer dans la planification des soins ;
- évaluer l'autonomie du patient.

La toilette au lit peut être :
- ***totale*** *:* le soignant réalise l'ensemble de la toilette ;
- ***partielle*** : le patient peut être autonome pour laver le haut ou une partie du haut du corps (mains, bras, épaule, thorax, visage, rasage, soins de bouche).

C Indications du soin

Ce soin s'adresse au patient qui :
- ne peut se lever car il présente une grande fatigue ;
- a une immobilisation ou une interdiction de se lever (repos strict au lit prescrit) ;
- présente un handicap l'empêchant de se lever, ou est dans le coma.

D Objectifs du soin

Le but est de :

- obtenir un état de propreté de la peau et des phanères ;
- prévenir l'apparition de lésions cutanées (rougeurs, escarres, infection par macération) ;
- Assurer un confort et un bien-être ressentis par le patient.

Ce soin s'inscrit dans le besoin fondamental : « *Être propre et protéger ses téguments* » (selon le concept de Mme Virginia Henderson).

E Technique

Tableau 1.8 Toilette au lit.

Matériel	Critères	Procédure
Matériel d'hygiène		**1. Préparation**
et vêtements	*Hygiène*	– Se laver les mains
pour le patient :	*Respect*	– Informer et expliquer le soin au patient
– cuvette + eau tiède		– Préparer le matériel, prévoir un support pour le poser
– gants de toilette	*Sécurité*	– Préparer le patient : enlever les lunettes, les prothèses
(un pour le haut		puis le déshabiller[a]
du corps, un pour le bas		**2. Action (gant n° 1)**
et un pour la toilette	*Efficacité*	*1er temps : laver le haut du corps*
intime)		– Laver le corps dans l'ordre suivant :
– savon liquide		• les mains, les bras
– serviettes de toilette		• le cou, le thorax et l'abdomen
(2 de préférence)	*Respect*	– Stimuler l'autonomie du patient (selon ses capacités)
– lotion de toilette		– Rincer et sécher soigneusement
du patient	*Confort*	– Essorer le gant
– papier WC, ou		– Sécher en tamponnant
sopalin	*Hygiène*	– Changer l'eau
– protections		*2e temps : laver le dos et le bas du corps*
(si besoin)	*Sécurité*	– Faire tourner la personne sur le côté
	Efficacité	– Laver le dos et sécher en tamponnant
	Confort	– Remettre en position dorsale
	Sécurité	– Laver les jambes et les pieds
		– Soutenir la jambe au niveau de la cheville
	Respect	– Bien sécher entre les orteils
		3e temps : faire la toilette intime (gant n° 2)
	Efficacité	– Proposer (si possible) au patient de faire lui-même sa toilette intime
		– Laver les parties uro-génitales, puis les fesses
Matériel pour		*4e temps : habiller le patient et faire les soins annexes*
la réfection du lit :		– Procéder aux soins annexes (*cf.* Tableau 1.9)
– drap		*5e temps : refaire le lit (cf.* Tableau 3.15, module 3)
– taie d'oreiller		– Si la personne doit rester au lit : refaire le lit avec l'aide d'un collègue
– alèse		
– chariot à linge	*Hygiène/*	*6e temps : nettoyer et ranger le matériel*
Matériel pour	*Confort*	– Gérer le linge sale (tri sélectif), aérer la pièce
le nettoyage :	*Sécurité*	– Remettre le matériel en place après nettoyage méticuleux
– produit nettoyant		– Se laver les mains
désinfectant type		**3. Transmissions**
Surfanios		– Transmettre à l'équipe ses observations sur toute anomalie
– lavettes		de la peau, rougeur, irritation, coupure, l'autonomie du patient,
– poubelle, sac		le comportement (paroles et attitudes), les incidents éventuels,
plastique		la douleur.

a. Veiller à toujours le recouvrir d'une serviette au cours du soin, pour éviter qu'il ne prenne froid, et pour respecter sa pudeur.
NB : Si la personne est souillée de selles, commencer par la toilette du siège (utiliser du papier WC et un gant réservé à cet usage).

Fig. 1.11 Chariot pour la toilette totale au lit ou au lavabo.

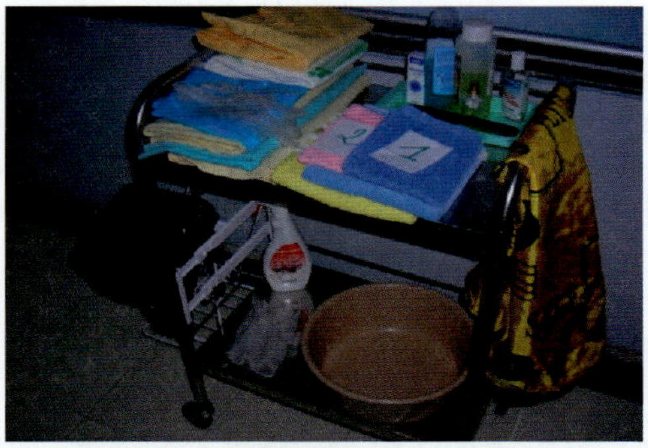

F Douche au lit

Il existe un système de douche au lit[49].
Le principe est que le patient reste dans son lit, le soignant glisse sous le patient un drap éponge (qui servira à essuyer le patient), puis par-dessus une protection spéciale étanche de l'ensemble du lit. Le patient est en décubitus. La matière est souple, plastifiée et s'accroche aux quatre coins de tout type de lit (formant un rebord comme le chariot-douche). Un matériel en inox, sur roulettes, se place aux pieds du lit. Il contient 2 réservoirs : un pour l'eau propre destiné à la douche et l'autre pour recueillir les eaux souillées. Il est relié à une prise électrique et à l'aide d'un régulateur de température on chauffe à la température souhaitée. Une douchette, réglable pour son débit, est reliée au réservoir d'eau propre chauffée, et au fur et à mesure l'eau souillée est aspirée par un tuyau plastique mis au milieu de la douche lit et va dans le 2e réservoir. La douche finie, le patient rincé, est séché sur la protection étanche, puis on roule comme pour un change de drap avec la personne sur le lit la protection étanche préalablement décrochée du lit. La désinfection de ce matériel étanche ainsi que les tuyaux d'aspiration d'eau souillée se fait avec les produits type *Surfanios.*
Ce système permet un meilleur confort du patient, qui n'est plus transféré sur le chariot-douche (manutention simplifiée) puis transporté dans la salle de bain (confort et chaleur conservés). De plus, les personnes à forte corpulence peuvent en bénéficier.

2 Soins annexés à la toilette corporelle

Certains soins sont associés le plus souvent à la toilette corporelle. Il s'agit de soins du visage, des pieds, des ongles, ainsi que le rasage pour l'homme et le maquillage pour la femme.

Tableau 1.9 Soins annexés à la toilette du corps.

Matériel	Critères	Procédure
– Serviette de toilette + gant – Savon (ou lait de toilette) – Compresses (si besoin)	***Respect*** ***Confort*** ***Hygiène/ sécurité***	En préalable, pour tous les soins ci-après, l'AS doit informer le patient. **1. Toilette du visage** – Placer une serviette sous la tête du patient – Nettoyer les yeux à l'eau (dans le sens « propre-sale ») – Nettoyer le reste du visage (respecter les habitudes du patient)

49. « La douche au lit » par AJC l'Authentic. Le coût est de 4 000 à 5 000 euros en 2011. Ce système est utilisé depuis 1998, en maison de retraite, à domicile et dans les hôpitaux pour toutes les personnes handicapées et/ou dépendante.

Matériel	Critères	Procédure
– Savon – Gant et serviette de toilette – Lime – Talc	*Hygiène* *Sécurité*	**2. Toilette des pieds** – Savonner les pieds (insister entre les orteils) – Rincer et sécher soigneusement – Limer les ongles au carré
– Rasoir – Produit après-rasage – Blaireau – Récipient d'eau chaude – Serviette de protection – Gant de toilette	*Confort* *Efficacité* *Sécurité* *Confort*	**3. Rasage de la barbe** – Placer la serviette autour du cou du patient – Étendre la crème à raser sur la barbe – Tendre la peau (avec la participation du patient) – Raser (à « rebrousse-poil ») – Rincer et sécher le visage – Appliquer le produit après-rasage
– Trousse de toilette – Miroir	*Confort/ respect*	**4. Maquillage pour la femme** – Installer la personne avec sa trousse de toilette – La stimuler pour qu'elle fasse ses soins (si elle le peut et le souhaite)
– Ciseaux ou coupe-ongles, limes – Brosse douce et savon – Serviettes ou torchon – Cuvette d'eau chaude	*Hygiène* *Sécurité*	**5. Soins des ongles** – Couper les ongles des doigts de la main en amande et ceux des orteils au carré – Faire tremper les ongles 15 minutes dans l'eau chaude (s'ils sont très durs) – Brosser les ongles à l'eau savonneuse – Limer les ongles si nécessaire – Laver et ranger le matériel – Faire les transmissions à l'équipe (pour chaque soin)

Fig. 1.12 Matériel pour le rasage de la barbe d'un patient.

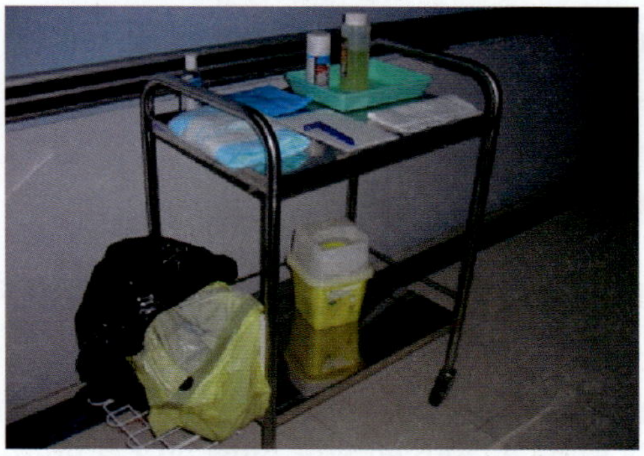

3 Toilette génitale non stérile

A Indications et objectif

Appelée « toilette intime », la toilette génitale vise à :

- assurer l'hygiène et le confort quotidien ;
- éviter les macérations (chez les patients incontinents) ;
- lutter contre les mauvaises odeurs.

B Technique

Tableau 1.10 Toilette génitale non stérile.

Matériel	Critères	Procédure
– Gants à usage unique – Cuvette + eau tiède + savon liquide – Alèse de protection – Bock si besoin (pour la femme)[b] – Serviette + gant de toilette – Alèse propre (si besoin) – Sac poubelle et sac à linge sale – Papier WC (si besoin) – Protection anatomique si besoin pour le change	*Hygiène* *Respect* *Confort* *Respect*	**1. Préparation** – Se laver les mains et enfiler les gants – Informer le patient du soin – Le stimuler à faire lui-même sa toilette (s'il le peut et le souhaite) **2. Action** – Installer confortablement le patient pour le soin – Laisser le patient couvert jusqu'aux genoux et le recouvrir entre chaque geste – Commencer par la toilette anale si le patient est souillé[a] *1er temps : faire la toilette génitale* – Chez la femme : • laver de la vulve vers l'anus • rincer et sécher méticuleusement
	Hygiène/ sécurité *Hygiène/ sécurité* *Hygiène/confort*	– Chez l'homme : • toilette du gland (décalotter pour dégager les replis) • rincer, sécher et recalotter *2e temps : faire la toilette du siège* – Laver, rincer et bien sécher pour éviter la macération *3e temps : réinstaller le patient* – Réinstaller le patient (veiller au confort de la literie) *4e temps : nettoyer et ranger le matériel* – Se laver les mains après avoir retiré les gants *3. Transmissions* – Faire les transmissions : sur la présence ou non d'urines, de selles ; sur l'état cutané, rougeur, irritation, coupure ; sur vos observations.

a. Si le patient est souillé, utiliser le papier WC pour ôter le maximum avant la toilette.
b. Pour la femme, la toilette peut être proposée sur le bassin, de ce fait le bock sert au rinçage.

4 Hygiène dentaire

A Soins des dents et entretien des appareils dentaires

a. Indications et objectif

L'hygiène dentaire se pratique le matin et le soir. Elle peut se faire au lit avec ou sans assistance. Elle est indispensable à la santé et au bien-être, ainsi qu'à la prévention des infections. Elle peut être complétée de l'entretien de l'appareil dentaire.

b. Technique

Tableau 1.11 Soins des dents et entretien des appareils dentaires.

Matériel	Critères	Procédure
Matériel pour les soins des dents : – mouchoirs en papier – brosse à dents – dentifrice – eau tiède dans un verre – récipient pour cracher – serviette de protection	 *Confort* *Efficacité* *Confort* *Sécurité*	**1. Soins des dents** – Mettre le matériel à la disposition du patient (s'il est autonome) – Pour les dents de devant : brosser de la gencive vers les dents – Faire rincer la bouche à l'eau claire et essuyer le pourtour de la bouche – Laver et ranger le matériel, se laver les mains – Faire les transmissions sur le soin et sur l'état des gencives (douloureuses, avec saignement ou pas, inflammation...)

Matériel	Critères	Procédure
Matériel pour le soin de l'appareil		**2. Entretien des appareils dentaires** – Aider la personne à retirer son appareil
– brosse à dents	*Hygiène*	– Nettoyer l'appareil sous l'eau courante
– produit nettoyant + bol	*Efficacité*	– Brosser l'appareil puis le rincer
– serviette de toilette – mouchoirs en papier – solution dentifrice	*Confort*	– Demander à la personne de se rincer la bouche avec la solution dentifrice – L'aider à remettre l'appareil[a]
– crachoir	*Sécurité*	– Laver, ranger le matériel et se laver les mains

a. L'appareil est remis en bouche (même la nuit) pour éviter une déformation des gencives (autrefois l'appareil était déposé la nuit dans une solution désinfectante, ce n'est plus d'actualité).

B Soin de la bouche non médicamenteux, non stérile

a. Indications et objectif

Ce soin d'hygiène concerne le palais, les gencives, la langue et les lèvres. Non médicamenteux, il est proposé aux patients déshydratés, ne s'alimentant pas par voie buccale et aux personnes dans le coma ou polyhandicapé.

b. Technique

Tableau 1.12 Soin de la bouche non médicamenteux, non stérile.

Matériel	Critères	Procédure
– Gants à usage unique – Compresses + abaisse langue (ou système à usage unique) – Verre d'eau – Serviette de toilette – Poubelle (ou sac plastique)	*Sécurité*	– Effectuer ce soin à distance des repas pour éviter nausées, ou vomissements
	Confort	– Protéger le patient avec la serviette de toilette – Se laver les mains et enfiler les gants – L'installer en position demi-assise – Mettre la protection
	Efficacité	– Faire un tampon avec la compresse et l'imbiber d'eau (essorer en pressant la compresse)
	Hygiène	– Nettoyer avec douceur la cavité buccale, en insistant sur les faces internes des joues et le palais
	Sécurité	– Ne pas aller trop loin dans la bouche (pour éviter nausées ou vomissements) NB : on peut aussi utiliser une compresse imbibée de Coca Cola (1/2 verre suffit) avec laquelle on entoure une brosse à dents (adaptée à la morphologie du patient) afin de mieux décoller les sécrétions. Le goût est apprécié par les patients. Puis on rince avec une compresse d'eau (bien essorée) enroulée autour de la brosse à dents, pour la prévention des caries.
	Confort	– Essuyer le pourtour de la bouche
	Hygiène	– Laver et ranger le matériel
	Sécurité	– Faire les transmissions : l'état de la cavité buccale, de la langue, de l'haleine, etc.

Fig. 1.13 Matériel et produits pour soins de bouche non médicamenteux.

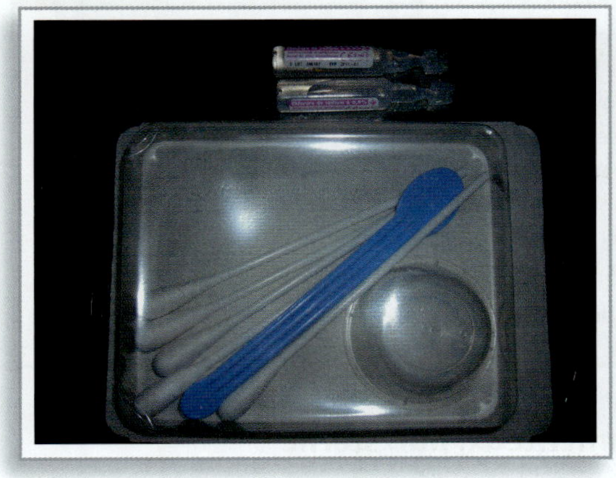

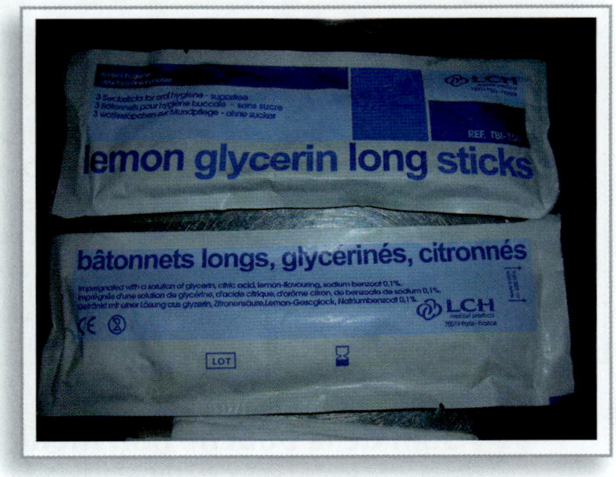

5 Soins des cheveux

A Objectifs

Ce soin procure bien-être et confort au patient. Aujourd'hui il est très souvent réalisé par une personne spécialisée. Toutefois, l'AS peut être amené à y participer et ce protocole lui sera utile.

B Technique

Tableau 1.13 Protocole pour lavage et coiffage de cheveux.

Matériel	Critères	Procédure
– Grand broc d'eau tiède – Alèse en caoutchouc – Grande serviette éponge – Cuvette pour recueillir l'eau – Shampoing – Peigne et brosse – Sèche-cheveux – Miroir	*Confort* *Respect* *Hygiène* *Confort*	**1. Préparation** – Installer confortablement le patient (le soin étant assez long) – Préparer le patient au soin – Rassurer le patient au cours du soin **2. Action** **Elle se déroule en 3 temps :** *1er temps : l'installation* – Protéger le haut du lit et le patient (appareil autour du cou si besoin) – Installer la cuvette contre l'appareil spécifique
	Respect *Hygiène* *Sécurité*	*2e temps : le shampoing* – Frictionner le cuir chevelu lentement – Rincer soigneusement avec l'eau du broc *3e temps : le séchage et le coiffage* – Sécher méticuleusement les cheveux – Réinstaller le patient et l'aider à se recoiffer puis nettoyer et ranger le matériel **3. Transmissions** – Faire les transmissions (état du cuir chevelu…)

Fig. 1.14 Matériel pour capiluve.

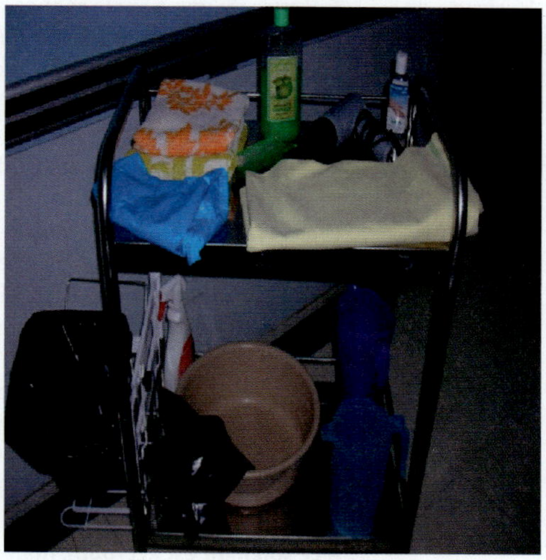

6 Pédiluve au lit ou au fauteuil

A Objectifs

Le pédiluve (ou bain de pieds) est un soin qui permet la propreté des pieds et un soin de confort, de détente, de bien-être.

B Technique

Tableau 1.14 Pédiluve au lit ou au fauteuil.

Matériel	Critères	Procédure
– 1 cuvette ovale de grand format – 2 brocs d'eau tiède – 1 serviette éponge et 1 gant de toilette – Savon doux – Coupe-ongles, lime en carton – Crème hydratante – Compresses non stériles – 1 tablier de protection pour le soignant – Des gants à usage unique si patient ayant une maladie de peau infectieuse – Sac poubelle (DAOM noir) **Pour protéger le sol :** – 1 sac plastique découpé – 1 alèse – chaussettes ou bas propres	*Confort* *Sécurité* *Confort* *Respect* *Efficacité*	**1. Préparation** **Soin pouvant être réalisé au fauteuil, au lit :** – prévenir la personne et convenir de l'heure du soin – la solliciter pour qu'elle exprime son confort ou inconfort concernant son installation et la température de l'eau **S'informer d'une contre-indication à ce soin** (ex. : une personne ne pouvant plier les articulations du genou suite à une opération, douleurs, rhumatismes, présence d'œdèmes importants et douloureux…) ou **d'une contre-indication à la coupe des ongles** (ex. : diabétique : pédicure uniquement). **2. Action** – Installer confortablement le patient en position assise (au fauteuil ou dans son lit) – Installer au sol le sac plastique découpé, puis y mettre un côté de l'alèse, celle-ci remonte ensuite sur le patient : entre les jambes, de chaque côté de ses cuisses (pudeur assurée) **– Remplir la cuvette aux deux tiers ou à la moitié** avec une eau tiède (faire tester par le patient avec sa main) – Mettre la cuvette dans le sens de la longueur et y plonger les pieds (jusqu'à mi-mollet) – Les pieds doivent rester dans l'eau **5 à 10 min** pour permettre de décoller les particules sales et les peaux mortes et procurer un délassement – Proposer un massage avec le savon des jambes

Matériel	Critères	Procédure
	Hygiène	– Mettre du savon sur le gant et laver un pied : tenir le talon d'une main. Puis rincer à l'aide d'un broc d'eau tiède, puis déposer le pied à l'extérieur de la cuvette sur le repli de l'alèse
	Confort	– Déplacer la cuvette pour éviter que le patient ne se retrouve les jambes écartées – Faire de même pour l'autre pied – Soulever la cuvette et la mettre sur le plateau inférieur du chariot (sans projection d'eau au sol et respect de l'ergonomie)
	Efficacité	– Finir l'essuyage des pieds avec le haut de l'alèse (restée sur les cuisses du patient), et si besoin avec la serviette éponge (les pieds doivent reposer sur une surface d'alèse sèche et propre) – Séchage minutieux entre les orteils à l'aide des compresses pour éliminer quelques peaux mortes éventuelles
	Hygiène	**– Pour la coupe d'ongles ou le massage** : ne pas poser le pied du patient directement sur le tablier du soignant (intercaler une serviette) **– Le soignant est accroupi, mais ne pose pas de genou au sol** **– Récupérer les ongles** coupés à l'aide d'une compresse ou papier essuie-main
	Sécurité	– Être attentif à ne pas provoquer des mini-lésions lors de la coupe au carré des ongles de pieds (risque infectieux) puis remettre des chaussettes propres ou bas du patient, remettre les chaussons sans que les mains du soignant ne touchent la semelle
	Sécurité	**– Si eau au sol : essuyer le sol (papier essuie-main) avant de déplacer le patient** – Mettre le matériel jetable dans un sac noir – Nettoyer le matériel, le ranger **3. Transmissions**
	Hygiène	– Les observations et toute anomalie au niveau de l'état cutané, tout incident au moment de la coupe des ongles : coloration de la peau, œdème ou douleur à la palpation, ongle incarné, le comportement du patient, etc.

Fig. 1.15 Matériel pour pédiluve.

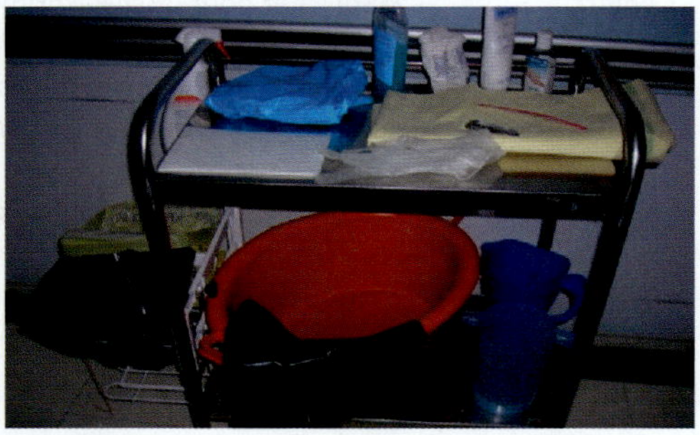

9 Assistance à l'habillage et au déshabillage

1 Indications et objectif

Aider le patient à s'habiller et à choisir ses vêtements est un acte à encourager car c'est un acte d'affirmation de soi qui est excellent pour le moral du patient.

2 Technique

Tableau 1.15 Assistance à l'habillage et au déshabillage.

Matériel	Critères	Procédure
– Vêtements propres et adaptés : • à la température ambiante • à la situation – Peigne ou brosse – Miroir		**1. Préparation**
	Respect	– Solliciter le patient pour le choix des vêtements – Convenir avec lui de l'heure ou du moment de l'habillage
	Confort	– Contrôler la température de la chambre **2. Action**
	Respect	– Découvrir le patient le moins possible (respect de la pudeur, du confort) – Utiliser des casaques (si on ne peut faire autrement)
	Sécurité	– Pour l'habillage, faire passer la tête puis les bras l'un après l'autre – Pour le déshabillage, remonter la chemise dans le dos du patient et sur son torse, puis faire passer les bras puis la tête – Réinstaller le patient
	Sécurité	**3. Transmissions** – Faire les transmissions : • sur l'autonomie de mouvements du patient ; • sur sa capacité de faire le choix de ses vêtements ; • sur l'état des vêtements afin de réajuster avec la famille si besoin – Mettre de l'ordre dans la penderie – Se laver les mains
	Sécurité	**4. En cas de handicap particulier** – Si le patient a une perfusion ou un bras handicapé :
	Confort	• déshabiller d'abord le bras valide (laver, essuyer) ; • rhabiller le bras handicapé en premier et ensuite rhabiller le bras valide – Si le patient est inconscient, tourner le patient sur le côté, laver, essuyer (changer alèse si nécessaire) reposer le patient sur le dos, rhabiller le patient (en évitant les plis) – Utiliser pour les personnes handicapées les aides techniques à l'habillage (*cf.* Fig. 1.14)

Rôle de l'AS

L'AS réfléchira à la nature de son assistance en utilisant la méthode du QQQOCP.
L'AS doit évaluer :

- le *Qui* : quels patients dans le service ont besoin d'aide à l'habillage et au déshabillage ?
- le *Quand* : à quel moment faut-il proposer l'aide ?
- le *Quoi* et le *Comment* : de quelle façon le patient souhaite être aidé (faut-il prévoir des aides techniques ?).
- le *Où* : où se trouvent les vêtements ? les aides techniques ?
- le *Pourquoi* : quel est le motif qui justifie de l'aide (handicap) ? Grâce à cette information, il appréciera le degré d'autonomie du patient pour le stimuler ou non au cours de l'habillage ou du déshabillage.

Fig. 1.16 Aides techniques à l'habillage et au déshabillage.

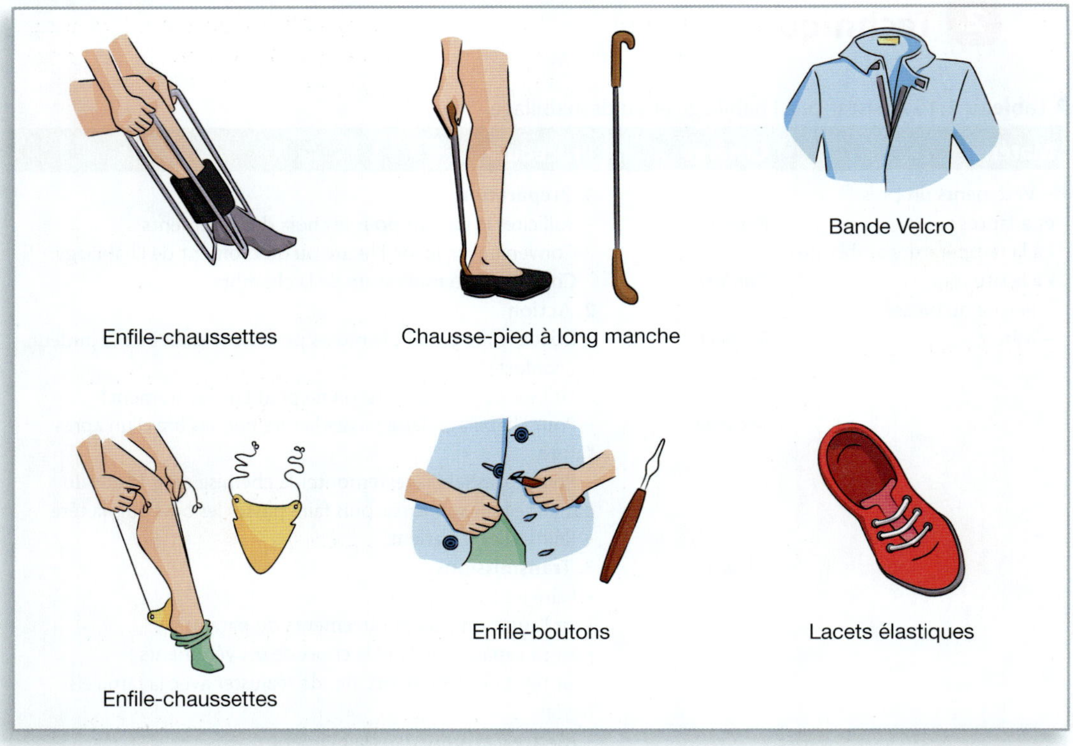

10 Mobilisation et installation de la personne

1 Mobilisation

A Aide au lever

a. Indications et objectif

Le lever de la personne est indiqué après une intervention chirurgicale, un alitement prolongé ou un accouchement. Il est vivement recommandé au quotidien car il favorise la circulation sanguine. Ici, il est question d'une aide manuelle au lever du patient.

b. Technique

Tableau 1.16 Aide au lever du patient.

Matériel	Critères	Procédure
– Robe de chambre – Chaussons – Fauteuil (près du lit)		**1. Préparation**
	Respect	– Informer le patient du moment du lever
		– Préparer le fauteuil près du lit
	Sécurité	– Faire asseoir le patient au bord du lit quelques instants et l'observer
	Confort	– Lui mettre la robe de chambre et les chaussons
		2. Action
	Sécurité	– Respecter les règles d'ergonomie
		– Lever le patient très lentement et surveiller son visage (pâleur, transpiration)
	Sécurité	– Le recoucher s'il y a malaise et appeler l'IDE
		– L'interroger sur ses perceptions
		– Lui faire faire quelques pas
	Sécurité	– En fin de parcours, le faire asseoir au fond du fauteuil, le couvrir et rester attentif à ses réactions
		3. Transmissions
	Sécurité	– Faire les transmissions : noter la durée du lever du patient et ses réactions sur ses capacités à se mobiliser (douleurs éventuelles)

COMPÉTENCE DU SOIN

- **Le premier lever (J+1) après une intervention chirurgicale doit être fait par l'infirmier ou le kinésithérapeute.**
- **Par la suite, c'est l'AS qui fait lever le patient.**
- **Une surveillance stricte s'impose car il y a risque de malaise.**

Rôle de l'AS

Règles d'HSC et respect du patient

L'AS doit prendre en compte les habitudes du patient et stimuler son autonomie.
Il doit :
- encourager le patient mais ne pas présumer de ses forces ;
- surveiller le faciès du patient et ses réactions ;
- prévoir des pauses.

B Aide à la marche

a. Indications et objectifs

La marche permet de stimuler l'autonomie du patient, la circulation sanguine et la régularité du transit intestinal. Elle est recommandée au patient récemment opéré, âgé, ou handicapé ou bien porteur d'un plâtre.

b. Technique

Tableau 1.17 Aide à la marche.

Matériel	Critères	Procédure
– Chaussures fermées (semelles antidérapantes) – Pantalon d'une bonne largeur et de bonne tenue (ceinture) – Accessoire d'aide à la marche : canne ou déambulateur – Prévoir un siège	 *Respect* *Confort* *Sécurité* *Sécurité* *Confort* *Sécurité* *Sécurité*	**1. Préparation** – Proposer au patient de marcher sur telle distance – Vérifier l'état des chaussons et la tenue aux pieds – Écarter les obstacles avant de commencer – Donner au patient l'accessoire d'aide (si nécessaire) **2. Action** – Faire marcher le patient en lui demandant de porter son regard au loin en avant – Soutenir le patient en se plaçant soit : • *derrière lui*, les mains sur ses côtés si le patient marche seul ou s'il utilise un déambulateur • *du côté opposé à la canne*, en le soutenant au niveau du bras libre – Utiliser des aides techniques (si besoin : canne, déambulateur…) – Encourager le patient mais ne pas présumer de ses forces – Surveiller le visage du patient – Prévoir des pauses, tenir compte des perfusions, sondes, drains, etc. **3. Transmissions** – Noter la durée de la marche, noter les réactions du patient, ses capacités, les troubles ou incidents éventuels, les aides techniques utilisées, etc.

2 Installation de la personne

A Installation au lit

a. Indications et objectifs

Différentes positions de repos peuvent être proposées au patient en fonction de sa pathologie ou de son handicap. Deux d'entre elles sont pratiquées, en particulier pour favoriser le sommeil :
- le décubitus dorsal (*cf.* Fig. 1.17 c) ;
- le décubitus latéral (*cf.* Fig. 1.17 d).

b. Technique

La position au lit fait l'objet d'une prescription médicale pour certains patients. L'AS doit toujours s'informer de la position conseillée ou recommandée pour le patient qui lui est confié. Il doit savoir que la position :

- *en décubitus ventral* est déconseillée car elle gêne la respiration ;
- *en décubitus latéral* peut entraîner une gêne respiratoire, d'où l'intérêt de prendre des précautions ;
- *en décubitus dorsal et semi-assise* favorisent la respiration et la circulation sanguine.

L'AS doit prévenir les complications de décubitus, en particulier l'escarre, qui est favorisée par l'immobilité (*cf.* ci-après) et le maintien de l'appui sur la zone à risque. L'AS doit utiliser les techniques d'ergonomie (*cf.* Module 4) ainsi que les aides techniques pour mobiliser le patient en respectant les principes d'ergonomie (exemple d'une aide technique : le drap de glisse).

Fig. 1.17 L'installation au lit (les 4 positions du patient).

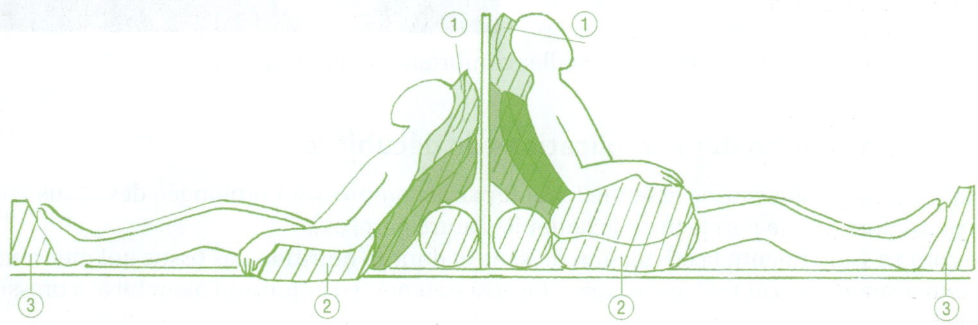

a. Position demi-assise
1. Deux oreillers : un pour la région lombaire et le dos, un sous les épaules et la tête.
2. Éventuellement un coussin sous chaque bras.
3. Un oreiller dur roulé ou un cale-pieds pour empêcher le malade de glisser au fond du lit.

b. Position assise
1. Trois oreillers superposés pour la région lombaire, le dos, les épaules et la tête.
2. Un oreiller plié en deux ou un gros coussin sous chaque bras.
3. Un oreiller dur roulé ou un cale-pieds.

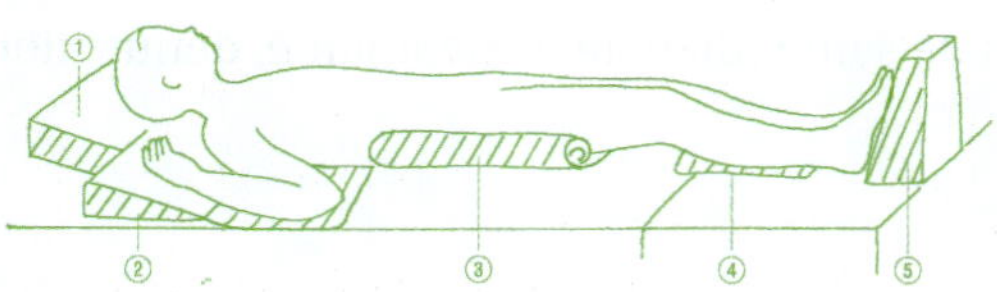

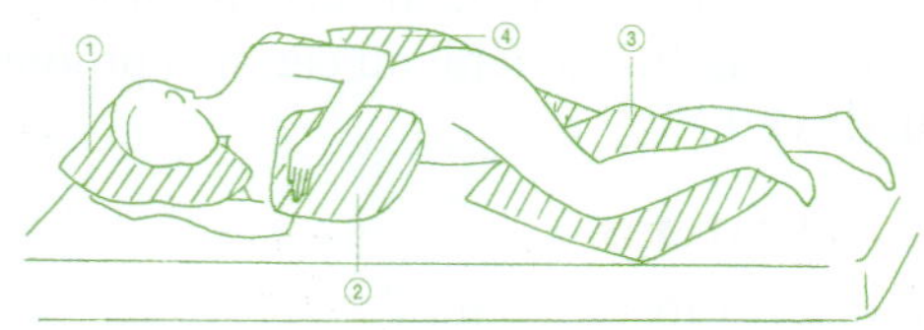

c. Décubitus dorsal
1. Petit coussin sous la nuque.
2. Petit coussin sous le bras.
3. Serviette enroulée pour caler hanches et cuisses une de chaque côté (maintien rectiligne de la colonne vertébrale du corps).
4. Petit coussin sous les mollets (détente des genoux).
5. Cale-pieds (évite chute des pieds).

d. Décubitus latéral
1. Petit coussin sous la tête (niveau de la courbure cervicale), sauf si le patient est inconscient : la tête est alors maintenue basse et en légère hyperextension pour éviter la chute de la langue en arrière et l'inondation des voies aériennes par la salive ou les vomissements.
2. Coussin replié maintenant le bras plié à l'angle droit et la main au même niveau que le coude. Ce coussin vise également à éviter que le poids du bras tire sur les ligaments de l'omoplate et comprime le thorax, entraînant ainsi une gêne respiratoire.
3. La jambe du dessus est fléchie. Un coussin l'empêche de se placer en abduction et maintient la hanche et le genou sur un même plan pour un meilleur relâchement musculaire.
4. Coussin roulé pour caler le dos.

c. Utilisation du drap de glisse

Le drap de glisse (ou drap de translation) est utilisé pour remonter le patient dans le lit. Ce drap comporte quatre faces :
- deux faces peu glissantes dont un côté en contact avec le drap sur le matelas et l'autre avec le patient ;
- deux autres faces sont en contact l'une avec l'autre pour permettre le glissement des faces l'une sur l'autre.

Il est conçu pour faire glisser le patient, en position décubitus (bras croisé sur le ventre, jambes pliées) vers le haut de lit. Le soignant est seul pour cette manipulation et développe peu d'effort. De même pour le patient qui se laisse glisser. Une fois le patient remonté dans le lit, enlever le drap (prévention du risque de chute) et réinstaller confortablement le patient.

Fig. 1.18 Drap de glisse.

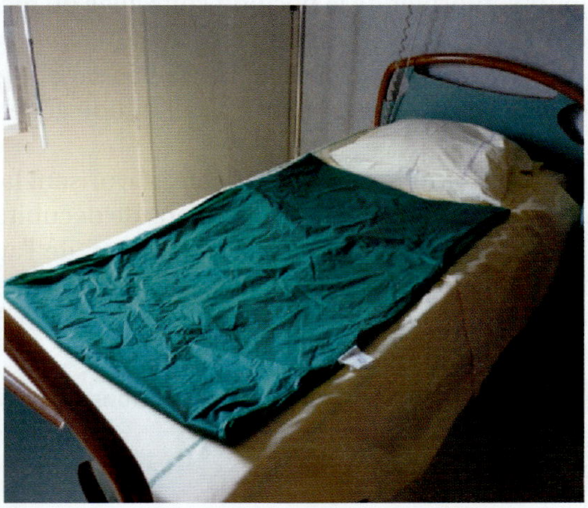

B Prévention des complications de décubitus

L'escarre est une plaie causée essentiellement par la compression prolongée des tissus entre deux plans durs (d'une part le lit ou le fauteuil, d'autre part l'os).
Cette compression ralentit la circulation du sang et donc la nutrition des tissus qui meurent.
Le premier signe d'alarme est une rougeur localisée au point d'appui, qui blanchit à la pression du doigt.

a. Causes favorisantes

L'escarre est favorisée par :
- l'immobilité prolongée au lit ;
- l'humidité favorisant la macération de la peau ;
- l'irritation de la peau par frottement ;
- la maigreur ou l'obésité de la personne ;
- le mauvais état général ou certains problèmes de santé (diabète, toxicomanie, dénutrition, fin de vie).

b. Localisations

Les zones exposées sont :
- pour un patient *couché sur le dos* : talons, sacrum, coude, omoplate, crâne ;
- pour un patient *couché latéralement* : cheville, genou, hanche, épaule, oreille ;
- pour un patient *assis* : fesses, talons.

c. Technique d'effleurement

La prévention des escarres se fera particulièrement au niveau des points d'appui pour favoriser la circulation. L'AS respectera la procédure indiquée par l'IDE (il ne faut pas pétrir la peau).
La peau doit être propre.
Il faut :
- appliquer le produit anti-escarre (exemple : *Sanyrène*) jusqu'à l'*absorption* totale par la peau ;
- faire allonger la personne sur une alèse propre, du côté de la zone à risque d'escarre ;
- au niveau du dos et du siège, insister sur les protubérances osseuses ;
- appliquer ensuite le produit sur les talons, les genoux et les coudes ;
- observer les réactions du patient : il doit ressentir bien-être et décontraction ;
- rassurer le patient ;
- réinstaller la personne ;
- ranger le matériel et se laver les mains ;

- faire les transmissions : noter le produit utilisé, les modifications observées - amélioration, aggravation de l'état cutané, réactions du patient (ressenti, douleur...).

d. Aides techniques pour la prévention des escarres

Il existe de nombreux types de matelas et de lits anti-escarres, dont l'objectif est de réduire la pression cutanée. Ce sont des apports utiles mais, en aucun cas, ils ne remplacent l'observation et les changements de position du patient. Par exemple :

- les ***matelas à plots mousse*** : il s'agit de carrés de mousse juxtaposés qui remplacent le matelas classique (pour le patient pouvant se mobiliser dans le lit) ;
- les ***matelas à air ou eau*** (pour le patient immobile dans le lit, par exemple le patient comateux) ;
- l'***arceau*** : c'est un support destiné à supporter le poids des draps et des couvertures. Il est nécessaire de le poser au fond du lit (pieds), ou au milieu du lit (hanches, genoux) et de choisir une couverture assez large pour border sur les côtés et pour que le malade soit couvert assez haut ;
- les ***décharges*** : c'est un allègement de l'appui d'une partie du corps.

Rôle de l'AS

Règles d'HSC et respect du patient

L'AS doit :

- identifier les sujets à risque ;
- mettre en place les mesures de prévention :
  - utiliser le matériel pour lever les pressions/matelas (coussin),
  - assurer les préventions d'escarres cutanées,
  - assurer l'hygiène corporelle de la personne,
  - assurer l'hygiène intime régulièrement pour maintenir la personne au sec,
  - hydrater la peau de la personne ;
- maintenir l'hydratation et la nutrition de la personne ;
- changer régulièrement les positions de la personne :
  - alterner les différents décubitus (dorsal, latéral...),
  - lever, asseoir la personne selon ses capacités ;
- surveiller l'état cutané régulièrement ;
- contrôler le maintien des positions.

L'AS fera les transmissions.

11 Hygiène et équilibre alimentaire

1 Préparation et conservation des repas

Afin de conserver aux aliments leurs qualités, il faut avant tout respecter deux règles de base : l'***hygiène*** du service et la bonne ***organisation*** du travail.

A Règles d'hygiène et de sécurité pour la préparation des repas

a. Règles pour le personnel

Il est recommandé de :
- se laver régulièrement les mains ;
- avoir tous ses vaccins en règle ;
- porter des vêtements propres et les cheveux attachés ;
- porter des gants à usage unique.

Il est strictement interdit de fumer dans le service.

b. Règles pour les locaux

Il est recommandé de :
- laver et désinfecter le sol quotidiennement ;
- respecter le balayage humide ;
- nettoyer et désinfecter très régulièrement les sanitaires ;
- traiter le service par dératisation et désinsectisation.

c. Règles pour les équipements

Il est recommandé de :
- maintenir les équipements en parfait état de propreté ;
- ranger la vaisselle après le nettoyage ;
- désinfecter le matériel si nécessaire ;
- laver, désinfecter les chariots et les plateaux avant leur rangement ;
- évacuer les déchets dans des conteneurs hermétiques.

d. Règles des secteurs et des circuits

Pour la préparation et le service des repas, il faut respecter impérativement deux règles qui garantissent l'hygiène et la sécurité des consommateurs.
- ***La règle des secteurs***. Il faut bien différencier et séparer :
  - le secteur souillé (légumes non épluchés, les déchets),
  - le secteur sain (légumes épluchés).
- ***La règle des circuits***. Il est conseillé de :
  - respecter le circuit d'évacuation des déchets et le circuit de préparation des repas (ne jamais les croiser),
  - regrouper tous les déchets vers un seul point de stockage et d'évacuation,
  - économiser ses gestes et adopter des *règles d'ergonomie* pour travailler efficacement sans endommager sa santé, d'où l'intérêt d'aménager correctement son poste de travail (*cf.* Module 4).

B Règles d'hygiène et de sécurité pour la conservation des repas

Les aliments laissés à l'air ambiant s'altèrent rapidement à cause de l'activité microbienne. Le froid permet de conserver les aliments dans de bonnes conditions de salubrité. Actuellement, trois types d'appareil permettent cette conservation. Ce sont les réfrigérateurs, les conservateurs ou les congélateurs. On ne doit ranger dans ces appareils que les aliments parfaitement propres.

a. Ranger les aliments dans le réfrigérateur par zone de froid

Il faut lire la notice de l'appareil et, selon son « type », respecter le groupement des aliments par zone de froid (*cf.* Fig. 1.19). Généralement, il faut placer :

- les viandes et les poissons vers le haut du réfrigérateur (zone la plus froide) ;
- les végétaux vers le bas (zone humide) ;
- les produits laitiers et les boissons sur le côté (à 3 niveaux différents).

b. Respecter les règles d'hygiène lors du rangement

Il faut prendre quelques précautions lors du rangement des aliments : les ennemis dans le réfrigérateur sont l'air, les odeurs et les microbes. Il s'agit donc de lutter contre :

- l'***air*** et les ***odeurs***. *Pour éviter le rancissement des aliments* (contact avec l'air), il faut :
  - transvaser les aliments cuisinés dans un récipient fermé en matière plastique, en verre ou dans du papier d'aluminium, ou utiliser un film plastique,
  - transvaser le contenu d'une boîte de conserve stérilisée entamée,
  - emballer les aliments à forte odeur (melon, choux-fleurs, plat aillé) ;
- les ***microbes***. *Pour prévenir les toxi-infections*, il faut :
  - laver préalablement les aliments qui se mangent crus à la sortie du réfrigérateur (crudités...),
  - transvaser les aliments préemballés dans un autre récipient, ou les emballer dans un film aluminium ou plastique,
  - éliminer les suremballages de certains produits vendus par lots,
  - emballer chaque fromage et/ou les mettre dans une boîte hermétique,
  - respecter les dates de péremption des aliments ;
  - éliminer les aliments non consommés après 2 jours d'ouverture.

Fig. 1.19 Rangement des aliments dans le réfrigérateur par zone de froid.

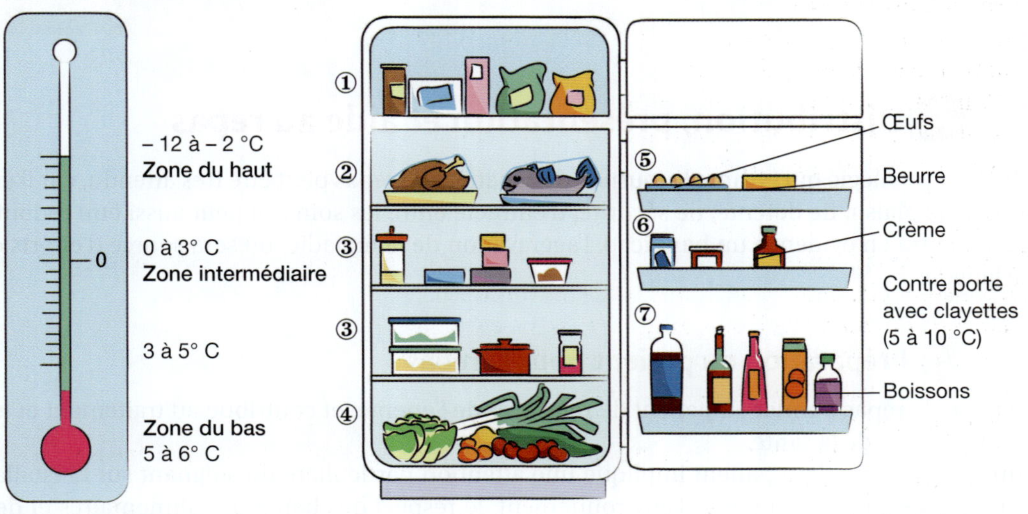

Dans le congélateur :
① aliments surgelés, desserts glacés
Dans le réfrigérateur :
② viandes, poissons frais, volailles, plats cuisinés sous vide, salade en sachet
③ aliments cuits et restes de nourriture (protégés)
④ végétaux (fruits, légumes, fromage)

Dans la contre-porte :
⑤ beurre, œufs
⑥ crème, fromages frais
⑦ boissons

c. Respecter les temps de conservation des aliments

Pour conserver les aliments dans de bonnes conditions, il faudra prendre certaines précautions (*cf.* ci-dessous).

Tableau 1.18 Temps et lieu de conservation des aliments.

Produits	Temps et lieu de conservation des aliments	
	Emballage fermé	Emballage ouvert
Produits stérilisés	**Dans un placard**	
Conserves appertisées	3 ans (date de péremption)	24 h réfrigérateur (zone 4 °C)
Lait ou crèmes (UHT)	3 mois (date de péremption)	1 à 2 jours réfrigérateur (zone 4 °C)
Produits pasteurisés	**Au réfrigérateur**	
Lait **Plats préparés**	1 à 5 jours (date limite de consommation)	1 à 2 jours (zone 4 °C)
Beurre	15 jours	10 jours (zone 4 °C)
Produits surgelés	– au conservateur à -18 °C – dans un freezer à -12 °C, 3 jours maximum – Dans un réfrigérateur 24 h	24 h

Rôle de l'AS

Respect des règles d'hygiène et de sécurité (H et S)

L'AS doit impérativement respecter les règles d'hygiène et de sécurité vues précédemment et il veillera au respect des règles élémentaires, à savoir :

- ne jamais recongeler un produit décongelé ;
- utiliser tout de suite un produit décongelé ;
- toujours lire les dates limites de conservation sur les produits ;
- bien connaître les zones de froid du réfrigérateur[a] (*cf.* Fig. 1.19) et ranger les denrées selon ces zones.

a. Il faut bien lire la notice de l'appareil (ou s'informer) car les zones de froid peuvent quelque peu varier selon les fabricants.

2 Distribution, présentation et aide au repas

Moment privilégié qui rythme la journée d'un patient, le repas peut être très attendu, car il est source de plaisir, de détente, de sécurité, d'entracte entre les soins ; il peut aussi être redouté car il mettra en évidence un handicap, l'aggravation de la maladie, ou sera source d'efforts et de fatigue.

A Préparation du patient pour le repas

La prise de repas permet au patient de retrouver de l'énergie et contribue au traitement et au recouvrement de la santé.
Stimuler l'appétit d'un patient implique une attention particulière du soignant sur l'installation, la présentation du repas, l'environnement, le respect des habitudes alimentaires et des interdits liés à la culture du patient.

a. Objectif

L'état de santé du malade peut rendre nécessaire une aide au repas de façon ponctuelle ou régulière pour maintenir un état nutritionnel satisfaisant.
C'est à l'aide-soignant, en collaboration avec l'infirmier(ère) et la diététicienne, d'analyser avec le patient ses besoins réels et d'adapter cette aide pour maintenir une certaine autonomie.

En effet, **cette aide peut être partielle ou totale**.
Elle doit donc être l'objet d'une surveillance attentive, aussi bien au niveau de l'installation que de la distribution du repas au patient.

b. Installation du patient pour le repas

Il s'agit de privilégier le confort du patient afin qu'il apprécie son repas.

Matériel

- Un fauteuil (avec une protection) et des oreillers de soutien.
- Une table.
- Un plateau avec des couverts, un verre et une serviette de table, une bouteille d'eau.

Actions

- Annoncer le menu au patient et vérifier son état.
- S'assurer que le patient ne doit pas être à jeun pour des examens.
- Certaines aides techniques peuvent aider la prise du repas (*cf.* paragraphe « Prévention des fausses routes »).

Pour le patient valide

- Favoriser le port de vêtements de jour ou lui donner une robe de chambre.
- Lui faire laver les mains.
- L'installer dans un fauteuil (avec un coussin).
- Vérifier qu'il n'a pas froid.
- Mettre son couvert.
- Lui installer la sonnette à portée de main.

Pour le patient alité

- Lui proposer le bassin.
- Lui faire laver les mains.
- S'il est souillé, le laver et le changer préalablement.
- Installer le patient le plus confortablement possible, en plaçant oreillers, puis table et couverts à bonne hauteur.

S'assurer que le patient peut ouvrir les produits emballés.

Rôle de l'AS

Règles d'HSC et respect du patient

- Toujours faire laver les mains au patient avant le repas et à la fin du repas.
- S'il est souillé, le laver et le changer préalablement.
- Installer le patient le plus confortablement possible, en plaçant oreillers, puis table et couverts à bonne hauteur.
- Annoncer le menu au patient.
- Vérifier si le patient n'est pas à jeun.

B Distribution et aide au repas

a. Choix des menus

Le choix des menus doit être adapté à la personne (régime, enrichissement en fibres, en féculents), être varié et correspondre au goût du patient.

b. Actions

Distribution de repas

- Vérifier que le menu correspond au patient (étiquette) et au régime prescrit.
- Veiller à ce que les plats soient servis chauds.
- Se laver les mains et revêtir sa blouse avant de donner le repas au malade.
- Se laver les mains entre chaque distribution de plats aux patients dépendants à qui on porte assistance.

- Ne pas mettre les doigts dans les verres ou les assiettes.
- Distribuer les couverts en les prenant par le manche.

Aide au repas

- Si le patient est hémiplégique, installer les couverts du côté valide, lui couper sa viande et éplucher ses fruits.
- Aider le patient à manger et à boire en respectant son rythme, c'est-à-dire lentement.
- Veiller à maintenir la participation du patient durant le repas :
  - l'encourager à manger seul certains aliments,
  - lui offrir le choix du plat par lequel il souhaite commencer,
  - considérer le repas comme un temps de plaisir et de dialogue avec la personne aidée.
- Ne pas mélanger le sucré et le salé.

Après le repas

Dès que le repas est achevé :

- débarrasser le plateau du patient et lui demander s'il désire autre chose ;
- lui proposer le bassin ;
- lui brosser ou lui faire brosser les dents ;
- lui laver, ou lui faire laver les mains ;
- le réinstaller confortablement ;
- nettoyer la table de repas avec un nettoyant-désinfectant (ne pas jeter les miettes au sol !) ;
- se laver les mains.

c. Transmissions

Faire les transmissions. Pour maintenir un maximum d'autonomie au patient, l'AS doit actualiser tous les jours le comportement du patient lors des repas et recenser ses progrès, ses difficultés par :

- l'observation de la prise des repas : quantité, qualité et ration hydrique, le refus de manger,
- l'évaluation de l'état nutritionnel et du degré d'élimination du patient,
- l'écoute du discours du patient : satisfaction, notion de plaisir ou de dégoût, notion de douleur, difficulté de déglutition ou fausse route, nausée, vomissement, ballonnement, hoquet,
- les échanges avec les soignants qui se sont occupés du patient (étudiant infirmier, aide-soignant(e), élève aide-soignant, infirmière), voire même avec un proche du patient, ou un bénévole qui aurait participé à la prise du repas.

Toutes ces données sont à transcrire dans le dossier de soins (il existe des fiches alimentaires journalières).

Leur analyse permet l'adaptation de l'aide apportée et contribue au respect de l'autonomie du patient.

Rôle de l'AS

Règles d'HSC et respect (R) du patient

L'AS doit veiller à ce que :

- la présentation soit attrayante ;
- la température des mets soit agréable ;
- le régime soit respecté ;
- l'hygiène de la distribution soit assurée.

Il doit :

- annoncer le repas au patient ;
- inciter le patient à manger seul (si l'on juge que cela lui est possible), sinon l'aider à bon escient ;
- dès que le patient a terminé le repas, écouter ses commentaires ;
- observer ses réactions (dégoût, soif excessive, régurgitations…) ;
- les signaler à l'infirmière.

C Conseils d'hygiène alimentaire

L'AS peut être amené à donner des conseils en matière d'hygiène alimentaire. Il doit insister sur l'équilibre alimentaire de la journée. Pour avoir une alimentation équilibrée, il faut consommer chaque jour des aliments de chaque groupe alimentaire.

a. Intérêt d'un équilibre alimentaire

Repas

Un repas ne peut à lui seul, répondre à la totalité des besoins journaliers de l'organisme. Il s'inscrit dans l'ensemble d'une journée alimentaire. Pourtant, à lui seul, il doit suivre certaines règles.

- ***Un équilibre dans sa composition***. Pour le dîner et le déjeuner, il doit absolument comporter :
  - une crudité,
  - un produit laitier,
  - un plat protidique,
  - des légumes cuits en alternance avec des féculents.
- ***Un équilibre dans ses associations***. Certains aliments sont difficiles à digérer, il faut éviter de les réunir dans le même repas. Par exemple :
  - les légumes secs : haricots blancs, lentilles, pois cassés,
  - les fruits amylacés : bananes, châtaignes,
  - les aliments frits, les ragoûts.
- ***Une présentation attrayante***. Il est important de penser à l'harmonie des goûts et des couleurs : des plats colorés ouvrent l'appétit.

Tableau 1.19 L'alimentation équilibrée.

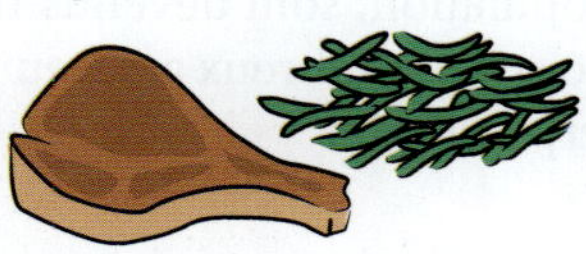	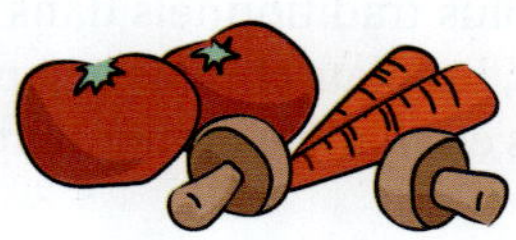	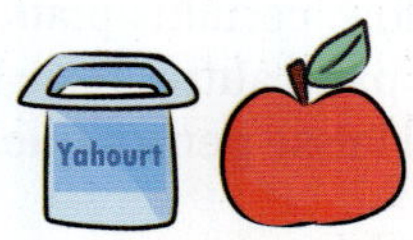
1 plat protidique + 1 garniture	1 entrée (crudités)	1 produit laitier + 1 fruit
Le plat central	Les plats complémentaires	

Journée alimentaire

Petit-déjeuner

Il fait suite au jeûne prolongé de la nuit, c'est un repas qu'il ne faut pas négliger. Exemple de sa composition :

- du calcium (lait ou produit laitier) ;
- des céréales (pain, biscottes, flocon d'avoine...) ;
- de la vitamine C (fruit ou jus de fruits) ;
- des vitamines A, D, E (beurre cru) ;
- du sucre (miel, confiture...).

Déjeuner

Il doit représenter 30 à 40 % de l'apport énergétique total journalier et doit apporter au minimum :

- des vitamines et minéraux par le biais de crudités (ex. : radis, tomates, concombre...) ;
- du calcium (fromage) ;
- un plat protidique (viande, poisson, jambon ou œuf) ;
- des fibres ou sucres complexes (légumes cuits ou féculents).

Dîner

Il faut le considérer comme un complément du déjeuner et du petit-déjeuner. L'équilibre de base est le même, mais le plat protidique peut être remplacé par un complément protidique (sous forme de laitages ou boissons).

b. Intérêt des apports hydriques

L'eau est indispensable à l'organisme et représente environ les deux tiers du poids du corps de l'être humain. Des études ont montré qu'il faut 2,5 litres d'eau par jour (quantité totale), pour compenser les pertes normales (urines, sueur, respiration, selles) et plus quand il y a des pertes anormales (vomissements, diarrhées). L'eau prévient la déshydratation (*cf.* chapitre 7).

D Choix des aliments adaptés aux goûts et à la culture

a. Acceptabilité des aliments selon les goûts

Pour faire accepter une préparation culinaire, il faut s'assurer de :
- l'hygiène de la préparation (un plat protégé est meilleur pour la santé) ;
- la présentation attrayante (un plat qui est bien présenté est mangé avec appétit) ;
- la bonne température des plats (ex. : cuisson de la viande...) ;
- la convivialité lors des repas.

Pour que l'alimentation donne du plaisir aux convives à qui elle est destinée, il faut :
- choisir un matériel de qualité (assiettes et plats coordonnés) ;
- décorer la table (fleurs...) ;
- procéder aux décorations des mets.

b. Acceptabilité des aliments selon la culture

Dans certaines sociétés, certains aliments sont appréciés alors qu'ils sont dépréciés dans d'autres. Par exemple :
- les *Français* apprécient les escargots, les cuisses de grenouille, aliments méprisés par les Anglais ;
- les *Japonais* apprécient les poissons crus ;
- les *Suédois* associent les plats à la fois sucrés et salés...

Toutefois, certains plats, bien que plus traditionnels dans une population, sont devenus très prisés par d'autres (ex. : le couscous, les plats chinois et japonais ont de nombreux amateurs). Ce qui laisse penser que les cultures en matière alimentaire s'interpénètrent.

Rôle de l'AS

Respect du patient

L'AS fera le nécessaire pour respecter les habitudes alimentaires de la personne. Pour cela, l'AS veillera à s'informer au préalable :
- des goûts ;
- de la culture ;
- de la religion des patients.

Ces facteurs influencent les habitudes alimentaires. Par exemple, une personne juive ou de religion musulmane ne mangera pas de porc, une personne de culture chrétienne peut préférer manger du poisson plutôt que de la viande le vendredi.

3 Prévention

A Prévention des fausses routes

On appelle « fausse route » le passage des aliments ou des liquides ingérés dans les voies respiratoires, ce qui provoque des troubles divers.

a. Risque de fausse route

Il existe diverses situations dans lesquelles on peut observer un risque de fausse route :
- lors de l'anesthésie (chez un malade qui n'est pas à jeun) ;
- lors d'un coma ;
- lors d'une maladie neurologique, dont l'hémiplégie ou la maladie de Parkinson, la maladie d'Alzheimer, etc.

b. Manifestations de la fausse route

Le passage des liquides ou des aliments dans les voies respiratoires entraîne différentes réactions :
- au minimum la toux ;
- au maximum des troubles respiratoires tels que :
  - polypnée,
  - cyanose,
  - respiration « barbotante »,
  - infection pulmonaire.

Mais il s'agit d'abord d'un risque vital : le malade peut mourir d'asphyxie.

c. Matériel d'aide à l'alimentation

Certaines personnes, en raison de leur pathologie ou de leur handicap, ont besoin d'aides techniques pour faciliter leur prise alimentaire. Il en existe de nombreuses (*cf.* Fig. 1.20)

Fig. 1.20 Aide à l'alimentation.

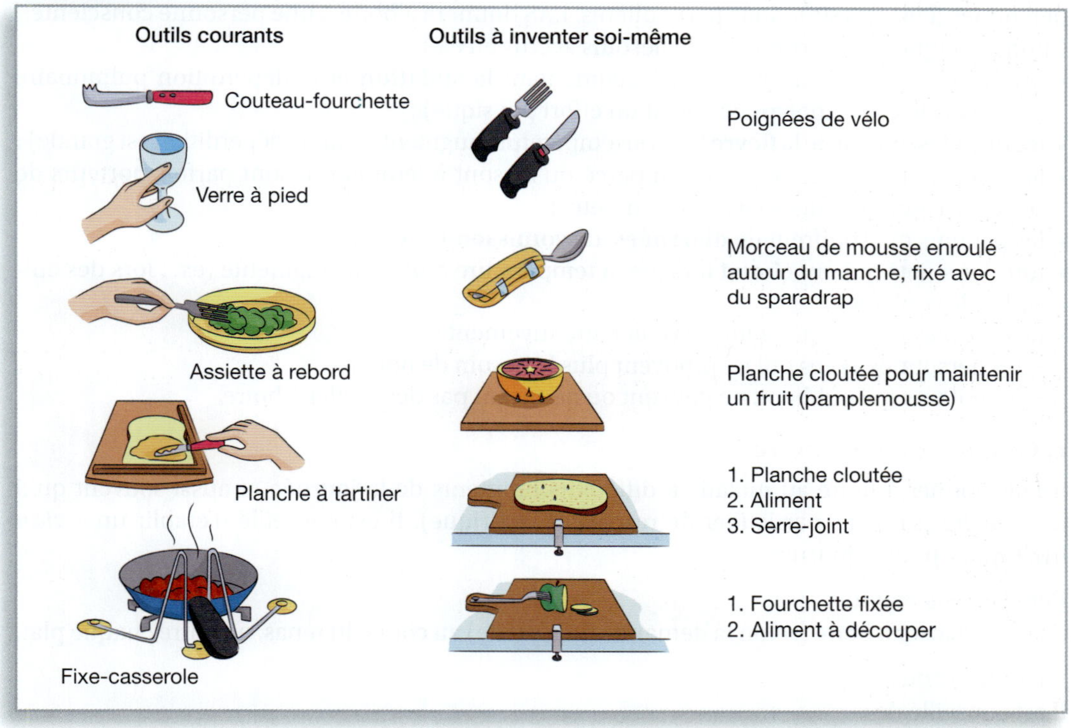

Rôle de l'AS

Règles d'HSC et respect (R) du patient

L'AS veillera à associer HSC et respect du patient lors des deux pôles de la prévention.

Prévenir les fausses routes

En collaboration avec l'infirmier, l'AS devra :
- ne rien donner à boire ou à manger au patient sans indications ;
- choisir des aliments solides ou mixés plutôt que des liquides seuls ;
- préférer l'eau gélifiée pour assurer l'hydratation ;
- éviter de trop remplir la bouche ;
- vérifier que la bouche se vide à chaque déglutition ;
- éviter les stimulations néfastes au cours du repas (ex. : trop faire parler le patient).

Installer le patient en position semi-assise

Pour installer le patient, l'AS devra tenir compte de son état et des directives reçues.

B) Prévention de la déshydratation

La déshydratation est une diminution du volume liquidien de l'organisme. Elle s'accompagne d'un déséquilibre des substances en solution (électrolytes) dans les liquides organiques. La déshydratation négligée peut mettre en danger la vie des patients. Le premier traitement de la déshydratation est la prévention.

a. Méthodologie

L'AS va utiliser la méthode du QQQOCP (qui, quand, quoi, où, comment, pourquoi...) :
- À qui donner à boire et pourquoi ?
- Quand donner à boire ?
- Que donner à boire ?
- Comment donner à boire et où ?

b. À qui donner à boire prioritairement et pourquoi ?

Tous les patients ont besoin d'eau, mais les besoins en eau peuvent être accrus chez certaines personnes dans des situations particulières. L'AS donnera à boire à une personne consciente. Citons quelques cas particuliers de besoins accrus en eau :
- les personnes qui ont une activité augmentant la **sudation** et la déperdition pulmonaire (ex. : dans le cas de polypnée, lors d'un effort physique) ;
- les malades qui ont de la **fièvre** (plus la température augmente, plus la déperdition est grande) ;
- les opérés qui ont été privés d'eau parce qu'ils sont **à jeun** et qui sont parfois porteurs de sonde d'aspiration digestive, de drains, etc. ;
- les patients qui souffrent de **diarrhées**, de **vomissements** ;
- tous les sujets qui ont **chaud** lorsque la température ambiante augmente (ex. : lors des épisodes de canicule) ;
- des cas particuliers qu'il faut surveiller attentivement :
  - les personnes âgées qui n'éprouvent plus le besoin de boire,
  - les enfants qui oublient, ne peuvent ou ne savent pas demander à boire.

c. Quand donner à boire ?

Il faut donner à boire au malade à différents moments de la journée et aussi souvent qu'il le souhaite (sauf cas particulier de restriction hydrique). Il est conseillé d'établir un « ***plan hydrique*** » pour la journée.

Pendant les repas

Il faut proposer à boire (selon la demande du malade) au cours du repas, ou entre chaque plat.

Entre les repas

Il est conseillé de :
- proposer systématiquement à boire en entrant dans une chambre, surtout si le malade n'est pas autonome ou s'il oublie ;
- vérifier le contenu de la carafe ou de la bouteille d'eau ;
- suggérer à la famille de proposer à boire au malade.

Plan hydrique

Il est recommandé de réaliser une fiche pour contrôler les différentes actions en précisant :
- l'identification du malade ;
- la date, les heures où la boisson est proposée ;
- le type de boisson proposée ;
- la quantité absorbée à chaque prise de liquide.

d. Que donner à boire ?

Il est conseillé de :
- tenir compte des régimes éventuels et des goûts du malade ;
- varier les boissons pour ne pas lasser le malade. On choisira parmi eau, tisane, bouillon, café, thé ;
- vérifier la température des boissons proposées au malade.

Précautions

L'AS doit tenir compte du fait que :

- le sucre n'est pas une boisson mais un aliment et qu'il faut donc éviter les excès de sodas et de jus de fruits (en boîte) ;
- les boissons sucrées sont supprimées chez les personnes diabétiques ;
- le lait est considéré comme un aliment (il peut cependant être inclus dans un plan de boisson s'il n'y a pas de contre-indication).

e. Comment donner à boire et où ?

- Pour donner à boire correctement au patient, il faut veiller à ce qu'il soit **assis ou demi assis** :
  - maintenir sa tête avec des oreillers,
  - lui approcher le verre.
- S'il est **allongé** :
  - utiliser la pipette, le canard,
  - ou si cela est possible, l'aider en lui soulevant la tête.

Rôle de l'AS

Règles d'HSC et respect (R) du patient

- Vérifier que la personne a de l'eau à portée de main.
- La solliciter pour qu'elle boive.
- L'installer confortablement.
- Indiquer à tous les membres de l'équipe quel est le degré de dépendance de la personne à ce sujet :
  - Boit-elle seule ?
  - Doit-elle être aidée ?
  - Demande-t-elle à boire ?
  - A-t-elle des difficultés à boire ? etc.
- Faire les transmissions : signaler combien de boissons ont été prises dans la journée (qualité, quantités, goûts, dégoûts, heures des prises, moyens utilisés, problèmes éventuels…)

12 Sommeil

1 Installation de la personne pour le repos ou le sommeil

L'inconfort risque d'avoir des conséquences parfois graves. Un lit mal fait, des draps mal ou trop tirés, des oreillers mal placés peuvent entraîner des mauvaises positions, des crampes, des irritations locales.
L'installation au lit doit aussi permettre à la personne dépendante certaines activités : se laver, s'alimenter, se distraire.

A Matériel

- Matelas ferme ou matelas anti-escarre.
- Support suffisant pour le dos (oreillers).
- Draps, alèse et taie propres.
- Literie soutenue par un arceau pour éviter une mauvaise position des pieds et le poids du linge sur les pieds.
- Table adaptable avec carafe d'eau et verre.
- Table de nuit à proximité avec effets personnels, téléphone, sonnette, bouton pour la lumière, télécommande, mouchoirs, etc.

B Action

Pour favoriser un repos ou un sommeil de qualité, il peut être nécessaire de vérifier l'état des alèses et des taies d'oreillers et, si besoin, de les changer.

a. Changement des alèses

- Expliquer les gestes à faire et coordonner ses mouvements.
- Lever le lit.
- Cette technique demande de tourner la personne sur le côté. Il faut économiser au maximum ses mouvements, déplacements et efforts :
  - adopter les « bonnes positions » afin de limiter ses efforts et protéger son dos (*cf.* Module 4),
  - préparer des alèses propres en rouleau,
  - enlever la literie de dessus, la poser sur la chaise,
  - changer les alèses (à mettre dans le sac à linge sale en bas du chariot ou dans le chariot à linge),
  - remettre la literie de dessus, la border (sauf si matelas anti-escarre type cliniplot), installer confortablement la personne, ranger le matériel et la chambre, se laver les mains.

b Changement des taies d'oreiller

- Enlever la taie sale.
- Retourner la taie propre sur l'envers.
- Glisser les mains à l'intérieur.
- Saisir deux coins de l'oreiller.
- Retourner la taie sur l'oreiller.
- Secouer l'oreiller pour répartir le garnissage.

Rôle de l'AS

Règles d'HSC et respect (R) du patient

Demander la participation de la personne : lui expliquer les différentes phases de l'opération pour qu'elle se sente en sécurité et vous aide efficacement.
Si la personne a transpiré ou si les taies sont souillées, il est vivement conseillé de les changer pour améliorer le bien-être du patient puis de secouer l'oreiller.

Fig. 1.21 Changement des alèses.

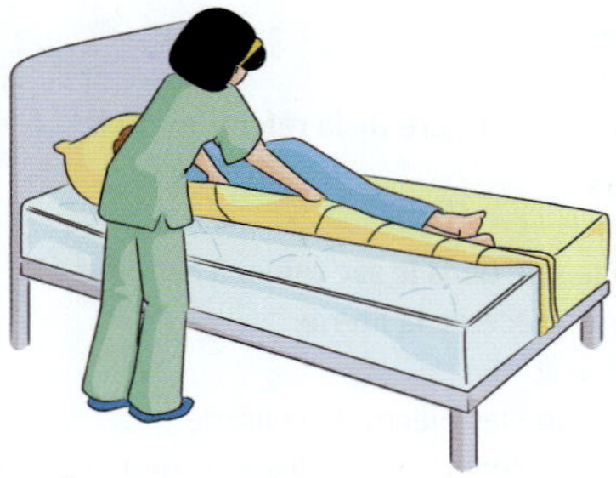

a) – demander à la personne de se tourner sur le côté (favoriser l'autonomie du patient), si impossibilité, l'AS tourne la personne sur le côté (croiser les bras du patient sur son ventre, lui croiser les chevilles[a], respect des principes d'ergonomie par l'AS pour maintenir le dos droit : *jambes en fente avant, barrière de sécurité en place côté opposé*, l'AS est positionné au niveau du thorax du patient, il exerce une poussée à l'aide de ses mains posées sur l'épaule et la hanche du patient ;
– rouler l'alèse sale sur elle-même contre son dos.

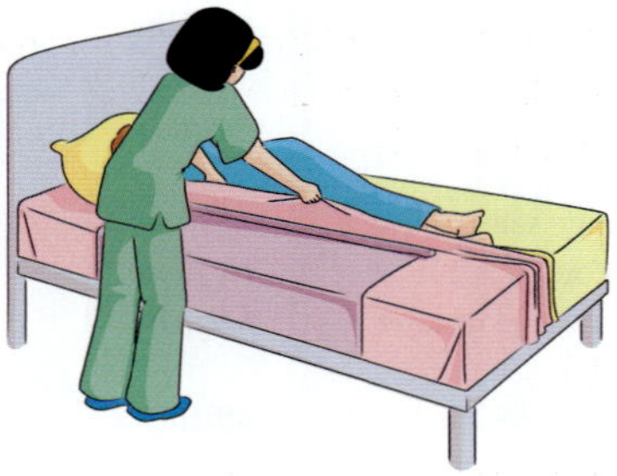

b) – poser l'alèse propre en la roulant sur toute la longueur ;
– la border ;
– la dérouler vers la personne.

N.B : le lit est présenté sans barres d'appui pour mieux visualiser la situation.

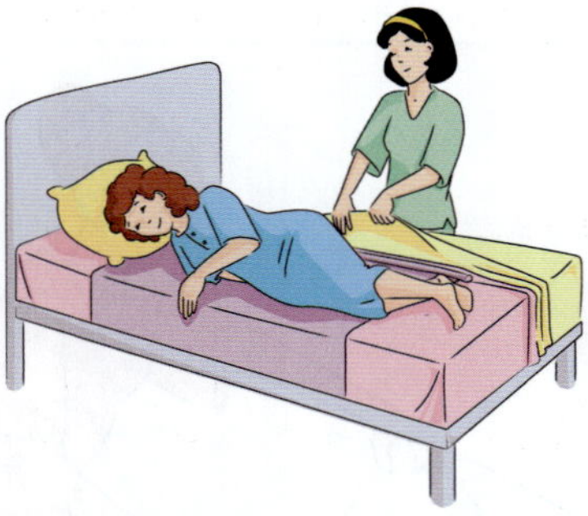

c) – tourner la personne de l'autre côté ;
– *toujours en fente avant*, mettre une main sur l'épaule du patient et une autre sur la hanche du patient et le mettre en position dorsale ; puis se mettre en jambes fléchies, dos droit et en se rapprochant du lit, les bras du patient sont toujours croisés sur son ventre, l'AS tend ses bras et met une main sur l'épaule et la hanche du patient et tout en restant les bras tendus fait pivoter le patient vers lui (le fait de rester les bras tendus pendant tout le mouvement prouve à l'AS que ce n'est pas par la force des bras qu'il a fait pivoter le patient).

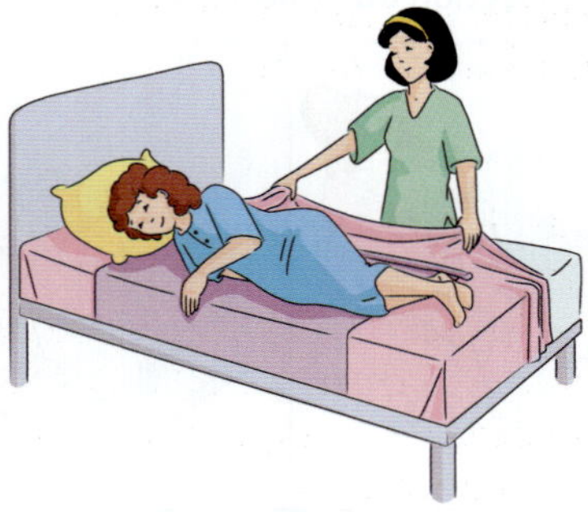

d) – enlever l'alèse sale, dérouler l'alèse propre ;
– replacer le patient : l'AS est toujours jambes fléchies, dos droit et ses mains poussent l'épaule et la hanche du patient sur le dos en le faisant pivoter sur le dos ;
– border, faire les coins en carré ;
– mettre l'alèse sale dans le sac à linge.

a. Si le patient a une prothèse de hanche, lui mettre un coussin ou une alèse entre les genoux pour éviter la luxation de la prothèse. Pour croiser les jambes du patient, l'AS se positionne au niveau des pieds du patient, une main en appui sur le matelas ou le bord du lit et son autre main prend la cheville et la met sur l'autre jambe. Ce contrepoids permet de prévenir les troubles musculo-squelettiques du soignant.

c. Réfection du lit non occupé

Indications et objectifs

Assurer l'hygiène et le confort du lit du patient qui a la possibilité de se lever. Cette réfection se pratique quotidiennement le matin. Elle se fait de préférence à 2 soignants pour mieux respecter les règles d'ergonomie.

Technique

Tableau 1.20 Réfection du lit non occupé.

Matériel	Critères	Procédure
– Chariot de soins		**1. Préparation**
avec le matériel :	***Hygiène***	– Se laver les mains
• drap		– Aérer la chambre
• alèse	***Respect***	– Avertir le patient de l'heure de la réfection du lit
• taie		**2. Action**
– Sac à linge sale		*1er temps : défaire le lit*
(dans le couloir)	***Hygiène***	– Déposer le linge sale dans le sac prévu à cet effet
– Gants à usage unique	***Sécurité***	– Déposer chaque pièce de la literie
(facultatifs)		*2e temps : refaire le lit*
– Nettoyant-désinfectant	***Efficacité***	– Remettre une à une les pièces de la literie
– Lavette		– Border la literie de dessus et faire les « coins au carré »
– Poubelle	***Confort***	– Prévoir un « pli d'aisance » au niveau des pieds
		3e temps : nettoyer/ranger le matériel
	Hygiène	– Nettoyer-désinfecter le matériel et le ranger
		– Se laver les mains
		– Vérifier la présence des objets de première nécessité
		– Fermer la fenêtre
		3. Transmissions
		– Transmettre par écrit que la réfection a été effectuée, éventuellement noter l'observation du patient

Fig. 1.22 Réfection du lit non occupé.

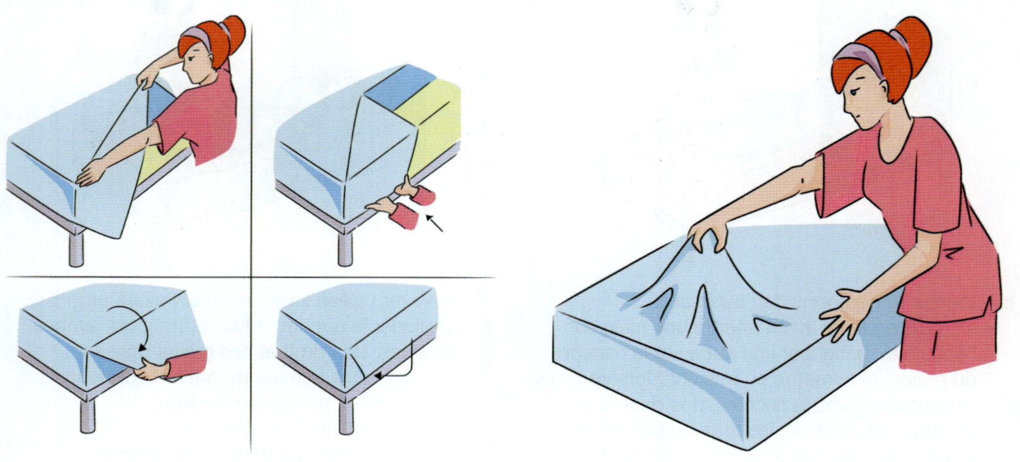

a – Technique des coins au carré

b – Pli d'aisance

2 Conditions favorables à l'endormissement

A Critères d'hygiène et de confort

Un sommeil de qualité est indispensable au bien-être physique et moral du malade. Tout doit être mis en œuvre pour aider le patient à bien dormir :

- obscurité ou demi-obscurité ;
- atmosphère calme ;
- chambre propre et régulièrement aérée ;
- installation correcte du lit ;
- lit fait correctement, propre et sans plis ;
- alèses changées ;
- taies renouvelées.

Pour la sécurité psychique du patient (enfants, personnes âgées, 1re hospitalisation...), il est important de lui dire quel personnel est présent la nuit, que les soignants sont là pour ses soins et pour répondre à ses demandes.

B Objets de première nécessité

Il est important que le patient conserve toujours à portée de main certains objets dits de première nécessité. C'est assurer au patient le sentiment de confort et de sécurité. Citons plus particulièrement :

- la table de nuit ;
- la sonnette ;
- la télécommande du lit et de la TV ;
- l'interrupteur pour éclairer la nuit (si besoin) ;
- le téléphone ;
- l'eau et un verre ;
- les objets personnels (lunettes, radio, livres...) ;
- le bassin ou l'urinal.

Rôle de l'AS

Règles de sécurité (S), de confort (C) et de respect (R)

L'AS veillera à :

- vérifier l'état du patient, c'est-à-dire le questionner avant le repos de la nuit, sur ses besoins ;
- prendre en compte ses demandes, apaiser ses angoisses ;
- répondre aux appels très rapidement ;
- rester disponible et satisfaire ses besoins (ex. : besoin de boire, de lire, d'aller aux WC, se laver les dents, les mains…) ;
- vérifier la présence des objets de première nécessité ;
- éviter de faire du bruit dans les couloirs, à proximité des chambres.

13 Élimination

1 Pose du bassin

A Objectif

Le bassin sert à recueillir les selles et les urines chez la femme et uniquement les selles chez l'homme qui urinera dans l'urinal.

B Technique

Tableau 1.21 Pose du bassin.

Matériel	Critères	Procédure
– Gants à usage unique – Bassin – Journaux (pour poser le bassin et le recouvrir) – Papier toilette – Désodorisant pour la chambre	***Confort***	**1. Installation de la personne** *1er cas : la personne peut se soulever* – Proposer à la personne de soulever le siège et glisser rapidement le bassin. La partie pleine du bassin est positionnée à la base des fesses – Glisser (éventuellement) une serviette roulée dans le creux des reins *2e cas : la personne ne peut pas se soulever*[a]
	Sécurité	– L'installer sur le côté et placer le bassin contre son siège – La remettre sur le dos – Vérifier la bonne position du bassin et le confort de la personne – Respecter la pudeur (couvrir la personne)
	Respect	– La laisser seule et attendre son appel **2. Enlèvement du bassin** – Retirer le bassin et le recouvrir immédiatement avec l'Absorbex©
	Hygiène	– Si la personne n'a pu s'essuyer seule : retirer le bassin, l'installer sur le côté et l'essuyer
	Confort	– Réinstaller la personne confortablement, lui proposer de se laver les mains ; vaporiser du désodorisant
	Hygiène	– Se laver les mains – Nettoyer le matériel (*cf.* ci-après)

a. Certains lits médicalisés peuvent être mis en position fauteuil, ce qui peut aider à l'élimination, car un blocage psychologique peut empêcher une élimination en position couchée.

Fig. 1.23 Pose du bassin[1].

(1) Le lit est présenté sans barres d'appui pour mieux visualiser la situation.

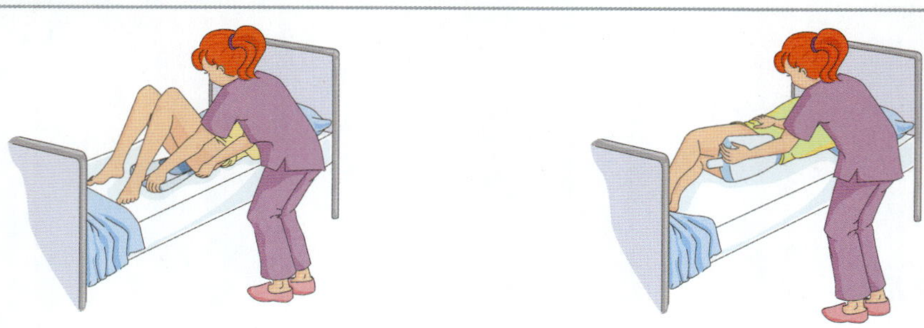

a) – La personne soulève ses hanches,
– l'aide glisse le bassin.

b) – La personne est tournée sur le côté,
– le bassin est posé contre elle,
– l'aide retourne la personne sur le bassin.

Rôle de l'AS

Règles d'HSC et respect (R) du patient

L'AS veillera à :

- stimuler l'autonomie de la personne ;
- respecter la pudeur ;
- respecter l'hygiène des manipulations et de l'entretien ;
- assurer un confort maximum ;
- répondre rapidement à la demande ;
- vérifier la bonne position du bassin.

2 Installation de la personne pour l'élimination : la pose de l'urinal

A Objectif

L'urinal, appelé aussi pistolet, est un récipient en verre ou en plastique destiné à recueillir l'urine.

B Technique

Tableau 1.22 Pose de l'urinal.

Matériel	Critères	Procédure
– Gants à usage unique – Matériel pour l'entretien – Papier toilette – Urinal	*Respect*	**1. Proposer l'urinal à la personne** – Si la personne est valide : laisser l'urinal à sa disposition – Si la personne maîtrise ses gestes : lui présenter l'urinal par la base ou placer l'urinal entre ses jambes
	Hygiène	– Si la personne n'est pas autonome : prendre le gant à usage unique pour introduire la verge dans l'urinal
	Hygiène	**2. Récupérer l'urinal, le vider, le nettoyer** **3. Entretien du matériel (bassin et urinal)** – Se munir de gants à usage unique – Nettoyer avec un détergent-désinfectant, rincer et sécher – Se laver les mains
	Sécurité	**4. Faire les transmissions** – Noter les urines (quantité, aspect, douleur pendant la miction, inflammation)

Rôle de l'AS

Règles d'HSCR (pour les deux soins)

L'AS veillera à :

- stimuler l'autonomie du patient ;
- respecter sa pudeur ;
- respecter l'hygiène des manipulations ;
- assurer un confort maximum au patient ;
- répondre rapidement à sa demande.

14 Activités de stimulation et de maintien du lien social

1 Aide aux repères dans le temps et dans l'espace

L'animation répond aux besoins fondamentaux suivants : s'occuper en vue de se réaliser, apprendre, se recréer. Elle comprend deux orientations complémentaires : l'aide aux « repères » dans le temps et dans l'espace.

A Préparation des activités

L'AS réfléchira en équipe sur :
- les choix à faire en matière d'activités et les priorités à déterminer ;
- les goûts, les désirs des personnes âgées et leurs possibilités (état de santé, capacité de mémorisation).

B Exemples d'activités et aide à apporter

L'AS permet à la personne âgée de participer aux actes de la vie quotidienne selon ses capacités en cherchant ce qui peut la stimuler ou lui plaire. Elle peut :
- l'aider dans l'aménagement de son environnement afin qu'elle y trouve des objets familiers à des *endroits précis* ;
- l'encourager à prendre des responsabilités à *des heures et des lieux* précis. Par exemple :
  - soigner ses plantes, se promener,
  - préparer le goûter,
  - porter le courrier à un voisin de chambre,
  - faire des jeux de société avec d'autres personnes ;
- lui faire *choisir* ses vêtements ;
- lui demander *l'heure* et lui rappeler la *chronologie des soins* du matin ou de l'après-midi ;
- lui parler des activités *du jour*, la laisser s'exprimer, l'écouter ;
- l'aider à situer les événements importants de sa vie (ses souvenirs) *dans le temps* ;
- favoriser les visites de la *famille* ou des *amis* en les accueillant, en les mettant en relation, même si le patient ne les reconnaît pas (maladie d'Alzheimer) ;
- si la personne ne peut se mouvoir, penser à la placer près d'une fenêtre afin qu'elle puisse observer ce qui se passe à l'extérieur et la questionner à ce sujet ;
- apprendre à la personne à :
  - se servir du téléphone,
  - utiliser la radio, la télévision ou l'informatique,
  - réaliser un nouveau parcours ou trajet lors d'une promenade.

Rôle de l'AS

Respect de la personne

L'AS veillera à :
- laisser la personne prendre son temps, ne pas la bousculer ;
- lui permettre de poser des questions, répondre avec précision par des phrases courtes, faire des répétitions si nécessaires, lui montrer ses progrès, la valoriser ;
- lorsque les pertes de mémoire sont manifestes, les signaler à l'infirmier(ère) (transmissions).

2 Stimulation de la personne au travers d'activités physiques et/ou relationnelles

Le désir de participer aux fêtes et aux activités récréatives ne diminue pas, mais les difficultés liées au vieillissement ou à la maladie peuvent contraindre les personnes à y renoncer. Elles concentrent alors leur attention sur les besoins de manger, d'éliminer et de dormir, ou sur leur douleur.

L'animation de la journée s'inscrit déjà dans le « bonjour » du matin, dans le sourire du soignant qui regarde ce patient en tant que personne. La relation de soins est empreinte de respect, d'empathie.

Au quotidien, l'AS peut proposer des animations individualisées au patient : lecture, jeux de société, musique, discussion… selon les choix et les goûts du patient.

L'AS peut aussi l'inciter à participer à des animations collectives réalisées dans l'unité.

Tableau 1.23 Activités physiques et/ou relationnelles et rôle de l'AS.

Activités	Rôle de l'aide-soignant	
Les sorties – Courses au marché – Promenades en groupe – Restaurant	– Suggérer les lieux de sortie et prévoir le matériel nécessaire – Établir une liste de recommandations qui servira à chaque sortie : • matériel à emporter (le goûter, les changes) • adresses utiles en cas d'accident… – Participer à l'accompagnement	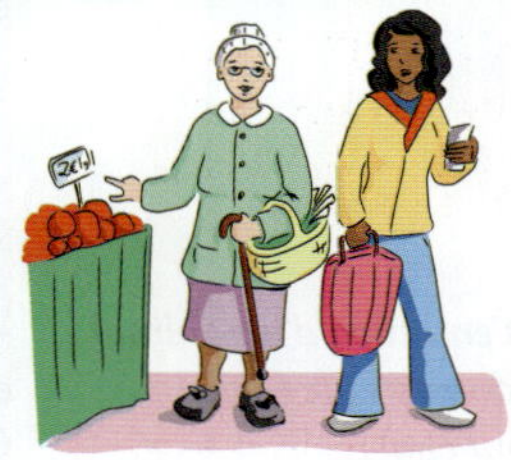
Les fêtes – Les fêtes de famille – Les fêtes populaires – Les fêtes religieuses	– Aider la personne âgée à se préparer à la fête – Déceler ses craintes (ex : peur de se déplacer, souci de l'habillement) – S'informer des fêtes à venir et en parler avec elle – Solliciter sa participation pour préparer la décoration (ex : guirlandes ou sapin à Noël)	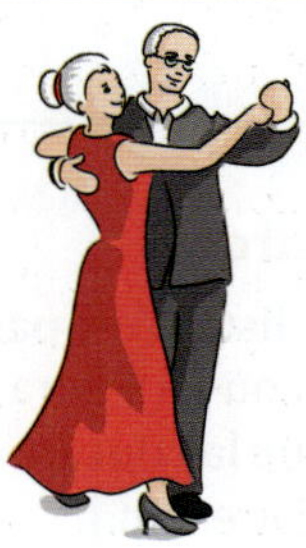
Les activités physiques et douces	– Prévoir un lieu et un horaire, en informer les personnes – Les inciter à danser en leur faisant écouter des musiques de danse de leur jeunesse – Proposer des séances de gymnastique, des jeux de ballon, etc.	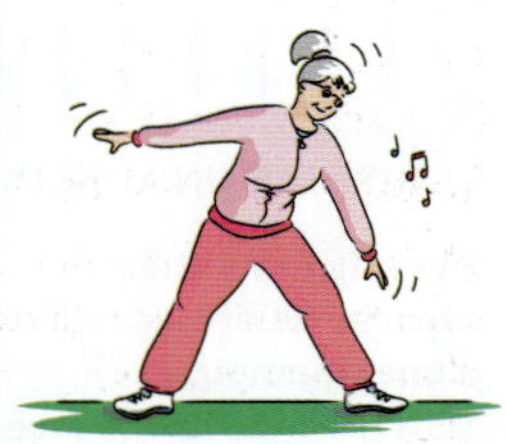
Les jeux de société	– Se procurer les jeux de société – Rechercher des partenaires pour la personne – Organiser un concours (c'est un stimulant) – Participer au jeu pour l'animer	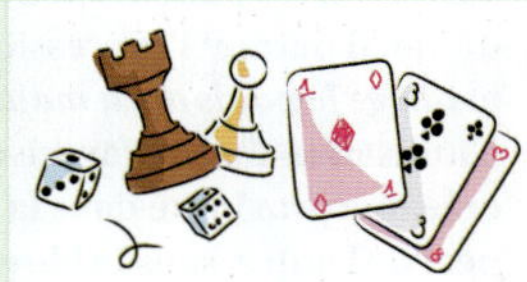
Le chant	– Prévoir l'achat de CD dans le budget – Rappeler à la personne âgée le jour, l'heure et le lieu et l'aider à se rendre à l'activité – Se procurer les chansons d'autrefois qu'elle aime – Confectionner des carnets de chant rédigés en gros caractères – Prévoir un pupitre pour les personnes alitées	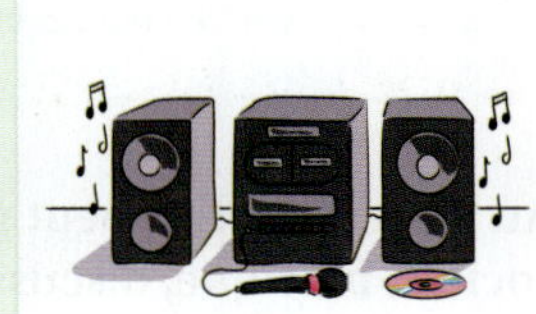

Activités	Rôle de l'aide-soignant	
La lecture	– L'inciter à participer à des groupes de revue de presse – Se procurer des revues, des journaux, des livres (attrayants) – Donner le choix des lectures aux participants, respecter leurs goûts – Faire la lecture à voix haute (cette activité a du succès car elle suscite des échanges)	
Les activités manuelles	– Se procurer le matériel (papiers, peintures) – Associer l'activité à la préparation d'une fête (Noël, Pâques...) – Donner un modèle simple (accessible à tous) – Fixer la feuille avec du scotch – Regrouper le matériel nécessaire à leur portée – Leur laisser la libre disposition de leurs créations	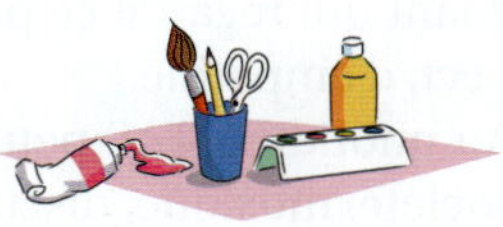
Les rencontres avec les enfants ou les jeunes	L'AS peut : – encourager la visite des petits-enfants, petits neveux – animer des rencontres entre personnes âgées en maison de retraite et enfants des crèches (selon le règlement intérieur)	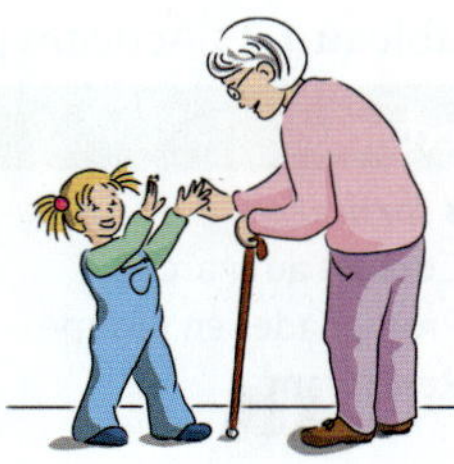
L'entretien d'un animal domestique (chien ou chat)	– Une véritable communication s'établit entre les personnes et l'animal domestique. Celle-ci est donc stimulante. – L'AS devra veiller à l'hygiène liée à la présence de l'animal et donner quelques conseils en la matière.	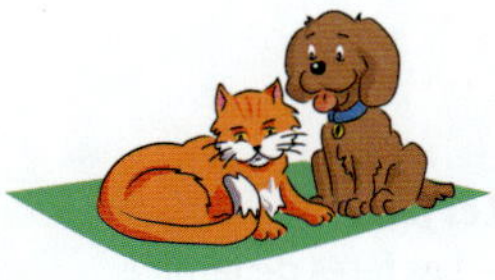

Remarque

Cette liste n'est pas exhaustive : elle vise à mettre en avant les activités les plus appréciées et celles où l'AS aura un rôle particulier à tenir. D'autres animations sont également appréciées comme la couture ou le tricot, le bricolage, le jardinage, les jeux en plein air (boules, quilles...), le théâtre, etc.

LE RIRE EST UN ACTE DE SOIN !

Des soignants utilisent le rire et l'humour avec les patients[a]. Cela permet de dédramatiser une situation, la capacité de rire est reliée à celle de jouer, d'imaginer, de tolérer l'ambiguïté et de percevoir le côté amusant d'une situation.
Mais rire avec l'autre crée un rapport de *confiance*. C'est l'un des *outils de la relation*. Il améliore l'estime de soi quand les patients peuvent faire rire ou rire avec les autres. L'humour renforce le sentiment de survie ou de vie. Il permet l'expression des émotions ou leur négation. Il permet de s'*évader de la réalité* hospitalière et *allège le poids de la maladie* ou ses contraintes.
L'utilisation du rire favorise une *distance relationnelle* où le soignant et le soigné sont d'égal à égal, ce qui crée une proximité dans la relation. *Rire est un acte de soin* qui doit se faire avec discernement, dans le respect de l'autre, sans le blesser dans sa dignité.

a. *Revue AS*, n° 99/sept. 2008.

Au quotidien, l'AS peut proposer des animations individualisées au patient : lecture, jeux de société, musique, discussion... selon les choix et les goûts du patient.
L'AS peut aussi l'inciter à participer à des animations collectives réalisées dans l'unité.

Rôle de l'AS

Durant les activités

Lors des activités, l'AS veille à respecter plusieurs règles de confort (C) et de sécurité (S) et témoigner du respect (R) aux patients. Il doit :

- accompagner la personne sur les lieux ou lui indiquer le chemin ;
- programmer l'activité avec la personne pour ne pas l'oublier ;
- indiquer à la personne la place qu'elle peut prendre, l'installer confortablement ;
- veiller à ce que l'environnement ne soit pas un obstacle à sa participation (son et éclairage) ;
- créer une atmosphère gaie, chaleureuse (associer la musique, le rire, l'humour aux activités) ;
- toujours favoriser les « contacts » entre les personnes lors des activités (présenter les personnes chez qui on décèle des affinités, les placer à côté...) ;
- expliquer à la personne ce qu'elle doit faire ;
- l'aider si elle risque d'avoir des difficultés ;
- toujours éviter de la mettre en situation d'échec ;
- s'informer des activités antérieures pratiquées par la personne ;
- proposer des activités plus adaptées correspondant à ses goûts et à ses capacités ;
- lorsqu'elle veut y participer, l'aider à surmonter ses difficultés ;
- être attentif à sa fatigue, l'aider à prendre du repos, ne pas l'obliger à poursuivre une activité si elle ne peut plus ou ne veut plus la faire ;
- faire les transmissions.

État clinique d'une personne

Compétences et objectifs de formation

- **Compétence**

  Apprécier l'état clinique d'une personne.

- **Objectifs de formation**

– Observer la personne et apprécier les changements de son état clinique.

– Identifier les signes de détresse et de douleur.

– Mesurer les paramètres vitaux en utilisant les outils spécifiques et réaliser les courbes de surveillance.

– Identifier les anomalies au regard des paramètres habituels liés aux âges de la vie.

– Identifier les risques liés à la situation de la personne.

– Discerner le caractère urgent d'une situation et alerter.

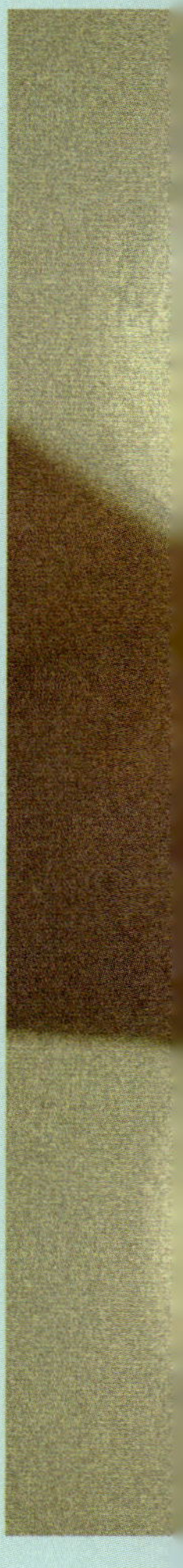

Module 2

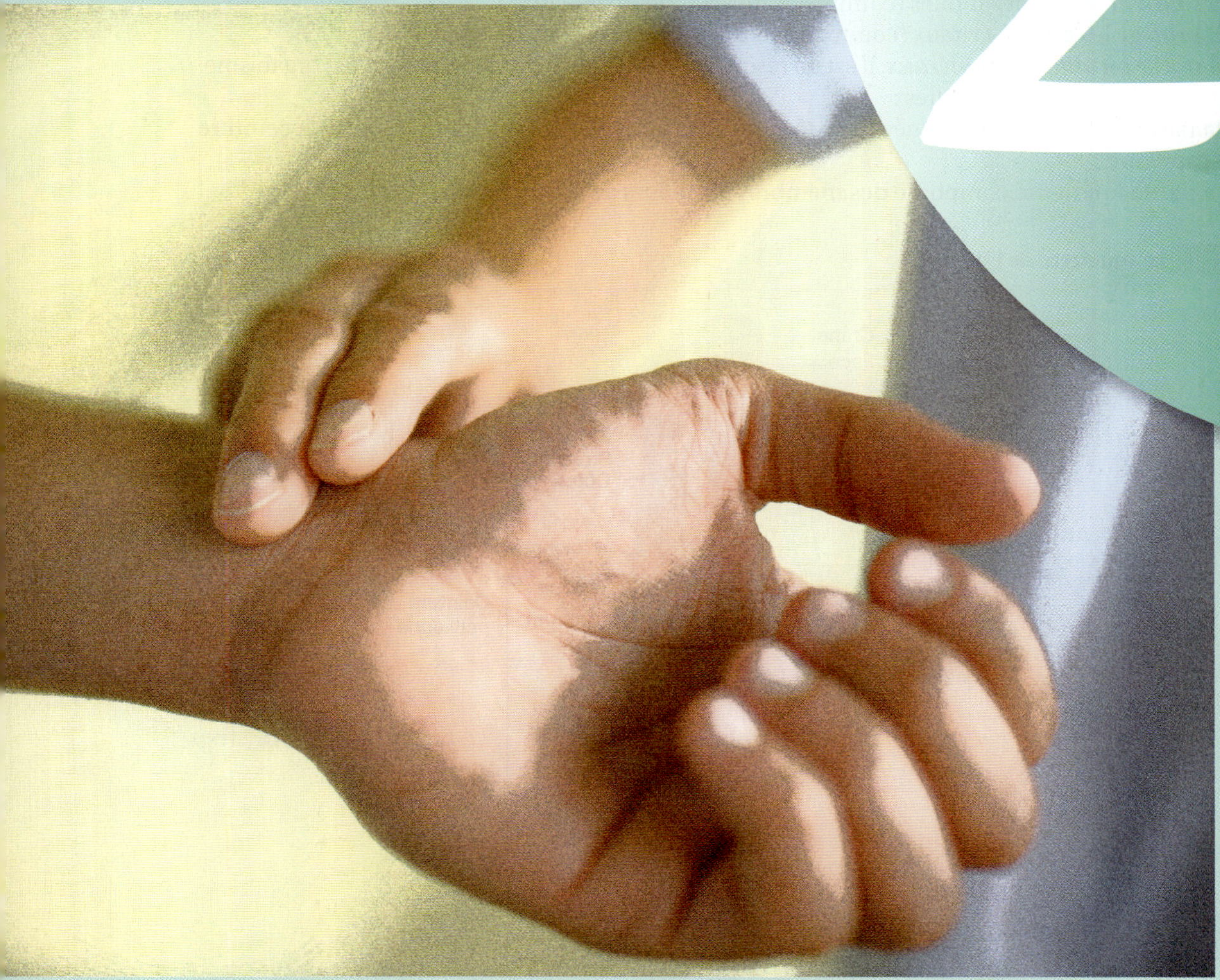

1 Anatomie-physiologie

RÉFÉRENTIEL DE FORMATION AS

L'anatomie et la physiologie du corps humain incluent : le système osseux, le système neuro-musculaire, le système cardio-circulatoire, le système respiratoire, le système uro-génital, le système digestif, le système endocrinien, la peau et les muqueuses.

1 Système osseux

L'appareil moteur de l'homme est constitué par un squelette osseux articulé et par des muscles qui prennent appui sur les os et les mettent en mouvement. On distingue trois parties au squelette : le ***squelette du tronc***, les ***membres*** et la ***tête*** (*cf.* Fig. 2.1).

A Squelette du tronc

Le squelette joue un rôle important :
- il assure la ***rigidité*** des membres et constitue la charpente du corps humain ;
- il ***soutient*** les parties molles (comme les muscles, les vaisseaux) ;
- il ***protège*** les organes vitaux (comme le cœur, la moelle épinière ou le cerveau) ;
- il ***stocke certains sels minéraux***. Il est un réservoir de calcium et de phosphore pour l'organisme.

Nous distinguons deux parties :
- la partie supérieure constituée de la tête, du tronc, des membres supérieurs avec la ceinture scapulaire ;
- la partie inférieure composée des membres inférieurs avec la ceinture pelvienne.

Fig. 2.1 Le squelette de l'homme.

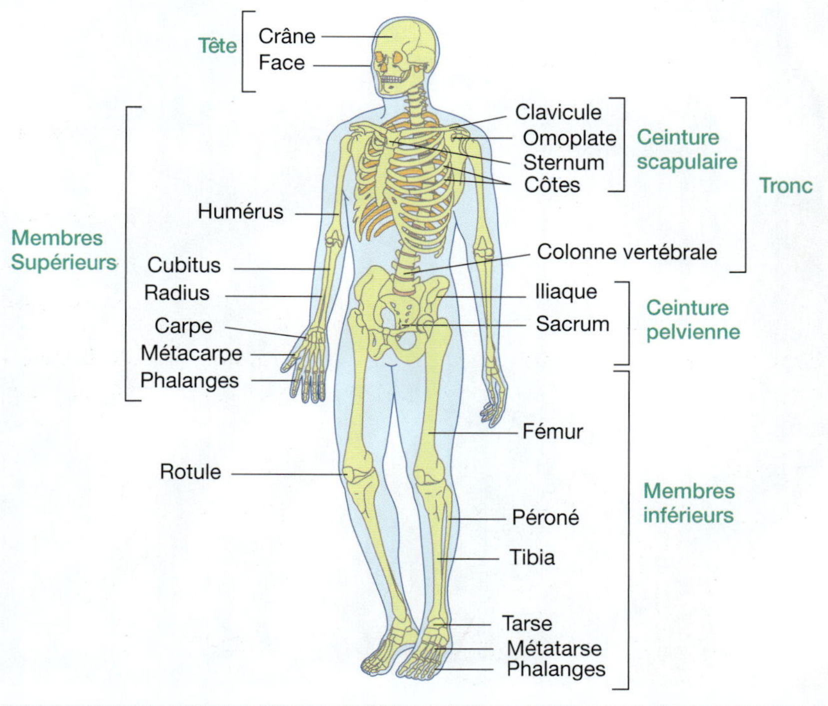

a. Rachis

Le rachis (appelé aussi colonne vertébrale) est constitué de trente-trois vertèbres, réunies par des ***disques*** cartilagineux, souples et élastiques.
La superposition des vertèbres dessine le ***canal rachidien*** où est logée la moelle épinière et d'où émergent les ***nerfs rachidiens***.

b. Côtes

Les côtes sont des os plats allongés, s'articulant avec les vertèbres thoraciques et reliées pour la plupart au sternum par un cartilage. L'ensemble des douze vertèbres thoraciques, des douze paires de côtes et du sternum forme la ***cage thoracique***, qui protège le cœur et les poumons.

B Squelette des membres

a. Membres supérieurs

Les membres supérieurs comportent :
- des os ***longs*** (os des bras et avant-bras) ;
- des os ***courts*** (os des poignets et des mains, les carpes et métacarpes).

Les membres supérieurs se rattachent au tronc par les ***os de l'épaule*** : omoplate et clavicule (celle-ci est articulée au sternum) qui forment la ***ceinture scapulaire*** (*cf.* Fig. 2.4).

b. Membres inférieurs

Les membres inférieurs comportent :
- des os ***longs*** (os des cuisses et des jambes) ;
- des os ***courts*** (os des chevilles et des pieds, les tarses et métatarses).

Fig. 2.2 Le squelette du tronc et les vertèbres.

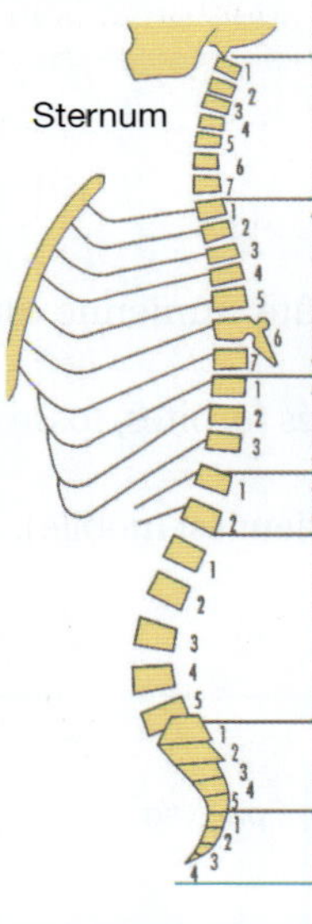

Côtes	Vertèbres
	7 cervicales
7 paires de **vraies côtes** reliées directement au sternum par des cartilages	12 thoraciques
3 paires de **fausses côtes** reliées à la 7e côte par un cartilage commun	
2 paires de **côtes flottantes**	
	5 lombaires
	5 sacrées (sacrum)
	4 coccygiennes (coccyx)
	33 vertèbres

Fig. 2.3 La coupe d'une vertèbre dorsale.

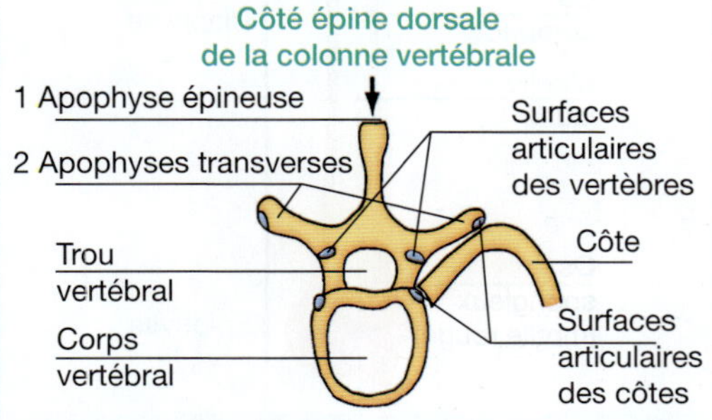

Fig. 2.4 La ceinture scapulaire formée de l'omoplate et de la clavicule (articulée au sternum).

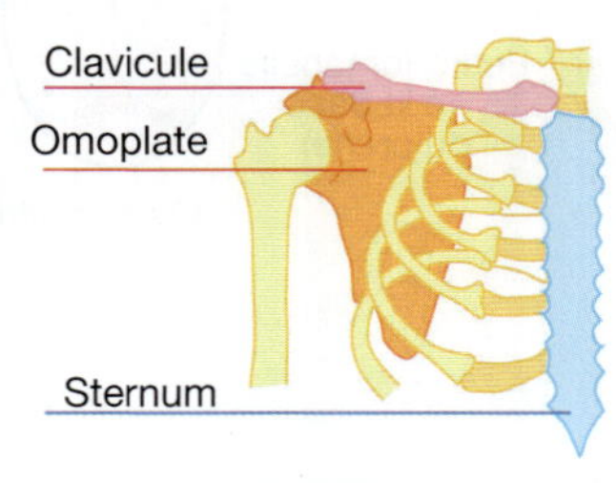

Les membres inférieurs se rattachent au tronc par les *os iliaques* qui forment la *ceinture pelvienne*.

c. Comparaison

Les membres supérieurs et inférieurs (*cf.* Fig. 2.5) :

- sont formés de trois parties ;
- se rattachent au tronc par des ***ceintures***.

Les os des membres supérieurs sont adaptés à la ***préhension***.
Les os des membres inférieurs sont adaptés à la ***marche***.

Fig. 2.5 La comparaison du membre supérieur et du membre inférieur.

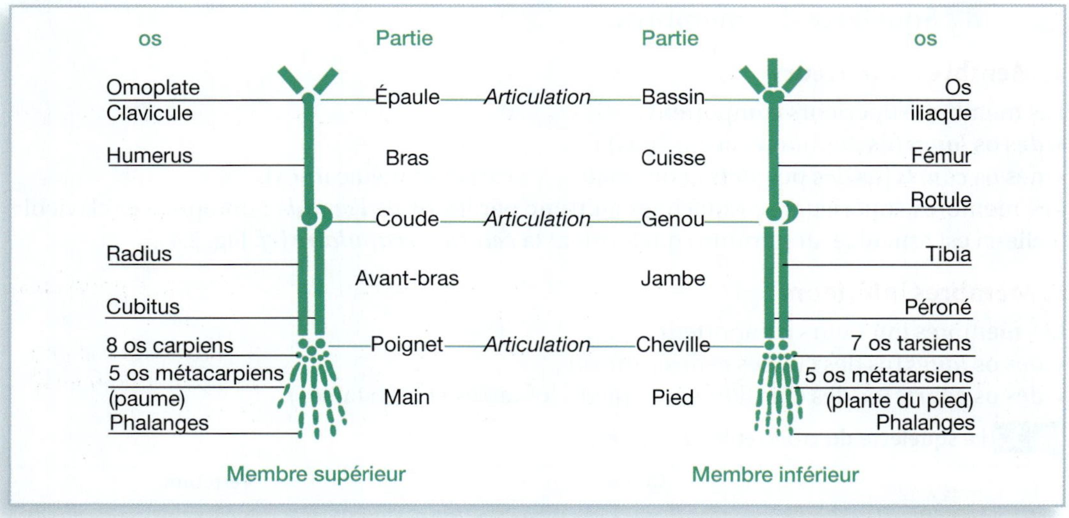

C Squelette de la tête

Le squelette de la tête comprend les os du crâne et les os de la face.

- Les ***os du crâne*** forment la boite crânienne qui protège l'encéphale. La voûte crânienne est formée de quatre os plats : le frontal, les deux pariétaux et l'occipital.
- Les ***os de la face*** présentent des os plats dont certains sont creusés de cavités (orbites, fosses nasales…).
- Les ***articulations des os*** du crâne et de la face sont fixes (seul le maxillaire inférieur est mobile).

Fig 2.6 Les fontanelles du nourrisson.

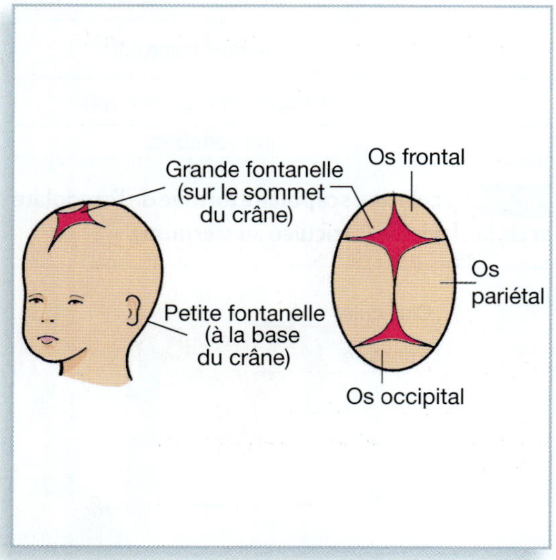

Fig. 2.7 L'os long.

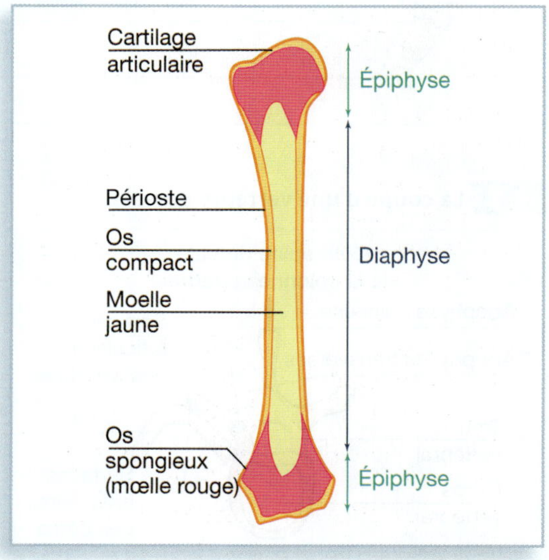

- Chez l'enfant, à la naissance, on peut observer deux espaces membraneux appelés *fontanelles* (en forme de losange). Ce sont les ***points de jonction*** des os qui vont s'ossifier progressivement (*cf.* Fig. 2.6) :
  - la *fontanelle postérieure* (ou petite fontanelle) s'ossifie vers 3 mois,
  - la *fontanelle antérieure* (ou grande fontanelle) s'ossifie vers 18 mois.

D Étude de l'os long

a. Anatomie

L'os long comporte deux parties : un corps, ou ***diaphyse***, et deux extrémités, ou ***épiphyses*** (*cf.* Fig. 2.7).

Diaphyse

Périoste

C'est une fine membrane vascularisée qui recouvre l'os. Le périoste est constitué de deux couches qui assurent la croissance en largeur et en épaisseur de l'os :

- la couche externe qui est fibreuse ;
- la couche interne qui est ostéogénique (contenant les ostéoblastes et ostéoclastes).

Os compact

Il est creusé d'une cavité (canal médullaire) remplie de ***moelle jaune*** (substance graisseuse nourricière). L'os est un tissu vivant, fait de multiples cellules osseuses étoilées :

- disposées en cercles, autour de ***canaux nourriciers*** (dans lesquels circulent vaisseaux et nerfs) ;
- noyées dans **une *matrice osseuse*** (1/3 de l'os, constitué d'osséine – mélange de molécules organiques et de sels minéraux – 2/3 de l'os, constitué de phosphates de calcium).

Épiphyse

Cartilage articulaire

C'est une couche blanchâtre, non vascularisée qui recouvre l'extrémité de l'os. Elle est constituée de cellules et de collagène (molécule élastique).

Os spongieux

L'os spongieux, très vascularisé, est formé de travées osseuses sans cesse renouvelées. Ses cavités sont remplies de *moelle rouge* qui donne naissance aux hématies, aux plaquettes et aux leucocytes (fonction hématopoïétique).

b. Physiologie

Nous avons vu que l'os est un tissu vivant ; ainsi il peut se modifier au cours de la vie.

- En période de croissance, il s'accroît en longueur grâce au ***cartilage de conjugaison*** qui assure la jonction entre l'épiphyse et la diaphyse.
- À la fin de la croissance, ce cartilage de conjugaison disparaît.
- La croissance en épaisseur est assurée par le ***périoste*** qui remanie l'os en permanence, assurant ainsi sa solidité. L'os est remodelé sous l'action des efforts qu'il subit (il peut parfois se déformer) (*cf.* Fig. 2.8). Ce remaniement s'effectue grâce à l'activité de certaines cellules osseuses :
  - les ***ostéoclastes***, dont la fonction est la résorption de l'os afin d'assurer le maintien de sa morphologie,
  - les ***ostéoblastes***, cellules formatrices de l'os du fait de leur sécrétion des éléments constitutifs du tissu osseux (collagène…).

Fig. 2.8 Trois déformations de la colonne vertébrale.

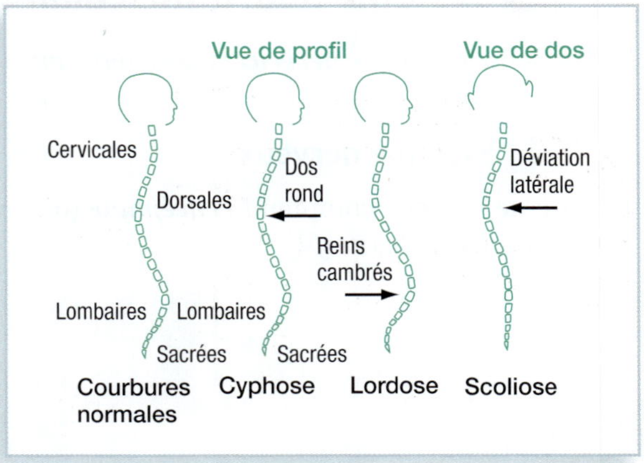

E Anomalies

La colonne vertébrale présente des courbures naturelles qui, dans de mauvaises conditions, peuvent se déformer : c'est le cas de *cyphose*, de la *lordose* et de la *scoliose* (*cf.* Fig. 2.8).

F Articulations

Les mouvements du corps sont possibles grâce aux articulations.
On distingue trois sortes d'articulations (*cf.* Fig. 2.9) :

- les ***articulations mobiles*** qui permettent les mouvements de grande ampleur (ex. : les articulations du genou, de la hanche, du coude) ;
- les ***articulations semi-mobiles*** qui ne permettent que des mouvements limités (ex. : les articulations des vertèbres entre elles) ;
- les ***articulations fixes*** (ou suture), qui ne permettent pas de mouvement. Ce sont les articulations immobiles (ex. : les sutures des os du crâne).

L'articulation mobile, par exemple celle du fémur et du bassin (*cf.* Fig. 2.9 A), permet des positions variées grâce :

- à l'***emboîtement profond*** des surfaces osseuses ;
- à la ***solidité des fixations*** avec des ligaments souples et solides qui lient les os entre eux ;
- au ***glissement articulaire*** favorisé par :
  – le *cartilage articulaire*, d'aspect nacré, et très lisse,
  – le *liquide synovial*, lubrifiant.

Les articulations mobiles sont les plus nombreuses dans le corps.

Fig. 2.9 Les différentes articulations.

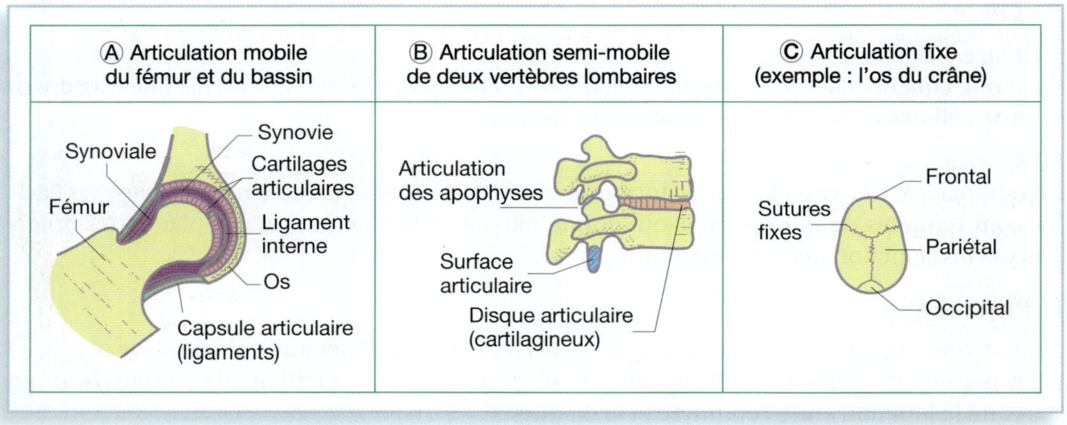

2 Système neuromusculaire

Il comprend le système ***nerveux*** et le système ***musculaire***.

A Système nerveux

Le système nerveux comprend l'***encéphale*** (organe noble situé dans la boîte crânienne), la ***moelle épinière*** et les ***nerfs***.

a. Anatomie des organes

Encéphale (cf. Fig. 2.10)

Cet organe, protégé par la boîte crânienne, comprend :

- le cerveau ;
- le cervelet ;
- le bulbe rachidien.

Moelle épinière (cf. Fig. 2.10)

Elle est située dans la colonne vertébrale ***à l'intérieur du canal rachidien***.

Tissu nerveux (les neurones)

Il est formé d'un ensemble de cellules nerveuses appelées ***neurones*** (*cf.* Fig. 2.11) dont :

- les ***corps cellulaires*** forment la « substance grise » ;
- les ramifications (***axones***) forment la « substance blanche ».

Nerfs

Il existe deux types de nerfs : les nerfs ***crâniens*** et les nerfs ***rachidiens.*** Ces derniers se détachent de la moelle épinière par deux racines :

- une racine ***antérieure*** qui renferme les fibres nerveuses ***motrices*** ;
- une racine ***postérieure*** qui renferme les fibres nerveuses ***sensitives***.

Fig. 2.10 Le système nerveux.

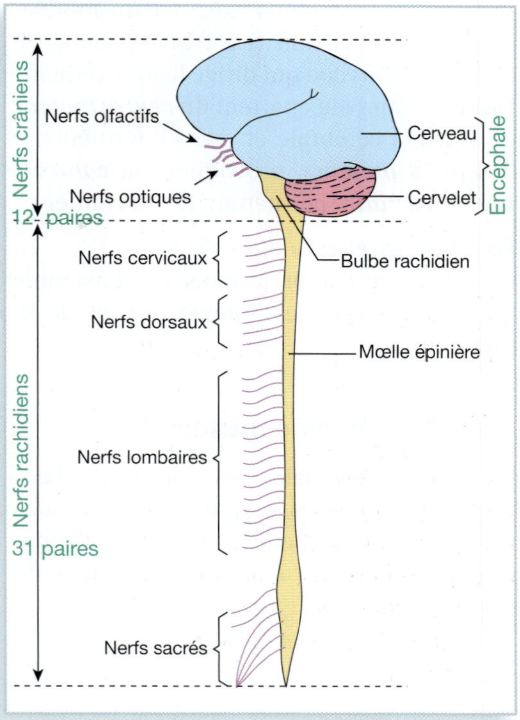

Fig. 2.11 Le neurone et la fibre nerveuse.

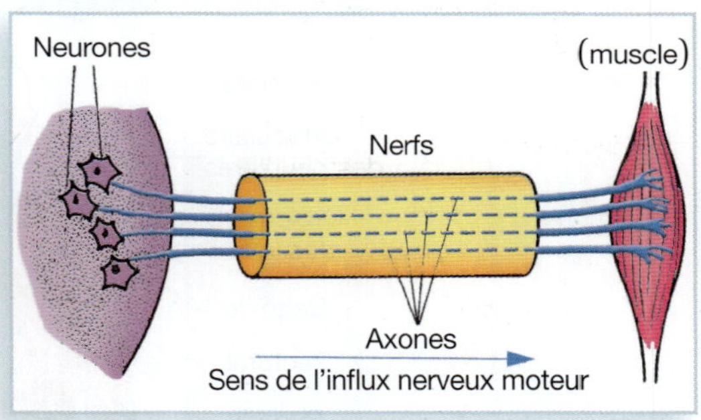

b. Physiologie

Excitants nerveux

Plusieurs excitants agissent sur les nerfs :

- les excitants ***mécaniques*** (piqûres, pincements, bruits) ;
- les excitants ***chimiques*** (acides) ;
- les excitants ***électriques*** (lumière vive) ;
- les excitants ***thermiques*** (chaleur, froid).

Influx nerveux

- Lorsqu'un excitant agit sur un nerf, il provoque un ***influx nerveux*** (ex. : influx visuel, auditif...).
- L'influx nerveux peut provoquer des mouvements involontaires (dits ***réflexes***). Il va circuler dans les nerfs :
  - de la peau vers la moelle (***trajet sensitif***),
  - de la moelle vers les muscles (***trajet moteur***).

L'influx nerveux semble ainsi revenir sur lui-même, d'où le nom de « réflexe » donné au phénomène.

c. Rôle du cerveau

Le cerveau (ou encéphale) est le centre de la sensibilité consciente, de la motricité volontaire et de l'intelligence.

Sensibilité consciente

Prenons l'exemple de la transmission de l'influx visuel. L'excitation d'un organe des sens (l'œil) fait naître un influx nerveux (*influx visuel*). L'influx nerveux va cheminer dans un nerf (*nerf optique*). Le nerf aboutit dans une zone bien déterminée du cerveau (la *zone visuelle*) où l'influx fait naître la sensation (la *sensation visuelle*).

Motricité volontaire

Lorsque nous voulons exécuter un mouvement de préhension (ex. : boire, manger), c'est notre cerveau qui dirige le mouvement. Des influx nerveux partent du ***centre moteur*** de l'écorce cérébrale et, par l'intermédiaire des ***nerfs moteurs***, provoquent la ***contraction musculaire*** permettant le mouvement.

Fonction intellectuelle

C'est l'écorce cérébrale dans son ensemble qui est le siège de l'intelligence et de la mémoire.

Fig. 2.12 Sensibilité consciente (trajet de l'influx nerveux).

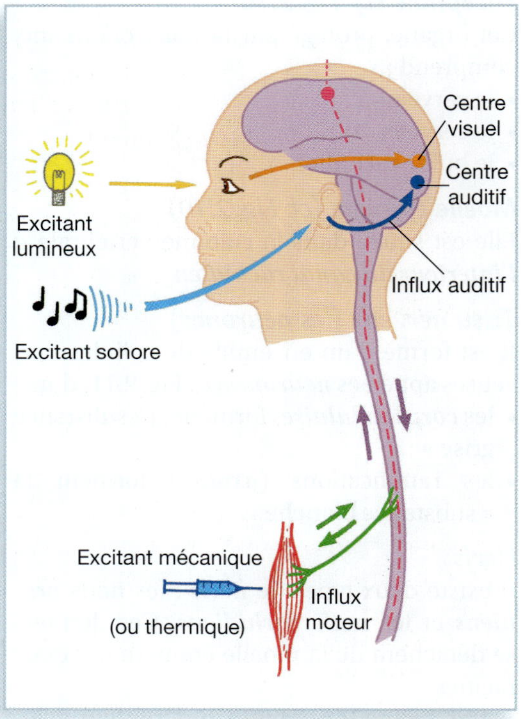

B Système musculaire

L'appareil musculaire est formé de l'ensemble des muscles, organes actifs du mouvement. Il fait partie, avec les os, de l'appareil locomoteur, car il assure la ***motricité*** du corps (*cf.* Fig. 2.13).

Fig. 2.13 Les principaux muscles squelettiques ou muscles striés.

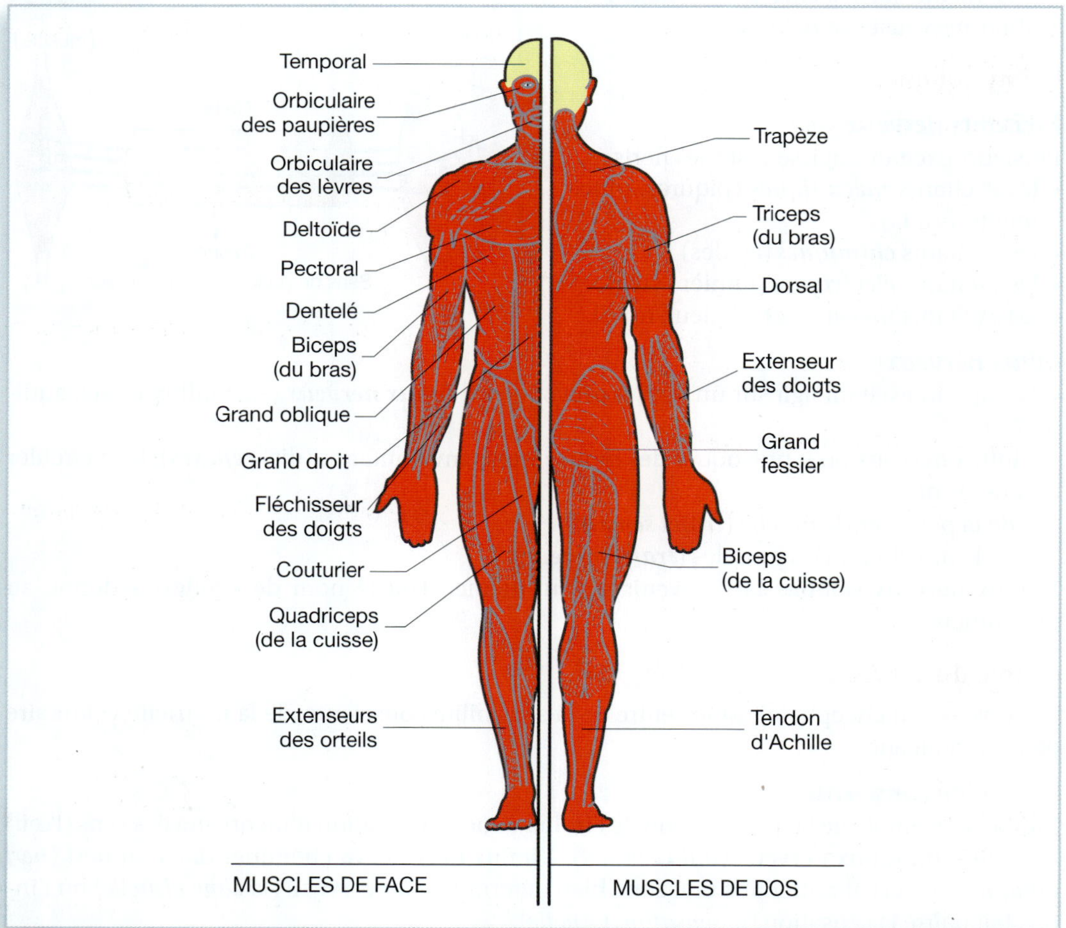

a. Classement des muscles

On distingue trois types de muscles.

Muscles striés (ou squelettiques)

Fixés directement sur les os, ils constituent la majeure partie de l'appareil musculaire. Ils sont soumis au contrôle du système nerveux *cérébro-spinal*, leur contraction est volontaire. Ils permettent les mouvements du squelette.

Muscles lisses (ou viscéraux)

Ils entrent dans la construction des organes profonds, ils sont présents dans les parois des organes creux, telles que la paroi de l'estomac, de l'intestin, de la vessie, etc. Ils sont soumis au contrôle du système nerveux *végétatif*, leur contraction est indépendante de la volonté, elle est lente et durable.

Muscle cardiaque

Il n'est présent que dans la paroi du cœur et n'est pas sous contrôle de la conscience. La disposition des fibres musculaires est en relation avec le mode de contraction du cœur.

b. Description des muscles squelettiques

Les muscles squelettiques sont les plus nombreux, observons la variété de leurs caractères :

- la ***couleur*** rouge des muscles est due à l'hémoglobine du sang ;
- leur ***forme*** allongée (en fuseau), plate, rubanée, en éventail, ou ronde (sphincter, orbiculaire...) ;
- leur ***aspect***, certains sont simples (ils n'ont qu'un ventre). D'autres sont composés (ils ont deux, trois ou quatre ventres) ;
- leur ***fixation***, certains sont fixés aux os par des ***tendons***. D'autres sont directement fixés sur la peau (muscles du visage).

Rôle

Les muscles squelettiques forment des groupes aux rôles inversés (***antagonistes***) qui répondent aux différents mouvements du corps. Par exemple, pour le bras :

- le biceps est ***fléchisseur*** de l'avant-bras sur le bras (*cf.* Fig. 2.15) ;
- le triceps est ***extenseur***.

Anatomie du muscle

Sur une coupe transversale d'un muscle strié, on observe, de l'extérieur vers l'intérieur :

- une lame fibreuse appelée ***aponévrose*** permettant l'insertion ;
- des ***cloisons*** divisant le muscle en compartiments ;
- les cellules du muscle appelées ***fibres musculaires***.

Une fibre musculaire est une longue cellule cylindrique qui a un cytoplasme strié (d'où le nom de muscles striés) et plusieurs noyaux.

Propriétés du muscle

Le muscle est doué de différentes propriétés.

Fig 2.14 **Coupe d'un muscle long.**

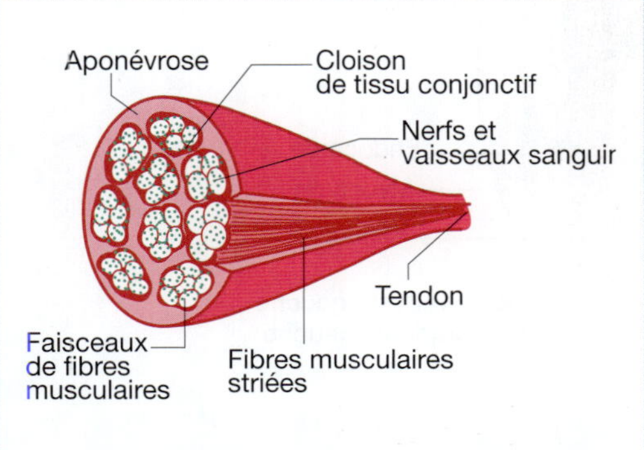

Fig 2.15 **Rôle des muscles, flexion de l'avant-bras.**

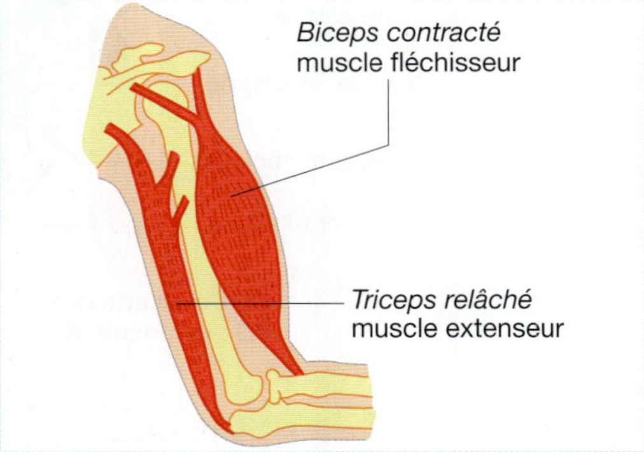

- L'***excitabilité***, qui a des origines diverses :
  - *thermique* : température élevée,
  - *mécanique* : choc, piqûre, pincement.
- La ***contractilité*** : la stimulation du nerf a provoqué la contraction musculaire. Celle-ci est très rapide. Le muscle excité se raccourcit, s'épaissit.
- L'***élasticité*** : lorsque l'excitant a cessé d'agir, le muscle retrouve sa forme primitive, grâce à son élasticité. Cette élasticité est nécessaire pour faciliter tous les mouvements de la vie quotidienne.
- La ***tonicité*** : d'une manière permanente, les muscles gardent une contraction légère, dite « tonique » (*tonus musculaire*), ce qui permet par exemple la station debout (immobile). C'est ainsi qu'à chaque instant, nous évitons les chutes (malgré une immobilité apparente).

Le muscle tire son énergie des nutriments (composés essentiellement de ***glucose*** et de ***lipides***) qu'il reçoit et il a besoin de dioxygène.

Étude des mouvements

Les muscles et les articulations permettent les mouvements harmonieux du corps (*cf.* Fig. 2.15). Au cours des mouvements, certains éléments sont actifs, d'autres sont passifs. Par exemple :

- dans le ***mouvement de flexion***, les centres nerveux ordonnent au biceps de se contracter et au triceps de se relâcher ;
- dans le ***mouvement d'extension***, les centres nerveux ordonnent au triceps de se contracter et au biceps de se relâcher.

3 Système cardio-vasculaire

Le système cardio-vasculaire[1] comprend un organe propulseur du sang, le cœur, et un appareil conducteur du sang, les vaisseaux sanguins.

A Cœur

Le cœur est situé dans la cage thoracique entre les deux poumons.

a. Anatomie (*cf.* Fig. 2.16)

- C'est un muscle creux, divisé en quatre cavités (2 oreillettes et 2 ventricules).
- De gros vaisseaux assurent la distribution du sang à tout l'organisme.

Fig 2.16 Le cœur.

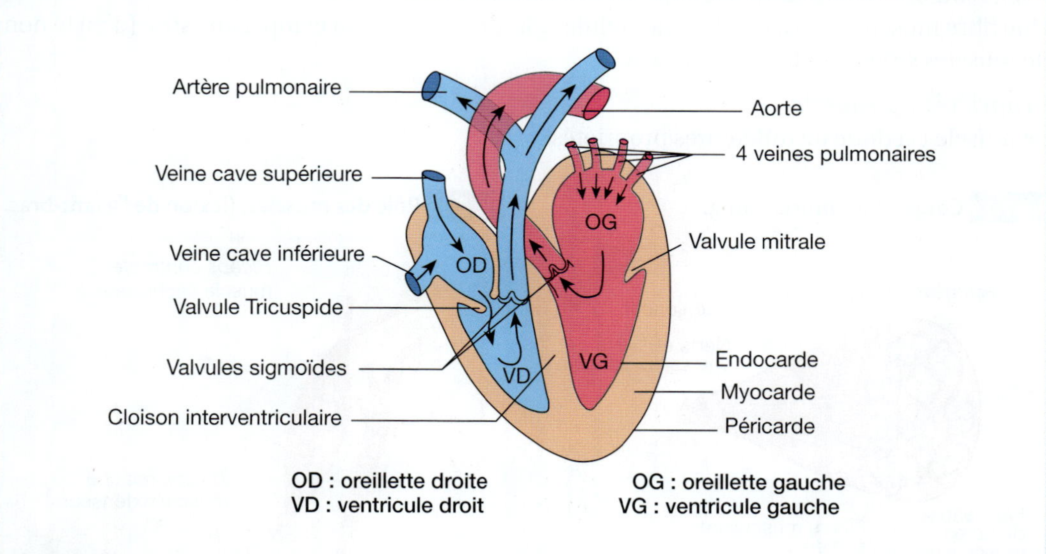

1. Appelé aussi cardio-circulatoire.

b. Physiologie (*cf.* Fig. 2.17)

- La contraction cardiaque se décompose en trois phases pour un battement.
- Il y a *70 battements/min* pour l'adulte et 140 pour le nourrisson.
- On perçoit les battements du cœur à l'auscultation ou en prenant le pouls.

Fig 2.17 La contraction cardiaque.

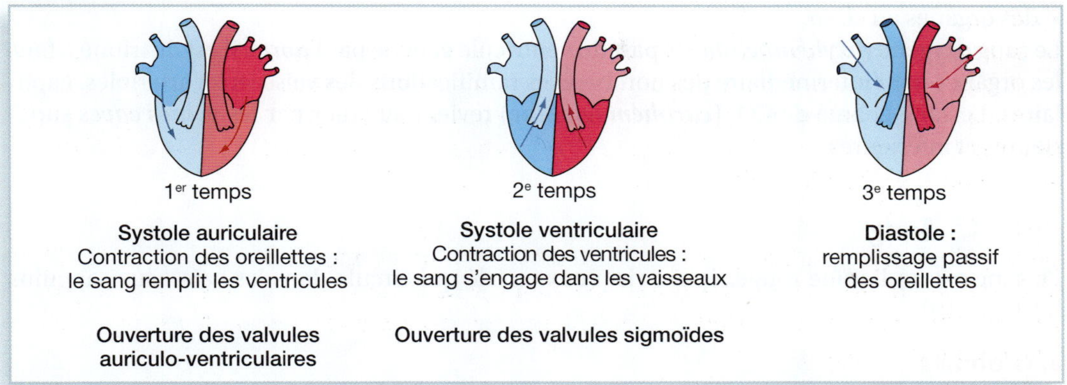

B Circulation sanguine

a. Petite circulation ou circulation pulmonaire (*cf.* Fig. 2.18)

La petite circulation correspond au circuit du sang :
- du cœur aux poumons ;
- des poumons au cœur.

Fig 2.18 La circulation sanguine.

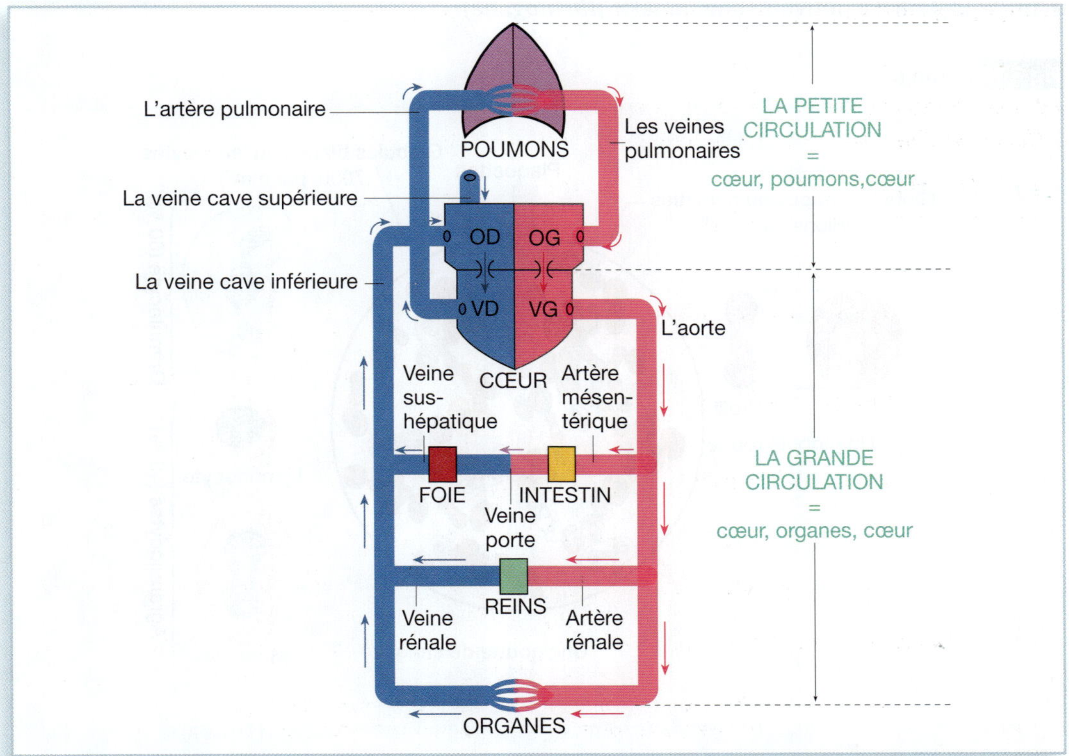

Le sang chargé de CO_2 (***carbhémoglobine***) quitte le cœur par l'artère pulmonaire et se rend aux poumons. Il s'oxygène au contact de la membrane alvéolo-capillaire et il revient au cœur (***oxyhémoglobine***) par les veines pulmonaires[2].

b. Grande circulation (*cf.* Fig. 2.18)

La grande circulation correspond au circuit du sang :
- du cœur aux organes ;
- des organes au cœur.

Le sang oxygéné (***oxyhémoglobine***) part du ventricule gauche par l'*aorte*. Il est distribué à tous les organes par l'intermédiaire des nombreuses ramifications des vaisseaux : artérioles, capillaires. Le sang chargé de CO_2 (***carbhémoglobine***) revient au cœur par les ***veines caves*** supérieures et inférieures.

C Sang

Le sang est un liquide rouge, épais, visqueux et salé qui circule dans les vaisseaux sanguins (*cf.* Fig. 2.19).

a. Globules

Le sang contient des ***éléments figurés*** :
- les ***hématies*** ou ***globules rouges*** assurent le transport de l'O_2 et du CO_2 ;
- les ***leucocytes*** ou ***globules blancs*** interviennent dans la défense immunitaire de l'organisme ;
- les ***plaquettes*** jouent un rôle dans la coagulation.

b. Plasma

Le liquide du sang est le ***plasma***. Il véhicule :
- des substances nutritives ;
- des déchets (urée, acide urique) ;
- des substances actives (vitamines, hormones, anticorps) ;
- une substance à pouvoir coagulant (le ***fibrinogène***).

Fig 2.19 Le sang.

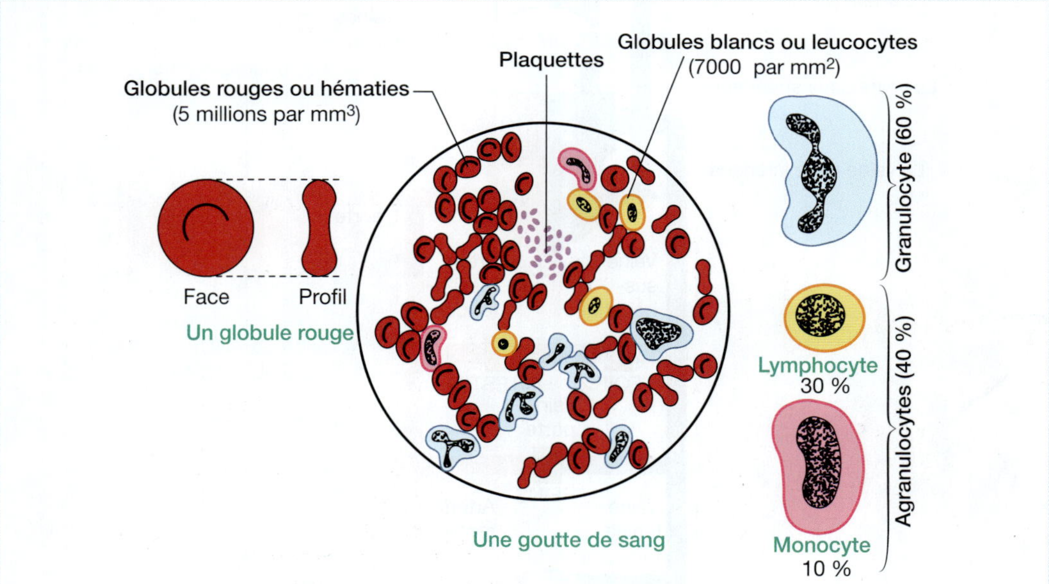

2. On compare l'hémoglobine à un petit taxi qui transporterait toujours les deux mêmes passagers. Il change de couleur selon le passager qu'il transporte (rouge foncé : carbhémoglobine ; rouge vermeil : oxyhémoglobine).

D Vaisseaux

Il y a :
- les artères qui véhiculent le sang riche en dioxygène du cœur vers les organes ;
- les veines qui ramènent le sang chargé de dioxyde de carbone, depuis les organes jusqu'au cœur ;
- les capillaires qui forment le réseau vasculaire au niveau des organes. Ce sont les vaisseaux les plus fins.

4 Système respiratoire

Le système respiratoire permet les échanges gazeux indispensables à la vie. Il est composé des voies respiratoires et des poumons.

A Voies respiratoires

Les voies respiratoires vont du nez jusqu'aux lobules pulmonaires (*cf.* Fig. 2.20) et présentent des caractères communs qui ont pour but d'humidifier, de réchauffer et de nettoyer l'air inspiré grâce aux cils vibratiles.

B Poumons

Les poumons sont deux organes spongieux enveloppés de la ***plèvre*** (membrane à deux feuillets) qui solidarise les poumons à la cage thoracique (*cf.* Fig. 2.20). Les poumons sont divisés en lobules pulmonaires. Un riche réseau capillaire se ramifie dans les poumons.

Fig 2.20 L'appareil respiratoire.

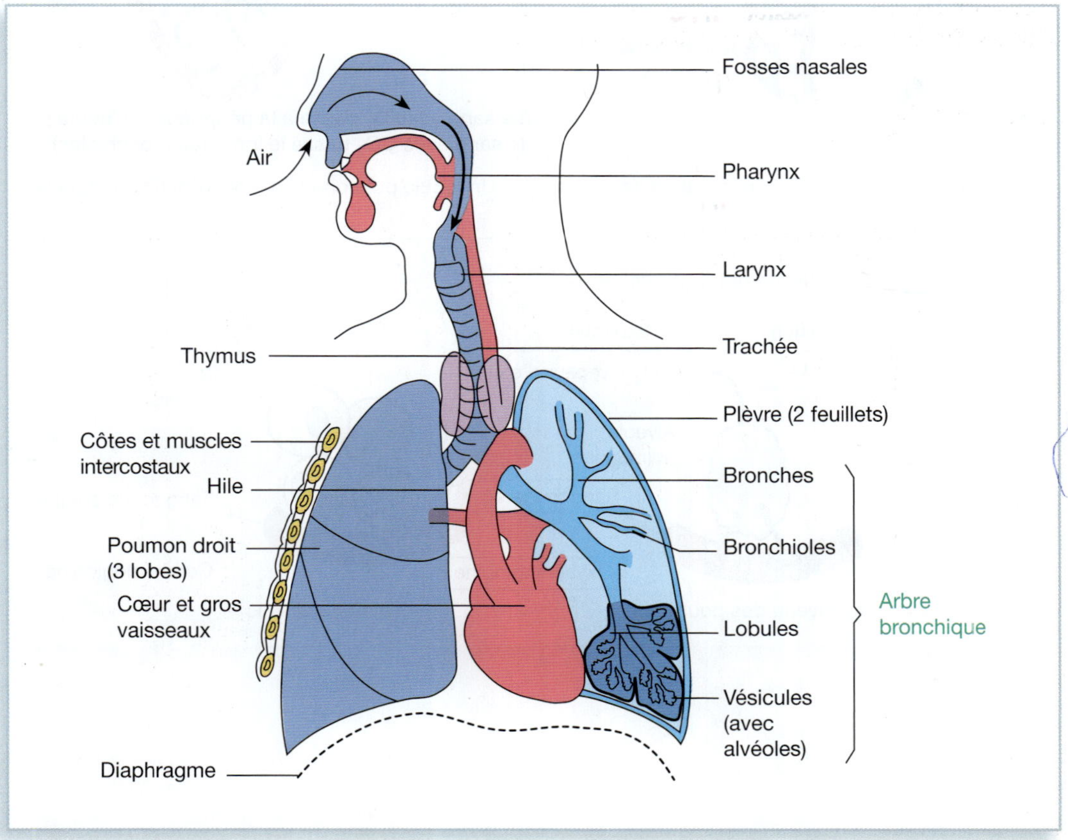

C Mécanisme de la respiration

- Un mouvement respiratoire est l'ensemble d'une inspiration ou absorption d'air et d'une expiration ou rejet d'air.
- Les côtes, les muscles élévateurs des côtes et le diaphragme participent à ce mouvement, le poumon suit grâce à la plèvre.
- La respiration est réglée par le système nerveux central.
- Lors d'une inspiration et d'une expiration normales, c'est « l'air courant » qui pénètre dans les poumons.

D Échanges gazeux

Au cours de la respiration, il y a des échanges gazeux (*cf.* Fig. 2.21) :
- **absorption d'oxygène** (O_2) ;
- **rejet de gaz carbonique** (CO_2) et de vapeur d'eau.

C'est l'hémoglobine (pigment des globules rouges du sang) qui va jouer le rôle de véhicule de l'O_2 et du CO_2 entre le cœur, les organes et les poumons.

Fig. 2.21 Le phénomène des échanges gazeux au niveau des poumons.

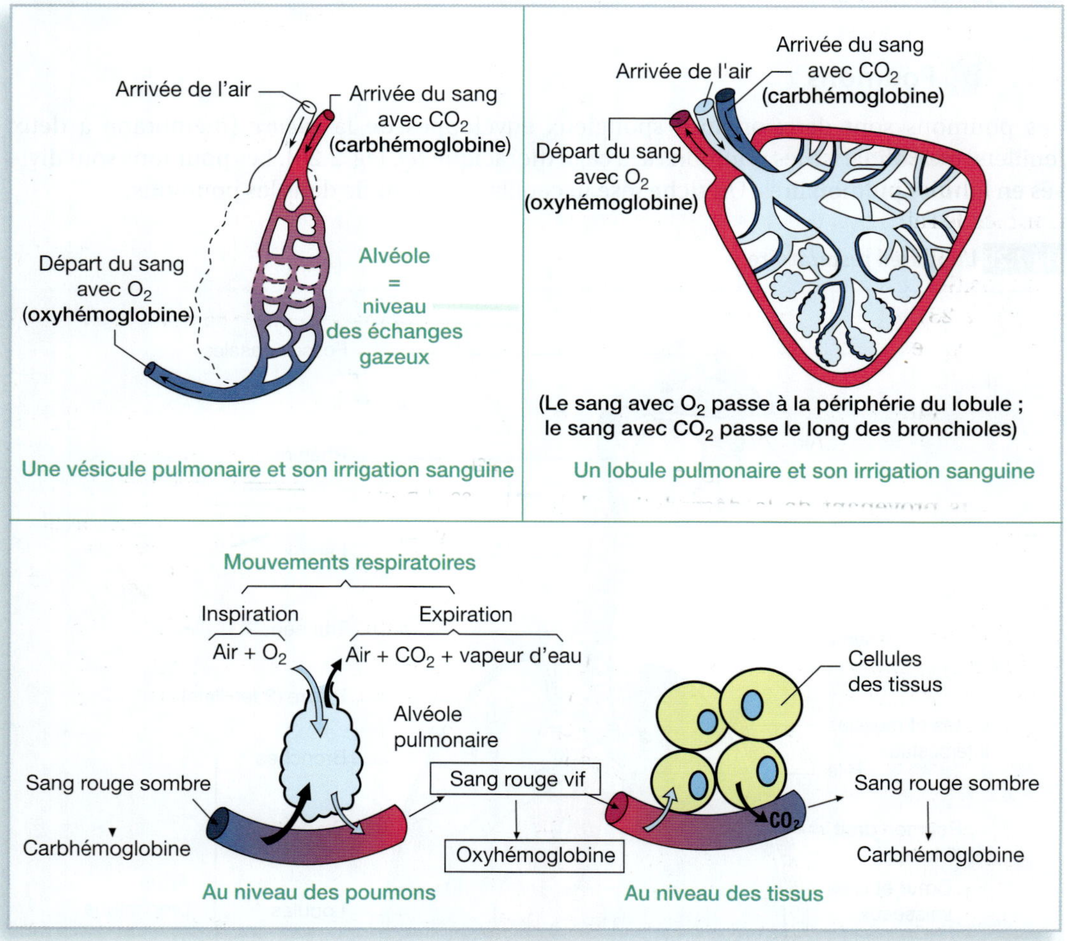

5 Système uro-génital

A Système urinaire

Le système urinaire a pour fonction d'épurer le sang des déchets dus aux métabolismes de l'organisme. Il partage cette fonction d'épuration avec les poumons, le tube digestif et les glandes sudoripares.

a. Reins (*cf.* Fig. 2.22)

Situés dans l'abdomen, les reins sont de petits organes ayant la forme d'un haricot.

- Les reins sont richement irrigués par l'***artère rénale*** et la ***veine rénale***.
- Deux conduits à paroi élastique, les ***uretères***, véhiculent l'urine des reins vers la vessie.
- La vessie est une poche élastique qui se laisse distendre par l'urine. Lorsqu'elle est pleine, elle évacue l'urine à l'extérieur par l'***urètre***, normalement fermé par un sphincter.

Fig. 2.22 Le rein.

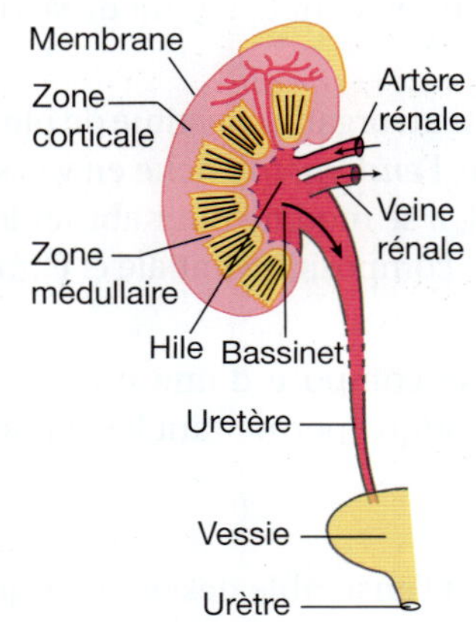

b. Urine

Liquide jaune clair, limpide, inodore à l'émission, l'urine acquiert une odeur âcre au contact de l'air. Elle peut parfois contenir des éléments muqueux provenant de la vessie. Sa composition est proche du plasma sanguin (*cf.* Fig. 2.23).

- *Solution* : eau (pour 1 litre d'urine, 950 mL d'eau).
- *Salée* : l'urine contient le chlorure de sodium en excès dans le sang.
- *Urée* : l'urée et l'acide urique sont des déchets provenant de la dégradation des protides.

Fig. 2.23 Comparaison de la composition du sang et de l'urine.

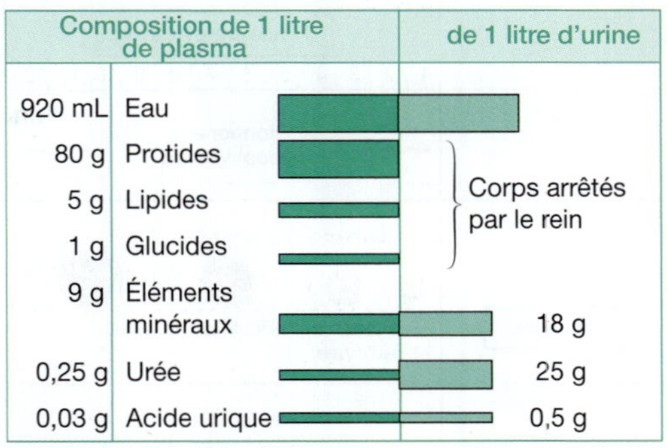

c. Physiologie des reins

Le rein joue un rôle de filtre.

- *Il arrête certains éléments*, tels que les substances nutritives indispensables à l'organisme : protides (albumine), glucides, lipides. Ces substances restent dans le sang.
- *Il laisse passer d'autres éléments* :
  – l'eau (en excès). Si nous buvons beaucoup, nous urinons beaucoup,
  – l'urée et l'acide urique (les déchets),
  – le sel et d'autres minéraux en excès.

En conclusion, les reins permettent de maintenir dans le sang une composition constante. Tout trouble dans le fonctionnement des reins entraîne de graves perturbations de l'organisme.

B Système génital

a. Appareil génital féminin

L'appareil génital (*cf.* Fig. 2.25) comprend différents organes aux fonctions bien déterminées.

Anatomie

Ovaires

Les ovaires sont deux **glandes sexuelles** féminines situées de part et d'autre de l'utérus. Elles contiennent les ovules.

Trompes de Fallope

Les deux trompes de Fallope sont de petits tubes creux, très fins, mesurant environ 10 cm. Elles partent de l'utérus et se dirigent vers les ovaires. Elles facilitent le transport de l'ovule par ses contractions et le mouvement de ses cils vibratiles.

Utérus

L'utérus est un organe constitué de plusieurs couches musculaires. L'intérieur est tapissé par une muqueuse, l'***endomètre***, riche en vaisseaux sanguins et en glandes nourricières. À chaque cycle menstruel, il se modifie pour abriter le fœtus pendant la grossesse. S'il n'y a pas de grossesse, il reprend sa composition initiale et élimine l'excédent sanguin : ce sont les menstruations.

Vagin

Le vagin se compose d'une mince couche de muscles lisses et d'une muqueuse. C'est un organe élastique permettant les rapports sexuels, le passage du fœtus et l'écoulement sanguin des règles.

Vulve

La vulve est l'ensemble des organes génitaux externes de la femme.

Physiologie : le cycle menstruel

Le cycle menstruel (*cf.* Fig. 2.24) se divise en quatre phases.

Fig. 2.24 Vue globale schématisée du cycle menstruel de la femme.

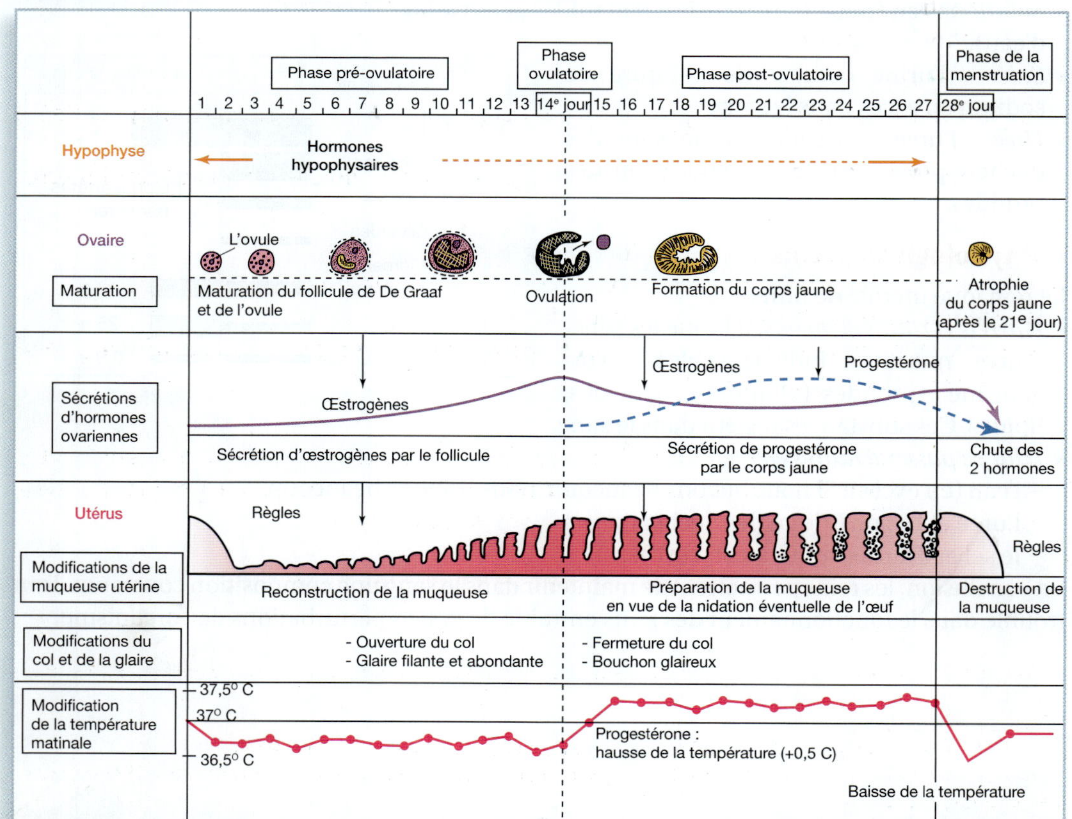

Fig. 2.25 Les organes génitaux féminins (face et coupe) et masculins (profil et coupe).

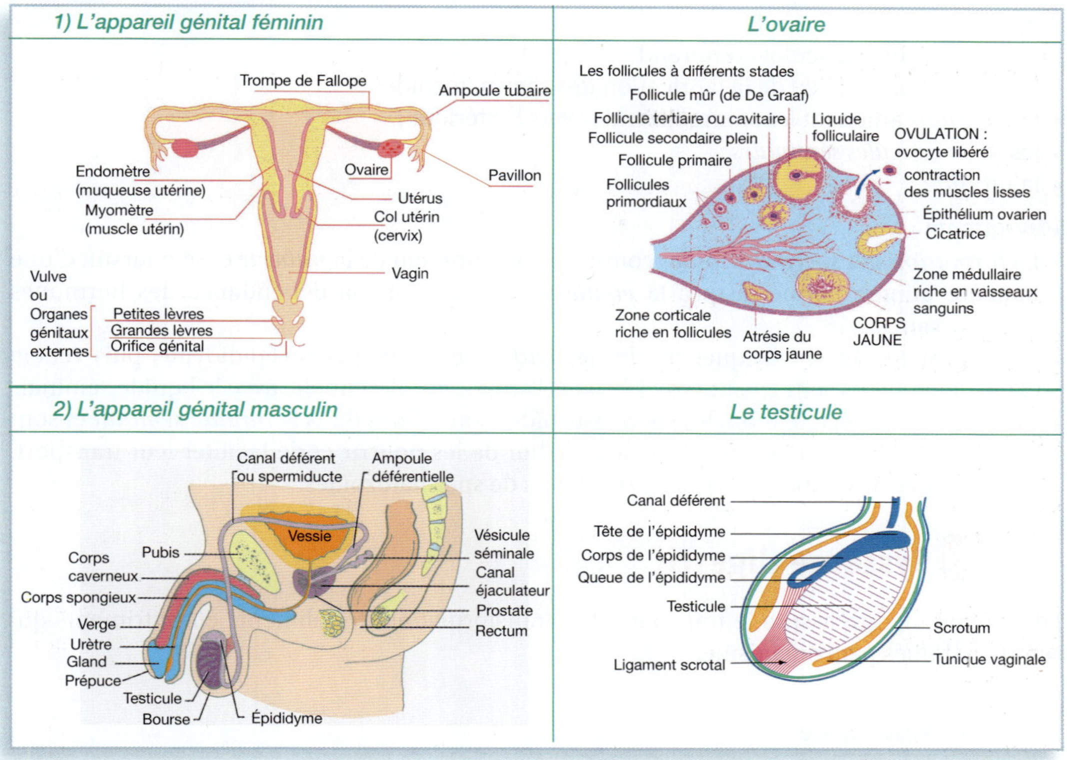

Phase pré-ovulatoire

Dès le premier jour des règles, l'hypophyse sécrète une hormone hypophysaire (la ***FSH***) qui agit sur l'ovaire et provoque :

- la maturation progressive d'un ***follicule de De Graaf*** et de l'ovocyte ;
- la sécrétion des ***œstrogènes***[3].

Phase ovulatoire

Sous l'action des hormones hypophysaires (*FSH* et surtout ***LH***), le follicule se rompt et libère un ovocyte. C'est l'***ovulation***.

L'***ovocyte*** est happé par le pavillon de la trompe et commence son cheminement vers l'utérus.

Phase post-ovulatoire

L'hormone hypophysaire agit sur l'ovaire et provoque :

- la formation du ***corps jaune***, dans le follicule de De Graaf rompu ;
- la sécrétion de la ***progestérone*** par le corps jaune[4].

Les œstrogènes continuent à faire proliférer la ***muqueuse utérine***. Leur taux dans le sang rend impossible une nouvelle ovulation.

Phase de menstruation

Vers la fin du cycle, s'il n'y a pas eu de fécondation, le corps jaune s'atrophie et cesse de produire des hormones. La chute brutale des œstrogènes et de la progestérone provoque la destruction de l'***endomètre***. C'est le premier jour du cycle suivant.

---

3. Les œstrogènes agissent sur l'utérus et provoquent la reconstruction de l'endomètre afin de le rendre apte à la nidation.

4. La progestérone agit :
- sur l'endomètre : ses glandes sécrètent des éléments nutritifs destinés à nourrir l'œuf fécondé ;
- sur le col en provoquant sa fermeture et l'épaississement de la glaire qui va devenir un véritable bouchon imperméable aux spermatozoïdes ;
- sur la température du corps en provoquant une hausse d'environ 0,5° C.

b. Appareil génital masculin (*cf.* Fig. 2.25)

Anatomie

L'appareil génital masculin comprend :
- les *deux testicules*, lieu de la fabrication des spermatozoïdes ;
- les *conduits* amenant les spermatozoïdes vers l'extérieur ;
- les deux *vésicules séminales* ;
- la *prostate*.

Physiologie

- La ***formation des spermatozoïdes*** commence au moment de la ***puberté*** et se poursuit d'une manière ininterrompue jusqu'à la ***vieillesse***. Elle est sous la dépendance des hormones hypophysaires.
- Les spermatozoïdes, fabriqués par les ***testicules***, se dirigent vers l'épididyme, puis vers le canal déférent. Ils sont ensuite stockés dans l'ampoule déférentielle avec le liquide séminal.
- Au moment de l'éjaculation, les spermatozoïdes sont dilués dans le ***liquide séminal*** et sont expulsés vers l'extérieur. Ce liquide a pour but de les nourrir et de faciliter leur transport. 1 mL de sperme contient environ 100 millions de spermatozoïdes.

6 Système digestif

Le système digestif assure le transport et la transformation des aliments en nutriments qui seront assimilés par l'organisme.

A Anatomie

L'appareil digestif est composé de différents organes dont chacun a un rôle bien spécifique à jouer dans la digestion des aliments (*cf.* Fig. 2.26).
L'appareil digestif comprend la *bouche*, le *pharynx*, l'*œsophage*, l'*estomac*, l'*intestin grêle* et le *gros intestin*. Y sont annexés *les glandes salivaires*, le *foie* et le *pancréas* qui déversent leur sécrétion dans le *tube digestif*.

Fig. 2.26 Les organes de l'appareil digestif.

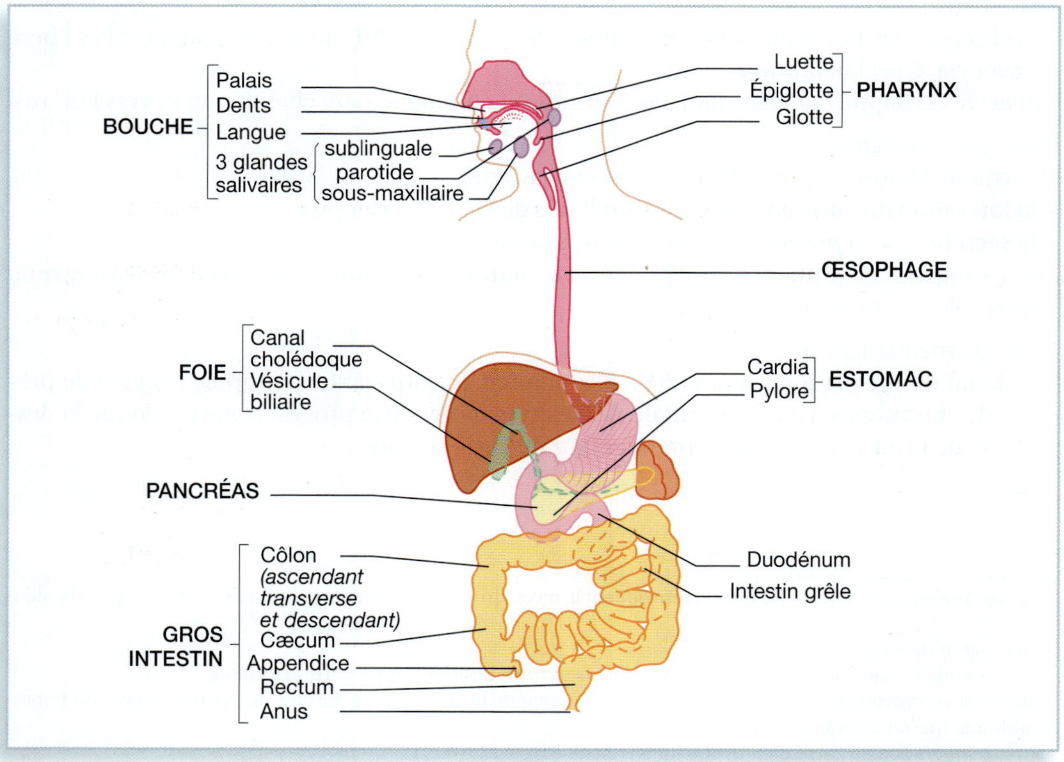

B Physiologie

a. Digestion mécanique

Elle a pour effet de ***fragmenter*** les aliments ingérés en particules de plus en plus fines, facilitant la digestion chimique (*cf.* Fig. 2.27)

b. Digestion chimique

C'est l'imprégnation des aliments par les sucs digestifs. Ceux-ci vont transformer les aliments en ***substances assimilables*** pour l'organisme (*cf.* Tableau 2.1).
Ces substances passent dans le sang au niveau des ***villosités intestinales*** (*cf.* Fig. 2.28).

Fig. 2.27 Le mécanisme de la déglutition.

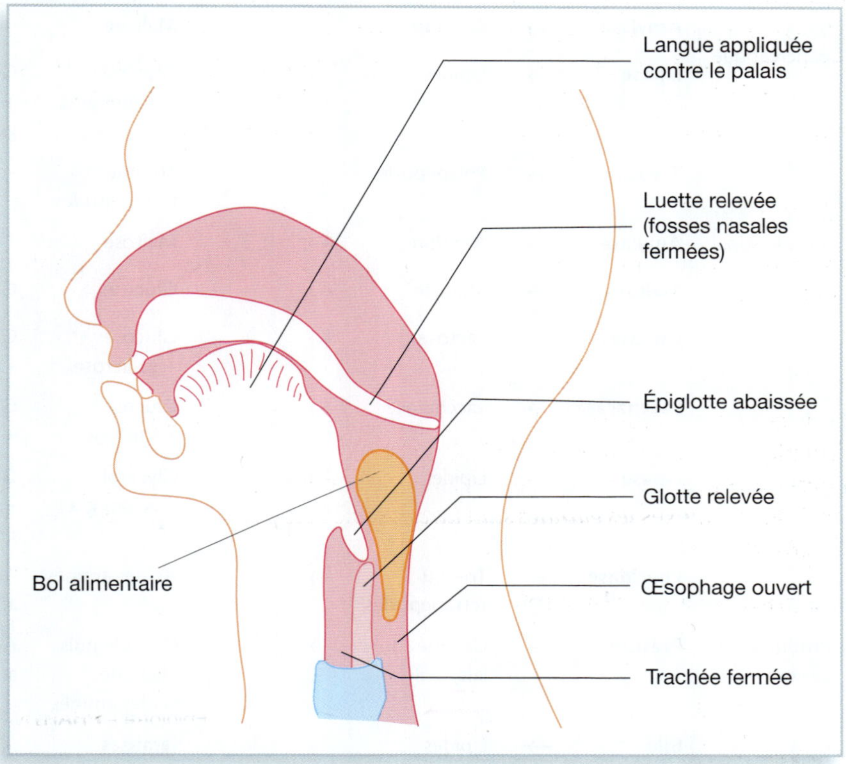

Fig. 2.28 Les replis de la muqueuse intestinale où se situent les villosités (détail à gauche).

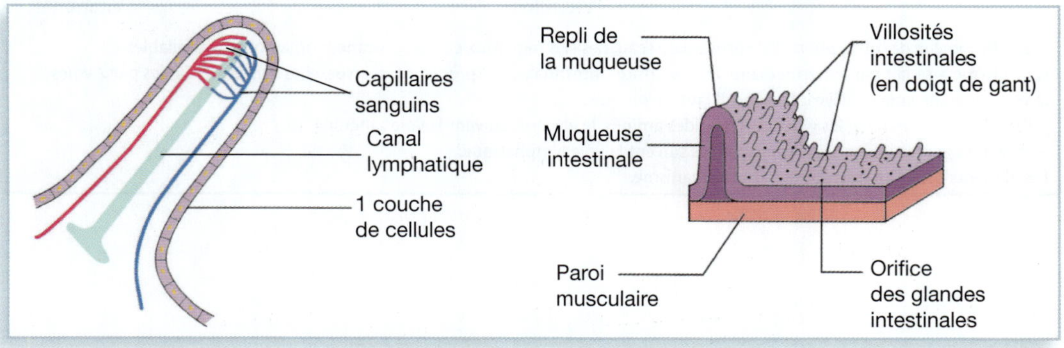

Tableau 2.1 La digestion chimique des aliments et l'absorption intestinale.

Niveaux	Origine du suc digestif	Nom de l'enzyme		Substances alimentaires			Substances assimilables (absorption intestinale[a])
				Ingérées		Transformées	
Bouche	Salive	**Amylase**	**Agit sur**	Amidon	**Le transforme en**	Maltose	–
Estomac	Suc gastrique	**Pepsine**	→	Protides	→	Polypeptides	–
Pancréas	Suc pancréatique	**Amylase**	→	Amidon	→	Maltose	–
		Lipase	→	Lipides	→	Glycérol + acides gras	Glycérol + acides gras
		Trypsine	→	Polypeptides	→	Tri- ou tétrapeptides	–
Intestin	Suc intestinal	**Amylase**	→	Amidon	→	Maltose	–
		Maltase	→	Maltose	→	Glucose	Glucose
		Lactase	→	Lactose	→	Glucose + galactose	Glucose + galactose
		Saccharase	→	Saccharose	→	Glucose + fructose	Glucose + fructose
		Lipase	→	Lipides	→	Glycérol + acides gras	Glycérol + acides gras
		Peptidase	→	Tri- ou tétrapeptides	→	Acides aminés	Acides aminés
	Produits annexes	**Présure**	→	Caséine (du lait)	→	Coagule puis libère des acides aminés	Acides aminés
		Bile	→	Lipides	→	(graisses émulsionnées)	
	Substances non transformées			Eau Minéraux Vitamines			Eau Minéraux Vitamines

a. *Le phénomène de l'absorption :* l'absorption de l'eau, des sels minéraux et des substances organiques assimilables du « chyme » se fait par l'intermédiaire des « villosités intestinales ». Après leur traversée, elles sont acheminées par 2 voies : la voie sanguine et la voie lymphatique. Il faut savoir que :
– l'eau, les sels minéraux, les glucides, les acides aminés, le glycérol, suivent la voie sanguine ;
– les acides gras et les graisses émulsionnées suivent la voie lymphatique.
Les aliments sont ainsi distribués à tout l'organisme.

7 Système endocrinien

Le système endocrinien a pour rôle de réguler les grandes fonctions de l'organisme : métabolisme, croissance, reproduction, etc. Il est constitué de plusieurs glandes endocrines réparties à divers endroits du corps (*cf.* Fig. 2.30). Il est sous la dépendance du système nerveux central.

A Trois sortes de glandes endocrines

Les ***épithéliums glandulaires*** élaborent des substances utilisées par l'organisme. On distingue trois sortes de glandes (*cf.* Fig. 2.29) :

- les glandes à sécrétion externe dites ***exocrines***. Elles possèdent un canal excréteur ;
- les glandes à sécrétion interne dites ***endocrines***. Elles ne possèdent pas de canal excréteur et déversent leurs substances chimiques, les hormones, directement dans le sang ;
- les glandes dites ***mixtes*** qui sont à la fois exocrines et endocrines (citons le foie et le pancréas).

Fig. 2.29 Situation des principales glandes à sécrétion interne dans le corps.

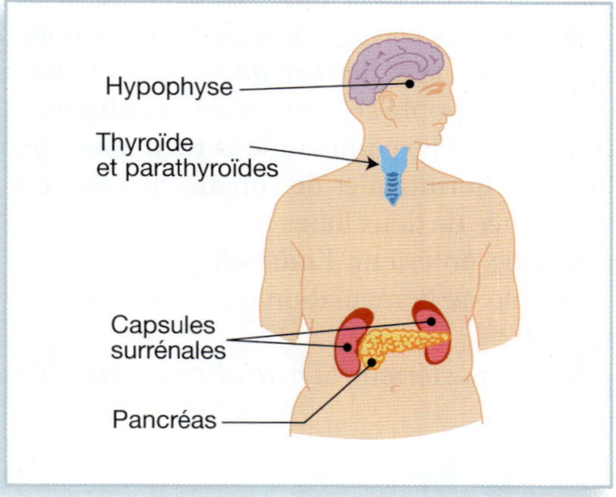

B Glande thyroïde

Elle est située à la base du cou, devant le cartilage thyroïde du larynx, sous la pomme d'Adam. Cette glande sécrète l'***hormone thyroïdienne*** qui joue un rôle important dans la croissance et le métabolisme.

Sur la face postérieure de la thyroïde existent quatre petites glandes à sécrétion interne : les ***glandes parathyroïdes***. Elles sont indispensables à la vie et jouent un rôle important dans la minéralisation du squelette et le maintien de la composition du sang (en calcium en particulier).

Fig. 2.30 Les trois sortes de glandes.

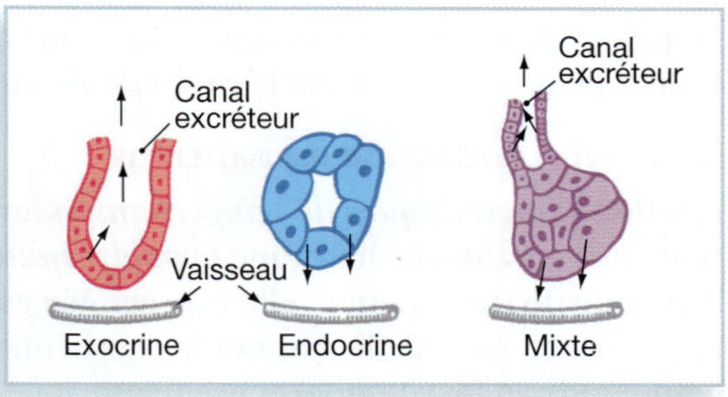

C Glandes surrénales

Ce sont deux glandes coiffant chaque rein (*cf.* Fig. 2.31). Elles sont formées :

- d'une ***partie externe***, la glande ***corticale*** ;
- d'une ***partie centrale***, la glande ***médullaire***.

Chaque glande sécrète une hormone différente.

- La ***glande corticale*** est indispensable à la vie : elle sécrète 2 hormones qui sont la ***cortisone*** et l'***aldostérone*** et qui contrôlent le métabolisme du sodium, la production d'hormones sexuelles, la production des fibres collagènes.
- L'***hormone médullaire*** produit 2 hormones : l'***adrénaline*** et la ***noradrénaline***, déversées dans le sang, et qui ont un effet

Fig. 2.31 Glande surrénale droite.

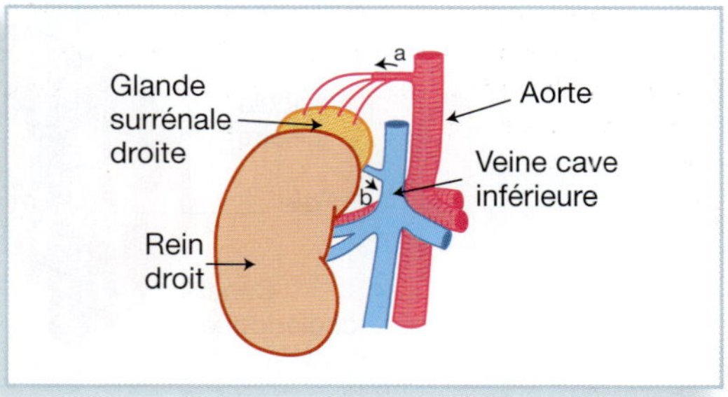

sur la stimulation du système sympathique. La sécrétion d'***adrénaline*** est abondante pendant les émotions violentes (peur, colère, stress). Elle accélère le rythme cardiaque, augmente la valeur de la pression sanguine et des combustions respiratoires. Elle favorise la deuxième étape de la fonction glycogénique : transformation du glycogène en glucose (élément énergétique de l'organisme).

D Hypophyse

L'hypophyse est également appelée glande ***pituitaire***. Elle est située sous l'encéphale ; elle fait saillie à la base du cerveau et se loge dans une cavité du plancher de la boîte crânienne : la ***selle turcique***. Bien que très petite, l'hypophyse sécrète de nombreuses hormones. Elle commande la régulation des activités hormonales de l'organisme. Elle est constituée de deux lobes :

- le lobe antérieur, l'***adénohypophyse***, responsable de la régulation du système endocrinien ;
- le lobe postérieur, la ***neurohypophyse*** qui recueille l'activité endocrine de ce même lobe.

Fig. 2.32 L'hypophyse.

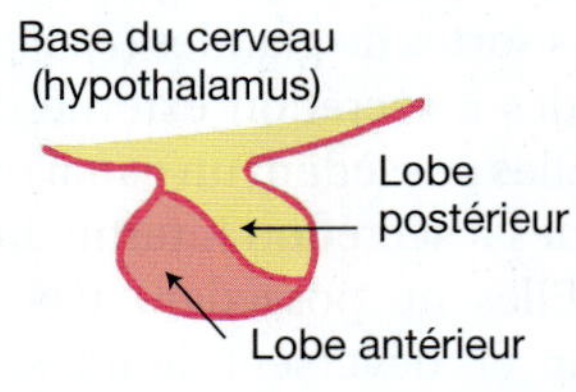

E Pancréas

C'est une glande située sous l'estomac. Le pancréas est une glande mixte.

a. Activité exocrine du pancréas

Le pancréas déverse ses sécrétions exocrines, le ***suc pancréatique*** intervenant dans la transformation des aliments, par le ***canal de Wirsung*** directement dans le ***duodénum***.

b. Activité endocrine du pancréas

Les ***îlots pancréatiques de Langerhans*** assurent la fonction endocrine du pancréas. Ils libèrent dans le sang une hormone ***hypoglycémiante*** : l'***insuline***. C'est la seule hormone hypoglycémiante de l'organisme : elle est sécrétée essentiellement au moment des repas et permet, chez le sujet normal, de maintenir la glycémie aux alentours de 1 g au moment des repas. Elle commande au foie de stocker le glucose apporté par l'alimentation (sous forme de glycogène) et favorise la pénétration du glucose dans les cellules de l'organisme.
Le pancréas sécrète également le ***glucagon***, hormone ***hyperglycémiante***. (*cf.* Fig. 2.33).

Fig. 2.33 Le foie et le pancréas.

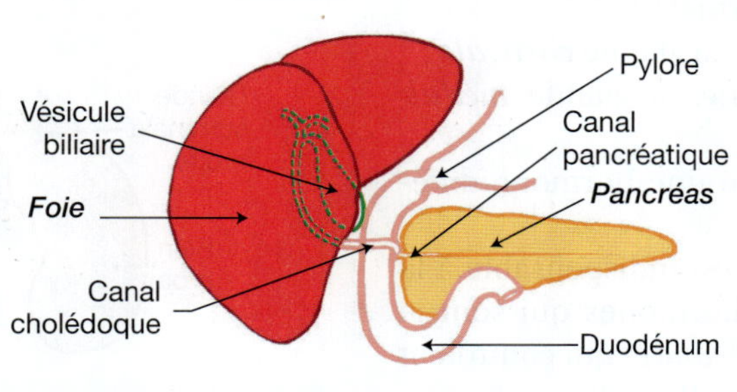

8 Peau et muqueuses

La peau, organe du toucher, recouvre tout notre corps. Elle présente des variations d'épaisseurs selon la localisation et selon l'individu.

A Structure et fonctions de la peau

a. Structure (*cf.* Fig. 2.34)

La peau se compose de trois parties elles-mêmes divisées en plusieurs couches :
- l'***épiderme***, tissu épithélial kératinisé ;
- le ***derme***, tissu conjonctif richement vascularisé ;
- l'***hypoderme***, couche profonde de la peau qui est constituée de lobules graisseux.

Fig. 2.34 La structure de la peau.

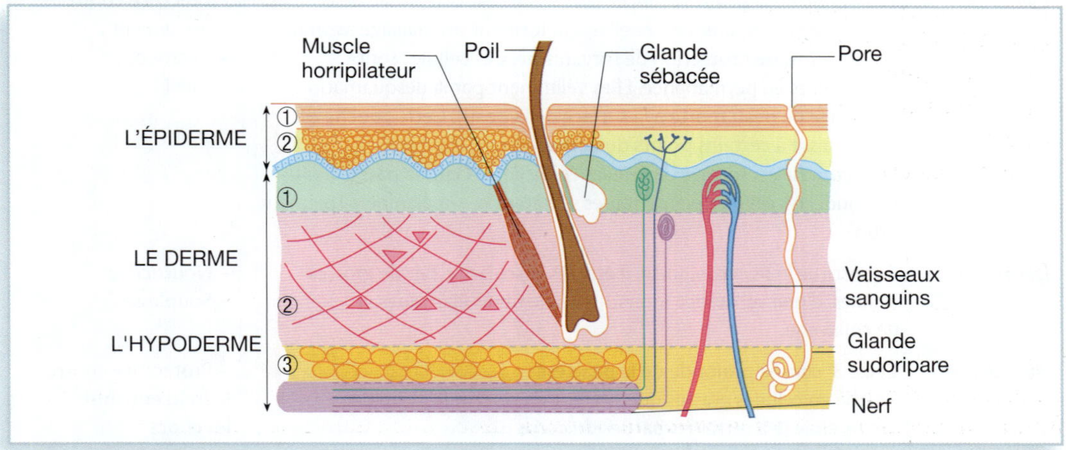

b. Fonctions

Les fonctions de la peau sont nombreuses.

Organe du toucher (la fonction sensitive)

Les différentes sensibilités sont dues à l'existence de corpuscules nerveux spécialisés (appelés récepteurs) situés dans le derme. La peau perçoit trois formes de sensation : tactile, thermique et douloureuse. Cette perception provoque des stimuli nerveux responsables de gestes de protection et donc essentiels pour la survie.

Organe de protection

La peau est la première barrière immunitaire de l'organisme. Elle protège :
- des agressions ***extérieures*** physiques et chimiques (chocs, frottements, substances acides et basiques) ;
- des agressions ***microbiennes*** ;
- de l'agression ***solaire*** (certains rayons nocifs sont arrêtés par les cellules ***mélanoblastes***, qui provoquent la pigmentation ou le hâle).

Organe de régulation thermique

La peau intervient dans la régulation de la température corporelle grâce à l'activité des glandes sudoripares, des effets de la vasodilatation.

Organe excréteur

La peau a une fonction d'excrétion mineure, elle excrète certaines substances telles que le chlorure de sodium dans la sueur, l'urée quand il y a défaillance de la fonction rénale.

Organe producteur de vitamine D

Sous l'effet des rayons solaires, les cellules de l'épiderme et du derme vont transformer une substance lipidique (la 7-déhydrocholestérol) en vitamine D, essentielle pour la croissance osseuse.

Fonction d'absorption

Cette fonction est limitée du fait de l'action protectrice de la peau. Cependant, certaines substances peuvent être absorbées comme :
- certains produits médicamenteux (pommades, patchs transdermiques...) ;
- certains produits chimiques toxiques (le mercure).

c. Structure et fonctions

Tableau 2.2 Structure et fonctions de la peau (résumé).

Couches	Anatomie	Fonctions
Épiderme	*1re couche* de la peau : la *couche cornée.* Elle est constituée de cellules, les kératinocytes, unies entre elles, qui forment un maillage assurant les fonctions de protection de l'organisme. Ces cellules sont renouvelées en permanence. Elles s'éliminent par la desquamation (présence de peau morte à la surface de la peau). Cette couche est plus épaisse à certains points du corps. La *2e couche* est formée de *cellules épithéliales.* Dans la partie la plus profonde, les cellules pigmentaires sécrètent la « mélanine » (pigment brun).	Protectrice contre : – frottement ; – microbes ; – soleil.
Derme	Il constitue le *tissu conjonctif,* il est très vascularisé, fait de grosses cellules, d'une substance interstitielle, de fibres élastiques et de collagène.	– Nourricière – Souplesse
Hypoderme	Cette *3e couche* profonde de la peau est : – riche en cellules grasses qui mettent en réserve les « lipides » ; – plus épaisse à certaines parties du corps.	– Protectrice contre le froid et contre les chocs
Annexes ***• Glandes***	 *Glandes sudoripares* : elles évacuent la sueur à l'extérieur du corps. *Glandes sébacées* : elles sécrètent le sébum, matière riche en « acides gras » (pH acide de la peau).	– Excrétrice – Épuratrice – Thermorégulatrice – Protectrice contre : • les microbes • les frottements – Sensitive au : • chaud ; • froid ;
• Poils ***• Nerfs***	Ils sont enracinés dans la couche profonde de l'épiderme. Ils sont nombreux et localisés dans toutes les couches de la peau.	• toucher ; • douleur.

B Structure et fonctions des muqueuses

On appelle muqueuse tous les tissus qui tapissent la face interne des organes creux du corps en communication avec l'extérieur (ex. : le nez, la bouche, le vagin, l'intestin...).

a. Structure

Toutes les muqueuses ont une structure comparable et se composent de deux couches.

- La ***couche de revêtement***, située à l'extérieur, est plus ou moins épaisse et contient, si besoin :
  – des glandes sécrétrices,
  – des poils microscopiques que l'on nomme ***cils vibratiles***.
- La ***couche-support***, située en profondeur par rapport à la couche de revêtement, contient les vaisseaux sanguins et les nerfs. Cette couche, également appelée ***sous-muqueuse***, est constituée d'un tissu conjonctif nourricier et de soutien.

b. Fonctions

La muqueuse a trois rôles précis.

- Un rôle ***protecteur*** : elle protège l'organe dont elle fait partie.
- Un rôle ***sécrétoire*** : important au niveau des muqueuses digestives, les sécrétions de ces muqueuses assurent la digestion des nutriments.
- Un rôle ***absorbant*** : il prend toute son importance au niveau de l'intestin, puisqu'à ce niveau s'effectue l'absorption des aliments dégradés par les sucs digestifs (*cf.* Fig. 2.28).

Remarque : une **séreuse** est une membrane qui entoure un ou plusieurs organes afin de les soutenir et de les protéger (ex. : péritoine, plèvre, péricarde).

2 Sémiologie et vocabulaire médical

1 Sémiologie

Afin de vous approprier le vocabulaire professionnel, voici quelques définitions[5] nécessaires pour aborder l'état clinique d'une personne.

Rôle de l'AS

L'AS doit être capable de :
- s'approprier le vocabulaire spécifique et commun aux professions paramédicales ;
- utiliser le vocabulaire spécifique pour affirmer son professionnalisme ;
- parler un langage commun, compréhensible de toute l'équipe de soins (important pour les transmissions).

A Signes

Ce sont les manifestations d'une maladie reconnues par le médecin. Les signes sont des éléments objectifs, constatables spontanément ou provoqués à des fins diagnostiques. Le médecin les apprécie et les évalue afin d'établir :
- un ***diagnostic***, acte par lequel le médecin identifie la maladie après l'étude de l'ensemble des éléments recueillis ;
- un ***pronostic***, acte par lequel le médecin prévoit l'évolution et l'issue probable de la maladie.

B Symptômes

Ce sont des phénomènes particuliers observés dans l'organisme du malade. Les symptômes[6] peuvent être :
- ***objectifs***, c'est-à-dire découverts par le médecin lors de la consultation médicale (= signes) ;
- ***subjectifs***, c'est-à-dire perçus et signalés par le malade lui-même (ex. : une douleur, un vertige...).

Les symptômes engendrent des signes dont la reconnaissance par le médecin permet d'établir un diagnostic ou un pronostic de la maladie.

C Syndrome

C'est un ensemble de symptômes et de signes qui définissent cliniquement une pathologie.
- Le préfixe ***syn–*** signifie *ensemble, avec.*
- Le suffixe ***-drome*** se traduit étymologiquement par la *course.*

Un ***syndrome*** est donc un ensemble de symptômes réunis (qui concourent ensemble).
Citons quelques syndromes.
- Le syndrome d'***immunodéficience acquise*** : c'est un cortège de symptômes qui accompagne l'évolution de la maladie du fait d'une défaillance immunitaire (ex. : dans le Sida).
- Le syndrome ***méningé*** : c'est l'ensemble des signes et symptômes traduisant une inflammation des méninges. Il se traduit par des céphalées, vomissements, raideur de la nuque.

---
5. Quevauvilliers J., *Dictionnaire médical*, éd. Masson (4e édition).
6. Étymologie : arriver.

- Le syndrome ***prémenstruel*** : c'est l'ensemble des troubles survenant chez certaines femmes avant les règles (sensibilité douloureuse de l'utérus, gonflement abdominal, tension des seins, irritabilité, céphalées...).

D Prodrome

- Le préfixe ***pro–*** signifie *en avant* (dans le temps).
- Le suffixe ***-drome*** exprime la *course*.

Un ***prodrome*** est donc un signe avant-coureur de la maladie. Il annonce un état pathologique.

E Diagnostic[7]

C'est un acte par lequel le médecin, en regroupant tous les symptômes et les signes que présente le patient, identifie une maladie, ou des formes de la même maladie provoquées par le même agent pathogène, ou par des agents pathogènes très voisins[8].

F Maladie

- Maladie est le nom sous lequel on désigne « le *processus pathologique* depuis sa cause initiale jusqu'à ses dernières conséquences sur l'état de la personne ». La maladie est une altération de l'état de santé de la personne vécue différemment en fonction des ressources psychologiques et des représentations de la personne.
- L'idée de maladie s'exprime par deux racines étymologiques : ***path (o)*** ou ***nos (o)***. C'est ainsi que l'on retrouve plusieurs vocabulaires.
  - ***Pathologie*** : science qui étudie les maladies. Ce terme est utilisé dans le secteur de la santé pour remplacer le mot « maladie ».
  - ***Nosologie*** : étude des caractéristiques des maladies permettant une classification.
  - Le suffixe -pathie accompagnant l'organe considéré, permet de nommer toutes les affections de cet organe.
  - ***Neuropathie*** : ensemble des affections du système nerveux.
  - ***Cardiopathie*** : ensemble des maladies atteignant le cœur.
  - ***Hémopathie*** : ensemble des affections du sang.

Le terme ***morbidité*** est également utilisé pour parler de maladie (état morbide, taux de morbidité). Il est souvent repris pour mesurer l'incidence ou la prévalence d'une maladie dans une population donnée.

2 Vocabulaire médical

Dans le domaine des soins, un vocabulaire spécifique est nécessaire pour transmettre ou décrire chaque observation. Ce vocabulaire médical, commun aux professions médicales et paramédicales, est constitué de racines, suffixes et préfixes (d'origine grecque ou latine). Chaque mot est constitué d'une *racine* fixe (cardio = cœur) et est complété, selon le cas, par un *préfixe* placé au début du mot et d'un *suffixe* placé à la fin du mot (*cf.* Tableaux 2.3 et 2.4).
L'AS doit être capable d'utiliser les mots les plus courants du vocabulaire médical afin de transmettre des informations précises et de comprendre la formulation des transmissions sur le dossier de soins. Nous donnons quelques exemples dans le tableau ci-après.

7. Étymologie : connaître à travers.
8. Maladie ayant sa place dans le cadre nosologique.

Tableau 2.3 Les préfixes.

Préfixes	Signification	Exemples
A- ou An-	Absence ou manque	**A**sepsie : absence de souillure
Anti-	de	**Anti**sepsie : qui lutte contre les souillures
Brady-	Opposition, lutte	**Brady**pnée : ralentissement du rythme cardiaque
Cyano-	contre	**Cyano**se : coloration bleue de la peau
Dys-	Ralentissement	**Dys**urie : difficulté à uriner
Érythro-	Couleur bleu foncé	**Éryth**ème : placard cutané rouge
Extra-	Difficulté	**Extra**-utérine : grossesse qui se déroule dans la trompe de Fallope
	Rouge	et non dans l'utérus
Géronto-	à l'extérieur de	**Gér**iatrie : spécialité médicale de la vieillesse
Hyper-		**Hyper**thermie : température élevée
Hypo-	Vieillesse	**Hypo**thermie : température basse
Macro-	Excès, augmentation	**Macro**céphalie : augmentation du volume du crâne [a]
Micro-	Au-dessous,	**Micro**céphalie : diminution du volume du crâne [a]
Mono-	diminution	**Mono**cyte : globule blanc ayant un seul noyau
Pédo-	Grand	**Péd**iatrie : spécialité médicale de l'enfance
Puer-	Petit	**Puér**iculture : personne qui s'occupe du jeune enfant
	Un seul	
	Enfant	
	Puéril	

a. Ceci peut s'observer lors de certaines pathologies congénitales (ex. : la toxoplasmose).

Tableau 2.4 Les suffixes.

Suffixes	Signification	Exemples
-algie	Douleur	Dors**algie** : douleur de la région dorsale
-cide	Qui tue	Bactéri**cide** : qui tue les bactéries
-gène	Qui engendre	Patho**gène** : qui engendre la maladie
-ite	Inflammation	Ot**ite** : inflammation de l'oreille
-logie	étude, science	Dermato**logie** : étude de la peau et de ses maladies
-pathie	Maladie	Cardio**pathie** : maladie du cœur

3 Notion de maladie

Rôle de l'AS

L'AS sera capable de :
- comprendre les liens entre santé et maladie ;
- repérer les facteurs influençant la maladie ;
- identifier les origines des pathologies ;
- comprendre le processus d'apparition et d'évolution de la maladie ;
- percevoir et respecter les réactions individuelles face à la maladie.

1 Lien entre santé et maladie

Définir les notions de santé et de maladie est complexe car une grande part de subjectivité doit être prise en compte.

A Notion de santé

a. Définition de l'OMS[9]

L'OMS, dans le préambule de la Constitution de 1946, a élargi le concept de santé par rapport à la notion trop réductrice d'absence de maladie, en y rajoutant la dimension psychosociale très importante : « ***La santé est un état de complet bien-être physique, mental et social, et ne consiste pas seulement en une absence de maladie ou d'infirmité*** ».
La notion de santé est donc un état dynamique qui peut s'apprécier par la capacité de résistance de l'individu à son environnement. Il s'agit d'un degré d'adaptabilité satisfaisante qui lui permet de surmonter certains traumatismes et de parvenir à un équilibre *physique* et *psychique*, en harmonie avec son environnement.

b. La santé, « équilibre instable »

La santé est un équilibre entre trois composantes :
- la satisfaction des *besoins biologiques* ;
- la satisfaction des *besoins psychologiques* ;
- la satisfaction des *besoins sociaux, culturels, spirituels et intellectuels*.

Cet équilibre exige, d'une part, la satisfaction qualitative de ces besoins fondamentaux de l'homme et, d'autre part, une capacité à dépasser ou tolérer les aléas de son environnement en perpétuelle mutation. Cela, dans le but d'être capable d'assumer les étapes de la vie, d'en surmonter les agressions et de vivre harmonieusement avec lui-même et son environnement.
L'homme doit donc sans cesse **s'adapter** à un environnement qui évolue autour de lui et toute influence négative fait basculer l'état de santé vers celui de maladie.

B Notion de maladie

a. Définition

Le Robert définit la maladie comme « une **altération** organique ou fonctionnelle considérée dans son évolution ».

9. OMS : Organisation mondiale de la santé.

Le *Dictionnaire des soins infirmiers*[10] la complète, en précisant qu'il s'agit d'une « altération de l'état de santé qui se traduit notamment par un ensemble de **ruptures** d'ordre physique, mental et/ou social et se manifeste par des symptômes objectifs et subjectifs ».
Il rajoute que « selon les représentations de la vie, de la santé, de la mort et les ressources de chaque individu, cette altération peut être vécue comme une **agression**, une diminution de l'autonomie ou une expérience constructive ».

b. Facteurs favorisants

Divers facteurs peuvent concourir à modifier l'état de santé de la personne. Ils sont ***endogènes*** et/ou ***exogènes***.

Facteurs endogènes

- La morphologie (taille, poids, corpulence...).
- Les variables anatomiques (position d'un organe, développement de l'organe, dégénérescence cellulaire...).
- Le patrimoine génétique, l'hérédité.
- L'équilibre immunitaire, etc.

Facteurs exogènes

- Le rythme de vie (repos, détente, activités, loisirs...).
- Le mode de vie (hygiène alimentaire et corporelle, croyance...).
- Le milieu de vie (familial, social, professionnel...).
- Le climat (soleil, humidité), la pollution (bruit, air, eau).
- Les politiques de santé (prévention, accès aux soins...).

C Classification des différents types de maladies

Les pathologies peuvent avoir des causes, des manifestations et des évolutions très diverses. La médecine a établi différentes classifications des pathologies.

a. Classification par étiologie

- **Les maladies infectieuses**, provoquées par l'introduction dans l'organisme d'un *agent pathogène* (virus, bactéries, parasites, champignons...). Par exemple : rougeole, rubéole, grippe, varicelle, scarlatine, infections sexuellement transmissibles (IST).
- **Les maladies génétiques**, dues à l'atteinte des *gènes* portés par les chromosomes. Par exemple : trisomie 21, drépanocytose.
- **Les maladies héréditaires**, transmises aux descendants par l'intermédiaire des gènes. Par exemple : l'hémophilie.
- **Les maladies congénitales**, visibles à la naissance mais qui se sont développées *in utero*. Par exemple : la fente palatine.
- **Les maladies immunodéficitaires**, caractérisées par une *déficience de l'immunité*. Par exemple : l'infection à VIH (Sida).
- **Les maladies dégénératives**, causées par l'altération de cellules provoquant une perturbation de leur fonctionnement. Par exemple : maladie de Parkinson.
- **Les maladies iatrogènes (médicamenteuses)**, provoquées par un *mauvais usage* des substances thérapeutiques, soit trop fortes doses, soit effets secondaires des médicaments. Par exemple : cancer chimio-induit.

b. Classification par typologie

- **Les maladies métaboliques**, en rapport avec un *trouble du métabolisme*. Par exemple : le diabète.
- **Les maladies organiques**, causées par l'atteinte d'un organe. Par exemple : cirrhose, infarctus, cataracte.
- **Les maladies mentales ou psychiques** : l'organisme ne semble pas atteint, mais l'individu présente des troubles du comportement et de la personnalité. Par exemple : psychose, névrose.

10. Magnon R. (dir.), *Dictionnaire des soins infirmiers*, Groupe infirmier de recherche, éd. Amiec, 2000.

- **Les maladies fonctionnelles**, consécutives à l'atteinte du fonctionnement d'un appareil. Par exemple : asthme, hypertension artérielle.
- **Les maladies professionnelles**, provoquées par des *agents physiques* ou *chimiques* du milieu professionnel. Par exemple : la silicose chez les cimentiers, l'amiantose ou pneumoconiose due à l'inhalation de poussières d'amiante.
- **Les maladies aiguës**, maladies d'apparition soudaine avec une évolution rapide, de courte durée, permettant un retour à l'état antérieur rapide à l'issue du traitement.
- **Les maladies chroniques**, maladies avec une évolution lente, par paliers, et persistant parfois toute la vie. La persistance d'une affection chronique perturbe la dynamique de vie de la personne et de son entourage.
- **Les maladies bénignes**, maladies dépourvues de gravité, dont la guérison s'obtient facilement.
- **Les maladies malignes**, maladies caractérisées par un processus morbide qui évolue vers l'aggravation voire la mort.

D Processus pathologique

La maladie se développe selon un « processus », ce qui signifie qu'elle a un déroulement, une progression en plusieurs phases qui durent un temps plus ou moins long (de quelques jours à plusieurs mois).

a. Phase d'incubation

Lors de l'incubation, dans la plupart des processus pathologiques, les signes sont très discrets ; ils passent parfois inaperçus (fatigue, migraine...).

Phase de début

Les premiers symptômes de la maladie apparaissent et, souvent, ils permettent le diagnostic. C'est l'entrée dans la maladie : on est dans une phase évolutive du processus pathologique.

Phase d'état (ou acmé)

Les symptômes du processus pathologique atteignent leur maximum d'intensité. À ce stade, le processus peut :
- ne plus évoluer ;
- régresser (spontanément ou sous l'effet du traitement) ;
- s'aggraver.

Phase terminale (évolution)

À ce stade, le processus peut évoluer vers quatre dénouements.
- **La guérison** : il y a disparition des symptômes (même si parfois quelques séquelles subsistent).
- **La rémission** : c'est la diminution des symptômes[11]
- **La stabilisation** : il n'y a pas de guérison mais la maladie n'évolue plus (le processus est contenu). Exemple : pour un accident on parle de consolidation.
- **Le stade terminal** : il y a évolution vers la mort si le processus n'est pas contenu.
- **Les rechutes** : de nouvelles évolutions de même nature peuvent survenir dans le processus pathologique à la suite d'une première affection.

Par exemple, la phase d'incubation de la varicelle ne montre aucun signe pathologique alors que cette phase est très contagieuse, la phase de début laisse apparaître une éruption cutanée et, lors de la phase d'état, la fièvre apparaît et l'éruption de pustules est intense. Puis la phase terminale peut évoquer une guérison avec quelques cicatrices au niveau des éruptions cutanées.

b. Réactions face à la maladie

Si la notion de maladie semble clairement définie comme étant un état affectant le corps, il ne faut pas la réduire à une atteinte uniquement organique. En effet, nous avons vu que les notions de « santé » et de « bonne santé » s'identifient à une norme, celle de notre société.

11. Exemple dans le cas d'un cancer : la rémission peut être complète ou incomplète/partielle. Si la rémission est complète, elle s'apparente à une guérison mais il faudra attendre cinq ans sans rechute pour que le malade soit déclaré définitivement guéri.

Mais cette norme évolue puisque les maladies sont différentes, en fonction des époques, du niveau de vie et de l'accès aux soins.
De nos jours, la personne possède un ***statut social de « malade »***, qui dépasse l'aspect somatique, et fait apparaître que les réactions face à la maladie dépendent des ***attentes***, des ***exigences***, des ***valeurs*** et de la ***relation à la société*** de chaque individu.

« LE SENS DE LA MALADIE »

La maladie peut avoir des conséquences différentes selon les individus.

- **La maladie peut être le moyen inconscient de se dégager de responsabilités familiales, professionnelles. Elle peut être l'occasion de réclamer une attention accrue de son entourage (maternage), d'enclencher un processus de changement dans les conditions de vie.**
- **Les répercussions peuvent être, pour certains, maléfiques, la personne perd prise sur sa vie, se sent fragilisée et n'entrevoit aucun moyen pour envisager son avenir. Son installation dans la maladie est centrée sur une expérience douloureuse, sombre qui met fin à tout projet de vie.**

La complexité de la psychologie humaine doit amener le soignant à réfléchir sur ces liens intimes entre santé et maladie, et le sens que chacun attribue à la maladie, en fonction de sa culture, son expérience, sa personnalité, sa vie.

2 Maladie somatique et psychique

A Définitions

- **Somatique** définit ce qui appartient au corps, qui se rapporte à un phénomène organique, physique.
- **Psychique** définit ce qui concerne le domaine de la pensée, de l'esprit.
- **Psychosomatique** désigne une relation entre l'esprit et le corps.
- La **maladie psychosomatique** est caractérisée par des désordres organiques en lien avec des troubles psychiques.

Bien des maladies dont on soigne les manifestations organiques sont occasionnées, favorisées ou aggravées par des facteurs psychologiques, et bien des maladies somatiques ont leur origine dans des difficultés psychologiques.
Les maladies psychosomatiques révèlent des atteintes ***psychiques*** avec des ***lésions*** décelables. Dans cette catégorie sont répertoriés des troubles aussi divers que l'insuffisance coronarienne, l'ulcère, l'asthme, l'hypertension ou la rectocolite.

B Répercussion du psychisme sur le corps

a. Troubles

Les émotions affectent physiologiquement un organe et une émotion violente (peur) peut se traduire par des troubles momentanés spécifiques de l'organe atteint :
- manifestations cardiaques (*tachycardie*) ;
- manifestations respiratoires (*dyspnée*) ;
- manifestations cutanées (*rougeur, sueurs intenses*), etc.

b. Évolution

Ces manifestations cessent lorsque l'individu a la capacité de maîtriser l'émotion responsable et cela, parce que l'objet de l'émotion est réel.
Cependant, lorsque l'émotion a des effets physiologiques durables et suffisamment intenses, que l'émotion n'est pas associée à un objet réel (anxiété, inquiétude, stress), cela peut engendrer des perturbations de la fonction, voire une lésion de l'organe. Des troubles fonctionnels, lésionnels, organiques apparaissent.

c. Vécu du malade

Le malade n'est pas conscient de la relation qui existe entre l'apparition des manifestations organiques de sa maladie et ses émotions. De même, un événement ou une série d'événements traumatisants sont souvent associés au ***déclenchement*** ou à l'***aggravation*** de la maladie.

C Quelques maladies psychosomatiques

Certaines pathologies sont souvent classées comme psychosomatiques car elles apparaissent à la suite d'un état chronique émotionnel intense, mais les circonstances d'apparition peuvent être variables. Nous pouvons en identifier quelques-unes :

- pathologies cardiaques (affections coronariennes, hypertension artérielle) ;
- pathologies digestives (ulcères, colites) ;
- pathologies urinaires (certaines énurésies) ;
- pathologies gynécologiques (certaines aménorrhées, certaines stérilités) ;
- pathologies cutanées (eczéma, herpès).

D Description clinique de la maladie psychosomatique

Les troubles de la maladie psychosomatique sont très divers et dépendent de l'organe affecté ou du dysfonctionnement physiologique qu'il provoque. Cependant la constitution de la pathologie évolue en trois phases.

- **La phase initiale** durant laquelle l'organisme est soumis à l'agent agresseur entraînant une réponse du système nerveux qui libère l'adrénaline et la noradrénaline.
- **La phase de résistance** de l'organisme, du fait de la tension émotionnelle à laquelle il est soumis. Au-delà d'un certain seuil, les défenses de l'organisme vont être mobilisées pour lutter contre l'agent agresseur.
- **La phase d'épuisement** durant laquelle apparaissent les manifestations somatiques qui traduisent l'incapacité de l'organisme à lutter contre l'agent responsable.

LE MÉCANISME DU STRESS

Le stress est une réaction biologique de l'organisme qui lui permet de « s'adapter » à certaines situations, mais lorsqu'il dépasse un certain seuil il entraîne des troubles physiques et psychologiques importants. Les réactions biologiques de stress dépendent de deux systèmes. L'un, nerveux, réagit immédiatement ; l'autre, hormonal, réagit après un délai de quelques minutes. Au cours du temps, le stress évolue en trois phases.

- ***La première phase, dite d'alarme, est une réponse immédiate à la situation stressante.* Le signal se déclenche au niveau de *l'hypothalamus* (qui est une zone du cerveau très impliquée dans les émotions). La première réponse est la libération de l'hormone *adrénaline*. Résultat : le cœur s'accélère ainsi que le flux sanguin et le rythme respiratoire. On observe chez le patient des *troubles végétatifs* : pâleur, rougeur, sueurs, excitation, agressivité. Cette réaction va permettre à l'individu de se mobiliser psychologiquement et physiquement pour faire face à la situation stressante. Si le stress ne dépasse pas un certain seuil, l'organisme résiste et revient à son état d'équilibre initial.**
- ***Une deuxième phase de résistance de l'organisme se déclenche.* Si la situation stressante se prolonge, le *thalamus* stimule la sécrétion de *cortisol* qui favorise la résistance au stress, notamment en augmentant la synthèse des sucres dans l'organisme. Devenu chronique, ce stress risque d'épuiser les défenses immunitaires et peut favoriser l'apparition de certaines maladies. Des troubles du comportement apparaissent.**
- ***À la troisième phase (dite d'épuisement de l'organisme),* le sujet se sent dépassé physiquement et psychologiquement, et se laisse submerger : c'est la dépression.**

Le stress est un facteur déclenchant de nombreuses affections cardio-vasculaires (infarctus, AVC...).

3 Situations de soins

Pour répondre à la maladie, tout un panel de propositions est mis en place : les traitements et les soins.

A Traitements

« Il s'agit d'un ensemble de moyens pharmacologiques, chirurgicaux, hygiéniques ou psychologiques, employés pour guérir ou atténuer une maladie[12]. »

- **Le traitement curatif** : il a pour but d'éliminer la maladie et ses manifestations. Il a pour finalité la guérison de la personne. Par exemple, le traitement curatif *médical* (ex. : les antibiotiques) ; le traitement curatif ***chirurgical*** (ex. : l'appendicectomie).
- **Le traitement symptomatique** : il n'a pas la volonté d'agir sur la maladie mais permet de limiter les effets des manifestations et concourt au confort et au bien-être de la personne. Par exemple : les traitements antalgique, antipyrétique, antimigraineux. Le traitement symptomatique peut être associé au traitement curatif.
- **Le traitement palliatif** : il s'adresse aux personnes dont la maladie est en phase d'évolution terminale, sans espoir de guérison. Il vise à assurer le confort de la personne, à soulager la douleur et à diminuer la perception des symptômes. Par exemple : lors d'un cancer en phase terminale, le traitement peut prévoir de la radiothérapie à visée antalgique et un antipyrétique. Ici, la radiothérapie n'a pas de but curatif.

B Soins

Les soins sont un ensemble d'actions mises en œuvre pour se soigner, c'est-à-dire « *entretenir la vie, promouvoir, maintenir et restaurer la santé*[13] ». Ils sont de différentes natures et dispensés par soi-même ou par des professionnels de santé.

a. Différents soins

- ***Soins coutumiers ou soins d'entretien et de continuité de la vie*** : ils ont pour but de maintenir les besoins fondamentaux et vitaux de la personne. Ils considèrent et respectent les habitudes de vie, les valeurs les croyances et les coutumes de la personne. L'ensemble de ces soins est réalisé **en collaboration entre l'infirmier(ère) et l'AS** (dans la limite de ses compétences).
- ***Soins curatifs ou de réparation*** : ils regroupent l'ensemble des interventions visant à lutter contre la maladie. Ils sont indissociables des soins coutumiers.

La mise en œuvre d'actes de soins a deux éléments indissociables.

- L'aspect ***intellectuel***, qui fait appel à l'ensemble des connaissances que doit mobiliser le soignant pour les effectuer.
- L'aspect ***gestuel***, qui fait appel à la maîtrise et au respect de critères de qualité définissant les techniques des soins.

b. Principaux critères de qualité des soins

Les critères de qualité sont les suivants.

- **L'efficacité** : rassemble les éléments objectifs permettant d'affirmer que le soin réalisé produit l'effet souhaité. L'efficacité englobe ainsi la précision gestuelle, la connaissance de la technique du soin, la sagacité dédiée aux éléments à observer.
- **Le respect :** concerne tout ce qui peut être mis en place pour préserver les valeurs, les habitudes de la personne. Il considère le comportement du soignant dans sa relation à l'autre et englobe la pudeur.
- **La pudeur** : concerne l'ensemble des mesures appliquées pour préserver l'intimité physique et morale de la personne.

12. Quevauvilliers J., *Dictionnaire médical*, éd. Masson, 2004.
13. Magnon R. (dir.), *Dictionnaire des soins infirmiers*, Groupe infirmier de recherche, éd. Amiec, 2000.

- **Le confort** : englobe toutes les actions réalisées pour installer la personne physiquement, mais également ce qui peut être fait, dit pour améliorer son bien-être moral (information, anticipation des soins...).
- **La sécurité** : intéresse tout ce qui doit être mis en œuvre pour ne pas mettre en danger ou faire prendre des risques à autrui et à soi-même, sur un plan **physique** (supporter le soin) et **moral** (relation adaptée à la personne). Il inclut les connaissances que doit avoir le soignant pour effectuer les soins (mobilisation des savoirs). **L'hygiène entre dans la sécurité** : elle regroupe l'ensemble des actes réalisés pour prévenir les risques de contamination, d'infection pour le patient et le soignant.
- **L'organisation** : identifie les adaptations à apporter à l'environnement pour réaliser le soin dans de bonnes conditions tant pour le patient que pour le soignant. Elle englobe l'**ergonomie**.
- **La bientraitance** : cette notion recouvre un ensemble d'attitudes et de comportements positifs et constants de respect, de bons soins, de marques et manifestations de confiance, d'encouragement et d'aide envers des personnes ou des groupes en situation de vulnérabilité ou de dépendance (tout particulièrement les enfants, les personnes âgées, les personnes handicapées, les malades très vulnérables).

4 Paramètres vitaux

Rôle de l'AS

L'AS sera capable de :
- participer à la surveillance des mensurations du patient ;
- établir une courbe de surveillance staturo-pondérale chez l'enfant ;
- permettre de calculer la surface corporelle en communiquant des mesures précises ;
- apprécier la corpulence de la personne ;
- repérer l'incidence de la pathologie et/ou de la thérapeutique et alerter ;
- transmettre les informations oralement et par écrit.

L'AS contribue à la prise en charge de la personne et participe avec l'infirmier(ère) à l'identification des besoins et à l'appréciation de l'état clinique.

a. Identification des besoins

- ***Biologiques***, en se référant aux connaissances physiques et physiologiques du corps humain, en s'adaptant aux différentes étapes de la vie depuis la naissance jusqu'à la fin de la vie.
- ***Psychologiques***, en permettant de repérer l'expression des sentiments et des émotions de la personne, mais aussi d'apprécier les dispositions psychiques de la personne et ses capacités d'adaptation à une situation nouvelle, notamment la maladie.
- ***Socioculturels* et *économiques***, en orientant sur les conditions de vie de la personne soignée (familiale, professionnelle, associative…).

b. Appréciation de l'état clinique

L'individu peut manifester des signes traduisant une perturbation de son état de santé. L'aide-soignant doit repérer ces signes, les interpréter afin d'alerter si besoin.
Afin d'apprécier l'état clinique de la personne, l'AS est amené à interpréter les données suivantes :
- les **données physiques** (poids, mensuration, peau) ;
- les **paramètres vitaux** :
  - les paramètres respiratoires,
  - les paramètres cardiovasculaires,
  - les paramètres neurologiques,
  - les fonctions d'élimination urinaire et digestive.

Par exemple, un patient qui a les extrémités des membres et les lèvres bleues peut avoir un problème respiratoire.
Un patient qui présente des difficultés pour parler (aphasie) et un déficit au niveau d'un de ses membres peut avoir un problème neurologique.

1 Surveillance staturo-pondérale

Acte systématique à l'arrivée du patient, la prise du poids et de la taille constitue des éléments de surveillance de l'état de santé du patient et permettent de repérer les incidences de la maladie.

Rôle de l'AS

L'AS sera capable de :
- participer à la surveillance des mensurations du patient ;
- permettre de calculer la surface corporelle en communiquant des mesures précises ;
- apprécier la corpulence de la personne ;
- repérer l'incidence de la pathologie et/ou de la thérapeutique et alerter ;
- transmettre les informations oralement et par écrit.

Pour faciliter l'explication, nous dissocions la mesure de la taille et du poids. Mais ces deux paramètres doivent s'interpréter ensemble.
Les mensurations se prennent rarement, cependant le poids reste un critère de surveillance de l'état général de la personne.
Le poids et la mensuration de la personne sont nécessaires pour le calcul de la surface corporelle de la personne permettant au médecin d'établir avec précision la prescription de certaines thérapeutiques (chimiothérapies...).
L'IMC est l'Indice de masse corporelle qui est indispensable à la prise en charge des patients hospitalisés. Cette mesure est utile aux diététiciens et médecins pour évaluer à l'arrivée du patient une maigreur, un surpoids ou une obésité, puis une possible perte de poids durant l'hospitalisation. Son calcul s'effectue en divisant le poids par la taille au carré.

($kg{\cdot}m^{-2}$)	Interprétation
moins de 16,5	dénutrition ou famine
16,5 à 18,5	maigreur
18,5 à 25	corpulence normale
25 à 30	surpoids
30 à 35	obésité modérée
35 à 40	obésité sévère
plus de 40	obésité morbide ou massive

A Technique de la mensuration et de la pesée

a. Indications et objectifs

La pesée est prise lors des consultations médicales, à l'admission (lors d'une hospitalisation) afin d'établir un critère de référence et lors de tout état pathologique pour surveiller ses effets immédiats sur la santé.

b. Technique

Tableau 2.5 La mensuration et la pesée chez l'adulte[a].

Matériel	Critères	Procédure
– Une toise		**1. La mensuration**
	Hygiène	– Se laver les mains avant et après le soin, puis utiliser une solution hydro-alcoolique au décours du soin
	Respect	– Expliquer au patient l'intérêt du soin et solliciter sa participation – Faire enlever chaussures ou chaussons
	Efficacité	– Installer le patient bien droit, pieds joints, les talons au contact de la toise – Abaisser la partie mobile de la toise au contact de la tête – Noter la taille sur le dossier de soins

Matériel	Critères	Procédure
	Hygiène *Sécurité* *Hygiène*	– Entretenir et ranger le matériel – Faire les transmissions – Signaler immédiatement tout écart significatif – Utiliser la SHA
– Un pèse-personne	 *Respect* *Efficacité* *Sécurité* *Sécurité* *Hygiène*	**2. La pesée** – Informer le patient sur la procédure et solliciter sa participation – Adapter la balance à l'état du patient – Peser le patient à la même heure, à jeun et en tenue légère – Lui demander de ne pas bouger – Lire le poids et le noter – Entretenir et ranger le matériel – Faire les transmissions – Signaler immédiatement tout écart significatif – Utiliser la SHA ou se laver les mains avant et après le soin

a. Pour les mêmes techniques chez l'enfant, consulter le Guide AP, J. Gassier, éd. Elsevier Masson.

2 Surveillance de l'aspect de la peau et des téguments

Rôle de l'AS

L'AS sera capable de :
- observer la personne ;
- comprendre et faciliter la réalisation des besoins de la personne ;
- apprécier l'état cutané ;
- repérer les modifications permettant d'assurer des soins de prévention ;
- repérer des modifications pathologiques et alerter ;
- s'approprier le vocabulaire spécifique ;
- adopter un comportement professionnel ;
- transmettre les informations (orales et écrites).

A Critères d'observation

La couleur de la peau et des muqueuses est un indicateur important de l'état général d'un patient. Toute modification brutale doit être immédiatement signalée[14].

- **La couleur** : la couleur de la peau est variable selon l'origine ethnique de la personne ; les muqueuses sont rosées.
- **La chaleur** : la peau est tiède ; cette caractéristique de la température corporelle peut être modifiée en fonction de l'environnement (climat), des réactions physiologiques de l'organisme (digestion, émotion…).
- **L'aspect** : la peau est sèche (sans sueur) et intègre, assurant la première barrière immunitaire de l'organisme. Son élasticité varie selon l'âge.

B Identification des anomalies

Parmi les nombreuses anomalies à observer, citons les suivantes.

- Des modifications de ***couleur*** :
  - *rouge* : allergie, chaleur…,
  - *bleu* : cyanose (elle traduit un manque d'oxygène et peut apparaître lors de troubles cardio-respiratoires),
  - *jaune* : ictère…,
  - *gris* : intoxication (à l'argent, au mercure, au plomb…).

14. Se référer à la démarche d'observation des paramètres vitaux respiratoires, cardiovasculaires et neurologiques.

- Des modifications de l'***aspect*** :
  - l'*érythème* : rougeur localisée de la peau,
  - la *pétéchie* : piqueté rouge de la peau,
  - la *macule* : élevure rouge sans liquide,
  - la *vésicule* : élevure contenant un liquide clair,
  - le *squame* : lamelle épidermique qui se détache de la peau,
  - le *prurit* : démangeaison pouvant entraîner des lésions de grattage,
  - l'*hématome* : collection de sang à l'intérieur d'un tissu, donnant une coloration évoluant du bleu au violacé et jaune.
- Des modifications de l'***élasticité*** :
  - *sèche* et *ayant perdu son élasticité* : signe de déshydratation, elle peut garder le « pli cutané » lorsqu'on la pince légèrement (signe de déshydratation sévère),
  - *sèche avec des squames* : lamelles blanchâtres formées à la surface de la peau,
  - *gonflée localement* : signe d'un œdème, pouvant s'accompagner de craquellement et de suintement.
- Des modifications des ***muqueuses*** :
  - *coloration pâle, cyanosée* : signes de troubles cardio-pulmonaires,
  - *sèche, fendue* : signes de déshydratation,
  - *dépôts blanchâtres* : traduisant une mycose,
  - *avec écoulements* : traduisant une infection.

3 Soins et surveillance de la fonction respiratoire

Rôle de l'AS

L'AS sera capable de :
- observer la personne ;
- repérer et comprendre les besoins de la personne ;
- définir les éléments permettant d'apprécier la qualité de la fonction respiratoire ;
- mesurer et analyser les paramètres respiratoires ;
- réaliser une courbe de surveillance ;
- identifier les signes d'anomalies au regard des paramètres habituels ;
- repérer le changement de l'état clinique de la personne et alerter ;
- discerner le caractère d'urgence d'une situation ;
- adopter un comportement professionnel face à l'urgence ;
- s'approprier le vocabulaire spécifique ;
- transmettre les informations.

A Démarche d'observation

a. Observation de la coloration de la peau et des téguments (*cf.* Fig. 2.35)

La peau est normalement rosée, sans sueur, tiède. Les indicateurs à considérer s'observent surtout au niveau du visage et des extrémités des mains et des pieds.

b. Évaluation de la fréquence respiratoire

Définition

La fréquence respiratoire (FR) est ***le nombre de mouvements respiratoires*** réalisé en une minute. Le mouvement respiratoire est composé de l'***inspiration*** et de l'***expiration***.

Caractéristiques

C'est un acte involontaire dont le rythme peut présenter des variations selon l'âge, les efforts physiques, l'état émotif, la pathologie. À la mesure de la fréquence respiratoire s'associe donc l'analyse du ***rythme***, de l'***amplitude***.

Normes

Les normes de la fréquence respiratoire varient physiologiquement en fonction de l'âge :
- celle de l'*adulte* est d'environ 12 à 20 mouvements par minute ;
- celle de l'*enfant* est d'environ 20 à 30 mouvements par minute ;
- celle du *nouveau-né* est d'environ 30 à 40 mouvements par minute.

Rythme

Il se définit en fonction de :
- la ***régularité*** des mouvements du thorax et de l'abdomen. Le rythme est régulier, il peut être irrégulier avec des pauses ;
- l'***amplitude***. Elle caractérise l'ampleur du mouvement respiratoire : *profonde ou superficielle, courte, exagérée*. Une amplitude profonde favorise la pénétration d'un important volume d'air dans les poumons.
- le ***bruit***. La respiration normale est silencieuse, spontanée, ne nécessitant aucun effort.

B Identification des anomalies

Les anomalies sont perceptibles en fonction des variations des critères d'appréciation de la fonction respiratoire et de l'observation de signes associés.

a. Anomalies de la fréquence respiratoire

- Une ***apnée*** est une interruption temporaire de la respiration.
- Une ***bradypnée*** est un ralentissement de la fréquence respiratoire.
- Une ***dyspnée*** est une gêne ou une difficulté respiratoire se traduisant par une augmentation de la fréquence ou de l'amplitude des mouvements respiratoires.
- Une ***polypnée*** est une accélération de la fréquence respiratoire caractérisée par une respiration haletante et rapide.
- Une ***tachypnée*** est une accélération du rythme respiratoire.

b. Signes accompagnateurs

- La ***toux*** peut être grasse ou productive (avec expectorations), sèche ou irritative.
- Le ***tirage*** : il correspond à la mise en jeu des muscles respiratoires accessoires (autres muscles que le diaphragme), avec battement des ailes du nez, sternum et clavicule surélevés, creux épigastrique creusé du fait d'une difficulté à faire pénétrer l'air dans les poumons.
- La ***respiration bruyante***. Sont audibles :
  - un sifflement provoqué par la présence d'un corps étranger dans les voies aériennes,
  - un râle induit par l'encombrement bronchique (mucosités dans les bronches),
  - un gargouillement qui alerte sur la présence de liquide dans les voies aériennes et/ou les poumons.
- La ***douleur thoracique*** à l'expiration ou à l'inspiration.
- Les ***anomalies de la peau***[15] (*cf.* Fig. 2.35) :
  - cyanose, coloration bleue de la peau et des muqueuses par insuffisance d'oxygénation du sang,
  - pâleur,
  - sueurs abondantes,
  - froideurs des extrémités.
- Les ***troubles de la conscience et de la vigilance***, avec association de symptômes divers en fonction de la cause, peuvent aussi être associés à des troubles respiratoires.

C Mesure de la fréquence respiratoire

a. Objectifs

Connaître la fréquence des mouvements respiratoires permet de :
- apprécier la fonction respiratoire de la personne ;
- surveiller l'évolution d'une pathologie ;
- dépister une défaillance.

15. Elles sont souvent associées aux difficultés respiratoires.

b. Technique

Tableau 2.6 La mesure de la fréquence respiratoire chez l'adulte.

Matériel	Critères	Procédure
– Chronomètre ou montre avec trotteuse – Outils de retranscription (pancarte de surveillance, dossier de soins) – Feuille de surveillance avec stylo bleu ou noir		**1. Préparation**
	Hygiène	– Se laver les mains (ou friction hydroalcoolique)
	Respect	– Prévenir le patient du soin[a]
	Sécurité	– Vérifier l'installation du patient : 1/2 assis – Le laisser 10 min au repos avant l'examen
		2. Action – Poser sa main sur le thorax du patient
	Efficacité	– Compter les inspirations pendant une minute – Apprécier le rythme et l'amplitude de la respiration, l'absence de bruits anormaux...
	Sécurité	– Observer le visage du patient, les extrémités (pieds, doigts) à la recherche d'anomalies – À la fin, nettoyer et ranger le matériel
	Hygiène	– Se laver les mains ou utiliser la SHA **3. Transmissions** – Noter les résultats sur la feuille de surveillance
	Sécurité	– Transmettre à l'infirmière les résultats ou les signes d'anomalie

a. Il est parfois préférable de relever la FR à l'insu du patient, si celui-ci a tendance à modifier sa respiration.

Fig. 2.35 Observation des signes d'une détresse respiratoire ou cardiovasculaire sur le visage du patient.

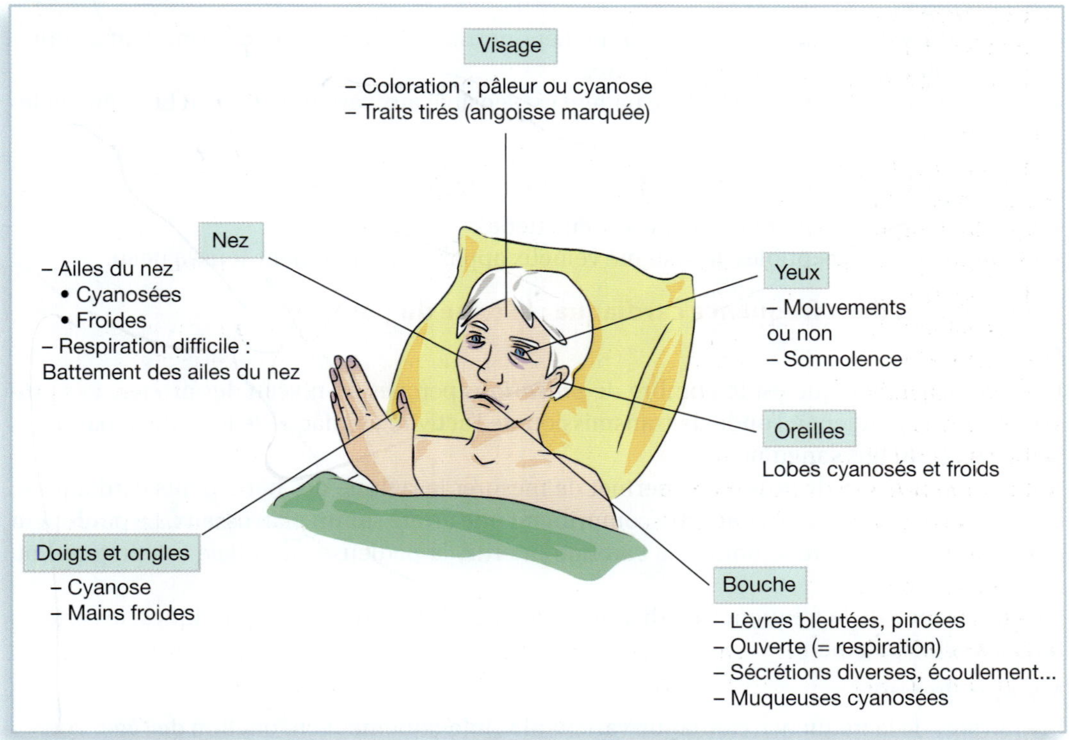

4 Soins et surveillance de la fonction cardiovasculaire

Rôle de l'AS

L'AS sera capable de :
- observer la personne ;
- repérer et comprendre les besoins de la personne ;
- connaître les éléments permettant d'apprécier la qualité de la fonction cardiaque ;
- mesurer et analyser les paramètres cardiaques ;
- alerter si les paramètres cardiaques sont anormaux ;
- réaliser une courbe de surveillance ;
- identifier les signes d'anomalie au regard des paramètres habituels et alerter ;
- repérer le changement de l'état clinique ;
- discerner le caractère d'urgence d'une situation ;
- adopter un comportement professionnel face à l'urgence ;
- s'approprier le vocabulaire spécifique ;
- faire les transmissions orales et écrites.

A Démarche d'observation

La surveillance de la fonction cardiovasculaire associe :
- l'***observation des téguments***. Leur aspect donne des informations sur l'efficacité de la vascularisation ;
- l'***évaluation des paramètres cardiaques***. Leur norme et leur constance permettent d'apprécier la stabilité de l'état cardiovasculaire.
- l'***appréciation de l'état général***. Le patient est sensible aux variations de son bien-être et les identifie facilement.

a. Observation de la coloration de la peau et des téguments

- La peau est normalement rosée, sans sueur, tiède.
- Les pouls sont perceptibles, le système veineux apparait discrètement sous la peau.

b. Évaluation de la fréquence cardiaque : la prise du pouls

Définition

La fréquence cardiaque est le nombre de ***pulsations*** perçues au niveau des artères. Les pulsations correspondent à l'onde de transmission de l'activité cardiaque le long de la paroi des vaisseaux et du flux sanguin.

Compter le nombre de pulsations permet de mesurer le rythme des battements cardiaques : c'est ***prendre le pouls***. Il est perçu en comprimant une artère sur un plan osseux. Le pouls peut être mesuré sur l'artère fémorale, la carotide interne, la pédieuse, la radiale (au poignet) ou l'humérale (coude).

La surveillance de la fréquence cardiaque s'effectue sur les artères périphériques, les artères radiales principalement.

Normes du pouls

Les normes de la fréquence cardiaque varient physiologiquement en fonction de l'âge. Pour :
- l'*adulte*, elle est d'environ *60 à 80 pulsations* par minute ;
- l'*enfant*, elle est d'environ *70 à 100 pulsations* par minute ;
- la *personne âgée*, elle est d'environ *60 à 70 pulsations* par minute ;
- le *nouveau-né*, elle est d'environ *120 à 140 pulsations* par minute.

Rythme

Il se définit en fonction de sa régularité, sa vitesse, sa perception : *régulier* ou *irrégulier*, *diminué* ou *accéléré*. Le pouls peut varier en fonction des efforts physiques, de l'état émotif et pathologique de la personne.

Amplitude

Elle caractérise l'ampleur du battement cardiaque : bien frappé ou filant, faible ou fort, imperceptible ou bondissant.

c. Mesure de la pression artérielle

Définition

Le sang circule grâce à la pression générée par les contractions cardiaques et du fait de l'effet vasoconstricteur des artères. La pression artérielle mesure cette force exercée sur les parois des artères. La mesure de cette pression, réalisée par la prise de la tension artérielle (TA), s'effectue au niveau de l'artère humérale à l'aide d'un ***tensiomètre***, lorsque le patient est au repos depuis 10 minutes. Elle permet d'apprécier :

- la résistance des artères ;
- la force de contraction du cœur ;
- la masse sanguine.

L'unité de mesure est le ***millimètre de mercure*** (mmHg). La prise de la pression artérielle permet de relever deux chiffres :

- la pression artérielle maximale = ***systolique*** ;
- la pression artérielle minimale = ***diastolique***.

Normes de la TA

La pression artérielle ou tension artérielle (TA) varie physiologiquement en fonction de l'âge.

- *Chez l'adulte jeune*, elle varie entre 120 à 140 mmHg pour la pression maximale, 70 à 80 mmHg pour la pression minimale. L'écriture en est 120/70 mmHg ou 140/80 mmHg.
- *Chez la personne âgée*, la pression est fréquemment plus élevée et varie entre 140 à 160 mmHg pour la maximale, 80 à 90 mmHg pour la minimale.
- *Chez l'enfant*, la pression est plus basse, il faut se référer aux courbes établies en fonction de l'âge.

Une pression artérielle supérieure ou inférieure à ces paramètres standards doit être immédiatement signalée pour prise en charge.

B Identification des anomalies

Toute anomalie du pouls doit être complétée par une prise de la température, de la pression artérielle, puis analysée au moyen d'un électrocardiogramme (sur prescription médicale). Généralement le pouls et la température ont des courbes parallèles. Une hyperthermie va provoquer une augmentation du pouls. On parle de ***dissociation pouls/température*** lorsque pour une température à 37 °C, le nombre de battements cardiaques est nettement accéléré.

a. Anomalies de la fréquence

- Une ***tachycardie*** est une fréquence cardiaque accélérée à plus de 100 pulsations/minute.
- Une ***bradycardie*** est une fréquence cardiaque ralentie à un rythme inférieur à 60 pulsations/minute.

b. Signes accompagnateurs

La symptomatologie est variable selon le retentissement sur les organes. Exemples :

- ***douleur thoracique*** brutale et intense ;
- ***signes circulatoires*** : marbrures des extrémités, pâleur, sueurs ; absence de perception des pouls périphériques mais présence des pouls sur les artères centrales (signes de collapsus) ;
- ***signes neurologiques*** : confusion, somnolence, agitation, comateux ;
- ***signes urinaires*** : anurie, diminution de la diurèse.

c. Modification de l'aspect et de la coloration de la peau (*cf.* Fig. 2.35)

- ***Marbrure*** : coloration pâle avec filet bleu évocateur d'un trouble circulatoire.
- ***Rougeur locale*** avec douleur et chaleur signent une inflammation locale (un des signes de la phlébite).
- ***Pâleur et sueurs***.
- ***Froideur des extrémités***.
- ***Bleue*** : cyanose. Etc.

C Indications de la surveillance de ces paramètres

Connaître ces deux paramètres, le pouls et la pression artérielle, permet de :
- établir une courbe de référence ;
- réaliser un diagnostic ;
- contrôler l'efficacité d'une thérapeutique ;
- surveiller l'évolution d'une pathologie.

Fig. 2.36 La prise du pouls.

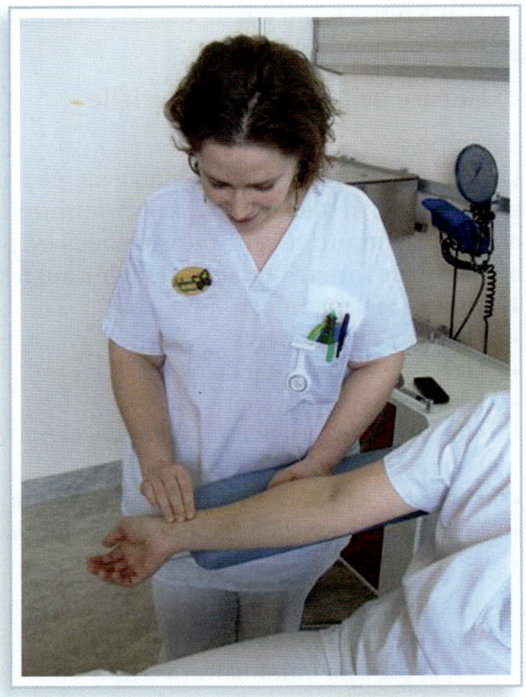

D Techniques

a. Mesure de la fréquence cardiaque

Objectifs

Connaître la fréquence cardiaque permet de :
- contrôler l'efficacité d'une thérapeutique ;
- surveiller l'évolution d'une pathologie ;
- réaliser un diagnostic.

Technique

Tableau 2.7 La mesure de la fréquence cardiaque.

Matériel	Critères	Procédure
– Chronomètre ou montre trotteuse – Outil de retranscription (pancarte de surveillance, dossier de soins) – Feuille de surveillance – Stylo rouge		**1. Préparation**
	Hygiène	– Se laver les mains ou procéder à une friction hydro-alcoolique
	Respect/confort	– Avertir le patient et l'installer confortablement
	Sécurité	– Le laisser 10 min au repos avant le soin
		2. Action
		– Retourner le bras du patient (paume vers le haut)
	Efficacité	– Rechercher l'artère radiale et appuyer légèrement pour percevoir les battements[a]
		– Déclencher le chronomètre et compter pendant 1 min
		– Apprécier le rythme et l'amplitude des battements
	Sécurité	– Observer le visage du patient, ses extrémités, sa température (alerter si signes anormaux : pâleur, fièvre…)
		– À la fin, nettoyer et ranger le matériel
	Hygiène	– Se laver les mains
		3. Transmissions
	Sécurité	– Noter par écrit les résultats sur la feuille de surveillance

a. Utiliser l'index et le majeur (car sinon il y a risque de percevoir ses propres battements quand on utilise le pouce).

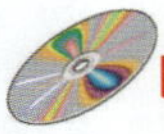

b. Mesure de la pression artérielle

Objectifs

Connaître la pression artérielle permet d'apprécier :
- la force de contraction du cœur ;
- la résistance des artères ;
- la masse sanguine.

Technique

Tableau 2.8 La mesure de la tension artérielle.

Matériel	Critères	Procédure
– Tensiomètre – Stéthoscope – Feuille de surveillance – Stylo bleu ou noir	 *Hygiène* *Respect*	**1. Préparation** – Se laver les mains ou procéder à une friction hydro-alcoolique – Regrouper le matériel – Informer le patient, l'installer confortablement et le laisser au repos (pendant 10 minutes)
	  Efficacité *Hygiène*	**2. Action** – Installer le patient (bras soutenu par le bras du fauteuil) – Fixer le brassard autour du bras – Lire les chiffres inscrits sur le cadran et les noter sur un papier – Nettoyer et ranger le matériel – Se laver les mains
	 Sécurité	**3. Transmissions** – Noter les chiffres sur la feuille de surveillance, élaborer une courbe de suivi – Transmettre oralement à l'infirmier(ère) (alerter si anomalie)

Fig. 2.37 Le brassard Dynamap.

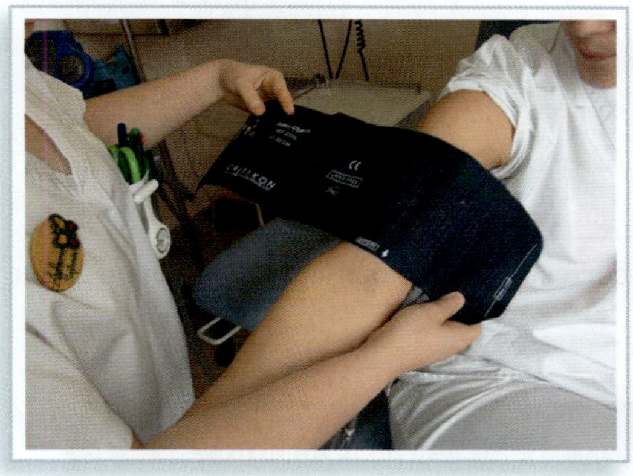

Fig. 2.38 La prise de la tension artérielle.

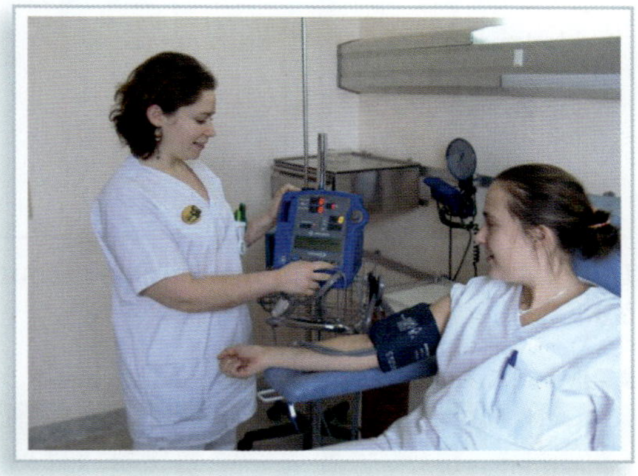

5 Soins et surveillance de la fonction neurologique

Rôle de l'AS

L'AS sera capable de :

- observer la personne ;
- définir les éléments permettant d'apprécier la fonction neurologique et la réactivité de la personne ;
- identifier les signes d'anomalies au regard des paramètres habituels ;
- mesurer la température corporelle ;
- réaliser une courbe de surveillance ;
- repérer le changement de l'état clinique et alerter ;
- discerner le caractère d'urgence d'une situation ;
- adopter un comportement professionnel face à l'urgence ;
- s'approprier le vocabulaire spécifique ;
- faire les transmissions.

A Démarche d'observation

a. Surveillance de la conscience et de son évolution

La conscience est la capacité que possède l'individu à comprendre et penser à l'aide de ses connaissances sur lui-même ou sur le milieu qui l'entoure. Le soignant évaluera la capacité qu'à l'individu à se situer dans un contexte précis. Il évaluera par diverses questions :

- la réponse aux ordres simples ;
- la cohérence de l'expression verbale de la personne ;
- la justesse des repères spatio-temporels.

L'état de conscience d'une personne dans le coma est apprécié différemment. Il existe une échelle de mesure, l'***échelle de Glasgow***, allant de 3 (coma profond) à 15 (personne parfaitement consciente), et qui s'évalue sur trois critères :

- ouverture des ***yeux*** ;
- réponse ***verbale*** ;
- réponse ***motrice***.

Tableau 2.9 Échelle de Glasgow.

Ouverture des yeux	Réponse verbale	Réponse motrice
1 - nulle	1 - nulle	1 - nulle
2 - à la douleur	2 - incompréhensible	2 - Extension stéréotypée (rigidité décérébrée)
3 - à la demande	3 - inappropriée	3 - flexion stéréotypée (rigidité de décortication)
4 - spontanée	4 - confuse	4 - évitement
	5 - normale	5 - orientée
		6 - aux ordres

La notion d'inconscience en premiers secours correspond globalement à un total inférieur à 8.

Tableau 2.10 Échelle de Glasgow pédiatrique.

Ouverture des yeux (id. adulte)	Réponse verbale (- 5 ans)	Réponse motrice
1 - nulle	1 - nulle	1 - nulle
2 - à la douleur	2 - grognements à la douleur	2 - Extension stéréotypée (rigidité décérébrée)
3 - au bruit	3 - cris, pleurs à la douleur	3 - flexion stéréotypée (rigidité de décortication)
4 - spontanée	4 - enfant irritable, pleurs continuels	4 - évitement à la douleur
	5 - normale (lalation, gazouillis)	5 - évitement au toucher
		6 - spontanée
Interprétation : 15 : Tout va bien. 14 à 10 : Somnolence ou coma léger. 9 à 7 : Coma lourd. 6 à 3 : Coma profond ou mort.		

b. Appréciation de la température corporelle

Définition

La température corporelle est le degré de *chaleur du corps*. La température varie en fonction de certains éléments :

- exposition au chaud et au froid ;

- activité physique ;
- éléments physiologiques (digestion, ovulation...).

En dehors de ces éléments, les variations de la température signalent une anomalie : pathologie, infection, etc.

Valeur de référence

- Elle varie en fonction de l'individu mais se situe aux alentours de 36,5 °C le matin et 37,4 °C le soir.
- La ***norme*** pour l'être humain est donc de ***37 °C***, à plus ou moins 5/10e. La température est relevée plusieurs fois par jour, à heure régulière et avec le même thermomètre, afin d'établir une courbe fiable. La personne est ***apyrétique*** lorsque la température est comprise entre 36,5 °C et 37,4 °C le matin avant le premier lever et à jeun.

Normes selon l'âge

- ***Nouveau-né*** : 36,1 °C à 37,7 °C (résultat sensible aux variations de température de l'environnement).
- ***Enfant*** : 37 °C à 37,2 °C.
- ***Adulte*** : 36,5 °C à 37,4 °C.
- ***Personne âgée*** : 35,5 °C à 36,5 °C (tendance à l'hypothermie).

B Identification des anomalies

a. Signes d'anomalie thermique

- ***Hyperthermie*** : élévation de la température du corps au-dessus de la normale. Température supérieure à 38 °C.
- ***État fébrile*** : température anormalement élevée comprise entre 37,5 °C et 38 °C. Une *fébricule* est une petite fièvre.
- ***Hypothermie*** : diminution ou abaissement de la température du corps au-dessous des limites normales. Température inférieure à 36 °C.

Si la température est brutalement inférieure, ou supérieure, à la température habituellement relevée, il est conseillé d'effectuer une nouvelle prise, de vérifier le bon fonctionnement de l'appareil de mesure et de prévenir l'infirmier(ère) si l'anomalie persiste.

b. Signes accompagnateurs

- ***Frissons*** : tremblements inégaux et irréguliers accompagnés d'une sensation de froid chez une personne présentant une hyperthermie ou une hypothermie.
- ***Sueur*** : liquide d'odeur acre, excrété par les glandes sudoripares et déversé à la surface de la peau par les pores sudoripares. Elle accompagne fréquemment l'hyperthermie.
- ***Convulsion*** : contraction violente et involontaire, tonique ou clonique, des muscles striés, associée à une perte de conscience. Elle accompagne souvent l'hyperthermie et est à redouter chez le jeune enfant.
- Modification de la ***coloration*** et de ***l'aspect de la peau*** et des téguments.
- ***Troubles de la conscience*** : incohérence, modification du comportement, etc.

c. Signes de défaillance neurologique

- ***Aphasie*** : trouble du langage consécutif à une lésion cérébrale.
- ***Hémiplégie*** : paralysie d'une moitié du corps (trouble moteur complet).
- ***Hémiparesthésie*** : paresthésie d'une moitié du corps (trouble moteur incomplet).
- ***Hémianesthésie*** : trouble sensitif d'un hémicorps à type d'anesthésie.
- ***Hémianopsie*** : trouble sensoriel provoquant un abaissement ou une perte complète de la vision.
- ***Paresthésie*** : trouble de la sensibilité à type de fourmillements, d'engourdissements.
- ***Paralysie*** : perte passagère ou définitive de la fonction motrice d'un muscle ou groupe musculaire.

C Mesure de la température chez l'adulte

Fig. 2.39 Matériel pour la prise de température.

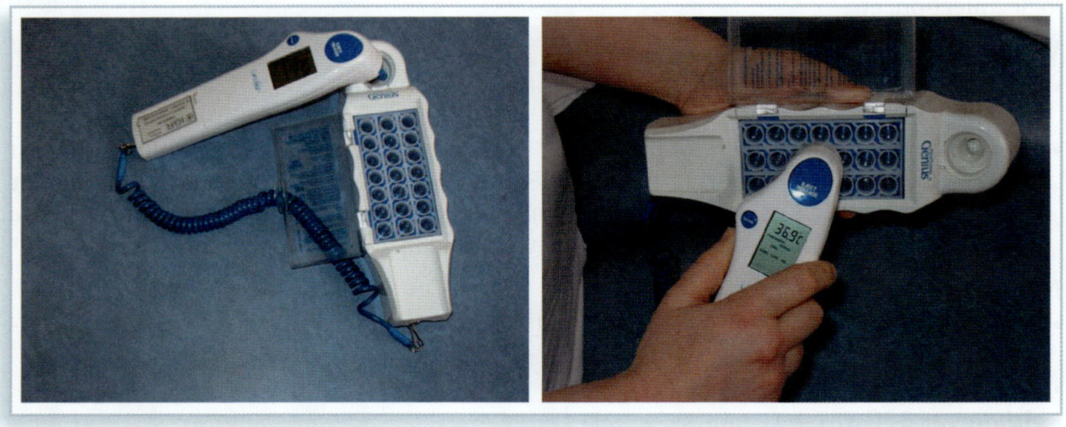

a. Indications et objectifs

La prise de la température et la surveillance de sa courbe permettent de :
- évaluer l'état de santé de la personne ;
- dépister une pathologie infectieuse et suivre son évolution ;
- contrôler l'efficacité d'une thérapeutique.

b. Technique

La température peut être prise par différents capteurs thermiques, parmi lesquels les thermomètres électroniques (voies rectale, buccale, axillaire ou auriculaire). L'AS respectera la procédure du service de soins (*cf.* tableau 2.11).

Fig. 2.40 La prise de température.

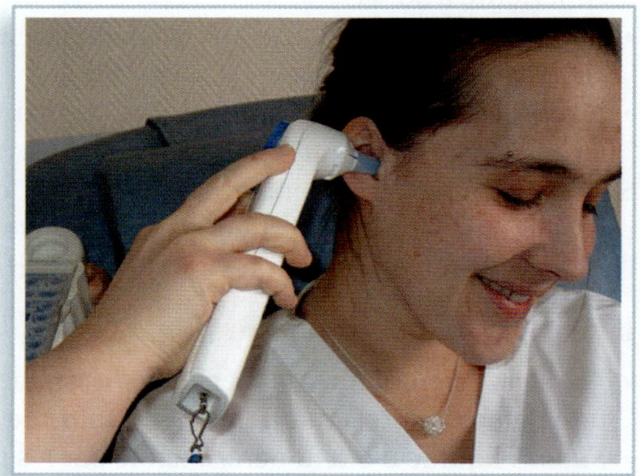

Tableau 2.11 La mesure de la température chez l'adulte (prise auriculaire).

Matériel	Critères	Procédure
– Thermomètre électronique à sonde à infra rouge (prise de température au niveau du conduit auditif) – Protection de sonde à usage unique – Feuille de surveillance – Stylo (bleu ou noir)		**1. Préparation**
	Hygiène	– Se laver les mains (ou friction hydro-alcoolique)
	Organisation	– Regrouper le matériel
	Respect	– Prévenir le patient et l'installer confortablement
		2. Action
	Hygiène	– Recouvrir l'embout de la sonde avec un capuchon à usage unique
	Respect	– Avertir le patient avant d'introduire le thermomètre dans l'oreille
	Sécurité	– Préférer l'oreille qui n'a pas été en contact avec une source de chaleur (tête sur oreiller)
	Sécurité	– Maintenir la tête (si nécessaire) pour éviter de blesser le patient
	Efficacité	– Dès le signal sonore, retirer le thermomètre – Relever le chiffre inscrit sur l'écran numérique
	Hygiène	– Entretenir le matériel et le ranger – Se laver les mains ou utiliser la SHA
		3. Transmissions
	Sécurité	– Noter le résultat par écrit et effectuer la courbe de température – Transmettre à l'infirmier(ère) (alerter si fièvre)

6 Soins et surveillance de l'élimination urinaire

Rôle de l'AS

L'AS sera capable de :
- repérer et comprendre les besoins de la personne ;
- faciliter l'élimination de la personne ;
- participer au recueil des urines ;
- apprécier de façon qualitative et quantitative la fonction d'élimination de la personne ;
- identifier les signes d'anomalie au regard des paramètres habituels ;
- relever une diurèse en mesurant le volume des urines émises ;
- réaliser une courbe de surveillance ;
- pratiquer des analyses directes ;
- participer à la réalisation d'examens biochimiques ;
- discerner le caractère d'urgence d'une situation ;
- adopter un comportement professionnel ;
- s'approprier le vocabulaire spécifique ;
- faire les transmissions.

A Démarche d'observation

a. Critères d'observation des urines

L'urine, produit organique excrété par le rein, contient des déchets solubles éliminés par l'organisme. Elle est évacuée par les voies urinaires sans effort et sans douleur. Les critères d'observation sont :
- la ***couleur*** : jaune paille, claire, limpide, stérile à l'émission ;
- l'***odeur*** : sans odeur caractéristique, lors du contact avec l'air ambiant, elle dégage une odeur d'ammoniaque ;
- la ***limpidité*** : l'urine est limpide, parfois des flocons de mucus peuvent être présents ;
- le ***volume*** : c'est la quantité d'urines émises sur une période donnée. Elle est d'environ 1,5 L/ jour. Elle s'évalue par la ***diurèse***. La quantité quotidienne des urines est variable en fonction de l'âge, des apports hydriques de la personne, de l'élimination cutanée, de l'alimentation du patient, du traitement médicamenteux, etc.

Normes

Établies sur 24 h, elles varient selon l'âge :
- ***nouveau-né*** : 30 à 60 mL ;
- ***nourrisson*** : 100 à 500 mL ;
- ***enfant*** : 500 à 1400 mL ;
- ***adulte*** : 600 à 2000 mL.

Courbe de surveillance

Effectuer la diurèse, c'est procéder au recueil non stérile des urines, sur une période et une durée déterminées, afin de mesurer le volume des urines émises et d'établir une courbe de surveillance. Par exemple : effectuer une diurèse des 24 h pendant une semaine.

Fig. 2.41 L'inscription de la diurèse des 24 h sur la feuille de température.

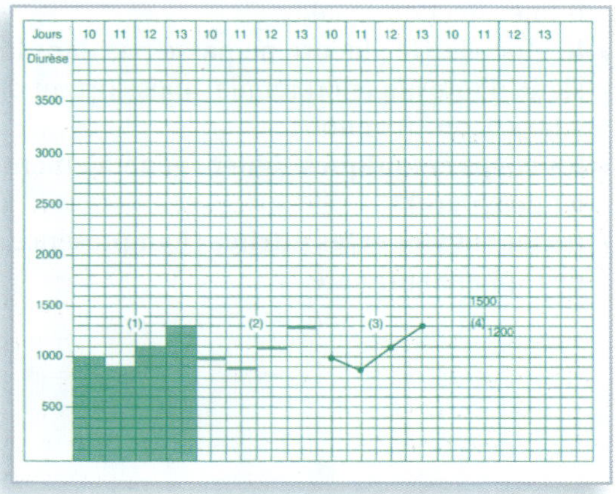

B Identification des anomalies

a. Signes d'anomalies des urines

- Modification de la ***couleur*** :
  - couleur ***rouge*** traduisant la présence de sang = *hématurie* (certains médicaments et aliments peuvent colorer les urines),
  - couleur ***brun foncé*** signifiant des urines concentrées ou la présence de *pigments biliaires.*
- Modification de l'***odeur*** :
  - ***acétonique*** : odeur caractéristique d'une décompensation du diabète dite odeur de « pomme reinette »,
  - ***putride*** : odeur manifestant une *infection urinaire.*
- Modification de la ***limpidité*** :
  - *pyurie* : urines troublées par la présence de pus.
- Modification du ***volume*** :
  - *anurie* : absence d'urine dans la vessie = ***urgence***, car c'est une manifestation de souffrance rénale,
  - *oligurie* : diminution du volume au-dessous de 500 mL/24 h,
  - *polyurie* : augmentation du volume au-dessus de deux litres/24 h.
- Modification de l'***excrétion*** :
  - *pollakiurie* : mictions fréquentes avec des urines peu abondantes,
  - *dysurie* : mictions difficiles,
  - *rétention* : mictions impossibles malgré la présence d'urines dans la vessie,
  - *incontinence* : mictions incontrôlées.

b. Signes associés

- ***Douleur*** d'intensité variable en fonction de la cause.
- ***Gêne à l'évacuation*** des urines : le patient est obligé de pousser pour évacuer l'urine de la vessie.
- ***Troubles sphinctériens*** : l'incontinence.

L'AS doit assurer le recueil des urines du patient et en fonction de l'aspect des urines, pratiquer une analyse des urines en vue de rechercher la présence anormale d'éléments dans les urines.

c. Éléments anormaux

Les éléments à considérer sont :

- **le pH** des urines est une valeur variable selon l'alimentation, mais il se situe entre 5 et 6 ;
- **le sang** : sa présence peut révéler une atteinte de l'appareil urinaire haut (rein) ;
- **les protéines** : il s'agit principalement de l'albumine, c'est un élément parfois spécifique d'une affection rénale ;
- **le glucose** : le glucose ne passe pas dans les urines, du fait du seuil rénal. Sa présence est signe d'une affection rénale, mais surtout de diabète, avec une hyperglycémie supérieure à 1,80 g/L ou 10 mmol/L ;
- **les corps cétoniques** signent généralement une décompensation métabolique (diabète ou jeûne sévère) ;
- **les leucocytes et les nitrites** : leur présence est un symptôme d'une affection inflammatoire de l'appareil urinaire.

C Techniques

a. Mesure de la diurèse (recueil des urines sur 24 heures)

Indications et objectifs

La mesure du volume des urines permet de :
- apprécier la fonction rénale, effectuer un bilan pour un patient perfusé ;
- surveiller l'efficacité d'un traitement par diurétique.

Fig. 2.42 **Le bocal pour la diurèse.**

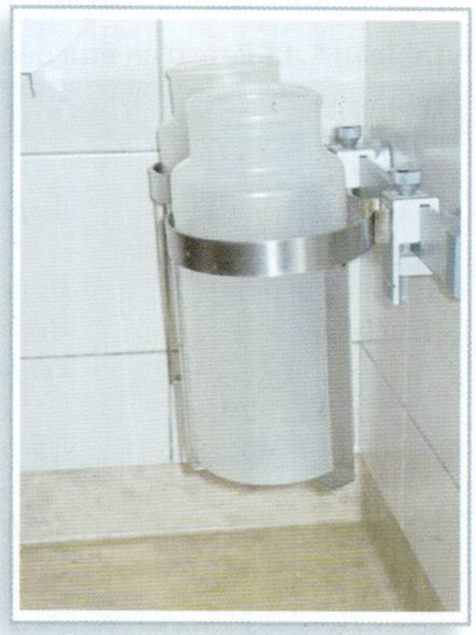

Techniques

Tableau 2.12 Mesure de la diurèse.

Matériel	Critères	Procédure
– Bocal gradué (avec couvercle)		**1. Préparation**
– Verre à pied	*Hygiène*	– Se laver les mains
– Bassin/urinal		– Regrouper le matériel
– Étiquettes nominatives	*Respect*	– Informer le patient
– Gants à usage unique	*Sécurité*	– Installer le matériel (étiqueter le bocal au nom du patient)
– Feuille de surveillance		**2. Action**
– Stylo (vert)	*Efficacité*	– Avant de commencer, demander au patient d'uriner dans les toilettes, car la mise en route du recueil se fait sur une vessie vide
	Efficacité	– Noter la date et l'heure, c'est le début du recueil
		– Conserver toutes les urines suivantes : veiller au transfert des urines de l'urinal vers le bocal de recueil
	Efficacité	– Conseiller au patient d'uriner avant la défécation (s'il y a mélange selles et urines, la noter et vider le bassin)
	Sécurité	– Le lendemain à la même heure, faire uriner le patient et rajouter ces urines à celles déjà contenues dans le bocal (c'est la fin de la période de 24 h)
	Hygiène	– Se laver les mains et mettre des gants à usage unique
	Sécurité	– Noter la quantité totale et jeter ces urines avant de poursuivre le recueil sur une deuxième période (si nécessaire)
	Hygiène	– Nettoyer le bocal et le ranger si l'examen est terminé
		– Retirer les gants et se laver les mains
	Sécurité	**3. Transmissions**
		– Inscrire la diurèse sur la feuille de surveillance
		– Signaler toutes anomalies observées à l'IDE
	Efficacité	NB : indiquer les pertes d'urines éventuelles sur la feuille de surveillance

b. Pose d'un étui pénien (collecteur externe d'urines)

Indications et objectif

L'étui pénien est un étui qui s'adapte sur la verge. Il est relié à un collecteur d'urines et permet le recueil d'urines de façon non invasive.

Technique

Tableau 2.13 Pose d'un étui pénien.

Matériel	Critères	Procédure
– Matériel pour toilette génitale – Collecteur externe d'urine (= poche à urine) – Étui pénien		**1. Préparation**
	Respect	– Prévenir le patient (solliciter sa collaboration selon son autonomie)
	Hygiène	– Se laver les mains et mettre des gants
	Hygiène	– Effectuer la toilette génitale
	Confort	– Vérifier la taille de l'étui pénien avant la pose
		2. Action
	Efficacité	– Mettre l'étui sur la verge en le laissant dépasser du gland de 1 à 2 cm
	Confort	– Dérouler le caoutchouc jusqu'à la base de la verge
	Efficacité	– Retirer la protection de la bande adhésive avec délicatesse[a]
		– Raccorder l'étui à une poche à urines et la suspendre
	Sécurité	– Surveiller l'état cutané et changer l'étui chaque jour
	Hygiène	– Se laver les mains
		3. Transmissions
	Sécurité	– Faire les transmissions : indiquer le soin, l'état du patient, l'état cutané, etc.

a. Il est préférable de retirer les gants pour éviter que l'adhésif adhère aux gants et rende impossible l'adaptation de l'étui pénien à la verge.

c. Analyse des urines par bandelettes

Indications et objectifs

L'analyse d'urines par bandelettes réactives permet de :

- dépister ou surveiller certaines pathologies ;
- surveiller la tolérance rénale à la perfusion de certains traitements (chimiothérapie).

Technique

Tableau 2.14 Analyse d'urines par bandelettes.

Matériel	Critères	Procédure
– Un verre à pied ou une cupule – Un urinoir (homme) ou un bassin (femme) – Un flacon de bandelettes urinaires – Des gants jetables – Un chronomètre ou une trotteuse		**1. Préparation**
	Hygiène	– se laver les mains et mettre des gants à usage unique
	Respect	– demander au patient d'uriner dans un récipient adapté
	Efficacité	– préparer les bandelettes (*vérifier la date de péremption*)
		2. Action
	Sécurité	– ne pas mettre ses doigts sur les tampons réactifs des bandelettes
	Efficacité	– tremper la partie réactive de la bandelette dans les urines – enclencher le chronomètre et respecter le temps de lecture – comparer les zones réactives de la bandelette à l'échelle colorimétrique – mémoriser les résultats
	Hygiène	– jeter la bandelette et les urines et se laver les mains
	Efficacité	– ranger le matériel (*conserver le flacon au sec et à l'abri de la chaleur après utilisation*)
		3. Transmissions
	Sécurité	– transmettre les données à l'infirmier(ère) oralement – faire les transmissions écrites sur la feuille de surveillance

d. Analyse des urines par examen biochimique : le ionogramme urinaire

Objectifs

Le ionogramme urinaire est une analyse qui permet de rechercher la concentration des ions (calcium, sodium…) par litre d'urine. Il s'effectue sur un recueil d'urines de 24 h.

Fig. 2.43 L'analyse des urines par bandelette visuelle urinaire.

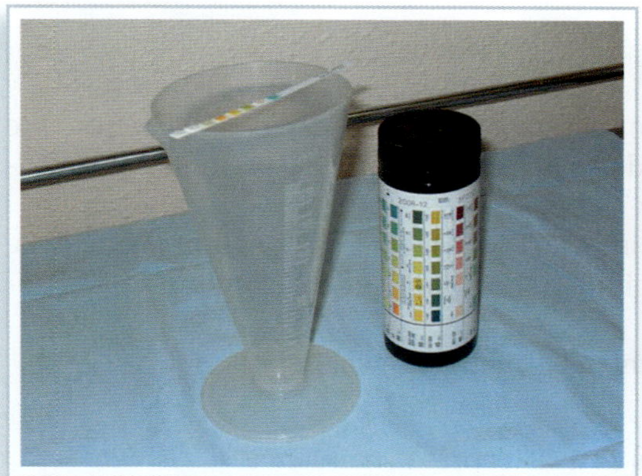

Fig. 2.44 Le ionogramme urinaire.

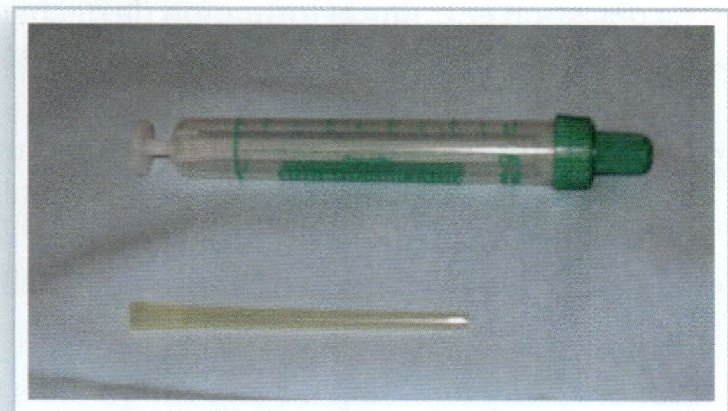

Technique

Tableau 2.15 Le ionogramme urinaire.

Matériel	Critères	Procédure
– Un verre à pied		**1. Préparation**
– Un tube à ionogramme urinaire (spécifique selon le laboratoire) OU	*Hygiène* *Efficacité*	– Se laver les mains, mettre des gants jetables – Effectuer le prélèvement sur les urines des 24 h. **2. Action** – Prélever une quantité d'urine dans le récipient destiné au laboratoire
– Une seringue à ionogramme urinaire[a]	*Sécurité*	– Vérifier l'aspect des urines
– Des gants jetables		– Jeter les urines (ou poursuivre la diurèse si nécessaire)
– Le bocal avec les urines de 24 h (diurèse) du patient	*Hygiène* *Efficacité*	– Retirer les gants et se laver les mains – Étiqueter le tube en précisant le volume d'urine des 24 h, le poids et la taille de la personne – Acheminer le tube au laboratoire
		3. Transmissions
	Sécurité	– Faire les transmissions orales et écrites

a. Système où, après le prélèvement, le piston est cassé et le corps de la seringue devient un tube.

7 Soins et surveillance du transit intestinal

Rôle de l'AS

L'AS sera capable de :
- repérer les habitudes d'élimination de la personne ;
- considérer les besoins de la personne ;
- faciliter l'élimination de la personne ;
- apprécier la fonction d'élimination de la personne en notant la fréquence, le volume et la consistance des selles ;
- identifier les signes d'anomalie au regard des paramètres habituels ;
- participer à la réalisation d'examens bactériologique et parasitaire ;
- discerner le caractère d'urgence d'une situation et alerter ;
- adopter un comportement professionnel ;
- s'approprier le vocabulaire spécifique ;
- faire les transmissions.

A Démarche d'observation

a. Définition et normes

Définitions

- La digestion entraîne la formation de déchets organiques : les ***matières fécales*** ou ***selles***. Une selle normale doit être spontanée, moulée et de coloration brunâtre. Sa quantité est d'environ 80 à 200 g chez l'adulte.
- Le ***péristaltisme intestinal*** est variable d'un individu à l'autre, et est fonction de l'âge. Le rythme de la défécation varie donc physiologiquement et dépend des conduites hygiéno-diététiques de l'individu.
- La ***défécation*** est l'action d'éliminer naturellement les matières fécales.

Normes

- ***Nouveau-né*** : émission du méconium dans les 24 à 48 h après la naissance.
- ***Adolescent et adulte*** : gestion des rythmes en fonction des conditions socioprofessionnelles, des conduites hygiéno-diététiques.
- ***Personne âgée*** : diminution physiologique du péristaltisme intestinal, tendance à la constipation et perte de la sensation d'envie, la diminution de la mobilité physique gênant l'accès aux toilettes.

b. Critères d'observation

- ***La fréquence*** : d'une selle par jour à une selle tous les trois jours.
- ***L'odeur*** : plus ou moins malodorante.
- ***La couleur*** : brun foncé est le plus souvent l'aspect d'une selle normale, mais l'alimentation influe sur la coloration des matières fécales. Par exemple, les carottes et les betteraves produisent des selles rougeâtres alors que les épinards produisent des selles noirâtres (ainsi que les médicaments à base de charbon ou de fer).
- ***La consistance*** : moulée, évacuée sans effort intense.

B Identification des anomalies

a. Manifestations

L'observation de l'aspect des selles et la connaissance du rythme d'élimination de la personne permettent à l'AS de déceler toute anomalie au niveau de :

- ***la fréquence*** :
  - plusieurs selles par jour (de 6 à 8 fois, voire plus), avec modification de la consistance (= diarrhée),
  - une selle au-delà de 6 jours avec modification de la consistance (= constipation) ;
- ***l'odeur*** : fétide (désagréable) ou acide (intense) est caractéristique d'une atteinte de la flore microbienne intestinale ;
- ***la couleur*** :
  - *rouge* : présence de sang (= *rectorragie*),
  - *goudron ou noire* : présence de sang digéré (= *méléna*),
  - *mastic ou blanche* : traduit l'absence de pigments biliaires (les graisses ne sont pas absorbées[16]) ;
- ***la consistance*** :
  - *liquide* : avec ou non présence de matières fécales, aspect de bouillon sale,
  - *glaireuse* : associée ou constituée de glaires transparentes,
  - *sèche et dure* : due à l'accumulation d'excréments, formation d'amas arrondis distincts ;

16. C'est le cas lors d'une maladie de l'intestin entraînant une mauvaise absorption des graisses ou d'une maladie du pancréas entraînant une mauvaise digestion des graisses (mucoviscidose). Il faut bien différencier des résidus de produit contrasté après un examen radiologique du tube digestif (transit de l'intestin grêle, lavement baryté, scanner).

- ***les troubles du transit*** :
  - *la constipation* : retard dans l'élimination des matières fécales pouvant aller jusqu'à dix jours avec modification de l'aspect des selles : dures et sèches, s'accompagnant d'un ballonnement et de douleurs abdominales,
  - *le fécalome* : accumulation de matières fécales dans l'ampoule rectale formant un bouchon obstruant le rectum,
  - *la diarrhée* : évacuation trop importante de selles (supérieure à 300 g/jour) avec modification de la consistance et pouvant s'accompagner de différents signes en fonction de l'origine ;
- ***la présence de gaz*** : la fermentation provoque la formation d'air dans le tube digestif (= météorisme, flatulence).

b. Signes associés

- Douleurs abdominales.
- Perte de la souplesse de l'abdomen : *défense abdominale.*
- Fièvre, frissons signant une *infection.*
- Éructations, absence de gaz.
- Nausées : sensation de malaise liée à l'envie de vomir.
- Vomissements : rejet par la bouche du contenu gastrique.
- Déshydratation en cas de diarrhées importantes.

C Indications des examens des selles

Prélever les matières fécales, c'est recueillir des selles en vue d'un examen de laboratoire nommé la ***coproculture***, ayant pour but :

- la recherche de ***bactéries pathogènes*** : examen bactériologique, réalisé à partir d'un recueil de selles dans un pot stérile ;
- la recherche de ***parasite*** : examen parasitologique, réalisé à partir du recueil de la totalité des selles émises durant trois jours consécutifs, dans un pot non stérile.

Le recueil des selles peut être réalisé pour la recherche de sang microscopique dans les selles (par exemple, préconisation pour le dépistage du cancer du côlon). Le test se fera à l'aide de bandelettes réactives « hémocult » et suivra un examen macroscopique, c'est-à-dire visualisation à l'œil nu du sang visible ou non dans les selles fraîchement émises.

Fig. 2.45 L'examen des selles.

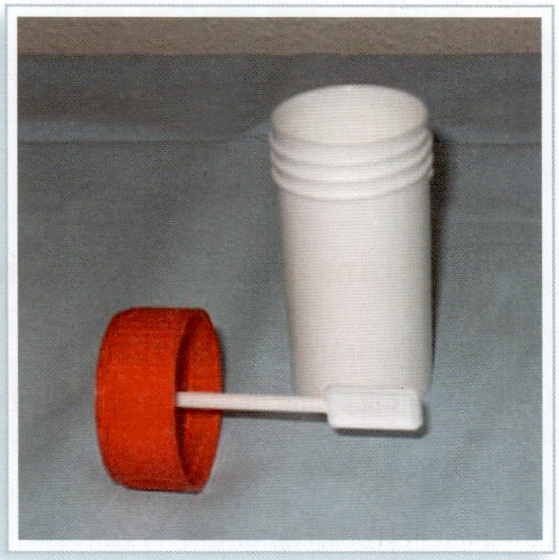

D Technique du recueil des selles pour une coproculture

a. Objectifs

La coproculture permet de :

- identifier un agent pathogène et dépister une pathologie ;
- suivre l'évolution d'une thérapeutique.

b. Technique

Tableau 2.16 Technique du recueil des selles pour une coproculture.

Matériel	Critères	Procédure
– Un pot à coproculture avec une spatule de recueil – Un bassin – Une paire de gants à usage unique – Le matériel pour la toilette génito-anale (si besoin) – La feuille de surveillance + stylo	 *Hygiène* *Respect* *Pudeur/Respect* *Efficacité* *Hygiène* *Confort* *Respect* *Hygiène* *Confort* *Sécurité* *Sécurité*	**1. Préparation** – Se laver les mains, regrouper le matériel et vérifier l'étiquette – Informer le patient de la technique du recueil – Mettre à sa disposition le matériel – Présenter le bassin au patient – Demander au patient d'uriner avant la défécation (afin d'éviter de mêler les selles et les urines) – Lui demander de prélever un échantillon de selle et lui remettre un flacon – Si le patient ne peut pas réaliser seul ce geste, l'AS procède au recueil **2. Action** – Mettre des gants jetables – Procéder au recueil de selles et étiqueter le lot – Aider le patient pour la toilette génitale – Respecter sa pudeur – Nettoyer le matériel – Retirer les gants et se laver les mains – Réinstaller le patient confortablement si besoin – Acheminer les selles selon le protocole de service vers le laboratoire **3. Transmissions** – Prévenir l'infirmier(ère) – Faire les transmissions écrites sur la feuille de surveillance – Si examen pour recherche parasitaire, le renouveler trois jours consécutifs

8 Soins auprès d'un patient vomissant

A Démarche d'observation

Les vomissements sont des rejets, par la bouche et le nez, du contenu gastrique. Ils sont involontaires et ont plusieurs aspects.

a. Critères d'observation des vomissements

La démarche d'observation de l'AS sera essentielle lorsque le patient vomit. Avant d'alerter, l'AS devra faire cinq observations.

- L'***aspect*** des vomissements :
  - *alimentaire* : présence d'aliments plus ou moins digérés ;
  - *bileux* : jaune ou verdâtre ;
  - *aqueux* : très liquide ;
  - *sanglant* : présence de sang (hématémèse de sang rouge ou noir partiellement digéré) ;
  - *fécaloïde* : aspect de selles.
- Le ***caractère*** des vomissements :
  - en jet ou en flaque ;
  - avec ou sans effort.
- La ***fréquence*** et le ***moment*** des vomissements :
  - proche ou non des repas ;
  - émis en une seule fois ou à répétition.
- La ***quantité*** des vomissements : elle est quelquefois difficile à apprécier si le vomissement n'a pas pu être recueilli dans un récipient.

b. Facteurs déclencheurs des vomissements

- Odeur particulière provoquant nausées puis vomissements.
- Traitement médicamenteux : chimiothérapies, etc.
- Pathologies digestives : occlusion, gastroentérite, appendicite.
- Pathologies infectieuses : méningites.
- Anxiété.
- Trauma crânien.

Tableau 2.17 Soins auprès du patient vomissant.

Matériel	Critères à respecter	Procédure
– Haricots jetables (ou cuvette plastique) – Nécessaire à toilette et à bain de bouche – Mouchoirs en papier – Linge de rechange (selon le cas)		**1. Action au cours du vomissement**
	Respect	– Rassurer le patient
		– Soutenir le front du patient
	Confort	– Attacher les cheveux du patient, si besoin
	Hygiène	– Lui donner une serviette pour s'essuyer
	Confort	– Mettre à disposition des haricots jetables, des mouchoirs en papier
	Respect	– Respecter le rythme de récupération de la personne
	Confort	– La mettre dans une position confortable, c'est-à-dire : • assis et appuyé sur le bord du lavabo • allongé : la tête sur le côté si le patient ne peut pas se lever
	Respect	– Avoir des paroles rassurantes et une attitude calme
		2. Action après les vomissements
	Hygiène	– Mettre des gants jetables
	Confort	– Éloigner rapidement le recueil des vomissements
		– Vérifier l'aspect du contenu avant de l'évacuer
	Sécurité	– Surveiller les paramètres cardiorespiratoires à distance de l'effort de vomissement
	Confort	– Faire moucher le patient
	Respect	– L'aider à se rincer la bouche, et procéder à une toilette rafraîchissante
	Hygiène	– Changer le linge si besoin
		– Aérer la pièce si possible
	Sécurité	– Laisser le matériel à proximité du patient en cas de récidive
		3. Transmissions
		– Noter l'aspect et la quantité des vomissements
	Sécurité	– Alerter l'infirmier(ère)
	Hygiène	– Se laver les mains

9 Transcription des paramètres vitaux

Rôle de l'AS

L'AS sera capable d'inscrire sur la ***feuille de température*** :
- la température (matin et soir) afin de réaliser la courbe ;
- le pouls ;
- la fréquence respiratoire ;
- le poids et la taille (si besoin) ;
- la diurèse ;
- la présence et le caractère des selles ;
- la présence des vomissements et leur aspect, leur caractère, leur fréquence, leur quantité.

A Feuille de température ou de surveillance

L'outil utilisé pour la retranscription des mesures des paramètres vitaux est une feuille faisant partie intégrante du dossier de soins. Elle est appelée ***feuille de température*** (ou de ***surveillance*** ou ***pancarte***). Elle peut être journalière, comme dans des services de soins intensifs. Y sont alors consignées de nombreuses informations médicales et paramédicales. Il est important de souligner la disparition des pancartes dans les services, d'une part, pour des raisons de confidentialité, et d'autre part, parce que les services sont équipés de plus en plus du dossier de soins informatisé. Les soignants rentrent tous les paramètres dans un logiciel qui effectue la courbe de température. En revanche, lorsque le service n'est pas équipé informatiquement, le dossier de soins est sous la forme « papier » et se trouve dans un classeur (un patient = un classeur). Les soignants effectuent eux-mêmes la courbe de température.

a. Découpage

Elle se décompose souvent en trois parties :
- une ***zone d'indications générales*** concernant le patient (son état civil, son numéro d'hospitalisation…) et le service d'hospitalisation ;
- une zone quadrillée où sont consignées les ***pulsations cardiaques***, la ***pression artérielle***, la ***fréquence respiratoire*** et la ***température*** ;
- une zone pour les informations relevant des ***fonctions d'élimination*** (diurèse, selles, analyse des urines…) et autres critères selon les spécificités du service.

La partie de gauche regroupe les normes des paramètres mesurés.

La partie centrale est un quadrillage, dont les valeurs sont spécifiques aux paramètres :
- pour la température : chaque ligne correspond à une graduation de 2/10e de degré ;
- pour le pouls : chaque ligne équivaut à quatre pulsations ;
- pour la pression artérielle : chaque ligne équivaut à 1 cm/Hg.

b. Codes de couleur ou signes

Les indications sont portées avec des ***codes de couleur*** ou des signes différents, selon qu'il s'agit de la température, du pouls, etc. Il convient de respecter les modalités du service. Les couleurs ou signes conventionnels sont :
- le point pour la température (exemple de couleur : bleu) ;
- la croix pour le pouls (exemple de couleur : rouge) ;
- le trait pour la respiration ;
- le hachuré pour la tension (exemple de couleur : noir) ;
- le hachuré pour la diurèse (exemple de couleur : vert).

B Récapitulatif des paramètres à consigner

Tableau 2.18 Récapitulatif des paramètres à consigner.

Paramètres à mesurer	Outils de mesure	Normes de l'adulte
Température	Thermomètre	36,4 °C à 37 °C
Fréquence respiratoire	Chronomètre ou montre avec trotteuse	16 à 20 mouvements/minute
Fréquence cardiaque	Chronomètre ou montre avec trotteuse	60 à 80 pulsations/minute
Pression artérielle	Tensiomètre	140/70 mmHg
Diurèse	Bocal gradué	1 000 ml à 1500 mL/24 h
Poids/mensuration	Pèse-personne/toise	Poids selon la formule de Lorentz – *homme* : 100 – (taille en cm – 150)/ 4 = ...kg – *femme* : 100 – (taille en cm – 150)/ 2 =......kg

5 Observation de la douleur et du comportement douloureux

Rôle de l'AS

L'AS sera capable de :
- repérer la douleur d'un patient ;
- observer et évaluer la douleur du patient ;
- considérer la douleur ;
- adopter un comportement professionnel dans la prise en charge de la douleur.

1 Comprendre la douleur

A Définition

La douleur est « une expérience sensorielle et émotionnelle désagréable associée à un dommage tissulaire présent ou potentiel, ou décrite en termes d'un tel dommage[17] ».
L'intérêt de cette définition est la prise de conscience que la douleur constitue une expérience *subjective* et qu'elle est associée à un phénomène complexe teinté d'*émotionnel* et d'*affectif*. Chaque individu réagit donc différemment à la douleur.

B Physiopathologie

a. Composantes de la douleur

La douleur regroupe plusieurs composantes.
- **La composante sensitive** (*cf.* Fig. 2.46) : elle concerne le décodage du message douloureux. Les récepteurs sensitifs sont à la périphérie de l'organisme, au niveau de la peau, des muscles et des viscères. Le stimulus douloureux va activer des récepteurs spécifiques et informer le nerf périphérique qui va conduire le message de la douleur jusqu'au cortex où la douleur va être reconnue, intégrée et devenir consciente. La douleur sera décodée et la personne saura décrire sa durée, son intensité, ses caractéristiques, sa localisation.
- **La composante affective ou émotionnelle** : la douleur est une perception subjective intimement liée à l'expérience douloureuse de l'individu. C'est cette expérience qui lui confère son caractère désagréable et lui donne cette tonalité de « pénible et insupportable ». Cette composante émotionnelle peut se prolonger et s'assimiler à des états d'anxiété voire de dépression.
- **La composante cognitive** qui concerne l'ensemble des processus mentaux qui accompagnent la perception de la douleur : les connaissances que peut avoir la personne sur la douleur, les valeurs attribuées à la douleur, la mémorisation d'expériences douloureuses personnelles antérieures.
- **La composante comportementale** qui regroupe les manifestations verbales et non verbales observables chez la personne qui souffre (plaintes, mimiques, postures antalgiques...) et qui sont des réactions à la douleur.

17. Définition de l'IASP.

Fig. 2.46 Physiologie de la douleur.

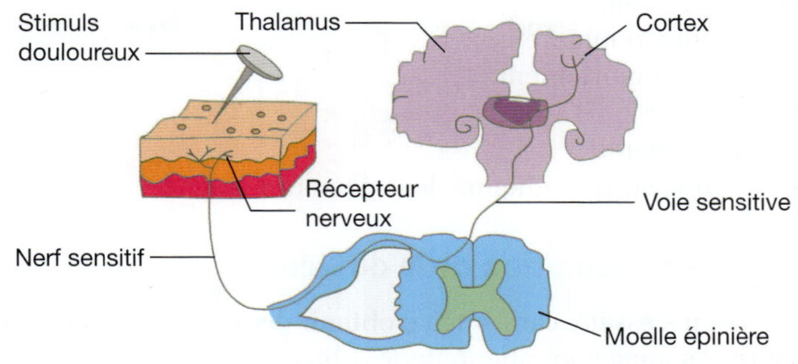

b. Types de douleur

On distingue ainsi deux sortes de douleur en fonction des données physiopathologiques.

- La douleur par **excès de nociception** qui est liée à l'excitation excessive des *nocicepteurs* (augmentant l'intensité de l'information douloureuse transmise au cortex ou abaissant le seuil des récepteurs) ou à la stimulation des voies de conduction du message douloureux (ex. : les névralgies, la sciatique…). C'est une douleur liée à un dommage tissulaire.
- La douleur **neuropathique** (douleur par défaut d'inhibition = désafférentation) qui résulte de l'altération d'une lésion de la fibre nerveuse sensitive ce qui dérègle la régulation du message qui arrive au cortex. Dans ce type de douleur, il existe toujours, du fait de l'atteinte à l'intégrité des fibres nerveuses, des troubles de la sensibilité dans la zone douloureuse. On parlera ***d'hyperesthésie,*** d'***anesthésie,*** etc. (ex. : la douleur d'un zona, d'une brûlure, d'une amputation).

c. Caractéristiques de la douleur

La douleur peut être aiguë ou chronique.

- ***Aiguë*** : c'est une manifestation temporaire d'un dysfonctionnement de l'organisme, elle est souvent vive et bien localisée.
- ***Chronique*** : elle est plus diffuse, s'installe souvent lentement, se prolonge dans le temps et devient une maladie à part entière. Elle n'est pas toujours exprimée par le malade, pas toujours entendue par les soignants et est plus difficile à cerner. La douleur chronique est une douleur vive qui perdure.

Par ailleurs :

- une douleur ***intermittente*** est très angoissante, car le malade l'attend : il la « connaît » (ex. : la douleur occasionnée par les migraines) ;
- une douleur ***constante*** est extrêmement pénible et « use » le malade sur le plan physique et psychologique (ex. : la douleur occasionnée par les rhumatismes).

2 Évaluation de la douleur

A Observation du comportement et écoute de la personne

L'évaluation de la douleur repose sur l'observation et l'écoute.

- Elle est ***qualitative*** : elle permet à la personne de décrire sa douleur.
- Elle est ***quantitative*** : elle permet à la personne de mesurer l'intensité de sa douleur.

Les moyens d'évaluation sont à adapter, selon que :

- la communication verbale est **possible** : l'évaluation repose principalement sur l'écoute ;
- la communication est **impossible** : il faut rechercher le mode de communication le plus approprié.

Si la personne a toutes ses facultés intellectuelles, elle décrit sa douleur en donnant un chiffre entre 0 et 10 sur l'Échelle visuelle analogique (EVA).

Si la personne n'a pas toutes ses capacités intellectuelles, l'évaluation devient un travail d'équipe et est principalement orientée sur l'observation des aspects suivants[18] en utilisant, par exemple, l'échelle Algoplus :

- l'attitude de la personne douloureuse ;
- les modifications du comportement ;
- le faciès ;
- les plaintes et gémissements ;
- le retentissement sur la vie quotidienne de la personne soignée.

B Méthodes d'évaluation de la douleur

Évaluer la douleur est nécessaire car il s'agit d'obtenir des éléments précis et objectifs permettant de comprendre et soulager un phénomène subjectif.
Il y a deux moyens pour évaluer la douleur.

- L'autoévaluation :
  - c'est le malade qui s'évalue,
  - c'est une technique à privilégier, il faut croire le patient.
- L'hétéro-évaluation est basée sur le comportement verbal et non verbal ; cette méthode s'adresse aux enfants, sujet très âgé, non communicant. Elle est réalisée par un observateur ; l'inconvénient est qu'elle sous-évalue toujours la douleur du patient.

C Outils d'évaluation de l'intensité de la douleur

Il existe différents outils pour procéder à l'évaluation.

a. Échelle visuelle analogique (EVA)

Elle évalue l'intensité de la douleur grâce à une graduation de 0 à 10. Le patient **déplace le curseur** selon sa perception de la douleur sur une échelle présentant à une extrémité « **absence de douleur** » et à l'autre extrémité « **douleur extrême** ».
Le soignant, sur la face verso de cette échelle, lira le chiffre et quantifiera la douleur (score/10, *cf.* Fig. 2.48).

b. Échelle numérique (EN)

Elle est basée sur le même principe, le patient propose une donnée chiffrée sur 10 (*cf.* Fig. 2.47).

c. Échelle verbale simple (EVS)

Le soignant propose au patient cinq adjectifs pour qualifier la douleur du moment présent. Puis en fonction de l'adjectif donné, le soignant repère le chiffre correspondant. Cela donne un score sur 5 (ex. : 2/5 pour une douleur qualifiée par le patient de « modérée »).

Fig. 2.47 Échelle verbale simple (EVS). Score sur 5 – Échelle numérique (EN).

Quel est le niveau de votre douleur au moment présent ?		
0	pas de douleur	❑
1	faible	❑
2	modérée	❑
3	intense	❑
4	extrêmement intense	❑

Échelle verbale simple.

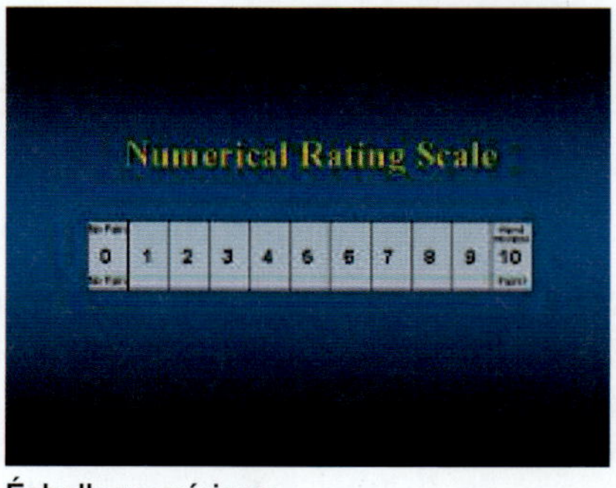

Échelle numérique.

18. Ces critères d'observation sont issus des travaux de E. Pichard-Léandri et A. Gauvain-Picard sur la prise en charge de la douleur en oncopédiatrie. Ils sont appliqués lors de l'évaluation de la douleur de la personne ayant une altération de la communication verbale.

Fig. 2.48 Échelle visuelle analogique (EVA). Score sur 10.

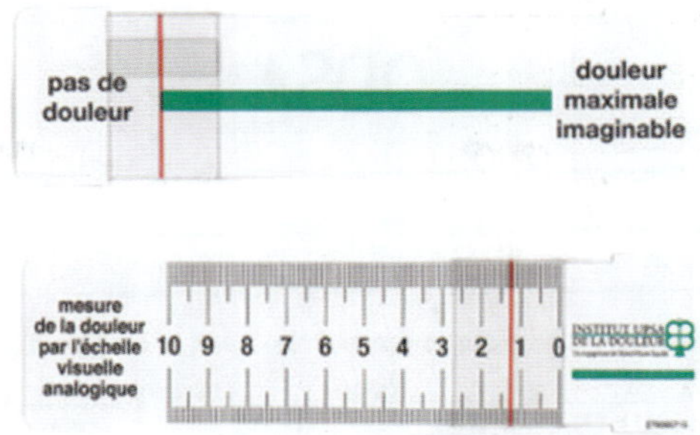

d. Échelle Algoplus

Il s'agit d'une échelle d'évaluation comportementale de la douleur aiguë chez la personne âgée présentant des troubles de la communication verbale et qui peut servir chez tous les patients ayant des problèmes de communication.

En pratique, pour remplir la grille, il faut observer, dans l'ordre : les expressions du visage, celles du regard, les plaintes émises, les attitudes corporelles et enfin le comportement général.

Fig. 2.49 Échelle Algoplus.

ECHELLE ALGOPLUS

Evaluation de la douleur

Echelle d'évaluation comportementale de la **douleur aiguë** chez la personne âgée présentant des troubles de la communication verbale

Identification du patient

Date de l'évaluation de la douleur	....../....../......		....../....../......		....../....../......		....../....../......		....../....../......		....../....../......	
Heure	.......h		.......h		.......h		.......h		.......h		.......h	
	OUI	NON	OUI	NON	OUI	NON	OUI	NON	OUI	NON	OUI	NON
1 • Visage Froncement des sourcils, grimaces, crispation, mâchoires serrées, visage figé.												
2 • Regard Regard inattentif, fixe, lointain ou suppliant, pleurs, yeux fermés.												
3 • Plaintes « Aie », « Ouille », « J'ai mal », gémissements, cris.												
4 • Corps Retrait ou protection d'une zone, refus de mobilisation, attitudes figées.												
5 • Comportements Agitation ou agressivité, agrippement.												
Total OUI	/5		/5		/5		/5		/5		/5	
Professionnel de santé ayant réalisé l'évaluation	❑ Médecin ❑ IDE ❑ AS ❑ Autre Paraphe		❑ Médecin ❑ IDE ❑ AS ❑ Autre Paraphe		❑ Médecin ❑ IDE ❑ AS ❑ Autre Paraphe		❑ Médecin ❑ IDE ❑ AS ❑ Autre Paraphe		❑ Médecin ❑ IDE ❑ AS ❑ Autre Paraphe		❑ Médecin ❑ IDE ❑ AS ❑ Autre Paraphe	

Rat P. *et al.* Validation of an acute pain-behavior scale for older persons with inability to communicate verbally. Algoplus® Eur J Pain 2011 ; 15 : 198-204.

e. Outils d'hétéro-évaluation de la douleur

Questionnaire de Saint-Antoine (QDSA) (cf. Fig. 2.50)

Il demande beaucoup de temps et une bonne coopération du patient. Il repose sur le langage et dépend du degré d'aptitude verbale du patient.

Il permet d'apprécier 61 qualificatifs sensoriels, affectifs.

Fig. 2.50 Questionnaire de Saint-Antoine.

QDSA

Nom du malade ____________ Date ________ Heure ______

Analgésique(s) ____________ Posologie ____________ Heure de prise ______

____________ Posologie ____________ Heure de prise ______

Temps d'administration de l'analgésique (en heures) : + 4 + 1 + 2 + 3

IED S ______ (1-10) A ______ (11-15) E ______ (16) D(S) ______ (17-19) D(AE) ______ (20) D(T) ______ (17-20) IED(T) ______ (1-20)

1. frémissement –, frisson –, pulsation –, battement –, martèlement –
2. secousse –, clignotement –, éclair –
3. piqûre –, vrille –, transperçante –, poignard –
4. coupante –, tranchante –, lacérante –
5. pincement –, pesanteur –, tiraillement –, crampe –, broiement –
6. tiraillement –, arrachement –, torsion –
7. chaude –, brûlante –, bouillante –, comme marqué au fer rouge –
8. fourmillement –, démangeaison –, picotement –, piqûre d'abeille –
9. sourde –, diffuse –, douloureuse –, pénible –, écrasante –
10. endolorie –, crispée –, écorchée –, fendue –
11. fatigante –, épuisante –
12. à soulever le cœur –, suffocante –
13. affreuse –, effroyable –, terrifiante –
14. épuisante –, éreintante –, harassante –, vicieuse –, à mourir –
15. déprimante –, aveuglante –
16. agaçante –, exaspérante –, intense –, horrible –, intolérable –
17. envahissante –, rayonnante –, pénétrante –, transperçante –
18. raide –, engourdie –, tendue –, qui serre –, qui arrache –
19. fraîche –, froide –, glacée –
20. tenace –, nauséeuse –, épouvantable –, atroce –, à souffrir le martyre –

INTENSITÉ ACTUELLE DE LA DOULEUR (IAD)

0 pas de douleur –
1 légère –
2 inconfortable –
3 forte –
4 horrible –
5 insupportable –

IAD ______ Commentaires :

LOCALISATION

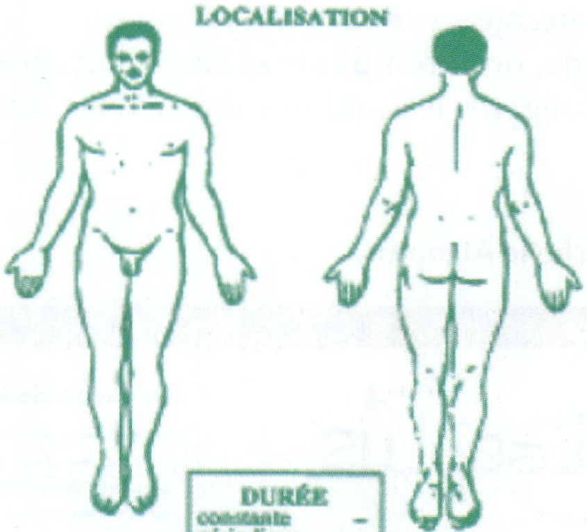

DURÉE
constante –
périodique –
brève –

Symptômes associés
nausée –
céphalées –
étourdissements –
vertiges –
constipation –

Notes :

Sommeil
bon –
irrégulier –
peut pas dormir –

Notes :

Apports alimentaires
complets –
partiels –
insuffisants –
aucun –

Notes :

Activités
régulières –
partielles –
minimes –
aucune –

Notes :

Les mots utilisés se regroupent en quatre secteurs : 1 à 10 = sensoriel ; 11 à 15 = affectif ; évaluation = 16 ; divers = 17 à 20.
La valeur du mot correspond à son rang dans la liste et le total des points est l'Index d'évaluation de la douleur (IED).
L'intensité actuelle de la douleur (IAD) est calculée sur une échelle de 0 à 5.

Une version française du McGill Pain Questionnaire

Échelle comportementale de Bourhis (cf. Tableau 2.19)

Elle est utilisée en priorité pour le patient cancéreux et hospitalisé, qui présente des plaintes douloureuses et dont la douleur envahit le langage et retentit sur ses activités quotidiennes. Le patient en vient ainsi à solliciter les soignants pour demander un traitement antalgique.

Tableau 2.19 Échelle comportementale de Bourhis (extrait).

Caractéristiques de la douleur	Observation	M	S	N	M	S	N	M	S	N[a]
	Visage crispé									
	Grimace									
	Position fœtale									
	Gémissement									
	Absence de communication									
	Agressivité									
	Refus alimentaire									
	Cris, pleurs									
	Agitation									

a. M = matin, S = soir, N = nuit.

Échelle Doloplus

Fig. 2.51 Échelle Doloplus.

ECHELLE DOLOPLUS

Echelle d'évaluation comportementale de la **douleur chronique** chez la personne âgée présentant des troubles de la communication verbale

NOM : Prénom :

Service :

Observation comportementale

		DATES			
RETENTISSEMENT SOMATIQUE					
1• Plaintes somatiques	• pas de plainte	0	0	0	0
	• plaintes uniquement à la sollicitation	1	1	1	1
	• plaintes spontanées occasionnelles	2	2	2	2
	• plaintes spontanées continues	3	3	3	3
2• Positions antalgiques au repos	• pas de position antalgique	0	0	0	0
	• le sujet évite certaines positions de façon occasionnelle	1	1	1	1
	• position antalgique permanente et efficace	2	2	2	2
	• position antalgique permanente inefficace	3	3	3	3
3• Protection de zones douloureuses	• pas de protection	0	0	0	0
	• protection à la sollicitation n'empêchant pas la poursuite de l'examen ou des soins	1	1	1	1
	• protection à la sollicitation empêchant tout examen ou soins	2	2	2	2
	• protection au repos, en l'absence de toute sollicitation	3	3	3	3
4• Mimique	• mimique habituelle	0	0	0	0
	• mimique semblant exprimer la douleur à la sollicitation	1	1	1	1
	• mimique semblant exprimer la douleur en l'absence de toute sollicitation	2	2	2	2
	• mimique inexpressive en permanence et de manière inhabituelle (atone, figée, regard vide)	3	3	3	3
5• Sommeil	• sommeil habituel	0	0	0	0
	• difficultés d'endormissement	1	1	1	1
	• réveils fréquents (agitation motrice)	2	2	2	2
	• insomnie avec retentissement sur les phases d'éveil	3	3	3	3
RETENTISSEMENT PSYCHOMOTEUR					
6• Toilette et/ou habillage	• possibilités habituelles inchangées	0	0	0	0
	• possibilités habituelles peu diminuées (précautionneux mais complet)	1	1	1	1
	• possibilités habituelles très diminuées, toilette et/ou habillage étant difficiles et partiels	2	2	2	2
	• toilette et/ou habillage impossibles, le malade exprimant son opposition à toute tentative	3	3	3	3
7• Mouvements	• possibilités habituelles inchangées	0	0	0	0
	• possibilités habituelles actives limitées (le malade évite certains mouvements, diminue son périmètre de marche)	1	1	1	1
	• possibilités habituelles actives et passives limitées (même aidé, le malade diminue ses mouvements)	2	2	2	2
	• mouvement impossible, toute mobilisation entraînant une opposition	3	3	3	3
RETENTISSEMENT PSYCHOSOCIAL					
8• Communication	• inchangée	0	0	0	0
	• intensifiée (la personne attire l'attention de manière inhabituelle)	1	1	1	1
	• diminuée (la personne s'isole)	2	2	2	2
	• absence ou refus de toute communication	3	3	3	3
9• Vie sociale	• participation habituelle aux différentes activités (repas, animations, ateliers thérapeutiques,...)	0	0	0	0
	• participation aux différentes activités uniquement à la sollicitation	1	1	1	1
	• refus partiel de participation aux différentes activités	2	2	2	2
	• refus de toute vie sociale	3	3	3	3
10• Troubles du comportement	• comportement habituel	0	0	0	0
	• troubles du comportement à la sollicitation et itératif	1	1	1	1
	• troubles du comportement à la sollicitation et permanent	2	2	2	2
	• troubles du comportement permanent (en dehors de toute sollicitation)	3	3	3	3
	SCORE				

Wary B., Villard J.-F., « Spécificités de l'évaluation de la douleur chez les personnes âgées ». Psychol NeuroPsychiatr Vieil, vol. 4, n° 3, septembre 2006, pp. 171-178.

C'est une échelle d'évaluation de la douleur utilisée chez la personne âgée et qui apprécie :
- le retentissement somatique de la douleur ;
- le retentissement psychomoteur ;
- le retentissement psychosocial.

Échelle de douleur de Gustave Roussy (DEGR)

Elle évalue le retentissement de la douleur chronique grâce à l'observation et la caractérisation du comportement de la personne.

10 items comportementaux sont observés, ils sont cotés selon 4 graduations. Le score final est sur 40, mais un score à 10 nécessite une prise en charge antalgique spécifique.

Rôle de l'AS

L'évaluation de la douleur chez l'adulte

L'AS doit :
- ***écouter*** la personne et chercher à comprendre ce qu'elle exprime ;
- ***prendre en considération*** tout patient qui dit « j'ai mal ». Il ne doit jamais comparer la douleur d'un patient à celle d'un autre qui a la même pathologie et qui ne se plaint pas. À l'inverse, il doit établir une relation sécurisante (car le patient douloureux est angoissé), permettre l'expression de la souffrance et *être attentif au dit et au non-dit* ;
- ***évaluer*** la douleur, en recherchant les effets qualitatifs et quantitatifs sur la personne ;
- ***noter sur le dossier de soin*** :

- le moment, l'intensité, la durée de la crise douloureuse,
- les expressions corporelles accompagnant la douleur,
- le comportement du patient et son ressenti,
- les manifestations de la douleur observées.

6 Situations pathologiques et conséquences sur l'état clinique de la personne

1 Théorie de A. Maslow

A Cinq classes de besoin

Selon la théorie de A. Maslow, les besoins humains sont répartis en cinq grandes classes (*cf.* Fig. 2.52), chacune devant être satisfaite pour pouvoir accéder à l'autre. C'est pourquoi leur représentation est schématisée par une pyramide.

- **Les besoins de base** : ce sont les besoins physiologiques vitaux de l'organisme.
- **Le besoin de sécurité** : c'est le besoin ressenti dès lors que les besoins vitaux sont assurés. Il s'agit de rechercher un environnement stable et protecteur.
- **Les besoins sociaux** : ils correspondent à l'intégration ou l'appartenance de l'individu au sein d'un groupe en conservant sa liberté.
- **Le besoin de considération** : il s'agit de la considération que l'individu a de lui-même et transmet à autrui (sentiment de respect, d'estime).
- **Le besoin de dépassement** : l'individu se construit, se crée sa personnalité.

Fig. 2.52 La pyramide de Maslow : hiérarchisation des besoins fondamentaux (à lire de la base au sommet).

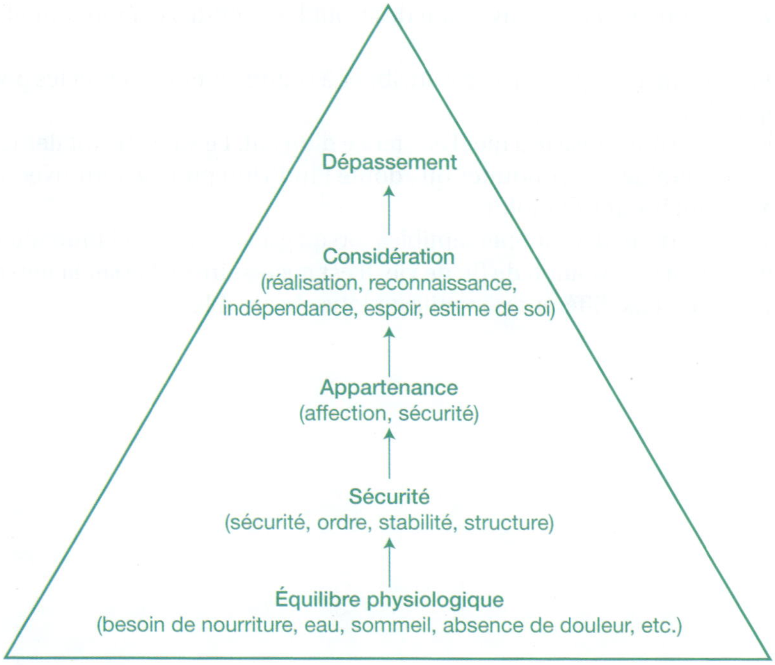

B Ruptures de l'équilibre

Chaque être humain évolue de façon différente d'après cette échelle et n'a donc pas les mêmes demandes.

- Lorsqu'une situation *menace l'équilibre* et l'harmonie de ces niveaux de besoins, l'individu réagit, ce qui provoque une rupture et génère une tension que la personne va tenter de réduire en adoptant un système de défense.
- Les *situations pathologiques* ont donc des conséquences sur l'état de santé de la personne et sont à l'origine de réactions émotionnelles plus ou moins intenses : le stress, l'anxiété, la peur, etc. (= réactions à une menace existentielle).

2 Conséquences physiologiques et psychiques

L'apparition d'une situation de crise en lien avec une forte émotion ou une maladie, génère des troubles et modifications comportementales variés.

- ***Physiologiques*** : tachycardie, hypertension, tachypnée, sueurs, froideur de la peau, troubles du sommeil, etc.
- ***Cognitifs*** : modification des capacités d'écoute, d'attention, d'apprentissage, etc. ;
- ***Sociaux*** : isolement ou, à l'inverse, besoin d'une présence constante.
- ***Psychologiques*** : sentiment d'impuissance, d'incompréhension devant la situation ; sentiment d'isolement, de rejet ; sentiment d'insécurité, de doute dans le devenir et l'avenir.

3 Mécanismes de défense

Il s'agit d'un ensemble d'opérations psychiques que l'individu élabore pour mettre fin à ses tensions, se protéger et tenter de retrouver un équilibre entre son organisme et son environnement. La littérature décrit :

- le ***refoulement*** : mécanisme de défense inconscient permettant à l'individu de rejeter des idées, des sentiments, des pulsions qu'il ne peut accepter ;
- la ***somatisation*** : processus de conversion des troubles cognitifs et émotionnels en troubles physiques ;
- la ***projection*** : mécanisme qui consiste à attribuer à l'autre les émotions et les pensées qui lui sont inacceptables ;
- le ***déni*** : mécanisme qui consiste à nier l'existence d'un fait. Le sujet nie totalement la réalité ;
- la ***régression*** : ensemble des conduites qu'adopte l'individu pour se retrouver à un stade de développement antérieur (infantile).

Ces différents comportements sont perceptibles lorsqu'est annoncée à l'individu une maladie chronique, ou qu'il est en situation de fin de vie. Il est nécessaire de laisser la personne cheminer, en restant vigilant aux différentes manifestations observables.

7 Situations de fin de vie

La fin de vie est une période où les mots, les attitudes et les gestes de la personne mourante prennent une dimension essentielle. L'AS doit bien les connaître afin d'offrir à la personne et à son entourage, un accompagnement de qualité.

1 Peurs fondamentales de la personne mourante

On considère sept peurs fondamentales chez les personnes en fin de vie[19]. Elles sont développées dans le module 3 (chapitre 3).

SITUATION *Les derniers jours de Mme D.*[a]

Mme D., 45 ans, mère de deux fils de 20 et 23 ans, est admise dans l'unité de soins palliatifs le 18 du mois pour une récidive de son cancer au rein droit. Mme D., divorcée, a depuis plusieurs années un compagnon. Celui-ci lui a présenté l'unité du service de cancérologie, où elle est hospitalisée, comme « une maison de convalescence ».

La malade souffre, pleure et nous questionne sur la nature de son traitement. Elle dit que « c'est son affaire de savoir la vérité ». Son compagnon lui répète qu'elle est dans un service de convalescence, qu'ils partiront dans quelque temps en vacances. Mme D. tourne sa tête dans la direction opposée, sans un mot.

Le 26 du mois, elle a une infection pelvienne avec fièvre et douleurs. Angoissée, elle pose des questions à propos de son état, sur le temps qu'il lui reste à vivre ; elle dit qu'elle a peur de la mort. Nous lui signifions que nous sommes là pour l'aider. Elle pleure beaucoup. Elle réclame le « calme » autour d'elle.

Mme D. nous déclare préférer la compagnie de son ex-mari à celle de son ami, qui ne veut toujours pas accepter la réalité de son état. Elle répète : « C'est un échec ». Son fils aîné vient la voir chaque jour. Il lui fait écouter de la musique classique pour l'apaiser et lui caresse les mains. Son ex-mari lui apporte des fleurs. Il parle peu, il l'écoute.

Par moment, Mme D. est confuse et, à d'autres moments, elle a toute sa lucidité. Le 3 du mois suivant, elle demande à son compagnon « de ne plus venir la voir ». Ce dernier devient très agressif envers le personnel de soins. Il ne comprend pas.

Le 6, Mme D. décède paisiblement à 10 h du matin, ses enfants et son ex-mari à ses côtés.

EXPLICATIONS Mme D. n'a trouvé une certaine résignation et sérénité que dans l'acceptation de sa mort prochaine, acceptation qui a nécessité un dépassement de soi (5e besoin de la classification de Maslow) : la rupture avec son compagnon. En revanche, dans ce temps de deuil, les liens avec ses enfants se sont fortement resserrés. Dans cette situation de fin de vie, la prise en compte des sentiments de la malade a incontestablement aidé à la maîtrise de sa souffrance globale.

a. Extraits de *Pour une mort plus humaine*, Abiven M., Masson, 2002.

À ces peurs vont correspondre des besoins spécifiques de la personne en fin de vie qui se sent menacée dans son intégrité bio-psycho-socio-spirituelle. Ces besoins se situent sur le plan de l'organisme, de la sécurité, de l'apparence, de la considération et de la spiritualité.

19. D'après *La mort restituée*, Poletti R., éd. Masson.

2 Cinq grandes classes de besoins de la personne mourante (Maslow)

Selon la théorie de Maslow, la personne en fin de vie manifeste les cinq mêmes grandes classes de besoins que tout individu (*cf.* Fig. 2.52). Ainsi, les comportements de chacun face à des situations difficiles et de fin de vie sont motivés par la ***capacité de chaque individu à maintenir un équilibre interne***. Cette analyse permet de mieux cerner les niveaux de demande d'aide. L'AS et l'équipe soignante auront un rôle important à jouer auprès de la personne en fin de vie sous réserve de suffisamment connaître ses besoins pour accéder à ses demandes.

A Besoins physiques et physiologiques : manger, boire, dormir...

Ces besoins sont fondamentaux. Si l'un deux n'est pas satisfait, il envahit tout le champ de la conscience, au point que le patient ne peut plus penser à autre chose qu'à ce manque.

Rôle de l'AS

L'AS doit satisfaire prioritairement les besoins physiologiques, fondamentaux chez la personne mourante. Ils se rapportent au traitement de la douleur, à l'alimentation et l'hydratation qui doivent rester le plus longtemps possible orales (pour respecter le plaisir du malade).
L'AS doit aussi satisfaire tous les autres besoins. En particulier le besoin de ***calme*** dans l'environnement du patient (*cf.* Situation ci-dessus) et le besoin de **confort** par tous les soins d'hygiène appropriés.

B Besoin de sécurité

Ce besoin est fortement accentué dans des situations de danger et devant l'éventualité d'une mort prochaine. Des facteurs extérieurs peuvent diminuer son intensité. Si l'entourage est paisible, le patient se sent mieux.

Rôle de l'AS

L'AS veillera à satisfaire ce besoin chez la personne par :
- une *information régulière et compréhensible* sur son état (un parler-vrai) ;
- une *présence régulière* à ses côtés d'une personne référente ;
- la possibilité de *verbaliser ses sentiments* et ses peurs, de se sentir écoutée ;
- une assurance que *tout soignant sera présent au moment critique* (le jour de la mort…) ;
- un *sentiment de confiance* en ses compétences professionnelles.

C Besoin d'appartenance

C'est le besoin d'être aimé et d'avoir le sentiment d'exister pour le groupe familial et social.

Rôle de l'AS

Ce besoin fondamental existe chez tout individu, mais il est d'autant plus exacerbé chez la personne mourante qui rencontre (*cf.* Situation de Mme D., vue précédemment) des difficultés de communication avec ses proches.
En effet, ceux-ci ont parfois du mal à parler de la maladie et du devenir de leur parent mourant ; c'est pourquoi l'intervention d'un soignant préparé à l'écoute est indispensable, que ce soit auprès du malade ou bien auprès de la famille qui souhaite faire cette démarche d'accompagnement mais qui ne sait pas toujours comment s'y prendre.

D Besoin de considération

C'est le besoin d'estime, de reconnaissance, le patient doit être considéré comme un ***être capable d'entendre un parler « vrai »***.

Rôle de l'AS

La personne mourante doit être traitée comme toute personne vivante jusqu'à la fin. Le soignant ne doit pas oublier qu'elle doit gérer une crise d'identité, une perte de l'estime de soi ; c'est pourquoi il est indispensable de lui donner les moyens de communiquer, de s'exprimer et de percevoir qu'elle est comprise.

E Besoin de dépassement de soi et besoins spirituels

La personne en fin de vie est à la recherche du sens qu'elle a donné à sa vie. Elle cherche « à se dépasser », elle a besoin de grandir moralement (de s'élever). Elle se pose des questions autour de la naissance, de la vie, de la mort (comme tout un chacun, mais de façon exacerbée) ; elle peut vivre une remise en cause radicale.

Rôle de l'AS

Répondre à ces besoins d'origine spirituelle, c'est entrer dans une relation de confiance avec la personne mourante, une relation vraie, authentique ; c'est faire preuve d'***empathie*** (être capable de se mettre à la place de l'autre, de percevoir le monde de l'autre en ayant toujours la possibilité de revenir à la réalité) et de ***tolérance***, et donc d'être capable de suivre la personne dans les dimensions qu'elle est en train de vivre en respectant ses choix spirituels, sa dignité.

Démarche d'observation de l'AS auprès d'une personne en fin de vie

L'AS doit observer le comportement, les réactions, l'aspect de la personne mourante afin de mieux satisfaire ses besoins.

Aspect général : les positions de la personne, l'expression du visage, sont très significatives.

Activités physiologiques : divers troubles peuvent se manifester. Par exemple, trouble du sommeil (insomnie ou hypersomnie), trouble de l'appétit (« je n'ai plus faim »), etc.

Activité mentale : la personne peut être consciente ou inconsciente, désorientée ou non dans le temps ou dans l'espace.

Activité sensorielle : beaucoup de personnes au seuil de la mort ont des troubles visuels qui les inquiètent (« Qu'est-ce que je vois ? » ; « Qu'est-ce que c'est que cette ombre dans la pièce ? »), ou souvent des troubles auditifs (de type acouphènes) qui sont très perturbants.

Communication : la communication est souvent difficile mais, si elle est possible, elle est vitale pour le moment et le soignant doit savoir y répondre. La communication revêt deux formes différentes :

- la communication *non verbale* : elle a valeur de langage. Le soignant observera les expressions, les postures, le regard, les gestes, etc. La personne peut paraître indifférente : elle est passive, distraite (« ailleurs »…). Elle se détourne de la personne qui lui parle, hausse les épaules, refuse le contact ;
- la communication *verbale*. La personne mourante peut :
  – s'interroger ou interroger le soignant sur son traitement, son devenir,
  – se poser des questions sur des choix à faire, être angoissée devant une décision à prendre par rapport à sa famille,
  – faire des confidences au soignant sur sa « vie privée » (lui dire : « Si j'avais su… » ou « J'ai tout raté » ou « C'est du gâchis »…) et exprimer de la culpabilité,
  – s'interroger sur le sens de sa vie : « À quoi ai-je servi ? » ; « Qu'ai-je fait d'humain ? d'intelligent ? d'altruiste ? » ; « Que pensent mes enfants ? » ; « Où sont mes amis ? »,
  – dire que sa maladie est une punition de Dieu et prier tout le temps.

Remarque

Toutes les réactions psychologiques de la personne sont en rapport avec la période qu'elle traverse. Nous verrons dans le chapitre suivant les « *étapes du deuil* » chez la personne mourante (selon E. Kübler-Ross).

8 Deuil

Le deuil (en latin *dolere*, « souffrir ») concerne *l'épreuve de perte* et tous les sentiments qui envahissent la personne à l'occasion de cette perte. On peut observer de nombreuses modifications de l'état de la personne. Le travail de deuil concerne aussi bien la personne qui va mourir que celles qui subissent la disparition d'un être cher.

1 Notion de « perte »

Le deuil évoque la notion de perte.

A Chez les vivants

Le sentiment de perte est ressenti lors du décès d'un proche, lors d'une séparation (divorce), lors de la perte d'un membre (ex. : pour les personnes handicapées), lors de l'annonce d'une maladie incurable. La perte peut aussi être associée à d'autres formes de ruptures importantes (par exemple, pour les personnes âgées : déménagement, mort d'un animal domestique).

B Chez les mourants

La perte que subit le mourant est essentielle : c'est la « *perte de sa propre vie* ». Le Dr Kübler-Ross a souligné les différentes étapes psychologiques communes à tous les mourants qu'elle a observés. Ceux-ci les traversent inconsciemment, pour passer de ce qui leur arrive (le « non, pas moi ! ») à la paix et à l'acceptation de la situation (*cf.* ci-après).
Ces étapes du deuil doivent être accomplies par la personne mourante. Elles participent à son *équilibre psychologique*. Le soignant doit les connaître pour mieux comprendre le mourant et mieux l'accompagner (*cf.* Tableau 2.20).

Tableau 2.20 Les étapes du deuil chez le mourant.

1 La négation : « Non, pas moi »	2 Révolte et colère : « Pourquoi moi ? »	3 Le marchandage : « Oui, moi, mais peut-être… »	4 La dépression : « Si j'avais su… »	5 La paix et l'acceptation : « Oui : à mon tour »
À l'annonce de ce qui va provoquer la perte, la personne « nie » et refuse d'admettre la situation pour se protéger du choc trop douloureux de la réalité : « non, pas moi ! »	La personne réagit au fait que ce soit à elle que cela arrive plutôt qu'à un autre. Elle en veut à tout le monde et aussi aux soignants : « Ils n'ont pas fait ce qu'il fallait !… »	La personne accepte la réalité de la perte mais essaie d'échanger quelque chose pour gagner du temps. Par exemple : « Si je prends mon traitement, je guérirai. »	La personne pense à ce qu'elle a fait ou pas fait, à ce qu'elle aurait aimé faire si ce malheur ne lui était pas arrivé. Elle pleure, elle est triste… (*cf.* Situation de Mme D précédemment). À ce stade, elle a particulièrement besoin d'être soutenue et écoutée pour passer sereinement à l'étape suivante	Son heure est arrivée, la personne est prête ; à ce stade, elle n'est ni heureuse ni malheureuse. Elle est résignée : « Tout est accompli, à mon tour… »

Remarque
Chaque étape est propre à chaque individu dans son intensité et sa durée. Chaque étape prend du temps et permet à la personne de « *faire son travail de deuil* ».

Rôle de l'AS

La notion d'accompagnement : respecter les droits des malades en fin de vie et des mourants

La ***charte des droits des malades et des mourants*** énonce les règles de l'accompagnement que l'AS doit respecter :
- droit à la dignité et à l'intégrité de la personnalité ;
- droit d'être informé ;
- droit aux soins appropriés ;
- droit de ne pas souffrir.

Accompagner, c'est :
- permettre au mourant de conserver un sens humain à ce qu'il vit, de trouver ses propres points de repère, de ne pas perdre son identité et de se réconcilier avec lui-même ;
- l'aider à passer à autre chose et à faire face à beaucoup de fins et de pertes à la fois, donc à faire ses propres deuils, à faire des choix ;
- personnaliser les rapports, ce qui implique de s'asseoir auprès de lui, établir des contacts physiques (toucher, tenir la main), être à l'écoute, favoriser la parole mais aussi respecter les silences, donner les informations demandées, s'impliquer dans une communication à la fois verbale et non verbale.

2 Annonce du décès à la famille

Le deuil concerne aussi la famille, envahie d'une profonde tristesse à la suite de la mort de leur proche. Si la famille a eu la possibilité de partager ses ressentiments avec le mourant, d'être proche de lui, le travail de deuil en sera plus aisé. Le deuil ne peut commencer qu'après la mort. Quand un mourant vit ses derniers instants, il s'agit toujours d'un vivant.
Pour ceux qui sont présents, différents sentiments peuvent se manifester qui ne sont pas toujours la peine et les larmes.
- Certaines personnes éprouvent une perte immédiate et totale de tout sentiment à l'égard du corps de la personne décédée.
- D'autres peuvent connaître différents états spirituels. Certains rencontrent une impression de paix, d'autres de révolte.

Les soignants, quelles que soient leurs convictions propres, sauront entendre la famille, parler de la cérémonie des funérailles. Les services de soins palliatifs considèrent aujourd'hui que l'aide aux familles en deuil est désormais un élément de leur travail.

Rôle de l'AS

Le respect de la famille

Il est important pour le soignant :
- d'accueillir la famille avec dignité et retenue ;
- d'annoncer le décès à la famille avec tact et délicatesse ;
- de raconter comment les choses se sont passées (si la famille était absente) sans culpabiliser l'entourage absent ;
- de tolérer et de respecter les réactions individuelles à l'annonce du décès ;
- de mettre de l'ordre (ranger, nettoyer la chambre, enlever les perfusions) ;
- de proposer à la famille de rester autour du lit du défunt car elle a besoin de temps. Chacun doit pouvoir dire « adieu » au mort. C'est une expérience familiale essentielle et il est important de respecter les convictions religieuses et les rites de chaque famille ;
- de faire les transmissions et les formalités d'usage.

A Travail de deuil de la famille

Le ***travail de deuil*** (mot utilisé par S. Freud) est une tâche psychologique difficile. Le deuil consomme beaucoup d'énergie et beaucoup de temps à celui qui le vit. Accepter d'aller au fond de sa peine, c'est accepter d'aller au fond de soi. Réaliser un deuil, c'est pouvoir remplacer une présence extérieure par une présence intérieure.

a. Facteur « temps »

Faire le travail de deuil prend du temps, le plus souvent une bonne année. Pour certains, ce sera peut-être moins long, mais, de toute façon, l'avancée n'est pas linéaire (on avance à certains moments, on régresse à d'autres...). C'est souvent lors de l'évocation de moments passés, de lieux visités ensemble, que les souvenirs reviennent et que la peine se ravive.

b. Difficultés personnelles

Le travail de deuil s'accomplira plus ou moins facilement, car il est étroitement lié :
- ***à la personnalité*** de celui qui vit le deuil ;
- ***aux relations*** qu'il entretenait avec le défunt :
  - elles ne doivent pas être culpabilisantes pour lui. Par exemple : « Je ne l'ai pas assez aimé... »,
  - elles ne doivent pas le pousser à s'identifier au défunt. Par exemple : « Je n'ai plus de raison de vivre, je veux le suivre !) ;
- ***au vécu antérieur***. On a constaté que le travail de deuil est plus difficile à accomplir s'il est évacuateur d'un événement de perte dans le passé qui a été mal intégré (souvent dans l'enfance) ;
- ***aux circonstances*** de la perte de l'être cher.

SITUATION *Le travail de deuil d'Elsa*

Elsa a perdu son mari il y a trois mois et sa famille dit « qu'elle ne se remet pas »... Elle ne sort plus, ne mange plus et refuse toutes les occasions de rencontre. Sa mère essaie de « ne pas parler de ce qui a causé sa peine » et Elsa, elle, ne parle que de « ça »...

Le travail de deuil est accompagné d'un ensemble de sentiments ambivalents. En effet, il associe :
- « la nécessité vitale de retirer le ***désir de la personne*** que l'on a perdue ;
- le refus, la révolte de retirer ce désir (car le désir est toujours présent[20] !) ».

L'endeuillé garde toujours sur lui « l'existence de l'autre », avec son énergie psychologique. Les souvenirs affluent, ils sont douloureux à vivre. Peu à peu, l'endeuillé sera capable à nouveau de se tourner vers la vie, de se remettre à aimer autrui. Le processus de deuil se vit au ralenti... Il traversera plusieurs étapes.

B Processus du deuil

Nous résumerons le processus du deuil à trois grandes étapes. Cependant, celles-ci peuvent se décomposer en neuf stades selon E. Kübler-Ross. Ils ne sont pas sans rappeler ceux liés à l'annonce d'une maladie incurable au patient, voire sont communs à toute perte comme nous l'avons vu précédemment (*cf.* récapitulatif dans le tableau 2.21).

a. Phase du déni (ou dénégation)

C'est la phase où l'endeuillé nie la réalité. Il a l'impression d'avoir en permanence le disparu à ses côtés (il se sent « ailleurs »). Il est incapable de prendre une décision.

20. Freud S., « Métapsychologie », in *Deuil et Mélancolie.*

SITUATION *M. X attend encore sa fille*

M. X vient d'apprendre la mort de sa fille (16 ans) dans un accident. Il ne peut y croire malgré le constat. Depuis trois jours, il prépare le couvert pour elle et l'attend à la porte. Il a l'impression qu'elle va revenir à la maison, d'un instant à l'autre…

2

b. Phase dépressive

C'est la prise de conscience du « *vide* » que la perte a laissé. On voit apparaître les sentiments suivants :

- tristesse, désespoir, détresse ;
- agressivité envers soi-même (avec culpabilité), parfois agressivité envers autrui (l'entourage !).

On remarque qu'il est important à ce stade de pouvoir pleurer, parler et partager sa tristesse.

c. Phase de récupération

C'est la phase où l'endeuillé accepte la perte par :

- la prise en charge de soi ;
- la reconnaissance de soi, dans un sens positif.

La blessure se cicatrise : « Le moi se retrouve libre et sans inhibition », dit S. Freud. Le défunt fait partie de l'histoire intérieure et n'empêche plus de vivre. Le deuil est accompli lorsque la personne est capable de se souvenir de façon réaliste des plaisirs et déceptions vécus avec le disparu. L'énergie sera de nouveau disponible pour d'autres attachements. La personne est même capable d'éprouver de la gratitude (que l'on appelle le ***cadeau***) envers le défunt. C'est un état de reconnaissance pour tout ce qu'il lui a procuré d'heureux et de bon dans sa vie (*cf.* le texte de R. Poletti à la page suivante).

Tableau 2.21 Les neuf étapes du travail de deuil selon E. Kübler-Ross (récapitulatif).

1. Le déni (ou dénégation)	C'est le refus d'une réalité douloureuse
2. La colère	C'est le sentiment d'impuissance devant la réalité
3. La tristesse	C'est le sentiment du vide créé par l'absence (elle engendre des pleurs)
4. La peur	C'est le sentiment de ne plus pouvoir créer de liens avec autrui
5. Le marchandage	C'est la rationalisation
6. L'acceptation	C'est intégrer la perte. Cela procure une paix extérieure et intérieure
7. La création d'un nouvel attachement	Elle n'est possible que s'il y a eu acceptation de perte
8. Le pardon	C'est le moment de détente profonde créant un état d'esprit nouveau
9. La gratitude ou l'héritage	On découvre l'aspect positif de la perte. Ce que le disparu nous a apporté de « positif »

Rôle de l'AS

Le soutien à la famille ou à l'entourage endeuillé

L'AS devra développer certaines capacités ou attitudes humaines envers la famille du défunt.

- La ***capacité d'attention*** : l'AS aura un rôle essentiel d'accompagnement en montrant sa *disponibilité*, en étant *présent*.

L'AS, en fonction de sa situation, se demande souvent s'il faut « dire quelque chose » à une personne dans la peine. Parler comporte le risque de dire des paroles qui font mal ou sont maladroites. Se taire et s'abstenir peut laisser l'autre dans un isolement pénible. Il semble qu'au moment où l'on perd quelqu'un que l'on aimait, le moindre geste, la moindre parole d'affection est ressentie avec une grande reconnaissance. Oser exprimer sincèrement sa peine et sa compassion aidera la personne en deuil à se sentir moins isolée. Il faut avoir quelqu'un auprès de soi pour pouvoir pleurer.

- La ***capacité d'écoute*** : l'endeuillé a besoin d'écoute attentive, faite d'affection, de solitude et d'acceptation. La peine qui est la sienne a souvent besoin d'être communiquée, partagée. Le soignant qui accompagne doit avoir une très bonne capacité d'écoute. Pour cela, il faut :
  - laisser la personne endeuillée s'exprimer ;
  - éviter les jugements de valeur ;
  - avoir une attitude de disponibilité qui incite à l'échange ;
  - être attentif au ressenti de l'endeuillé ;
  - avoir du respect pour sa manière de voir, de sentir, de croire ;
  - éviter les attitudes explicatives et interprétatives.
- La ***capacité d'aide*** : le soignant doit être capable d'offrir une aide pratique :
  - accompagner les familles ou les conseiller lors des formalités ;
  - les conduire vers une salle de repos, ou vers la chapelle de l'hôpital ;
  - leur proposer une boisson chaude.

Le choix de l'aide dépend de la relation entre l'aidant et l'endeuillé, des circonstances de la mort, de l'âge des personnes, des directives reçues.

- La ***capacité d'empathie*** : c'est pouvoir imaginer ce que vit l'autre, pouvoir se mettre à sa place pour mieux le comprendre ***sans s'identifier à lui***. C'est être attentif à l'autre, lui laisser sa peine, ***sans vouloir la diminuer***.
- La ***capacité de patience*** : les accompagnants les plus précieux sont ceux qui savent être patients. Le deuil est achevé lorsque les verbes se conjuguent de nouveau au futur, lorsque le mot « projet » reprend un sens. Ce sont également ceux qui offrent une présence paisible : ce n'est pas facile d'accompagner un endeuillé. La douleur de l'autre est difficile à supporter. La présence doit être proposée, jamais imposée. Elle doit être protectrice, jamais étouffante.

« TROUVER LE CADEAU » [a]

Rosette Poletti invite les endeuillés, quand le temps est venu, à « trouver le cadeau ».
« Non pas que la mort et l'absence soient un cadeau. Mais, malgré la souffrance, reconnaître le cadeau que la personne défunte vous a fait durant sa vie, et même parfois l'intensité de l'affection partagée qui a pu se manifester dans les derniers moments (au moment du départ) peut être reconnu comme le cadeau ! Il est très délicat d'évoquer cet aspect du deuil, surtout trop tôt… Pourtant plus de monde qu'on ne pense se sent subrepticement envahi parfois par un élan de reconnaissance. Les conversations familiales, les discours publics, se plaisent à souligner les qualités de la personne décédée et les services qu'elle a rendus à la communauté. On pourra rapprocher ces sentiments de *l'acceptation du mourant* ».

a. Poletti R. (formatrice à l'École supérieure d'enseignement infirmier de Lausanne), *L'Attachement, le deuil et la séparation* (extrait de *La Mort restituée*, Masson), 1999.

Soins

Compétences et objectifs de formation

- **Compétence**

  Réaliser des soins adaptés à l'état clinique de la personne.

- **Objectifs de formation**

– Rechercher les informations sur les précautions particulières à respecter lors du soin.

– Identifier et appliquer les règles d'hygiène et de sécurité associées aux soins à la personne.

– Organiser l'activité de soins en fonction de l'environnement et de la personne.

– Choisir le matériel approprié au soin.

– Réaliser les soins dans le respect de la personne, de son autonomie, de son intimité et en tenant compte des appareillages et matériels d'assistance médicale : soins liés à l'hygiène corporelle et au confort, à l'alimentation, à l'élimination, au sommeil et aide de l'infirmier à la réalisation des soins (*cf.* le référentiel d'activités du DEAS, activités 1 et 3).

– Adapter les modalités de réalisation du soin à l'état de la personne et à ses habitudes de vie.

– Évaluer la qualité du soin réalisé et réajuster le cas échéant.

Module 3

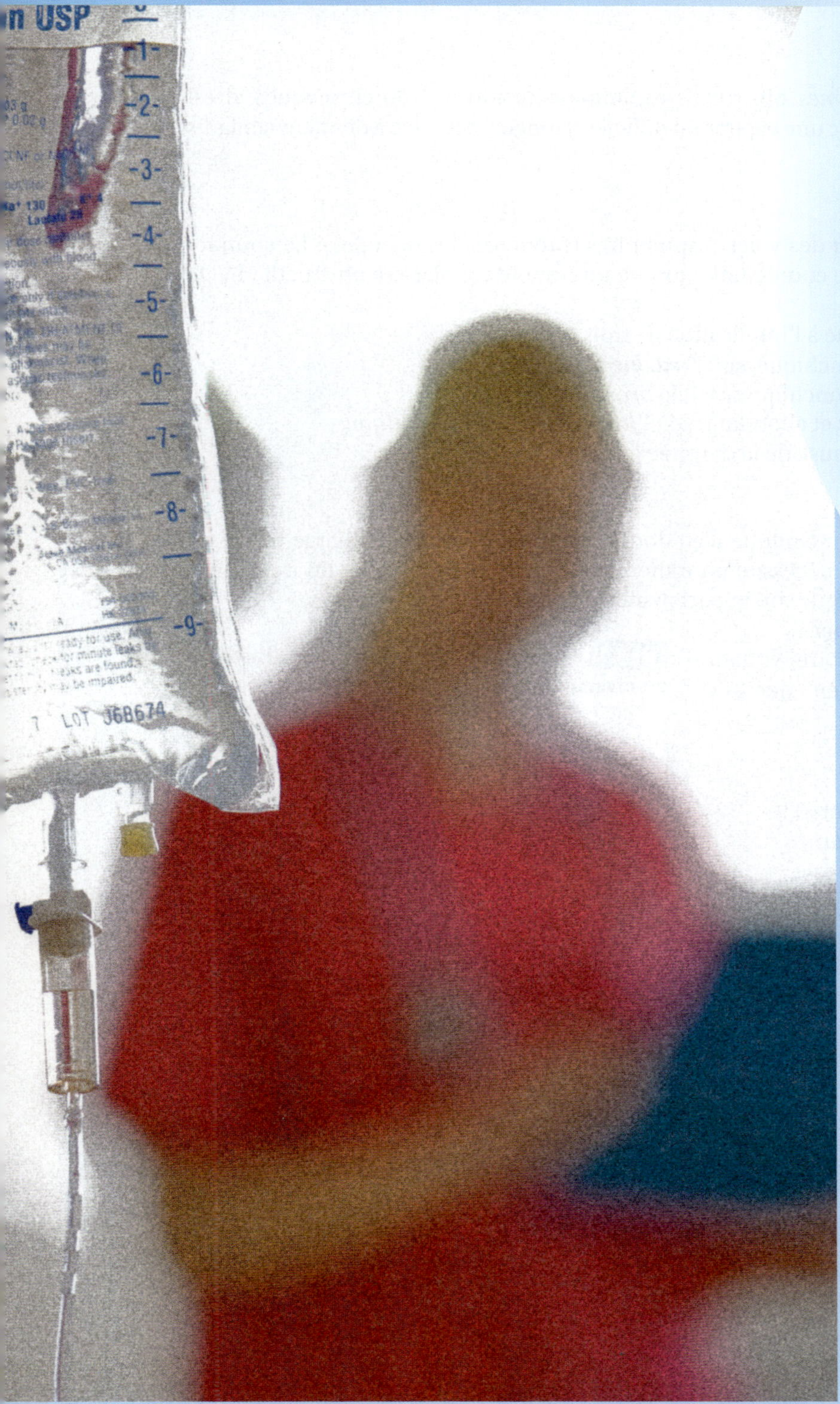

1 Notions élémentaires sur les principales pathologies

1 Pathologies chroniques

A Asthme

L'asthme fait partie des *syndromes* obstructifs expiratoires récidivants ou chroniques. Il est caractérisé par une dyspnée avec une expiration difficile et longue, associée à des râles sibilants (sifflants).

a. Mécanisme

On constate une ***inflammation*** des voies respiratoires (bronches, bronchioles). La contraction des muscles lisses (spasme et œdème) entraîne un trouble ventilatoire obstructif (TVO ; *cf.* Fig. 3.1 ci-après).

L'obstruction bronchique est due à l'implication de trois phénomènes :

- l'œdème de la muqueuse bronchique, soit l'***œdème bronchique*** ;
- la contraction des muscles bronchiques, soit le ***bronchospasme*** ;
- la sécrétion d'un mucus épais et abondant, soit l'***hypersécrétion bronchique***.

Ces trois phénomènes sont la cause de la dyspnée et de la difficulté à expirer.

b. Symptômes

La crise d'asthme est un tableau clinique aigu dont la stratégie de prise en charge relève de l'urgence. Cependant, l'asthme nécessite un traitement de fond permanent et un traitement préventif des crises, ce qui explique son appartenance aux pathologies chroniques.

La crise d'asthme se manifeste par :

- une ***dyspnée*** intense expiratoire, sifflante (accompagnée d'un battement des ailes du nez) ;
- la ***pâleur***, les ***sueurs*** ;
- l'***angoisse***.

Puis la dyspnée se calme et apparaît :

- une toux qui évolue en deux temps :
  - d'abord sèche,
  - ensuite grasse et hypersécrétante ;
- une asthénie importante.

La crise d'asthme peut durer plusieurs heures. Elle est souvent nocturne. La personne n'a pas de fièvre.

Fig. 3.1 Le phénomène inflammatoire de l'asthme au niveau des bronchioles.

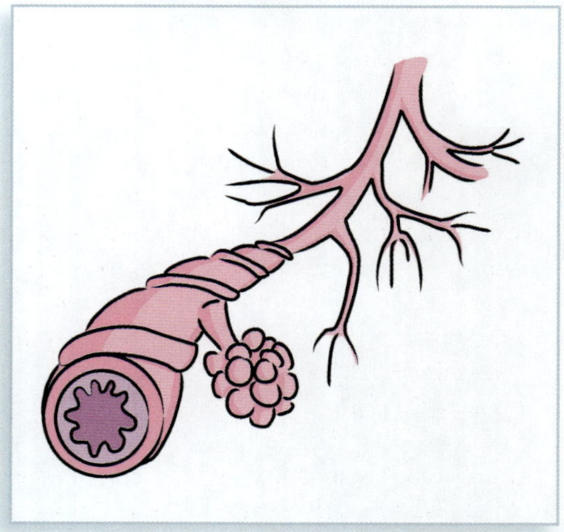

c. Causes

On distingue plusieurs facteurs à l'origine de l'asthme.

Facteurs allergiques

L'asthme allergique est le plus fréquent (60 à 80 %). Sont mis en cause des allergènes inhalés par la personne : ce sont des acariens de la poussière de maison, des moisissures et, enfin, les pollens des arbres, des graminées et des herbacées. L'interrogatoire dans l'asthme allergique prend une place essentielle pour le diagnostic.

Facteurs non allergiques

Facteurs génétiques

L'origine héréditaire de l'asthme est certaine. On retrouve des prédispositions familiales à l'asthme.

Facteurs environnementaux

Il s'agit d'un environnement défavorable (ce sont surtout des facteurs favorisants) comme :

- le tabagisme passif ;
- l'habitat insalubre (poussières, humidité...) ;
- la pollution des villes entraînant l'inhalation de substances irritantes pour les voies respiratoires.

Facteurs psychosomatiques

Le stress déclenché par des émotions fortes peut être responsable de l'installation de la maladie et doit donc être pris en considération (ex. : les problèmes de l'enfance, le deuil...).

d. Traitement

Principe du traitement de la crise

Le patient est hospitalisé en cas de crise grave, soit en service de pneumologie, soit, en fonction de la gravité des troubles et des conséquences sur la fonction respiratoire, en réanimation.
La prise en charge thérapeutique est basée sur :

- la prise de Ventoline®, Bricanyl® (en aérosol ou en injection sous-cutanée), ou d'antibiotique (si la cause du déclenchement de la crise est une infection) ;
- une oxygénothérapie par sonde nasale.

Principe du traitement de fond

- Une prise en charge thérapeutique à base de ***bronchodilatateurs*** :
  - bêta-2-stimulant (Ventoline®, Bricanyl®),
  - si nécessaire des antiinflammatoires (Bécotide spray®, Pulmicort®).
- Une ***désensibilisation*** si la cause est allergique (on parle de terrain atopique). Son principe repose sur l'injection répétée d'allergènes à doses croissantes qui favorisent la sécrétion d'anticorps par l'organisme du sujet. Elle permet de repérer, par une réaction immunitaire locorégionale, l'allergène responsable, ce qui favorise son éviction.
- ***Des mesures d'éviction ou d'action sur l'environnement.*** L'amélioration de l'environnement est à rechercher dans tous les cas. Cette action repose sur deux types de mesures d'éviction :
  - les mesures d'éviction des *allergènes* (ex. : la lutte contre les acariens de la poussière de maison...) ;
  - les mesures d'éviction des *irritants bronchiques* (ex. : la lutte contre le *tabagisme passif*, l'*humidité* de l'habitat...).
- La ***kinésithérapie*** et la ***gymnastique respiratoire.*** Elles sont intéressantes car elles permettent :
  - le *désencombrement*, qui libère les voies aériennes,
  - le *travail musculaire* adapté, qui favorise une meilleure ventilation.

Rôle de l'AS

Respect des règles d'HSCR

Après la prise en charge médicale de la crise d'asthme, l'AS doit :
- accueillir la personne ;
- la mettre en confiance (car elle est stressée, angoissée) ;
- l'installer confortablement en position demi-assise ;
- apprécier l'état de fatigue (faciès, mobilité, expression…) ;
- assurer les soins de surveillance de la fonction respiratoire selon les consignes données (*cf.* Module 2) ;
- lui proposer les objets de 1re nécessité (sonnette, téléphone) ;
- réaliser les soins d'hygiène nécessaires ;
- lui proposer à boire régulièrement ;
- faire les transmissions écrites et orales (avec l'IDE) ;
- participer à la « démarche éducative » de la personne et notamment en rappelant les informations relatives aux règles d'hygiène de vie.

Éducation du patient

L'éducation du patient s'effectue en étroite collaboration avec l'infirmier(ère). Elle a pour but de rendre le patient autonome dans la gestion de sa pathologie et de lui faire prendre conscience des modifications éventuelles à adopter dans son hygiène de vie et ses comportements pour éviter les risques de crise. Les principaux thèmes abordés doivent permettre au patient de :
- connaître la maladie et repérer les signes cliniques de la crise d'asthme ;
- connaître l'intérêt du traitement médicamenteux et son observance ;
- savoir utiliser efficacement les appareillages dont il va avoir besoin (aérosol, *peak-flow*…) ;
- lutter efficacement contre les facteurs déclenchant la crise en l'orientant sur les règles d'hygiène de vie :
  - sevrage tabagique si besoin,
  - hygiène domestique dans le choix des produits ménagers (sans vaporisateur), l'éviction si possible des animaux (ou aspiration régulière des poils sur les tapis et les moquettes), la diminution de la présence de poussière (et donc d'acariens responsables d'allergie), etc.,
  - lutte active contre les agents allergisants comme les acariens, les moisissures, les produits chimiques, certains aliments, etc.

B Diabète

Le diabète est une maladie liée à un dysfonctionnement du pancréas provoquant des troubles dans le métabolisme du glucose, soit par déficit, soit par diminution de la sensibilité à l'insuline.

a. Mécanisme

Le diabète est une maladie métabolique, dont le symptôme majeur est l'***hyperglycémie***. Il s'agit d'une accumulation du glucose dans le sang qui n'a pas pu pénétrer les cellules de l'organisme du fait de la carence en insuline. Le taux de glycémie dans le sang est supérieur à 1,80 g/L (11 mmol/L).
Puis le glucose passe dans les urines, on retrouve alors une ***glycosurie***. Celle-ci est responsable d'une élimination d'urine excessive par le rein (***polyurie***) et une compensation de cette perte par un besoin important d'eau (***polydipsie***).

b. Types

On identifie deux sortes de diabète.
- Le ***diabète de type 1***, ou diabète ***insulinodépendant (dit maigre)***

Dans ce diabète, le pancréas ne sécrète plus d'insuline du fait d'une altération des cellules béta de Langherans. Ce diabète apparaît chez le sujet jeune.

- Le ***diabète de type 2***, ou diabète ***non insulinorésistant (dit gras)***

Dans ce diabète, l'insuline est sécrétée mais son action au niveau des cellules hépatiques, musculaires ou graisseuses est diminuée. On parle de résistance à l'action de l'insuline sur les cellules, c'est le diabète insulino-résistant. Il survient chez le sujet obèse de plus de 40 ans.

Fig. 3.2 Le mécanisme et les signes du diabète.

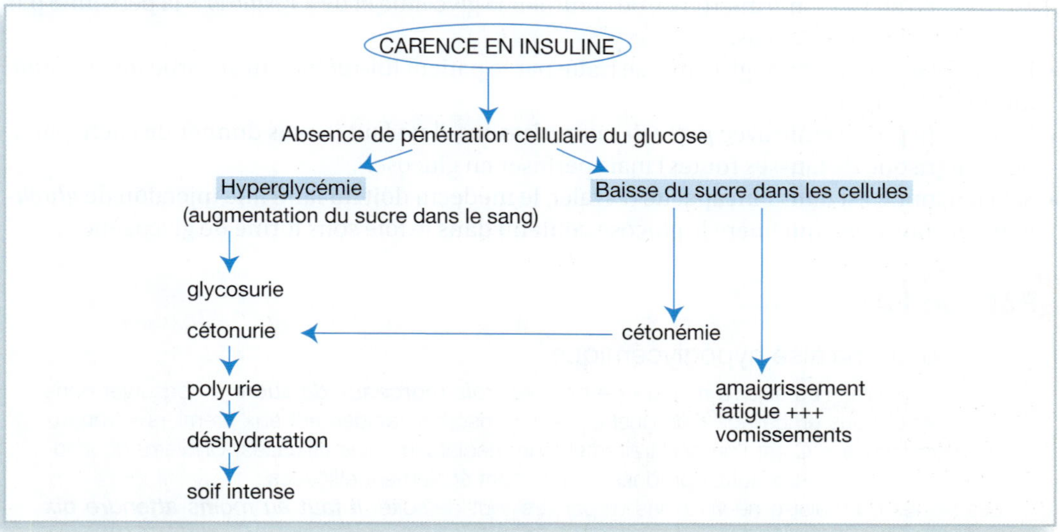

c. Symptômes (*cf.* Tableau 3.1)

Tableau 3.1 Les symptômes du diabète.

Diabète de type 1	Diabète de type 2
– Début *brutal* de la maladie – *Hyperglycémie* du diabétique qui se manifeste par : • la soif • la polyurie • la polydipsie • l'amaigrissement rapide • la fatigue • la faiblesse musculaire • les malaises • les nausées	– Début plus *lent* et insidieux de la maladie – Certains symptômes résultent des conséquences du diabète. Exemples : • *microangiopathie* : atteinte des petits vaisseaux sanguins affectant les yeux, les reins, le système nerveux • *macroangiopathie* : atteinte des vaisseaux de gros calibres (athérosclérose, HTA) – Les symptômes typiques (soif, polyurie, amaigrissement important…) n'apparaissent qu'au stade avancé de ce diabète

d. Complications à court terme

Hypoglycémie

L'hypoglycémie correspond à une ***chute rapide du taux de glucose*** dans le sang par un ***excès d'insuline circulante.***

Elle peut être provoquée par différents facteurs (*cf.* Tableau 3.2)

Tableau 3.2 Les causes de l'hypoglycémie dans le diabète.

Pour le diabétique de type 1	Pour le diabétique de type 2
– Erreur dans le dosage du traitement par insuline (erreur d'adaptation à l'effort ou de manipulation) – Alimentation trop faible en glucides ou oubli ou retard d'une collation… – Émotion, stress… – Interférence avec certains médicaments – Consommation d'alcool	– Surdosage en antidiabétiques oraux – Émotion, stress

Les signes essentiels d'***alerte de l'hypoglycémie*** sont :
- les tremblements ;
- les sueurs ;
- les sensations douloureuses de faim ;
- la tachycardie ;
- les troubles de la conscience.

Il est urgent d'alerter l'infirmier(ère), de contrôler la glycémie et de « ***resucrer*** » la personne par la manière adaptée à son cas.
- En cas de ***malaise***, l'hypoglycémie se traite par le patient lui-même qui absorbe tout de suite un sucre dit rapide.
- En cas d'hypoglycémie avec ***perte de connaissance***, il ne faut jamais donner de sucre par la bouche (risque de fausses routes) mais perfuser en glucose.
- Si la personne est dans l'incapacité d'avaler, le médecin doit lui faire une injection de ***glucagon***, une hormone qui libère le glucose contenu dans le foie sous forme de glycogène.

Rôle de l'AS

Lors d'un malaise hypoglycémique

Il faut conseiller « au sujet à risque » de prendre ***trois morceaux de sucre*** à conserver dans une poche, sous emballage individuel et de les absorber rapidement aux premiers « signaux d'hypoglycémie ». C'est l'un des traitements immédiats les plus efficaces. Un verre de limonade, ou de nombreux autres produits sucrés, sont également efficaces.
Les signes du malaise ne vont pas disparaître tout de suite. ***Il faut au moins attendre dix minutes***. Toutefois, il faut signaler que prendre du sucre en plus grande quantité n'accélèrera pas le retour à la normale mais risque de faire monter la glycémie beaucoup plus haut dans l'heure ou les heures qui suivent.
Un complément de glucide d'absorption plus lente (fruit, biscuit...) peut être utile si la personne est loin d'un repas.

Acidocétose (le coma acidocétosique)

Il s'agit d'une conséquence de la ***carence totale en insuline***. Sa cause en est un besoin accru en insuline provoqué par un déséquilibre métabolique qui peut être dû à une infection, un traumatisme, etc. Elle survient principalement chez le ***diabétique de type 1*** qui n'a pas équilibré son taux d'insuline. On observe une aggravation de l'hyperglycémie avec glycosurie (soif intense et déshydratation), accompagnée d'une fatigue intense. Le signe d'alerte est la perception d'une odeur acétonémique de l'haleine de la personne. L'absence de traitement peut conduire au coma.
Les patients ont appris à corriger eux-mêmes ces débuts d'acidocétose en pratiquant des *suppléments d'insuline.*

Coma hyperosmolaire

Ici, l'hyperglycémie massive est déclenchée par une déshydratation majeure induite par la glycosurie, responsable de pertes rénales massives en eau et électrolytes (dont la répercussion est la déshydratation). Sa cause peut en être la prise de traitement diurétique, de corticoïde, la fièvre...

e. Complications à long terme pour les deux types de diabète

- ***Les complications microangiopathiques*** : conséquence de l'altération des petits vaisseaux par l'hyperglycémie. Les organes les plus touchés sont :
  - les yeux (rétinopathie),
  - les reins (néphropathie, insuffisance rénale),
  - le système nerveux végétatif entraînant des troubles viscéraux (gastriques, vésicaux, génitaux...).

- ***Les complications macroangiopathiques*** : conséquence de l'atteinte des gros vaisseaux par l'hyperglycémie. Il y a :
  - l'***athérosclérose***, c'est la formation de plaques, qui se collent aux parois des vaisseaux obstruant leur lumière et les rigidifiant. Cette maladie est responsable de l'artérite des membres inférieurs (c'est une cause principale d'amputation des membres inférieurs), des affections coronariennes, des accidents vasculaires cérébraux,
  - l'***hypertension artérielle***.
- ***Les complications neurologiques*** : l'atteinte du système nerveux sensitif est responsable de neuropathies, notamment une altération de plusieurs nerfs, la *polynévrite*, entraînant des troubles sensitifs et/ou moteurs, dont la complication la plus redoutée est le mal perforant plantaire (***pied diabétique***). Les lésions atteignent alors tous les plans du pied, creusant jusqu'à l'os. La perte de sensibilité du patient rend indolore cette lésion. D'où l'intérêt systématique d'une surveillance quotidienne et d'une éducation d'hygiène de vie pour prévenir ce mal.

f. Traitement

- Prise en charge ***thérapeutique*** :
  - à base d'insuline : l'insulinothérapie pour le diabète de type 1,
  - à bases d'hypoglycémiants oraux pour le diabète de type 2.
- Prise en charge ***diététique*** : il s'agit d'adapter au patient un régime dont l'apport en hydrates de carbone est contrôlé. La diététique est en fait axée sur deux objectifs majeurs :
  - la ***régularité*** de l'alimentation, puisqu'elle évite la variabilité des besoins en insuline d'un jour à l'autre,
  - la ***répartition*** de l'alimentation[1], pour ne pas s'exposer aux « trous » glucidiques survenant en particulier vers 11 h 30 et 2 h du matin. Elle se fait habituellement en trois repas, le petit déjeuner, le déjeuner et le dîner et deux à trois collations,
  - le ***choix des glucides*** : pour vivre normalement, un diabétique doit pouvoir choisir des aliments qui lui font plaisir, y compris des glucides. *Il n'y a pas de sucres interdits dans le diabète. Il y a des sucres à surveiller.*

g. Conseils d'hygiène de vie

Il est conseillé à la personne de :

- éviter le stress, se reposer, arrêter le tabac ;
- pratiquer une activité physique régulière et modérée ;
- adopter des principes d'hygiène rigoureuse, du fait d'un risque élevé d'altération de l'état cutané ;
- faire une toilette corporelle quotidienne et, après des efforts intenses, veiller au séchage et à l'inspection de l'état cutané à la recherche de rougeurs, ampoules, lésions… en insistant sur les pieds ;
- surveiller ses pieds, porter des chaussures confortables à semelles épaisses et éviter la compression du pied ;
- vérifier les ongles et les espaces interdigitaux pour dépister une mycose, une lésion, etc. ;
- porter des vêtements amples pour éviter les frottements et l'humidité.

1. La répartition des hydrates de carbone peut se faire selon le principe suivant. Petit déjeuner : 20 % ; collation de milieu de matinée : 10 % ; déjeuner : 30 % ; goûter : 10 % ; dîner : 30 %.

Rôle de l'AS

Participation à la surveillance et aux soins du patient diabétique

Dans le respect des règles d'HSCR, l'AS doit :

- participer en collaboration avec l'infirmier(ère) à l'accueil et à l'information du patient ;
- installer le patient et s'enquérir de ses habitudes de vie (hygiène, alimentation...) ;
- installer confortablement le patient (position semi-assise, draps bien tirés...) et mettre à sa portée les objets de 1re nécessité ;
- observer le patient et relever les données appréciant :
  - l'état cutané (intégrité et hydratation),
  - la fonction d'éliminer,
  - la fonction cardiorespiratoire ;
- signaler immédiatement tout malaise ou anomalie ;
- participer avec l'infirmier(ère) au bilan ;
- débuter une diurèse ;
- réaliser les contrôles des urines par l'analyse à bandelettes pour recherche d'une glycosurie ou d'une acétonurie ;
- faire boire régulièrement le patient ;
- veiller à l'hygiène de l'environnement (propreté du lit, de la literie, de la chambre).

Démarche éducative

Participer à la démarche éducative du patient par :
– la surveillance et les conseils en matière d'*hygiène alimentaire* ;
– la surveillance et les conseils en matière d'*hygiène corporelle*. Elle permet à la peau de mieux assurer ses fonctions, procure un bien-être et participe aussi à la prévention de l'infection, ce qui revêt une importance particulière chez le diabétique. L'hygiène corporelle se réalise par la douche ou le bain à l'eau et au savon. Les pieds sont particulièrement exposés aux irritations et aux infections. L'AS doit conseiller au patient diabétique d'effectuer chaque jour un lavage des pieds, simple mais soigneux (*cf.* ci-après).

Conseils d'hygiène des pieds

Ce qu'il faut faire...

- Laver ses pieds tous les jours et bien sécher entre les orteils.
- Changer de chaussettes et chaussures chaque jour.
- Examiner quotidiennement ses pieds et ses orteils à la recherche d'une quelconque lésion (utilisation d'un miroir pour observer plus facilement la plante des pieds).
- La douleur peut ne jamais être perçue à cause des complications neuropathiques dues au diabète et le patient ne peut se fier à ce signal d'alarme du corps.
- Choisir des chaussures à sa pointure et confortables.
- Entretenir les ongles (avec des limes douces en carton).

Ce qu'il faut éviter...

- Prendre un bain corporel prolongé ou dans une eau très chaude.
- Avoir les pieds humides.
- Porter des matières synthétiques.
- Choisir des chaussettes trop serrées.
- Marcher pieds nus.
- Négliger les lésions du pied (ex. : mycoses, cors, crevasses, durillons...).
- Mettre de la pommade entre les orteils.

C Maladie d'Alzheimer

C'est une maladie neurologique représentant la cause la plus fréquente des ***syndromes démentiels dégénératifs*** (la démence), caractérisée par des ***troubles de mémoire*** et une ***diminution*** des capacités intellectuelles et cognitives.

a. Mécanisme et symptômes majeurs

On observe une dégénérescence lente et progressive des cellules nerveuses qui est irréversible. La cause est encore mal élucidée.

Perte de mémoire

Elle évolue dans le temps en plusieurs stades et touche de nombreux domaines.

- ***L'oubli des faits*** :
  - *1ᵉʳ stade* : la personne atteinte de cette maladie commence à oublier de plus en plus de faits récents (ex. : éteindre la cuisinière, fermer le robinet, fermer la porte à clé, l'endroit où elle a laissé sa voiture...),
  - *2ᵉ stade* : la personne oublie ses rendez-vous, des coups de téléphone, des visites... Elle pose plusieurs fois la même question, pour en oublier aussitôt la réponse... À ce stade, la personne a toujours son « jugement » et prend conscience que son état se dégrade, ce qui entraîne une grande souffrance,
  - *3ᵉ stade* : le trouble de mémoire est total. C'est l'amnésie qui perturbe la vie quotidienne et la vie sociale du malade et de la famille.
- ***L'oubli des personnes*** :
  - *1ᵉʳ stade* : le malade oublie l'identité des amis, des collègues de travail,
  - *2ᵉ stade* : le malade oublie l'identité des membres de la famille (les moins proches puis les proches),
  - *3ᵉ stade* : le malade ne connaît même plus sa propre identité (c'est le vide total...).
- ***L'oubli des dates, des événements*** (des notions abstraites) : la personne atteinte de la maladie d'Alzheimer oublie complètement les dates importantes qui agrémentent la vie (fête de Noël, de Pâques, anniversaires, fêtes de famille...).
- ***L'oubli des besoins fondamentaux*** : la personne oublie ses besoins fondamentaux (besoin de manger, en particulier), elle oublie de s'approvisionner et ne saura plus cuisiner. Elle oublie même avoir mangé.

Désorientation spatio-temporelle

La perte de mémoire désoriente la personne atteinte de la maladie d'Alzheimer. Elle est désorientée dans le temps et l'espace, elle va jusqu'à se perdre dans sa propre rue (ex. : elle ne sait plus où elle se trouve, comment elle s'est rendue là, ni comment rentrer chez elle).

b. Évolution de l'ensemble des symptômes

Selon certains praticiens, l'évolution de l'ensemble des symptômes peut être caractérisée par quatre lettres, les quatre A : Amnésie, Aphasie, Agnosie et Apraxie.

- ***Amnésie*** : la mémoire est en premier lieu atteinte, avec l'impossibilité pour la personne de mémoriser de nouveaux événements.
- ***Aphasie*** : des troubles du langage apparaissent ensuite et rendent la communication difficile ; la personne oubliera des mots faciles ou y substituera des mots inappropriés.
- ***Apraxie*** : la maladresse gestuelle.
- ***Agnosie*** : la personne ne reconnaît plus son entourage. Dans un état de profonde confusion mentale, elle peut adopter des attitudes d'indifférence, de mutisme ou d'agressivité (l'*état grabataire* est inévitable à terme).

SITUATION *M. Jacques, atteint de la maladie d'Alzheimer*

M. Jacques est un homme âgé de 75 ans, il est marié à Mathilde. Depuis 3 ans, il est atteint de la maladie d'Alzheimer. À son domicile, Mathilde aide son mari dans tous les actes de la vie. Depuis hier, il est hospitalisé pour 3 jours dans une Unité de soins de courte durée (USCD) pendant que sa femme est hospitalisée pour un bilan de santé.

Ce matin, dans la salle de bain, M. Jacques attend devant le lavabo que Nelly, l'AS, lui dise ce qu'il doit faire. Il se rase mais, dès qu'il a fini, il s'arrête. D'une voix calme et en le regardant dans les yeux, Nelly lui demande de se laver les dents. Ce qu'il fera. Tous les gestes pour sa toilette lui seront guidés ainsi.

Au moment du petit déjeuner, il regarde Nelly comme s'il ne l'avait jamais vue. Patiente, Nelly lui rappellera son prénom, sa fonction, qu'elle était là lors de sa toilette il y a une demi-heure. Il lui sourit mais il ne se souvient pas.

Plus tard dans la matinée, Nelly lui propose un jeu : « le baccalauréat ». Sachant que son métier était fleuriste, elle lui propose le thème des fleurs, ce qui le ravit. Elle lui explique la règle du jeu avec des phrases courtes et les parties s'enchainent agréablement durant un quart d'heure. M. Jean gagne toutes les parties, au grand étonnement de Nelly.

Le lendemain après-midi, sa femme vient le chercher. Nelly, l'AS lui fait part des diverses activités que son mari a réalisées dont le jeu du baccalauréat. Mathilde est surprise de cette capacité chez son mari de comprendre un nouveau jeu qui n'est pas de son époque.

Depuis que la maladie est présente, elle ne voit que ce qu'il ne peut plus faire. Chez elle, habituellement, elle reçoit des amies pour jouer au bridge mais elle le laisse sur le canapé, ne pensant pas qu'il pourrait suivre le jeu. Maintenant c'est différent, elle le voit autrement, même s'il ne se souvient pas d'hier, ni de Nelly, ni de cette femme qui le prend par la main.

EXPLICATIONS Pour faciliter la communication avec un patient atteint de la maladie d'Alzheimer, il faut :

- se mettre face au patient afin de capter son regard et donc son attention ;
- parler calmement, la voix est posée, utiliser des phrases courtes, une information à la fois ;
- se présenter en rappelant des repères : son nom et prénom, sa fonction, son lien social avec le patient (aide-soignant, femme, frère, élève...) ;
- l'aider à se situer dans le temps (le matin, le déjeuner... la date du jour, l'année) ;
- malgré l'amnésie des faits récents, les souvenirs anciens (comme ici son métier de fleuriste) restent encore. L'AS ayant la conviction que malgré la maladie, M. Jacques est capable d'apprendre, sur un temps limité, elle lui a proposé un jeu nouveau, simple de réalisation, qui répondait à un besoin fondamental de M. Jacques : « se récréer, se divertir » ;
- être à l'écoute du patient, faire preuve de créativité afin de trouver les moyens de rentrer en communication avec un patient qui a de plus en plus de difficulté à communiquer.

c. Complications

Aux stades tardifs, le malade est très dépendant et sont visibles des troubles du comportement. Six troubles sont fréquents :

- ***troubles affectifs*** (indifférence, absence d'émotion...) et ***dépression*** (anxiété, troubles de l'humeur...) ;
- ***irritabilité et agressivité*** ;
- ***délire*** ;
- ***comportement de déambulation et fugues*** ;
- ***existence de cris immotivés*** ;
- ***incontinence sphinctérienne.***

d. Traitement

Le traitement repose sur une prise en charge thérapeutique et une suppléance dans les actes quotidiens, adaptée à la sévérité du handicap et à l'autonomie de la personne.

Prise en charge thérapeutique

La prise en charge a une influence importante sur l'évolution de la maladie. Il n'existe pas de traitement préventif mais quelques médicaments sont capables de limiter l'aggravation[2].

2. Citons-en trois : Aricept, Exelon, Réminyl.

Prise en charge au quotidien en fonction de l'autonomie de la personne

- Mettre en œuvre les aides nécessaires pour maintenir la personne au domicile en lui permettant de réaliser les gestes de la vie quotidienne grâce à des aides à domiciles, etc.
- Proposer des structures d'accueil alternatives, telles qu'un centre d'accueil de jour qui propose à la personne des activités favorisant la communication et la créativité, ou un hôpital de jour dans une structure médicalisée.
- Proposer un placement en institution.

Ce type d'établissement médicalisé assure la prise en charge globale de la personne mais oblige la famille à se séparer du parent.

Rôle de l'AS

Prise en charge d'un patient atteint de la maladie d'Alzheimer (respect des règles d'HSCR)

- Chercher à satisfaire les différents besoins fondamentaux de la personne.
- Faciliter la communication en utilisant des phrases simples, claires, faciles à comprendre et en parlant lentement.
- Éviter les situations qui stressent.
- Mettre en confiance la personne dans tous les actes de la vie quotidienne.
- Respecter des rituels (ex. : poser les vêtements bien en vue avant l'habillage, tirer les rideaux avant le sommeil…).
- Respecter l'heure du coucher, du réveil, l'usage ou non des oreillers.
- Proposer les objets de 1re nécessité et lui répéter souvent leur usage, leur manipulation.
- Effectuer les gestes toujours dans le même ordre, afin de lui donner des repères.
- Décrire à la personne les actions qu'elle fait et accompagner le mouvement (ex. : « Vous allez mettre la jambe gauche du pantalon »).
- Favoriser les activités créatives.
- Favoriser la communication.
- Faire les transmissions.

D Sida

Le Sida (***Syndrome d'immunodéficience acquise***) est une maladie du système immunitaire due à la contamination par le VIH (***Virus de l'immunodéficience humaine***).

a. Mécanisme

Le virus VIH est à l'origine d'une infection responsable d'une disparition progressive des défenses immunitaires du sujet évoluant sur plusieurs années et qui se traduit par l'apparition d'une pathologie dont le stade terminal est le Sida.

b. Modes de transmission

La contamination est exclusivement interhumaine car le VIH est très fragile dans le milieu extérieur. Les voies de contaminations du VIH sont :

- la ***voie sexuelle*** : la communauté homosexuelle est la plus touchée par l'infection mais la propagation hétérosexuelle du virus progresse ;
- la ***voie sanguine*** selon plusieurs modalités :
  - échange de seringues souillées entre toxicomanes,
  - transfusion ou greffe d'organe. Mais depuis l'instauration d'un dépistage systématique, cette voie de contamination est peu fréquente en France,
  - accidents professionnels entraînant une lésion cutanée provoquée par un objet piquant ou tranchant souillé du sang d'un patient infecté ;
- la ***voie transplacentaire*** : contamination de la mère au fœtus.

c. Évolution et symptômes associés

L'infection par le VIH évolue en deux phases.

Primo-infection

Elle peut donner des signes cliniques quelques semaines après le contact. Ces signes restent inaperçus dans 80 % des cas. Il s'agit d'un ***état pseudo-grippal*** avec fièvre modérée, ganglions, parfois légère éruption. ***Dès la primo-infection***, le sujet est porteur du virus, donc ***contaminant***. Des tests immunologiques permettent de rechercher la présence d'anticorps anti-VIH dans le sang. Cette ***séroconversion***, c'est-à-dire le fait de passer de la séronégativité à la séropositivité a lieu environ trois semaines à six mois après le contact. Cette phase de séropositivité peut durer plusieurs années (deux à dix ans).

Maladie déclarée (Sida-maladie)

L'apparition des signes cliniques annonce l'entrée du patient dans un stade évolutif de la maladie. Les premiers signes, ***adénopathies***, ***réactions inflammatoires***, ***affections cutanéo-muqueuses***, s'aggravent peu à peu. On voit apparaître des ***infections opportunistes*** pulmonaires, digestives, puis des maladies malignes qui entraînent le décès en quelques années, malgré les traitements qui ne peuvent, actuellement, que reculer l'échéance fatale. L'évolution des signes cliniques est parallèle à la diminution du taux des lymphocytes T4 dans le sang du sujet.

d. Traitement

Le traitement du Sida a deux objectifs :

- tenter de limiter la multiplication du virus en associant les antiviraux : c'est la ***trithérapie précoce*** ;
- lutter contre les conséquences de la chute immunitaire que sont les maladies opportunistes, les tumeurs et la détérioration de l'état général.

Rôle de l'AS

L'AS, en collaboration avec l'IDE, doit :

- instaurer un climat de confiance avec la personne ;
- veiller au confort de la personne ;
- participer au recueil d'informations pour mieux connaître la personne soignée ;
- apprécier les principaux paramètres vitaux ;
- participer au dépistage et à la prévention des complications liées à l'altération de l'état général de la personne, à la complexité du traitement, etc. ;
- signaler et évaluer la douleur ;
- faire les transmissions.

E Cancer

a. Mécanisme

Le cancer a pour point de départ l'appareil génétique de la cellule. Il correspond à la ***multiplication anarchique de certaines cellules anormales*** de l'organisme. Ces cellules anormales, dotées d'une capacité de multiplication rapide, se développent donnant naissance à une formation tissulaire appelée ***tumeur maligne***.

- La plus grande partie de l'évolution naturelle d'un cancer est ***silencieuse***. Elle a lieu sans que ni l'individu porteur, ni le médecin ne puissent évoquer le diagnostic, c'est-à-dire jusqu'à ce que la tumeur devienne visible, perceptible aux examens d'imagerie, jusqu'à ce qu'elle mesure environ 1 cm (elle possède alors 1 milliard de cellules).
- La ***biopsie***, prélèvement d'un fragment de tissu en vue d'un examen anatomo-pathologique, permet de diagnostiquer le cancer et d'en préciser les formes histologiques selon le tissu atteint et d'en apprécier le degré de malignité.

b. Caractéristiques de la tumeur

La tumeur cancéreuse évolue et son ***extension*** oriente le traitement et précise le ***degré de malignité*** (gravité). Ainsi, on trouve quatre étapes principales dans la progression de la tumeur.

- La tumeur est de volume variable mais reste localisée à l'organe : c'est une ***tumeur non infiltrante*** qui développe un cancer primitif (***cancer in situ***).
- La tumeur envahit les tissus voisins : c'est une ***tumeur infiltrante*** (***cancer invasif***).
- Les cellules tumorales ont infiltré le système lymphatique et envahissent les ganglions (soit le ganglion réagit par une réaction de défense, soit les ganglions sont envahis par les cellules tumorales).
- Les cellules tumorales ont infiltré les vaisseaux et les voies lymphatiques et disséminent le cancer à d'autres organes non contigus du point de départ (***métastases***).

c. Facteurs de risques

Malgré les progrès thérapeutiques de ces dernières années, le cancer reste une maladie grave, parfois responsable de séquelles sévères chez les sujets guéris. Or les études épidémiologiques scientifiques permettent de dire que le cancer pourrait parfois être évité ou précocement dépisté, d'où l'importance des politiques de prévention mises en place par les pouvoirs publics.

Principaux facteurs de risque

Tabac

Le tabac est la cause de cancer la plus importante à l'heure actuelle. Un lien indiscutable a été établi par l'épidémiologie et par la biologie, avec les cancers des poumons, de la sphère ORL, de la vessie et du pancréas. Ces cancers restant exceptionnels chez les non-fumeurs.

Alcool

La consommation d'alcool, en parallèle du tabac, augmente l'effet du tabac pour un certain nombre de cancers, notamment ceux de la sphère ORL.

Substances cancérogènes

Certains produits chimiques, dérivés du pétrole, ont une cancérogénicité avérée : l'arsenic et ses composés, les aflatoxines, le benzène, la production d'aluminium, celle de coke, l'industrie du caoutchouc, etc.

Rayonnement solaire

Les ultraviolets sont à l'origine de deux types de cancers.

- Les ***cancers épidermoïdes*** sont les cancers de la peau les plus fréquents, mais moins, voire peu dangereux.
- Les ***mélanomes*** touchent les sujets plus jeunes, de teint clair. Le dépistage précoce et l'ablation totale constituent les seules garanties de guérison.

Prédispositions génétiques

Certaines formes de cancers ont un contexte génétique : certains cancers coliques familiaux, cancers mammaires, cancers endocriniens, certaines formes de cancers de l'enfant.

d. Traitements

Prise en charge thérapeutique

Les différents modes de prise en charge thérapeutiques du cancer permettent de proposer les meilleures solutions aux patients pour tenter de vaincre le cancer.

La décision est pluridisciplinaire (médecins, cancérologues, chirurgiens, réanimateurs...) et dépend du bilan d'extension, de la classification anatomo-pathologique de la tumeur, de l'état général du patient.

Principaux moyens thérapeutiques

- ***La chirurgie***. Il s'agit d'un traitement locorégional, qui peut être :
  - *limité* : le but est de réduire la mutilation (exérèse de la tumeur et d'une bande de sécurité),
  - *radical* : il s'agit de pratiquer l'exérèse de la tumeur et de l'organe (avec ou non un curage ganglionnaire). Le but est d'apporter un moyen thérapeutique curatif après plusieurs tentatives de traitement médical dans les cas de récidive et des métastases.
- ***La radiothérapie*** est une méthode de traitement locorégional, utilisant les rayonnements ionisants. Elle peut être :
  - *externe* et la source d'irradiation est située à l'extérieur du malade (appareils à RX, source de Cobalt, accélérateurs),

– *interne par curiethérapie*, où les sources radioactives sont placées à l'intérieur de l'organisme.

- ***La chimiothérapie*** : il s'agit d'un traitement médical qui s'attaque aux cellules tumorales. Son objectif est de les tuer et d'enrayer leur prolifération.
- ***L'hormonothérapie*** est utilisée pour les cancers hormono-dépendants (sein, prostate).
- ***L'immunothérapie*** : leur utilisation dépend de l'effet antitumoral qu'ils produisent sur certains types de cancers (rein).
- ***La thérapie ciblée*** : thérapie actuellement en cours d'expérimentation et prometteuse.

Prise en charge des effets secondaires

Les traitements sont lourds de conséquences et nécessitent des prises en charge spécifiques.

- ***Prise en charge post-chirurgicale*** : suivi des appareillages (stomie, plastie, sondage...), rééducation phonique, etc.
- ***Prise en charge conséquente aux chimiothérapies*** : troubles hématologiques, digestifs, neurologiques, cutanéo-muqueux, rénaux, fatigue, etc.
- ***Prise en charge post-irradiation*** : fatigue, troubles digestifs, troubles cutanéo-muqueux, etc.

Prise en charge psychologique

Le cancer est une ***épreuve bouleversante*** pour le patient et son entourage, qui touche tous les aspects de la vie et la considération qu'a la personne de son corps malade, souffrant.

- C'est une crise existentielle qui ***remet en cause les valeurs et la philosophie de vie*** du patient et de son entourage. Se posent alors les questions du sens donné à la santé, à la souffrance, à la maladie et, bien sûr, à la mort.
- Le patient devra également faire face aux modifications corporelles, à la perturbation de la vie familiale, de l'environnement professionnel et social. Les principaux symptômes observés chez les patients sont des ***manifestations d'anxiété*** ou de ***dépression modérée***, des ***troubles relationnels*** (irritabilité, conflits) et du ***comportement*** (refus de soin), des ***préoccupations corporelles excessives***, des ***difficultés de réinsertion***.

Les soignants doivent avoir une attitude juste, proposant une écoute attentive, ne cherchant pas à rassurer systématiquement mais à clarifier les enjeux des examens, des traitements, afin de permettre à la personne de retrouver un équilibre entre sa vie et sa maladie.

Rôle de l'AS

Objectifs des soins auprès d'un patient atteint du cancer

Les AS sont ***associés à l'élaboration des projets de soins*** des patients et l'organisation du travail leur permet d'assurer des soins et de ***développer leur capacité d'initiative***[a].

Les soins mis en œuvre par l'AS en collaboration et sous la responsabilité de l'infirmier(ère) ont pour objectifs :

- d'instaurer un climat de confiance avec la personne soignée et son entourage ;
- de veiller au confort et à l'installation de la personne ;
- de participer au recueil d'informations susceptibles de concourir à la connaissance de l'état de santé de la personne et de son évolution du fait de la chronicité de la pathologie ;
- de collaborer à l'appréciation des principaux paramètres vitaux (*cf.* Module 2) ;
- de participer à l'évaluation du degré de dépendance de la personne ;
- de participer au dépistage et à la prévention des complications éventuelles, liées à l'altération de l'état général de la personne, à son handicap, à la complexité du traitement, etc. ;
- de participer à l'évaluation de la douleur ;
- d'assurer les soins liés aux fonctions d'entretien et de continuité de la vie visant à compenser partiellement ou totalement un manque ou une diminution d'autonomie (hygiène, alimentation, élimination...) ;
- de participer à la démarche éducative et au projet de soins mis en œuvre par l'équipe soignante en vue de la réinsertion de la personne malade et de la gestion de sa maladie ;
- de contribuer au dépistage des modifications du comportement et des préoccupations du patient n'acceptant pas le changement de son état de santé.

a. Code de la santé publique, décret du 29 juillet 2004 relatif aux actes professionnels et à l'exercice de la profession infirmier(ère).

2 Pathologies aiguës

A Infarctus du myocarde

L'infarctus est une ***nécrose*** d'une partie du muscle cardiaque d'origine ***ischémique***. C'est une urgence car le risque de décès par arrêt cardiaque est très important. Dès l'apparition de symptômes, il faut consulter un médecin.

a. Mécanisme

L'infarctus du myocarde est dû à l'***occlusion d'une artère coronaire*** provoquée par la formation d'un thrombus dans des vaisseaux coronariens.

- La plaque d'athérome entraîne une diminution de la lumière de l'artère. Ce qui provoque un ralentissement du débit sanguin et la formation d'un ***thrombus*** qui obstrue totalement l'artère.
- Le myocarde en aval du vaisseau obstrué n'est plus suffisamment vascularisé provoquant une ***ischémie***[3] circonscrite qui aboutira en 3 à 6 heures à une nécrose irréversible du tissu myocardique.

3

b. Symptômes

Le signe clinique essentiel est la ***douleur thoracique rétro-sternale***. Les autres signes de l'infarctus sont :

- sueurs, pâleur ;
- chute de la tension artérielle, dyspnée ;
- nausées, hoquet, vomissements ;
- sensation de peur, d'angoisse ;
- agitation ;
- fièvre : elle apparaît au bout de 24 h à 48 h ; la température s'élève autour de 38 °C à 39 °C ; elle revient à la normale vers le 8e ou 10e jour ;
- dyspnée.

c. Caractéristiques

La douleur est brutale, souvent déclenchée à l'effort, mais elle peut apparaître aussi au repos ; elle a les particularités suivantes :

- *violente* et intensive (en coup de couteau) ;
- *constrictive* : elle donne une impression d'étau, d'écrasement, de broiement, elle est maximale dans la région rétrosternale ;
- *irradiante* : aux mâchoires, aux épaules, bras, poignets, à la nuque ;
- *continue* : non soulagée par les changements de position, ni par l'apnée volontaire, ni par le médicament Trinitrine®.

d. Traitement

La stratégie de prise en charge doit être très rapide car 50 % des décès surviennent dans les quinze premières minutes de l'infarctus.

- L'acheminement vers un centre hospitalier est impératif, sans délai, devant toute suspicion d'un infarctus.
- L'appel du Samu est indispensable dès l'apparition des premiers symptômes.

Lorsque le patient est déjà hospitalisé, les signes annonciateurs imposent le transfert en unité de soins intensifs ou réanimation.

La prise en charge thérapeutique est donc réalisée en deux temps par le :

- traitement de la phase aiguë.
- traitement post-infarctus.

3. Ischémie : ralentissement ou arrêt de la circulation artérielle dans un organe.

Prise en charge thérapeutique de la phase aiguë

Le traitement est instauré en unité de soins intensifs, la durée du séjour est de deux à six jours. Est mis en œuvre un :

- traitement ***thrombolytique*** dans le but de lyser le thrombus et rétablir le flux sanguin ;
- traitement ***anticoagulant + Aspirine***® pour diminuer le risque de récidive de thrombose ;
- traitement ***béta-bloquant*** pour limiter la consommation en oxygène du muscle cardiaque afin de réduire la taille de la nécrose ;
- traitement par Trinitrine® pour lutter contre l'apparition d'un spasme cardiaque ;
- traitement antalgique pour soulager la douleur.

Respect d'un ***repos strict*** : aucune activité.

Prise en charge thérapeutique post-infarctus

À la sortie de l'unité de soins intensifs, le patient nécessite une prise en charge ayant pour objectifs de :

- poursuivre le ***traitement médical*** à long terme pour diminuer le risque de récidive (béta-bloquant et Aspirine®) ;
- corriger les ***facteurs de risque cardiovasculaire*** :
  - arrêt du tabac,
  - équilibre des pathologies à risque (hypertension artérielle, diabète),
  - règles de vie hygiéno-diététique (alimentation pauvre en lipides, glucides, réduction de la surcharge pondérale, activité physique...) ;
- assurer une rééducation cardiaque (reprise progressive des efforts sous contrôle médical) ;
- assurer un suivi médical régulier ;
- limiter ses contraintes professionnelles et discuter de sa mise en invalidité.

e. Prévention

De nombreux accidents cardiaques peuvent être limités par la prévention des facteurs de risque. La prévention a trois formes.

Prévention primaire

Elle consiste à inciter les sujets à risque à prendre des mesures précises :

- arrêt du tabac ;
- régime alimentaire sans graisses animales ;
- réduction de l'obésité par limitation de la ration calorique ;
- pratique de l'exercice physique ;
- arrêt de la contraception orale ;
- traitement de l'hypertension ou de l'hypercholestérolémie.

Prévention secondaire

Elle consiste à dépister précocement les facteurs de risque et les hypercholestérolémies. Ce dépistage peut avoir lieu lors d'examens médicaux, en médecine du travail, par exemple. Les sujets à risque peuvent bénéficier d'explorations plus poussées comme le doppler ou l'électrocardiogramme.

Prévention tertiaire

Elle consiste à favoriser l'aide à la réinsertion sociale, professionnelle et familiale (car les patients gardent souvent de lourdes séquelles).

Rôle de l'AS

Actions de l'AS en phase aiguë d'infarctus du myocarde

- Accueillir le patient en le rassurant.
- L'installer confortablement.
- Installer l'appareillage à proximité (scope, perfusions…) pour faciliter l'accès au patient.
- Subvenir aux différents besoins du patient pour qui toute mobilisation est proscrite (toilette, repas, élimination avec urinal et/ou bassin).
- Prévenir la constipation, le risque d'escarre.
- Surveiller les paramètres vitaux et les modifications des normes (TA, FC, coloration, T°C, douleur, conscience) en collaboration avec l'infirmier(ère).
- En cas de nouvelle alerte, l'AS doit savoir décrire et transmettre de façon précise la douleur ressentie par le patient et les signes qui l'accompagnent (pâleur, sueurs, agitation, angoisse, respiration anormale, cyanose, expectoration…).
- Faire les transmissions.

Actions de l'AS en phase de post-infarctus

- Subvenir aux différents besoins du patient en l'inscrivant dans le programme de mobilisation mis en place (participation progressive aux soins d'hygiène, à la reprise de l'alimentation seul, au retour à la position verticale).
- Aider l'infirmier(ère) au premier lever.
- Surveiller l'élimination fécale (éviter la constipation).
- Prévenir le risque d'escarre.
- Limiter les sources de stress et d'excitation.
- Surveiller les paramètres vitaux et les modifications des normes (TA, FC, coloration, T°C, douleur, conscience) en collaboration avec l'infirmier(ère).
- Participer à la démarche éducative mise en place dans la limite de ses compétences.
- Faire les transmissions.

B Accident vasculaire cérébral (AVC)

L'accident vasculaire cérébral est une défaillance vasculaire cérébrale de type hémorragique ou ischémique, induisant des troubles neurologiques. L'AVC est donc une urgence dont le symptôme majeur est l'hémiplégie (paralysie de la moitié du corps).

a. Mécanisme

Les AVC sont de deux origines et, donc, de mécanismes différents.

- ***AVC ischémiques*** : ils sont liés à l'occlusion d'une artère cérébrale. Il s'agit d'une diminution de la vascularisation cérébrale provoquant une nécrose du tissu cérébral non irrigué (ischémie cérébrale). Le début est brutal et le patient présente rapidement un déficit neurologique (trouble sensitif, moteur, visuel).
- ***Accidents hémorragiques*** : ils sont liés à la rupture d'une artère cérébrale ou d'une malformation vasculaire (anévrisme) provoquée par l'hypertension artérielle. Le début est brutal, avec des céphalées, vomissements, troubles de la vigilance.

SITUATION *Mme Denise, 65 ans, AVC*

Dimanche après-midi, Mme Denise regarde avec son mari la télévision. Mais depuis une demi-heure, elle ne se sent pas très bien. Elle a mal à la tête. Elle n'arrive plus à se concentrer sur l'émission. Elle ne sent plus sa main droite, et son mari remarque que le bord inférieur droit de sa bouche pend. Elle a un problème d'élocution quand elle décrit ce qu'elle ressent.
Inquiets, ils appellent les pompiers. Aux urgences, l'interne suspecte un Accident vasculaire cérébral (AVC). Le scanner cérébral puis l'IRM confirmeront le diagnostic d'AVC hémorragique (par rupture d'un petit anévrysme chez cette femme hypertendue). Hospitalisée en service de neurologie, Mme Denise sera prise en charge très rapidement.

EXPLICATIONS Nous retrouvons les signes cliniques évocateurs d'un AVC :
- céphalées ;
- problème d'élocution ;
- paresthésie voir paralysie d'une partie du corps, du visage.

Signes à ne pas banaliser et qui doivent inciter à consulter très rapidement dès leurs apparitions.

b. Symptômes

Paralysie

La paralysie est généralement le symptôme majeur de l'AVC. On peut observer deux stades d'évolution.

Paralysie flasque (*cf.* Fig. 3.3)

Cette paralysie peut durer de quelques jours à quelques semaines. Le patient ne peut pas bouger du côté paralysé. Parfois, il n'a pas de conscience de ce manque. Il ne « voit » pas le côté hémiplégique, il ne pense pas à tourner la tête pour compenser. Au début, les mouvements du côté sain sont maladroits pour compenser la perte du côté atteint.
- Le patient ne peut pas se tenir debout ni assis sans appui ;
- Il a tendance à tomber du côté hémiplégique.

Paralysie spastique

La spasticité est l'hypertonie des muscles du côté paralysé. Le patient présente ***une contracture du membre supérieur en flexion et du membre inférieur en extension***. Cette phase empêche les mouvements et, si elle existe, il faut empêcher qu'elle n'augmente.

Fig. 3.3 Signes de l'hémiplégie (paralysie flasque).

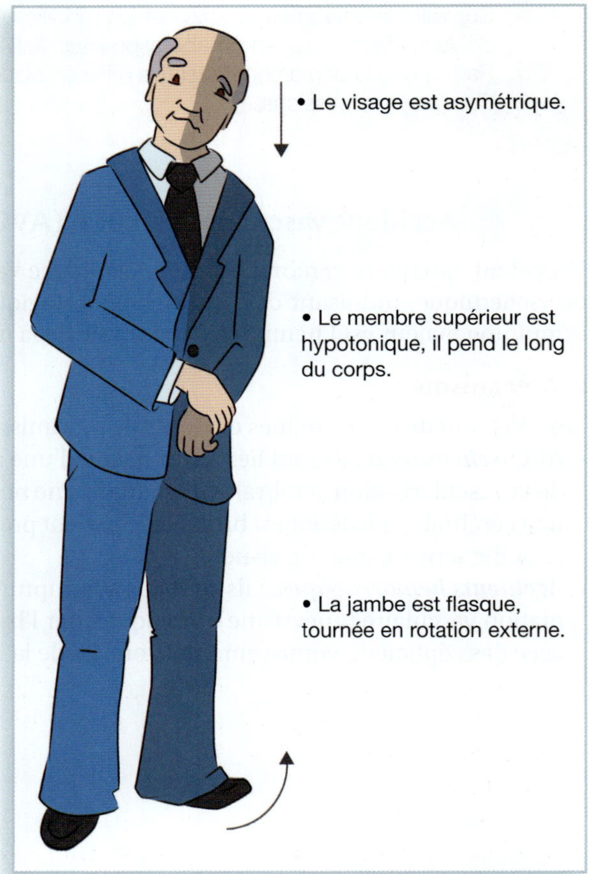

Troubles associés

Cette paralysie peut s'accompagner d'autres troubles associés dont il faut tenir compte.

Troubles visuels

Il s'agit le plus souvent d'une hémianopsie latérale homonyme (HLH) : le patient ne voit pas d'un côté de son champ visuel, souvent du côté où il est paralysé.

Aphasie

L'aphasie est un trouble du langage ; le patient comprend ce qu'on lui dit mais ne trouve plus les mots pour parler. On peut dire que si un malade droitier présente une hémiplégie droite et des troubles du langage, la lésion se trouve au niveau le plus souvent de l'hémisphère gauche du cerveau et inversement dans le cas d'un sujet gauche.

Troubles du comportement

- Le patient peut pleurer ou rire, d'une façon brusque.
- Le patient peut avoir un comportement agressif : il s'agit souvent d'une réponse à une situation d'angoisse.
- Le patient peut aussi présenter une certaine apathie, il est amorphe et présente un désintérêt pour tout ce qui l'entoure.

Troubles de la sensibilité

Le patient sent moins bien (hypoesthésie) ou pas du tout (anesthésie) du côté atteint, lorsqu'on le touche.

3

c. Traitement

Le but de la prise en charge est d'éviter l'aggravation de la situation. Chaque AVC étant particulier, l'essentiel est d'apporter une réponse thérapeutique adaptée au mécanisme de l'accident et aux conséquences de l'accident.

Le transfert en service spécialisé, unité neurovasculaire (UNV), permet une prise en charge rapide et appropriée qui influence fortement le pronostic. Le traitement a plusieurs aspects.

Une ***prise en charge médicale*** qui a pour but :

- d'assurer une hémodynamique correcte et surveiller la tension artérielle ;
- d'assurer l'oxygénation maximale des zones en périphérie des lésions cérébrales ;
- d'adapter le traitement médical ou chirurgical en fonction des lésions et du bilan des examens par imagerie.

Une ***prise en charge générale*** qui a pour objectif :

- d'assurer les soins de conforts et d'hygiène du patient et prévenir les risques emboliques :
  - alimenter par sonde gastrique (si trouble de la digestion),
  - hydrater par perfusion,
  - lever précoce et kinésithérapie,
  - prévenir les risques liés au décubitus prolongé,
  - assurer les soins de nursing,
  - rééduquer orthophoniquement ;
- de prévenir les complications :
  - luxation de l'épaule,
  - position vicieuse : pied en équin, rétractions articulaires,
  - spasticité (augmentation du tonus musculaire) ;

La ***mise en place d'une rééducation*** visant l'insertion de la personne et son adaptation dans son environnement quotidien :

- stimulation de la perception ;
- stimulation à la mobilité physique progressive ;
- soutien dans les activités de la vie quotidienne (se laver, se vêtir, s'alimenter...) ;
- soutien et éducation de l'entourage.

Rôle de l'AS

Auprès du patient avec AVC

Procédure (respect des règles d'HSCR)

- Accueillir le patient en le rassurant, en le sécurisant.
- Établir une relation avec lui.
- Lui permettre de s'exprimer (même s'il a des difficultés) et être à son écoute.
- L'installer confortablement en respectant les consignes. Pour l'installation dans le lit, deux cas se présentent.

Si le patient est couché sur le dos, il faut (cf. Fig. 3.4a) :

– placer un petit coussin triangulaire sous l'épaule hémiplégique ;
– positionner le bras légèrement éloigné du corps, tendu sur un oreiller, plus haut que le tronc.

Si le patient est couché du côté hémiplégique ou du côté sain, il faut (cf. Fig. 3.4b) :

– placer le membre supérieur en extension, épaule en avant ;
– placer le membre inférieur en flexion sur un petit coussin ;
– placer la main tendue sur l'oreiller ;
– incliner la tête du patient latéralement vers le côté sain ;
– placer un coussin sous la hanche de manière à soulager le bassin et un coussin rond sous le genou pour avoir la jambe en légère flexion.

- Répondre au besoin d'hygiène corporelle.
- Mobiliser le patient (voir ci-après).
- Prendre les constantes (pouls, TA…) et transcrire le résultat.
- Observer et surveiller le patient.
- Apprécier sa participation et sa fatigue.
- Transmettre à l'IDE et à l'équipe tous les éléments de son observation.

Installation et mobilisation du patient

L'installation et la mobilisation du patient sont très importantes et participent à la stimulation du cerveau et à un nouvel apprentissage du mouvement. Dans tous les cas, il faudra veiller à :

- prévenir les positions vicieuses (rétraction, pied en équin) ;
- prévenir la spasticité ;
- prévenir les risques d'escarre quotidiennement ;
- prévenir la douleur ;
- solliciter le patient selon ses capacités à participer à son installation et sa mobilisation ; le patient atteint d'un AVC se fatigue vite, il faudra donc mesurer les efforts à lui demander.

Mobilisation du patient : installation en position assise et passage du lit au fauteuil roulant (cf. Fig. 3.4 et 3.5)

Pour l'installation en position assise, l'AS doit utiliser le repose-pied du fauteuil roulant. Le membre supérieur sera posé, soit sur un repose-bras, soit sur une tablette le plus en avant possible. Il faut étendre le plus possible la main du patient et ne jamais rien mettre dans le creux de la main.

Les précautions pour éviter les complications sont l'affaire de toute l'équipe de soins : infirmier(ère)s, aides-soignants mais aussi kinésithérapeutes, ergothérapeutes et orthophonistes. Il s'agit de se coordonner pour :

- la stimulation de la partie du corps hémiplégique ;
- la prévention de l'encombrement pulmonaire ;
- la prévention des troubles thromboemboliques.

Fig. 3.4 **Mobilisation du patient hémiplégique couché (côté sain).**

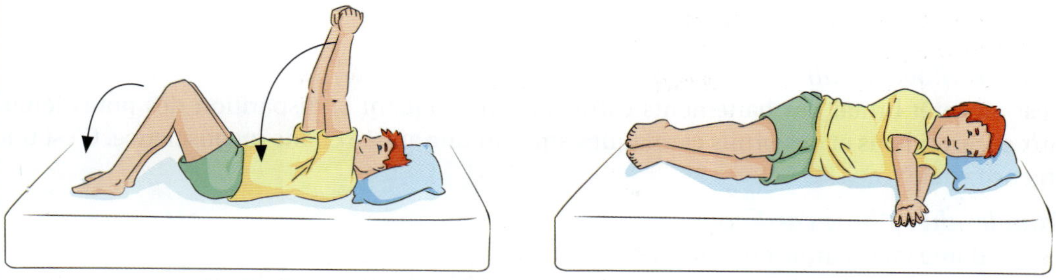

a) 1er temps

b) 2e temps

Les genoux sont réunis, le patient se tourne en décubitus latéral d'un côté ou de l'autre. L'AS va ensuite l'aider à s'asseoir au bord du lit, jambes pendantes, pieds posés à plat sur le sol.

Fig. 3.5 **Installation au fauteuil : manœuvre de manutention.**

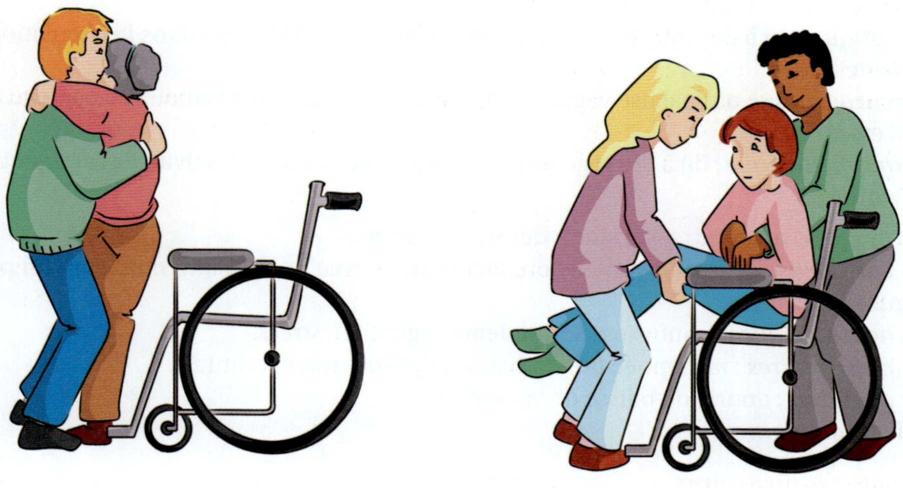

a)

b)

Le soignant doit :
- faire passer la personne au fauteuil, en la verticalisant quelques secondes avant de l'asseoir et après avoir stabilisé le fauteuil ;
- avant de l'asseoir, lui faire faire un quart de tour ;
- puis la poser doucement ;
- ensuite installer ses pieds sur le repose-pied et vérifier les freins.

- Le jeune homme saisit la personne sous les bras ;
- la jeune fille la prend sous les genoux ;
- ils soulèvent la personne en même temps ;
- ils la déposent doucement dans le fauteuil ;
- puis ils installent ses pieds sur le repose-pied et vérifient les freins du fauteuil.

C Principales situations d'urgence dans les pathologies aiguës

a. Urgences cardiovasculaires

Arrêt cardiovasculaire

C'est un arrêt brutal des battements cardiaques provoquant la disparition des pouls fémoraux et carotidiens et des bruits cardiaques ainsi qu'une apnée et une inconscience. C'est une urgence vitale.

Troubles du rythme cardiaque

Il s'agit d'une tachycardie ou bradycardie.
La gravité est liée à la tolérance hémodynamique et à la résistance cardiaque.

Infarctus du myocarde

C'est la nécrose du muscle cardiaque due à l'obstruction d'une artère coronaire. C'est une urgence absolue du fait d'un risque de mort subite. (*cf.* descriptif de la maladie en tête de chapitre).

Choc, ou « état de choc »

C'est une insuffisance circulatoire qui provoque de graves perturbations hémodynamiques mettant en jeu le pronostic vital de la personne. On distingue cinq sortes différentes de choc en fonction du mécanisme de défaillance hémodynamique.

- Choc ***hypovolémique*** : lorsqu'il y a une baisse du volume sanguin (hémorragie...).
- Choc ***cardiogénique*** : lorsque le muscle cardiaque est défaillant et ne peut assurer un débit sanguin suffisant (embolie pulmonaire...).
- Choc ***septique*** : dû à des infections bactériennes sévères qui libèrent dans la circulation des endotoxines.
- Choc ***neurogénique*** ou malaise vagal : dû à une baisse de l'apport veineux au cerveau d'origine diverse.
- Choc ***anaphylactique*** : dû à des réactions allergiques liées à une réactivité de l'antigène avec un anticorps.

Tableau clinique d'un choc : association des signes suivants

- Signes ***cardiovasculaires*** : hypotension, tachycardie avec pouls filant, marbrure ou pâleur des téguments.
- Signes ***neurologiques*** : confusion, somnolence, agitation, stress.
- Signes ***respiratoires*** : tachypnée ou bradypnée, cyanose des extrémités.
- Signes ***urinaires*** : anurie ou baisse de la diurèse.
- Troubles ***biologiques***.

b. Urgences respiratoires

Insuffisance respiratoire aiguë

C'est une situation grave du fait de perturbations de l'hématose (***hypoxémie*** majeure[4]) et de l'enjeu vital pour la personne.
Elle peut être d'origine diverse : atteinte neurologique des centres respiratoires, atteinte traumatique du thorax (fractures costales), atteinte du muscle respiratoire (paralysie), atteinte pulmonaire (affections infectieuses du poumon).

Tableau clinique

- ***Tachypnée*** ou ***bradypnée*** (en fonction de la cause) ; tirage ; cyanose.
- ***Troubles de la conscience*** dus à l'hypoxie : agitation, stress, etc.
- ***Troubles cardiovasculaires*** : tachycardie, sueurs, extrémités froides.

Ce syndrome de détresse respiratoire se retrouve principalement dans l'œdème aigu du poumon (OAP), l'embolie pulmonaire, le pneumothorax, la crise d'asthme aigu.

4. Diminution de la teneur en oxygène du sang.

Hémoptysie massive

Il s'agit d'une expectoration de sang provenant des voies aériennes, survenant lors d'un accès de ***toux***, d'une détresse respiratoire.

Tableau clinique

- Hémorragie abondante, mousseuse.
- Tableau clinique de la détresse respiratoire.

c. Urgences neurologiques

Crise d'épilepsie

Elle traduit une activité excessive des neurones provoquant des manifestations incontrôlables du corps.

Tableau clinique

Il présente 4 phases.

- Une phase ***tonique*** : perte de connaissance avec apnée, contracture généralisée.
- Une phase ***clonique*** : convulsions.
- Une phase ***résolutive*** : coma hypotonique avec respiration bruyante et râle.
- Une phase de ***retour à la conscience*** avec perte d'urine.

Accident vasculaire cérébral (AVC)

Il traduit une perturbation de l'irrigation du cerveau (*cf.* descriptif maladie au-dessus).

d. Urgences digestives

Occlusion

C'est l'arrêt du transit intestinal pouvant être d'origine mécanique (obstruction par un obstacle type tumeur, calcul) ou d'origine fonctionnelle (spasme, paralysie). Elle se traduit par des :

- douleurs abdominales ;
- vomissements ;
- arrêts des émissions de gaz et de selles.

Vomissements

C'est le rejet par la bouche d'une partie ou de la totalité du contenu gastrique. Ils s'observent dans les pathologies :

- digestives (intoxications, gastrite, occlusion…) ;
- neurologiques (syndrome méningé, tumeurs cérébrales).

e. Urgences cutanées : l'escarre

« L'escarre est une lésion cutanée d'origine ischémique liée à une compression des tissus mous entre un plan dur et les saillies osseuses. Les escarres surviennent généralement au niveau des proéminences osseuses. Les principales localisations sont, par ordre de fréquence, le sacrum et les talons[5] ».

Stades d'apparition

L'escarre évolue en 4 stades :

- ***érythème*** ne cédant pas à la suppression de la compression ;
- ***phlyctène*** évoluant vers l'ulcération ;
- ***nécrose de la peau*** et des tissus sous-jacents ;
- ***nécrose profonde*** jusqu'à l'os.

5. ANAES, *Service évaluation en établissements de santé*, juin 1998.

Facteurs de risque

Pression

La compression des tissus a un rôle essentiel dans l'apparition des escarres. Elle diminue ou interrompt la micro-circulation cutanée.

Cisaillement

C'est un phénomène de glissement des couches cutanées les unes sur les autres lorsque le tronc est incliné, et que le poids de l'individu a tendance à faire glisser son corps vers le bas. Ce phénomène survient en position semi-assise au lit, assise au fauteuil ou en position latérale, avec la tête du lit surélevée. L'humidité favorise le cisaillement (la peau humide reste adhérente au bassin de lit, par exemple). Le port de vêtements trop ajustés entraîne également des cisaillements.

Frottements et étirement de la peau

Les frottements entraînent une abrasion mécanique de la peau. Les plaies par frottement sont localisées le plus souvent au niveau des coudes, du sacrum, des talons.

L'étirement de la peau est responsable le plus souvent d'une fissure du pli interfessier, consécutive aux manipulations du malade par les soignants (écartement brutal des fesses lors des soins d'hygiène locaux ou pour tourner le malade).

Le frottement et l'étirement de la peau occasionnent des plaies superficielles (phlyctènes, fissures).

Immobilité et diminution du niveau d'activité

Tout malade, immobilisé (au lit ou au fauteuil) de façon prolongée et dans l'incapacité de se mobiliser, est susceptible d'avoir des escarres. Les malades ayant des troubles de la *conscience* (coma, agitation...), des troubles ***moteurs et/ou sensitifs*** d'origine traumatique (fractures du bassin, des membres inférieurs, du rachis...), des troubles ***neurologiques*** d'origine centrale ou périphérique (accident vasculaire cérébral, hémiplégie, blessés médullaires...) peuvent avoir une perception diminuée, voire nulle, de la douleur et de l'inconfort.

Dénutrition

Les malades dénutris, mal nourris, déshydratés, cachectiques ont une peau fragilisée et sont donc plus vulnérables.

Incontinence urinaire et fécale

L'urine et les selles contiennent des substances irritantes pour la peau et favorisent la macération. Elles constituent un risque potentiel de développement d'une escarre.

Humidité excessive

L'humidité est souvent liée à l'incontinence, mais aussi à la transpiration, à la fièvre, à des écoulements divers. Elle prédispose au développement de l'escarre en raison de la macération.

État psychique et degré de participation de la personne soignée

Le niveau de compréhension de l'individu, son état de conscience (fatigue, vigilance diminuée liée à la douleur ou à une prise de médicaments...) altèrent la participation du malade aux soins et aux changements de position spontanés.

Sécheresse cutanée et âge

Il semblerait qu'une peau sèche, flasque (ayant perdu son élasticité) favorise l'apparition d'escarres. Le risque serait augmenté au-delà de 70 ans en raison des modifications cutanées dues à la réduction des fibres de collagène.

Pathologie neurologique et perte de sensibilité

Il existe chez les traumatisés rachidiens, paraplégiques et tétraplégiques, une dégradation du collagène, ce qui facilite l'apparition d'une escarre.

Rôle de l'AS

Prise en charge d'un patient atteint d'une affection aiguë

Objectifs des soins

Les soins mis en œuvre par l'AS (en collaboration et sous la responsabilité de l'infirmier(ère)) ont pour objectif de :

- participer à l'accueil de la personne (selon la situation) et à son installation rapide en veillant à son confort, son hygiène, sa sécurité ;
- organiser l'agencement de l'environnement, l'évacuation des déchets, du linge souillé, etc. ;
- participer à la surveillance des fonctions vitales (*cf.* Module 2), du patient et du matériel dont il est porteur ;
- assurer la sécurité des soins en respectant et en faisant respecter les mesures de précautions complémentaires d'hygiène.

3 Pathologies infectieuses

A Méningites

La méningite est une inflammation des méninges (enveloppes du système nerveux central) qui peut être localisée :

- aux méninges de l'encéphale (***méningite cérébrale***) ;
- aux méninges de la moelle épinière (***méningite spinale***) ;
- à l'ensemble de l'encéphale (***méningite cérébro-spinale***).

Il s'agit d'une urgence médicale et thérapeutique car le pronostic des méningites reste redoutable (séquelles et décès). L'examen diagnostic est la ponction lombaire permettant l'identification des germes dans le liquide céphalo-rachidien.

a. Causes

Les méningites peuvent être d'origine ***bactérienne, virale, toxique, parasitaire ou secondaire*** à une infection. La méningite ***purulente*** est une urgence extrême dont le pronostic dépend de la mise en œuvre rapide d'un traitement. Les bactéries principalement en cause sont :

- le ***méningocoque*** qui peut avoir été contracté lors d'une infection rhino-pharyngée ;
- le ***pneumocoque*** ;
- l'***haemophilus influenzae*** qui est souvent à l'origine des méningites chez le nourrisson ;
- le ***staphylocoque***.

b. Symptômes

Le tableau clinique caractéristique est une association de symptômes ; le syndrome méningé est reconnu par la triade : ***céphalées + vomissements + raideur de la nuque***.

Tableau clinique

- Céphalées violentes, diffuses, en casque.
- Photophobie (sensibilité accrue à la lumière vive).
- Vomissements en jet.
- Hyperthermie supérieure à 39,5° C.
- Raideur de la nuque.

c. Examens

La ***ponction lombaire*** est pratiquée afin de recueillir du liquide céphalo-rachidien (LCR) en vue d'une étude cytobactériologique et biochimique. Ce dernier est le plus souvent macroscopiquement trouble, parfois franchement purulent. Des colonies bactériennes sont mises en évidence. Des examens de sang complètent le diagnostic.

SITUATION *Noémie atteinte d'une méningite bactérienne à méningocoque*

Noémie, âgée de 5 ans, se plaignait de mal de gorge depuis deux jours. Aujourd'hui, elle est en hyperthermie à 39 °C, se plaint de maux de tête et vomit en jet après le dîner. Ses parents l'emmènent aux urgences pédiatriques. Lors de l'examen clinique, l'interne constate une raideur de la nuque, une photophobie et une légère confusion : il suspecte une méningite. Il réalise une ponction lombaire qui ramène un liquide purulent. L'analyse bactériologique du liquide céphalo-rachidien (LCR) identifiera la bactérie : le méningocoque. L'enfant sera hospitalisée pour suivre un traitement antibiothérapique à forte dose. La directrice de l'école de Noémie sera avertie afin de prendre les mesures de prophylaxie légales auprès des autres enfants.

EXPLICATIONS Nous retrouvons les signes évocateurs d'une méningite (raideur de la nuque, vomissement en jet, photophobie, céphalées), celle de Noémie est bactérienne secondaire à une infection rhino-pharyngée (mal de gorge non traité). La bactérie « méningocoque » présente dans le pharynx submerge les défenses de l'organisme et l'infection se propage dans la circulation sanguine et atteint les tissus entourant le cerveau : les méninges, provoquant une méningite.
L'école sera avertie car la transmission bactérienne s'opère de personne à personne par les gouttelettes de sécrétions respiratoires ou pharyngées. Un contact étroit et prolongé (baiser, éternuement, toux, vie en collectivité, mise en commun des couverts ou des verres…) favorise la propagation de la maladie. La période d'incubation se situe entre 2 et 10 jours.

d. Traitement

Il doit être instauré rapidement pour éviter des séquelles neurologiques.

Traitement des méningites bactériennes

- La stratégie de prise en charge thérapeutique repose sur l'antibiothérapie à forte dose. Dans le cas des méningites bactériennes, l'évolution sous antibiotique est le plus souvent favorable mais des séquelles sont toujours envisageables.
- Un traitement symptomatique peut accompagner l'antibiothérapie. Il sera adapté aux signes cliniques associés (crises convulsives, hypertension intracrânienne…).
- La méningite à méningocoques nécessite des mesures particulières dictées par le Code de la santé publique :
  - déclaration obligatoire à la DASS (Direction des affaires sanitaires et sociales),
  - isolement du patient,
  - chimioprophylaxie pour l'entourage et les soignants.

Traitement des méningites virales

Ce sont les plus fréquentes mais elles restent bénignes. La prise en charge repose sur le traitement symptomatique (antalgique et antipyrétique) et la mise en œuvre des prélèvements sanguins (sérodiagnostics) permettant d'identifier le virus responsable.

Prophylaxie

Les méningites sont des pathologies graves et dont le risque épidémique est important. La ***vaccination*** est donc particulièrement recommandée. Elle existe pour :

- le méningocoque du groupe A et C ;
- l'*haemophilus* du type B (conseillée aux nourrissons < 2 ans) ;
- le pneumocoque (conseillée pour les enfants à risque).

B Tuberculose

La tuberculose est une ***maladie infectieuse bactérienne***, touchant le plus souvent les poumons. À transmission ***interhumaine***, elle est due au ***Bacille de Koch*** (du nom du médecin qui l'a découvert en 1882 : Robert Koch).

a. Mode de transmission

La transmission de la tuberculose s'effectue, par voie aérienne par un contact rapproché et continu avec une personne infectée (entourage proche familial, professionnel, collectivité[6]...).

b. Facteurs favorisants

Les facteurs prédisposants sont :

- une baisse de l'***immunité cellulaire*** qui est souvent associée à :
  - la sénescence, la malnutrition, l'alcoolisme, etc.,
  - la prise d'immunosuppresseurs lors de certaines maladies (ex. : Sida) ;
- de mauvaises ***conditions socio-économiques*** (humidité de l'habitat, difficultés d'accès aux soins...) ;
- des ***contacts répétés avec des tuberculeux*** (risque × 5) et l'absence de vaccination ;
- une ***primo-infection non traitée*** (risque × 50).

c. Symptômes

La tuberculose se développe en deux étapes ; chacune a des caractéristiques particulières.

1re étape : la primo-infection

Le bacille parvient jusqu'aux poumons provoquant la création d'un ***chancre d'inoculation*** (opacité minime souvent invisible à la radiographie pulmonaire) et des adénopathies périphériques. Cliniquement, le premier contact avec le germe est parfois asymptomatique et peut se signaler par une altération de l'état général (asthénie, amaigrissement). À ce stade, la maladie peut :

- ***être jugulée par l'organisme possédant un bon état immunitaire***, évitant la dissémination aux autres organes et évoluant vers la guérison. Cependant, des bacilles vivants restent enkystés et présents dans les poumons avec la possibilité de se développer ultérieurement, lors d'une faiblesse immunitaire. Cette étape de primo-infection peut être révélée par des tests cutanés tuberculiniques (qui deviennent positifs) ;
- ***évoluer du fait d'un état immunitaire défaillant*** et se disséminer dans tout l'organisme :
  - par voie lymphatique : tuberculose ganglionnaire,
  - par voie bronchique : tuberculose pulmonaire commune,
  - par voie hématogène : tuberculose miliaire.

2de étape : la tuberculose, maladie

La symptomatologie est variable mais se caractérise par :

- une altération de l'état général (affaiblissement, fatigue et amaigrissement) ;
- une *toux persistante et rebelle* aux traitements symptomatiques ;
- fièvre ;
- sueurs nocturnes ;
- expectorations sanglantes (hémoptysie).

La contagiosité du patient dépend de la présence du bacille ou non dans les examens de crachats effectués.

d. Traitement

Traitement de la primo-infection

Dès la certitude du diagnostic (par réaction tuberculinique positive), le traitement est mis en place par une antibiothérapie antituberculeuse adaptée au tableau clinique présenté par le patient.

Traitement de la tuberculose pulmonaire (maladie)

- Le traitement est également basé sur l'association de plusieurs antibiotiques antituberculeux, au long cours (six à dix mois) en raison de la très forte résistance du bacille.
- Dans les formes contagieuses, un isolement est nécessaire jusqu'à disparition de la présence du bacille lors de l'examen direct des crachats. Le traitement permet de réduire considérablement la contagiosité en deux à trois semaines.

6. Par l'intermédiaire des gouttelettes en suspension : gouttelettes de Flügges.

e. Prévention

- Dépistage précoce dans l'entourage d'un patient atteint (tests tuberculiniques, radiographie pulmonaire).
- Isolement des personnes contagieuses.
- Vaccination : l'obligation de vaccination par le BCG de l'enfant et de l'adolescent est suspendue au profit d'une forte recommandation visant les sujets à risque élévé. Alors, la vaccination devra être réalisée au plus tôt et avant 15 ans (www.sante.gouv.fr). Pour les professionnels de santé, la vaccination demeure obligatoire.

Rôle de l'AS

Auprès d'un patient tuberculeux : précautions complémentaires d'hygiène (H) et de sécurité (S)[a]

Des mesures spécifiques de prévention sont prescrites par le médecin responsable du service où est hospitalisé le patient contagieux, elles peuvent être mises en place après le signalement par le laboratoire de la positivité des résultats. La mise en place incombe à l'infirmier(ère) ; l'AS y participe activement.

Objectifs des précautions

Ces précautions complémentaires d'hygiène sont « un ensemble de règles visant à prévenir la transmission aéroportée d'un agent infectieux porté par un patient à des individus non infectés et/ou non porteurs ». Elles regroupent impérativement :

- les recommandations d'hygiène de base pour tous les soins ;
- les précautions standards à appliquer lors des soins pouvant entraîner un risque de transmission par le sang, les liquides biologiques d'origine humaine ;
- les précautions particulières ayant pour but de prévenir la transmission de l'agent infectieux en fonction du mode de contamination (*cf.* Module 6).

Précautions particulières

- *Traitement du linge :*
  – différencier le circuit du linge propre et celui du linge sale ;
  – considérer le linge hospitalier comme contaminé après usage ;
  – éliminer immédiatement le linge contaminé après usage avec respect du tri organisé.
- *Traitement des déchets :*
  – organiser le tri sélectif et le conditionnement, l'organiser en distinguant les déchets d'activité de soins à risque infectieux (DASRI) et les déchets assimilables aux ordures ménagères (DAOM) ;
  – organiser le stockage et la collecte selon la réglementation en vigueur.

Organisation du travail

- Regrouper les soins pour un même patient, ainsi que les tâches contaminantes, afin de limiter l'accès à la zone infectée.
- Réaliser un soin aseptique dans un environnement propre.
- Travailler avec rigueur et calme.
- Assurer la traçabilité des actes accomplis.
- Prévenir la transmission de l'agent infectieux en fonction du mode de contamination.
- Mise en place de l'isolement (*cf.* Module 6)
- Mettre en place :
  – un *isolement géographique* : chambre individuelle ou regroupement de personnes soignées porteuses ou infectées par le même germe en un lieu circonscrit ;
  – un *isolement technique* : adapté à chaque type de précautions.

a. Sources : c. clin Sud Est, centre de coordination de la lutte contre les infections nosocomiales.

4 Pathologies chirurgicales

A Définitions

a. Chirurgie

La chirurgie est une technique médicale qui consiste à intervenir sur les tissus et organes en procédant à une incision suivie d'une suture. Le médecin spécialisé dans cette discipline est un chirurgien.

b. Spécialités chirurgicales

Il existe de nombreuses spécialités chirurgicales.

- ***L'orthopédie et la traumatologie*** concernent les interventions sur l'appareil locomoteur.
- ***La chirurgie viscérale*** concerne les interventions sur les tissus mous abdominaux et pelviens.
- ***La chirurgie vasculaire*** concerne les interventions sur les vaisseaux.
- ***La neurochirurgie*** se consacre aux interventions cérébrales et du système nerveux.
- ***L'urologie*** concerne les interventions sur les appareils urinaire et génital masculin.
- ***La chirurgie cardiaque*** concerne les interventions sur le myocarde, etc.

c. Modes de prise en charge

La prise en charge de la personne en chirurgie peut être variable en fonction de l'acte chirurgical et de ses complications éventuelles.

- La prise en charge en ***chirurgie ambulatoire*** : elle s'adresse aux patients dont l'intervention est programmée, courte, pour laquelle les soins peuvent être regroupés sur une journée maximum, et ayant la possibilité d'être assisté par leur entourage pour la sortie.
- La prise en charge en ***hospitalisation traditionnelle*** : elle est destinée aux interventions programmées mais avec temps opératoire long, et dont les suites opératoires peuvent être compliquées.

d. Méthodes chirurgicales[7]

- ***La chirurgie classique*** : c'est un acte consistant en l'incision large du site opératoire permettant l'intervention sur les organes avec suffisamment d'aisance[8].
- ***La chirurgie par vidéo assistée*** (ou ***chirurgie interventionnelle***) : il s'agit de l'utilisation d'un matériel optique introduit au contact des organes par une légère incision cutanée[9]. Ses intérêts sont les suivants :
  - bénéfice esthétique,
  - diminution de la douleur post-opératoire,
  - réduction de l'impotence de la personne,
  - diminution des complications liées à l'immobilisation prolongée,
  - diminution de la durée d'hospitalisation (souvent prise en charge ambulatoire).
- ***La chirurgie robotisée*** : utilisation d'un robot manipulé à distance.

B Orthopédie et traumatologie

L'appareil locomoteur peut être soumis à des traumatismes atteignant l'appareil osseux ou les articulations. Un traumatisme peut être responsable de fractures, de lésions articulaires comme l'entorse et la luxation, de lésions méniscales. La moindre atteinte aux constituants de l'appareil locomoteur peut être source de dépendance pour le patient.

a. Fractures

Définition et causes

Une fracture est une interruption dans la continuité d'un os. Elle peut être :

- ***incomplète*** si elle ne concerne qu'une partie de l'os, les fragments osseux ne sont pas totalement désolidarisés ;

---

7. Remond C., *Soins infirmiers en chirugie*, éd. Lamarre, « Les fondamentaux », 2004.
8. Elle regroupe la laparotomie, la thoracotomie, la lombotomie.
9. Elle regroupe la thoracoscopie, la cœlioscopie, ou la paroscopie.

- ***complète*** si elle concerne toute l'épaisseur, les fragments osseux sont scindés ;
- ***sous-périostée*** si le trait de fracture ne rompt pas la continuité du périoste.

Elle peut être due à :

- ***un traumatisme direct*** : le siège de la fracture correspond au point d'impact de l'agent responsable. Ce mécanisme, souvent violent, permet de comprendre l'importance des lésions souvent associées à la fracture ;
- ***un traumatisme indirect*** : l'impact et le siège de la fracture sont espacés l'un de l'autre.

Types de fracture

La fracture peut être :

- ***fermée***, le foyer de fracture n'a aucune communication avec l'extérieur, la peau est intacte ;
- ***ouverte***, il existe une communication entre le foyer de fracture et la lésion cutanée, alors la fracture communique avec l'extérieur.

L'ouverture est provoquée par :

- le fragment osseux fracturé avec ouverture de dedans en dehors ;
- le traumatisme qui altère la peau auparavant avec ouverture de dehors en dedans.

Nature de la fracture

- Fracture ***par traumatisme*** : liée à un agent extérieur violent.
- Fracture ***pathologique*** : survenant sur un os fragilisé par une pathologie (tumeur, ostéoporose...), par impact minime ou spontanée.
- Fracture de ***fatigue*** : survenant lors d'efforts répétés et peu habituels sur un os sain (sport intensif...).

Symptômes et gravité (cf. Fig. 3.6)

Signes cliniques

Les fractures sont reconnaissables à certains signes comme :

- la ***douleur aiguë*** et ***localisée*** au niveau du foyer de fracture ;
- la ***déformation du membre*** ;
- l'***impotence fonctionnelle***.

Degré de gravité

Le degré de gravité d'une fracture est variable selon :

- le type et le siège de la fracture ;
- les lésions associées, à savoir déplacement des fragments osseux, lésions cutanées, etc.

Fig. 3.6 Degré de gravité de la fracture.

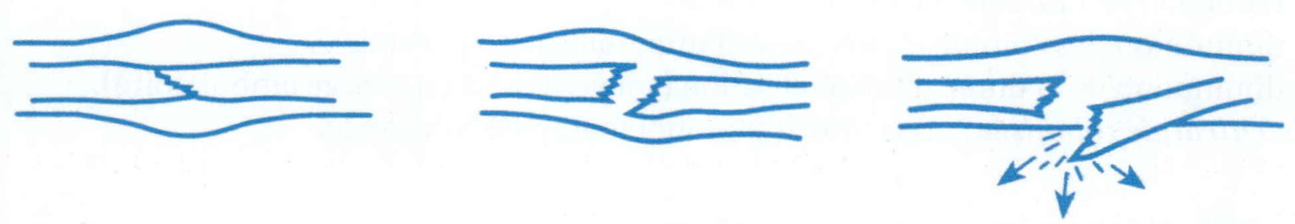

Fracture simple sans déplacement de l'os. Un gonflement local est visible.

Fracture compliquée avec déplacement de l'os. Une déformation locale du membre est visible.

Fracture ouverte avec déplacement de l'os et déchirure de la peau. L'os est visible. Les nerfs, les muscles, les vaisseaux sanguins peuvent être abimés, d'où risque d'*hémorragie*.

Évolution des fractures

La consolidation est un phénomène physiologique complexe au cours duquel on assiste à la cicatrisation du tissu osseux. Toutes les fractures consolident en traversant trois phases principales.

- ***1er stade (J1 à J20) : l'hématome périfracturaire.*** Progressivement apparaît la formation d'un tissu fibreux qui va immobiliser la fracture : le *cal fibreux*.
- ***2e stade (J20 à J30) : le cal conjonctif.*** Transformation du tissu fibreux grâce au travail des cellules osseuses en tissu cartilagineux.
- ***3e stade (J30 à J60) : l'ossification du cal.*** Les cellules osseuses envahissent le cal conjonctif et le cal osseux commence à apparaître.

Traitement

La première étape est le soulagement de la douleur par traitement antalgique et par traitement de la fracture. Il existe deux sortes de traitement des fractures.

- Le ***traitement orthopédique*** qui comporte deux étapes :
  - la réduction de la fracture. C'est le rétablissement anatomique des surfaces articulaires et de l'axe de l'os soit manuellement soit par traction,
  - l'immobilisation plâtrée.
- Le ***traitement chirurgical*** qui comporte deux étapes :
  - la réduction de la fracture (même procédé),
  - l'immobilisation des fragments osseux (vis, plaque, clous...).
- La ***rééducation*** : elle a pour objectifs de permettre une reprise rapide de la fonctionnalité de la partie fracturée et d'éviter les séquelles.

3

Complications des fractures

L'évolution des fractures est variable d'un individu à l'autre et dépend de la gravité initiale.

Complications précoces

- ***État de choc*** lié à la violence du traumatisme responsable de la fracture.
- ***Infection***, redoutée en cas de fracture ouverte car le traitement est difficile, long et nécessite une prise en charge en milieu hospitalier spécialisé.
- ***Complications thromboemboliques*** : elles sont à craindre lors d'une fracture des membres inférieurs et suite à la chirurgie lors des traitements entraînant une immobilisation de longue durée.
- ***Complications locorégionales*** : elles sont en lien avec le type de fracture. Exemples : lésions cutanées, vasculo-nerveuses (paralysie, hémorragie, ischémie), etc.
- ***Compressions sous plâtre*** : l'œdème fracturaire se poursuit et le plâtre devient trop étroit provoquant une compression qui diminue la vascularisation du membre.

Complications tardives

- ***Décompensation d'une pathologie associée*** : déséquilibre du diabète, crise de goutte, etc.
- ***Complications liées au décubitus prolongé*** :
  - complication *cutanée* (l'escarre au point d'appui),
  - complications infectieuses broncho-pulmonaires ou complications infectieuses urinaires (par stase),
  - complication *intestinale* (constipation) ;
  - complications *métaboliques* (dénutrition, déshydratation...).
- ***Déplacement sous plâtre*** : le plâtre n'assure pas l'immobilisation totale de la fracture car l'œdème se résorbant, le plâtre devient trop grand.
- ***Troubles de la consolidation*** :
  - *retard* dans *l'élaboration physiologique du cal*,
  - formation d'un *cal vicieux* sur une fracture mal réduite, entraînant une déformation,
  - *pseudarthrose* provoquant une douleur à la mobilisation.

Fracture du col du fémur

Particulièrement fréquente chez la femme âgée, la fracture du col du fémur (et ses complications) peut être grave et invalidante. La fracture succède souvent à une chute (souvent une simple chute de sa hauteur suffit chez la personne ostéoporotique). La personne ressent une vive douleur à la hanche et ne peut se relever.

Types de fractures du col du fémur

On distingue les fractures en fonction du siège anatomique du trait de fracture.

- ***Fractures cervicales vraies*** : l'évolution est fonction du risque d'apparition d'éventuelles complications et de l'état général de la personne.

- ***Fractures trochantériennes*** : ce type de fracture concerne davantage le sujet âgé ; l'évolution est favorable et le traitement proposé est adapté à chaque cas.

Traitement

Il est adapté au type de la fracture, à l'âge de la personne et à son état de santé général. Le traitement proposé est souvent chirurgical afin de permettre un retour rapide à la mobilité. Les méthodes sont les suivantes :
- ***réduction*** pour le sujet jeune ;
- ***arthroplastie*** (recours à la pose d'une prothèse) pour le sujet au-delà de 65 ans ;
- ***rééducation*** systématique à tout âge.

Complications

- ***Complications immédiates*** : lésions vasculaires, nerveuses.
- ***Complications tardives*** :
  - pseudarthrose, du fait d'une mauvaise consolidation,
  - nécrose de la tête fémorale, du fait de la dévascularisation,
  - cal vicieux (vu ci-dessus).
- ***Complications liées au décubitus***, d'où l'importance de les prévenir par des soins de qualité.
- ***Complications locorégionales*** :
  - atrophie musculaire aggravée par l'immobilisation,
  - raideur de l'articulation,
  - escarre au point d'appui.

b. Luxations

Définition

On appelle ***luxation*** la perte de contact permanent des surfaces articulaires, à la suite d'un traumatisme.

Types de luxations

La luxation peut être :
- ***traumatique***, à la suite d'un impact violent ;
- ***congénitale***, liée à une malformation ;
- ***pathologique***, liée à des lésions de la capsule articulaire provoquées par des pathologies rhumatoïdes.

La luxation traumatique la plus fréquente est la luxation de l'épaule chez l'adulte jeune.

Symptômes

Les signes caractéristiques sont :
- douleur vive ;
- impotence fonctionnelle du membre supérieur ;
- membre supérieur fléchi et soutenu par le blessé.

Complications

Elles sont à rechercher en urgence :
- ***complication vasculaire***, mise en évidence par l'absence de pouls ;
- ***paralysie par compression du nerf circonflexe***, mise en évidence par une perte de la sensibilité.

Traitement

Le traitement consiste à pratiquer :
- une réduction sous anesthésie ;
- une immobilisation ;
- une rééducation active.

c. Entorse

Définition

On appelle entorse la lésion traumatique de l'articulation pouvant entraîner des lésions de l'appareil capsulo-ligamentaire, mais sans déplacement des surfaces articulaires.

Types d'entorses

On distingue deux types d'entorses.

- ***Entorse bénigne*** : simple élongation des ligaments. L'évolution est simple vers la guérison mais il existe des risques de récidives.
- ***Entorse grave*** : rupture des ligaments ou arrachement osseux.

Les entorses les plus fréquentes sont l'entorse du genou et de la cheville.

Symptômes

Le blessé ressent :

- une ***douleur vive*** diminuant progressivement, permettant la reprise de la mobilité de l'articulation mais réapparaissant tardivement ;
- une impotence relative ;
- un ***œdème avec épanchement liquidien***. L'épanchement articulaire est l'écoulement du liquide synovial hors de la capsule synoviale. Il est parfois accompagné de sang.

Complications

L'évolution est habituellement favorable mais les complications sont possibles, notamment pour l'entorse grave :

- instabilité de l'articulation ;
- douleurs récidivantes ;
- récidives du fait de la laxité ligamentaire.

Traitement

Le traitement repose sur :

- la lutte contre la douleur ;
- l'immobilisation ;
- la rééducation active.

C Chirurgie viscérale

La chirurgie viscérale est une branche de la chirurgie qui s'intéresse aux affections des organes.

a. Pathologies abdominales

Certaines pathologies digestives sont principalement traitées par un acte chirurgical.

- ***L'appendicite*** : c'est l'inflammation aiguë de l'appendice favorisé par son obstruction. L'intervention chirurgicale consiste en son ablation : c'est l'appendicectomie.
- ***La péritonite*** : c'est l'inflammation du péritoine d'origine septique, soit liée à la perforation d'un organe surinfecté (appendicite) ou contenant un liquide infecté (colon, estomac), soit par diffusion de l'infection d'un organe en contact avec le péritoine. Le traitement consiste en l'exérèse de la zone infectée ou en son drainage. Il est suivi d'un lavage antiseptique abondant du péritoine.
- ***L'occlusion intestinale*** : il s'agit d'un syndrome regroupant l'arrêt du transit intestinal et l'émission de gaz. Les causes de l'occlusion sont soit mécaniques (par strangulation ou obstruction), soit fonctionnelles (par paralysie intestinale). Il s'agit d'une urgence et le traitement chirurgical aura pour but de lever l'obstacle.
- ***Les cancers digestifs*** :
  - le traitement chirurgical est le seul moyen d'obtenir une guérison du *cancer de l'œsophage* ou d'un cancer de l'estomac,
  - *les tumeurs rectocoliques*, les *polypes*, sont bénignes mais peuvent se transformer en tumeurs cancéreuses. Le traitement chirurgical est indiqué pour prévenir le risque de dégénérescence ;
  - le *cancer rectocolique* est le plus fréquent des cancers digestifs, et la prise en charge chirurgicale permet d'optimiser son évolution ;
  - les *stomies* sont identifiées en fonction de leur positionnement (côlon, jéjunum...).
- ***Les lithiases biliaires*** : il s'agit de calculs obstruant les voies biliaires.

b. Pathologies gynécologiques

Certaines affections gynécologiques relèvent d'un traitement chirurgical.

- ***Kyste de l'ovaire*** : il s'agit d'une tumeur bénigne de l'ovaire de taille et de consistance variables.
- ***Cancers gynécologiques*** : le traitement initial n'est pas toujours la chirurgie mais en fonction du stade, elle peut être le moyen d'obtenir une évolution favorable :
  – *hystérectomie* : ablation totale de l'utérus,
  – *ovariectomie* : ablation totale des ovaires.
- ***Grossesse extra-utérine*** (GEU) : la GEU est l'implantation de l'ovule fécondé en dehors de l'utérus, le plus souvent dans la trompe ce qui provoque sa rupture. Le but de la chirurgie dépend de la situation d'urgence liée à l'évolution possible de la grossesse.

c. Pathologies rénales

L'utilisation de l'endoscopie est courante dans la chirurgie urologique et rénale.

- ***La lithiase rénale*** : présence de calculs dans les calices et les voies urinaires. La *néphrotomie endoscopique* permet leur extraction par les voies naturelles.
- ***L'adénome prostatique*** : il s'agit du développement d'une tumeur bénigne aux dépens de la prostate. Le traitement le plus radical consiste en une résection endoscopique de la prostate par voie urétrale.
- ***Les cancers*** : l'intervention chirurgicale consiste en l'ablation de la tumeur au niveau de l'organe atteint (vessie, uretères, rein) ou de l'organe lui-même avec stomie éventuelle :
  – *néphrectomie* : ablation du rein,
  – *entérocystoplastie* : ablation de la vessie et création d'une « néovessie » à partir de l'iléon auquel on abouche les deux uretères,
  – *urétérostomie* : abouchement des uretères à la peau.

d. Pathologies pulmonaires

La chirurgie est indiquée principalement pour traiter les pneumothorax et les cancers pulmonaires.

- Le ***pneumothorax*** correspond à un épanchement gazeux dans la cavité thoracique soit d'origine inconnue, soit secondaire à une infection ou à une complication emphysémateuse. Le traitement repose principalement sur la mise en place d'un drainage aspiratif permettant l'évacuation de l'air et le poumon peut revenir à la paroi. Parfois la chirurgie est nécessaire, il est alors réalisé une *pleurectomie*.
- Le ***cancer bronchique primitif*** résulte du développement dans la muqueuse de cellules malignes. Le traitement dépend de l'histologie. Il peut être chirurgical : *lobectomie, bilobectomie, pneumonectomie* ou repose sur la polychimiothérapie et/ou la radiothérapie.

e. Pathologies cardiaques

Les patients concernés par la chirurgie cardiaque présentent :

- ***des valvulopathies*** qui consistent en des modifications dans le remplissage des ventricules. Si le traitement médical ne peut suffire, la chirurgie propose une *valvuloplastie percutanée ou sous circulation extra-corporelle* ;
- ***des cardiopathies congénitales*** puisque la chirurgie cardiaque est proposée dès le plus jeune âge. Selon la pathologie, il peut s'agir *d'anastomose cavo-pulmonaire, de plastie,* etc.

LA RELATION DU SOIGNANT AVEC LE PATIENT

Elle ne s'établit pas autour d'un patient à soigner, mais autour de besoins, d'attentes, de questionnements d'un être humain dans toute sa « dimension psychosociale, culturelle et spirituelle ». Il s'agit d'un accompagnement thérapeutique, ou d'un « soin relationnel » au cours duquel le soignant doit faire preuve d'empathie et accepter le patient tel qu'il est, avec tout le respect qu'il lui doit.

Rôle de l'AS

Prise en charge d'un patient en chirurgie

Objectifs des soins

Les soins mis en œuvre par l'AS, en collaboration et sous la responsabilité de l'infirmier(ère), ont pour objectif de :

- assurer l'accueil du patient et de sa famille en le(s) réconfortant ;
- veiller au confort et à l'installation de la personne dans une position en rapport avec sa pathologie ;
- participer au recueil d'informations susceptibles de concourir à la connaissance de l'état de santé de la personne ;
- collaborer à l'appréciation des principaux paramètres vitaux (*cf.* Module 2) ;
- participer à la préparation de l'intervention, veiller à l'hygiène corporelle et alimentaire de la personne ;
- préparer la chambre pour le retour de la personne ;
- collaborer aux soins, à la surveillance et à l'entretien des appareils dont est porteur le patient ;
- collaborer à la surveillance postopératoire (état clinique du patient, pansement, douleur…) ;
- collaborer à la mise en œuvre d'un projet d'éducation, de réadaptation, etc.

Hiérarchisation des activités de l'AS

En période pré-opératoire

L'AS participe dans la limite de ses compétences à :

- accueillir et rassurer la personne hospitalisée pour une intervention chirurgicale en privilégiant l'écoute ;
- aider à la prise des repères de la personne (orientation dans le service…) ;
- installer la personne dans une position en rapport avec sa pathologie ;
- participer au recueil des observations de toute nature susceptibles de concourir à la connaissance de l'état de santé de la personne ;
- participer à l'appréciation des principaux paramètres vitaux ;
- surveiller l'hygiène corporelle et alimentaire de la personne ;
- veiller au respect du jeûne alimentaire pré-opératoire ;
- surveiller l'élimination intestinale et urinaire ;
- participer à la préparation de la personne en vue de l'intervention chirurgicale, notamment par la réalisation des soins cutanés pré-opératoires (dépilation, préparation de la peau…) ;
- participer à l'installation et/ou au rangement du matériel en vue du retour du bloc opératoire (*cf.* chapitre 7) ;

En période postopératoire

L'AS participe aux soins liés aux fonctions d'entretien pour pallier ou suppléer à la perte d'autonomie induite par l'intervention. De plus, l'AS collabore avec l'infirmier(ère) qui l'encadre à :

- l'installation du patient dans une position antalgique et en rapport avec l'intervention chirurgicale ;
- l'installation du matériel dont il est porteur et la vérification de son fonctionnement ;
- l'appréciation des paramètres vitaux et l'identification des signes d'alerte éventuels pendant les soins spécifiques liés à l'intervention au premier lever et à la reprise progressive des fonctions vitales (transit, mobilisation, alimentation…).

D Pathologies psychiatriques

a. Généralités sur la psychiatrie

Concepts et définitions

La ***psychiatrie*** a pour objet l'étude de la santé mentale.

La ***santé mentale*** est définie comme « *l'état dynamique de l'esprit caractérisé par la possibilité qu'a l'individu de parvenir à un équilibre entre ses exigences conscientes et inconscientes et celles de son environnement*[10] ».

10. Magnon R. (dir.), *Dictionnaire des soins infirmiers*, éd. Amiec, 2000.

Le champ de la santé mentale est donc très étendu puisqu'il intéresse l'***épanouissement personnel***, les ***détresses psychologiques*** liées aux difficultés existentielles et les ***troubles psychiatriques***.
Par ailleurs, elle concerne non seulement l'individu, mais également la collectivité, car les troubles mentaux influent sur le rapport du patient avec son entourage et sont souvent source d'exclusion sociale.

Prise en charge

Les médecins spécialisés sont appelés ***psychiatres***. Les moyens de prise en charge des maladies mentales reposent sur deux orientations :

- soit le traitement médicamenteux ou chimique ;
- soit le traitement psychothérapeutique ;
- soit les deux.

Disciplines de la psychiatrie

- ***La pédopsychiatrie*** est une branche de la psychiatrie s'adressant aux individus de 0 à 20 ans (environ).
- ***La gérontopsychiatrie*** concerne les personnes d'un âge avancé pouvant être atteintes de troubles mentaux d'apparition antérieure.

b. Névrose

Définition

La névrose est un terme général qui se réfère principalement aux troubles psychologiques appartenant au domaine des émotions, sans altération de la personnalité. Ces troubles se manifestent par des attitudes et des comportements caractéristiques d'une souffrance anxieuse pour laquelle une prise en charge thérapeutique est demandée.

Symptomatologie principale

La névrose se manifeste par différents symptômes ; le patient est conscient de leur caractère pathologique.

- ***Anxiété*** : état de tension psychologique lié à la peur d'un danger imprécis, avec somatisation.
- ***Phobie*** : crainte angoissante reconnue par le patient comme déplacée du fait du caractère non dangereux de l'objet ou de la situation qui la déclenche (*cf.* situation, « L'agoraphobie d'Édouard »).
- ***Obsession*** : pensée qui apparaît de façon persistante et que le patient ne peut éloigner de sa conscience. Elle possède un caractère compulsif, c'est-à-dire l'adoption d'un comportement tendant à neutraliser ces idées (lavage de mains, rangement).
- ***Symptôme de conversion*** : troubles fonctionnels exprimant la souffrance paroxystique du sujet.

Pathologies névrotiques

- ***Névrose d'angoisse*** : la névrose d'angoisse est un état névrotique caractérisé par les deux points suivants :
  - un *état permanent d'anxiété* qui se traduit par une hyperexcitabilité (accompagnée de battements cardiaques, de palpitations) et une hyperémotivité,
  - des *crises d'angoisse aiguës*, des états de panique, survenant à la suite d'une contrariété, d'une émotion. Ils durent peu de temps et se traduisent par : une sensation d'étouffement, de perte d'équilibre, une pâleur ; une agitation anxieuse ou, au contraire, une inhibition (le sujet a peur de mourir, de devenir fou) ; des douleurs constrictives (maux de tête, ou gène thoracique) ; des troubles neurovégétatifs (tachycardie, palpitation, dyspnée, nausées, vomissements, sueurs, tremblements…).

SITUATION *Édouard et l'agoraphobie*

Édouard, 42 ans, marié, sans enfant, est hospitalisé en psychiatrie pour des crises d'angoisse à répétition. Depuis son enfance, Édouard a un tempérament inquiet que l'on disait « superstitieux » ; il ne passe jamais sous une échelle, appréhende les voyages en train (à cause des tunnels) et n'apprécie pas les lieux publics (grands magasins, gares, marchés…). Depuis quelques mois, Édouard ne veut plus sortir. Il a des crises d'angoisse de plus en plus fortes et répétées. La dernière a eu lieu à l'intérieur de l'ascenseur (qui pourtant n'était pas en panne !). Édouard s'est mis à hurler, transpirer, haleter et, à la sortie de l'habitacle, a senti ses jambes faiblir et s'est effondré. Édouard a dit à sa femme : « Je souffre de cette peur qui est au fond de moi et qui me freine. J'ai peur de sortir, j'ai peur de voir les autres, je n'ai plus d'amis, j'ai peur d'entreprendre. Je suis « en prison, aide-moi ». Le psychiatre qui l'a examiné a diagnostiqué une névrose phobique et plus particulièrement une agoraphobie »[a].

EXPLICATIONS La phobie est donc une crainte angoissante déclenchée par une situation ou un objet. Citons pour exemples : les ***phobies de situation*** où le sujet a peur de la foule (magasins, rues…), des espaces clos (ascenseurs, tunnels…), des transports (avion, train…), des animaux (chiens, souris, araignées…) ; les ***phobies sociales*** où le sujet a peur d'être mis en échec au cours de relations publiques (de parler et de répondre en public, de se présenter, des cocktails, réunions…) ; les phobies des microbes qui sont plus proches des névroses obsessionnelles (*cf.* ci-dessous).

a. Étymologie : agora = espace public, foule ; phobie = peur de.

- ***Névrose phobique*** : il existe chez certains sujets un fond permanent d'anxiété. La personnalité s'organise sur un mode de névrose phobique, c'est-à-dire d'évitement de certains objets ou certaines situations. Le sujet phobique est en état d'alerte permanente vis-à-vis de l'extérieur, ce qui explique des « conduites d'évitement » dans les rencontres. On peut observer divers types de personnalité phobique. Citons le cas suivant.
- ***Troubles obsessionnels compulsifs (TOC)*** : une *obsession* est une pensée parasite qui s'impose au sujet et qui l'angoisse. C'est la forme la plus grave de la pathologie névrotique (et celle qui fait le plus souffrir la personne) (*cf.* situation, « Magali et ses TOC »). La ***personnalité obsessionnelle*** se caractérise par un besoin impérieux de recourir à une action afin de soulager sa tension anxieuse. La personne peut avoir :
  - un *goût excessif pour l'ordre*, le rangement, le perfectionnisme (que le sujet impose à son entourage !),
  - une *tendance à l'accumulation* et un besoin de collectionner, d'acheter des objets (ce sont souvent des êtres anxieux devant toute séparation, ils ne peuvent « jeter » ou faire de « choix »),
  - *l'adoption de rituels* (ou rites obsessionnels) très contraignants, touchant des domaines très divers, la propreté en particulier (par exemple, ils peuvent se laver plusieurs fois les mains au point de s'irriter la peau, de se faire saigner…).
- ***Névrose hystérique*** : dans ce type de névrose, le sujet exprime ses émotions par le corps. Il transforme un phénomène psychique en symptômes corporels. Notons que l'hystérie est trois fois plus fréquente chez la femme[11]. À l'origine des troubles hystériques, on retrouve souvent un conflit qui remonte à l'enfance.

11. Étymologie : *Hyster* signifie utérus (on pensait jadis que cette affection était liée au sexe féminin).

SITUATION *Magali et ses TOC*

Magali, 35 ans, mariée, un enfant, est hospitalisée en service de Psychiatrie pour troubles du comportement perturbant sa vie personnelle, sociale et familiale. Secrétaire, Magali a dû quitter son emploi. Ses rituels quotidiens au bureau (orientés vers de multiples lavages des mains et du matériel) devenaient très pénibles à supporter par l'équipe. Magali craignait en permanence d'être salie par certains objets touchés par ses collègues. Elle les emmenait rapidement au lavabo des toilettes pour les nettoyer. Outre la perte de temps et la détérioration du matériel, le personnel comprenait que Magali souffrait d'un problème grave.
Lors du premier entretien après l'hospitalisation, les médecins notent que depuis l'âge de 20 ans, Magali passe chaque jour des heures à faire sa toilette, qu'elle évitait au maximum les risques de souillures et de contamination et les lieux pollués (magasins, bus, salles d'attente, gares...), qu'elle nettoyait les semelles de ses chaussures dès qu'elle rentrait chez elle et qu'elle demandait à son fils d'en faire autant ou de marcher pieds nus dans la maison. Tout son temps libre, elle le consacrait à l'entretien de la maison (nettoyant à nouveau le sol, après le passage de la femme de ménage). Lorsque son mari a constaté qu'elle se levait la nuit pour nettoyer de nouveau, qu'elle ne dormait plus suffisamment et que sa santé se détériorait, il lui a fait comprendre qu'une thérapie était nécessaire et Magali a accepté d'être hospitalisée.

EXPLICATIONS Le trouble obsessionnel compulsif de Magali porte sur la propreté et mobilise toute l'énergie de cette femme dans sa vie quotidienne. Elle a un besoin impérieux d'hygiène, qui l'oblige à des rites (obsessionnels) contraignants (comme lors de sa toilette, ou pour la semelle des chaussures). Tant que les rituels ne sont pas exécutés, elle ne peut soulager cette tension anxieuse.

- *La personnalité hystérique* se manifeste par une *demande affective intense* (le sujet souhaite en permanence séduire autrui, il a tendance à « érotiser » toutes les situations) et une *expression excessive des émotions* (le sujet manifeste souvent des crises de rire ou de larmes.
- Les *symptômes associés* tels que certains troubles cliniques peuvent accompagner la névrose hystérique comme des *douleurs* (céphalées, douleurs au rachis, ou pelviennes), les *atteintes motrices* (paralysies, contractures, crampes, crises de tétanie, spasmophilie), les *troubles sensoriels* (vue, ouïe), les *pertes de connaissance* se manifestant surtout en public.
- Les « *bénéfices secondaires* ». Notons que cette pathologie concerne la vie de relation et ainsi permet au patient d'obtenir des « bénéfices secondaires ». Par exemple : avoir le statut de malade, attirer l'attention sur lui, abandonner sa vie professionnelle, ses obligations familiales, etc.

- ***Névrose traumatique (ou ESPT[12])*** : c'est un état de stress survenu à l'occasion d'un événement exceptionnel (très violent). Exemple : agression, viol, etc. De nombreux symptômes y sont associés (honte, colère, troubles du sommeil, de l'attention, phobies, conduites addictives...).

Traitement des névroses

Le traitement associe généralement la prise en charge médicamenteuse à base de psychotropes (anxiolytique et antidépresseurs) à la psychothérapie comportementale.

c. Psychose

Définition

La psychose regroupe les troubles mentaux dans lesquels se retrouvent une désorganisation profonde de la personnalité, une altération du raisonnement qui empêche le patient d'être conscient de l'ampleur et de la nature de son état, bien qu'il soit capable d'en souffrir et de solliciter une demande pour être soulagé. Les psychoses se caractérisent donc essentiellement par la perte de contact avec la réalité, mais le malade n'en est pas conscient.

Symptomatologie principale

- Troubles du comportement
- Troubles de l'humeur
- Délire

12. ESPT : état de stress post-traumatique.

- Hallucinations
- Insomnies
- Troubles somatiques associés

Pathologies psychotiques

- Pathologie psychotique de l'humeur :
  - accès maniaque,
  - accès mélancolique.
- Psychoses aiguës.
- Délires chroniques.
- Troubles schizophréniques.

Traitement

Le traitement médicamenteux s'appuie sur la prescription de neuroleptiques visant à limiter le délire et les hallucinations. Y sont associées d'autres thérapeutiques afin de réguler les troubles thymiques[13].

Pathologies psychotiques

La maladie s'établit autour de convictions délirantes dont les thèmes sont innombrables. Prenons quelques exemples.

SITUATION *Cas psychotiques*

L'intuition délirante : **Léonore, 40 ans**, a la conviction que ses voisins cherchent à lui nuire par tous les moyens, qu'elle est l'objet de leur malveillance permanente.
L'imagination délirante : **Lara, 20 ans**, dit à son ami que ses parents milliardaires en Californie lui ont promis un cadeau royal pour son mariage…
Les hallucinations : ce sont des perceptions visuelles ou auditives sans objet. Tous les appareils sensoriels sont concernés : **Raffaël, 28 ans**, entend la voix de Napoléon et entretient avec lui une conversation suivie sur la défaite de Waterloo. Raffaël était (dit-il) le bras droit de Napoléon et a tout fait pour sauver l'armée en déroute…

Parmi les thèmes retrouvés dans les convictions délirantes des maladies, citons :

- la ***persécution***, conviction délirante d'être victime de manipulations extérieures (le cas de Léonore) ;
- la ***mégalomanie***, conviction délirante d'être puissant, grand (les cas de Raffaël et Lara) ;
- la ***jalousie***, conviction délirante d'être trahi ;
- l'***érotomanie***, conviction délirante d'être désiré, aimé (« C'est l'autre qui me veut, me convoite, me touche… pas moi ») ;
- l'***influence***, conviction d'être forcé à agir (« C'est l'autre qui a voulu ça ! »).

d. Maladie maniaco-dépressive (MMD) ou trouble de l'humeur

Causes

La MMD a une cause endogène (perturbation neurophysiologique) d'origine héréditaire. La maladie évolue par ***accès cycliques***. Le sujet peut :

- faire successivement des accès dépressifs ou des accès maniaques (bipolaire) ;
- n'être que dépressif ou maniaque (unipolaire).

Symptômes

Entre chaque accès, le sujet retrouve un « état normal ». La durée des accès maniaques est très variable selon les individus (quelques mois à quelques années). Durant les accès, le patient n'a pas conscience du caractère pathologique de ses troubles. Il perd le contact avec la réalité. L'hospitalisation est souvent nécessaire.

13. Troubles de l'humeur.

e. Bouffée délirante aiguë (BDA)

Causes

À l'origine, on retrouve des atteintes du système nerveux ou des traumatismes psychiques (deuils, incarcérations... ou usage de drogues).

La BDA est une maladie qui se résout ou qui se guérit : elle peut ne s'observer qu'une fois dans la vie d'un patient, mais malheureusement peut aussi se reproduire et évoluer vers la schizophrénie[14].

Symptômes

Le sujet est agité et manifeste un délire incohérent (avec des hallucinations diverses). Les thèmes délirants sont la filiation (origine, identité...), la persécution, la possession (ou mégalomanie). Ils se succèdent ou se mélangent les uns aux autres.

SITUATION *Mme D. et la « psychose puerpérale »*

Mme D., 22 ans, est restée trois jours à la maternité où elle a accouché d'une fillette de 3 kg 400. Le personnel de soins avait constaté une tristesse anormale chez cette jeune mère : il l'avait mise sur le compte du *baby-blues* (dépression du post-partum) (*cf.* Module 1). Une semaine après sa sortie, Mme D. est conduite aux urgences de l'hôpital par son compagnon (qui a confié le bébé à sa sœur). Mme D. manifeste de graves *troubles du comportement* et tient des *propos incohérents* (elle dit « voir des groupes de femmes en colère dans sa chambre ; elle raconte qu'elles lui ont pris son bébé à la maternité, que c'est sa voisine de lit qui a organisé le « rapt », que son compagnon était complice »). Elle dit les entendre rire (dans son sommeil). Elle dit aussi que son nouveau bébé a des « malformations cachées ». Mme D. *ne dort plus, ne mange plus*, est très *agitée*, *angoissée*, ne sait plus « *qui elle est* » et refuse tout contact. Mme D. avait déjà vécu un état dépressif dans sa jeunesse dont la cause était connue (décès de son père). Cet état avait régressé sous traitement à domicile.
Mme D. est hospitalisée en psychiatrie. Le médecin diagnostique une « psychose puerpérale ».

EXPLICATIONS La psychose puerpérale est une psychose qui entre dans le cadre de la ***bouffée délirante aiguë (BDA)***. Mme D. présentait un des signes avant-coureurs de la psychose : une tristesse anormale après son accouchement. Puis sont apparus : la confusion, le délire, les hallucinations auditives et visuelles, l'insomnie, la perte d'appétit, l'agitation, l'angoisse. Les risques encourus, si elle n'est pas prise en charge dans un service spécialisé, sont des conduites pathologiques telles que le suicide ou l'infanticide.

f. Schizophrénie

Causes

À l'origine de cette pathologie, trois facteurs sont évoqués : génétique, biologique et psychologique (liés aux troubles de la petite enfance).

Symptômes

Le patient présente :

- des bouffées délirantes aiguës (BDA) ;
- un état dépressif (angoisse, insomnie, idées de suicide...) ;
- des troubles du comportement caractérisés par la « dissociation » de la personnalité ;
- une incohérence intellectuelle (le malade répond à côté de la question !) ;
- une désorganisation affective (ambivalence des sentiments...) ;
- un détachement du monde extérieur.

Évolution

Cette maladie produit une détérioration progressive de la personnalité du sujet. Un malade schizophrène voit se détériorer son fonctionnement professionnel, social et personnel.

14. 20 % des cas.

SITUATION *Marco, schizophrène*

Marco, 36 ans, hospitalisé dans un service de psychiatrie, dit à l'interne : « Je me sentais étranger à moi-même, dédoublé, mon corps, mon esprit ne m'appartenaient plus. Je voyais les autres s'éloigner de moi, je voulais être seul… aller vers le trou, il y avait des monstres qui me menaçaient ». Marco vit seul dans un studio insalubre, il n'a pas d'amis, ne voit plus sa famille, ne travaille pas depuis plusieurs mois. Il est maigre, a le visage creusé, son regard est sans expression et l'aspect de ses vêtements est négligé. Il croit que sa main droite ne lui appartient pas. Il demande au médecin pourquoi il est là, car il n'est pas malade.

EXPLICATIONS Les propos de Marco illustrent quelques-uns des troubles du comportement liés à la schizophrénie :

- une dissociation de la personnalité ;
- une altération du comportement et de l'humeur : ici, il s'agit du repli sur soi. Marco évite le contact avec les autres : il n'a pas d'amis, ne voit plus sa famille, ne travaille pas, il néglige son hygiène corporelle, son habillement, son alimentation et fait preuve de froideur ou d'insensibilité (Marco a un regard sans expression) ;
- des troubles du raisonnement, des idées délirantes (Marco dit que son esprit, sa main droite ne lui appartiennent plus) ;
- des hallucinations auditives ou visuelles, des terreurs, des angoisses (Marco dit que des monstres le menaçaient) ;
- l'absence de conscience de la maladie (anosognosie) : Marco dit ne pas comprendre pourquoi il est hospitalisé. Selon lui, « il n'est pas malade ».

SITUATION *Tristan, paranoïaque*

Tristan, 50 ans, est hospitalisé à la suite d'une bagarre avec un collègue de travail. Emmené aux urgences, il subit des soins d'urgence et il est hospitalisé. Après 24 heures dans le service, le médecin vient l'interroger car le personnel a constaté des troubles relationnels importants.

Tristan dit que les autres patients ne l'acceptent pas, qu'il les a surpris dans le couloir en train de comploter, qu'ils cherchaient à le faire fuir. De plus, il s'est montré très agressif envers l'AS venu faire sa toilette.

Dans le passé du patient, le médecin note des événements du même ordre. Tristan est convaincu d'être l'objet de malveillances à répétition sans jamais avoir conscience de sa pathologie.

Dans le milieu du travail, Tristan pense que son employeur fait preuve d'une intolérance manifeste à son égard et le vole. Allant de querelle en querelle, il est renvoyé et engage un procès qui n'en finit pas. Par ailleurs, son syndic de copropriété le considère comme un être dangereux. Tristan a envoyé deux lettres recommandées car il est persuadé que trois copropriétaires veulent attenter à sa vie. Il se dit « victime » d'un complot dont le syndic serait l'instigateur et cherche à se défendre.

EXPLICATIONS Le délire paranoïaque est une maladie psychiatrique qui fait partie des psychoses. Le patient ne se rend pas compte de sa maladie. L'apparition du délire, donc de la perte du contact avec la réalité, en est le signe principal. Le thème du délire porte sur la conviction d'être persécuté.

Ici, Tristan interprète tous les éléments de sa vie quotidienne (travail, voisins) à partir de cette conviction, il réorganise la réalité en croyant fermement à ses interprétations.

Il devient agressif quand il a une fixation de ses idées délirantes sur une personne précise (Tristan est persuadé que trois des copropriétaires veulent attenter à sa vie, il pense que le syndic est l'investigateur d'un complot contre lui, que des patients de l'hôpital complotent contre lui et que son employeur le vole).

g. Paranoïa

Causes

La cause est mal connue ; il s'agit surtout d'une perturbation neurophysiologique.

Symptômes

Les patients paranoïaques présentent à la fois :

- une ***personnalité paranoïaque*** caractérisée par une surestimation de soi (mégalomanie) à laquelle s'associent l'égocentrisme, la méfiance d'autrui, l'autoritarisme, la rigidité, le mépris, la dénonciation ;
- des ***délires paranoïaques*** où le patient adhère à son délire avec une grande conviction et le rend parfois vraisemblable à son entourage !

Ces délires sont surtout d'ordre revendicatif. Malgré cela, le patient conserve une illusion de bonne adaptation à la réalité, ce qui facilite ses rapports avec l'extérieur.

h. Dépression

On appelle dépression un état psychique de souffrance marqué par le ralentissement de la motricité, la lassitude, la tristesse et/ou l'anxiété. La dépression affecte l'activité du système nerveux. Selon l'OMS, il existerait 200 millions de personnes déprimées dans le monde : 10 % de la population consultant en médecine présente un état dépressif.

Cause

Dans la dépression on ne retrouve pas toujours de facteur déclenchant (s'il y en a un, il est sans commune mesure avec l'état de tristesse du sujet...). Ainsi un individu, en apparence gâté par la vie, peut faire une dépression (ce qui déroute son entourage...).

Symptômes

La dépression se manifeste par les états suivants :

- une ***tristesse anxieuse*** ;
- le sujet ressent une souffrance, ou « ***douleur morale*** » qui est profonde, permanente (24 h/24) et inconsolable ;
- des ***idées de suicide***. Le sujet voit dans le suicide une issue possible à sa souffrance ;
- une ***fatigue***. Elle est accompagnée :
  - d'un *ralentissement psychique* (le sujet a des difficultés de concentration, d'attention, de raisonnement),
  - d'un *ralentissement moteur* (le sujet a des gestes lents et rares, il perd toute capacité d'effort, d'initiative ; l'action est limitée) ;
- des ***troubles du sommeil***. Le sujet présente :
  - soit une insomnie, qui se traduit par des difficultés d'endormissement au coucher, ou des réveils nocturnes (associés à des pensées tristes),
  - soit une hypersomnie (le sujet dort beaucoup) ;
- des ***troubles de l'appétit***. Le sujet présente :
  - soit une perte d'appétit ;
  - soit une augmentation de l'appétit, avec répercussions sur le poids.

SITUATION *Charlotte en dépression*

Charlotte, 45 ans, est chef du personnel d'une grande société. Depuis plusieurs mois, elle est fatiguée et vit des états dépressifs passagers qui empoisonnent son existence et celle de ses proches. Seuls les antidépresseurs semblaient momentanément l'apaiser. Récemment, elle s'est montrée anxieuse et a parlé de son désir d'en « finir avec la vie » (« Je me sens inutile, je n'ai plus de désir, je ne dors plus, je n'ai plus faim »), ce qui a justifié une hospitalisation et une prise en charge thérapeutique immédiate.

Évolution vers l'aggravation : la mélancolie

On appelle *mélancolie* une dépression intense avec un ralentissement et une inhibition des fonctions psychiques et psychomotrices. Elle s'entend au son de la voix et dans les propos tenus, elle se lit sur le visage (traits tirés, regard éteint) et entraîne un « dégoût de la vie » : le sujet n'éprouve ni désir ni plaisir... Il perd ses centres d'intérêt. La seule issue est alors la mort.

Rôle de l'AS

Prise en charge d'un patient en psychiatrie

Les soins sont mis en œuvre en collaboration et sous la responsabilité de l'infirmier(ère). Ils ont pour objectif de répondre aux règles d'HSC et de respecter le patient. L'AS veillera à :

- assurer l'accueil du patient avec bienveillance et neutralité en l'adaptant aux modalités de l'admission :
  – accueil de la ***personne consentante*** : l'admission est programmée,
  – accueil de la ***personne non consentante*** : la personne est hospitalisée dans un secteur fermé soit à la demande d'un tiers (HDT) soit d'office (HO) ;
- veiller au confort et à l'installation du patient en réceptionnant ses effets personnels et en procédant à un inventaire (avec diplomatie) ;
- donner au patient les repères lui permettant d'évoluer dans le service (horaires des repas, lieu fumeur…) ;
- participer au recueil d'informations susceptibles de concourir à la connaissance de son état de santé en témoignant de sa disponibilité… L'attention du soignant est dirigée principalement sur :
  – la perception des réactions et des comportements du patient,
  – l'évaluation de son aspect physique, vestimentaire, sa propreté ;
- collaborer à l'appréciation des principaux paramètres vitaux (*cf.* Module 2) en respectant le protocole de surveillance instauré dans le service ;
- assurer la sécurité physique du patient en adaptant son environnement à ses troubles (éviction des objets tranchants ou coupants, ciseaux, rasoirs, etc., fermeture des portes et fenêtres…) ;
- collaborer à la mise en œuvre du projet de soin et de vie pour le patient en veillant à la cohérence des actions, le respect du projet thérapeutique et les modalités du contrat passé avec le patient ;
- subvenir partiellement ou totalement aux soins de confort et d'hygiène en appréciant la difficulté à suppléer ;
- adopter une communication permettant de renforcer l'estime du patient, de l'encourager à participer aux activités en groupe, de lutter contre l'isolement, etc. ;
- adopter une attitude professionnelle devant les troubles du patient :
  – rester calmer sans attitude hostile face à l'agressivité du patient,
  – savoir demander de l'aide si une menace est perceptible et se tenir à distance,
  – assurer une surveillance permanente et rester vigilant,
  – négocier les soins selon leur nécessité ;
- collaborer à la mise en place d'action pour prévenir les effets secondaires induits par les traitements médicamenteux :
- prévenir le risque de constipation. Identifier les habitudes alimentaires du sujet, s'enquérir de son transit, vérifier les apports hydriques, etc. Informer le patient du risque de constipation et lui apporter des conseils hygiéno-diététiques, évaluer sa participation et noter l'amélioration du transit ;
- prévenir les perturbations des habitudes du sommeil. Identifier les habitudes de la personne, la qualité de son sommeil, apporter des conseils hygiéno-diététiques (diminution des boissons excitantes telles que café, coca cola, thé, alcool…), induire une activité durant la journée ;
- collaborer à la préparation de la sortie du patient en cohérence avec les objectifs poursuivis, visant à :
  – impliquer l'entourage du patient si possible,
  – l'informer sur les nécessités de poursuivre son traitement, d'organiser une continuité des soins avec des soignants extra-hospitaliers.

2 Gériatrie

1 Généralités sur la spécificité de la gériatrie

La ***gérontologie*** et la ***gériatrie*** sont deux disciplines complémentaires qui ont en commun la connaissance du vieillissement humain et visent à promouvoir un vieillissement réussi. Toutes deux sont spécialisées dans l'étude de la vieillesse.

A Définitions

- La ***vieillesse*** : c'est *la période de vie qui succède à la maturité* et qui est caractérisée par l'affaiblissement des fonctions physiologies, des facultés mentales de la personne.
- La ***gérontologie*** : c'est *l'étude de la vieillesse et du vieillissement*, elle regroupe l'ensemble des disciplines qui intéressent le vieillissement. Ainsi on retrouve la sociologie, la psychologie, l'anthropologie, la biologie, la démographie, etc.
- La ***gériatrie*** : c'est la *médecine de la vieillesse*, elle s'intéresse plus particulièrement aux pathologies induites par l'affaiblissement des fonctions vitales de l'être humain.
- La ***sénescence*** : c'est l'ensemble des phénomènes physiologiques liés au vieillissement.
- La ***sénilité*** : c'est l'état pathologique et régressif caractéristique résultant de la sénescence.

B Objectifs

Les objectifs de la gériatrie visent plus spécifiquement la ***guérison*** des maladies, le maintien d'une ***qualité de vie optimale*** pour les personnes souffrant de pathologies chroniques et/ou invalidantes.

Cette démarche implique de considérer le mode de vie de la personne malade, le soutien qu'elle peut avoir de son entourage, en appréciant les capacités, les disponibilités et les limites physiques, psychologiques et culturelles des aidants éventuels.

Ainsi, l'approche de la personne âgée est centrée sur l'organisation d'un réseau, où interagissent de nombreux acteurs, afin d'avoir une ***vision globale de la personne***, en tenant compte de sa situation sociale et de ses aspirations.

La ***gérontologie*** : le vieillissement de la population et les perspectives de l'accroissement de la longévité nous amènent à prendre en charge de nombreuses personnes âgées et donc à ***prévenir les aléas*** inhérents à la sénescence et à en limiter les conséquences par des mesures d'hygiène de vie, de maintien de vie sociale, d'aménagement, voire de changement d'habitat en temps utile.

2 Démographie et place de la personne âgée dans la société

A Situation démographique

La situation démographique et la place de la personne âgée dans la société française présentent des disparités. On observe des écarts significatifs : géographiques et par tranches d'âge.

a. Situation en France

Écarts géographiques

Certaines régions vieillissent plus que d'autres. La coupure géographique entre le Nord et le Sud de la France, entre les régions qui attirent les actifs et celles qui attirent les retraités, est particulièrement marquée dans ce domaine.

Écarts en fonction du sexe

- À partir de 75 ans, les deux tiers de la population sont des femmes.
- Au-dessus de 85 ans, la proportion de femmes dépasse les trois quarts.
- On compte cinq fois plus de veuves que de veufs parmi les 60 ans et plus.

b. Situation dans l'Union européenne

Dans l'ensemble des pays de l'Union européenne, environ une personne sur cinq est âgée de plus de 60 ans. Cela s'explique par la réduction de la natalité et l'augmentation de l'espérance de vie, notamment du fait des régimes de protection sociale en vigueur dans ces pays.

En Europe, les jeunes seront de moins en moins nombreux dans les années à venir car la natalité est faible. En 2020, les personnes âgées seront deux fois plus nombreuses que les jeunes de moins de 15 ans, alors que la population restera pratiquement inchangée (*cf.* Fig. 3.7).

Fig. 3.7 **Évolution de la population en Europe.**

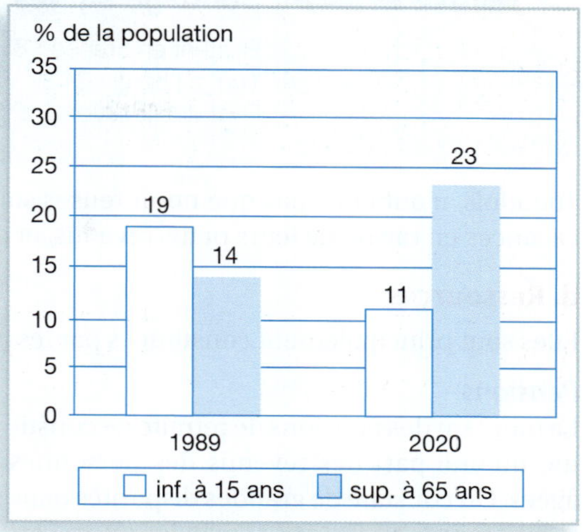

B Mode de vie de la personne âgée

Le mode de vie de la personne âgée présente des caractéristiques particulières.

a. Choix du logement

L'âge de la retraite est souvent propice aux changements de domicile, en ce qui concerne principalement les classes d'âge de 60 à 69 ans.

- En France, la proportion de logements sans confort est plus élevée chez les personnes âgées. Elles habitent le plus souvent des logements anciens petits et mal agencés.
- Les contrastes entre régions sont importants : les logements sans confort sont plus nombreux au nord de la Loire qu'au sud.

b. Choix du mode de vie

Vie familiale

La grande majorité des personnes âgées garde des liens forts avec leur famille. Selon les statistiques, près de 50 % d'entre elles rendent des services à leurs enfants et à leurs petits-enfants (que ce soit en termes d'argent ou de service).

Vie au domicile

La majorité des personnes vivent chez elles quel que soit leur âge. En France, un quart des personnes de 60 ans vivent seules dans un logement. Avec l'âge, elles sont de plus en plus nombreuses (+ 40 % au-delà de 75 ans).

Vie en institution

En France, la part des personnes âgées en institution varie en fonction de l'importance des équipements qui leur sont destinés. C'est dans la région Rhône-Alpes qu'elle est la plus élevée. Ces écarts sont également liés à des traditions sociales, à la place de la personne âgée dans l'organisation familiale.

c. Consommation

Ce sont les personnes âgées qui dépensent le plus pour l'alimentation, l'habitation et la santé. On note également un intérêt marqué pour les « voyages ». Cette population devient une cible pour les publicitaires. Nombre de prestataires offrent des avantages pour les attirer (tarifs préférentiels sur les transports, séjours de courte durée...).

EXEMPLE

Sondage sur les vacances des personnes âgées

Restent en France : 84 %
Vont à l'hôtel : 21 %
Font une location : 10 %

Toutefois, n'oublions pas que nombreuses sont les personnes âgées qui ne peuvent partir en vacances en raison de leurs petits revenus, et que certaines ont même du mal à survivre.

d. Ressources

Elles sont principalement constituées par les pensions et l'aide au logement.

Pensions

Le montant des pensions de retraite ne constitue qu'une part des revenus des personnes âgées. On constate de grandes disparités dans le montant des pensions et pensions de réversion.

Aide au logement

Les pouvoirs publics aident par des mesures précises les personnes âgées ayant de faibles ressources. Citons ci-après les trois allocations pour le logement.

- ***L'Allocation de logement social (ALS)***
  - Elle s'adresse aux personnes de plus de 60 ans. Financée par l'État, elle est accordée aux personnes locataires d'un logement ou occupant à titre payant, ou ayant emprunté de l'argent pour acheter un logement ;
  - le montant de l'ALS est calculé en fonction du loyer payé, des ressources et de la situation familiale.
- ***L'Aide personnalisée au logement (APL)***
  - L'APL est destinée aux personnes âgées locataires d'un logement ou propriétaires d'un logement occupé comme résidence principale ou locataires d'un logement-foyer dont l'organisme propriétaire et l'organisme gestionnaire ont passé une convention avec l'État ;
  - elle n'est pas cumulable avec l'allocation logement. L'APL tient compte du niveau des ressources et des charges du logement (emprunt, loyer).
- ***L'Allocation de logement différentiel (ALD)*** : elle peut être attribuée en cas d'augmentation de loyer à la suite d'opérations réglementées de restauration et de rénovation.

Services à domicile

D'autres aides peuvent être attribuées aux personnes âgées à faibles revenus. Citons-en deux.

Fig. 3.8 Évolution des postes budgétaires avec l'âge (pour une seule personne).

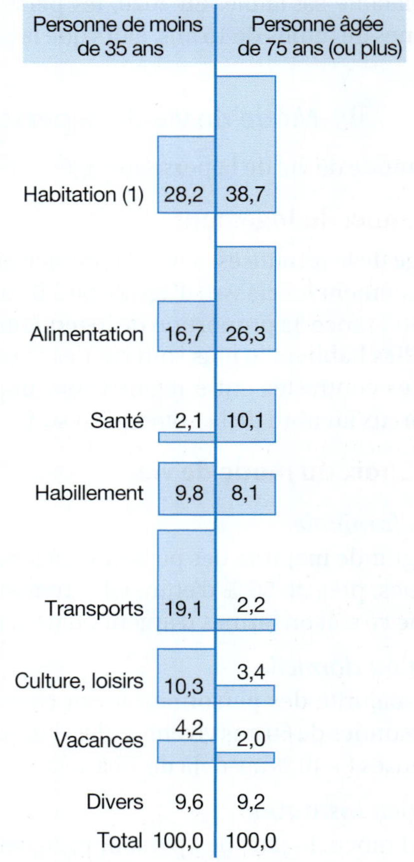

Source : *Insee, enquête Budget de famille.*
(1) Lire ainsi : le budget habitation représente 28,2 % du budget d'une personne seule de moins de 35 ans et 38,7 % du budget d'une personne seule de 75 ans et plus.

Ce tableau montre que la part des postes habitation, alimentation et santé augmente avec l'âge. En revanche, les personnes de plus de 75 ans consacrent moins d'argent aux transports, loisirs et vacances.

- ***L'Allocation personnalisée d'autonomie (APA)***
  - Elle propose un plan heures d'aide à domicile par une auxiliaire de vie sociale et d'autres services, tels que le portage des repas, la télé-alarme, l'achat d'un fauteuil roulant, d'un lève-malade, etc.,
  - le montant de l'APA est évalué selon la dépendance des personnes âgées (grille AGIRR),
  - un justificatif des dépenses est demandé régulièrement aux personnes à qui a été attribuée l'Allocation.
- ***L'aide ménagère***
  - Elle est devenue une prestation légale d'aide sociale. La commission d'admission accepte (ou rejette) la demande et fixe le nombre d'heures « d'aide à domicile » accordées,
  - l'aide ménagère est souvent couplée avec d'autres services, tels la livraison des repas à domicile, le lavage du linge, les dépannages, etc.

Rôle de l'AS

L'AS doit signaler l'existence de ces aides complémentaires aux personnes âgées dont les ressources annuelles sont inférieures à un certain taux. Il doit indiquer aux personnes que la demande doit être faite auprès des caisses de Sécurité sociale et dans les mairies, puis envoyée à la caisse qui détient le dossier de retraite et que l'intérêt de ces aides est le ***maintien à domicile***.

C Mécanismes et pathologies du vieillissement

De façon générale, le vieillissement est un processus marqué par une diminution des capacités fonctionnelles de l'organisme à s'adapter aux situations d'agression (stress, maladie, infection, traumatisme...).

- Certains chercheurs pensent que nous sommes ***programmés*** pour vieillir en raison de la présence d'un gène du vieillissement qui pourrait empêcher les mécanismes de réparation. Le vieillissement serait donc inscrit dans notre ***capital génétique***.
- Le processus de vieillissement est très hétérogène. Au sein d'une population, chaque individu ne vieillit pas au même rythme, et le vieillissement des organes et des tissus d'un même individu n'est pas homogène.

Voyons les diverses actions du vieillissement sur l'organisme.

a. Action sur le métabolisme

Mécanisme

- Baisse de la sécrétion de certaines hormones (hormones sexuelles).
- Apparition d'une insulino-résistance.
- Carences en vitamines, oligo-éléments, protéines (surtout en cas de mauvais équilibre nutritionnel).
- Perte de poids par fonte musculaire (surtout si mauvais apport protéique).
- Perte de la sensation de soif, etc.

Pathologies

- ***Le diabète***, dont le risque majeur est l'hypoglycémie, mais également l'apparition de complications insidieuses, telles que l'altération de la nutrition, l'apparition des complications dégénératives (neurologiques et ophtalmiques) altèrent l'autonomie de la personne.
- ***La déshydratation*** : il s'agit d'une urgence car elle expose à des complications graves ; elle est souvent due à un manque d'apport d'eau en quantité suffisante.
- ***L'hypothyroïdie/l'hyperthyroïdie*** : elles se manifestent par des troubles fonctionnels et de l'humeur.

b. Action sur le système immunitaire

Mécanisme

Il s'agit d'une immunodéficience (ou ***déficit immunitaire***) pouvant être accrue par des carences protéino-caloriques.

Pathologies

Ce déficit immunitaire explique la sensibilité des personnes âgées aux infections virales.

c. Action sur les organes des sens

Tous les organes sont touchés.

Mécanisme

- ***L'œil*** : modification du tissu cutané et troubles fonctionnels :
  - perte d'élasticité des paupières modifiant la protection de l'œil,
  - sécheresse oculaire,
  - baisse de l'acuité visuelle.
- ***L'oreille*** : modifications morphologiques et troubles fonctionnels.
- ***La bouche*** : modifications morphologiques et troubles fonctionnels :
  - atrophie et diminution du nombre des papilles gustatives, d'où diminution de la perception des saveurs,
  - ralentissement de la sécrétion salivaire, d'où sécheresse buccale,
  - chute des dents,
  - trouble de la déglutition (*dysphagie*).
- ***Le toucher*** : atrophie des terminaisons nerveuses modifiant la perception de :
  - la température,
  - la douleur.

Pathologies

L'œil

- ***Cataracte sénile*** : opacification progressive du cristallin entraînant la cécité de la personne. Le traitement est chirurgical.
- ***Dégénérescence maculaire*** : lésions vasculaires autour de la rétine, conduisant à une baisse de l'acuité visuelle pouvant aller jusqu'à la cécité.
- ***Glaucome*** : augmentation de la pression intra-oculaire altérant le champ visuel.

L'oreille

- ***Presbyacousie*** : perception perturbée des sons aigus, la personne présente des difficultés auditives dans un lieu bruyant. La personne âgée perçoit mieux la voix chuchotée que la voix forte et a de la difficulté pour suivre une conversation dans un groupe.
- ***Acouphènes*** : sensations auditives anormales de types bourdonnements, sifflements.
- ***Vertiges*** : troubles de l'équilibre et sensations d'instabilité.

d. Action sur le système nerveux

Mécanisme

- Disparition d'un certain nombre de neurones[15].
- Diminution de la réactivité.
- Réduction modérée de la mémoire par rapport aux informations nouvelles.
- Modification du sommeil.

Pathologies

La dégénérescence du système nerveux entraîne des troubles neuropsychiatriques.

- ***La démence*** : altération progressive et définitive des fonctions supérieures entraînant une réduction des capacités intellectuelles associée à des troubles mnésiques (de mémoire).
- ***La dépression*** : se manifeste par une diminution de l'intérêt des activités quotidiennes, des troubles de l'humeur, un ralentissement psychomoteur. Elle est fréquente chez la personne âgée.
- ***Les troubles confusionnels*** : à dissocier de la démence, il s'agit d'un état pathologique, souvent transitoire, en réponse à une agression physique ou psychologique de la personne. Le traitement de la cause (métabolique, infectieuse…) permet le retour à la normale.
- ***Les états délirants*** : La personne âgée est préoccupée par une idée sans fondement. Généralement, elle se sent persécutée ou menacée, c'est le délire de persécution. D'autres états

15. Chez les personnes âgées, le poids du cerveau peut diminuer de 7 à 8 %.

délirants sont réactionnels à l'isolement responsable d'hallucinations. Ces délires régressent sous traitement.
- ***Les réactions névrotiques (ou états anxieux)*** : les états anxieux sont dus à la peur de vieillir, d'être rejeté, isolé. La personne âgée est préoccupée par la crainte de la maladie et la proximité de la mort. Elle en éprouve un sentiment profond d'insécurité et d'angoisse.

e. Action sur le système respiratoire

Mécanisme

- Modifications anatomiques de la cage thoracique (cyphose, atrophie des muscles respiratoires).
- Diminution de l'adaptation à l'effort.
- Modification de la circulation pulmonaire.

Pathologies

- ***La dyspnée*** : ce symptôme est un signe d'alerte permettant de rechercher une pneumopathie ou une anémie.
- ***Les infections respiratoires*** : elles restent des urgences en gériatrie du fait de la déficience immunitaire de la personne âgée.

f. Action sur le système cardio-vasculaire

Mécanisme

- Hypertrophie modérée du myocarde.
- Rigidité myocardique par modifications tissulaires intracardiaques.
- Troubles fonctionnels :
  - augmentation de la pression systolique, la pression diastolique reste inchangée,
  - retard dans l'adaptation du débit cardiaque à l'effort.
- Modification de la structure vasculaire :
  - athérosclérose physiologique,
  - perte d'élasticité veineuse et artérielle.

Pathologies

- ***Accident ischémique transitoire*** : il s'agit d'un déficit fonctionnel réversible provoqué par un défaut d'irrigation d'un territoire cérébral. C'est un facteur de morbidité, il est donc essentiel de repérer tout trouble fonctionnel perceptible.
- ***Artériopathie oblitérante des membres inférieurs*** : présence d'une gêne à la marche appelée claudication intermittente, provoquée par des lésions artérielles de type sténose ou occlusion.
- ***Hypertension artérielle*** : c'est un phénomène qui intéresse 40 % de la population âgée et dont l'objectif de prise en charge thérapeutique est de limiter les risques de survenue d'un accident vasculaire cérébral, d'un infarctus du myocarde ou d'une insuffisance cardiaque.
- ***Hypotension orthostatique*** : c'est la chute de la tension lors du passage de la position assise à la position debout, entraînant vertige, voire chute.
- ***Insuffisance cardiaque*** : risque de dyspnée à l'effort et asthénie, ou altération de la mobilité, bradycardie et troubles du sommeil.
- ***Ulcère de jambe*** : c'est une perte de substance des téguments avec des lésions cutanées de cicatrisation difficile.

g. Action sur le système locomoteur

Mécanisme

- Fonte de la masse musculaire.
- Diminution de la force musculaire et du tonus musculaire (perte de l'amplitude gestuelle, de la souplesse).
- Diminution de la masse osseuse (ostéopénie) responsable d'une fragilité osseuse.
- Rétraction articulaire.

Pathologies

- ***L'ostéoporose*** : c'est une déminéralisation du squelette altérant sa fonction de soutien et l'exposant au risque de fractures pour un traumatisme minime. Elle est visible avec prépondérance chez les femmes à partir de la ménopause (en raison de la carence en œstrogènes). Sa survenue est corrélée à l'insuffisance de consommation de produits laitiers (calcium) pendant les années antérieures.

- ***L'arthrose*** : c'est une dégénérescence du cartilage articulaire qui devient plus rigide et se fragmente, créant douleur et gêne fonctionnelle importantes. Les localisations les plus fréquentes de l'arthrose sont :
  - l'articulation de la hanche, soit la *coxarthrose*,
  - l'articulation du genou, soit la *gonarthrose*,
  - l'articulation intervertébrale pouvant se compliquer de tassements, de hernies discales, causes de lombalgies et de sciatiques.
- ***Les rhumatismes inflammatoires*** d'origines diverses. Les atteintes articulaires sont très douloureuses et entraînent une gêne fonctionnelle importante.
- ***Les fractures*** avec plus particulièrement les fractures de l'extrémité supérieure de l'humérus et les fractures du col du fémur.
- ***Les troubles de la marche et les chutes*** : le ralentissement de la marche physiologique n'est pas un trouble, cependant certaines affections ou appréhensions peuvent être responsables d'une altération de la marche et de chute. La recherche de l'étiologie et son traitement sont essentiels pour limiter la perte d'autonomie de la personne.

h. Action sur le système urinaire et sur les organes sexuels

Mécanisme

- Diminution de la capacité des sphincters à se contracter.
- Diminution de la capacité de filtration rénale.
- Diminution de la sécrétion hormonale (testostérone et œstrogènes).
- Augmentation du volume de la prostate.
- Arrêt du cycle menstruel, ménopause, atrophie des organes génitaux internes, de la glande mammaire.

Pathologies

- ***Adénome prostatique*** : développement d'une tumeur bénigne aux dépens de la prostate entraînant des troubles mictionnels.
- ***Infection urinaire*** : symptôme pouvant être révélateur d'une infection du haut appareil rénal.
- ***Incontinence urinaire*** : liée à une altération des fonctions supérieures. Il s'agit de la perte du contrôle sphinctérien. Elle peut être en lien avec des troubles moteurs de la personne âgée, qui a des difficultés à se rendre aux toilettes.

i. Action sur la peau et les phanères

Mécanisme

- ***Altération du tissu élastique*** : le tissu conjonctif, habituellement élastique, se modifie (les fibres collagènes deviennent plus rigides, les fibres élastiques se raréfient), les tissus perdent leur élasticité.
- ***Amincissement de l'épiderme*** qui se fragilise provoquant une perte d'élasticité du derme responsable des rides.
- ***Diminution des glandes sudoripares et sébacées*** : les personnes âgées transpirent peu et ont la peau sèche.
- ***Diminution de la vitesse de croissance des cheveux et des ongles et de la production des mélanocytes*** (blanchiment des cheveux).
- ***Apparition de certaines lésions*** :
  - *les « taches de vieillesse »* sont des taches brunes au dos des mains, aux avant-bras, sur le front,
  - *les verrues séborrhéiques* sont des éruptions sur la peau (souvent au visage),
  - *le prurit* : il s'agit d'une démangeaison due à la diminution du sébum.

Pathologie

« ***L'escarre*** est une pathologie fréquente, rencontrée dans les institutions et qui doit être prévenue par la mise en place de différentes actions (*cf.* Module 2).

j. Action sur le système digestif

Mécanisme

- ***Les muscles lisses*** du tube digestif sont hypotoniques, ce qui explique la fréquence des troubles fonctionnels.
- ***Les troubles nutritionnels*** sont liés aux modifications des perceptions du goût et les troubles fonctionnels sont digestifs (perte de plaisir lors du repas...)

Pathologies

- ***Constipation*** : le ralentissement du transit est principalement responsable d'une raréfaction de l'émission de selles mais peut avoir des conséquences plus graves : ***fécalome***[16], ***occlusion intestinale***.
- ***Troubles digestifs***, flatulences...

Fig. 3.9 Les conséquences du vieillissement (récapitulatif des atteintes les plus fréquentes).

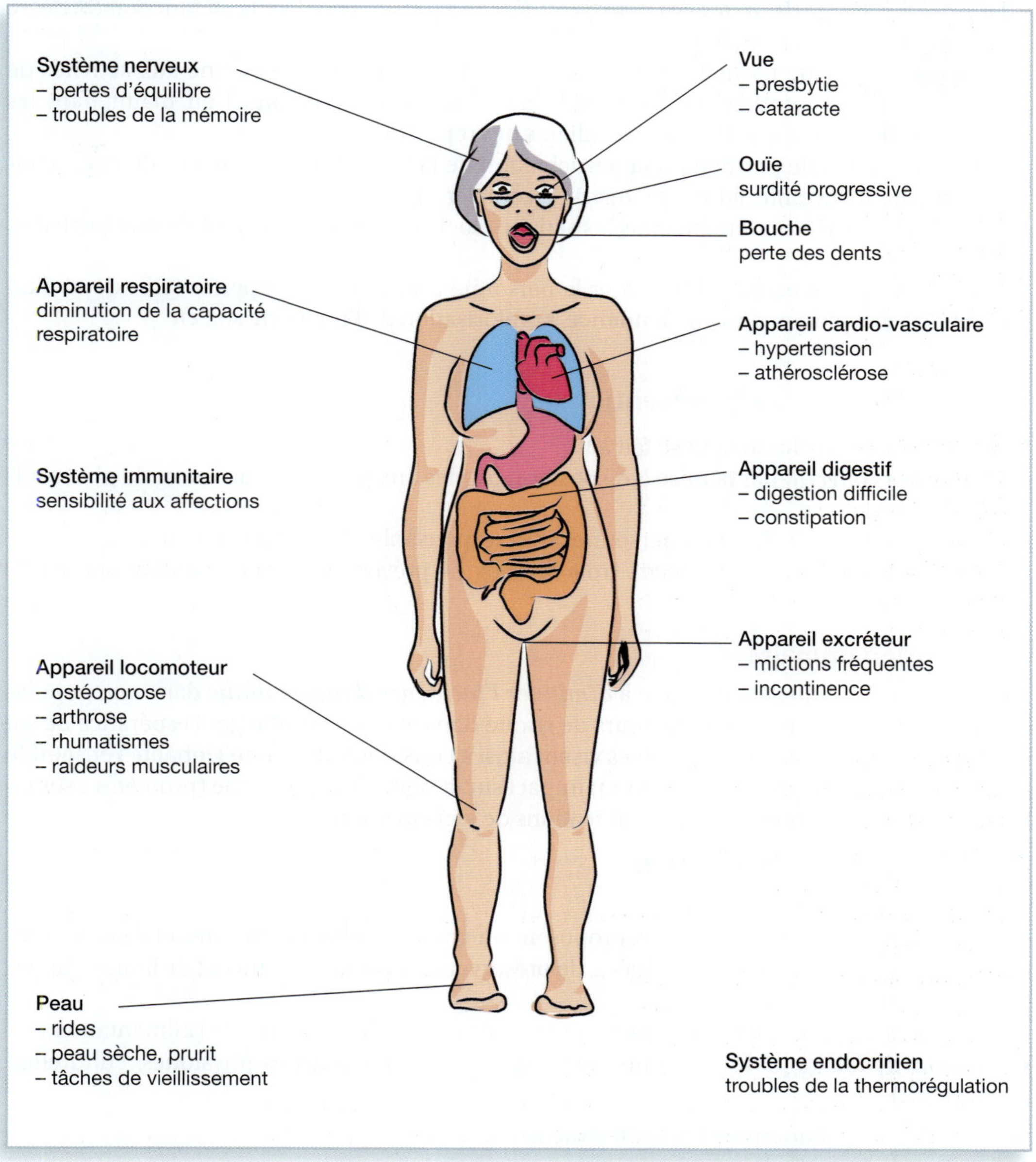

16. Matières fécales dures, accumulées dans le gros intestin et constituant un bouchon.

3 Prise en charge de la personne âgée dépendante

La dépendance se définit comme étant la perte de la capacité physique et/ou mentale du sujet à assurer les actes de la vie courante.
Mais quelle que soit la cause de cette dépendance, la spécificité des soins apportés aux personnes âgées dépendantes consiste en la mise en œuvre d'un réseau pluridisciplinaire intégrant l'entourage de la personne.
Sont privilégiés la qualité de vie et le maintien maximal de l'autonomie, même minime, de la personne.

A Axes de la prise en charge

- ***La prise en charge thérapeutique*** permet d'améliorer l'état de santé, de limiter son aggravation, de soulager la douleur physique et d'assurer le bien-être physique et moral.
- ***La prise en charge des actes de la vie quotidienne*** a plusieurs objectifs en fonction du degré de dépendance de la personne :
  - apporter une aide partielle et maintenir la participation de la personne aux activités de base de la vie quotidienne (soins d'hygiène, repas, élimination...) en maintenant les repères chronologiques (heures régulières des repas, des soins...),
  - apporter une aide permettant la participation de la personne aux activités de la vie courante (mettre la table, faire le lit, ouvrir le courrier...),
  - favoriser son investissement dans les activités sociales liées à sa vie quotidienne (activités, sorties, achats...).
- ***Le soutien psychologique*** vise à aider la personne à surmonter ses pertes (ex. : deuil d'un proche), l'acceptation de sa dépendance, la valorisation de l'image de soi, etc.

B Mesures de la prévention

La prévention du vieillissement se fait à :
- ***un échelon collectif***, par la mise à disposition d'aides aux personnes âgées sur le plan sanitaire et social ;
- ***un échelon individuel***, car les personnes sont responsables de leur propre santé.

L'OMS a défini, à l'échelon collectif, trois niveaux de prévention : les préventions primaire, secondaire et tertiaire.

a. Prévention primaire

La prévention primaire est destinée à ***diminuer l'incidence d'une maladie*** dans une population donnée en agissant sur les facteurs de risque dans le but de prolonger l'espérance de vie et la qualité de vie. Les actions menées visent ainsi à considérer dans une globalité l'ensemble des mécanismes qui pourraient avoir un impact sur la santé de la personne (problèmes somatiques ou psychologiques, stress, modifications de son environnement...)

Mesures de prévention collectives

Aides et clubs de loisirs

Les organismes sanitaires et sociaux proposent un grand nombre de mesures et de structures qui vont permettre aux personnes âgées, de préserver leur capital de santé et de limiter l'apparition de difficultés. Citons-en deux :
- les ***services d'aide à domicile*** dans le domaine des soins, de l'hygiène, de l'alimentation ;
- les ***clubs de loisirs*** pour personnes âgées (proposant des activités physiques, culturelles, sociales...).

Lutte contre les pollutions de l'environnement

- Lutte contre la canicule.
- Lutte contre la pollution de l'air.

Mesures de prévention individuelles

Il s'agit de :

- maintenir une ***hygiène de vie saine*** :
  - maintenir une alimentation équilibrée, répondant aux besoins énergétiques de la personne âgée (*cf.* Tableau 3.3),
  - faire de l'exercice physique régulièrement,
  - organiser et rythmer la journée pour préserver la qualité du sommeil,
  - faire contrôler régulièrement la pression artérielle,
  - suivre les traitements prescrits ;

Tableau 3.3 Conseils alimentaires pour la personne âgée.

Choix alimentaire	Intérêt
– Favoriser les fruits et les légumes frais – Favoriser le poisson, le jambon, les œufs, la viande	– Lutter contre la constipation – Apporter des vitamines, des fibres – Augmenter l'apport en protéines (anti-escarre et maintien musculaire)
– Favoriser le lait et les produits laitiers – Augmenter les boissons (eau, tisane…) – Limiter l'alcool	– Lutter contre l'ostéoporose – Éviter la déshydratation – Lutter contre la constipation – Favoriser la digestion et l'élimination urinaire – Protéger l'appareil digestif et le système nerveux
Limiter (si possible) : – les sucres – les sauces et fritures – les graisses animales – les gâteaux – le sel	– Éviter obésité et diabète – Alléger le travail digestif – Éviter l'hypercholestérolémie – Éviter le surpoids – Éviter l'hypertension

- aménager l'***environnement*** (*cf.* Fig. 3.10) :
  - adapter le mobilier selon les besoins de la personne (augmenter la hauteur du lit avec des cales, louer un lit électrique, opter pour des fauteuils avec accoudoirs, éviter les tapis au sol…),
  - aménager les accès aux sanitaires et à la salle de bain (rampe, poignée, tapis antidérapant dans la douche…),
  - maintenir un bon éclairage des lieux exigus (escaliers),
  - installer des rampes dans les escaliers,
  - disposer les meubles pour avoir des appuis possibles ;
- utiliser des ***aides techniques*** :
  - cannes ou déambulateurs,
  - lunettes adaptées à sa vue ;
- ***se protéger des dangers*** :
  - procéder aux soins de base,
  - procéder aux vaccinations obligatoires (grippe, tétanos…),
  - opter pour les moyens de protection en cas d'incontinence (éviter chute par glissade sur sol mouillé),
  - adapter son rythme de vie à son état de santé,
  - choisir des vêtements et chaussures adaptés ;
- ***maintenir des activités sociales*** :
  - s'occuper de soi et de son apparence,
  - pratiquer des activités physiques et de relaxation,
  - pratiquer des activités artistiques et culturelles et participer à la vie sociale et associative,
  - faire des courses, préparer ses repas, inviter des amis, voisins,
  - gérer ses biens, faire son courrier, etc. ;

- ***conseiller la personne dans l'organisation de son environnement.***

Les éléments environnementaux qui influent sur la vie des personnes âgées peuvent être regroupés en trois catégories (*cf.* Fig. 3.10).

Fig. 3.10 Organisation de l'environnement pour les personnes âgées.

Environnement physique
- type d'habitat (urbain, rural),
- lieu de vie (appartement, maison),
- qualité de l'atmosphère (air...),
- envireonnement sonore,
- aménagements de proximité (services, transports...).

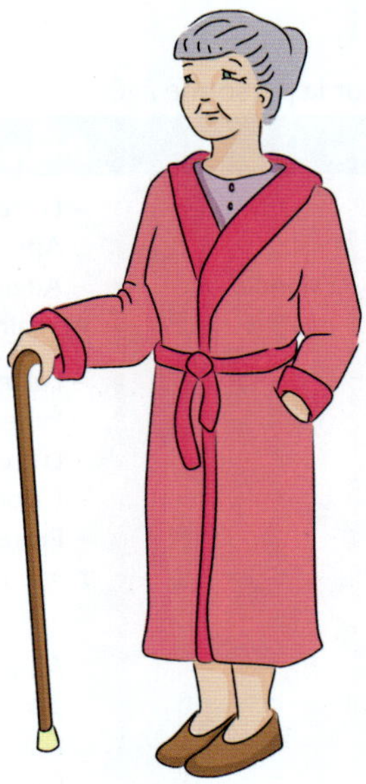

Environnement psycho-affectif
- relations familiales,
- relations amicales,
- relations sociales.

Environnement socio-culturel
- intégration sociale,
- intégration culturelle, et/ou religieuse.

b. Prévention secondaire

La prévention secondaire a pour objectif de diminuer la prévalence d'une maladie dans une population donnée en agissant sur son évolution.

Quelques orientations de mesures préventives

- Adapter les stratégies thérapeutiques aux risques considérés.
- Mettre en route des traitements.
- Renforcer les soins de base.
- Aider à la responsabilisation de la personne âgée.
- Soutenir l'entourage.
- Mettre en route un système de surveillance à distance (téléalarme...).

c. Prévention tertiaire

La prévention tertiaire est destinée à diminuer l'apparition d'incapacités chroniques dans une population donnée en limitant les séquelles et invalidités consécutives à une pathologie.

Quelques orientations de mesures préventives

- Adaptation et spécialisation des soins de base.
- Soutien et rééducation pour l'adaptation aux séquelles de la maladie.
- Soutien psychologique à la personne et à son entourage proche :
  - lutte contre le déni de la réalité ;
  - lutte contre la régression ;
  - lutte contre la perte de l'estime de soi.

Les interventions de prévention tertiaire ou de soins ont lieu dans des services spécialisés le plus souvent, ou à domicile lorsque c'est possible. Il s'agit essentiellement des services de :
- médecine gériatrique ;
- USLD[17] ;
- hôpitaux de jour et soins à domicile.

C Risques de complications

La prise en charge de la personne âgée peut se compliquer de deux grands syndromes :
- le syndrome d'immobilisation (état grabataire) ;
- le syndrome de glissement.

a. Syndrome d'immobilisation

Définition

Il s'agit d'une altération aiguë ou progressive de l'autonomie pouvant être induite par des causes ***somatiques*** et/ou ***psychiques*** (symptomatologie de nombreuses maladies, cause toxique, angoisse de l'abandon, peur de chuter…), qui évolue rapidement vers un alitement prolongé (décubitus prolongé) avec perturbation des fonctions métaboliques, organiques, psychiques due à la suppression des activités courantes.

Évolution

Le ***décubitus prolongé*** provoque diverses complications ayant une incidence morbide sur la personne. De ce fait, des moyens de prévention sont mis en place, auxquels participe activement l'AS (*cf.* Tableau 3.4).

Tableau 3.4 Complications de l'état de la personne âgée dépendante (avec décubitus prolongé).

Complications	Rôle de l'AS et orientations principales de prévention
Complications cardio-vasculaires – Phlébite – Embolie pulmonaire – Hypotension orthostatique	– Mobiliser la personne autant que possible en fonction de son état et de l'incidence de sa pathologie sur son organisme – Mettre les bas de contention avant le premier lever – Surélever les pieds du lit – Assurer des changements de positon par palier pour éviter la chute de tension orthostatique – Dépister la phlébite : • surveiller l'aspect cutané des mollets pour dépister les signes de l'inflammation (douleur, chaleur, rougeur) • rechercher une douleur du mollet à la dorsi flexion du pied et une perte de ballottement du mollet – Vérifier la cohérence pouls/température sur la pancarte
Complications pulmonaires Broncho-pneumopathie par stase des liquides interstitiels pulmonaires	– Installer le patient en position demi-assise dès que possible – Adapter la texture des aliments aux capacités de déglutition de la personne pour éviter les fausses routes (pneumopathie d'inhalation) – Veiller au passage du kinésithérapeute – Évaluer la fonction respiratoire (dépister les signes d'encombrement, les expectorations…)
Complications urinaires – Infection urinaire par stase urinaire, défaut d'apports liquidiens, incontinence anale, défaut d'hygiène locorégionale, pathologie prostatique, etc. – Incontinence – Rétention urinaire par compression de l'urètre par un fécalome	– Proposer le bassin, l'urinal fréquemment – Assurer l'hygiène intime de la personne avec rigueur et autant que nécessaire – Éviter de laisser des protections humides – Surveiller l'aspect des urines (coloration, odeur pour dépister une infection) – S'assurer de l'absence de douleur lors de la miction – Assurer l'hydratation de la personne en respectant la prescription, en quantifiant les apports liquidiens – Surveiller l'aspect de la peau (recherche de signes de déshydratation : pli cutané, langue sèche, commissures des lèvres blanchâtres, lèvres fendillées…)

17. Unités de soins de longue durée.

Complications	Rôle de l'AS et orientations principales de prévention
Complications cutanées – Escarre (*cf.* fiche de soin) – Ulcération	– Assurer une hygiène corporelle quotidienne – Hydrater la peau – Changer les vêtements régulièrement – Changer la literie et le linge de corps dès que besoin – Proscrire les plis des draps, les miettes dans le lit – Mettre des matelas anti-escarre et coussins – Assurer la prévention des escarres 3 à 4 fois par jour en pratiquant des effleurages au niveau des points d'appui à risque (occiput, ceinture scapulaire, saillies osseuses du rachis, sacrum, coude, genou, malléole…) – Soulager les appuis par des changements de position fréquents – Solliciter la participation du patient en fonction de ses capacités et mettre à sa portée le nécessaire pour se mouvoir (perroquet, ridelles…) – Utiliser le matériel pour supprimer les poids du drap et de la couverture (arceau) – Évaluer l'état cutané
Complications ostéo-musculaires – Ostéoporose – Amyotrophie – Rétractions tendineuses	– Installer le patient en respectant l'axe physiologique du squelette (éviter les positions vicieuses), pied en angle droit (éviter le pied en équin) – Lors des mobilisations, détendre avec douceur les membres – Proposer des massages de confort, de relaxation – Solliciter la participation du patient en fonction de ses capacités – Veiller au passage du kinésithérapeute
Complications digestives – Constipation – Fécalome	– Assurer une hydratation suffisante et régulière – Veiller à varier l'alimentation et l'enrichir en fibres – Surveiller et noter les émissions de selles, leur aspect
Complications psychiques – Syndrome dépressif – Isolement – Etc.	– Prendre soin de l'image de la personne (esthétique générale, harmonie des vêtements, respect des choix de la personne, coiffure adaptée…) – Assurer l'entretien des ongles, des cheveux (manucure, coiffeur peuvent être sollicités en fonction des ressources de la personne et de l'institution) – Lutter contre l'isolement, favoriser les visites, les activités réalisables, etc. – Entretenir l'environnement de la personne en respectant l'agencement souhaité par la personne – Mettre les objets précieux pour la personne à sa disposition (photographies de proches, objet fétiche…)

b. Syndrome de glissement

Définition

Il s'agit d'une ***décompensation générale*** de l'état de santé d'une personne âgée, se manifestant par un refus de nourriture et une volonté de cesser toute activité, survenant fréquemment après une pathologie aiguë en voie de guérison.

Évolution

Le tableau clinique met en évidence :

- une grande asthénie, une anorexie et des troubles fonctionnels digestifs, urinaires, cardiovasculaires ;
- des signes de confusion et un tableau dépressif ;
- un refus de soins et de communication.

L'évolution peut être rapide vers un état de grabatisation et le décès.

Rôle de l'AS

Prise en charge d'une personne âgée dépendante

Les soins mis en œuvre par l'AS en collaboration et sous la responsabilité de l'infirmier(ère) ont pour objectif de répondre aux règles d'HSC et de respect du patient. L'AS veillera à :

- assurer l'accueil et instaurer un climat de confiance avec la personne soignée et son entourage ;
- veiller au confort et à l'installation de la personne ;
- favoriser l'adaptation de la personne à son nouveau lieu de vie ;
- participer au recueil d'informations susceptibles de concourir à la connaissance de l'état de santé de la personne et de son évolution du fait de la chronicité de la pathologie ;
- collaborer à l'appréciation des principaux paramètres vitaux ;
- participer à l'évaluation du degré de dépendance de la personne ;
- participer au dépistage et à la prévention des complications éventuelles, liées à l'altération de l'état général de la personne, à son handicap, à la complexité du traitement, etc. ;
- participer à l'évaluation de la douleur ;
- assurer les soins liés aux fonctions d'entretien et de continuité de la vie visant à compenser partiellement ou totalement un manque ou une diminution d'autonomie (hygiène, alimentation, élimination…) ;
- participer à l'élaboration du projet de vie avec l'ensemble de l'équipe soignante ;
- intégrer la personne dans la réalisation des activités de la vie courante en fonction de ses capacités et de son rythme ;
- proposer à la personne de participer à des animations et activités répondant à ses capacités manuelles, intellectuelles, ses choix et pour lesquelles elle aura du plaisir ;
- contribuer au dépistage des modifications du comportement et des préoccupations de la personne gênant à l'acceptation du changement de son état de santé ou à son adaptation à l'institution d'accueil ;
- établir une relation bienveillante ;
- favoriser les visites et permettre à l'entourage de maintenir les liens familiaux, sociaux, etc.

3

3 Fin de vie et mort

1 Psychologie de la personne en fin de vie

A Différentes étapes psychologiques (E. Kübler-Ross)

E. Kübler-Ross[18] a décrit les différentes étapes psychologiques du *travail de deuil* que réalise le patient en fin de vie mais qui est propre à tout homme vivant un deuil (perte d'un organe, d'une fonction, de son intégrité…).
Toutefois, il faut éviter de trop simplifier les situations et se garder de croire que tous les mourants passent par les mêmes étapes et suivent la même chronologie.
En fait, chacun a son propre cheminement vers la mort, ses propres réactions, en partie déterminées par la personnalité et le vécu de la souffrance au cours de sa vie.

a. Première étape : le choc

Le « choc » est la prise de conscience par le patient de l'irréversibilité de la situation et de la proximité de la mort : « il sait » et le poids de la nouvelle est lourd à porter ; il est comme ***assommé*** (choqué). Cette prise de conscience met la personne dans un état de paralysie totale, autant physique que psychologique.

b. Deuxième étape : le déni

Le déni est un mécanisme de ***refus*** de la situation. Ce processus de défense permet à une personne confrontée au grave bouleversement de son existence, ou à une menace, de ne pas être submergée par son angoisse.
Il s'agit d'une protection involontaire, inconsciente et momentanée qui agit comme un ***amortisseur***. Elle permet à la personne de se recueillir avant l'étape suivante. Ici elle ne se voile pas la face, elle sait, mais elle n'arrive pas à réaliser. L'annonce a été tellement brutale « qu'on ne peut y croire ».

c. Troisième étape : la colère

Quand le patient prend conscience que la situation est irrémédiable, il se produit alors un mouvement de colère plus ou moins violent, une véritable bataille. Le malade devient ***agressif***.
Tout l'entourage est visé : les médecins qui ne savent pas guérir, les soignants qui ne savent pas s'y prendre, la famille (et le Bon Dieu !).
La colère traduit une ***révolte profonde*** de tout l'être qui refuse le mauvais sort. Elle est, chez le patient, le signe révélateur :
- d'une frustration insupportable ;
- d'un désir de vivre qui ne trouve plus sa voie ;
- d'une injustice du sort.

18. Kübler-Ross E., *La Mort : dernière étape de la croissance*, éd. du Rocher ; *Les Derniers instants de la vie*, éd. Labro et Fides.

LA COLÈRE, « APPEL AU SECOURS »

La colère est une façon pour le patient de montrer aux soignants, à sa famille, qu'il est encore vivant. C'est aussi un appel au secours qui s'exprime par de l'agressivité vis-à-vis de l'entourage. E. Kübler-Ross donne ce conseil au soignant : « Quand un tel malade devient agressif à votre égard, prenez ça comme un compliment. Cela signifie en effet qu'il vous sent capable de partager sa révolte, d'être touché par son désarroi et aussi qu'il vous estime assez fort pour supporter cette charge ! »[a].

a. Kübler-Ross E., *Les Derniers instants de la vie*, éd. Labro et Fides.

d. Quatrième étape : la tristesse

La tristesse est une douleur morale plus ou moins durable, caractérisée par une diminution du tonus et de l'énergie. Souvent causée par une ***perte***, elle est bien connue des vivants (la maladie, le divorce sont aussi des expériences de rupture qui la provoquent).

e. Cinquième étape : le marchandage

Le marchandage est un tremplin pour la vie, la tentative ultime de retarder les événements. Le mourant cherche à arracher à la mort tout ce qu'il peut encore trouver. Il se tourne vers la vie en élaborant des ***projets***. On retrouve souvent les projets suivants :

- un couple à reconstruire ;
- un tableau à peindre ;
- un voyage à faire ;
- un mariage auquel on veut assister, etc.

f. Sixième étape : l'acceptation

Le patient reconnaît que la bataille est perdue. La fin apparaît inéluctable.

L'acceptation n'est pas une démission

Très souvent, le patient est fatigué, affaibli : il a besoin de repos, de sommeil et de silence. Quelquefois, dans le domaine des relations affectives, c'est le temps des « réconciliations » et des décisions de dernière heure...

L'acceptation n'est pas une résignation

Il semble que le mourant admette que la mort fait partie de la vie. Les soignants remarquent que le mourant manifeste une réelle sérénité. On parlait autrefois « du mieux de la fin ». Les « dernières volontés » du patient sont souvent des propos d'une grande sagesse.

g. Septième étape : la décontraction

La décontraction (ou *décathexis*) est une expérience « extrême » qui comporte sans doute des « hallucinations ». On y retrouve les éléments suivants (exprimés par des malades revenus d'un coma profond) :

- la traversée d'un tunnel ;
- l'apparition d'une grande lumière ;
- la vision d'êtres chers venant à la rencontre du mourant.

B Peurs fondamentales du mourant

Quelles que soient ses origines sociale ou ethnique, ses convictions et pratiques religieuses, spirituelles ou philosophiques, quel que soit son vécu, la personne en fin de vie est habitée par une ***peur existentielle***, du fait de la notion d'inconnu, de cette expérience unique et irréversible.

La peur de la mort existe pour le patient confronté à l'imminence de la mort, mais aussi pour tout individu, malade ou non, dans l'espoir de l'apprivoiser ou tout au moins de la repousser.

Dans *La Mort restituée*, Rosette Poletti[19] classe les sept peurs fondamentales[20] que le sujet en fin de vie va percevoir durant son cheminement.

- ***La peur du processus de la mort et de la douleur physique*** : la question qui émerge est de savoir comment ce corps que la personne ne maîtrise plus, va réagir à la mort imminente. Ce questionnement survient dans un grand trouble et une grande souffrance physique et psychique.
- ***La peur de perdre le contrôle de la situation*** : l'inacceptable de la mort est renforcé par les notions d'incapacité, de perte d'autonomie, d'obligation de recourir à l'aide d'un tiers.
- ***La peur de ce qui va arriver aux siens après sa mort*** : le mourant sait qu'il va devoir laisser ses proches, que cela va entraîner des bouleversements dans leur vie et qu'ils devront trouver les moyens de continuer à vivre.
- ***La peur de la peur des autres*** : la personne en fin de vie perçoit la peur dans le regard des autres, ce qui occasionne une peur en retour.
- ***La peur de l'isolement et de la solitude*** : la peur de devoir rester seul durant ce cheminement, est d'autant plus importante que l'entourage a parfois une attitude de retrait.
- ***La peur de l'inconnu*** : la méconnaissance de l'au-delà, de ce qu'il y a après la mort.
- ***La peur finale de la personne qui s'approche de la mort est que sa vie n'ait eu aucune signification*** : c'est le moment du bilan, de la recherche des accomplissements, tant familiaux que professionnels, afin de trouver un apaisement.

Rôle de l'AS

Comprendre les besoins fondamentaux du patient

Des besoins spécifiques vont correspondre à ces différentes peurs et vont être exprimés différemment selon le sujet. Les principaux besoins mis en évidence sont :

- les besoins fondamentaux physiologiques et le traitement de la douleur ;
- le besoin de sécurité ;
- le besoin d'appartenance ;
- le besoin de considération ;
- le besoin spirituel.

C Différentes formes de communication du mourant

Un patient en fin de vie utilise différentes formes de communication.

a. Langage verbal

Le mourant « annonce » sa mort. Cette confidence pourra se faire à l'improviste quand le soignant est occupé à faire son travail habituel. L'irruption soudaine de cette confidence et son caractère dramatique requièrent une attention soutenue.

Pour le patient, c'est le temps de parler, et pour le soignant, c'est le temps d'écouter. Le langage du patient en fin de vie prend différentes formes.

- Un « ***aveu*** » sous forme d'affirmation : « Je n'en ai plus pour longtemps » ; « Je vais rejoindre mon mari » ; « Je suis foutu » ; « Laissez-moi mourir ». En parlant ainsi de sa situation, la personne en fin de vie confie quelque chose d'essentiel. C'est un aveu par lequel elle se livre. Il est très délicat de recevoir cette confidence par laquelle une personne s'abandonne sans défense.

19. Rosette Poletti est née en 1938 en Suisse. Après des études d'infirmière à Genève, elle se forme à la psychothérapie. Devenue psychothérapeute, elle travaille auprès de patients en fin de vie.
20. Falcon N. (dir.), *Sciences humaines*, collection « Nouveaux Cahiers de l'Infirmière », n° 6, 2e édition, éd. Masson, 2002.

- Une « ***conclusion*** ». Après des jours de réflexion et des nuits sans dormir, le patient aboutit à la conclusion qu'il va mourir. Ce qu'il dit alors est le résumé de cette longue analyse de sa situation. Elle se concentre en quelques mots : « De toutes façons, il n'y a plus rien à faire ». L'interlocuteur peut ne pas saisir d'emblée le sens de ce propos. Il lui faut du temps pour assimiler ces mots.

b. Langage non verbal

- ***Le regard*** : le regard est aussi un moyen de communication spécifique auquel personne ne reste insensible : quiconque a déjà croisé le regard d'un mourant sait qu'il s'agit bien d'un mourant. Il est très difficile de soutenir ce regard qui semble dépasser les limites de la chambre et fixer l'horizon…
- ***Les postures*** : selon l'évolution de leur psychologie, les patients pourront exprimer leurs sentiments en prenant des postures différentes. Par exemple, tourner le dos, croiser les doigts, regarder le mur, deviennent des expressions très éloquentes.
- ***Le silence*** : lui aussi peut être porteur de message. La communication avec le patient dans le coma est particulièrement délicate. On sait que ce patient peut entendre beaucoup plus qu'on ne l'imagine. On recommande toujours de faire très attention à ce que l'on dit autour de lui. On peut lui parler mais la parole qui lui est adressée comporte l'exigence d'une transparence absolue ; ce doit être une parole de vérité.

c. Langage symbolique

Comme il est difficile de parler de sa « fin », certains malades utilisent un langage symbolique. Ils s'expriment par l'***image*** ou le ***dessin***.

- ***L'adulte parle par l'image.*** Par exemple, une jeune femme de trente ans (en phase terminale d'un cancer) : « Il y a toujours de l'espérance : même dans le désert, il y pousse des fleurs… des roses des sables ! ».
- ***L'enfant parle par le dessin.*** Par exemple, un enfant (en phase terminale d'une leucémie) avait dessiné un petit garçon devant un tank. Après avoir parlé de sa mort, il avait ajouté au-dessus du tank, un papillon jaune qui s'élevait vers le ciel…

SITUATION *Noëlle en phase terminale*

Noëlle (56 ans) souffre d'un cancer du sein, elle est en phase terminale. Des métastases ont déjà envahi son foie, ses os et ses poumons. La prise en charge de la douleur en milieu hospitalier est correctement faite et Noëlle peut supporter sa souffrance. Mais elle dort mal, pleure souvent, est angoissée. Elle mange peu, est essoufflée et souffre d'épisodes de diarrhée. Sa famille reste auprès d'elle en permanence. Les soins de confort sont réalisés en fonction de l'état de fatigue de Noëlle. Aujourd'hui, l'AS lui a lavé le visage, les mains et le siège. Selon le souhait de Noëlle, elle lui a mis sa musique préférée et elle s'est assoupie.

EXPLICATIONS Le patient en fin de vie a besoin d'un soignant présent, à l'écoute de ses attentes, lui assurant des soins de confort et de bien-être (pour l'estime de soi, vis-à-vis de ses proches), un soulagement de la douleur, le respect de ses choix.

Rôle de l'AS

L'AS veillera à satisfaire les besoins fondamentaux du patient.

Respirer

L'AS doit :
- asseoir le plus confortablement possible le patient dans son lit, bien calé par des oreillers ;
- aérer la chambre et proposer éventuellement un ventilateur en été.

Manger et boire

L'AS doit :
- connaître les goûts, habitudes alimentaires et rythmes du patient et les respecter au mieux ;
- lui proposer des petites collations, s'il a refusé le repas ;
- accepter qu'il mange lentement, éventuellement réchauffer les aliments ;
- lui proposer très régulièrement des boissons à son goût.

Contact et présence

L'AS veillera à l'observer, être à l'écoute, utiliser le toucher (contact de la main), être présent, accepter le silence, tolérer les pleurs, être attentif aux peurs fondamentales.

Bien-être et confort

Bien installer le patient

L'AS doit :
- relever le buste du patient (autant d'oreillers que besoin) ;
- alléger les couvertures (arceau) ;
- utiliser un matelas anti-escarre et faire des préventions régulières.

Sécuriser le patient

L'AS doit :
- mettre la sonnette à proximité ;
- laisser la porte entrouverte ;
- proposer une veilleuse de nuit.

Créer une ambiance paisible

L'AS doit :
- réduire les bruits ;
- tamiser les lumières ;
- couvrir et vêtir le patient de manière adaptée ;
- mettre les objets familiers de la personne à portée de vue ou de mains (photos de proches, par exemple).

Proposer des soins de confort

L'AS peut proposer des massages, une humidification de la bouche, des frictions rafraîchissantes.

2 Aspects culturels de la mort

Depuis des siècles, les hommes sont fascinés par le mystère de la mort. Chacun de nous doit vivre, un jour ou l'autre, selon sa culture (que le soignant doit considérer), ce passage obligé vers un autre monde (pour le croyant), vers le néant (pour l'athée) (*cf.* Module 1, chapitre 1).

EXEMPLE *La mort au Maroc*

Lors des « ***lamentations*** », les pleureuses forment trois cercles concentriques (le Boughali) que le convoi mortuaire doit traverser pour se rapprocher de Dieu… Souvent, les familles s'endettent pour offrir à leur défunt le meilleur ***rite de passage***, ce qui fait dire que la mort est bien le support de l'éthique sociale et des croyants.

En étudiant les pratiques et les rites à l'égard de la mort, on peut découvrir une pratique du vécu social[a].

a. Elaroussi K., « Contribution à une étude de la mort en Islam », *Bulletin de la Société de Thanatologie*, n° 172.

3 Notions législatives et réglementaires

Que le décès survienne en milieu hospitalier ou à domicile, il y a des obligations à respecter vis-à-vis de la loi.

A Constatation du décès

a. Certificat de décès

Que le décès survienne à l'hôpital ou à domicile, le médecin va ***constater le décès*** et établir un ***certificat de décès***.

- En cas de ***mort violente*** (accident, suicide...), ce sont des officiers de police qui doivent être prévenus et la mort incombe au service médico-légal qui devra faire des investigations. Le certificat de décès est généralement établi par le procureur de la République du département concerné. C'est alors le juge qui donnera l'autorisation de délivrer le permis d'inhumer le corps.
- Chez certains malades, des ***dispositifs artificiels*** permettent la survie de certains organes, notamment cœur-poumons, alors que d'autres organes essentiels à la vie, tels que le système nerveux, sont déjà morts. Le constat de décès d'un sujet soumis à une ***réanimation prolongée*** sera établi après ***consultation de deux médecins*** – dont l'un sera obligatoirement un ***chef de service*** ou son remplaçant dûment autorisé[21]. Ce constat sera fondé sur l'existence de preuves concordantes de l'irréversibilité des lésions incompatibles avec la vie, notamment des altérations du système nerveux central dans son ensemble.
- La ***circulaire du 30 novembre 2001*** (relative à l'enregistrement à l'état civil et à la prise en charge des ***corps des enfants décédés avant la déclaration de naissance***) rappelle les règles d'enregistrement à l'état civil et précise les modalités funéraires applicables. Cela ayant des conséquences sur les allocations familiales, les successions et les retraites anticipées pour cause de famille nombreuse.

b. Déclaration du décès

Le décès doit être ***déclaré dans les 24 heures, au bureau d'état civil de la mairie de la commune où le décès est survenu.***

Cette déclaration peut être faite par un membre de la famille ou par toute autre personne munie d'une pièce d'identité ou encore par l'entreprise de pompes funèbres choisie.

Les ***documents*** suivants sont nécessaires pour procéder à la déclaration civile :

- ***livret de famille du défunt***, ou à défaut tout autre pièce précisant son identité (carte d'identité, extrait d'acte de naissance...), sa filiation, sa dernière situation matrimoniale, son adresse, sa profession ;
- ***certificat de décès***, établi par le médecin qui a constaté le décès ;
- pour les étrangers, ***la carte de séjour***.

21. Circulaire ministérielle n° 67.

Fig. 3.11 **Le certificat de décès.**

DÉPARTEMENT :

CERTIFICAT DE DÉCÈS

conforme à l'Arrêté du 24 décembre 1996

A remplir par le Médecin

COMMUNE :

Code Postal

NOM :

Prénoms :

Date de naissance : Sexe :

Domicile :

Le docteur en médecine soussigné, certifie que la mort de la personne désignée ci-contre, survenue le ______ à ______ heure ______ est réelle et constante (voir 1 au verso).

Obstacle médico-légal (voir 2 au verso)	OUI	NON
Obligation de mise en bière immédiate (voir 3 au verso)	OUI	NON
– dans un cercueil hermétique (voir 4 au verso)	OUI	NON
– dans un cercueil simple (voir 5 au verso)	OUI	NON
Obstacle au don du corps (voir 6 au verso)	OUI	NON
Prélèvement en vue de rechercher la cause du décès (voir 7 au verso)	OUI	NON
Présence de prothèse fonctionnant au moyen d'une pile (voir 8 au verso)	OUI	NON

Important : bien cocher toutes les lignes par oui ou non

A ______ le ______

***Signature** (Nom lisible) et **Cachet** (obligatoire) du médecin*

RÉSERVÉ A LA MAIRIE

Le numéro d'ordre du décès sur le registre des actes de l'état civil à inscrire ci-contre doit être reproduit au verso.

N° D'ORDRE du décès

A conserver dans la mairie du lieu d'implantation de la chambre funéraire

A remplir et à clore par le Médecin

Renseignements confidentiels et anonymes

Code Postal : Commune de décès :	Date de décès :	1. Sexe masculin
Code Postal : Commune de domicile :	Date de naissance :	2. Sexe féminin

Causes du décès

PARTIE I **Maladie(s) ou affection(s) morbide(s) ayant directement provoqué le décès ***
La dernière ligne remplie doit correspondre à la cause initiale.

Intervalle entre le début du processus morbide et le décès (heures, jours, mois ou ans)

a)

due à ou consécutive à : b)

due à ou consécutive à : c)

due à ou consécutive à : d)

** Il s'agit de la maladie, du traumatisme, de la complication ayant entraîné la mort (et non du mode de décès, ex. : syncope, arrêt cardiaque...)*

PARTIE II **Autres états morbides, facteurs ou états physiologiques (grossesse...) ayant contribué au décès, mais non mentionnés en Partie I**

Informations complémentaires

- *Le décès est-il survenu pendant une **grossesse** (à déclarer, même si cet état n'a pas contribué à la mort) ou moins d'un an après ?* 1. Oui 2. Non

Dans ce dernier cas, intervalle entre la fin de cette grossesse et le décès : *Mois* *Jours*

- *En cas d'**accident**, préciser le lieu exact de survenue (voie publique, domicile...) :* *S'agit-il d'un accident du travail (ou présumé tel) ?* : 1. Oui 2. Non 3. Sans précision

Autopsie : une autopsie a-t-elle été ou sera-t-elle pratiquée ?

1. Non 2. Oui, résultat disponible
3. Oui, résultat non disponible

Lieu du décès :

1. Domicile 2. Hôpital 3. Clinique privée
4. Hospice, maison de retraite 5. Voie publique 6. Autre lieu

***Signature** (Nom lisible) et **Cachet** (obligatoire) du médecin*

Exemples

Intervalle I. a) Septicémie 3 h b) Péritonite 15 h c) Perforation d'ulcère 4 j d) Ulcère duodénal ? II. Alcoolisme ?	*Intervalle* I. a) Coma 12 h b) Oedème cérébral 18 h c) Traumatisme crânien 2 j d) Accident de la route 2 j II.	*Intervalle* I. a) Hémorragie cérébrale 1 h b) Hypertension 15 a c) d) II. Cancer du sein ...
Intervalle I. a) Toxoplasmose cérébrale 20 j b) Sida 7 m c) d) II. Kaposi, Tuberculose	*Intervalle* I. a) Noyade - b) Suicide - c) d) II. ...	*Intervalle* I. a) Détresse respiratoire 5 mn b) Embolie pulmonaire 5 mn c) Phlébite ? d) Accouchement ... II. ...

B Annonce du décès

- Lorsque la personne est dans une institution de soins et que son état s'aggrave au point que le médecin pense qu'elle est en danger de mort, l'entourage proche est prévenu sans délai par la personne habilitée à prévenir en cas d'aggravation de l'état (médecin, cadre infirmier de santé).
- Si le décès est constaté et que la famille n'a pu être prévenue auparavant de la dégradation de l'état de santé, la famille ou les proches du malade seront informés du décès, dès que possible et par tous les moyens.

a. Présentation du corps à la famille

En milieu hospitalier, dans la mesure où les circonstances le permettent, la famille a accès au défunt avant que le corps soit déposé dans la chambre mortuaire.
Les heures auxquelles les familles peuvent demander la présentation du corps sont fixées par le directeur. Cette présentation est faite dans une salle spécialement aménagée à cet effet.

b. Transfert en chambre individuelle

La personne peut être transportée à son domicile selon le souhait de la famille, sinon les mesures seront prises pour effectuer un transfert discret dans une chambre individuelle permettant à la famille de rester auprès du mourant.

C Transfert du corps

Le transfert du corps d'une personne décédée dans un établissement hospitalier doit être autorisé par le maire de la commune où est situé l'établissement et, à Paris, par le préfet de police.

a. Autorisation

L'autorisation du transfert d'un défunt est subordonnée :
- à la demande de toute personne ayant qualité pour pourvoir aux funérailles ;
- à l'accord écrit du directeur de l'établissement d'hospitalisation.

Le médecin peut refuser le transfert :
- pour un problème médico-légal ;
- en cas de maladie contagieuse ;
- si le corps ne permet pas le transport.

b. Délai

Le transport du défunt à résidence doit être effectué à la demande de la famille et terminé dans un ***délai maximum de 18 heures*** à compter du décès. Ce délai concerne le transport du corps du défunt sans mise en bière.
La distance à parcourir ne doit pas être supérieure à ***200 kilomètres***, si le corps n'a pas subi de soins de conservation. Au cas où le corps aurait subi de tels soins, le transport doit être effectué et terminé dans un ***délai de 36 heures*** à compter du décès.

c. Moyens de transport à résidence

Le transport du défunt à résidence peut être assuré par :
- l'établissement d'hospitalisation ;
- le service des pompes funèbres.

d. Transport en chambre funéraire avant mise en bière

Ce transport ne peut être effectué que sur production d'un certificat du décès (*cf.* Fig. 3.11) constatant que le défunt n'était pas atteint d'une maladie contagieuse répertoriée.

D Don de son corps à la science

Ce don fait l'objet d'une déclaration écrite en entier, datée et signée de la main de l'intéressé. Cette demande est à adresser à la ***Faculté de médecine***, rue des Saints-Pères, Paris 75006, ou à la faculté de médecine la plus proche du domicile.

Ces corps serviront à des travaux d'anatomie et non pour des prélèvements d'organes. Le corps peut être restitué à la famille ou bien la faculté peut se charger des obsèques.

E Prélèvements d'organes sur une personne décédée

Les prélèvements d'organes sont réglementés par la loi[22].
« Le prélèvement d'organes sur une personne décédée ne peut être effectué qu'à des fins thérapeutiques ou scientifiques et après que le constat de la mort a été établi dans les conditions définies par le conseil d'État[23]. »

a. Prélèvement thérapeutique d'organes

- Le prélèvement thérapeutique peut être effectué dès lors que la personne concernée n'a pas fait connaître, de son vivant, son refus d'un tel prélèvement.
- Ce refus peut être exprimé par l'indication de sa volonté sur un ***registre national automatisé*** prévu à cet effet. Il est révocable à tout moment.
- Si le médecin n'a pas directement connaissance de la volonté du défunt, il doit s'efforcer de recueillir le ***témoignage de la famille***.
- « Si la personne décédée est un mineur, ou un majeur, faisant l'objet d'une mesure de protection légale, il faut un consentement écrit des titulaires de l'***autorité parentale***[24]. »

b. Prélèvement scientifique d'organes

- « Ces prélèvements sont soumis au ***consentement du défunt*** exprimé directement ou par témoignage de la famille[25]. » Si des prélèvements sont effectués dans le but de rechercher les causes du décès, la famille devra en être informée.
- « ***Aucun paiement***, quelle qu'en soit la forme, ne peut être alloué à celui qui se prête au prélèvement d'éléments de son corps[26]. » Dans le cas de prélèvement sur le corps de personnes décédées, l'article précise que « aucune rémunération à l'acte ne peut être perçue par les praticiens effectuant des prélèvements d'organes au titre de cette activité[27]. »

Rôle de l'AS

Prise en charge d'un patient en fin de vie

L'approche de la personne en fin de vie nécessite, pour l'ensemble des membres de l'équipe soignante pluridisciplinaire, de partager le ***projet de soins à visée palliative*** afin de mettre en œuvre tout ce qui peut être (professionnellement et humainement) réalisé auprès de la personne, pour son apaisement et la qualité des derniers moments de sa vie.
Les soignants seront donc amenés, à un moment de leur vécu professionnel, à reconnaître et accepter leurs propres angoisses face à la mort pour ***mieux comprendre*** et ***accompagner*** la personne en fin de vie.
En ce sens, l'AS veillera à :

- identifier les besoins de la personne en fin de vie ;
- assurer les soins répondant à ces besoins ;
- lutter activement contre tous les symptômes physiques pénibles ;
- lutter activement contre la douleur physique ;
- s'efforcer de soulager la souffrance psychologique, spirituelle, voire sociale ;
- considérer la souffrance de la famille et des proches pendant la phase palliative et au moment du décès.

---

22. Loi du 21 juillet 1994.
23. Article L.671-7.
24. Article L.671-8.
25. Article L.671-9.
26. Article L.671-13.
27. *Ibid.*

4 Notions de pharmacologie

1 Réglementation et modalités de dispensation du médicament

A Dans une structure hospitalière[28]

- ***La dispensation*** des médicaments est un ***acte pharmaceutique*** aboutissant à la délivrance des médicaments, par un pharmacien, après analyse de la prescription ou ordonnance.
- ***La prescription*** est un ***acte médical*** réalisé par le médecin (ou la sage-femme) répondant à des modalités de conformité précises :
  - identification du prescripteur et de l'unité de soin (la prescription doit être datée et signée par le prescripteur),
  - identification précise du patient,
  - identification du médicament, de la forme pharmaceutique, du dosage, de la posologie et de la durée du traitement.
- ***L'administration*** du médicament est un ***acte infirmier (et médical[29])*** répondant à des obligations avant et après l'administration afin de garantir la sécurité du patient :
  - vérification obligatoire avant l'administration de la concordance de la prescription avec l'identité du patient, la date de prescription et celle de l'administration,
  - vérification de la posologie, de la spécificité du médicament, de la voie d'administration, la prise effective par le patient,
  - surveillance des effets.
- ***La détention*** des médicaments est organisée dans un local fermé à clef et une dotation spécifique aux besoins du service est déterminée entre le pharmacien et le médecin responsable de l'unité de soins.
- ***L'étiquetage*** des médicaments est effectué pour les médicaments déconditionnés, sinon, ils sont conservés dans leurs emballages ou conditionnements d'origine.

Des mesures spécifiques s'appliquent pour les stupéfiants depuis les formalités de prescription jusqu'aux mesures de détention dans l'unité de soins. La particularité étant l'obligation de les conserver dans une armoire réservée à cet effet et disposant d'une fermeture supplémentaire.

B Hors établissement hospitalier

Pour les personnes hébergées dans des établissements sociaux et médico-sociaux ou assistées à leur domicile, pour les aider à accomplir les actes de la vie quotidienne, la question de la distribution des médicaments se pose en termes d'habilitation ***: à qui peut être confiée la distribution de médicaments ?***

28. Décret du 31 mars 1999.
29. Article R.4312-29 du Code de la santé.

Rôle de l'AS

Distribution des médicaments

Lors de la ***distribution*** des médicaments, l'AS doit :

- s'assurer de la prise de médicament en veillant à :
  – proposer au patient un verre d'eau,
  – regrouper la totalité des médicaments à proximité dans un récipient correspondant à ses capacités de préhension (cuillère, cupule…),
  – inciter le patient à prendre le traitement devant lui,
  – s'assurer qu'aucun médicament ne soit tombé,
  – vérifier que le patient a pu les avaler,
  – conseiller le patient si besoin pour faciliter la prise (mettre le comprimé au fond de la bouche…) ;
- observer l'état clinique du patient ;
- assurer la surveillance des paramètres vitaux en fonction du projet de soins établi ;
- signaler toute anomalie, alerter si urgence ;
- assurer les transmissions dans le dossier de soins et à l'infirmier(ère) responsable.

Si la prescription comporte la mention « AVC = Acte de la vie courante », si l'AS exerce dans un établissement ou un service à domicile à caractère sanitaire, social ou médico-social, l'AS peut être amené à ***distribuer*** les médicaments conformément à la circulaire du 4 juin 1999.

L'IDE

L'infirmier(ère), dans le cadre de son rôle propre, « accomplit les actes ou dispense les soins suivants visant à identifier les risques et à assurer le confort et la sécurité de la personne et de son environnement [...] », elle aide à la *prise des médicaments présentés sous forme non injectable, à la vérification de leur prise, à la surveillance de leurs effets et à l'éducation du patient.*

Lorsque « les actes accomplis et les soins dispensés relevant de son rôle propre sont dispensés dans un établissement [...], l'infirmier(ère) peut, sous sa responsabilité, les assurer avec la collaboration de l'AS, qu'il encadre, et dans les limites de la qualification reconnue à ce dernier du fait de sa formation ».

L'AS

La distribution ou l'aide à la prise de médicament par un AS est possible :

- **dès lors que ce geste est considéré comme un acte de la vie courante (AVC), mentionné sur l'ordonnance ;**
- **que le médecin prescripteur laisse cet acte à l'initiative de la personne jugée capable d'accomplir elle-même ce geste du fait de la nature du médicament.**

Cela n'exclut pas la responsabilité de l'infirmier(ère) qui est chargé d'encadrer l'AS avec qui il/elle collabore, mais cela précise que les responsabilités des soignants participant au projet de soins de la personne, peuvent être engagées.

2 Notions de pharmacologie

A Définitions

- ***Pharmacologie*** : science ayant pour objet l'étude des médicaments ayant la capacité de produire un effet sur les organismes vivants. La pharmacologie couvre un vaste domaine, qui s'étend de la fabrication du médicament à sa conservation et à sa délivrance aux clients.
- ***Pharmacovigilance*** : surveillance des interactions entre les effets d'une substance et l'organisme humain.
- ***Pharmacocinétique*** : étude du devenir du médicament dans l'organisme afin de fournir les connaissances nécessaires à l'adaptation de la posologie pour obtenir d'un médicament la meilleure efficacité avec le minimum d'effets secondaires indésirables.
- ***Médicament*** : « On entend par médicament toute substance ou composition présentée comme possédant des propriétés curatives ou préventives à l'égard des maladies humaines

ou animales, ainsi que tout produit pouvant être administré à l'homme ou à l'animal en vue d'établir un diagnostic médical ou de restaurer, corriger ou modifier leurs fonctions organiques[30] ». Cette définition est européenne.

- ***Principe actif*** : molécule d'origine végétale, animale ou synthétique qui confère au médicament ses propriétés thérapeutiques.
- ***Excipient*** : substance sans activité thérapeutique destinée à faciliter la préparation, la conservation ou l'administration des principes médicamenteux qui lui sont incorporés. Citons :
  - les édulcorants (qui masquent le goût désagréable du médicament),
  - les conservateurs,
  - les colorants (poudre de cacao, sucres, arômes d'orange ou de citron).
- ***Posologie*** : étude des modalités d'administration d'une substance. Ce terme désigne également l'étude des doses d'un médicament à administrer en fonction de l'âge, du sexe et de l'état du malade. Particulière à chaque produit, la posologie dépend du principe actif, de la voie d'administration et de la maladie.

B Cinq catégories de médicaments

Les médicaments sont classés en cinq catégories en fonction du risque de toxicité pour l'organisme et donc en fonction des substances qui le composent. Ces substances sont dites dangereuses dès lors que leur administration peut générer des effets nocifs induits par leurs propriétés : on parle de ***substances vénéneuses toxiques*** (provoquant des lésions graves), ***corrosives*** (provoquant des lésions par simple contact), ***à potentialité mutagène, tératogène, cancérogène***. Leur classification est faite selon une liste.

- ***La Liste I*** : les substances appartenant à cette liste ont un effet potentiel fortement toxique, si ce n'est mortel. Elles présentent les risques les plus élevés pour la santé. Un ***cadre rouge*** figure sur la boite de la spécialité. Le renouvellement est possible dans une limite de 12 mois, sur prescription médicale obligatoire.
- ***La liste II*** : cette liste regroupe des substances de moindre toxicité et engage moins le pronostic vital de la personne. Un ***cadre vert*** figure sur l'emballage. Le renouvellement est possible dans une limite de 12 mois, sauf si le médecin a inscrit sur l'ordonnance son interdiction.
- ***Les stupéfiants*** : il s'agit de substances qui provoquent une dépendance et peuvent entraîner une dégradation psychique, somatique et sociale de l'individu. Trois termes sont à retenir :
  - dépendance *psychique* : c'est un désir irrépressible de répéter les doses, afin de retrouver les sensations agréables ou extraordinaires,
  - dépendance *physique* : c'est l'apparition de troubles physiques intenses lorsque l'administration du produit est suspendue (leur ensemble constitue le syndrome de sevrage ou d'abstinence),
  - *tolérance* : c'est la diminution des effets sur l'organisme d'une dose fixe d'une substance au fur et à mesure de son administration.

Les spécialités de la liste des stupéfiants comportent sur le conditionnement un ***double filet rouge*** avec les mêmes mentions que pour les médicaments de liste I.

- ***Les psychotropes*** : il s'agit des médicaments ayant une action sur le psychisme. Les substances psychotropes restent inscrites respectivement dans la liste des stupéfiants ou la liste I selon les produits. Ces médicaments sont classés en trois groupes :
  - les *psycholeptiques* (hypnotiques, anxiolytiques…),
  - les *psychoanaleptiques* (antidépresseurs),
  - les *psychodysleptiques* (hallucinogènes).

La délivrance de ces médicaments nécessite le respect de certaines procédures de prescription et de traçabilité.

- ***Les médicaments non inscrits sur une liste*** sont ceux qui ne présentent pas de risque majeur et qui sont en vente libre.

30. Article L5111-1 du Code de la santé.

C Forme galénique du médicament

La forme galénique d'un médicament est choisie en fonction des propriétés physico-chimiques, du mode d'administration et de l'action désirée.

a. Définition de la « forme galénique »

La forme galénique est la présentation la mieux adaptée au traitement d'une maladie. La forme galénique est déterminée par :

- le choix de la voie d'administration (orale, injectable, cutanée...) ;
- les caractéristiques physico-chimiques de la molécule (stabilité du produit, organe à atteindre...) ;
- la quantité à administrer ;
- l'âge du patient ;
- la vitesse d'action désirée, etc.

Ainsi, une même molécule peut exister sous différentes formes (comprimé, poudre, suppositoire). Exemple : le Doliprane®.

b. Classement des formes médicamenteuses

Le classement des formes galéniques est établi en fonction des voies d'administration du médicament. Toutes ces voies présentent des avantages et des inconvénients. Ils sont regroupés dans le tableau 3.5.

Tableau 3.5 Voies d'administration et formes médicamenteuses.

Voies	Formes médicamenteuses	Avantages de l'administration	Inconvénients de l'administration
La voie orale 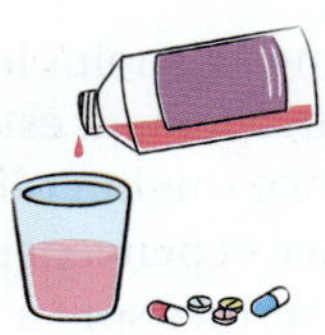	– Solutions buvables – Gouttes, sirops – Capsules, gélules – Cachets – Comprimés – Pilules	– Facilité de la prise – Rapidité d'emploi – Efficacité	– Action néfaste sur le système digestif – Goût désagréable
La voie parentérale 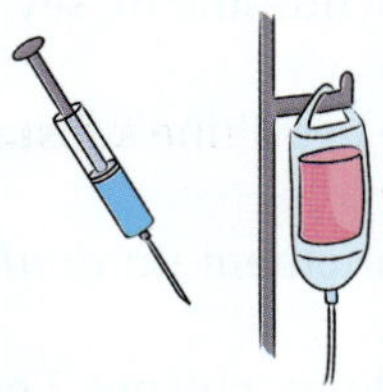	– Solutés injectables – Suspensions injectables – Vaccins	– Utilisés en cas d'urgence – Efficacité (dosage sûr)	– Douleur – Risque infectieux
La voie cutanée 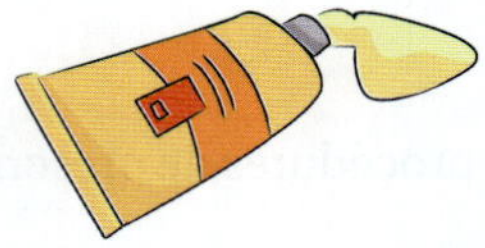	– Lotions – Pommades – Crèmes – Gels – Patchs	– Utilisés ponctuellement – Rapidité	Efficacité relative ou à long terme

Voies	Formes médicamenteuses	Avantages de l'administration	Inconvénients de l'administration
La voie transmucosale 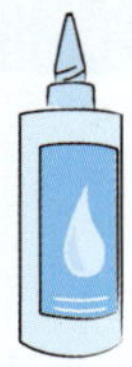	– Voie oculaire : collyres – Voie respiratoire : gargarismes – Voie génito-urinaire : ovules – Voie rectale : suppositoires	– Complément d'un traitement général – Rapidité	– Contraignant (traitement à heures régulières) – Rejet (parfois) – Désagréable (pour certains)

D Pharmacocinétique

Il s'agit de comprendre et d'étudier, de façon descriptive et quantitative, le devenir du médicament dans l'organisme et ses effets secondaires.

a. Devenir du médicament dans l'organisme

Quelles que soient les voies d'administration du médicament, on distingue quatre phases pour son devenir.

- ***L'absorption du médicament*** : pour exercer son action pharmacologique, le médicament doit atteindre son site d'action par l'intermédiaire de la circulation sanguine. La rapidité de cette action dépend du mode d'administration. En voie intraveineuse, le principe actif est disponible immédiatement dans la circulation ; par voie per os, il faudra attendre la dissolution de la substance au niveau gastrique et le processus de résorption digestive pour que le principe actif soit absorbé par la circulation sanguine et atteigne sa cible.
- ***La distribution du médicament*** : par la circulation sanguine, le médicament est distribué à tous les organes et tissus.
- ***La métabolisation du médicament*** : le médicament pénètre dans les cellules des tissus où il est fixé par des récepteurs. Il produit les « effets thérapeutiques » sur une durée limitée. La métabolisation est la transformation de la substance dans l'organisme, en l'assimilant ou la dégradant afin qu'elle produise l'effet attendu. La métabolisation des principes actifs est principalement hépatique.
- ***L'élimination du médicament*** : l'élimination du médicament est sa phase terminale. Il correspond à l'élimination du principe actif par l'organisme et sa totale disparition du volume sanguin. La mesure de l'élimination d'un médicament est la clairance.

b. Effets secondaires du médicament

Il s'agit de l'ensemble des manifestations indésirables consécutives à l'administration d'un médicament. Elles peuvent toucher tous les organes. Voici quelques exemples.

- ***Les effets digestifs*** : nausées, vomissements, diarrhée ; constipation.
- ***Les effets cutanés*** : prurit, éruption, urticaire, bouche sèche ; pétéchies[31].
- ***Les effets nerveux*** : insomnie, céphalées, anorexie, anxiété, somnolence.
- ***L'accoutumance*** : sensation de manque, besoin irréversible.
- ***Les effets visuels*** : myosis[32], cataracte, glaucome.
- ***Les effets tératogènes***[33] : malformations fœtales.

31. Petite tache hémorragique cutanée.
32. Contraction pathologique de la pupille.
33. Qui provoquent de graves malformations.

5 Protocoles de soin

1 Définition et intérêt

Un ***protocole*** de soin est « le descriptif des techniques à appliquer et/ou des consignes à observer dans différentes situations de soins ou pour l'administration d'un soin[34] ». Il permet au soignant de :
- connaître la procédure à appliquer dans certaines situations de soins ;
- être guidé dans l'exécution des actes de soins s'y référant ;
- contribuer à la qualité des soins dispensés.

Le terme de ***fiche technique***, souvent utilisé, est défini par les *Guides du service infirmier* comme étant le support décrivant les différentes étapes de l'acte. Ainsi il est plus facile de faire la distinction entre protocole et fiche technique.

2 Caractéristiques et procédure d'élaboration

A Caractéristiques d'un protocole

Les protocoles sont des règles garanties par la communauté scientifique, étayées par une recherche rigoureuse, méthodologique ayant abouti à des recommandations nationales, et qui prennent en compte la sécurité des patients et des personnels. Ainsi, les protocoles de soins peuvent être :
- ***d'ordre préventif*** : procédures concernant les soins et la gestion de l'environnement en relation avec la prévention des risques infectieux : le CCLIN est garant de ces protocoles (ex. : protocole de lavage de mains…) ;
- ***d'ordre thérapeutique et/ou éducatif*** : procédures émanant de la communauté médicale visant à décrire de façon standard, la meilleure façon de traiter une maladie ou d'améliorer les chances de guérison (ex. : protocole standard du traitement du cancer du colon…).

Les protocoles sous-entendent donc une notion d'***accord*** entre tous les membres de l'équipe de soins, en vue :
- d'inciter les partenaires à une meilleure *collaboration* dans les soins ;
- d'obtenir une cohérence avec la *politique* de soins de l'établissement ;
- de respecter le cadre *juridique* imposé pour tous ;
- de garantir la qualité des soins[35] ;
- d'harmoniser les soins ;
- de favoriser la *continuité* des soins.

B Procédure d'élaboration d'un protocole

L'élaboration d'un protocole nécessite une réflexion collective quant à sa nécessité, son intérêt et son application. La méthodologie d'élaboration est rigoureuse et comprend les principales étapes suivantes :
- référence au cadre juridique relatif à l'intérêt du protocole ;
- identification précise des objectifs du protocole ;
- identification des situations de soins concernées par l'application ou la non-application du protocole ;

34. Définition émanant du ministère de la Santé dans *Terminologie des soins infirmiers n° 3*, fascicule 86-21 ter.
35. Décret 13-221 du 16 février 1993 (devoirs envers les patients).

- identification des critères d'inclusion ou d'exclusion des patients dans le protocole ;
- détermination des soignants concernés par la mise en œuvre du protocole ;
- identification des modalités d'application (service, matériel...).

3 Structure d'un protocole de soins

Un protocole de soins doit être *clair, précis, concis, validé* et *daté* par l'ensemble des personnes compétentes dans le domaine considéré par le protocole (équipe médicale, pharmacien, référents ou correspondants en hygiène, équipe d'hygiène hospitalière, direction des soins infirmiers...). Il est réactualisé annuellement.

Le ***protocole*** doit comporter :

- un titre et la définition du soin ;
- les objectifs du soin ;
- les résultats escomptés et les moyens de validation ;
- les personnes habilitées à son utilisation ;
- les patients à inclure ou exclure ;
- le matériel requis (moyens) ;
- le descriptif du déroulement de l'action (fiche technique) ;
- la surveillance et/ou les précautions particulières ;
- les risques potentiels liés à l'application du protocole et la prévention éventuelle.

Le ***protocole*** doit aussi mentionner :

- la date de l'élaboration ;
- la signature du médecin responsable et du cadre de santé infirmier responsable du service ;
- les auteurs du protocole et le nom des personnes qui l'ont validé ;
- la date des évaluations et des validations successives.

4 Accessibilité, présentation d'un protocole de soins

Les protocoles de soins doivent être :

- diffusés à l'ensemble des personnes du service et de l'établissement concerné par son application, ainsi qu'à la direction de l'établissement ;
- remis aux personnels recrutés ;
- disponibles sur le lieu de travail des utilisateurs ;
- regroupés généralement dans un classeur. Dans certains services de soins, les protocoles sont regroupés sur une base de données informatique ;
- affichés selon l'organisation du service et l'utilisation du protocole.

5 Types de protocoles et compétences pour la mise en œuvre

Les principaux domaines donnant lieu à l'élaboration de procédures et fiches techniques sont les suivants[36].

- ***Hygiène de base*** :
  - lavage des mains (simple, antiseptique ou hygiénique, chirurgical) et antisepsie (ou désinfection) des mains,
  - précautions lors de risque de contact avec le sang, les liquides biologiques ou tout autre produit d'origine humaine,
  - tenue professionnelle.
- ***Hygiène des actes à haut risque d'infection*** :
  - préparation pré-opératoire de l'opéré et préparation du champ opératoire,
  - prévention des infections liées au sondage vésical à demeure et évacuateur,

36. Source : http://www.sante.gouv.fr/htm/pointsur/nosoco/guide/txt09.html

- prévention des infections liées à la ventilation artificielle,
- prévention des infections liées aux dispositifs intra-vasculaires.

• ***Mesures d'hygiène spécifiques à certaine(s) activité(s), patients ou risques*** :
  - techniques d'isolement (septique et protecteur),
  - soins aux prématurés et nouveau-nés en incubateur,
  - prévention de la transmission de la maladie de Creutzfeldt-Jakob,
  - prévention des escarres.
• ***Hygiène dans les laboratoires*** des services médico-techniques (laboratoire, pharmacie, exploration fonctionnelle, radiologie...).
• ***Hygiène en hémodialyse.***
• ***Utilisation des produits*** :
  - bon usage des antibiotiques,
  - utilisation des antiseptiques,
  - utilisation des désinfectants.
• ***Gestion de l'environnement*** :
  - traitement des dispositifs médicaux,
  - système qualité en stérilisation,
  - entretien des locaux d'hospitalisation,
  - gestion de l'environnement des blocs opératoires, des salles d'accouchement, des « zones protégées »,
  - maîtrise de la qualité de l'environnement (air, eau, surfaces, linge, alimentation...),
  - gestion des déchets d'activité de soins.

6 Surveillance du patient porteur d'une sonde vésicale et vidange du sac collecteur

A Indications et objectifs

La mise en place d'un cathétérisme vésical constitue un facteur de risque de l'infection urinaire. Aussi, les indications principales du sondage concernent-elles les personnes présentant une obstruction ***aiguë*** ou ***chronique*** de l'évacuation des urines : les personnes en période postopératoire ou en réanimation, pour lesquelles il est nécessaire de contrôler le débit urinaire.
Le soin consiste à surveiller la fonction d'élimination du patient, l'efficacité du sondage et la vidange du sac collecteur d'urines par l'intermédiaire d'un robinet situé à sa partie inférieure.
Le sac collecteur d'urines est équipé d'une valve antireflux qui empêche la remontée des urines (*cf.* Tableau 3.6 ci-après) et peut rester en place plusieurs jours.

B Compétences IDE et AS

Le sondage est un acte infirmier qui requiert des mesures d'asepsie rigoureuse à la pose et le maintien permanent d'un système de drainage clos. Ces mesures sont complétées par un entretien quotidien de l'hygiène génitale de la personne et de la sonde.
La surveillance et les manœuvres pour vidanger le sac collecteur peuvent ***relever de la compétence de l'AS*** et doivent permettre d'éviter la contamination du système.

C Technique

Tableau 3.6 Soins au patient porteur d'une sonde vésicale.

Matériel	Critères à respecter	Procédure
– Matériel nécessaire à la toilette génitale – Compresses stériles – Antiseptique non alcoolique – Gants à usage unique – Bocal pour recueillir les urines – Papier absorbant – Sac-poubelle		**1. La surveillance du patient sondé**
	Respect	– Respecter sa pudeur
	Efficacité	– S'assurer de l'absence d'obstruction du flux vésical (ex. : poche en déclive, niveau de la poche inférieur à celui de la vessie, sonde non coudée…)
	Hygiène	– Assurer l'hygiène génitale de la personne et nettoyer la sonde avec une compresse stérile imbibée d'un antiseptique non alcoolique, depuis le méat vers le sac collecteur
	Efficacité	– Fixer la poche sur un crochet suspendu au lit, fauteuil, etc.
	Sécurité	– Informer le patient de la nécessité de protéger la sonde lors de ses déplacements
	Sécurité/Efficacité	– Veiller à la perméabilité de la sonde lors de l'installation du patient (ni coudée, ni pliée, ni écrasée…) – Surveiller l'écoulement des urines régulièrement
		2. La vidange du collecteur
	Hygiène	– Se laver les mains et mettre des gants à usage unique
	Efficacité	– Poser un papier absorbant au sol à l'endroit où sera posé le bocal à urine servant de réceptacle pour les urines vidangées
	Hygiène/Sécurité	– Rapprocher le bocal à urine sous la poche de manière à ce qu'il soit sous le robinet évacuateur mais sans contact possible – Maintenir la poche et ouvrir le robinet (les possibilités sont variables en fonction du modèle de la poche, s'adapter au matériel) – Vidanger la poche en laissant s'écouler les urines sans contact avec le bocal afin d'éviter de contaminer le système
	Efficacité	– Refermer le robinet et essuyer si nécessaire
	Hygiène	– Replacer la poche sur le crochet de suspension fixé au support (lit, fauteuil…) – Placer le bocal à urine dans le cabinet de toilette, sur le support qui lui est destiné, replacer le capuchon
	Sécurité	**3. Les transmissions** – Apprécier l'aspect des urines, l'odeur, le volume – Noter sur la feuille de surveillance tous les éléments de son observation lors du soin – Se laver les mains

7 Observation du patient sous dialyse

A Indications et objectifs

La dialyse consiste en la réalisation d'échanges au travers d'une membrane semi-perméable entre le sang du patient à traiter et un liquide de dialyse. L'objectif est d'assurer artificiellement les fonctions épuratrices du rein.

Le prélèvement de sang lors d'une hémodialyse nécessitant un débit important, les patients régulièrement dialysés sont porteurs d'une fistule artério-veineuse (FAV). Il s'agit d'une anastomose sous-cutanée de l'artère radiale avec la veine radiale (au bras gauche). La FAV est réalisée sous anesthésie locale ou générale.

B Technique

Tableau 3.7 Soins au patient hémodialysé.

Matériel	Critères à respecter	Procédure
– Box équipé d'un générateur à dialyse – Pèse-personne – Appareil de mesure pour la TA et le pouls (dynamap) – Gants à usage unique – Sac-poubelle		**1. Avant la dialyse** Préparation de la séance avec l'infirmier(ère)
	Hygiène	– se laver les mains
	Confort	– Installer le lit ou le fauteuil du patient de manière à ce que le générateur soit placé du côté de la FAV du patient
	Sécurité	– Assister l'infirmier(ère) dans le branchement et la vérification du fonctionnement du générateur
	Respect	– Accueillir le patient, lui expliquer le soin, le rassurer
	Sécurité/Efficacité	– Participer avec l'infirmier(ère) au recueil d'information sur le patient – L'observer pour dépister les signes d'une surcharge hydrique (œdème, dyspnée…) – Le peser et mesurer la tension artérielle, le pouls
	Confort/Respect	– L'installer confortablement et laisser à sa portée les objets de première nécessité – Assister l'infirmier(ère) pendant le raccordement du patient au générateur
		2. Action durant la dialyse
	Hygiène/Respect	– Veiller à permettre au patient de satisfaire ses besoins (repas en fonction de la prescription, boisson, élimination…)
	Sécurité	– Participer avec l'infirmier(ère) au contrôle des paramètres du générateur, à l'évaluation régulière des constantes de la personne et à la surveillance du point de ponction (absence de saignement…)
		3. Action après la dialyse
	Confort/Sécurité	– Participer avec l'infirmier(ère) à l'arrêt de la séance, débrancher le patient
	Hygiène/Sécurité	– Mettre des gants à usage unique – Évacuer les déchets et le linge en respectant les circuits
	Confort/Sécurité	– Assister le patient
	Sécurité/Efficacité	– Participer avec l'infirmier(ère) au contrôle de la tension artérielle, des pulsations, du poids
		4. Transmissions – Noter les transmissions dans le dossier de soins

8 Pose d'un collecteur externe chez l'homme (ou étui pénien)

A Indications et objectifs

La pose d'un collecteur externe ou étui pénien est indiquée pour les personnes incontinentes urinaires, afin de :

- favoriser la cicatrisation des plaies de la région génito-anale ;
- favoriser le confort du patient ;
- mesurer la diurèse

L'étui pénien est un étui qui s'adapte sur la verge, il est relié à un collecteur d'urine et permet le recueil des urines de façon non invasive (*cf.* Module 2, « Soins et surveillance de l'élimination urinaire pour la technique de la diurèse »).

B Technique

Tableau 3.8 Pose d'un collecteur externe chez l'homme.

Matériel	Critères à respecter	Procédure
– Matériel pour toilette génitale – Collecteur externe d'urine (= poche à urine) – Étui pénien : • gants à usage unique • sparadrap • protection sur le lit		**1. Préparation**
	Respect	– Prévenir le patient (solliciter sa collaboration selon son autonomie) :
	Hygiène	• se laver les mains et mettre des gants à usage unique • mettre une protection sur le lit
	Hygiène	– Effectuer la toilette génitale (eau et savon)
		– Vérifier la taille de l'étui pénien avant la pose
		2. Action
	Efficacité	– Mettre l'étui sur la verge en le laissant dépasser du gland de 1 à 2 cm
	Confort/sécurité	– Dérouler le caoutchouc jusqu'à la base de la verge (attention à ne pas faire garrot)
	Efficacité	– Retirer la protection de la bande adhésive avec délicatesse[a]
	Sécurité/Confort	– Raccorder l'étui à une poche à urines et la suspendre (fixer avec du sparadrap à l'intérieur de la cuisse le raccord pour que la poche ne tire pas sur la verge)
	Hygiène	– Surveiller l'état cutané et *changer l'étui chaque jour*
		– Se laver les mains
		3. Transmissions
	Sécurité	– Faire les transmissions : indiquer le soin, l'état du patient, l'état cutané.

a. Il est préférable de retirer les gants pour éviter que l'adhésif adhère aux gants et rende impossible l'adaptation de l'étui pénien à la verge.

9 Soins d'hygiène au patient porteur d'entérostomie

Sont évoqués, dans ce chapitre, les soins au patient porteur d'une stomie digestive.

A Indications

L'entérostomie est indiquée pour un patient atteint d'un cancer digestif. À la suite d'une intervention chirurgicale (il s'agit d'une dérivation de l'intestin à la peau), les matières fécales sont évacuées dans une poche. Des soins d'hygiène quotidiens seront nécessaires, ainsi que la mise en œuvre d'un programme éducatif élaboré.

B Objectifs

Le traitement curatif des cancers digestifs repose essentiellement sur la chirurgie d'exérèse. Le rétablissement de la continuité, après exérèse de la zone tumorale, se fait par l'anastomose des deux extrémités sectionnées bout à bout. Cependant, l'état de la cavité abdominale ou du côlon ne permet pas l'anastomose immédiate. Une stomie est alors pratiquée de façon temporaire : le rétablissement se fera dans un second temps, ou de façon définitive.

C Conséquences d'une stomie

- Les ***conséquences fonctionnelles*** d'une stomie sont variables en fonction du siège :
  - la ***colostomie*** : les selles sont plus ou moins moulées, il y a émission de gaz. Pour certaines stomies coliques, il est possible d'assurer un degré de continence en utilisant des obturateurs de stomies, l'évacuation des selles se fera alors par irrigations coliques. Le matériel utilisé : poche non vidangeable munie d'un filtre de dégazage et d'un protecteur cutané,

– l'*iléostomie* : les selles sont liquides, de volume important et le contrôle de leur émission est impossible. Le matériel utilisé : appareillage très étanche avec poche vidangeable et protecteur cutané.

Il existe plusieurs diamètres de poche pour s'adapter à la dimension de la stomie.

- Les ***conséquences psychologiques*** : elles peuvent être parfois très importantes et nécessiter une aide psychologique. Le patient peut avoir une altération de l'image de soi, une perte de confiance, être victime d'une exclusion, être la cause d'une perturbation de la vie familiale, etc. L'éducation du patient est indispensable et sera faite soit par l'infirmière, soit par une stomathérapeute.

D Technique

Tableau 3.9 Soins d'hygiène à un patient ayant subi une entérostomie.

Matériel	Critères	Procédure
– Gants à usage unique – Poubelle DAOM - papier WC – Eau + savon de Marseille – Compresses – Pâte stomadhésive – Poche adaptée à la stomie Aspect éducatif	 *Respect* *Efficacité*	**1. Préparation** – Annoncer le soin au patient – Lui expliquer comment réaliser lui-même ses soins (en fonction de ses capacités) – Regrouper le matériel – Vérifier le diamètre de la poche et celui de la stomie – Vérifier l'intégrité de l'appareillage utilisé
	Hygiène *Efficacité* *Hygiène* *Sécurité* *Efficacité* *Respect* *Hygiène*	**2. Action** – Se laver les mains, enfiler les gants à usage unique – Ôter la poche usagée (la jeter dans un sac DAOM) – Retirer l'excédent de matières adhérentes à la stomie et à la peau avec du papier WC – Nettoyer la peau autour de la stomie à l'eau et au savon à l'aide de compresses et bien sécher – Vérifier l'absence d'irritation de la peau – Appliquer la pâte stomadhésive, puis le socle et la poche adaptée à la stomie, mettre la poche dans le sens de la déclivité – S'assurer du bien-être du patient – Ranger le matériel, évacuer les déchets (sac DAOM), aérer la pièce – Se laver les mains
	Sécurité	**3. Transmissions** – Assurer les transmissions (indiquer le comportement du patient)
	Respect *Efficacité*	**4. Mise en œuvre du programme éducatif avec l'IDE** – Apporter des conseils d'hygiène de vie (mettre des vêtements amples, éviter les sports violents...) – Donner des conseils alimentaires en fonction de la stomie – Expliquer la manipulation et l'entretien de la stomie.

10 Alimentation entérale par sonde

A Indications et objectifs

Il s'agit d'apporter des mélanges nutritifs adaptés à la capacité fonctionnelle du tube digestif du patient au moyen d'une sonde ou d'une stomie (gastrostomie). Cette alimentation est prescrite soit de courte durée (après un AVC : risque de fausse route), soit de longue durée (cancer digestif).

Le rôle de l'AS sera de préparer tout le matériel nécessaire à cette alimentation ainsi que le patient (installation, information du soin). La pose de l'alimentation entérale se fera par l'infirmière.

B Technique

Tableau 3.10 Alimentation par sonde.

Matériel	Critères	Procédure
– Mélange nutritif prescrit – Nutripompe (type Kangaroo) et raccord électrique – Tubulure pour alimentation entérale – Seringue 50 mL pour le rinçage – Eau minérale 50 mL – Nécessaire au soin de bouche - Stétoscope - Seringue de 10 mL - sacs DAOM et DASRI - gants à usage unique		**1. Préparation**
	Sécurité	– Vérification de la prescription médicale (nom du produit, fréquence, durée, posologie, vitesse du débit)
	Hygiène	– Se laver les mains
		– Regrouper le matériel et s'assurer du fonctionnement de la nutripompe
	Sécurité	– Annoncer le soin au patient et l'installer confortablement en position assise (sauf contre-indication)
	Confort	– l'IDE met des gants à usage unique pour vérifier la mise en place de la sonde[a] naso-gastrique dans l'estomac
	Sécurité	En cas de gastrostomie, vérifier que le bouton de gastrostomie est bien fixé, qu'il n'y a pas de fuite autour et adapter la tubulure d'alimentation entérale
		2. Action
	Efficacité	– Administrer la nutrition en respectant le débit et la quantité
	Sécurité	– Vérifier l'absence de complications[b]
	Sécurité	– Rincer la sonde naso-gastrique à l'eau minérale et la fermer lorsque l'alimentation est terminée
	Hygiène	– Effectuer un soin de bouche au patient (prévention du risque de mycose)
	Sécurité	– S'enquérir de l'élimination intestinale du patient[c]
		– Ranger le matériel
		– Se laver les mains
		3. Transmissions
	Sécurité	– Faire les transmissions à l'infirmier(ère) de la qualité du transit, du ressenti du patient lors de la digestion (ballonnement, aérophagie, gaz excessif, vomissement..).

a. Très important car risque de fausse route. Un contrôle de la bonne mise en place de la sonde sera réalisé avec une seringue et un stéthoscope par l'infirmière.
b. Il y a plusieurs risques :
– troubles gastro-intestinaux en cas d'administration trop rapide, de type ballonnements, spasmes ;
– risque d'inhalation, surtout chez les patients ayant des troubles de la vigilance ou de la conscience ;
– risque d'ulcérations nasales ou pharyngées liées à la fixation de la sonde pouvant aller jusqu'à la formation d'une escarre ;
– risque d'œsophagite et de reflux (et par conséquent d'inhalation du produit de nutrition).
c. Elle varie en fonction de la préparation nutritive :
– diarrhées et vomissements, notamment en cas d'administration prolongée ;
– quantité réduite de selles du fait de la faible capacité digestive nécessaire.

L'ALIMENTATION ENTÉRALE

L'alimentation entérale est indiquée quand l'alimentation normale, par voie orale, est devenue impossible ou insuffisante, et que l'état du tube digestif du patient le permet.
L'alimentation se fait grâce à une *sonde souple*. Cette sonde peut être introduite :
- **soit par les *voies naturelles* : c'est le cas de la *sonde naso-gastrique* ;**
- **soit par les *voies artificielles* : c'est le cas lorsque le chirurgien a abouché une partie de la sonde à l'organe (pour l'estomac c'est la *sonde de gastrostomie*).**

Ne pas confondre *voie entérale* (vue ci-dessus) et *voie parentérale* qui signifie voie d'introduction d'un produit dans le sang (c'est le principe de la perfusion).

11 Aide aux soins réalisés par l'infirmier(ère)

Cette aide va se faire en deux temps : d'abord la préparation du chariot, ensuite celle du matériel stérile (*cf.* Technique ci-après).

A Préparation du chariot de soin

a. Indications et objectifs

Le chariot de soin permet de disposer de :
- un « plan de travail » propre et désinfecté ;
- un assortiment de matériel, selon les besoins du soin (donc gain de temps).

b. Technique

L'AS va utiliser le chariot en cinq temps : une installation chronologique du matériel organise le soin et évite les fautes d'hygiène.

Tableau 3.11 Préparation du chariot de soin.

Matériel	Critères	Procédure
– Gants à usage unique – Chariot de soins – Matériel de décontamination – Sacs-poubelle DAOM et DASRI – Matériel spécifique au soin		**1er temps : nettoyer le chariot**
	Hygiène	– Se laver les mains et enfiler les gants à usage unique
	Efficacité	– Sélectionner le chariot le plus adapté au soin envisagé
	Hygiène	– Nettoyer le chariot (avant et après chaque soin)
		2e temps : agencer le chariot
	Sécurité	– Regrouper le matériel propre sur le plateau supérieur et le sale sur le plateau inférieur
	Hygiène	– Garder un espace libre sur le plateau supérieur pour disposer d'un plan de travail
		3e temps : installer le chariot pour le soin
	Efficacité	– Installer le chariot auprès du patient[a]
	Hygiène	– Se laver les mains et réaliser le soin
		4e temps : nettoyer et décontaminer le matériel
	Hygiène	– Fermer le sac de linge sale et les sacs-poubelle
	Sécurité	– Respecter les circuits propre et sale
	Hygiène	– Nettoyer, décontaminer et ranger le matériel
	Hygiène	– Se laver les mains
	Sécurité	**5e temps : faire les transmissions**

a. Respecter les procédures d'accès du chariot dans les chambres spécifiques au service, aux types de patients, aux risques infectieux.

B Préparation du matériel stérile

a. Indications et objectifs

Le matériel stérile est exempt de micro-organismes. Il est donc utilisé pour tous soins dont l'asepsie est recommandée, voire obligatoire. Sa manipulation impose donc beaucoup de précautions.

b. Technique

Tableau 3.12 Préparation du matériel stérile.

Matériel	Critères	Procédure
– Gants à usage unique – Chariot de soin – Solution hydro-alcoolique (SHA) – Matériel stérile adapté au soin prescrit (selon consignes)	 *Hygiène* *Sécurité*	**1. Préparation** – Se laver les mains – Regrouper le matériel de façon à faciliter le soin à l'infirmier(ère) – Vérifier l'intégrité des emballages : • les symboles de l'efficacité de la stérilisation • la date de péremption – Agencer le matériel sur le chariot ou le plan de travail – Délimiter un côté pour le « propre » et un côté pour le « sale »
	Hygiène *Confort* *Respect*	**2. Action** – Se laver les mains (si besoin utiliser la SHA) – Ajuster les appareillages nécessaires au soin – Expliquer le soin au patient – Maintenir le patient pendant le soin de l'IDE, pour éviter les fautes d'asepsie, lui expliquer le soin (collaboration du patient).
	Hygiène *Sécurité*	**3. Précautions : lors de l'ouverture du matériel, l'AS doit :** – Proscrire tout contact avec l'environnement (ex. : blouse, objets divers...) – Déposer avec délicatesse le matériel sur le champ stérile – Effectuer le tri sélectif des déchets – Ranger le matériel – Nettoyer, décontaminer et ranger le chariot – Assurer la traçabilité du matériel à stériliser
	Sécurité	**4. Transmissions** – Faire les transmissions orales et écrites

12 Aide à la réalisation de pansements simples

A Indications et objectifs

Le pansement simple consiste à protéger une plaie, à absorber l'exsudat produit par la plaie et à favoriser la cicatrisation. Le pansement a un rôle protecteur, il permet de :

- éviter les chocs ;
- empêcher le frottement des vêtements ;
- protéger une plaie du milieu extérieur (poussières, microbes...).

B Technique

Tableau 3.13 Réalisation de pansements simples.

Matériel	Critères	Procédure
Préparation du chariot de soins		**1. Préparation**
a) étage supérieur (matériel stérile), prévoir :	***Hygiène***	– Se laver les mains
– des gants stériles	***Respect***	– Prévenir le patient et l'installer
– une protection pour le lit	***Confort***	confortablement
– un set à pansement à usage unique	***Sécurité***	– Préparer le matériel
(comprenant plateau, cupule, pinces,		**2. Action**
compresses stériles, tampons, un petit champ		*Durant le soin :*
stérile)	***Hygiène***	– Prévoir une protection sur le lit
– un savon antiseptique	***Sécurité***	– Maintenir le patient durant le soin
– un antiseptique		– Surveiller les réactions du patient
– une bande (selon le type de pansement)	***Respect***	– Respecter sa pudeur
– un nécessaire à l'ablation de fils	***Efficacité***	– Servir l'infirmier en respectant l'asepsie
– une SHA		*Après le soin :*
b) étage inférieur (matériel non stérile (ou)	***Confort***	– Installer le patient confortablement
sale), prévoir :	***Hygiène***	– Regrouper le matériel à stériliser
– des haricots		et le décontaminer
– des sacs-poubelle (pour les déchets)		– Nettoyer et ranger le chariot et le matériel
– du matériel répondant à la spécificité		– Se laver les mains
du pansement		**3. Transmissions**
– des produits de décontamination	***Sécurité***	– Faire les transmissions écrites et orales

13 Aide à la réalisation de bandages

A Indications et objectifs

Le bandage a pour but de maintenir :

- un pansement (ex. : pansement d'un panaris au doigt) ;
- un plâtre (ex. : en cas de bras ou de jambe cassée) ;
- une articulation (ex. : en cas de luxation, entorse).

Le bandage peut aussi être utilisé pour pratiquer un pansement compressif devant une hémorragie externe.

B Technique

Tableau 3.14 Réalisation d'un bandage.

Matériel	Critères	Procédure
Bandes (au choix) :		**1. Gestes professionnels (*cf.* Fig. 3.12)**
– en gaze ;	***Hygiène***	– Se laver les mains
– en toile ;	***Efficacité***	– Le globe est tenu de la main droite et dirigé vers le haut
– en crêpe élastique		– Le bandage s'effectue toujours de la gauche vers la droite
(type Velpeau)		– Commencer par faire deux circulaires
		– Faire ensuite des circulaires en 8 (à adapter à la partie du corps bandée)
		– Terminer par deux circulaires
		2. Précautions
	Sécurité	– Éviter le contact direct avec la plaie
		– Veiller à ne pas trop serrer la bande (pour ne pas bloquer la circulation) mais serrer assez fort pour éviter qu'elle ne glisse
		– Veiller à laisser apparentes les extrémités des orteils et des doigts
	Sécurité	**3. Transmissions**
		– Dépister les signes de compressions (fourmillements, froideur des extrémités, douleur)
		– Prévenir dans ce cas en urgence l'infirmier pour lever la compression

Fig. 3.12 **Bandage du coude ou du genou.**

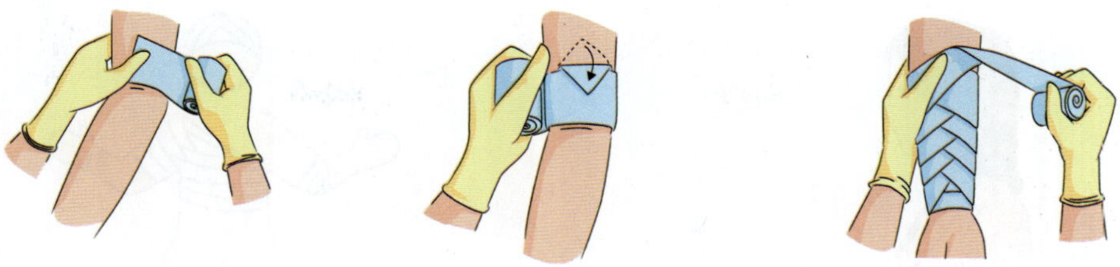

1. La première circulaire est posée en oblique.

2. La partie de la bande qui dépasse est rabattue sous la 2e circulaire pour la fixer.

3. Le bandage en 8 à adopter pour les parties côniques (mollet, avant-bras) pour éviter le glissement de la bande.

Fig. 3.13 **Bandage de la main ou du doigt.**

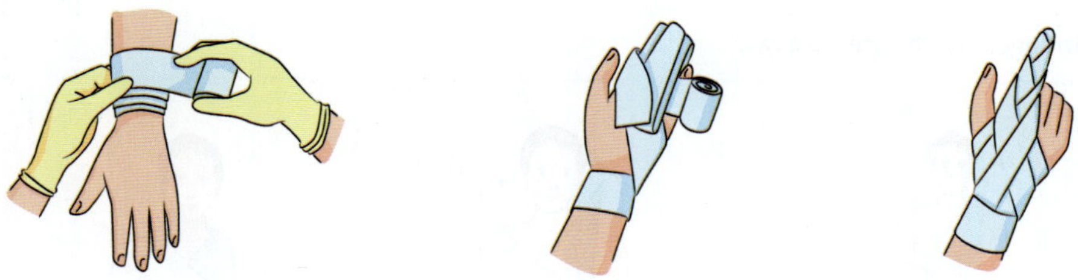

1. Le **bandage spiral**
Adopter un bandage spiral et des circulaires simples pour les parties droites (poignet).

2. Le **bandage de la main**
Première circulaire autour du poignet, puis circulaire en 8 autour de la main.

3. Le **bandage en 8**
Adopter un bandage renversé ou en « 8 » pour les parties côniques (mollet, avant-bras) pour éviter la glissement de la bande.

Fig. 3.14 **Bandage du pied.**

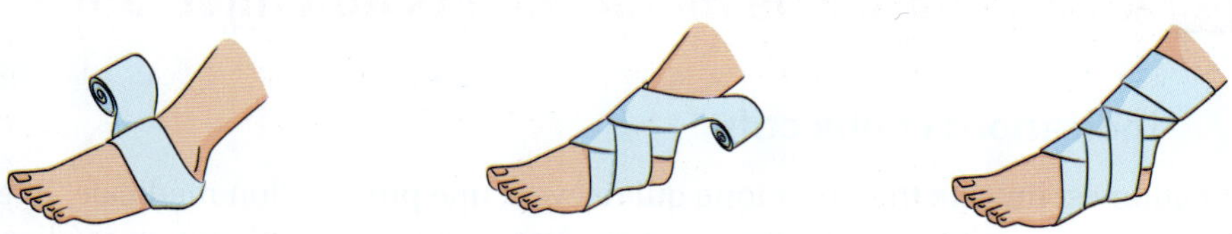

1. Faire une première circulaire autour du talon, puis une deuxième autour du coup de pied.

2. Faire les circulaires suivantes en « 8 » autour de la cheville et du pied.

3. Finir par deux circulaires en spirale autour de la cheville.

Fig. 3.15 **Différentes tortues.**

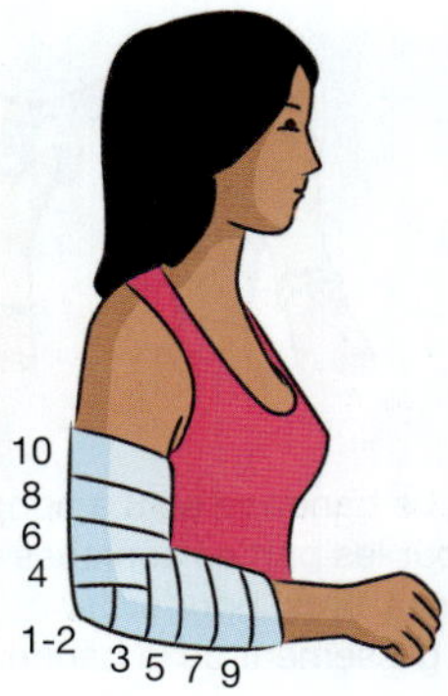

1. Tortue du coude

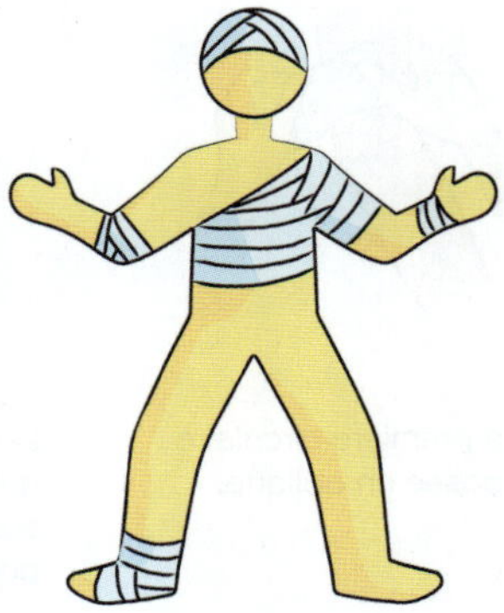

2. Différentes tortues

Fig. 3.16 **Bandage en écharpe du bras.**

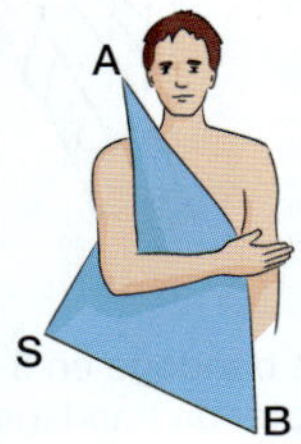

1. Placer l'écharpe sous l'avant-bras malade.

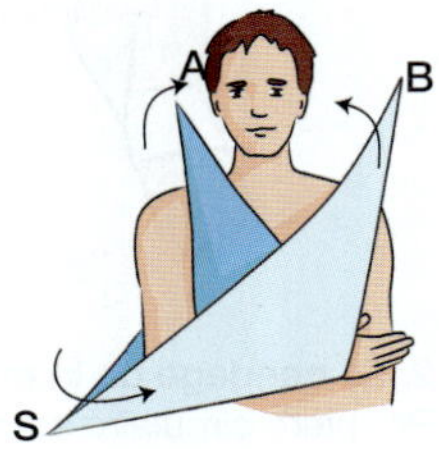

2. Remonter la pointe B sur l'épaule saine, la nouer autour du cou avec la pointe A.

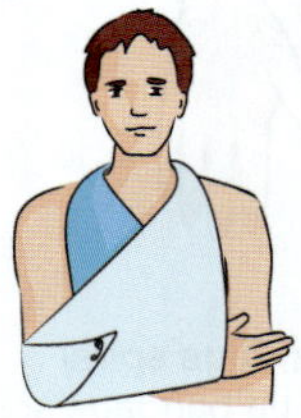

3. Fixer la pointe S devant le bras malade.

14 Aide à la prise de médicaments non injectables

A Indications et objectifs

La médication est un acte thérapeutique qui relève d'une prescription médicale. Elle est destinée à soigner une pathologie précise. L'AS peut être amené à administrer un médicament s'il s'agit d'un acte de la vie courante.

B Technique

Tableau 3.15 Aide à la prise de médicaments non injectables.

Matériel	Critères	Procédure
– Prescription médicale et/ou consignes – Pilulier, blister, cupule – Cuillère – Verre d'eau – Dérivé pour faciliter la prise du médicament		**1. Préparation**
	Efficacité	– Apprécier l'état physique et psychologique du patient (fatigue, nausées, dépendance...)
	Respect	– Informer le patient et solliciter sa participation
	Confort	– Installer le patient en position adéquate (semi-assise, assise)[a]
	Hygiène	– Se laver les mains – Nettoyer la table avant que les médicaments y soient déposés dans leur réceptacle (blister, pilulier, cupule...)
	Confort	– Préparer un verre d'eau pour faire rincer la bouche au patient[b]
		2. Action
	Efficacité	– Proposer les médicaments au patient (respecter les habitudes et protocoles)
	Confort	– Faire avaler le comprimé avec la gorgée d'eau et respecter le rythme du patient
	Sécurité	– Noter ses difficultés pour avaler et si besoin proposer un autre moyen pour ingérer les médicaments (compote, yaourt...) – Surveiller le patient : • vérifier si le patient a avalé le comprimé • s'assurer qu'aucun comprimé ne soit tombé • si le patient vomit : repérer si les médicaments absorbés ont été gardés ou non – Se laver les mains ou utiliser la SHA
	Sécurité	**3. Transmissions** – Assurer les transmissions orales auprès de l'infirmier(ère) – Faire des transmissions écrites (noter le comportement du patient et les actions mises en œuvre)

a. Pour éviter les fausses routes.
b. L'humidification de la muqueuse facilite le passage des comprimés.

15 Soins aux personnes malades ou dépendantes

Nous allons voir la réfection du lit (dans le cas où le patient occupe le lit) et les soins aux patients sous perfusion.

A Réfection du lit

a. Réfection du lit occupé

Indications et objectifs

La réfection du lit permet d'assurer l'hygiène et le confort du patient alité, tous les jours, voire plus si nécessaire. Elle est réalisée généralement le matin après la toilette du patient.

Technique

Tableau 3.16 Réfection du lit occupé.

Matériel	Critères	Procédure
– Linge propre :		**1. Préparation**
• draps	*Respect*	– Prévenir le patient
• taies	*Hygiène*	– Se laver les mains et préparer le linge propre
• alèses		– Prévoir un support (chaise) pour déposer le linge
– Matériel pour nettoyer et désinfecter le lit		– Monter le lit (ergonomie)
	Efficacité	– Retirer les oreillers (sauf un), le dessus du lit et la couverture[a]
		– Laisser le drap du dessus sur le patient
– Gants à usage unique (facultatifs)		**2. Action**
	Respect	– Informer le patient du déroulement de l'action
– Sac à linge sale		*1er temps : le drap de dessous et l'alèse*
		– Rouler le drap et l'alèse sales contre le dos du patient (tourné sur le côté)
		– Rouler le drap de dessous de la tête au pied
	Hygiène	– Dérouler le drap et l'alèse propres vers le milieu du lit (éviter le contact avec l'alèse sale)
		– Faire tourner le patient de l'autre côté du lit
		– Enlever l'alèse sale et le drap de dessous
		– Dérouler le drap et l'alèse propres et les border
		2e temps : le drap de dessus, les oreillers
	Confort	– Réinstaller le patient sur le dos, le border, vérifier l'absence de plis
		– Remettre les oreillers
		– Tendre le drap de dessus, remettre la couverture et le dessus de lit
	Confort	– Laisser un pli d'aisance
		3e temps : l'environnement
	Hygiène	– Nettoyer l'adaptable et la table de chevet
		– Réinstaller l'environnement du patient (objets de 1re nécessité)
		– Se laver les mains
		3. Transmissions
	Sécurité	– Faire les transmissions écrites et orales (douleurs, réactions du patient)

a. Repérer la partie en contact avec les pieds et celle en contact avec le visage (afin de respecter le sens en les repositionnant par la suite).

b. Réfection du lit non occupé (*cf.* Module 1)

Indications et objectifs

La réfection du lit permet d'assurer l'hygiène, le confort et la sécurité du patient valide. Elle se fera tous les jours (au moment où le patient est levé).

Technique

Cf. Tableau 1.20, Module 1.

B Soins au patient sous perfusion

a. Indications et objectifs

La surveillance s'impose pour toute personne qui est sous perfusion avec un objectif de sécurité et d'efficacité.

b. Actions du soignant

Les actions du soignant portent plus particulièrement sur la *surveillance* du patient et de ses réactions à la perfusion (*cf.* Tableau 3.17).

Tableau 3.17 Surveillance du patient sous perfusion.

Critères	Procédure
	1. Surveiller les réactions du patient
Sécurité	– Dépister les réactions d'intolérance au médicament perfusé (ex. : allergie cutanée, dyspnée) – S'enquérir de la fonction d'élimination de la personne et surveiller la diurèse
	2. Surveiller le point de ponction et la perfusion
Sécurité	– Vérifier l'absence de signes d'inflammation (en regardant et en palpant) et de saignement au point de ponction
Efficacité	– Vérifier la présence de soluté et s'assurer de son écoulement (débit régulier) – Contrôler la tubulure (non coudée et étanche) – Utiliser la SHA
	3. S'assurer du confort du patient
Confort	– S'assurer de l'aisance du patient dans ses mouvements
Respect	– Rapprocher de lui les objets de 1re nécessité, pour éviter les gestes à risque
Sécurité	– S'assurer qu'il se déplace avec le pied à sérum sans risque de chute

16 Soins au patient diarrhéique

La diarrhée est la production fréquente de selles, d'aspect liquide et malodorant. Elle peut être aiguë, souvent infectieuse ou chronique. Elle est souvent fonctionnelle.

A Indications et objectifs

Les soins s'adressent aux personnes diarrhéiques. L'objectif est d'appliquer les règles d'hygiène, de sécurité, de confort et de respect du patient. Certaines mesures spécifiques de prévention sont à prendre en compte.

B Technique

Tableau 3.18 Soins au patient diarrhéique.

Matériel	Critères	Procédure
– Gants jetables – Surblouse – Bassin ou chaise percée – Papier hygiénique – Nécessaire aux ablutions et toilette périnéale de la personne	*Sécurité* *Hygiène* *Confort* *Hygiène* *Confort* *Respect* *Hygiène* *Sécurité* *Sécurité* *Hygiène* *Sécurité*	– En cas de diarrhée d'origine infectieuse, mettre en œuvre les mesures d'isolement[a] – Procéder aux soins d'hygiène et de confort – Disposer du papier WC (doux) et le bassin à proximité de la personne – Respecter sa pudeur – Demander au patient de : • se laver les mains après chaque selle et avant les repas • respecter le régime alimentaire à visée constipante (prescrit) • boire au moins 1,5 litre/24 h – Signaler les manifestations de fatigue, de douleur abdominale du patient – Apprécier ses paramètres vitaux – Se laver les mains – Assurer les transmissions

a. Respecter protocole d'isolement (*cf.* Module 6).

17 Observation et transmission des signes de douleur

A Indications et objectifs

L'AS devra évaluer la douleur de la personne, assurer son confort et sa sécurité (surveillance du traitement).

B Technique

Tableau 3.19 Observation et transmission des signes de douleur.

Matériel	Critères	Procédure
– Échelle visuelle analogique (EVA) – Feuille de surveillance – Échelle verbale simple (EVS)	***Efficacité*** ***Respect***	**1. Observer et évaluer la douleur de la personne** – Utiliser l'échelle de mesure et expliquer son mode d'emploi à la personne (rester auprès d'elle) – Demander l'intensité de la douleur au patient (en utilisant une échelle d'évaluation de la douleur adaptée au patient) – Lire le chiffre correspondant à la douleur de la personne et lui faire décrire la douleur – Observer son comportement et transmettre à l'IDE
	Respect ***Confort***	**2. Assurer le confort de la personne** – Organiser les soins pour limiter les sollicitations de la personne – Assurer les soins de confort et d'hygiène avec douceur – Veiller à l'installation confortable de la personne (calme, lumière tamisée, ergonomie pendant le soin)
	Sécurité	**3. Participer à la surveillance des traitements antalgiques** – Apprécier l'efficacité du traitement[a] et surveiller l'apparition d'éventuels effets secondaires (ex. : constipation, nausées et/ou vomissements, vertiges, somnolence, dépression respiratoire…) et alerter l'IDE
	Sécurité	**4. Assurer les transmissions** – Indiquer dans le dossier de soins : l'intensité, la fréquence, les moments d'apparition de la douleur, ses effets sur le comportement et les mots employés par le patient (par exemple : ça me ronge, ça pique…)

a. Attendre au moins 30 à 45 min après l'administration d'un antidouleur, avant de faire un soin au patient.

Fig. 3.17 Échelles de mesure de la douleur.

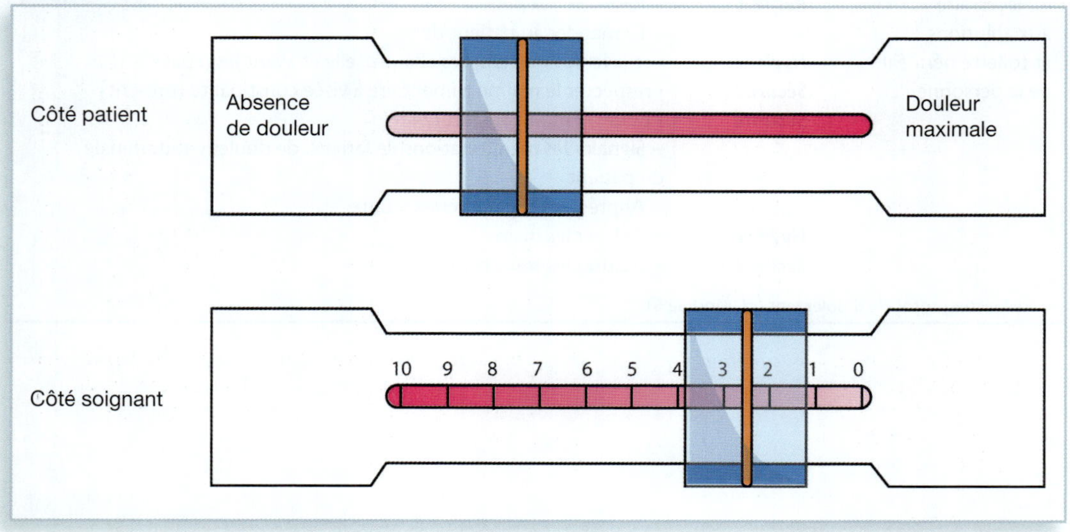

18 Aide au premier lever

A Indications et objectifs

Le 1er lever permet de limiter le risque thromboembolique principalement en période postopératoire. Ce soin est un acte infirmier relevant d'une prescription médicale[37]. L'AS apporte souvent son aide en participant au soutien et à l'observation du patient, mais ne doit en aucun cas le réaliser seul.

B Technique

Tableau 3.20 Aide au premier lever.

Matériel	Critères	Procédure
– Robe de chambre pour le patient et ses chaussons – Fauteuil à proximité du lit et un oreiller – Appareil à tension et stéthoscope		**1. Prévenir le patient**
	Respect	– Lui expliquer l'intérêt du lever et les précautions à prendre
		2. Préparer le patient
	Confort	– Se laver les mains – Proposer la robe de chambre au patient – Mettre le fauteuil près du lit
	Sécurité	– Faire asseoir un moment le patient au bord du lit et lui demander ses impressions (absence de vertige, de nausées, de douleur thoracique, de sueurs…)
		3. Lever le patient lentement
	Sécurité	– Lui demander de regarder devant lui, lui demander comment il se sent, l'observer
	Sécurité	– Faire asseoir le patient dans le fauteuil et le surveiller : s'il a un malaise ou se sent fatigué, douloureux, alerter immédiatement l'IDE
	Confort	**4. Recoucher le patient** au bout de 5 à 10 min (selon appréciation de l'IDE)
	Hygiène	– Se laver les mains avant d'intervenir auprès d'un autre patient

Fig. 3.18 L'aide au premier lever faite par l'infirmier(ère) ou le kinésithérapeute.

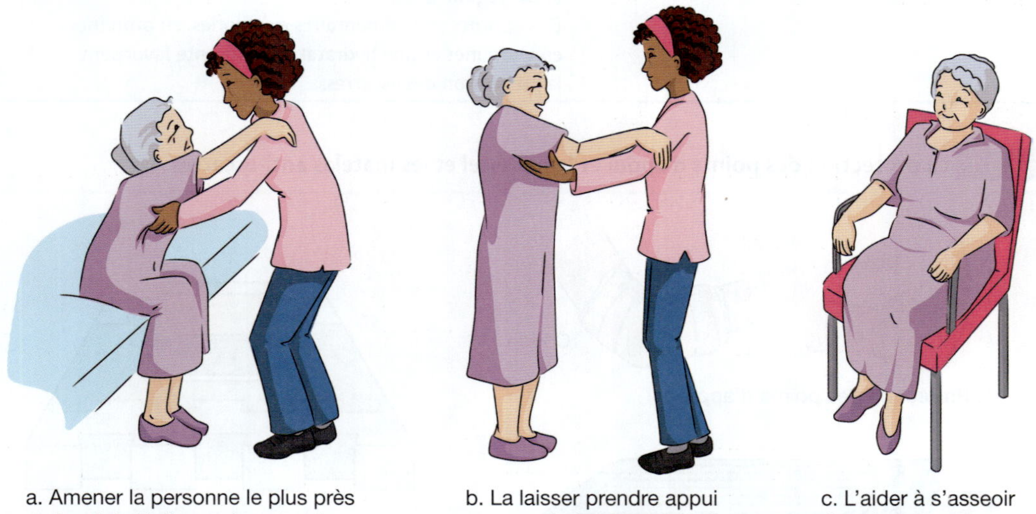

a. Amener la personne le plus près du bord du lit, l'asseoir au bord du lit en la faisant pivoter. Attendre quelques instants avant de lever la personne.

b. La laisser prendre appui sur ses pieds et la soutenir pour l'aider à se lever. L'observer et écouter son ressenti.

c. L'aider à s'asseoir dans le fauteuil et la surveiller.

37. Car il faut prévenir d'une éventuelle embolie pulmonaire.

19 Soins préventifs des escarres[38]

A Indications et objectifs

L'escarre peut s'observer chez une personne longuement alitée. C'est une lésion cutanée liée à une compression des tissus entre deux plans durs. La prévention repose sur l'élimination des principaux facteurs de risques : la pression, l'immobilité, les frottements de la peau et l'humidité. Il s'agit donc de stimuler la vascularisation des tissus au niveau de tous les points d'appui.

B Technique

Tableau 3.21 Prévention des escarres.

Matériel	Critères	Procédure
En fonction de la situation : – linge propre – nécessaire de toilette – lotion pour friction type Dexeryl® – films protecteurs – matériel spécifique d'aide à la prévention des escarres	*Hygiène* *Confort* *Sécurité*	Afin de prévenir l'escarre, il faut pratiquer : **1. Des soins d'hygiène réguliers** – Utiliser un savon à pH neutre – Avoir des gestes doux (éviter de frotter) – Préférer l'effleurage au massage (certaines huiles facilitent le glissement des mains sur la peau et préservent son hydratation et sa souplesse – Proscrire l'usage de l'alcool
	Confort *Sécurité*	**2. La lutte contre l'incontinence** – Limiter l'exposition de la peau à l'humidité
	Efficacité	**3. Changements fréquents de position** la fréquence préconisée est au moins toutes les deux heures (attention à changer les points d'appui à chaque mobilisation car un patient assis au lit que l'on met assis au fauteuil n'a changé que de mobilier...).
	Efficacité	**4. Une protection des points d'appui** (*cf.* Fig. 3.19) La peau doit être protégée des frottements au niveau des coudes et des talons en particulier. **5. L'utilisation de matériel spécifique d'aide à la prévention** Comme le matelas anti-escarre (*cf.* Fig. 3.15) (mais aucun matériel de prévention ne dispense des soins de prévention effectués par les soignants !) **6. Un régime adapté** Des apports supplémentaires en calories, en protéines, en vitamines et une hydratation suffisante favorisent la prévention des escarres.

Fig. 3.19 La protection des points d'appui et le matériel et les matelas anti-escarres.

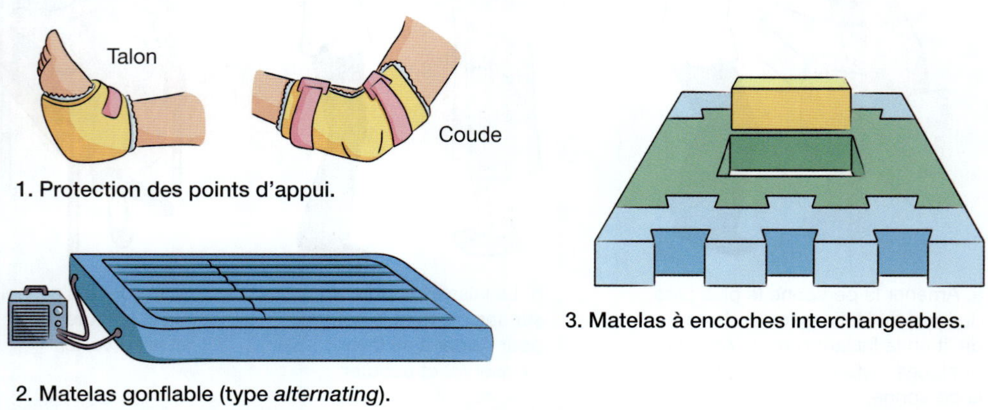

1. Protection des points d'appui.

2. Matelas gonflable (type *alternating*).

3. Matelas à encoches interchangeables.

38. Source : *Évaluation de la prévention des escarres*, ANAES, Service évaluation en établissements de santé, juin 1998.

UTILISATION DE MATÉRIEL ET DE MATELAS ANTI-ESCARRE

Il existe du *matériel anti-escarre* spécifique destiné à protéger les zones sensibles (ex. : talon et coude, *cf.* Fig. 3.19 haut)

Il existe de nombreux types de matelas et de lits anti-escarres, dont l'objectif est de réduire la pression cutanée. Ce sont des apports utiles mais, en aucun cas, ils ne remplacent les changements de position du patient et la réduction des pressions.

- *Les matelas à plots mousse* : il s'agit de carrés de mousse juxtaposés. Ils remplacent le matelas classique et sont recouverts d'une housse souple et imperméable. Lors de leur utilisation, il est recommandé de ne mettre qu'une épaisseur de tissu, non bordée, entre le patient et le matelas.
- *Les matelas gonflables*, type Alternating (*cf.* Fig. 3.19) : il s'agit de tubulures qui se gonflent et se dégonflent alternativement sous l'action d'un moteur électrique provoquant des alternances de pression au niveau des points d'appui.
- *Les matelas à encoches interchangeables* (*cf.* Fig. 3.19) : il s'agit de matelas faits de modules amovibles permettant de réduire les pressions exercées à certaines saillies osseuses (épaule, hanche, coude, sacrum...).

6 Soins post-mortem

1 Indications et objectifs

Préparer la personne défunte, réaliser sa toilette, l'habiller de façon décente est un moyen de participer au deuil de la famille et c'est la continuité du soin. C'est également respecter les rites, les coutumes et les attentes de la famille endeuillée.

LE RITE DE PASSAGE

« Assurer la toilette du défunt n'est pas uniquement une exigence d'hygiène, c'est assurer un rite de passage : « les femmes déshabillent le corps et le lavent à l'eau tiède pour qu'il se présente propre devant le créateur », telle est l'explication qu'on donnait dans les milieux ruraux au début du siècle »[a].
Dans une institution hospitalière, après réalisation de l'inventaire des biens du défunt, le corps est déposé, avant tout transfert, dans la chambre mortuaire où il recevra les soins post-mortem.
Cependant, la famille peut avoir accès au corps avant son transfert en chambre mortuaire, l'équipe soignante doit donc veiller à rendre le corps présentable (se référer à ce qui était convenu au préalable avec les proches, généralement le corps du défunt sera transféré au maximum au bout de 2 heures à la chambre mortuaire).

a « La mort : regard rétrospectif sur les pratiques », extrait de *Soigner après la mort*, Batisse-Dauquaire P., Hirsch E. (dir.), Espace Ethique AP-HP, Hors série n° 3, 2004.

2 Technique

Tableau 3.22 Les soins post-mortem.

Matériel	Critères	Procédure
– Gants non stériles – Sac-poubelle et sac à linge sale – Draps blancs – Serviette et gants de toilette – Brosse ou peigne – Set à décès (prévu à cet effet)	***Respect***	L'AS doit agir avec respect envers le défunt et sa famille **En collaboration avec l'infirmier(ère) :**
	Respect	– Installation du corps dans une chambre seule permettant discrétion et recueillement pour les proches, mettre un paravent
	Hygiène	– Mettre des gants jetables, notamment si risque infectieux (Sida...) – Retirer les appareillages (pansement, perfusion, drainage, sondage...) – Ôter les bijoux
	Sécurité	– Identifier le corps (bracelet au poignet gauche et un billet au niveau du pied droit ou inversement)
	Hygiène	– Procéder à une toilette du corps, fermer les yeux, la bouche (mettre la prothèse dentaire et une mentonnière), coiffer et envelopper le défunt dans un drap propre en laissant le visage découvert s'il doit être transféré en chambre mortuaire
	Hygiène	– Assurer la fermeture des orifices pour éviter les écoulements – Mettre une chemise à usage unique (c'est à la chambre mortuaire que sera habillé le défunt avec les vêtements souhaités par lui et sa famille – Relever légèrement la tête du lit
	Confort	– Aménager l'environnement pour permettre le recueillement et l'accès de la famille, mettre des chaises, entre ouvrir la fenêtre si odeur, voire mettre un peu de désodorisant.
	Sécurité	– Effectuer l'inventaire des effets du patient et les regrouper dans un sac étiqueté
	Respect	– Assurer le transfert en chambre mortuaire ou la prise du corps par les services funéraires selon le souhait des familles

7 Prise en charge d'un opéré

1 Accueil du patient

L'accueil du patient et de sa famille, à l'hôpital ou dans toute structure de soins, est un acte particulièrement important, que l'AS doit assurer au patient avec tout le respect qui lui est dû. L'accueil comprend différentes formes de présentation.

3

A Présentations individuelles

À l'arrivée du patient, il est important qu'un membre de l'équipe de soins se rende immédiatement disponible pour l'accueillir. Il devra :

- éviter de faire attendre le patient (ou s'excuser préalablement si une attente est justifiée) ;
- se présenter, en donnant son nom et sa fonction, son rôle dans le service ;
- le saluer en lui serrant la main, ceci contribuant au maintien de la dignité humaine ;
- conserver l'identité du patient en l'appelant par son nom et éviter toute forme de familiarité.

B Présentation de la chambre

L'AS :

- présente au patient la chambre ;
- présente les objets et/ou le matériel mis à sa disposition ;
- explique leur fonctionnement (ex. : sanitaires, éclairage, fonctionnement électrique du lit...) ;
- met à sa disposition les objets de 1re nécessité. Par exemple : sonnette, télécommande, téléphone, une carafe d'eau (sauf contre-indication) ;
- aide le patient à s'installer (suivant les indications médicales, le patient sera alité ou mis en fauteuil) ;
- l'aide à ranger ses affaires personnelles ;
- lui signifie qu'aucun objet de valeur ou bijou ne peut rester dans sa chambre (il existe des coffres-forts dans les chambres ou des dépôts auprès d'administratifs) ;
- le rassure (car l'arrivée en milieu hospitalier est toujours un moment éprouvant) ;
- lui présente ses voisins de lit et/ou de chambre (c'est convivial et sécurisant).

C Présentation du service

L'AS présente au patient :

- les locaux du service (salle de soins, bureau du cadre supérieur) ;
- les différents membres du personnel et indique leurs fonctions et les signes d'identification (couleur des tenues...) ;
- le règlement du service ;
- les horaires (repas, visites) ;
- les possibilités de culte ;
- les moyens de communication (téléphone, télévision, courrier, presse...) ;
- la présence ou le passage d'un assistant du service social, de bénévoles.

D Présentation du planning

Souvent les personnes entrantes doivent avoir systématiquement différents examens (labo, radio...). Il est conseillé de leur présenter le programme planifié dans la journée (c'est souvent l'infirmière qui se charge de cette présentation).

2 Préparation du patient en préopératoire

A Indications et objectifs

Destinée à un patient qui va être opéré, la préparation permet de le mettre dans les meilleures conditions pour la réussite de l'opération et réduit le risque d'infection. Elle revêt deux formes : la préparation physique et la préparation psychologique (*cf.* Tableau 3.23).

B Technique

Tableau 3.23 Préparation du patient en préopératoire.

Matériel	Critères	Procédure
– Vêtements adaptés à la situation (bonnet de jersey, chemise) – Bracelet d'identification – Nécessaire pour la toilette – Thermomètre		**1. La préparation physique du patient**
	Respect	– Expliquer au patient les aspects de la préparation tout en le rassurant – Veiller en particulier au respect de : *a) la toilette corporelle :*
	Hygiène	– vérifier que le bain ou la douche ont été pris avec le produit prescrit (antiseptique)[a]
	Sécurité	– faire enlever les prothèses dentaires, les bijoux et le vernis à ongles, percing – l'habiller en vue de l'opération[b]
	Hygiène	– l'inciter à aller aux toilettes, ou lui proposer le bassin *b) le jeûne alimentaire :*
	Sécurité	– vérifier que le patient est à jeun (c'est-à-dire qu'il n'a ni mangé, ni bu sur une durée de 6 heures) – vérifier aussi qu'il n'a pas fumé
		2. La préparation psychologique du patient
	Respect	– Informer le patient des risques de la prémédication (donc lui demander de ne plus se lever)
	Sécurité	– Rassurer, sécuriser le patient, créer un climat de confiance, afin de faire baisser son anxiété. Pour cela : • valoriser la compétence de l'équipe qui va l'opérer • lui dire « à tout à l'heure » (lui assurer sa présence à son retour de la salle d'opération. C'est primordial pour sécuriser le patient !)
	Sécurité	– Transmettre à l'IDE tous les éléments d'observation

a. Vérifier plus particulièrement l'ombilic, les plis de flexion, les zones poilues (réserve de germes)
b. Respecter les consignes et le protocole du service (chemise à usage unique ou en tissu, charlotte, surchaussures…)

3 Préparation de la chambre pour le retour du patient

A Indications et objectifs

L'organisation et la préparation de la chambre doivent respecter des impératifs d'hygiène, de confort et de sécurité indispensables au patient qui vient d'être opéré.

B Technique

L'AS va travailler en deux temps (*cf.* Tableau 3.24).

Tableau 3.24 Préparation de la chambre du patient opéré.

Matériel	Critères	Procédure
Matériel pour la chambre		**1. Actions avant le retour de l'opéré**
– Gants non stériles à usage unique		*a) La préparation de la chambre*[a]
+ SHA	*Hygiène*	– Vérifier le mobilier de la chambre et son état
– Nécessaire pour nettoyer la chambre[a]		de propreté (sinon y pourvoir)
Matériel pour le lit	*Confort*	– Aérer la chambre, puis la remettre à bonne
– Nécessaire pour la réfection		température
– Protection, arceau		*b) La préparation du lit*[a]
– Ridelles de sécurité	*Sécurité*	– Refaire le lit, enlever traversin et oreillers
Objets de première nécessité	*Confort*	– Prévoir une protection (risques de nausées), un arceau
– Carafe d'eau		et des ridelles de sécurité
– Verre		– Vérifier l'éclairage de la chambre
– Mouchoirs		*c) La préparation des objets de première nécessité*[a]
– Linge de rechange	*Sécurité*	– Il est important que le patient conserve à portée
Appareils médicaux		de mains ses objets personnels, des mouchoirs jetables,
– Tensiomètre		la sonnette, etc.
– Thermomètre		*d) La préparation du matériel de soins*
– Aspiration et oxygénothérapie		*et de surveillance*[a]
– Pieds à sérum	*Sécurité*	– Installer les appareils médicaux et vérifier
– Porte-redons		leur fonctionnement
– Bocal à urines avec un couvercle		**2. Actions au retour de l'opéré dans sa chambre**[a]
– Pistolet	*Sécurité*	– Aider à installer le patient dans son lit et à l'installation
– Bassin		du matériel de soins
– Feuille de surveillance postopératoire	*Hygiène*	– S'assurer de l'état de propreté de la chemise du patient
– Haricot	*Confort*	– Évaluer les paramètres vitaux et quantifier
		les différents recueils (selon consignes reçues)
		3. Actions les jours suivants
	Sécurité	– Noter la reprise du transit intestinal (gaz…)
		– Surveiller le patient et répondre immédiatement
		à ses « appels »
	Sécurité	– Surveiller les paramètres vitaux
		– Observer l'état de son pansement
		– Quantifier les différents recueils
	Respect	– Aider le patient (selon son degré de dépendance)
	Sécurité	– Prévenir les complications de décubitus (prévention
		des escarres)
		– Proposer des moyens de distraction au patient
		en fonction de son état de santé et de ses goûts
	Sécurité	– Transmettre les éléments d'observation

a. Respecter les consignes et le protocole du service (ce dernier présente souvent de grandes différences d'un service à l'autre).

Fig. 3.20 Lit et accessoires de la chambre du malade.

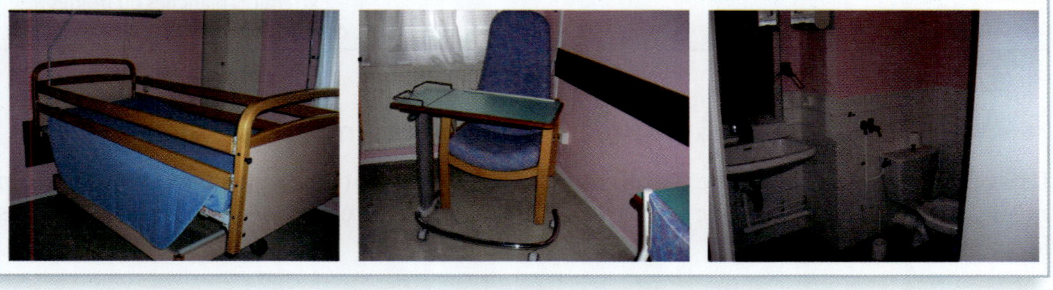

4 Soins et surveillance postopératoire

L'AS peut rester près de l'opéré pour le rassurer, le réorienter dans le temps et l'espace, lui dire que l'opération est terminée, qu'il est dans sa chambre, qu'il n'est pas tout seul et lui demander si son installation est correcte. L'AS doit savoir reconnaître les signes de complications postopératoires.

A Actions de l'AS à J0 (le jour de l'intervention)

L'AS veillera à :

- installer le patient en décubitus dorsal, la tête tournée sur le côté (selon consigne de l'infirmière) ;
- si l'opéré est porteur de matériel ou de plâtre, aider l'infirmier à l'installer (soulever avec la paume de la main à plat le plâtre qui n'est pas encore sec), nettoyer si nécessaire les traces de sang ou de plâtre ;
- maintenir le bras perfusé, accrocher la perfusion sur le pied à sérum ;
- accrocher la poche à urines et mettre en place éventuellement les redons dans leur support ;
- rester près du malade en cas de vomissements (car risque de fausse route) ou d'agitation (car il risque d'arracher les pansements, sondes...) ;
- vérifier que l'opéré n'a pas froid (sinon prévenir l'infirmière et le couvrir) ;
- ne pas lui donner à boire, mais humecter éventuellement les lèvres avec une compresse imbibée d'eau ou avec un brumisateur d'eau (selon les consignes de l'infirmière).

Cf. éléments de surveillance dans le tableau 3.25 ci-après.

Tableau 3.25 Surveillance du patient opéré le jour de l'intervention.

Critères à respecter	Procédure	À transmettre immédiatement
Sécurité	– Pouls – Température	– Pouls filant, pâleur – Hypo ou hyperthermie, frissons, sueurs
	– Respiration (fréquence respiratoire)	– Encombrement, toux, dyspnée, polypnée
	– Coloration des muqueuses (surtout péri buccale) et des phanères (ongles)	– Cyanose buccale ou des ongles
	– État de conscience – État de la région opératoire : • état du pansement	– Somnolence ou agitation – Écoulement de sang – Écoulement de sang important ou rapide
	• débit et aspect des drainages – Douleur du patient – Élimination : • diurèse • liquide gastrique	– Couleur ou quantité anormale – Douleur localisée ou intense – Vomissements éventuels – Couleur ou quantité anormale d'urines
	– Si plâtre : surveiller les extrémités	– Fourmillements – Extrémités blanches ou froides ou cyanosées ou œdématiées

B Actions de l'AS à J1 (premier jour après l'intervention)

L'AS veillera à aider l'infirmière à réaliser le 1er lever du patient : c'est un soin sur prescription médicale et donc à réaliser avec beaucoup de précautions (*cf.* technique du premier lever dans le chapitre précédent).

C Actions de l'AS les jours suivants

- Surveiller régulièrement et attentivement le patient et répondre immédiatement à ses « appels ».
- Surveiller les mêmes paramètres que précédemment.
- Noter la reprise du transit intestinal (gaz...).
- Observer l'état de son pansement (sang, écoulement).
- Quantifier les différents recueils : redons, liquide gastrique, urines...
- Aider le patient, selon son degré de dépendance, à pourvoir aux actes de la vie quotidienne : soins d'hygiène, s'habiller, se déplacer, s'alimenter.
- Prévenir les complications de décubitus (escarres...).
- Proposer des moyens de distraction au patient en fonction de son état de santé et de ses goûts (journaux, TV, radio...).

8 Prise en charge d'une personne inconsciente

1 Soins à une personne dans un état de coma

Le coma est défini comme une altération de la conscience qui entraîne une incapacité à percevoir des stimuli et à y répondre de manière adaptée. L'inconscience d'une personne peut être de natures diverses. On distingue les comas traumatiques et les comas non traumatiques (d'origine neurologique, toxique et métabolique).

A Indications et objectifs

Les soins à une personne dans le coma doivent permettre de conserver son intégrité physique et sa dignité. Certains patients dans le coma nécessitent une aide respiratoire : c'est ce que l'on appelle une ventilation assistée. Un respirateur insuffle de l'air, enrichi d'oxygène par l'intermédiaire d'une sonde d'intubation.

B Technique

Tableau 3.26 Soins à un patient dans le coma.

Critères	Procédure
	1. Soins d'hygiène et de confort
Hygiène	– Faire les soins d'hygiène corporelle, des yeux, de bouche non médicamenteux
	– Tenir le lit très propre
	2. Prévention des complications liées au décubitus
Sécurité	– Positionner les mains en position fonctionnelle (soins planifiés par l'IDE)
Sécurité	– Mettre des cales anti-équins pour les pieds
	3. Prévention lors des manipulations
Sécurité	– Être au moins deux lors des changements de position
	– Faire attention à la chute d'un membre qui entraînerait une luxation
	– Protéger les points d'appui du corps (risque d'escarre)
	– Respecter les consignes concernant la pose d'attache des poignets ou des pieds, ou les ridelles de sécurité
	– Surveiller quotidiennement les selles du patient (prévenir toute constipation)
Respect	– Maintenir une communication verbale et non verbale avec le patient dans le coma, à savoir :
	• l'appeler par son prénom, se présenter à lui
Respect	• lui indiquer le jour, les soins qui vont être faits
	• utiliser un ton apaisant
	• observer ses mimiques, gestes, expressions corporelles
Respect	• sécuriser la personne par le contact physique (toucher son bras, sa main…)
	• être attentif à ce que l'on dit dans la chambre du patient comateux (certains ont le souvenir de bribes de discussion)
	4. Transmissions
Sécurité	– Indiquer :
	• l'évolution de l'état physique
	• l'état de conscience du patient

2 Soins à une personne dans un état de perte de connaissance de courte durée

A Indications et objectifs

La perte de connaissance de courte durée concerne un patient ayant un malaise vagal, une hypoglycémie, une crise convulsive, une chute de pression artérielle ou une syncope.

B Technique

Lors de la perte de connaissance, le patient peut être dans son lit, au fauteuil, ou tombé de sa hauteur.

Tableau 3.27 Soins à une personne avec une perte de connaissance de courte durée.

Critères	Procédure
Sécurité	– Allonger le patient en position latérale de sécurité (PLS), l'observer (pâleur ?) et prendre le pouls (est-il normal, filant, lent ou rapide ?) – Appeler l'IDE rapidement et donner le maximum d'informations (heure du malaise, durée) – Sécuriser l'environnement – Observer les mouvements anormaux (contractions de tous les muscles ? yeux révulsés ?)
Efficacité	– Essayer de réveiller le patient, sinon surveiller la reprise de conscience (est-elle progressive ?)
Respect	– Demander (si possible) au patient les circonstances de survenue du malaise (au lever, à l'effort ? douleur ?)
Respect	– Rassurer le patient, dédramatiser s'il y a eu émission d'urines
Sécurité	– Faire la transmission des faits observés : lieu, heure et durée du malaise, comportement du patient pendant et après le malaise, résultats des constantes (prises au moment du malaise), mesures prises pour secourir la personne

9 Soins liés aux dispositifs médicaux ou d'appareillage

1 Méthodes de refroidissement

A Compétences

Ce soin est réalisé sur prescription médicale. L'AS y participe en *préparant* le matériel, en *surveillant* l'efficacité des moyens mis en œuvre en collaboration avec l'IDE.

B Indications et objectifs

Les méthodes de refroidissement sont recommandées dans les cas d'***hyperthermie***.
Le froid a pour but de faire baisser la température du corps par vasoconstriction des vaisseaux sanguins. La vessie de glace est la plus utilisée, mais d'autres méthodes peuvent être associées, en particulier le rafraîchissement de la pièce (éviter les courants d'air), l'apport de boissons fraîches (et non glacées) et des vêtements légers, ou le ventilateur et la climatisation.

C Technique

Tableau 3.28 Une méthode de refroidissement : la vessie de glace.

Matériel	Critères	Procédure
– Vessie de glace (il existe des vessies de glace prêtes à l'emploi) – Glaçons – Linge de protection – Talc – SHA	 *Respect* *Sécurité* *Confort*	**1. Préparation** – Annoncer le soin au patient et lui expliquer l'intérêt du soin – Remplir la vessie (aux ¾)[a] et la fermer en vidant l'air – L'envelopper du linge protecteur (attention : risque de brûlure si contact avec la peau) – Observer le patient
	Sécurité	**2. Action au lit du patient** – Poser la vessie de glace sur la tête, aux plis inguinaux[b] – Ne jamais la poser sur les poumons – Surveiller les réactions du patient et les signes de refroidissement – Questionner le patient sur le ressenti au niveau local
		3. Précautions – Vérifier régulièrement l'aspect de la peau : • ôter immédiatement la vessie si une rougeur (brûlure) apparaît • varier l'emplacement de la vessie de glace (l'expliquer au patient pour qu'il puisse le faire seul) – Surveiller la fonte des glaçons pour les renouveler
	Hygiène	**4. Entretien du matériel** – Laver la vessie à l'eau et au savon, l'essuyer et la laisser sécher à l'air libre (à l'envers) – Talquer l'intérieur lorsqu'elle est sèche – La remplir légèrement d'air et la ranger dans un endroit sec
	Sécurité	**5. Transmissions** – Indiquer l'heure et la durée de la pose ; l'état cutané du patient, ses réactions ; l'efficacité de la vessie de glace (baisse de la température corporelle)

a. Vérifier que les bords des glaçons ne soient pas effilés, sinon les passer rapidement sous l'eau chaude.
b. Respecter les consignes.

2 Méthodes de réchauffement

A Compétences

Ce soin est réalisé sur prescription médicale. L'AS participe à ce soin en préparant le matériel, en surveillant l'efficacité des moyens mis en œuvre en collaboration avec l'IDE.

B Indications et objectif

Les méthodes de réchauffement sont recommandées dans les cas d'hypothermie. La personne qui a froid ne peut pas toujours l'exprimer verbalement (enfant, personne âgée). L'AS devrait donc observer les signes de refroidissement.
La chaleur a pour but d'augmenter la température du corps par une vasodilatation des vaisseaux sanguins.

C Technique

Tableau 3.29 Les méthodes de réchauffement.

Matériel	Critères	Procédure
– Thermomètre – Couvertures – Boissons chaudes – Nécessaire pour pédiluve	 *Respect* *Confort* *Sécurité* *Efficacité* *Efficacité* *Sécurité*	**1. Préparation** – Annoncer et expliquer l'intérêt du soin au patient – L'installer confortablement – Observer les signes de refroidissement du patient : pâleur cutanée, extrémités froides, frissons **2. Action au lit du patient** – Pour réchauffer le patient, différentes mesures peuvent être mises en place[a] : • proposer un bain de pied chaud (c'est une action efficace et immédiate) • augmenter les couvertures ou les vêtements • administrer des boissons chaudes (sauf contre-indication) • frictionner les mains, faire un massage, les passer sous l'eau chaude (vérifier si le radiateur est chaud, la fenêtre fermée) • observer les signes de réchauffement • prendre sa température : arrêt du dispositif de réchauffement après retour à une température de 37 °C **3. Transmissions** – Indiquer : • les signes observés • la nature des soins et leur efficacité (alerter si aucune amélioration) • transcrire la température (avant et après réchauffement) sur la feuille de température

a. L'usage de la bouillotte est strictement interdit en collectivité.

3 Pose de bas de contention

A Compétences

L'AS peut poser le bas de contention (c'est différent des bandes élastiques qui sont un moyen de contention veineuse prescrites par le médecin et relevant de la compétence de l'infirmier).

B Indications et objectifs

Le bas de contention est indiqué chez certaines personnes qui ont un retour veineux difficile en raison, soit de leur âge, soit de leur pathologie, soit de l'excès de poids, soit de l'immobilité.

Le bas de contention (ou bas à varices), par la pression qu'il exerce sur la jambe, facilite le retour veineux et soulage la douleur ou la tension.

C Technique

Il est plus efficace de mettre les bas avant le lever du malade (le retour veineux se fait mieux en position allongée).

Tableau 3.30 La pose de bas de contention.

Matériel	Critères	Procédure
– SHA – Bas de contention		**1. Préparation**
	Respect	– Expliquer au patient l'intérêt du bas de contention, solliciter sa participation
		2. Action
	Efficacité	– Vérifier que le talon est mis en bonne position (sans plis) et fixer les bas par le système d'attache habituel de la personne.
	Sécurité	– Les retirer tous les soirs et surveiller l'état cutané car risque d'escarre au niveau des plis
		3. Éducation
	Efficacité	– Proposer des moyens qui vont faciliter le retour veineux : exemples des exercices de flexion et extension des pieds et des mouvements de pédalage
	Confort	– Surélever les jambes avec un coussin la nuit (selon consigne)
	Efficacité	– En position assise, lui conseiller de laisser les jambes non croisées pour favoriser le retour veineux
		4. Entretien
	Hygiène	– Entretenir les bas du patient, les bas à varices se lavent comme le petit linge personnel
	Sécurité	**5. Transmissions** – Signaler toute anomalie éventuelle au niveau des jambes – Signaler les réactions et observation du patient et sa mobilité (l'usage du bas devrait le stimuler à marcher)

4 Immobilisations

A Observation et la surveillance d'un patient portant un plâtre, une attelle ou des tractions

a. Objectif

Le port d'un plâtre ou d'une traction a pour but de :
- maintenir une bonne posture le temps de la fabrication d'un cal osseux ;
- favoriser la cicatrisation osseuse.

Le port d'un plâtre ou d'une traction entraîne la dépendance du patient pour les actes de la vie ordinaire. L'observation, la surveillance et l'aide à apporter au patient sont donc primordiales.

b. Indications

Le plâtre ou la traction est prescrit en cas de :
- fracture ;
- entorse ;
- chirurgie réparatrice.

B Éléments de la surveillance

La surveillance portera à la fois sur le matériel d'immobilisation et sur le patient.

a. Surveillance du plâtre

Pour la surveillance du plâtre, il y a deux cas de figure à considérer.

- ***Le plâtre n'est pas sec*** ; il est fragile, malléable :
  - en informer le patient,
  - manipuler le plâtre avec la paume de la main (si les doigts s'enfoncent dans le plâtre, cela risque d'entraîner une compression sur le membre, avec un risque d'escarre sous plâtre),
  - poser le membre plâtré sur un coussin de mousse, pour éviter les déformations pendant le séchage,
  - installer le patient porteur d'un grand plâtre, alternativement en décubitus dorsal et ventral (deux personnes sont nécessaires pour la manipulation),
  - ne pas accélérer le séchage par un procédé artificiel (risque de brûlures). Cf. éléments de la surveillance, Tableau 3.31 ci-après,
  - le plâtre conventionnel est solide en 48 heures après sa pose : pendant ce temps, le laisser à l'air jusqu'à ce qu'il soit sec et devienne blanc et sans odeur.
- ***Le plâtre est sec*** :
  - surveiller la couleur, l'odeur et la chaleur du plâtre : toute modification du plâtre peut être le signe d'une suppuration,
  - surveiller l'état du plâtre et s'il y a usure (fréquente chez l'enfant), effritements ou cassures,
  - protéger le plâtre (pelvi-pédieux) lors de la pose du bassin,
  - surveiller les extrémités du membre plâtré : couleur, chaleur, mobilité, toujours en comparatif avec le membre sain,

Il faut alors l'installer sans rotation interne ou externe, avec un arceau de lit pour éviter le poids des couvertures :

- en position assise, la jambe repose sur un tabouret, talon dans le vide ;
- en position allongée, surélever les pieds du lit ;
- pour un membre supérieur, soutenir le membre avec une écharpe ou sur un coussin.

Le réveil d'un ***patient plâtré sous anesthésie*** nécessite une surveillance particulière : le patient peut surestimer ses possibilités et risque de chuter.

AUTRE TYPE DE MATÉRIEL

Le plâtre traditionnel est de plus en plus souvent remplacé par des résines beaucoup plus légères et résistantes à l'eau.
La surveillance est la même : il s'agit de bandes de résine mises sur un jersey de protection autour du membre à immobiliser. Cette résine devient rigide en 15 minutes environ, il faut attendre 30 minutes à 1 heure pour une résine de marche.

b. Surveillance d'une extension (avec l'IDE)

La traction ou l'extension continue se fait grâce à la pose d'une broche transosseuse ou d'un système de bandes collées sur la peau, solidaires d'un étrier en traction par des poulies et des poids. L'AS :

- veille au bon état du système de traction ;
- s'assure que l'axe de la traction est respecté ;
- maintient en permanence la traction. Elle veille à ne jamais enlever ou poser les poids lors d'un soin ;
- surveille l'état du pansement.

c. Surveillance du patient (*cf.* Tableau 3.31)

La principale complication est la compression sous le plâtre. Le chirurgien doit en être averti et sera peut-être amené à ouvrir le plâtre en urgence.

- Surveiller les extrémités du membre plâtré : elles doivent rester chaudes, roses, sensibles mais non douloureuses, non œdématiées, mobiles, sans engourdissement ni fourmillement.
- Prévenir les complications du décubitus notamment :
  - ankyloses,

– fonte musculaire,
– attitudes vicieuses,
– élimination intestinale perturbée,
– complications urinaires, pulmonaires et circulatoires.

- Surveiller les zones de friction aux extrémités du plâtre.
- Effectuer régulièrement des massages préventifs d'escarres des points d'appui du patient plâtré.
- Favoriser la mobilisation (lorsqu'elle est autorisée).

Tableau 3.31 Éléments de surveillance d'un patient porteur d'un plâtre (dans les 48 heures).

	Normale	Anormale
Température de la peau	Tiède	Froide
Coloration de la peau	Rosée	Pâle ou violacée
Sensibilité de la peau	Sensible	Insensible Hypersensibilité = fourmillements, douleur
	Mobile	Serre à la mobilisation
Aspect de la peau	Intègre	Avec œdème, avec phlyctène

d. Soins et surveillance à un patient porteur d'un plâtre

Tableau 3.32 Soins et surveillance d'un patient porteur d'un plâtre (dans les 48 heures).

Matériel	Critères à respecter	Procédure
Préparer le lit du patient et les accessoires en fonction de l'indication – Poulies si extension	***Respect***	– Accueillir le patient – Le rassurer ainsi que sa famille car la situation est angoissante **1. Soins au patient**
– Arceau si plâtre du membre inférieur – Potence ou perroquet si les bras sont valides – Pour le drap de dessous (selon	***Hygiène*** ***Confort***	– Aider le patient pour la toilette (plâtre, attelles, résine doivent rester propres. Les protéger, ne pas les mouiller) – Aider pour la prise des repas, l'élimination, la toilette
protocole de service) : mettre 2 ou 3 alèses, ce qui facilite la réfection de la partie souillée	***Sécurité***	– Contrôler régulièrement l'état de la peau du patient à tous les points d'appui (prévention d'escarres)
– Prévoir en accord avec l'IDE : • un matelas anti-escarre, si plâtre ;	***Confort/Respect***	– Laisser la sonnette et les objets personnels à portée de main du patient **2. Surveillance**
• si extension, une planche dure sous le matelas, pieds du lit surélevés (sur prescription), atèle en U et un hamac pour la jambe.	***Sécurité***	– Vérifier : • l'absence de douleur au repos et à la mobilisation • l'apparition de complications liées au décubitus : escarre, brûlure mictionnelle, encombrement bronchique, constipation, douleur au niveau du mollet (suspicion de phlébite), position vicieuse
	Confort	– Conserver l'alignement du membre inférieur en traction et des autres parties du corps (prévention des positions vicieuses) : • talon dans le vide (pour prévenir l'escarre) • pieds maintenus à angle droit (pour prévenir l'équinisme) **3. Transmissions**
	Sécurité ***Efficacité***	– Faire les transmissions sur : • la participation du patient lors des soins (niveau d'autonomie évaluée, acceptation du handicap) • la sollicitation du patient dans la surveillance cutanée, pour les mobilisations • la notion de douleur

5 Surveillance d'un patient en assistance respiratoire

A Indications et objectifs

L'assistance respiratoire est indiquée chez une personne atteinte d'insuffisance respiratoire (chronique ou aiguë). Une ventilation artificielle est donc nécessaire. Elle se fait par l'intermédiaire d'un respirateur ou d'une trachéotomie (*cf.* Fig. 3.21).

B Technique

Tableau 3.33 Surveillance du patient en assistance respiratoire.

Critères	Procédure
	1. L'observation du patient L'AS observe :
Sécurité	– l'état du patient (conscience, agitation) et sa position au lit – la coloration de sa peau (visage, extrémités) – sa respiration (encombrement bronchique…)
	2. Les soins au patient L'AS doit assurer :
Hygiène *Confort*	– les soins d'hygiène réguliers : toilette corporelle, soins de bouche, prévention des escarres… – la réfection du lit (lit propre, sans plis)
	3. La communication avec le patient
Respect	– Si la personne intubée est *consciente* (mais qu'elle ne peut pas parler), lui proposer du papier pour écrire, la sonnette pour rester en contact avec le service – Si la personne est dans le *coma*, il faut lui parler et la toucher
	4. La surveillance du respirateur – Alerter en cas d'anomalies (ex. : mauvais fonctionnement de l'appareil) – Vérifier que le groupe électrogène a pris le relais en cas de panne d'électricité
	5. L'entretien du matériel Les appareils seront :
Hygiène *Sécurité*	– à usage unique (le plus souvent) – ou démontés, décontaminés et stérilisés (par mesure de sécurité, il faut avoir en réserve des respirateurs en état de marche)
	6. Les transmissions
Sécurité	– Transmettre à l'infirmier tous les éléments de son observation

a. Communication verbale et non verbale.

Fig. 3.21 La trachéotomie.

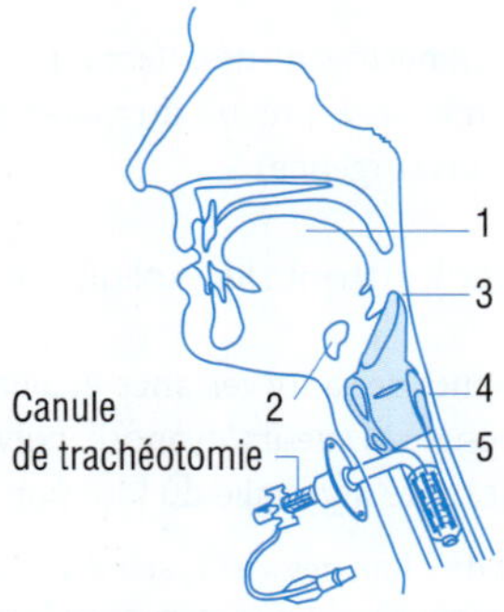

Larynx : situation générale (en grisé : le larynx), coupe sagittale.
1. Base de la *langue*. 2. Coupe de l'*os hyoïde*. 3. *Pharynx*. 4. *Œsophage*. 5. *Trachée*.

6 Surveillance d'un patient en oxygénothérapie

A Compétences

Ce soin relève de la compétence et de la responsabilité de l'infirmier(ère). L'AS peut participer à la préparation du matériel, à la mise en place de l'oxygénothérapie, à la surveillance du patient et à l'entretien du matériel.

B Indications et objectifs

L'oxygénothérapie consiste à apporter de l'oxygène (O_2) à un malade lorsqu'il a une difficulté respiratoire afin de rétablir ou maintenir un taux normal d'oxygène dans le sang.

C Technique

Tableau 3.34 Surveillance d'un patient en oxygénothérapie.

Critères	Procédure
	1. La préparation du matériel (rôle IDE) Le matériel est regroupé par l'infirmier(ère) qui va procéder au soin[a]
Sécurité	**2. La surveillance du patient sous oxygène (rôle AS)** L'AS observera lors des soins : *a) l'aspect du patient et son installation au lit* – Sa respiration doit être régulière, son teint doit être plus rosé – Son état de conscience → somnolence/agitation ?
Confort	– Son installation au lit, l'absence d'escarre aux points d'appui *b) l'apport d'oxygène et le fonctionnement des appareils* – Le débit d'O_2 – La fixation de la sonde ou des lunettes (ne provoque-t-elle pas d'irritation cutanée ?)
Sécurité	– L'arrêt de l'oxygénothérapie durant la toilette doit être demandé au préalable à l'IDE – Les tuyaux ne sont pas coudés, le niveau de l'eau dans l'humidificateur est suffisant, etc. **3. Les précautions lors du montage du matériel** *a) L'appareillage*
Sécurité	Pour éviter un risque d'explosion en manipulant l'O_2, il faut : – ne pas fumer et ne pas laisser de flamme à proximité – ne jamais graisser l'appareillage *b) Les bouteilles d'O_2* Veiller à : – ne pas les placer à proximité d'appareils de chauffage, de flamme, de matières combustibles (ex. : corps gras, pommades, vaseline, solvants, éther, alcool...) – ne pas les laisser tomber, ni les heurter, ni les coucher (elles doivent rester verticales)
Hygiène	**4. L'entretien du matériel** – Nettoyer le matériel avec un nettoyant-désinfectant – Le ranger toujours à la même place, prévoir du matériel à usage unique prêt à l'emploi (gain de temps et sécurité dans l'urgence)
Respect	**5. La communication** – Veiller à communiquer avec le patient : lui expliquer le soin et le rassurer
Sécurité	**6. Les transmissions** – Transmettre tous les éléments de sa surveillance et alerter au plus vite l'IDE : si on observe chez le patient agitation, céphalées, sueurs, cyanose, polypnée ou gêne respiratoire, angoisse... – Indiquer aussi rapidement toute anomalie du fonctionnement du système

a. Le matériel : il s'agit soit d'une sonde à O_2, soit de « lunettes » à O_2, soit d'un masque (réanimation). Sont également nécessaires : un manodétenteur débitmètre, un humidificateur contenant de l'eau distillée, des tubulures de plastique (suffisamment longs pour permettre les mouvements du patient et des raccords).

7 Surveillance d'un patient avec aspiration endotrachéale

A Compétences du soin

Ce soin relève de la compétence de l'infirmier(ère). L'AS pourra participer à la préparation du matériel et à son entretien, et aider l'infirmier(ère).

B Indications et objectifs

L'aspiration endotrachéale est indiquée lors d'encombrement bronchique, de ventilation assistée ou de trachéotomie. Ce soin n'est pas un soin stérile mais un soin propre. Cependant, dans les services de réanimation, le matériel est à usage unique (prévention de l'infection).

C Technique

Tableau 3.35 Surveillance d'un patient avec aspiration endotrachéale.

Matériel	Critères à respecter	Procédure
Préparation du matériel d'aspiration – Aspirateur : moteur portable ou prise murale (prise de vide pour deux ergots) – Manomètre (à deux ergots) – Bocal à usage unique (avec ou sans poche de recueil à usage unique) ou bocal réutilisable (stérile).	*Organisation* *Sécurité*	**1. Gestion du matériel** L'AS peut se voir confier la gestion de ce matériel. Il : – vérifie et remplace ce qui manque – s'assure du bon fonctionnement de l'appareil d'aspiration – s'assure de la propreté, du passage en stérilisation
Le bocal est relié à l'aspirateur (ou la prise murale) par un premier tuyau raccord, et à un deuxième tuyau, muni d'une manette « stop vide », qui sera relié à la sonde d'aspiration (stérile). Le bocal de recueil est installé en déclive dans un support métallique fixé au mur. Installation du matériel d'aspiration L'AS met à disposition sur une table :	*Respect* *Respect*	**2. Surveillance du patient** – Surveiller le bon maintien de la canule de trachéotomie – Favoriser la communication avec le patient : le fait qu'il ne puisse pas parler ne l'empêche pas d'entendre – Annoncer et expliquer les soins au patient – Favoriser l'écriture (bloc-notes, ardoise...) – Observer les réactions du patient (être attentif au langage non verbal) et répondre à son attente – Le rassurer, le réconforter lors des soins pratiqués par l'infirmier
– des sondes d'aspiration stériles, à usage unique ; – des gants non stériles et masques ; – un flacon de solution de rinçage (eau stérile) pour rincer la sonde d'aspiration et le tuyau de raccord ; – une poubelle.	*Hygiène*	**3. Entretien du matériel** – Utilisation de nettoyant désinfectant – Le bocal d'aspiration (constitué de deux parties) est souvent à usage unique et une partie sera jetée après utilisation – Les tubulures seront jetées entre deux patients ;
	Sécurité	**4. Transmissions** – Noter : • l'amélioration de la respiration • la fixation de la canule de trachéotomie • les dires du patient

Fig. 3.22 Canule d'aspiration avec ballonnet.

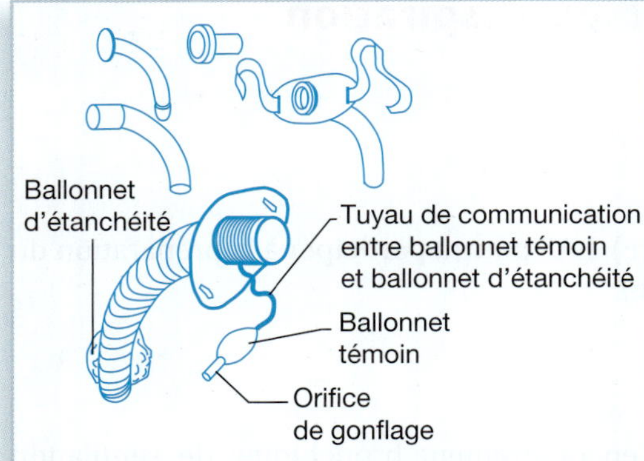

Fig. 3.23 Canule rigide fenêtrée sans ballonnet à chemise interne type Shirley.

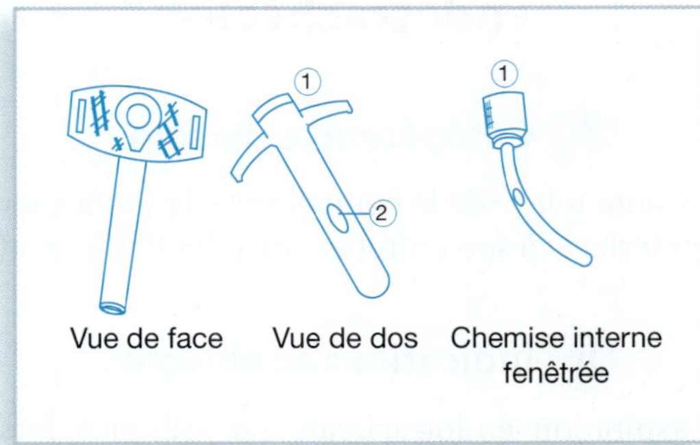

8 Aérosol non médicamenteux

A Principe

L'aérosol est un micro-brouillard, produit par le passage sous pression de l'air dans un liquide (eau stérile). La projection de ce micro-brouillard dans les voies respiratoires (fosses nasales et bronches) permet d'humidifier les muqueuses, les voies respiratoires chez le patient trachéotomisé ou sous oxygénothérapie.

B Indications et objectifs

L'aérosol permet, dans le but de faciliter la respiration, de :

- fluidifier les sécrétions bronchiques ;
- désobstruer les sinus.

C Technique et compétence du soin

C'est un soin du rôle propre de l'infirmier. L'AS peut préparer et poser un aérosol non médicamenteux (*cf.* Tableau 3.36).

Fig. 3.24 Le matériel d'aérosol non médicamenteux.

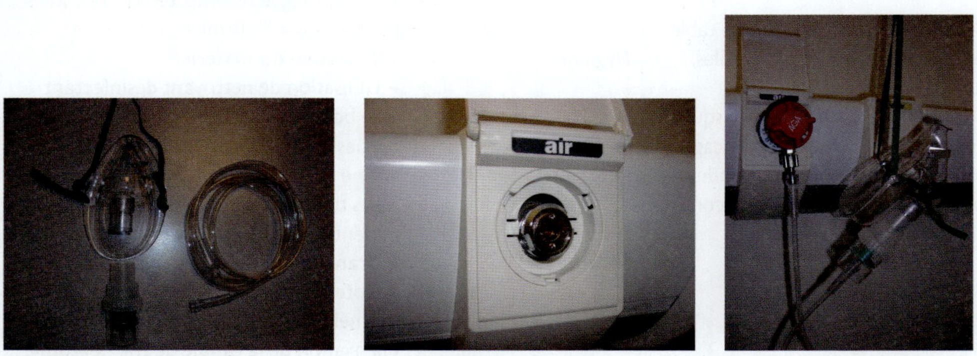

1. Masque, nébulisateur, raccord.
2. Prise d'air murale.
3. Matériel branché.

Tableau 3.36 Préparation et surveillance de l'aérosol.

Matériel	Critères à respecter	Procédure
Installation du matériel d'aspiration		**1. L'installation du patient et la relation** ***Avant le soin :***
– Prise murale d'air (l'utilisation de l'oxygène doit être prescrite par le médecin) et c'est l'IDE qui réalise le soin – Appareil à aérosol	***Organisation***	– Planifier ce soin avec l'IDE, en tenant compte de l'heure du repas (1 heure avant ou après, car risque de vomissement), du respect d'un délai entre chaque aérosol, des séances de kinésithérapie, des visites ou examens
– Nébuliseur et sérum physiologique	***Confort***	– Installer le patient confortablement en position demi-assise dans le lit calé par les oreillers
ou humidificateur (eau stérile)	***Efficacité***	– Lui proposer de se moucher
– Masque bucco nasal ou un embout buccal et le raccord relié	***Respect***	– Lui préciser la durée du soin (de 10 à 12 minutes) – Le rassurer en lui expliquant le soin ***Pendant le soin :***
à un manomètre pour contrôler le débit d'air – Mouchoirs	***Efficacité***	– Relier le masque-nébulisateur rempli de sérum physiologique (4 mL) à la prise d'air ; puis mettre le masque sur la bouche et le nez du patient
– Crachoir – sac-poubelle (DAOM DASRI)	***Sécurité***	– Veiller à ce que le patient maintienne correctement le masque – L'aérosol est en route quand une fumée se forme dans le masque
	Efficacité	– Lui dire de respirer calmement : • par le masque avec inspiration nasale et expiration buccale • par l'embout buccal avec inspiration buccale et expiration nasale (si trachéotomie, l'embout buccal est mis devant la canule) – Surveiller la nébulisation
	Sécurité	**2. La surveillance du patient** – L'état du patient : • la respiration • la toux • l'expectoration • le teint (coloration) • les réactions générales *À la fin de l'aérosol :* – Fermer le manomètre d'air – Enlever le masque du patient
	Confort	– Sécher le visage si nécessaire – Lui proposer de se moucher – Débrancher le système de la source murale, sauf si le patient doit recevoir plusieurs séances d'aérosol
	Hygiène	– Nettoyer le matériel **3. L'entretien du matériel** – Nettoyer le matériel (ou jeter si usage unique) : le matériel sera personnel au malade le temps des séances (prévention d'infections nosocomiales)
	Hygiène	– Au départ du patient, le matériel sera jeté (si usage unique) ou décontaminé puis envoyé en stérilisation – Ranger le matériel à la même place (gain de temps et sécurité) – Si l'aérosol est prescrit plusieurs fois, le ranger dans l'environnement proche du patient et mettre une étiquette avec le nom du patient
	Sécurité	**4. Les transmissions** Transmettre tous les éléments de sa surveillance et de son observation à l'IDE : sur l'amélioration de la respiration, l'acceptation du soin et la coopération du patient

Ergonomie

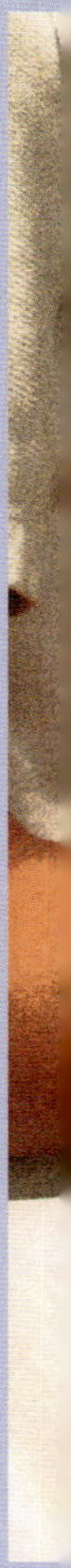

Compétences et objectifs de formation

- **Compétence**

  Utiliser les techniques préventives de manutention et les règles de sécurité pour l'installation et la mobilisation des personnes.

- **Objectifs de formation**

– Identifier et appliquer les principes d'ergonomie et de manutention lors des mobilisations, des aides à la marche et des déplacements.

– Identifier et appliquer les règles de sécurité et de prévention des risques, notamment ceux liés aux pathologies et à l'utilisation du matériel médical.

– Installer la personne en tenant compte de ses besoins, de sa pathologie, de son handicap, de sa douleur et des différents appareillages médicaux..

Module 4

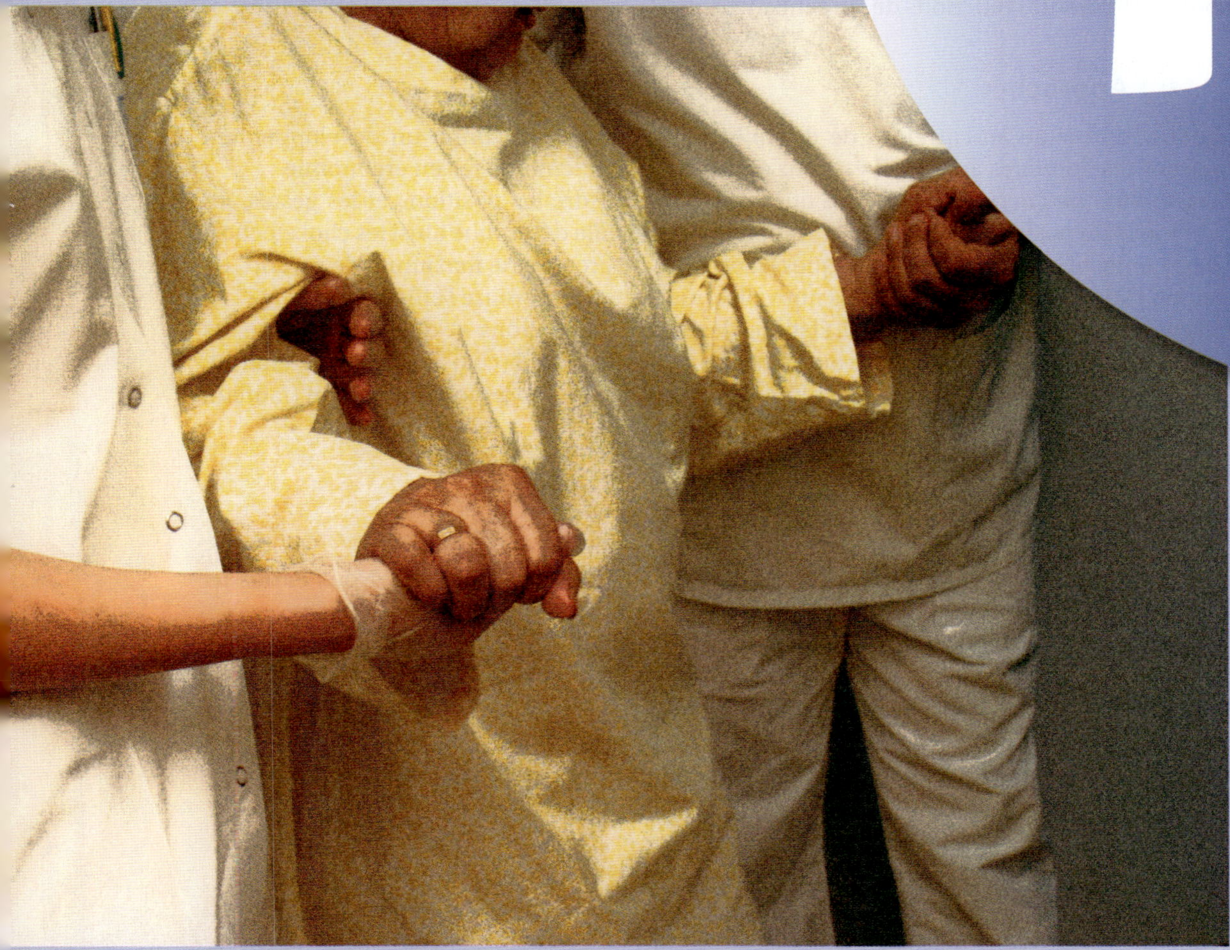

© BSIP MENDIL

1 Généralités sur l'ergonomie[1]

1 Origine

Le mot « ergonomie » provient du grec : ergon « travail » et nomos « loi ». Le terme « ergonomie » a été adopté officiellement lors de sa création, en ***1949***. En France, la ***Société d'ergonomie de langue française (SELF)*** a étudié différentes conceptions de l'ergonomie.

A Définition

L'ergonomie a été initialement définie par une formule lapidaire comme étant « l'adaptation du travail à l'homme ».
La définition donnée par la SELF a eu le mérite de préciser très tôt la place de l'ergonomie, à côté d'autres disciplines susceptibles de jouer un rôle dans l'amélioration des conditions de travail, avec un objectif santé.
L'ergonomie a pour but de contribuer à réduire et, si possible, à ***prévenir les effets nocifs des conditions de travail sur l'organisme***.
Pour ce faire, elle tend à :

- chiffrer les répercussions physiologiques et psychologiques des activités professionnelles ;
- déterminer les limites des conditions de travail par la connaissance des seuils admissibles pour les différentes fonctions de l'organisme.

B Approches

L'ergonomie se situe au carrefour de disciplines diverses. Elle a connu un développement important ces dernières années. Il y a deux approches complémentaires en ergonomie.

- ***L'ergonomie de l'activité de travail*** qui vise à comprendre les positions et les gestes, les conditions du poste de travail, l'organisation du travail. Elle détermine ainsi les choix techniques. L'objectif est de réduire les risques d'accident, de procurer le maximum de confort, de faciliter l'adaptation à des situations nouvelles, mais aussi d'accroître l'efficacité.
- ***L'ergonomie des équipements*** qui élabore des recommandations et des normes, que les concepteurs utilisent pour mettre au point des outils de travail (chaise de bureau, chariot, canapé...) mais aussi des aides techniques pour les personnes à mobilité réduite (fauteuil roulant, canne, déambulateur...).

2 Système locomoteur

L'appareil locomoteur est composé : des os, des articulations, des muscles. Nous citons ici quelques rappels d'anatomie-physiologie importants (*cf.* Module 2).

A Os

L'os est un organe vivant. Les substances minérales (essentiellement le calcium) donnent la solidité à l'os. L'os le plus grand et le plus solide de notre corps est le ***fémur***.

---

1. La plupart des dessins et la totalité des photographies de ce module proviennent du *Manuel pratique de mobilisation,* de Bruno Boyanov, éd. Masson, 2006.

B Articulations

La liaison, la jonction entre deux os s'appelle l'articulation. Les articulations peuvent être mobiles, semi-mobiles, non mobiles (*cf.* Module 2).
Les articulations sont renforcées (stabilisées) par les ***ligaments*** et les ***muscles***.

a. Risques

Si les articulations restent immobiles longtemps, elles deviennent ***ankylosées*** (raides). Pour qu'elles puissent garder leur souplesse, il faut qu'elles soient sollicitées régulièrement (afin de remuer le liquide synovial et de lubrifier le cartilage).

C Muscles

Les muscles sont les éléments actifs du système locomoteur par leur capacité à changer de longueur. Ils ont deux rôles principaux :

- ***statique*** (antigravitationnel) en assurant la posture du corps ;
- ***dynamique*** en assurant le déplacement du corps dans l'espace et des segments les uns par rapport aux autres (les mouvements).

a. Fatigue des muscles

La fatigue musculaire peut être induite par deux types de travail.

- ***Le travail statique*** qui est dû au *maintien d'une position* grâce à une *contraction musculaire constante* (posture). La circulation est ralentie, entraînant une accumulation de déchets produits par le muscle : le dioxyde de carbone et l'acide lactique, ainsi qu'une mauvaise alimentation du muscle en glucose et en oxygène.
- ***Le travail dynamique*** qui est dû à la *succession de contraction et de décontraction* du muscle (gestes répétés). Le phénomène est le même que précédemment, mais la circulation est normale dans les phases de décontraction : la fatigue apparaît moins vite.

Tableau 4.1 Le travail musculaire.

Schémas	Type de travail correspondant	Situations
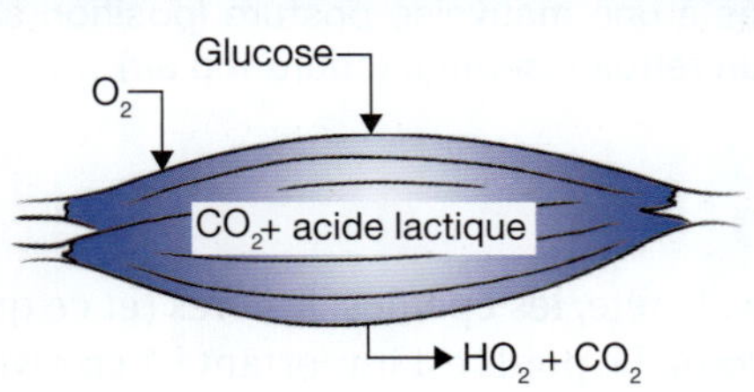	Travail statique	Les contractions musculaires sont constantes.
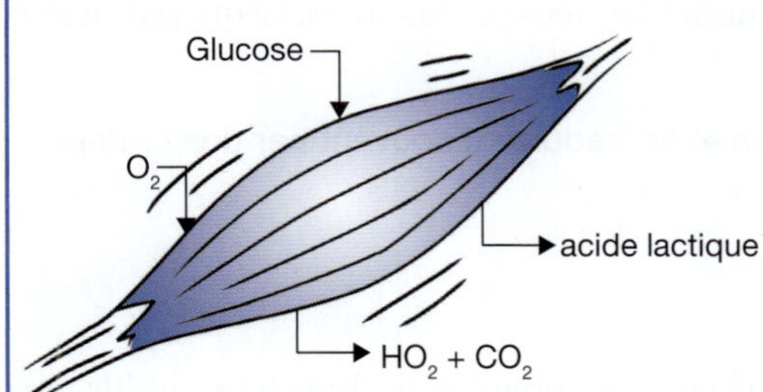	Travail dynamique	Les contractions musculaires se succèdent, s'arrêtent et recommencent à un rythme soutenu.

2 Physiologie du mouvement

Le squelette est l'ensemble de tous les os du corps. Il représente approximativement 20 % du poids du corps (soit 17 kg) et environ 186 os.

1 Structure de la colonne vertébrale

La *colonne vertébrale* (ou *rachis*) (*cf.* Module 2, chapitre 1) est composée de 33 vertèbres. Chaque vertèbre (à l'exception des deux premières) est composée d'un corps vertébral en avant et d'un arc osseux postérieur.

- La colonne vertébrale sur toute sa longueur est consolidée par des ligaments riches en récepteurs de douleur.
- Elle doit satisfaire deux besoins contradictoires : *stabilité* et *mobilité*.
  - De face, elle est droite, ce qui assure sa ***stabilité***. Ses mécanismes de soutien sont : les disques intervertébraux, les ligaments, les côtes et les muscles.
  - De profil, elle présente des courbes qui assurent sa ***mobilité***. Elle est composée de cinq parties.
- La colonne vertébrale présente, sur toute sa longueur, différentes courbures naturelles appelées ***lordose*** ou ***cyphose*** (*cf.* Fig. 4.1)

A Lordose cervicale

Elle est composée de sept vertèbres de taille relativement petites qui permettent une bonne mobilité. Elle supporte la tête. Ces vertèbres sont soutenues par les ligaments de la colonne vertébrale et par les muscles du cou. Cette partie est assez solide dans des conditions normales mais elle devient fragile dans des conditions extrêmes (coup du lapin lors d'un accident…).

Les problèmes de douleurs au cou sont souvent liés à une mauvaise posture (position statique), comme à l'usage d'un mauvais oreiller, ou à un refroidissement (courant d'air)…

B Cyphose thoracique

Elle est composée de douze vertèbres. Elle supporte : la tête, les épaules, les bras (et ce qu'ils portent), la cage thoracique avec les poumons et le cœur. Le poids est important ! À ce niveau, les vertèbres sont de plus en plus grandes. Elles sont soutenues par les ligaments de la colonne vertébrale, par les muscles du dos et surtout fortement bloquées par les côtes, ce qui réduit leur mobilité et assure une très grande stabilité.

Les problèmes de cette partie du corps sont rares et se traduisent souvent par des crampes musculaires.

C Lordose lombaire

Elle est composée de cinq vertèbres. Elle supporte la tête, les épaules, les bras (et ce qu'ils portent), la cage thoracique, mais aussi la cavité abdominale chargée de nombreux organes. Le poids est donc encore plus important. Ce sont les plus grandes vertèbres. Elles sont soutenues par les muscles abdominaux et lombaires. Malgré la puissance des muscles, cet endroit est le plus fragile de notre corps. C'est cette zone qu'il faut protéger lors des efforts physiques.

Cette partie du corps, particulièrement sensible, est à l'origine de la majorité des problèmes (que nous étudierons ultérieurement, *cf.* chapitre 3).

D Axe central de gravité et position d'équilibre (*cf.* Fig. 4.1)

L'axe traverse le milieu de notre corps. Il part de la tête, et se termine entre les deux pieds. Debout en position d'équilibre, notre corps oscille autour de cet axe. Si l'on regarde un homme debout, on voit que les os posés les uns sur les autres supportent le poids et que ce sont les muscles qui servent à garder l'équilibre. Malgré une immobilité apparente, en se contractant harmonieusement, ils permettent de redresser en permanence des mouvements de chute (en particulier, les muscles dorsaux et abdominaux[2]). Une bonne position des pieds permet de diminuer le travail musculaire et de favoriser l'équilibre (*cf.* Fig. 4.1).

Fig. 4.1 L'axe central de gravité et la position d'équilibre.

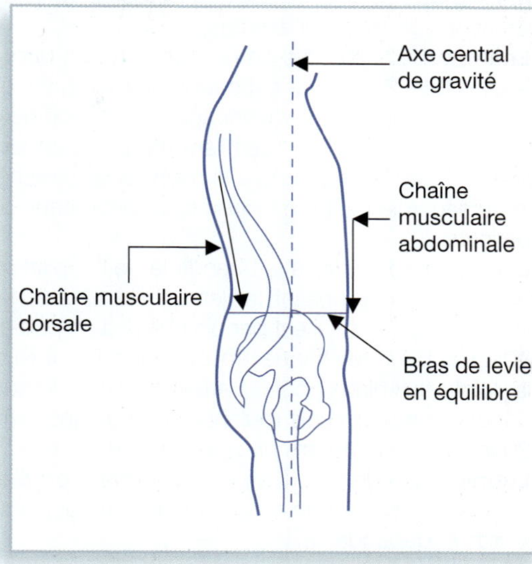

2 Mouvements du corps

Le corps humain peut effectuer jusqu'à 1 000 mouvements par jour au cours de ses activités. Toutefois, les plus fréquents sont les mouvements de flexion – extension et abduction (*cf.* Tableau 4.2[3]).

Tableau 4.2 Les mouvements du corps.

Plier le tronc	**Type de mouvement :** Flexion	*S'étirer sur la pointe des pieds*	**Type de mouvement :** Extension
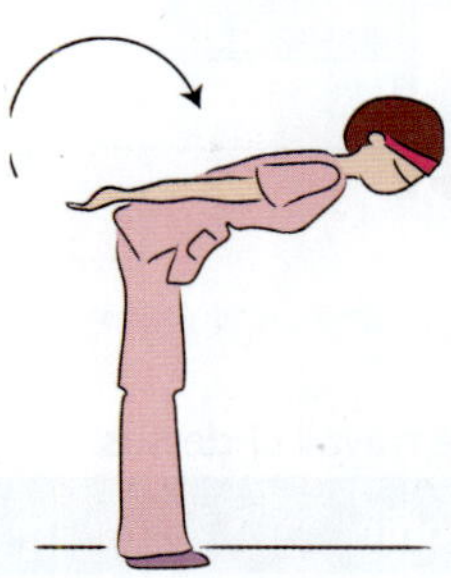	**Muscle(s) responsable(s) :** Grand droit abdominal et grand oblique **Forme du muscle :** En éventail	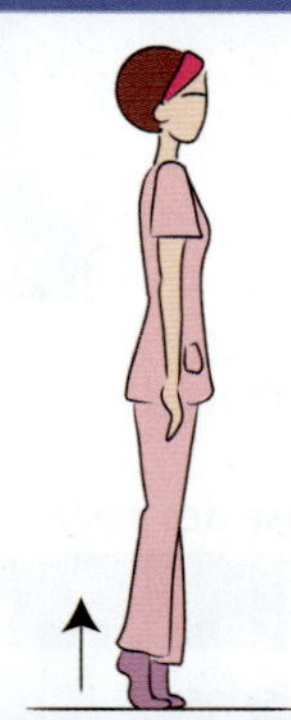	**Muscle(s) responsable(s) :** Triceps **Forme du muscle :** En fuseau
Lever le bras	**Type de mouvement :** Abduction	*Baisser le bras*	**Type de mouvement :** Adduction
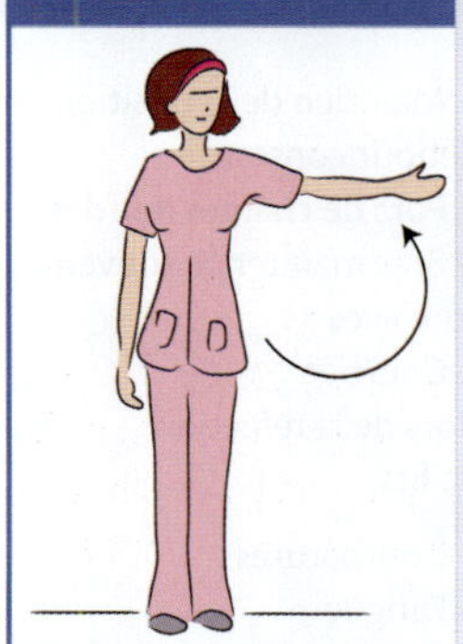	**Muscle(s) responsable(s) :** Deltoïde **Forme du muscle :** En éventail	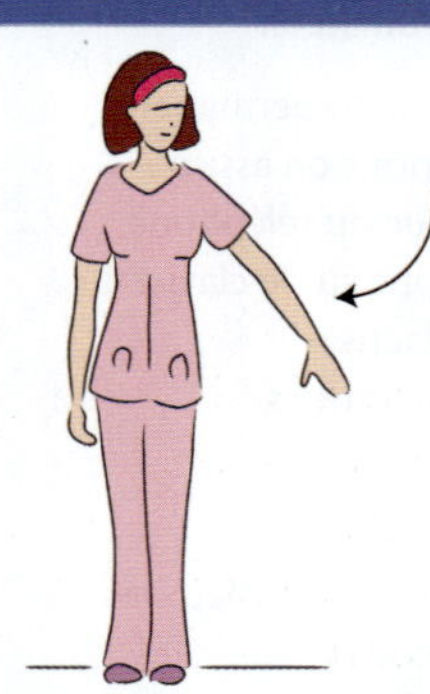	**Muscle(s) responsable(s) :** Grand pectoral (le deltoïde et le grand pectoral sont antagonistes) **Forme du muscle :** En éventail

2. Le maintien de cet équilibre se fait avec une production d'énergie, appelée « travail statique ».
3. Inspiré du *HPS (bac Pro)*, chapitre « Ergonomie du travail », J. Gassier, éd. Delagrave, 2006.

EXEMPLES *Étude de trois situations de travail à l'hôpital*

Léa, 55 ans, est cadre supérieur infirmier en service de gériatrie. **Léo, 52 ans**, est magasinier. **Léonie, 40 ans**, est AS en service de gériatrie. Ils travaillent dans le même hôpital. Tous trois ont des situations de travail différentes.

Léa travaille une partie de la journée à son ***bureau*** afin de planifier les emplois du temps des professionnels. Son travail est surtout administratif, elle consulte l'ordinateur et les dossiers (volumineux parfois), rangés sur un rayonnage près de son bureau. Ce rayonnage est prévu pour une consultation en position « debout ». Léa, en réalité, ne se lève que très rarement. Pour gagner du temps, elle reste assise, le téléphone à la main, et se penche en arrière pour saisir les dossiers et les poser sur le bureau. Elle rédige des lettres sur ordinateur, pour les remettre aux médecins lors de la visite des patients.

Léo est ***magasinier*** à la buanderie de l'hôpital où il reçoit le matériel et le répare. Cela nécessite le port de charges pesant facilement de 10 à 20 kg chacune, qu'il doit poser sur un chariot mobile. Pour aller plus vite, il est parfois obligé d'en porter plusieurs à la fois, et il se retrouve facilement avec 40 kg au bout de chaque bras. De plus, il doit se baisser pour aller les chercher ou bien se mettre sur la pointe des pieds pour les atteindre. Une fois sur le chariot, les charges sont poussées puis ensuite déposées sur un tapis roulant, où un de ses collègues va les récupérer. Il effectue ces manœuvres 20 fois par jour (parfois plus), 5 jours sur 7.

Léonie procède tous les jours à la ***réfection des lits*** et réalise les ***toilettes des patients***. Elle est amenée à effectuer de nombreux gestes, toujours en position debout et à soulever des patients âgés lourds et dépendants.

Fig. 4.2 Léa, Léo et Léonie : trois situations de travail hospitalier.

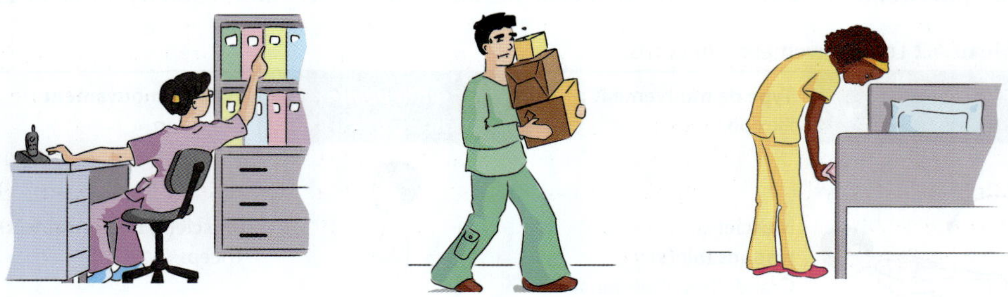

Tableau 4.3 Observation et analyse des gestes et postures des trois situations de travail ci-dessus.

	Léa	Léo	Léonie
Les gestes (activités dynamiques)	– Saisit des dossiers (ou documents) – Frappe sur le clavier de l'ordinateur.	– Flexion du corps (flexion-extension) – Port de charges lourdes – Déplacements +++	– Flexion-extension – Port de charges lourdes – Déplacements +++
Les postures (activités statiques)	– Maintien permanent de la position assise – Tenue du téléphone – Frappe sur le clavier – Rédaction de documents	– Maintien de la position debout constante – Port de charges lourdes – Bras maintenus souvent surélevés	– Maintien de la position debout constante – Port de charges lourdes – Bras maintenus souvent surélevés – Courbée (lors de la réfection de lits)
Les conséquences possibles sur l'organisme	– Troubles circulatoires aux jambes – Douleurs au dos, à la nuque, aux bras	– Risque de « claquage » musculaire – Douleurs dans le dos, les bras et les jambes	– Courbatures – Fatigue – Douleurs lombaires

3 Accidents dorsolombaires

Aujourd'hui les problèmes du système locomoteur et de son fonctionnement sont classifiés comme ***troubles musculo-squelettiques (TMS)***. Ils sont très fréquents et ont un impact important sur la santé et la qualité de vie de la population. Les accidents dorsolombaires (lombalgies) se trouvent en tête de liste de ces troubles.

1 Lombalgie (ou lumbago)

A Définition

La lombalgie est une douleur localisée dans le bas du dos. Elle est la manifestation de multiples affections de la colonne lombaire. Elle représente le premier motif de consultation rhumatologique et est à l'origine de nombreux arrêts de travail[4].

B Mécanisme

Dans la lombalgie commune, les disques intervertébraux sont très ***hydrophiles*** (absorbent l'eau).

- *La nuit*, lorsque la personne est au repos, le disque s'hydrate anormalement.
- *Au lever*, le poids du corps revient sur le disque, le comprime, le disque déborde sur les ligaments qui sont alors étirés, et provoque la douleur. Dès que le disque retrouve son volume normal, la douleur cesse. Ceci peut ne durer que quelques secondes.
- Après un temps plus ou moins long de *travail*, suite aux compressions/vibrations constantes, le disque se déshydrate, son épaisseur diminue et une douleur plus sourde réapparaît. Si la personne se couche, le disque n'est plus en compression, l'hydratation du disque est à nouveau possible et la douleur cesse. Le cycle peut se répéter[5].

Fig. 4.3 La lombalgie.

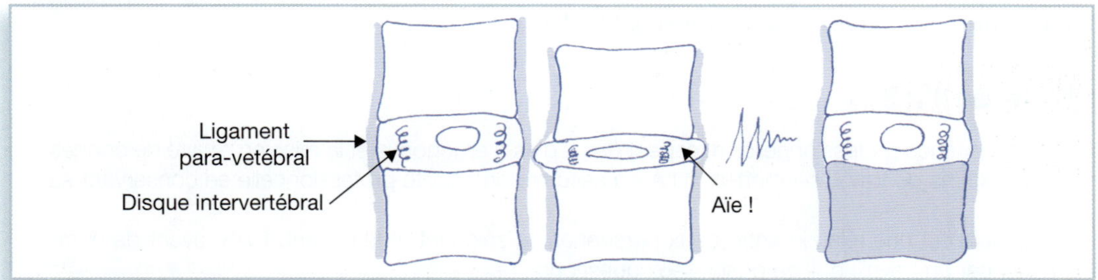

4. La durée des arrêts de travail pour lombalgies aiguës est d'au moins 24 heures pour 40 à 50 % des cas, d'une semaine pour 50 à 70 % des cas et moins de deux semaines pour 60 à 90 %. Dans 5 à 10 % des cas, les lombalgies évoluent sur un mode chronique (plus de 8 semaines) et représentent 70 à 80 % du coût de l'ensemble des lombalgies (source INSEE).
5. Selon l'ouvrage Troubles musculo-squelettiques : le dos et les membres supérieurs, éd. Desclée de Brouwer, 2000.

2 Tassement de disques

Les disques sont les « amortisseurs » situés entre deux vertèbres.
Porter un poids tasse les disques. Un temps de récupération est toujours nécessaire pour revenir à la position initiale. Si ce temps de récupération n'est pas respecté ou si le poids est porté longtemps, les disques se tassent définitivement ! Ce phénomène arrive naturellement avec l'âge (usure physiologique). À 80 ans, 8 à 10 cm sont perdus par rapport à la taille à 20 ans. Le surpoids contribue aussi au tassement des disques (*cf.* Fig. 4.4).

Fig. 4.4 Le tassement.

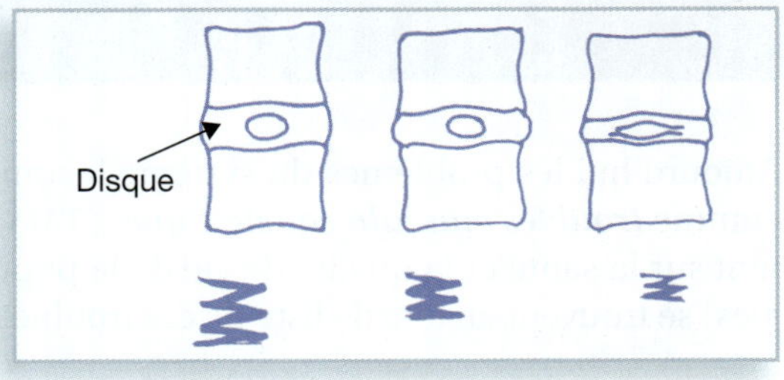

3 Hernie discale

Le disque est composé de l'anneau fibreux et du noyau pulpeux (*cf.* Fig. 4.5).
Les mouvements effectués en se penchant en avant poussent le noyau pulpeux en arrière[6]. Si le mouvement est brusque, soudain, ou si le poids soulevé par la personne est important, le noyau pulpeux peut déchirer l'anneau fibreux du disque et se « faufiler » jusqu'à la moelle épinière. C'est le mécanisme de la hernie discale, très douloureux.

Fig. 4.5 La hernie discale.

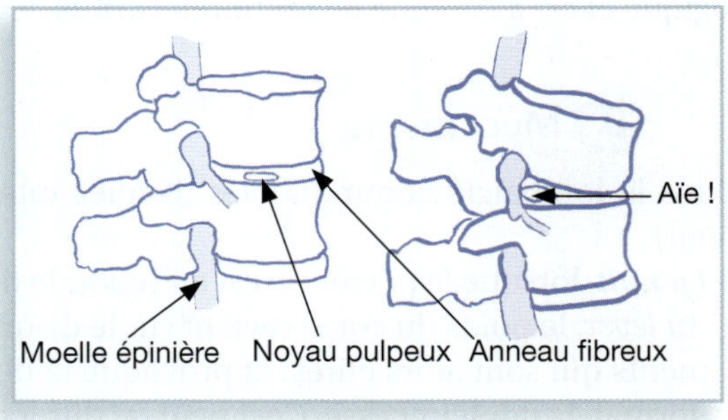

4 Sciatique

Les mouvements répétés d'inclinaison latérale, ou de rotation du corps, réduisent le volume des trous de conjugaison et peuvent bloquer les nerfs. C'est le mécanisme du syndrome sciatique, très douloureux. Le plus souvent, le mouvement d'inclinaison latérale répété est le résultat d'un port de charges déséquilibré (*cf.* Fig. 4.13).

Rôle de l'AS

L'expérience professionnelle, le respect des règles d'ergonomie et la mise en œuvre de bonnes conditions de travail permettent à l'AS d'assurer son activité professionnelle en conservant sa santé.
Le soin est une relation entre deux personnes, le soignant et le patient. L'AS, avant de commencer un travail, doit se poser deux questions :

- que dois-je faire pour que mon travail ***ne nuise pas à ma santé*** ?
- que dois-je faire pour que mon travail ***ne nuise pas à la santé de l'autre*** ?

---

6. Le noyau pulpeux forme une excroissance appelée « hernie discale ».

4 Facteurs de risques et prévention

1 Facteurs de risques

Les principaux facteurs de risques sont le port de charges, les vibrations répétitives, les mauvaises postures, les faux mouvements.

A Port de charges

Le port de charges est le facteur principal du tassement de disques. Des normes sont élaborées pour éviter ce risque.
Les normes Afnor définissent les charges maximales en fonction de l'âge et du sexe des personnes (*cf.* Tableau 4.4).

Tableau 4.4 Les normes Afnor de la sécurité au travail[7].

Âge et sexe des personnes	Charge maximum	
	Occasionnel	Répétitif
Homme de 18 à 25 ans	30 kg	25 kg
Homme de 45 à 65 ans	25 kg	20 kg
Femme de 18 à 25 ans	15 kg	12 kg
Femme de 45 à 65 ans	12 kg	10 kg

Les études ont montré que les femmes ont moins de force que les hommes et, par ailleurs, qu'au cours de la grossesse, elles sont encore plus fragiles. La lombalgie est très fréquente chez les femmes travaillant en milieu de soins et confrontées aux postures pénibles, au stress, et qui n'appliquent pas les règles de l'ergonomie dans le travail quotidien. Une formation aux gestes et postures est nécessaire et doit être programmée par l'employeur.

B Vibrations répétitives

Les vibrations déshydratent le disque, son épaisseur diminue et la douleur apparaît (par exemple, chez les conducteurs de véhicules). Le Code du travail réglemente l'exposition aux vibrations dans certains métiers. Afin de diminuer le risque, il faut respecter le temps de repos et se servir d'outils adaptés (notons que le personnel de soins est rarement soumis aux vibrations).

C Mauvaises postures (ou anomalies posturales)

La fatigue dorsale peut être induite par trois anomalies posturales.
La scoliose est une incurvation latérale anormale de la colonne vertébrale. Les causes sont essentiellement les mauvaises positions assises, le port unilatéral de charge.
L'hyperlordose est l'exagération pathologique de la courbure naturelle de la partie lombaire de la colonne vertébrale. Les causes sont essentiellement les états physiologiques (la grossesse…), le port de charges en avant, la pratique intensive de certains sports (danse, gym…).

7. Ces normes doivent être prises avec précaution car il faut tenir compte du temps d'exposition au poids. Un désavantage supplémentaire est le surpoids de la personne.

L'hypercyphose est l'exagération pathologique de la courbure naturelle de la partie dorsale de la colonne vertébrale. Les causes sont essentiellement l'âge (adolescents, personnes âgées), le port de charges sur le dos, le travail de précision, etc.

Fig. 4.6 La position normale.

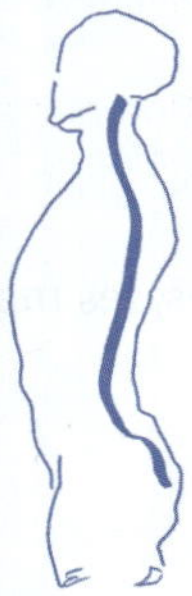

La position normale assure une bonne stabilité du corps et une bonne mobilité de la colonne vertébrale et le risque de lombalgie est moindre.

Fig. 4.7 L'hyperlordose.

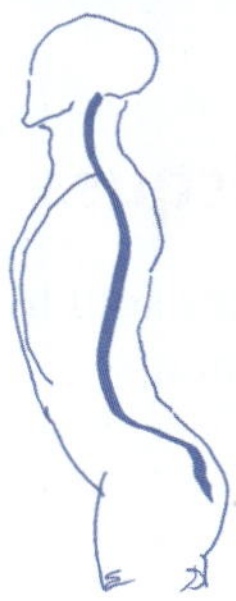

L'hyperlordose lombaire se traduit par une réduction des trous de conjugaison et augmente le risque de lombalgie.

Fig. 4.8 L'hypercyphose.

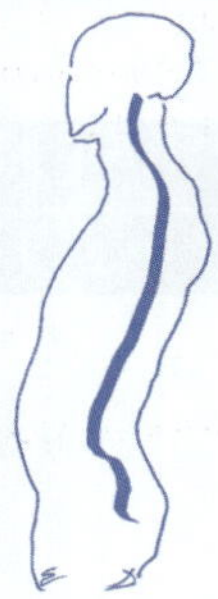

L'hypercyphose dorsale diminue la stabilité de la colonne vertébrale et augmente le risque de lombalgies lors de port des charges.

Fig. 4.9 La scoliose.

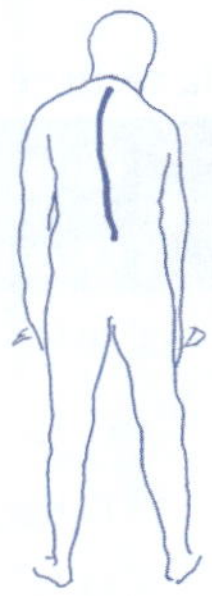

La scoliose dorsale provoque une réduction des trous de conjugaison du côté concave et augmente le risque de lombalgie de ce côté.

D Faux mouvements

Les mouvements répétés d'inclinaison latérale ou dorsale et de rotation réduisent l'espace des trous de conjugaison et risquent de bloquer les nerfs sciatiques. Il est préférable de se tourner sur ses jambes que de pivoter au niveau des lombaires.

Pour se courber (ou se pencher) en avant, il existe trois pivots (***charnières***) : les lombaires, les hanches et les genoux. Naturellement, on utilise une combinaison de deux de ces axes pour se courber : les lombaires et les hanches, les lombaires et les genoux, les hanches et les genoux. La logique demande de ne pas utiliser l'axe des lombaires, car c'est la partie mécanique la plus fragile de notre corps. La meilleure façon de se courber est donc de se servir des hanches et des genoux.

Fig. 4.10 Un faux mouvement pour soulever une charge.

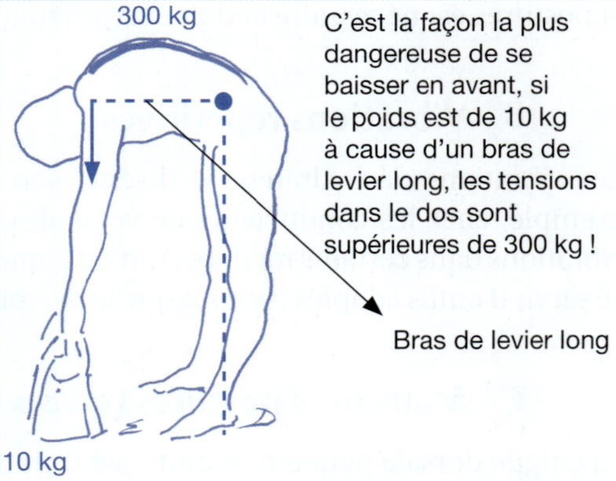

C'est la façon la plus dangereuse de se baisser en avant, si le poids est de 10 kg à cause d'un bras de levier long, les tensions dans le dos sont supérieures de 300 kg !

2 Prévention

A Adoption de la position universelle de sécurité (PUS)

a. Technique de la PUS

La personne doit avoir (*cf.* Fig. 4.11) :

- les pieds légèrement écartés à la largeur des épaules. Cette position assure une bonne stabilité ;
- les genoux légèrement fléchis. Cette position assure une bonne souplesse ;
- les hanches légèrement fléchies, le bassin en arrière. Cette position aide à verrouiller le dos ;
- le dos plat.

Ce sont les points-clés. Ils assurent un bon amortissement et garantissent que le mouvement s'effectue dans les hanches et dans les genoux.

Fig. 4.11 La PUS.

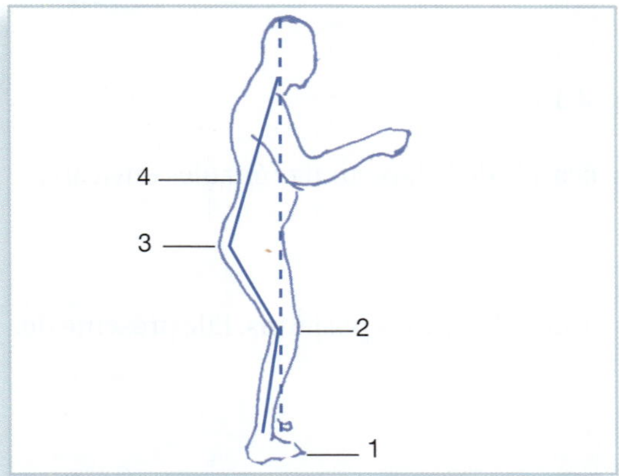

Fig. 4.12 Un bon mouvement pour soulever une charge.

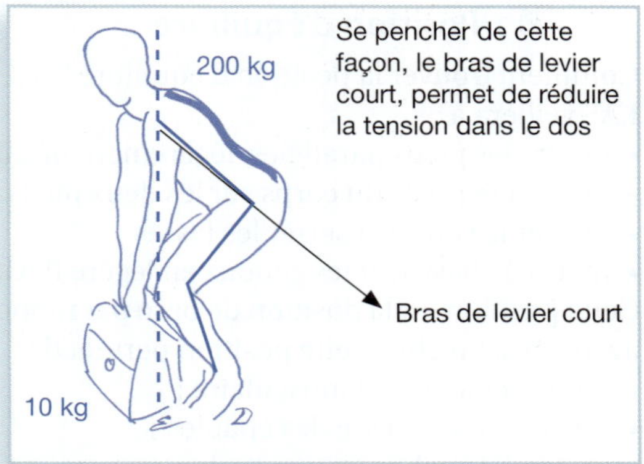

b. Intérêt de la PUS (*cf.* Fig. 4.12)

Cette position réduit les tensions dans les muscles para-vertébraux d'environ 30 %. Si le poids est de 10 kg, en raison d'un bras de levier plus court, les tensions dans le dos seront diminuées. En prenant l'objet avec les deux bras, le dos reste symétrique, ce qui réduit le risque de lombalgie. Il faut adopter la PUS même pour soulever un objet léger.

B Préparation à l'effort physique

Il faut savoir prendre le temps de se préparer à l'effort. Dans des conditions normales, les disques, les côtes et les ligaments constituent une protection naturelle ***permanente*** et ***solide***. Les muscles, au contraire, constituent une protection ***temporaire*** et dépendante de l'entraînement et de la volonté. Les mouvements brusques surprennent les muscles para-vertébraux qui n'ont pas le temps de réagir et donc ne participent plus à la protection. En effet, les problèmes de lombalgie sont plus souvent liés à la rapidité et à la brutalité du mouvement qu'au poids déplacé.

C Équilibre des charges

Une charge déséquilibrée conduit à une scoliose physiologique (temporaire) qui augmente le risque de lombalgie. Si c'est une habitude, la scoliose peut se fixer, elle devient permanente (pathologique). Il faut faire attention à la façon dont les enfants portent les sacs scolaires pour éviter les attitudes vicieuses ! (*cf.* Fig. 4.13)

Conseil : porter deux sacs à la place d'un à chaque occasion (*cf.* Fig. 4.14).

Fig. 4.13 Éviter le port de charges déséquilibrées facteur d'accidents lombaires.

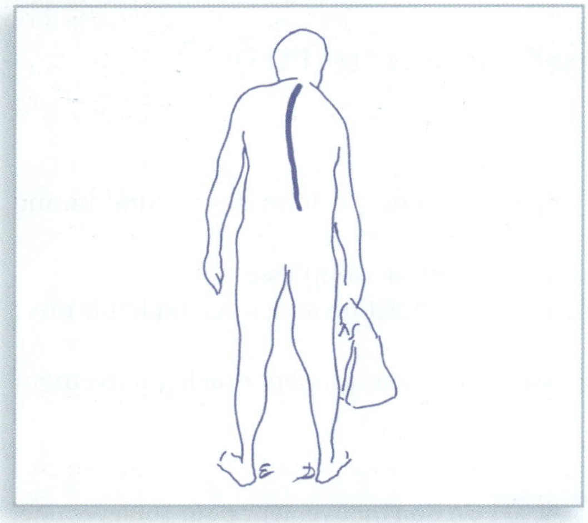

Fig. 4.14 Équilibrer les charges de chaque côté du corps.

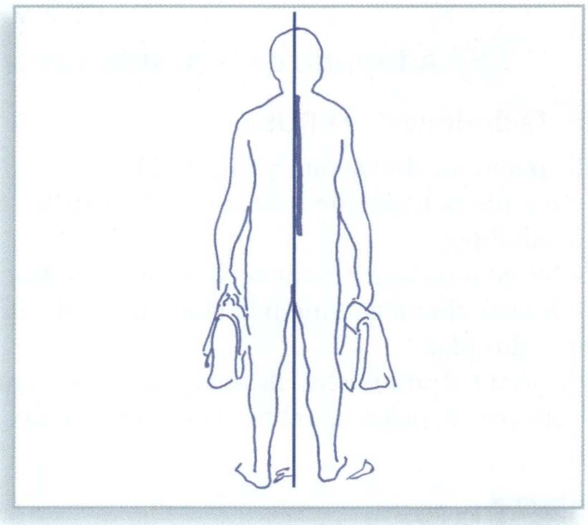

D Position d'équilibre

Comment trouver la position d'équilibre ? (*cf.* Fig. 4.15)

L'AS veillera à :

- mettre les pieds parallèles, légèrement décalés, écartés de la largeur des épaules environ ;
- répartir le poids du corps sur les deux pieds ;
- rentrer le ventre et serrer les fesses ;
- mettre le bassin et les genoux en légère flexion.

Cette position est la position de base par rapport à toutes les autres positions. Elle présente des avantages. En effet, cette position permet de :

- diminuer le travail musculaire ;
- assurer la souplesse des épaules ;
- protéger la colonne vertébrale ;
- avoir une respiration maximale.

À partir de cette position de base correcte, toutes les autres positions sont envisageables.

Fig. 4.15 Le polygone de sustentation et la position d'équilibre.

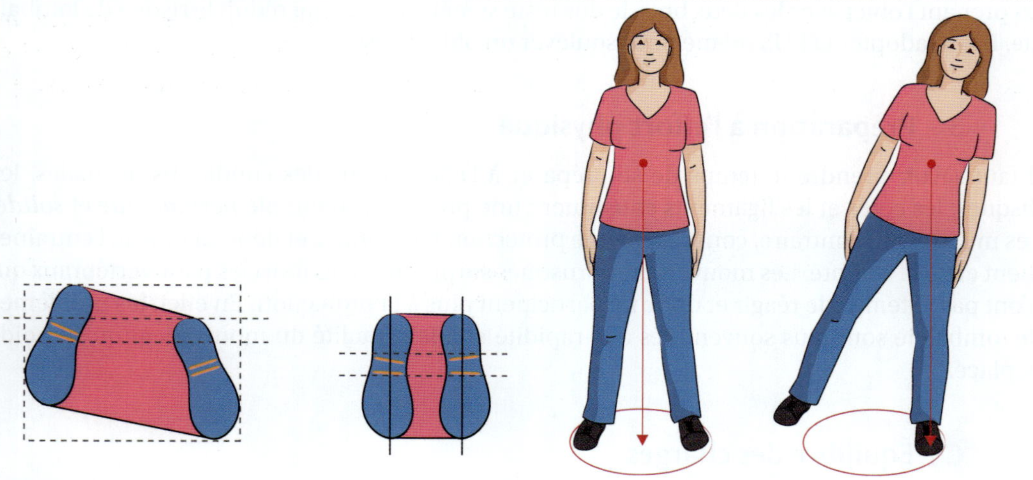

1. Pieds écartés, pied gauche avancé → **bon équilibre.**

2. Pieds trop serrés, le polygone a une faible surface → **manque d'équilibre.**

1. Pieds écartés, polygone de sustentation de bonne surface. La projection au sol du centre de gravité est dans le polygone → **équilibre.**

2. La projection au sol du centre de gravité est hors du polygone → **déséquilibre.**

5 Législation et déontologie

Le Code du travail a prévu différentes directives et donné des orientations en matière d'ergonomie, afin de réduire les risques au travail et en particulier les risques de pathologies dorso-lombaires.

1 Directives du Code du travail[8]

Le Code du travail indique les obligations de l'employeur par rapport aux manutentions des charges. Il recommande de :

- ***utiliser des moyens adéquats***[9]. L'employeur doit prendre les mesures d'organisation appropriées ou utiliser les moyens adéquats, et notamment les équipements mécaniques, afin d'éviter le recours à la manutention manuelle de charges par les travailleurs ;
- ***organiser les postes de travail***[10]. Lorsque la manutention manuelle ne peut pas être évitée, l'employeur doit :
  - *évaluer* (si possible préalablement) les risques que font encourir les opérations de manutention pour la sécurité et la santé des travailleurs,
  - *organiser* les postes de travail de façon à éviter ou à réduire les risques, notamment dorso-lombaires, en mettant en particulier à la disposition des travailleurs des aides mécaniques, ou, à défaut de pouvoir les mettre en œuvre, les accessoires de préhension propres à rendre leur tâche plus sûre et moins pénible ;
- ***informer et former les travailleurs***[11]. L'employeur doit faire bénéficier les travailleurs dont l'activité comporte des manutentions manuelles :
  - d'une *information* sur les risques qu'ils encourent lorsque les activités ne sont pas exécutées d'une manière techniquement correcte[12],
  - d'une *formation* adéquate à la sécurité relative à l'exécution de ces opérations ; au cours de cette formation, qui doit être essentiellement à caractère pratique, les travailleurs sont instruits sur les gestes et postures à adopter pour réaliser en sécurité les manutentions manuelles ;
- ***avoir l'avis de la médecine du travail***[13]. Lorsque le recours à la manutention manuelle est inévitable et que les aides mécaniques prévues ne peuvent pas être mises en œuvre, un travailleur ne peut être admis à porter d'une façon habituelle des charges supérieures à 55 kg qu'à condition d'y avoir été *reconnu apte* par le médecin du travail, sans que ces charges puissent être supérieures à 105 kg.

2 Règles relatives à la contention du patient

Afin de garantir les droits du patient en milieu hospitalier, deux méthodes sont particulièrement soumises à des règles de sécurité et de respect du patient : la contention et la limitation des mouvements.

8. Chapitre R.231 du Code du travail.
9. Article 67 du Code du travail.
10. Article 68 du Code du travail.
11. Article 71 du Code du travail.
12. Article 68 du Code du travail.
13. Article 72 du Code du travail.

A Caractéristiques de la contention

La contention physique, dite passive, se caractérise par l'utilisation de tous moyens (méthodes, matériels ou vêtements) qui limitent les capacités de mobilisation volontaire de tout ou partie du corps dans le but d'obtenir la ***sécurité*** d'un patient qui présente un comportement estimé dangereux ou mal adapté[14].

La contention a plusieurs indications :

- protection d'une articulation (exemple : entorse) ;
- blocage strict d'un mouvement (exemple : fracture) ;
- mise au repos d'une ou plusieurs articulations à des fins antalgiques (exemple : atteinte rhumatismale) ;
- compensation des faiblesses ostéo-musculaires, dans ce cas on parlera d'orthèses (exemple : poliomyélite, retard de consolidation) ;
- favorisation de la cicatrisation (exemple : les brûlés) ;
- diminution et absorption des vibrations sur les tendons (exemple : tendinite).

La déontologie vise à limiter, voire interdire, ce procédé car c'est une atteinte à la liberté de mouvements, donc aux droits du patient.

B Recommandations de l'ANAES sur l'utilisation des contentions

La limitation des mouvements peut être partielle et momentanée. Elle ne pourra être réalisée que sur prescription médicale.

Hormis le cas de l'urgence, il n'appartient pas à l'infirmier de prendre la décision de poser des contentions à un patient.

La contention n'est légitime qu'à partir du moment où elle est prescrite dans l'***intérêt*** du patient ou de celui des autres patients pour assurer leur ***sécurité***[15].

La pose de contention étant un acte de soins, à ce titre la décision doit être prise avec le consentement de la personne.

L'information doit porter sur les éléments suivants :

- l'objectif de la contention ;
- les moyens ou matériels utilisés ;
- la durée prévisible de la contention ;
- la surveillance afin de rassurer la personne et d'éviter ainsi une suragitation.

Une prescription médicale est obligatoire pour la pose de contention.

---

14. Limiter les risques de contention physique de la personne âgée, rapport ANAES (Agence nationale d'accréditation et d'évaluation de santé), 2000.
15. Amyot, Villez.

6 Principes et règles de l'ergonomie

1 Principes de base de l'ergonomie

Ce sont les grands objectifs à viser et les règles de conduite à appliquer lors de la mobilisation de la personne. Il y en a trois essentiels.

A 1er principe : assurer la sécurité à trois niveaux

Il s'agit pour le soignant de :

- ***assurer la sécurité de la personne.*** C'est la prévention des chutes mais aussi l'installation de la personne dans le lit ou dans le fauteuil en évitant les attitudes vicieuses et les ankyloses ;
- ***assurer sa propre sécurité.*** C'est la prévention des lombalgies, le respect des règles d'ergonomie, l'estimation de ses forces et la sagesse de ne pas les dépasser ;
- ***sécuriser l'espace de travail.*** Il s'agit d'observer l'environnement et d'enlever tous les obstacles qui peuvent être dangereux (des câbles, des appareils médicaux, des tuyaux, des sondes et des perfusions…). C'est la prévention des accidents du travail.

B 2e principe : assurer le confort de la personne, l'état de non-douleur

La personne ne doit pas souffrir pendant la mobilisation. Cela passe par la qualité de la prise et la qualité de l'installation de la personne. La personne ne doit pas avoir de sensation désagréable. Pour cela, veiller à la bonne température de nos mains (toucher quelqu'un avec des mains froides lui est désagréable).

C 3e principe : respecter la personne et stimuler son autonomie

Le soignant veillera à avertir la personne et obtenir son accord. Il n'est pas possible de mobiliser (déplacer) une personne contre sa volonté. Il faut prendre le temps nécessaire pour la convaincre de l'utilité de sa mobilisation et la rassurer. D'où l'intérêt de sa stimulation et de sa participation lors des mobilisations, au maximum de ses capacités, et selon les autorisations médicales.

2 Dix règles de l'ergonomie

Il y a dix règles essentielles concernant la manutention des personnes que le soignant veillera à respecter.

A Réfléchir avant d'agir

Si l'on n'est pas sûr de réussir la mobilisation, il ne faut pas la commencer et trouver une autre solution (utilisation d'un lève-personne, travail à deux…). Ceci répond au principe de sécurité de la personne et de sa propre sécurité. Le soignant devra se questionner sur les points suivants.

- Quelles seront les prises efficaces et non traumatisantes pour le patient ?
- Quels seront les gestes et déplacements à effectuer ?, etc. (*cf.* « Démarche de manutention », chapitre 11)

B Trouver la position d'équilibre

L'équilibre dépend de la ***bonne position des pieds***. Les pieds portent tout le poids du corps et ils doivent avoir un écartement de la largeur du bassin. Un pied décalé vers l'avant, en fente, permet de résister à un déséquilibre du corps vers l'avant, l'arrière ou le côté. La surface ainsi obtenue entre les pieds est appelée « ***polygone de sustentation*** » (*cf.* Fig. 4.15). La verticale du centre de gravité doit se trouver dans ce polygone pour maintenir l'équilibre du corps.

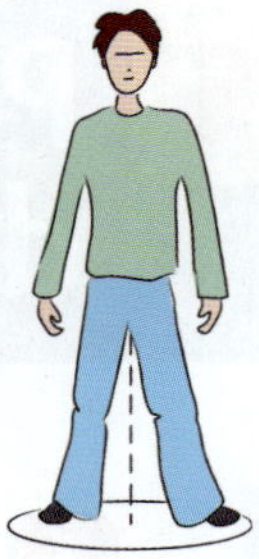

Fig. 4.16

C Garder le dos droit

Quels que soient le mouvement ou la posture, il est indispensable de ***verrouiller*** la région lombaire pour bien protéger le dos. Cette position est maintenue par ***la contraction des muscles abdominaux et le léger fléchissement des jambes***.

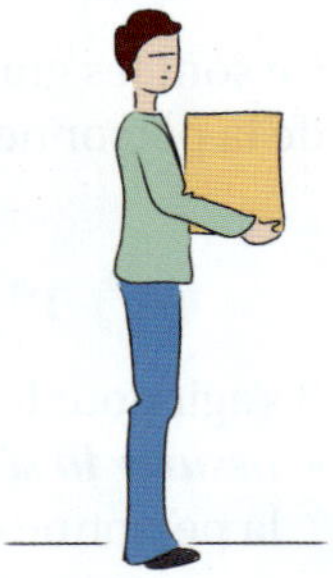

Fig. 4.17

D Se rapprocher de la charge à déplacer

Lorsqu'on doit soulever une personne, il faut ***travailler corps à corps***, le plus près possible de l'axe central de gravité. Ne pas avoir peur d'être très proche de la personne à mobiliser ; elle se sent d'ailleurs rassurée par le contact physique. Plus on est près d'elle plus c'est facile, plus on est loin plus l'effort demandé est grand. De même, pour porter une charge, il est vivement conseillé de la porter contre soi.

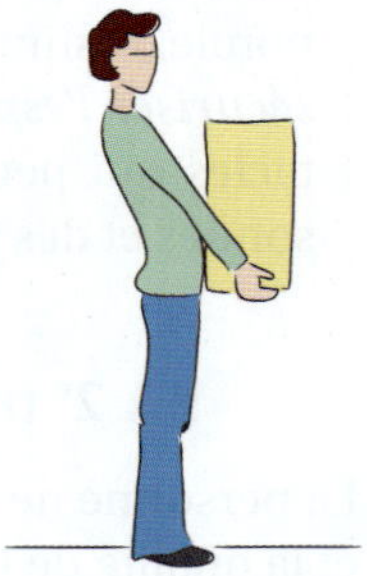

Fig. 4.18

E Utiliser les membres inférieurs

Il faut travailler avec les ***muscles fessiers*** et les ***muscles des cuisses*** qui sont les parties les plus fortes de notre corps et éviter de charger les lombaires. Les pivots (les charnières) pour plier le corps doivent rester les hanches et les genoux (position universelle de sécurité).

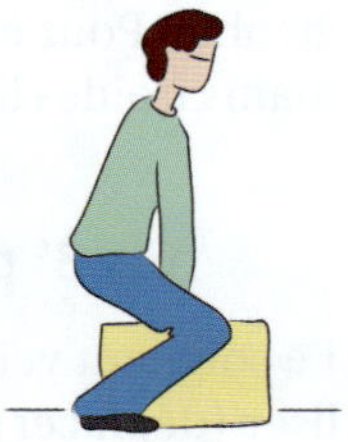

Fig. 4.19

F Se faire aider (aide humaine ou technique)

Pour soulever une charge importante, il est vivement conseillé de se faire aider. L'aide peut être humaine, soit en ayant recours à un collègue soit en expliquant précisément au patient ce que l'on attend de lui. Elle peut aussi être matérielle. Il existe différents dispositifs pour transférer, soulever, déplacer une personne.

Exemple : une personne pesant 100 kg qui veut se lever, demande à ses muscles de soulever ce poids. Si ses muscles ne peuvent soulever que 90 kg, elle a alors besoin d'une aide pour soulever les 10 kg de différence. Le soignant qui devra la soulever devra préalablement évaluer ses forces et se faire aider par le patient (participation à la manœuvre) ou par un collègue. Au moment de l'action, il faut compter : ***un, deux, trois***, à haute voix, pour synchroniser son effort avec l'effort de la personne, mais aussi pour préparer son corps à l'effort.

G Ménager ses efforts

Il faut remplacer l'effort vertical (soulever) par un ***effort horizontal*** (rouler, glisser, pivoter, déplier la personne). Autrement dit, utiliser le contrepoids.

H Travailler en souplesse

Le mouvement doit être fluide (ne pas être brusque). Les mouvements subits sont dangereux, car il n'y a pas eu de temps pour préparer les articulations et les muscles. La majorité des lombalgies aiguës sont dues à des mouvements brusques : perte d'équilibre, sursaut, etc.

I Entraîner son corps à l'effort

Malgré le savoir-faire et les aides techniques, les efforts physiques demandent un entraînement. Le travail quotidien implique une préparation quotidienne ! Cette préparation consiste en la pratique d'exercices physiques quotidiens d'une dizaine de minutes. Le but de ces exercices est d'améliorer la coordination musculaire, entre les muscles abdominaux et les para-vertébraux.

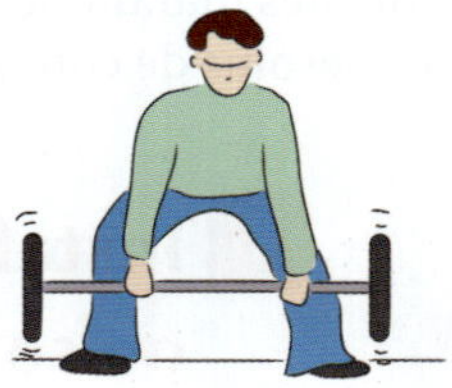
Fig. 4.20

J Veiller à bien se reposer après l'effort

Il est nécessaire de permettre à l'organisme de se reposer après des efforts physiques : le sommeil joue un rôle capital dans la récupération après l'effort. Un adulte doit dormir au moins 7 h. Il est préférable de dormir en reposant son dos sur un matelas ferme, en évitant les oreillers durs et épais, dans un environnement frais et calme.
Dans la journée, des phases de repos et de relaxation sont conseillées (surtout après le repas) lorsque la pénibilité du travail le justifie.

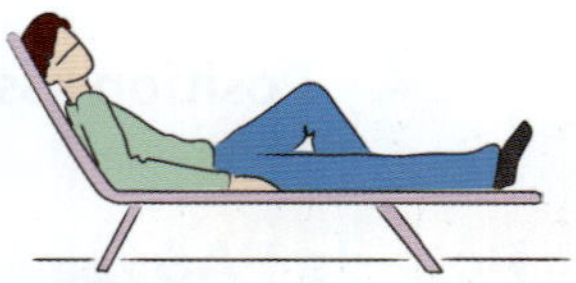
Fig. 4.21

7 Application des règles d'ergonomie

Lors des manutentions, le soignant veillera à respecter les règles de l'ergonomie et à satisfaire les besoins de confort et de sécurité des patients.

1 Installation de la personne selon sa pathologie ou son handicap

Souvent, en milieu hospitalier, les personnes malades ont tendance à se relâcher, à prendre de mauvaises positions et s'y habituer. Or ces attitudes vicieuses sont source de souffrances et peuvent être handicapantes (ankyloses). La prévention de ces attitudes est d'une importance majeure et relève du rôle de l'aide-soignant.

A Position assise (*cf.* Fig. 4.22)

Rôle de l'AS

L'AS doit :
- observer et déceler les mauvaises positions de la personne ;
- demander à la personne de corriger sa position elle-même ;
- expliquer le pourquoi et le comment de la correction proposée ;
- au besoin, aider la personne à modifier sa position ;
- s'assurer que la personne est en état de confort et de sécurité ;
- privilégier le confort de la personne et ne pas lui imposer une position ;
- toujours choisir la position la plus antalgique.

L'AS veillera à :
- observer la personne et apprécier la qualité de la position assise en vérifiant que :
  - la position n'est pas fatigante,
  - les jambes sont à bonne hauteur (angle droit avec bassin, sinon surélever les pieds),
  - la tête ne risque pas de basculer (personnes âgées) ;
- apporter la correction si nécessaire, c'est-à-dire pratiquer un rehaussement :
  - par-derrière,
  - par-devant,
  - et repositionner les pieds correctement, c'est-à-dire que la pointe des pieds de la personne est tournée légèrement vers l'extérieur. C'est la position naturelle : sous un angle de 5° à 15° (pour des raisons anatomiques). Toute autre orientation devra être corrigée, car elle provoque une tension et des douleurs dans les genoux.

Fig. 4.22 La bonne position des pieds.

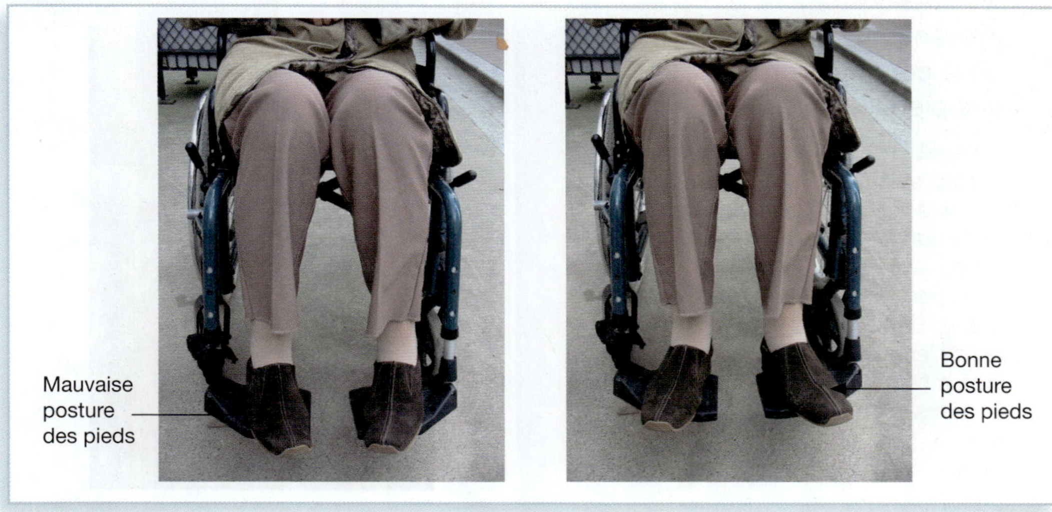

B Position allongée (ou décubitus dorsal) (*cf.* Fig. 4.23)

Le soignant est souvent amené à aider une personne à se coucher. Il veillera particulièrement à la position finale qu'elle a choisie. Sur la figure ci-dessous (à gauche), on voit la personne dévier de son axe central de gravité. Il faudra donc la corriger (figure de droite).

L'AS veillera à :

1. décroiser et mettre les pieds de la personne dans l'axe ;
2. glisser les épaules dans l'axe ;
3. ranger la tête de la personne selon son goût ;
4. faire glisser et/ou pivoter le bassin de la personne de façon à ce qu'il soit dans l'axe tête/ cou ;
5. tirer les draps, les alèses, le pyjama, pour ne pas avoir des plis.

Rehausser la personne au lit et veiller à ce que ses pieds soient libérés du poids des draps et couvertures.

Fig. 4.23 Redressement de la personne dans l'axe.

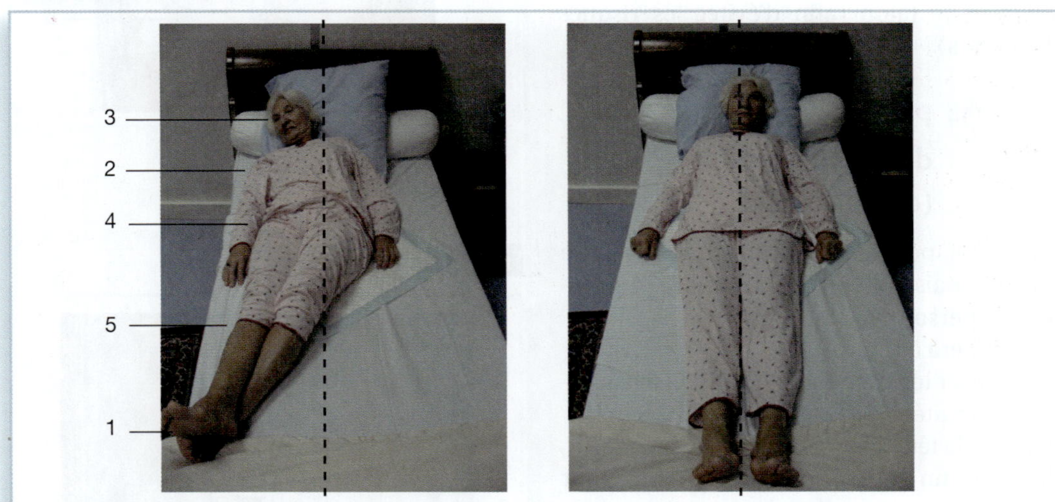

4

Rôle de l'AS

Prévention de la compression des pieds (*cf.* Fig. 4.24)

L'AS veillera à faire un pli d'aisance, avec le drap et la couverture, au bout du lit ; ce qui donne de l'espace aux pieds de la personne. La couverture et le drap serrés accentuent la flexion plantaire de la personne couchée (pied tendu en avant). Elle peut, au bout d'un certain temps, entraîner des douleurs et modifier la marche de la personne qui traîne alors les pieds (c'est une attitude vicieuse).

Fig. 4.24 Plis d'aisance.

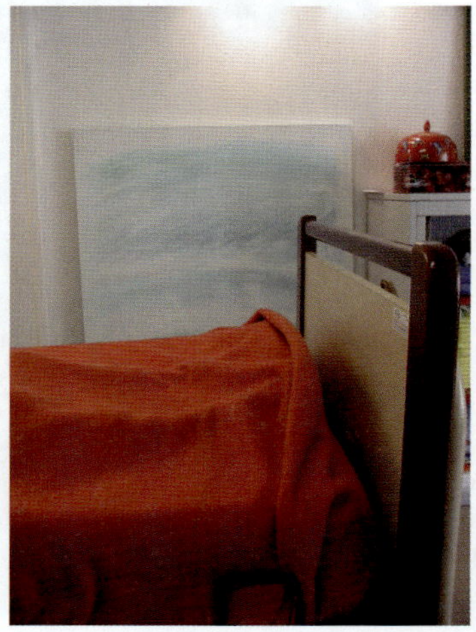

C Position demi-assise et assise au lit (*cf.* Fig. 4.25)

Cette position favorise la respiration et la circulation et assure la détente de la personne.
L'AS veillera à :

1. soulever la tête du lit à la hauteur souhaitée ;
2. caler les pieds de la personne avec un coussin pour lui éviter de glisser ;
3. caler la main par un coussin sur lequel les doigts sont détendus à plat ;
4. placer la tête selon le désir de la personne (veiller à ce qu'elle reste dans l'axe, qu'elle ne tombe pas vers l'avant) ;
5. caler un coussin entre les jambes pour qu'elles ne se touchent pas ;
6. mettre un coussin sous la cheville pour soulever le talon (afin d'éviter les risques d'escarres).

Fig. 4.25 La position demi-assise et assise au lit.

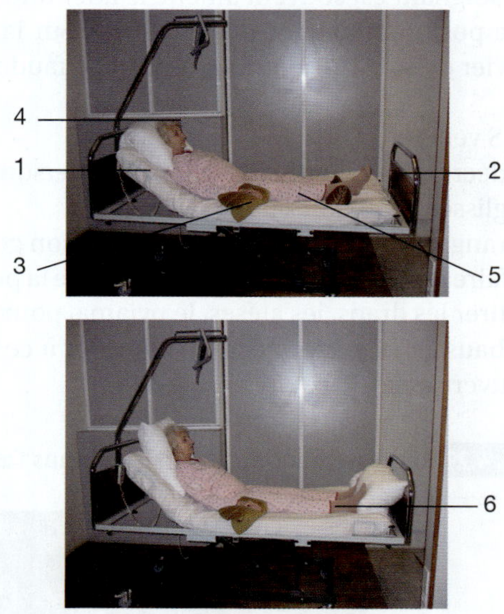

D Position sur le côté décubitus latéral (*cf.* Fig. 4.26)

C'est une position souvent choisie par le patient, mais qui doit être sécurisée et adaptée à la personne.
L'AS veillera à :

1. soulever légèrement la tête du lit à la hauteur souhaitée ;
2. placer la tête selon le désir de la personne ;
3. mettre un coussin entre les jambes pour que les genoux ne se touchent pas ;
4. caler la main par un coussin sur lequel les doigts sont détendus à plat ;
5. caler un coussin derrière le dos (pour renforcer le maintien du corps dans l'axe, le confort et la sécurité).

Fig. 4.26 Le décubitus latéral.

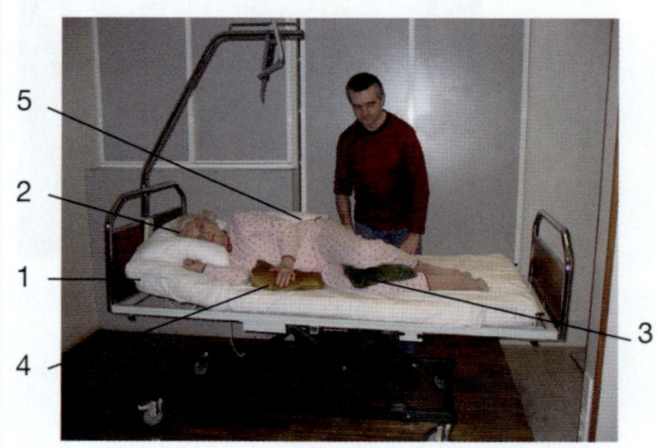

E Position sur le ventre décubitus ventral (*cf.* Fig. 4.27)

Cette position peut être indiquée pour de courtes périodes (lors de certaines préventions d'escarres ou par mesure de sécurité à l'occasion de certaines interventions) et seulement sur prescription médicale.

L'AS veillera à :

1. placer la tête selon le désir de la personne[16] ;

2. mettre un coussin sous le ventre (pour remettre la colonne vertébrale dans l'axe) ;

3. mettre un coussin sous les chevilles ;

4. caler la main par un coussin, sur lequel les doigts sont détendus à plat.

Fig. 4.27 Le décubitus ventral.

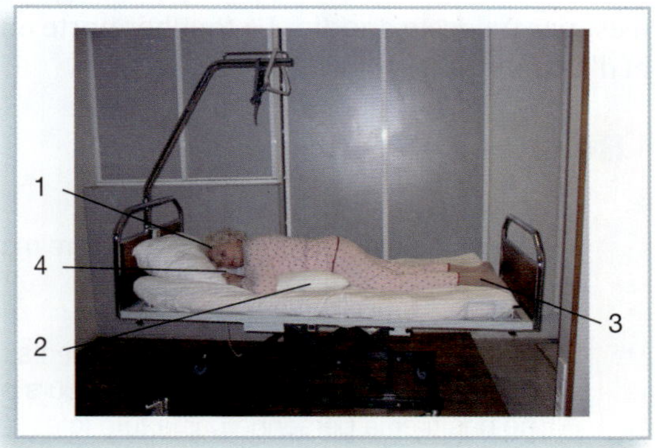

F Position déclive (*cf.* Fig. 4.28)

C'est une position indiquée dans le but de favoriser l'irrigation du cerveau. Elle ne peut être pratiquée que sur prescription médicale.

L'AS veillera à :

1. placer la tête selon le désir de la personne ;

2. caler les épaules pour que la personne ne glisse pas ;

3. caler la main par un coussin sur lequel les doigts sont détendus à plat.

Fig. 4.28 La position déclive.

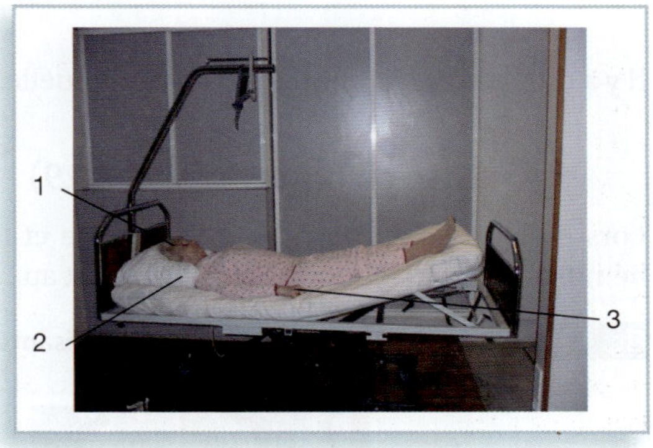

Si le patient est immobilisé sur une longue période, il faut équiper le lit avec des matériaux spécifiques pour la prévention des escarres.

16. Certains médecins conseillent de ne pas mettre de coussin sous la tête, car cela augmente l'hypertension de la colonne lombaire.

2 Différentes prises manuelles

L'aide à la mobilisation ne peut pas se faire sans contact physique avec la personne, ce qui n'est pas un geste anodin. Le toucher porte en lui un sens psychologique profond de sécurité et d'intimité.

Rôle de l'AS

L'AS veillera à :
- avertir la personne avant la manœuvre manuelle ;
- lui expliquer la nature de la prise ;
- avoir des mains chaudes ;
- avoir des gestes doux, des mouvements souples ;
- ne pas utiliser la prise en pince, toujours plus traumatisante ;
- ne pas tirer la personne par la tête (c'est dangereux) mais l'accompagner en douceur ;
- ne pas tirer par les vêtements (c'est désagréable et peut être interprété comme un manque de respect) ;
- ne pas tirer un membre paralysé (c'est dangereux) mais l'accompagner en douceur ;
- choisir de préférence les endroits les plus appropriés (les aisselles, les épaules, le bas du dos et les hanches).

Il y a différentes techniques de prise manuelles. Citons les principales.

A Prise en pince (*cf.* Fig. 4.29)

Lors de la prise en pince, le pouce serre et fait mal à la personne ! Souvent, les « petites » hémorragies sous-cutanées aux jambes et aux bras sont dues au pouce du soignant.

Fig. 4.29 La prise en pince peut être traumatisante.

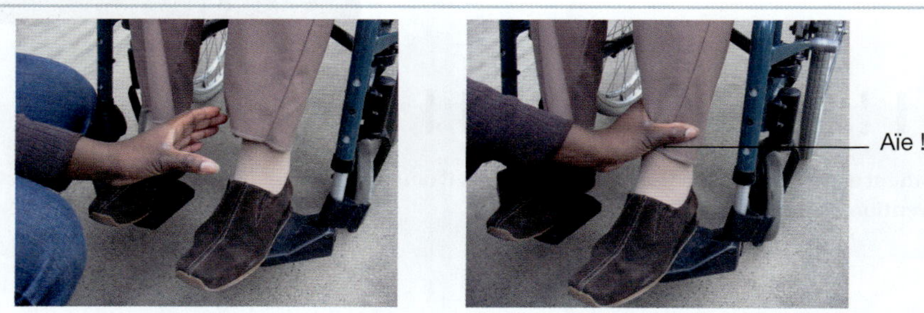

B Prise en cuillère (*cf.* Fig. 4.30)

La main prend la forme d'une cuillère. Le pouce suit les autres doigts. Il faut utiliser cette prise pour déplacer une jambe ou un bras car elle n'est pas traumatisante.

Fig. 4.30 Prise en cuillère.

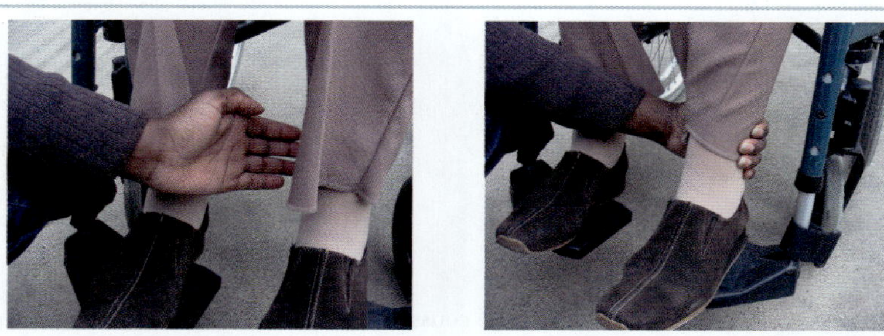

C Prise en barre de coudes ou de poignets (*cf.* Fig. 4.31 et 4.32)

Cette prise est utilisée pour accompagner la marche. Elle assure une bonne stabilité.
Il est conseillé de soutenir le bras de la personne en positionnant votre main au-dessous (ce qui assure une meilleure stabilité).

Fig. 4.31 Prise en barre de coudes.

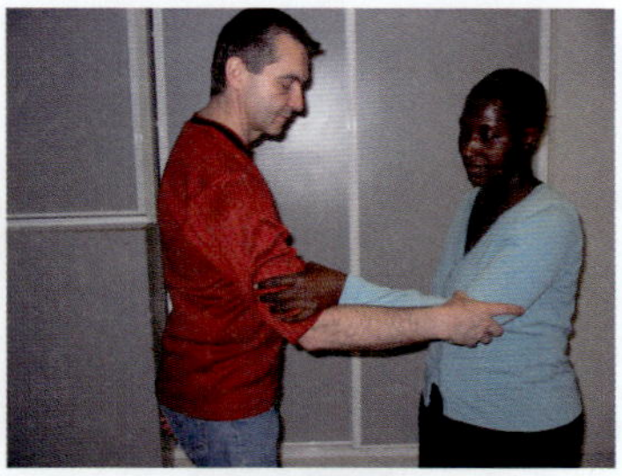

Fig. 4.32 Prise en barre de poignets.

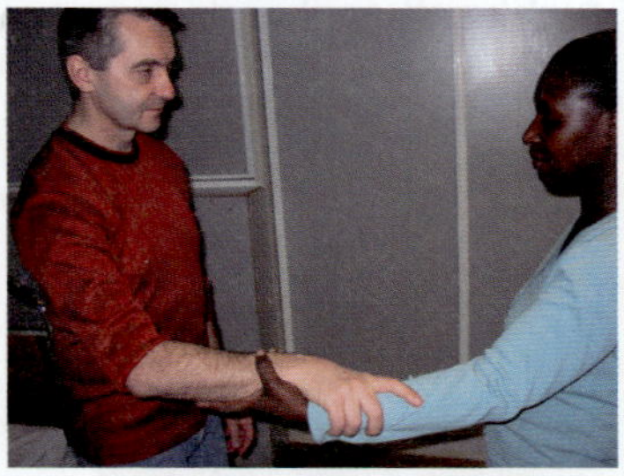

D Prise en barre d'épaules (*cf.* Fig. 4.33)

Cette prise est utilisée pour le travail à deux, particulièrement pour le redressement dans le lit. Elle assure une bonne stabilité.

Fig. 4.33 Prise en barre d'épaules.

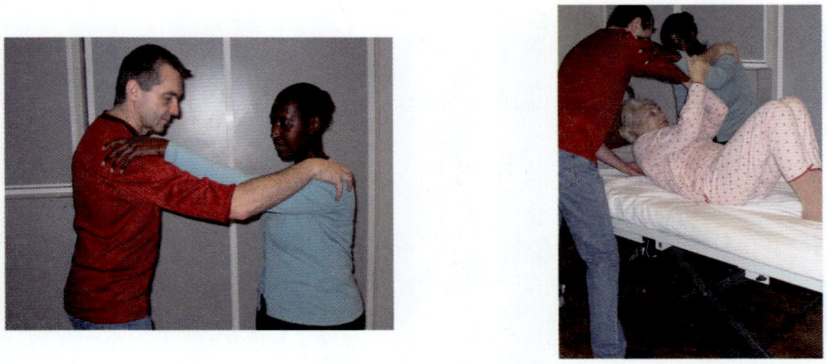

E Prise en bretelles (*cf.* Fig. 4.34)

C'est la prise utilisée pour le redressement dans le fauteuil par-derrière. L'aidant doit :

- placer ses bras sous les bras de la personne ;
- croiser les bras de la personne sur le bas du ventre ;
- se mettre en PUS et garder le dos plat ;
- accompagner le mouvement : glisser le bassin de la personne en arrière (l'effort est horizontal !).

Fig. 4.34 Prise en bretelles.

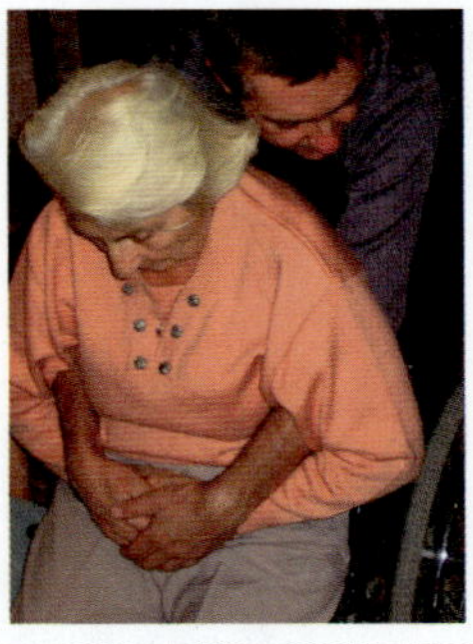

F Position d'appui sur les genoux (*cf.* Fig. 4.35)

Cette prise est utilisée pour le redressement dans le fauteuil par-devant et le transfert en position assise. L'aidant doit choisir un endroit du corps peu sensible. Exemples :

- pour la personne, c'est la *fosse latérale* du genou ;
- pour l'aidant, c'est la *fosse médiane* du genou. L'aidant doit serrer les genoux de la personne en biais. Il doit éviter de mettre ses genoux face à ceux de la personne car c'est plus douloureux.

Fig. 4.35 Position d'appui sur les genoux.

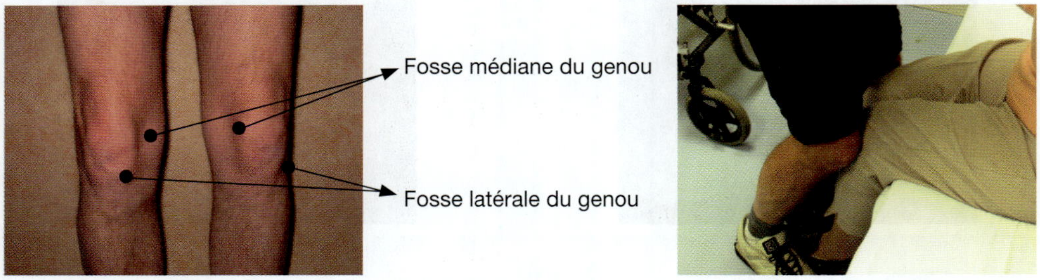

8 Aide aux déplacements et aux transferts

1 Aide manuelle à la marche et à la prévention des chutes

Pour aider une personne qui a des difficultés de locomotion, l'aidant doit prendre certaines précautions et, avant tout, prévenir les risques de chutes.

A Règles à respecter

Le soignant doit :
- s'assurer d'avoir une autorisation médicale. Le premier lever après une immobilisation se fait toujours en présence de l'IDE, du médecin ou du kinésithérapeute ;
- s'assurer que la personne est prête psychologiquement et physiquement ;
- estimer sa capacité à faire le trajet et prévoir la possibilité de repos (chaise) ;
- observer le trajet à parcourir et le dégager de tous les obstacles ;
- pendant la marche, être attentif à la force de la personne et lui signaler chaque obstacle ;
- respecter le rythme de la personne, marcher à son pas, et recueillir ses impressions.

4

B Techniques à adopter

Voyons quelques situations concrètes de mobilisation d'une personne.

a. Aide au patient qui marche avec une canne

L'aidant doit :
- se positionner du côté opposé à la canne ;
- faire une prise en support de hanche. Cette prise doit assurer une bonne stabilité et préserver l'équilibre de la personne.
- Son rôle consiste plus particulièrement à :
- maintenir la personne en équilibre ;
- être attentif à sa fatigue.

NB : la prise en canne anglaise assure une bonne stabilité et procure aussi un support vertical. Elle est plus difficile pour le soignant mais elle permet de mieux estimer les capacités physiques (les forces) de la personne. Elle est utilisée par les kinésithérapeutes lors du premier lever (*cf.* Fig. 4.36, photo 3).

Fig. 4.36 Aide au patient qui marche avec une canne.

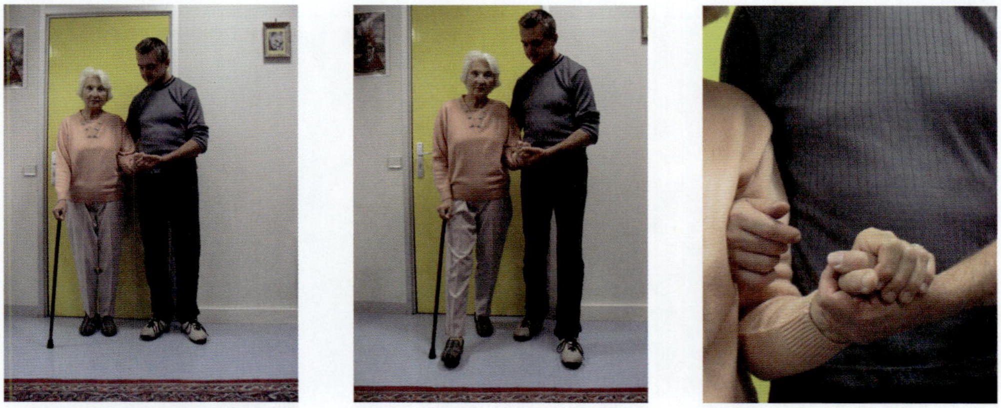

1 2 3

b. Aide au patient qui marche avec un déambulateur (*cf.* Fig. 4.37)

L'aidant doit se positionner derrière la personne en PUS prêt à la soutenir. Son rôle consiste plus particulièrement à :

- observer et dégager les obstacles ;
- avertir la personne des obstacles qu'on ne peut pas déplacer ;
- rassurer la personne en lui expliquant la procédure de marche avec le déambulateur :
  - stabiliser le déambulateur,
  - avancer 1 pied, puis l'autre,
  - trouver son équilibre,
  - avancer le déambulateur,
  - renouveler la procédure ;
- être attentif à sa fatigue.

Fig. 4.37 Aide au patient qui marche avec un déambulateur.

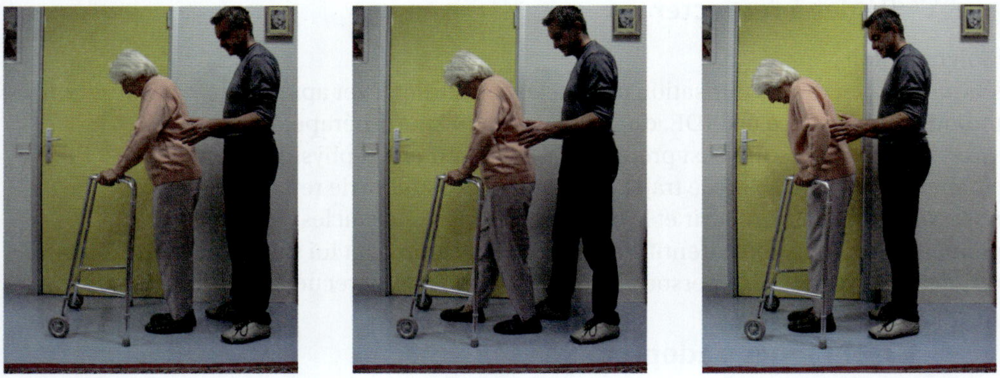

1 2 3

c. Aide au patient faible ou fatigué (*cf.* Fig. 4.38)

La personne risque d'avoir une faiblesse dans les jambes ou une perte d'équilibre. L'aidant devra accompagner sa marche. Il y a deux méthodes, selon la situation qui se présente.

Accompagnement par l'arrière pour les courtes distances

Il faudra accompagner la ***marche par l'arrière*** (*cf.* Fig. 4.38).
L'aidant doit :

- se positionner derrière la personne ;
- pratiquer une prise en support sous les bras : l'aidant a ses bras sous les bras de la personne.
- Il doit :
- être prêt à soutenir la personne si elle a une faiblesse ou si elle perd l'équilibre ;
- marcher au pas avec la personne.

Fig. 4.38 Aide au patient faible, pour une courte distance.

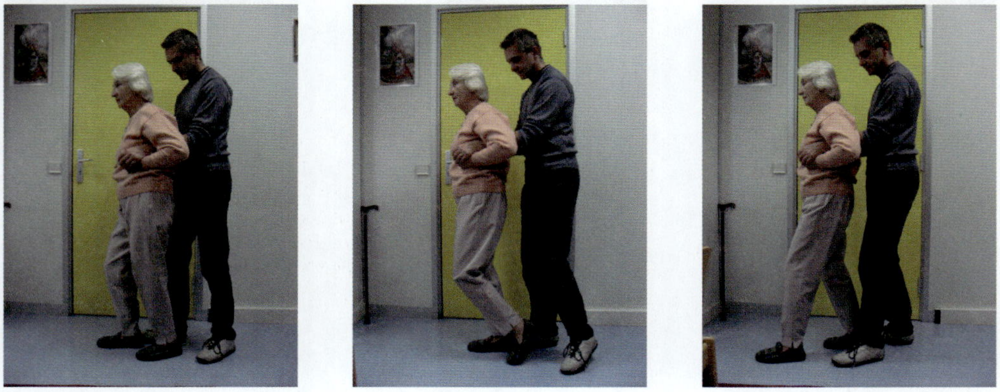

1 2 3

Accompagnement par devant pour de très courtes distances

Il faudra accompagner la personne à la ***marche par-devant***. L'aidant doit :

- se positionner devant la personne ;
- la prendre en support sous les bras, lui demander d'empoigner ses coudes, adopter la PUS, marcher en arrière.

Le rôle de l'aidant est plus particulièrement de :

- observer et dégager les obstacles (il doit être attentif car il marche en arrière !) ;
- rassurer la personne ;
- être attentif à sa fatigue.

2 Aides techniques au déplacement

Les personnes présentant quelques difficultés à la marche (liées à une maladie ou à l'âge) peuvent être aidées dans leurs déplacements par l'utilisation de cannes ou d'un déambulateur. Pour les personnes présentant un handicap, il existe de nombreux appareillages favorisant la marche.

A Cannes

Il existe différents types de cannes qui doivent répondre chacune à une utilisation spécifique. Observons-en trois (*cf.* Fig. 4.39).

Fig. 4.39 Les cannes.

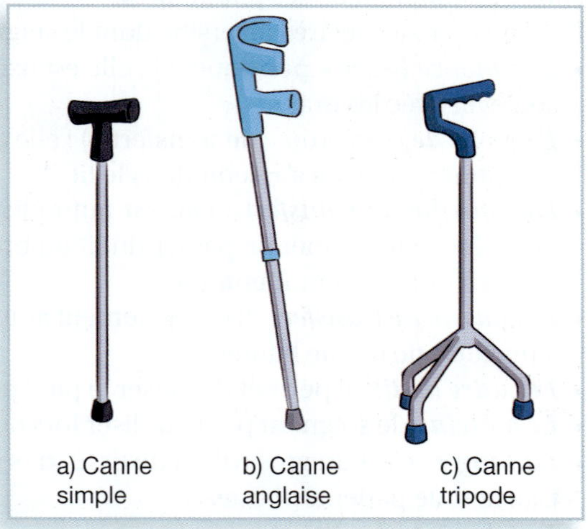

B Déambulateurs

Il en existe plusieurs modèles ; observons-en trois à titre d'exemples (*cf.* Fig. 4.40).

C Appareillages

Il existe plusieurs modèles : les releveurs, les orthèses et les prothèses (*cf.* Fig. 4.41).

Fig. 4.40 Les déambulateurs.

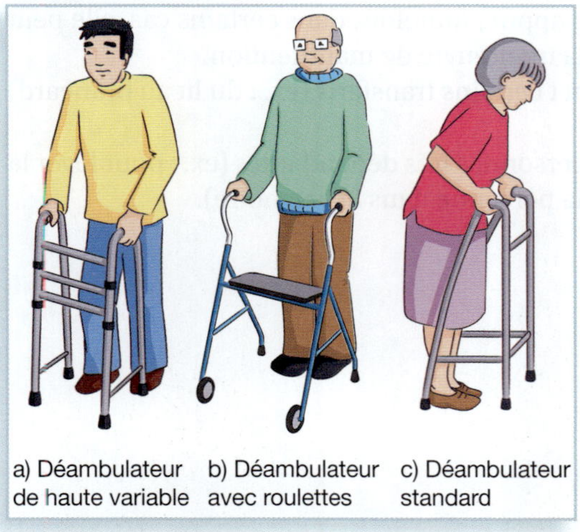

Fig. 4.41 Le principe des appareillages favorisant la marche.

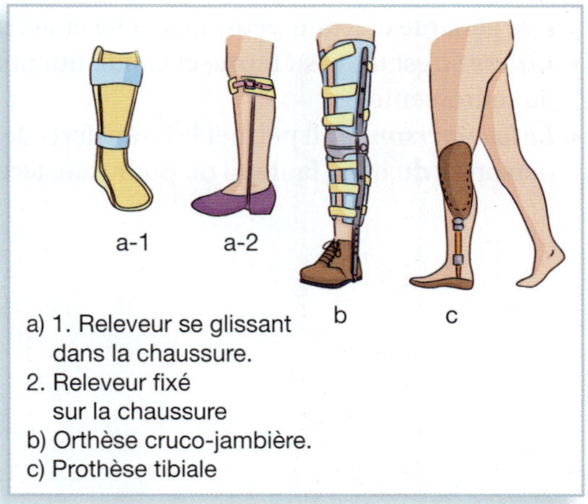

D Fauteuil roulant

Quand la marche n'est plus possible ou devient très difficile lors de certaines pathologies ou de handicaps, l'utilisation d'un fauteuil roulant permet alors le déplacement de la personne. Il existe différents types de fauteuil roulant. Des caractéristiques sont communes aux différents modèles :

- des freins bloquent les grandes roues et permettent des transferts en toute sécurité ;
- des repose-pieds réglables (souvent amovibles) permettent de réaliser les transferts sans risque de blessure ;
- des accoudoirs réglables (également amovibles) facilitent les transferts latéraux.

3 Aides techniques aux transferts (*cf.* Fig. 4.42)

Le transfert consiste à passer une personne d'une position à une autre (ex. : le transfert du lit vers le fauteuil).

Il est important que les transferts se réalisent en toute sécurité, dans une relation de confiance avec la personne aidée. Une personne qui a peur, ou qui se sent angoissée, sera tendue et crispée pendant le transfert (avec un risque de geste mal réalisé, voire un risque de chute).

Il convient d'utiliser le matériel disponible d'aide à la manutention et de faire participer la personne en fonction de ses possibilités.

Il existe un matériel très diversifié dont le soignant doit tirer profit.

- ***La potence*** (ou le « perroquet ») : elle est fixée à la tête du lit et permet à une personne de se soulever avec les bras.
- ***L'échelle de corde*** (ou « de transfert ») : elle est fixée au pied du lit et permet à une personne de se tracter afin de s'asseoir dans le lit.
- ***La planche de transfert*** : elle est auto-glissante, positionnée sous le patient, au-dessous de l'alèse, elle permet de passer du lit au brancard. Il est souhaitable que les deux surfaces soient à une hauteur identique.
- ***Le coussin de transfert*** : il est également auto-glissant et facilite les transferts (ex. : d'un siège à un autre de même hauteur).
- ***Le cadre du lit*** : il permet d'y poser le pied pour une meilleure manutention.
- ***Le matelas*** : le soignant peut l'utiliser lors de certaines manœuvres pour y poser le genou.
- ***La sangle*** : c'est un gros ruban de tissu, très solide, qui est utilisé par deux soignants pour le transfert de patients obèses.
- ***Les chariots, les lits et les baignoires amovibles*** : ils sont très demandés par les soignants, car ils leur évitent bon nombre de manœuvres manuelles. Ils s'adaptent à chaque patient et à chaque situation.
- ***La têtière du lit*** : elle peut être utilisée comme appui ; toutefois, dans certains cas, elle peut être gênante et il faut penser à l'enlever avant la manœuvre de manutention.
- ***L'alèse*** : c'est un tissu ferme et solide qui permet certains transferts (ex. : du lit au brancard) ou redressements.
- ***Le lève-personne*** : il permet les transferts des personnes très dépendantes (ex. : pour lever la personne du lit au fauteuil ou pour transférer la personne dans la baignoire).

Fig. 4.42 Le matériel d'aide au transfert : lève-malade sur rail.

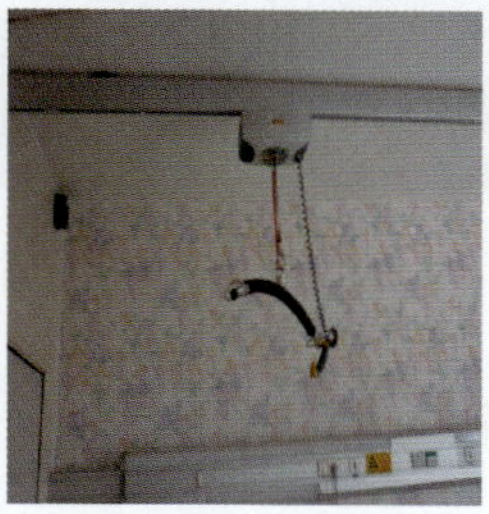

a. Système de treuil sur rail au plafond.

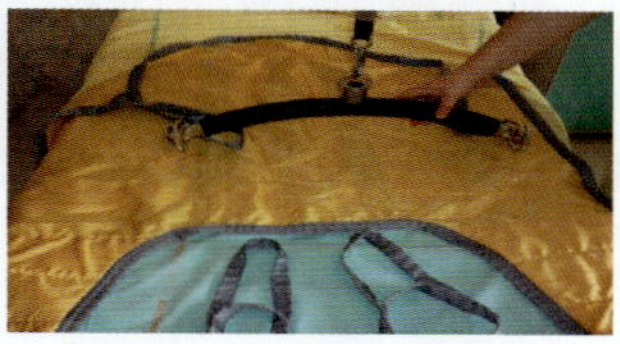

b. Lève-personne avec télécommande : hamac relié à 4 harnais fixés au treuil.

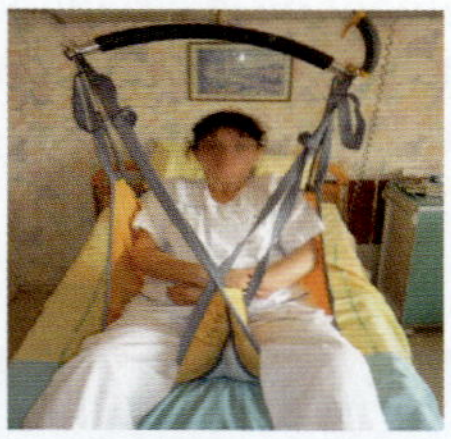

c. Utilisation : relever, à l'aide de la télécommande, doucement le patient qui était allongé sur les harnais, bras plié sur son ventre.

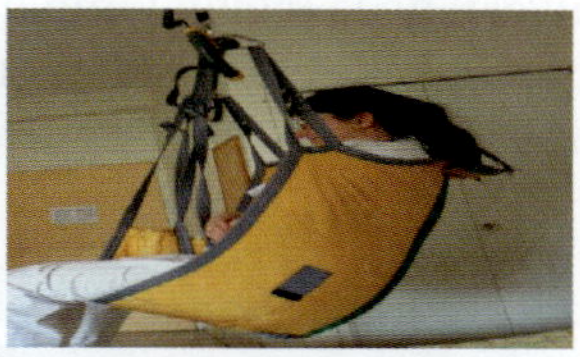

d. Le patient est alors suspendu en toute sécurité, le soignant est toujours à proximité de la main pour rassurer le patient et calmer toute agitation.

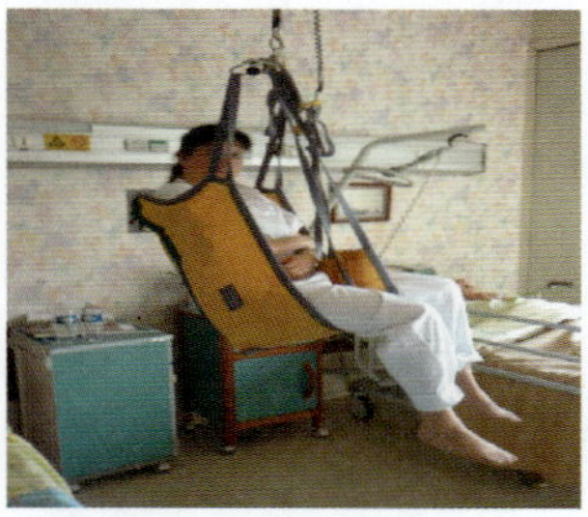

e. Le patient est suspendu (ex. : le temps de la réfection de lit, ou pour l'installer dans le bac de douche, dans un fauteuil…).

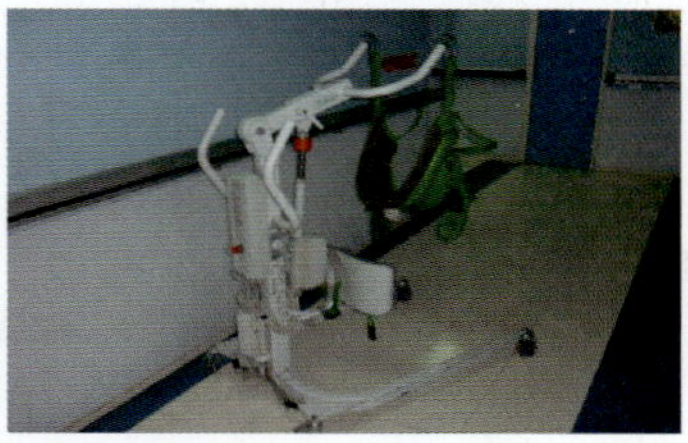

Verticalisateur
f. Pour un transfert lit-fauteuil, pour réaliser le change.
Le patient est assis sur une chaise, pieds bien à plat au sol. Le système est positionné en face de lui. On passe dans le dos et sous les bras de la personne le harnais (en vert sur la photo) ; puis, avec la télécommande, on verticalise lentement le patient qui se retrouve en position debout.

9 Règles de l'organisation au travail

1 Organisation du poste de travail

De nombreux professionnels de santé sont amenés à travailler debout, ce qui peut entraîner divers problèmes de santé. En conséquence, l'aménagement du poste de travail revêt une importance particulière au niveau de la prévention.

A Inconvénients du maintien prolongé de la posture debout

Le maintien de la posture debout sur des périodes prolongées et répétitives peut entraîner une fatigue au niveau de la région lombaire et un ralentissement de la circulation sanguine au niveau des jambes, responsable de douleur ou d'une sensation de « jambe lourde », d'œdème. Voyons l'aménagement d'un plan de travail en position debout selon les règles d'HSC (*cf.* Tableau 4.5)

Tableau 4.5 Facteurs d'hygiène, de sécurité et de confort (HSC) au travail.

Aménagement d'un plan de travail En position debout		
Facteurs d'HSC Pour favoriser la sécurité et le confort, il faut : – adapter la hauteur du plan de travail selon la tâche à effectuer et la taille de l'usager (*cf.* Fig. ci-dessous) ; – avoir un aménagement des pieds suffisant ; – avoir un appui scellé très solide ; – appuyer, si possible, ses cuisses ou son bassin contre le plan de travail.		
a. Travail demandant de la précision	b. Travail sans effort	c. Travail demandant un effort physique
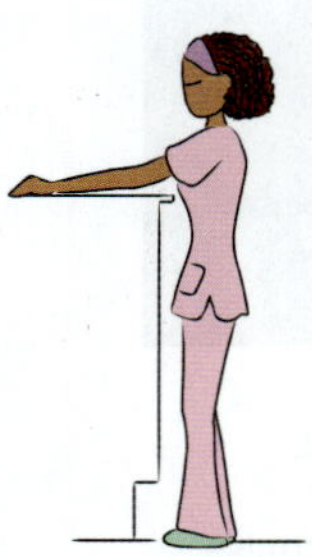	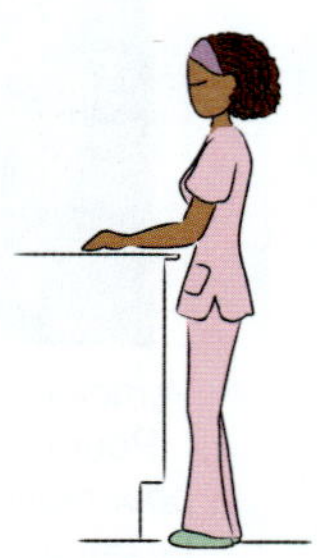	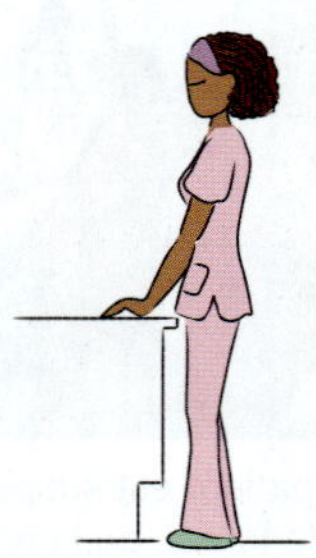

B Inconvénients du maintien prolongé de la position assise

La position assise prolongée favorise une fatigue au niveau de la région lombaire et des douleurs lombaire, dorsale, cervicale.

Tableau 4.6 Poste de travail nécessitant une position assise.

Aménagement d'un poste de travail en position assise	Facteurs d'HSC
Fig. 4.43 Poste de travail nécessitant une position assise. 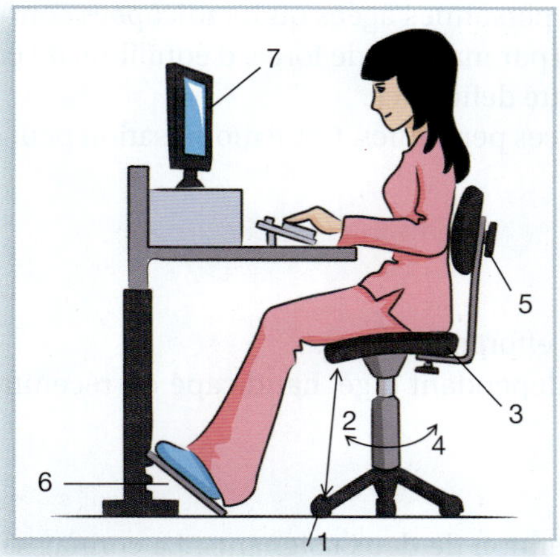	Pour favoriser la sécurité et le confort de l'usager en position assise, il est conseillé de choisir : – un plan de travail adaptable en hauteur ; – un siège *ergonomique*, c'est-à-dire : **1.** stable, **2.** réglable en hauteur, **3.** rembourré et assez large, **4.** pivotant (pour éviter les contorsions), **5.** avec un appui lombaire réglable en hauteur et en profondeur, **6.** avec un repose-pied réglable en hauteur et en inclinaison. Lorsque la personne travaille sur ordinateur, l'écran doit se trouver à une distance d'environ 1 bras (**7**).

2 Organisation des zones de travail

Sur un plan de travail, on peut délimiter deux zones :

- la ***zone de travail optimal*** (*cf.* Fig. 4.44a) qui s'obtient en décrivant sur le plan de travail des arcs ayant pour rayon la longueur de l'avant-bras ;
- la ***zone de préhension maximale*** (*cf.* Fig. 4.44b) qui s'obtient en décrivant sur le plan de travail des arcs ayant pour rayon la longueur du bras tendu.

Pour conserver une attitude correcte au poste de travail (que ce soit en position debout ou assise), il est nécessaire d'organiser sa zone de travail en disposant correctement les objets ou produits autour de soi.

Il faut :

- regrouper objets ou produits ;
- placer les objets ou produits à utiliser dans un 1er temps (zone a) ;
- placer les objets ou produits à utiliser dans un 2e temps (zone b).

Fig. 4.44 Zones de travail optimal (a) et de préhension maximale (b).

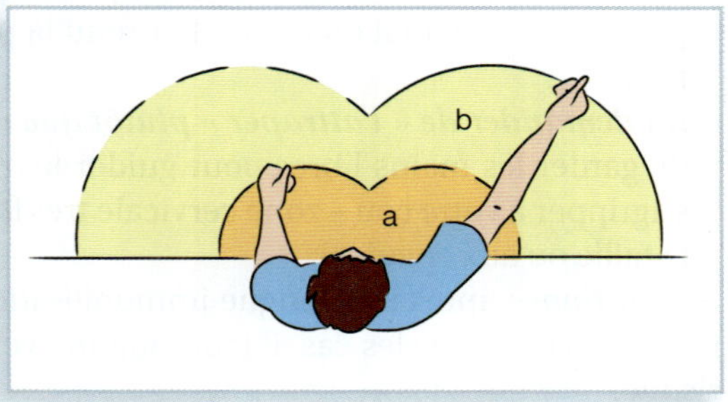

10 Mobilisation des patients

1 Formes de la mobilisation

La mobilité est la capacité à entrer en mouvement, à réaliser certains gestes (par exemple, un changement de position, de place ou de lieu). Les personnes âgées ou handicapées sont très souvent victimes d'une *déficience de cette capacité* (par manque de force, d'équilibre, de coordination) et l'immobilisation prolongée aggrave cette déficience.
Pour lutter contre ces effets nocifs, il faut mobiliser ces personnes. Cette mobilisation peut être ***passive, active ou mixte***.

A Mobilisation passive

Il s'agit de bouger la personne sans lui demander d'effort personnel.
Par exemple, lorsque l'AS réalise chez un patient dépendant (âgé, handicapé ou récemment opéré) :

- ***un changement de position au lit*** ;
- ***un passage du lit au fauteuil***, etc.

Ce type de mobilisation nécessite souvent l'intervention de deux soignants. La connaissance des techniques de manutention est également nécessaire, ainsi que l'usage du bon sens.
Il faut ***réfléchir avant d'agir*** : plutôt que de soulever, on peut essayer de rouler, glisser, pivoter, en utilisant tout son corps. Chaque fois que c'est possible, il faut utiliser les aides mécaniques (telles que le soulève-personne).
L'utilisation d'une aide ne suffit pas à écarter tout risque de traumatisme mais elle peut efficacement soulager la fatigue à condition d'être utilisée à bon escient.

B Mobilisation active

Il s'agit de faire bouger la personne en lui demandant une participation adaptée à ses possibilités. L'AS doit :

- ***donner des indications claires, simples et précises à la personne tout en la rassurant*** ; la peur de se faire mal ou de tomber rend la personne hésitante, crispée et gêne la manutention ;
- ***lui demander de « l'attraper » plutôt que d'avoir à la saisir***, ceci permet à l'aide-soignant de garder les mains libres pour guider le mouvement (empêcher toutefois la personne de s'agripper à votre cou - zone cervicale très fragile - mais lui demander plutôt de vous saisir à la taille ou aux épaules).

Précautions : après une longue immobilisation, la mobilisation ne peut se faire que sur avis médical. Dans tous les cas, il faut toujours vérifier que l'on peut faire bouger un patient sans risque.

C Mobilisation mixte

Il s'agit de procéder dans un 1er temps à une mobilisation active et, dans un 2e temps, de la compléter par une mobilisation passive.

SITUATION *Mme A. et le brossage de dents*

Lors de la toilette matinale, la patiente **Mme A.** est capable de prendre sa brosse à dents et de la porter à sa bouche mais est incapable de faire les mouvements pour se brosser les dents. Le soignant devra l'aider à effectuer le brossage des dents.

Rôle de l'AS

Le soignant a pour rôle de solliciter le patient pour le faire passer d'un mode passif à un mode actif lors de la mobilisation.
Préalable indispensable : toute mobilisation doit tenir compte de l'avis médical et des consignes, du degré d'autonomie du patient, de sa pathologie, de son handicap, de sa douleur et de ses appareillages médicaux éventuels.

2 Principes de base de la mobilisation

La mobilisation du patient repose sur un principe essentiel : préserver à la fois la santé et la sécurité du soignant et celle du patient car l'une et l'autre sont interdépendantes. Par exemple, si, lors d'une mobilisation, le patient ne se sent pas en sécurité (ex. : si le soignant est éloigné de lui ou réalise une mauvaise prise) ou si le soignant se positionne mal par rapport au patient, cela peut engendrer un risque majeur pour les deux partenaires (chute, accident, douleur...). On peut donc résumer ainsi les interactions soignant-patient.

Fig. 4.45 Interactions soignant-patient dans la mobilisation du patient.

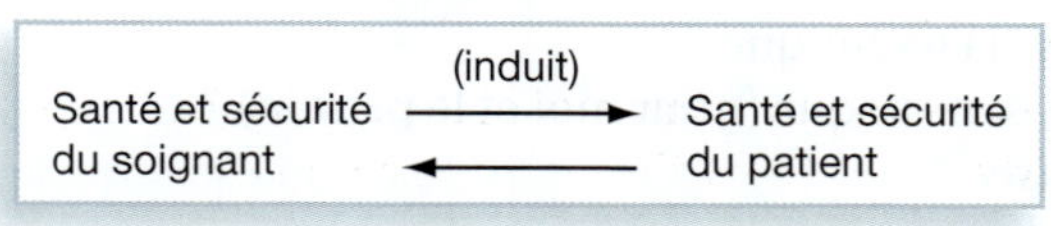

La santé et la sécurité du soignant dépendent aussi directement de l'autonomie du patient et donc de l'économie d'efforts du soignant qu'elle engendre. De ce fait, on dit que :

Fig. 4.46 Interactions soignant-patient selon l'autonomie du patient.

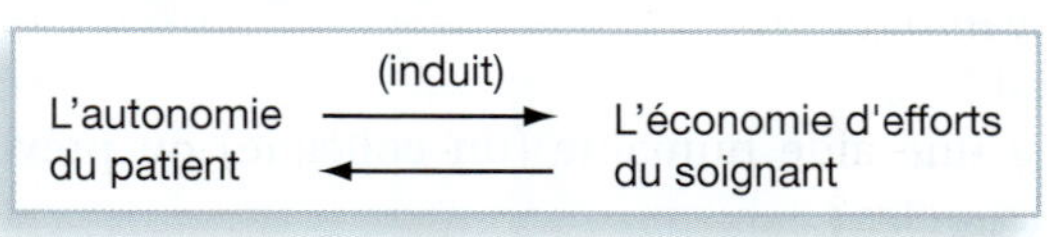

Rôle de l'AS

Les règles d'HSC à respecter

Le soignant veillera à :

- ***avertir*** le patient de la manutention qu'il va réaliser ;
- ***expliquer*** au patient les gestes qu'il va devoir faire avant ou pendant la mobilisation ;
- ***le rassurer*** s'il appréhende la situation ;
- s'assurer qu'il a bien compris et ***reformuler*** si nécessaire ;
- donner des ***consignes simples et précises*** au patient ;
- ***solliciter la participation du patient*** en fonction de son ***degré d'autonomie***.

11 Manutention des patients

1 Démarche de manutention (DDM)

Une démarche de manutention a une chronologie, tout comme la démarche de soin (DDS) ou d'animation (DDA). Elle peut se décomposer en plusieurs étapes.

A Information, observation et réflexion

Avant d'effectuer une démarche de manutention à un patient, le soignant doit observer le patient, collecter des informations et les analyser. Il peut utiliser la méthode du QQQOCP[17].

- ***Qui : à quel patient dois-je m'adresser ?***
  - Quel est son âge ?
  - Quelles sont ses capacités (physiques et intellectuelles) ?
  - Quelle est sa pathologie, quel est son handicap ?
  - Quel est son degré d'autonomie ?
  - Pourra-t-il participer à la manœuvre ?
  - Comprendra-t-il les explications, les consignes ?
- ***Quoi : quelle manœuvre de manutention dois-je réaliser pour « tel » patient ?***
  - Est-elle prescrite ? Par qui ?
  - Y a-t-il des consignes écrites sur le cahier de transmission ?
  - Y a-t-il des consignes orales ?
  - Est-ce que je maîtrise la technique ?
  - Est-elle sans danger, sans risque (pour moi et le patient) ?
- ***Quand dois-je la réaliser ?***
  - Le matin après la toilette (ex. : le lever) ?
  - L'après-midi (ex. : la mise au fauteuil) ?
- ***Où dois-je intervenir ?*** Le soignant se questionnera sur l'environnement immédiat du patient.
  - Quels objets (ou matériel) peuvent gêner la manœuvre ?
  - Quels objets (ou matériel) de la chambre peuvent être utilisés (alèse, têtière...) ?
- ***Comment réaliser cette manœuvre ?***
  - Dois-je la réaliser seul ?
  - Dois-je faire appel à une aide humaine (un collègue) ou prévoir une aide technique (potence, canne) et laquelle ?
- ***Pourquoi réaliser cette manœuvre ?***
  - Quel est son objectif ?
  - Quel est son intérêt pour le patient ?

17. Comme pour la réflexion des autres démarches, il faut mettre le pourquoi au début de sa réflexion (même si pour un motif mnémotechnique, la formule se retient mieux sous cette forme).

B Préparation à l'action

La préparation de la manœuvre de manutention sera de deux ordres.

- ***Matérielle*** puisque le soignant doit regrouper tout le matériel utile à la manœuvre. Exemples : les alèses, les aides techniques diverses (potence...).
- ***Humaine*** car le soignant doit se préparer à l'action et cette préparation se fait au lit du patient. Le patient est également concerné. Le soignant va expliquer l'intérêt de la manœuvre au patient et, s'il juge qu'il a les capacités pour participer à la manœuvre, il lui montre les gestes à effectuer et il lui explique le but à atteindre. Il adopte la « position de départ » et repère la « prise » la mieux adaptée. Le patient écoute les explications données par le soignant et pose des questions ; en fonction des consignes données par le soignant, il se prépare à coordonner ses gestes à ceux du soignant. Il adopte aussi la « position de départ ».

C Action ou manutention

Le soignant réalise la manœuvre de manutention selon une technique (ou protocole) précise, adaptée à la situation. Il veillera à respecter les principes et les règles de l'ergonomie.

D Confirmation ou correction de la position

Le soignant doit demander au patient si la position qui vient d'être choisie lui convient, si elle est confortable, non douloureuse et, dans le cas d'une réponse négative, il doit immédiatement procéder à une correction de la position.

2 Différentes démarches de manutention et techniques

La prise en charge d'un patient nécessite, au cours de la journée, un certain nombre de mobilisations dans son lit (rehaussements), ou dans son environnement proche (lever, mise au fauteuil, aide à la marche, transfert d'un lieu à un autre).
Chaque démarche de manutention évoquée ci-dessous sera décomposée selon les quatre étapes vues dans la partie précédente.

A Rehaussement au lit (*cf.* Fig. 4.47)

Situation : un patient à mobilité réduite sollicite l'AS pour le rehausser dans son lit, car il a glissé vers le fond du lit.
Objectif : positionner le patient confortablement en position dorsale avec un oreiller.

Tableau 4.7 Le rehaussement au lit.

Étude de cas M. D, 50 ans, est un patient hémiplégique (droit) à la suite d'un AVC récent. Il est actif du côté gauche et très coopérant aux soins.	
Étape 1 ***Information*** ***Observation*** ***Réflexion***	– L'AS *s'informe* (quelles sont les consignes reçues ?). – L'AS *observe* le patient (quelles sont ses capacités ?) et l'environnement (il enlève les oreillers car ils seront gênants). – L'AS *réfléchit* à la sécurité, au confort, à la douleur de la personne, à la nécessité de l'aide technique (perroquet, échelle de transfert, échelle de corde à deux). – L'AS *fera la manœuvre* seul, aidé par le patient (semi-actif) à qui il proposera le perroquet (ou potence).
Étape 2 ***Préparation***	***Gestes du patient*** Le soignant avertit le patient, puis lui explique la manœuvre. Il lui demande de : – plier la jambe valide, pied à plat sur le lit ; – tenir le perroquet de sa main valide ; – soulever la tête. ***Gestes du soignant*** Le soignant doit se positionner au niveau du nombril du patient et : – glisser une main en cuillère sous l'omoplate du patient et l'autre main en cuillère fessière ; – fléchir la jambe en aval ; – tendre la jambe en amont ; – garder le dos bien droit.
Étape 3 ***Actions***	***Consignes du soignant au patient*** Il lui dit : « Je compte 1 2 3 ; au chiffre 3, regardez votre ventre. Tirez le perroquet et poussez sur votre talon ». ***Actions du soignant*** Le soignant doit : – accompagner le mouvement en tirant le patient au niveau des cuillères (fessières + omoplate) L'effort est horizontal ; – pousser sur la jambe en aval ; – basculer la jambe en amont en la fléchissant.
Étape 4 ***Confirmation/*** ***correction***	– Installer la personne correctement au lit (voir chapitre installation) (sécurité). – Demander à la personne si la position est confortable (respect).

Fig. 4.47 **Rehaussement au lit.**

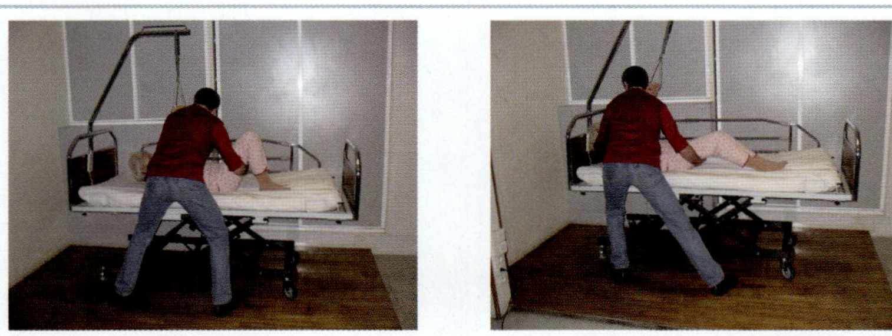

B Aide au lever (*cf.* Fig. 4.48)

Situation : l'AS va aider un patient à mobilité réduite à s'asseoir au bord de son lit, afin de le lever et de le mettre au fauteuil.
Objectifs : favoriser la circulation sanguine et stimuler le moral du patient.
Précautions : asseoir un patient avant de le lever permet de prévenir les malaises dus au changement de position.

Tableau 4.8 L'aide au lever.

Étude de cas Mme C, 60 ans, a été opérée (J + 2), à la suite d'un accident. Elle est suffisamment active pour participer à la manœuvre. Son tronc est droit et indolore. Le soignant veillera à :	
Étape 1 *Information* *Observation* *Réflexion*	– *s'informer* : y a-t-il une autorisation médicale ? des consignes écrites ou orales ? – *observer* le patient (estimer ses capacités physiques) et observer l'environnement : écarter les obstacles, veiller à ce que les roues du lit soient bloquées, vérifier l'endroit où la personne sera installée ; – *réfléchir* : si nécessaire prévoir une aide technique.
Étape 2 *Préparation*	***Gestes du patient*** Le soignant explique au patient : – les prises, par le haut du dos (entre les omoplates) et le bas des jambes (près des pieds) ; – les positions, il doit croiser les bras et les pieds (pour faciliter les prises au soignant). ***Gestes du soignant*** Il doit : – avertir la personne et obtenir son consentement ; – se positionner au niveau du bassin de la patiente ; – positionner sa jambe « amont » face au lit ; – positionner sa jambe « aval » parallèlement au lit ; – écarter les pieds légèrement ; – glisser sa main sous le haut du dos de la patiente et avec l'autre main prendre ses pieds.
Étape 3 *Actions*	***Consignes du soignant au patient*** Il lui dit : « Je compte 1 2 3. Et je réalise la manœuvre ; au chiffre 3, tenez-vous à moi ». ***Actions du soignant*** Le soignant doit : – tracter vers lui les jambes de la personne ; – la faire pivoter en accompagnant le mouvement ; – la stabiliser en position assise au bord du lit.
Étape 4 *Confirmation/ correction*	Le soignant doit : – corriger la position assise de la patiente, de façon à ce qu'elle puisse garder son équilibre (sécurité) ; – garder un bras sur son dos pour l'aider à garder son équilibre, la personne pourrait avoir un vertige passager, la laisser un moment assise (sécurité) ; – lui frotter le dos pour améliorer la circulation sanguine de la peau et lui donner un bien-être (confort) ; – demander à la personne de dire si la position est confortable, sinon corriger la position (respect).

Fig. 4.48 Aide au lever.

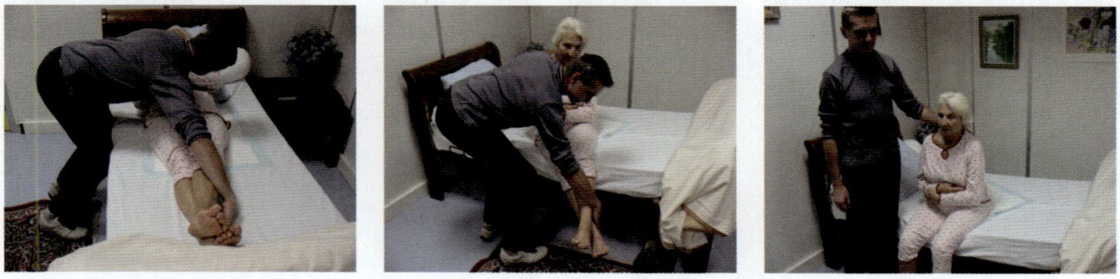

C Mise au fauteuil (*cf.* Fig. 4.49)

Situation : l'AS va aider un patient à mobilité réduite à s'asseoir dans son fauteuil.
Objectifs : permettre au patient de se mobiliser et prévenir les risques d'escarres.

Tableau 4.9 La mise au fauteuil.

Étude de cas **M. E, 80 ans, est âgé et a subi une opération. Il est à J + 10 mais reste affaibli. Il est maigre et suffisamment actif pour participer à la manœuvre. Le soignant veillera à :**	
Étape 1 ***Information*** ***Observation*** ***Réflexion***	– *s'informer* : y a-t-il une autorisation médicale ? Y a-t-il des consignes écrites ou orales ? – *observer* : estimer les capacités de la personne pour obtenir un maximum de participation et observer l'environnement (s'il y a des obstacles, les éliminer) ; – *réfléchir* : si nécessaire prévoir une aide technique.
Étape 2 ***Préparation***	***Gestes du patient*** Le soignant explique au patient : – les prises et les points de blocage sur le corps de la personne qui sont les pieds, les genoux, les épaules ; – qu'il doit tenir avec ses mains le bas de son dos et se positionner perpendiculairement au fauteuil (90°), pieds parallèles. ***Gestes du soignant*** – Se positionner face au patient (épaules contre épaules). – Bloquer ses pieds et ses genoux. – Fléchir la jambe la plus proche du fauteuil et tendre l'autre. – Poser sa main au bas du dos du patient.
Étape 3 ***Actions***	***Consignes du soignant au patient*** Il lui dit : « Je compte 1 2 3 ; au chiffre 3, tournez-vous vers moi, tirez avec vos mains et asseyez-vous lentement ». ***Actions du soignant*** Le soignant doit : – bloquer son dos à plat et tracter le patient ; – pivoter en même temps que le patient (le mouvement est rapide : en 5 secondes) ; – basculer sur la jambe tendue en la fléchissant.
Étape 4 ***Confirmation/ correction***	Le soignant doit : – après la manipulation, redresser la personne si nécessaire (confort) ; – demander à la personne de confirmer si elle est confortablement installée sinon corriger la position (respect) ; – faire attention au blocage des genoux pour ne pas avoir mal et ne pas faire mal à la personne ! (sécurité et respect)

Fig. 4.49 Mise au fauteuil.

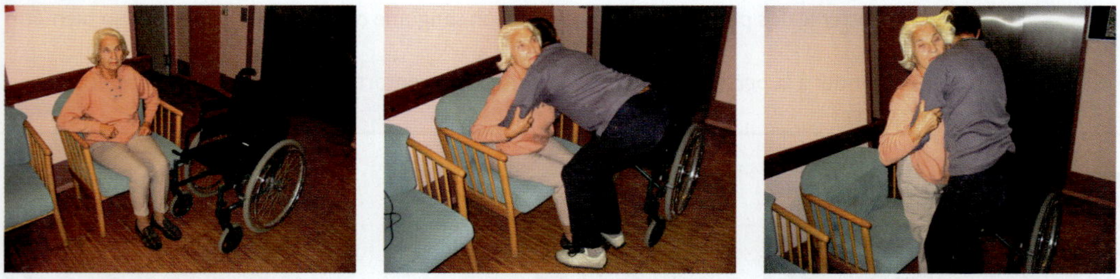

D Rehaussement sur un fauteuil (*cf.* Fig. 4.50)

Situation : le patient à mobilité réduite sollicite de l'aide pour être rehaussé sur son fauteuil, car il a glissé.
Objectif : rasseoir le patient confortablement sur un fauteuil (l'aide peut être pratiquée à l'avant ou à l'arrière du patient).

Tableau 4.10 Rehaussement sur un fauteuil.

Étude de cas **M. A. est un patient âgé. Il a été opéré (J + 8). Il a 70 ans, il est maigre, semi-actif : il peut prendre appui sur ses bras et ses jambes. Il participera à la manœuvre.**	
Étape 1 ***Information*** ***Observation*** ***Réflexion***	– *S'informer* : y a-t-il une autorisation médicale ? Y a-t-il des consignes écrites ou orales ? – *Observer* : d'abord la personne puis l'environnement (salle de bain, WC…), dégager les obstacles. Estimer les capacités de la personne pour obtenir un maximum de participation. – *Réfléchir* : comment assurer sécurité, confort, bien-être du patient ?
Étape 2 ***Préparation***	***Gestes du patient*** Le soignant explique au patient : – la prise par-derrière, dite en bretelle, où le soignant met ses mains sur celles du patient et les croise vers le bas de son ventre ; – la prise par-devant (*cf.* Fig. 4.43) où il faut serrer les genoux de la personne en biais, tout en tenant ses omoplates, la personne doit se tenir au bras du soignant.
	Gestes du soignant – Se positionner face au patient (épaules contre épaules). – Écarter les pieds légèrement (stabilité). – Aider le patient (si nécessaire) à reculer ses pieds. – Fléchir légèrement les jambes, garder le dos bien droit. – Placer ses genoux contre ceux du patient. – Incliner le tronc du patient en avant.
Étape 3 ***Actions***	***Consignes du soignant au patient*** Il lui dit : « Regardez votre ventre, comptez 1, 2, 3 et à 3, poussez sur vos pieds ». ***Actions du soignant*** Le soignant doit : – par-derrière, tirer le bassin du patient en arrière (mouvement horizontal) ; – par-devant, pousser avec les genoux et tirer avec les bras pour amener le bassin du patient au fond du siège (mouvement horizontal).
Étape 4 ***Confirmation/ correction***	***Sécurité et confort*** Le soignant vérifie que le patient a : – les pieds légèrement écartés ; – les mains dans une position correcte ; – le dos droit et symétrique. ***Respect*** Il demande à la personne si elle est confortablement installée et si nécessaire, il lui propose un petit coussin pour soutenir les lombaires, parfois un appui-tête…

Fig. 4.50 Rehaussement sur un fauteuil.

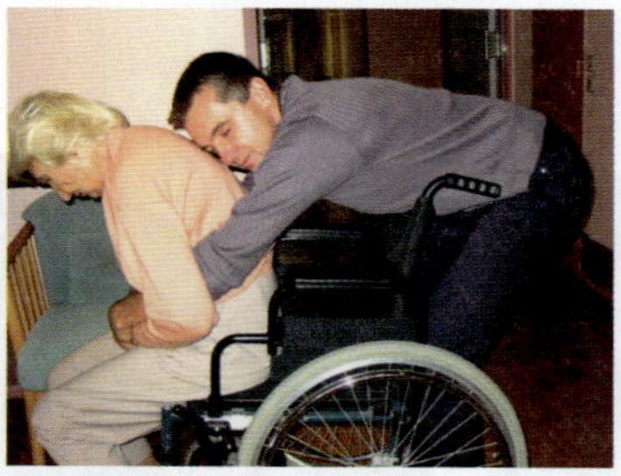

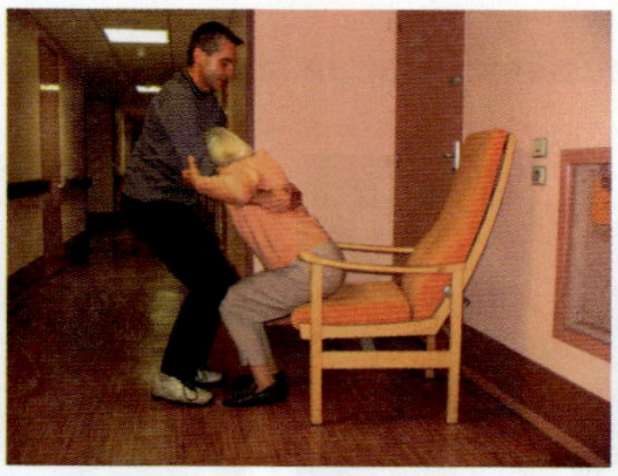

E Rehaussement sur un fauteuil avec les coudes (*cf.* Fig. 4.51)

Situation : le patient portant une arthrodèse sollicite de l'aide pour être rehaussé sur son fauteuil, car il a glissé.
Objectif : rasseoir le patient confortablement sur un fauteuil (l'aide ne peut pas être pratiquée à l'avant ou à l'arrière car le patient aurait mal au dos).

Tableau 4.11 Rehaussement sur un fauteuil.

Étude de cas M. A. est un patient âgé. Il a été opéré du dos (J + 8). Il a 70 ans, il porte une arthrodèse, li est semi-actif : il peut prendre appui sur ses bras et ses jambes. Il participera à la manœuvre.	
Étape 1 ***Information*** ***Observation*** ***Réflexion***	– *S'informer* : y a-t-il une autorisation médicale ? Y a-t-il des consignes écrites ou orales ? – *Observer* : d'abord la personne puis l'environnement (salle de bain, WC...), dégager les obstacles. Estimer les capacités de la personne pour obtenir sa participation. – *Réfléchir* : comment assurer sécurité, confort, bien-être du patient ?
Étape 2 ***Préparation***	***Gestes du patient*** Le soignant explique au patient le déroulement de l'action et lui demande d'avancer son corps en se tenant aux accoudoirs. ***Gestes du soignant*** – Se positionner face au patient, se mettre sur un genou, vérifier la stabilité du fauteuil et des repose-pieds. – Expliquer au patient le déroulement de la manipulation et éventuellement lui demander d'aider. – Passer la main sous les aisselles, afin de pouvoir maintenir le tronc du patient en mettant la main entre les omoplates. – Toujours accroupi devant le patient, positionner le coude de votre bras à l'intérieur de votre cuisse, la pomme de la main sur les genoux du patient puis pousser en douceur genou après genou (ou sur les deux genoux si la grandeur de votre main vous le permet). – Il faut faire très attention en appuyant sur les jambes de la personne, déplacer centimètre après centimètre pour éviter les douleurs du bassin (os iliaque). S'il s'agit d'une personne âgée ayant subi une intervention sur le col du fémur, s'assurer que la fracture est bien cicatrisée et qu'il n'y a plus de danger de réouverture. – La technique peut être aménagée en fonction de l'état physique et moral de la personne, et en fonction de sa pathologie.
Étape 3 ***Actions***	***Consignes du soignant au patient*** Il lui dit : « Regardez votre ventre, comptez 1, 2, 3 et à 3, poussez sur vos pieds ». ***Actions du soignant*** Le soignant doit : – par-derrière, tirer le bassin du patient en arrière (mouvement horizontal) ; – par-devant, pousser avec les genoux et tirer avec les bras pour amener le bassin du patient au fond du siège (mouvement horizontal).
Étape 4 ***Confirmation/ correction***	***Sécurité et confort*** Le soignant vérifie que le patient a les pieds légèrement écartés, les mains dans une position correcte, le dos droit et symétrique. ***Respect*** Il demande au patient s'il est confortablement installée et si nécessaire, il lui propose un petit coussin pour soutenir les lombaires, parfois un appui-tête...

Fig. 4.51 **Rehaussement sur un fauteuil.**

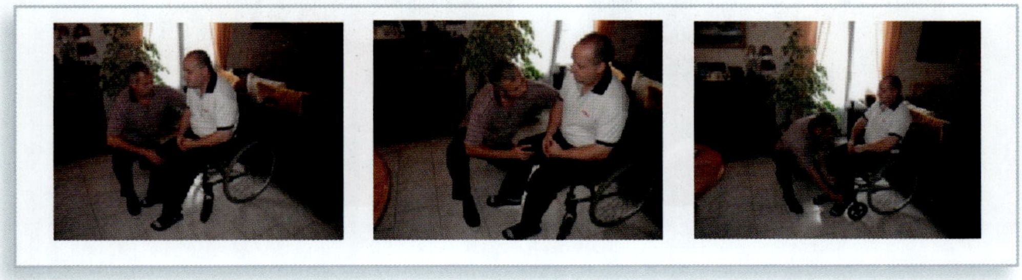

F Transfert du fauteuil au lit (*cf.* Fig. 4.52)

Situation : le patient à mobilité réduite alerte l'AS car il souhaite retourner dans son lit après être resté 2 h dans son fauteuil.
Objectif : répondre au besoin de repos du patient.

Tableau 4.12 Transfert du fauteuil au lit.

Étude de cas **M. X, 56 ans, hémiplégique, est un patient actif. Il peut aider le soignant avec son côté valide (jambe et bras).**	
Étape 1 ***Information*** ***Observation*** ***Réflexion***	Le soignant veillera à : – *s'informer :* y a-t-il une autorisation médicale ? Y a-t-il des consignes écrites ou orales ? – *observer* : d'abord la personne (estimer ses capacités) puis observer l'environnement (dégager les obstacles) ; – *réfléchir :* à la sécurité, au confort, à la douleur de la personne.
Étape 2 ***Préparation***	***Gestes du patient*** Le soignant explique au patient ses gestes. – Le soignant avertit le patient et obtient son consentement. Il s'informe de sa position au lit. Le patient devra s'asseoir au bord du lit et le saisir avec sa main valide (sécurité). – Les prises : une fois assise dans le lit, croiser les bras de la personne (pour éviter de les blesser), croiser ses pieds (pour vous faciliter la prise). Tenir la personne par l'épaule et par le talon.
Étape 3 ***Actions***	***Consignes du soignant au patient*** Il lui dit : « Je compte 1, 2, 3 et à 3, je réalise la manœuvre ». Actions du soignant Le soignant doit : – tenir le patient par l'épaule et soulever ses jambes ; – le faire pivoter sur son bassin. ***Gestes du soignant*** – Se placer près de la tête du lit. – Glisser une jambe du patient sous l'autre jambe pour les immobiliser. – Fléchir la jambe située vers la tête du lit. – Tendre la jambe située vers le pied du lit. – Positionner la main proche du lit sur l'épaule du patient. – Placer l'autre main et l'avant-bras sous les jambes du patient.
Étape 4 ***Confirmation/ correction***	***Sécurité, confort et respect*** Le soignant veillera à : – demander à la personne si elle est dans un état confortable (confirmation) ; – corriger la position au lit (si nécessaire).

Fig. 4.52 Transfert du fauteuil au lit.

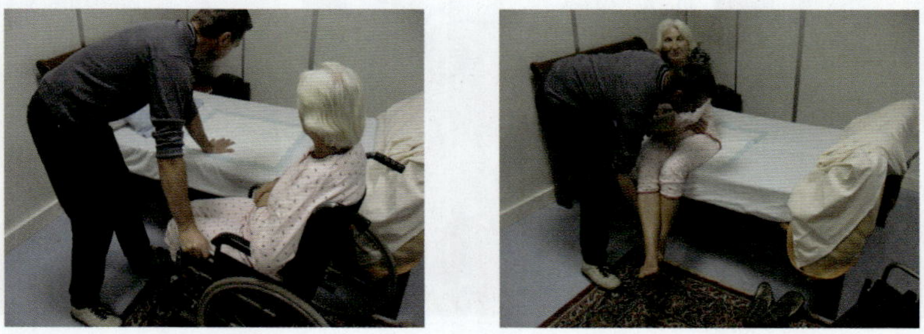

G Installation au lit (*cf.* Fig. 4.53)

Situation : c'est la suite du paragraphe précédent. Le patient (*cf.* étude de cas précédente) est installé dans son lit.
Objectif : répondre au besoin de confort et de sécurité du patient.

Tableau 4.13 Installation au lit.

Étape 1 ***Information*** ***Observation*** ***Réflexion***	Le soignant veillera à : – *s'informer* : y a-t-il une autorisation médicale ? Y a-t-il des consignes écrites ou orales ? – *observer* : d'abord la personne (estimer ses capacités) puis l'environnement (dégager les obstacles) et mettre le lit à la hauteur de son bassin (dans la majorité des cas, on peut corriger la position seulement par des conseils) ; – *réfléchir* : au confort, à la douleur de la personne (prévention des attitudes vicieuses, et au choix d'une position antalgique).
Étape 2 ***Préparation***	***Actions du soignant*** Le soignant doit : – avertir la personne et lui expliquer la nécessité d'avoir une bonne position ; – lui expliquer la manœuvre et la nature des prises ; – adopter la position de sécurité (PUS).
Étape 3 ***Actions***	***Gestes du patient*** Le soignant explique au patient ses gestes et avertit le patient et obtient son consentement. Il s'informe de sa position au lit. ***Gestes du soignant*** **1**. Faire glisser les épaules du patient vers la gauche ou la droite pour mettre le corps dans l'axe central de gravité. **2**. Positionner les pieds du patient dans l'axe central de gravité. **3**. Ou, si c'est nécessaire, faire également pivoter le bassin de la personne. **4**. Vérifier la position des mains (mettre un coussin si nécessaire). **5**. Positionner la tête correctement (dans l'axe et soutenir le cou). **6**. Tirer les draps, les alèses, les vêtements (pour éviter les plis).
Étape 4 ***Confirmation/*** ***correction***	***Sécurité, confort et respect*** Le soignant veillera à : – vérifier le résultat au niveau du confort, de la sécurité et de l'ergonomie ; – demander à la personne si elle est confortablement installée et, dans la négative, rectifier la position.

Fig. 4.53 Installation au lit.

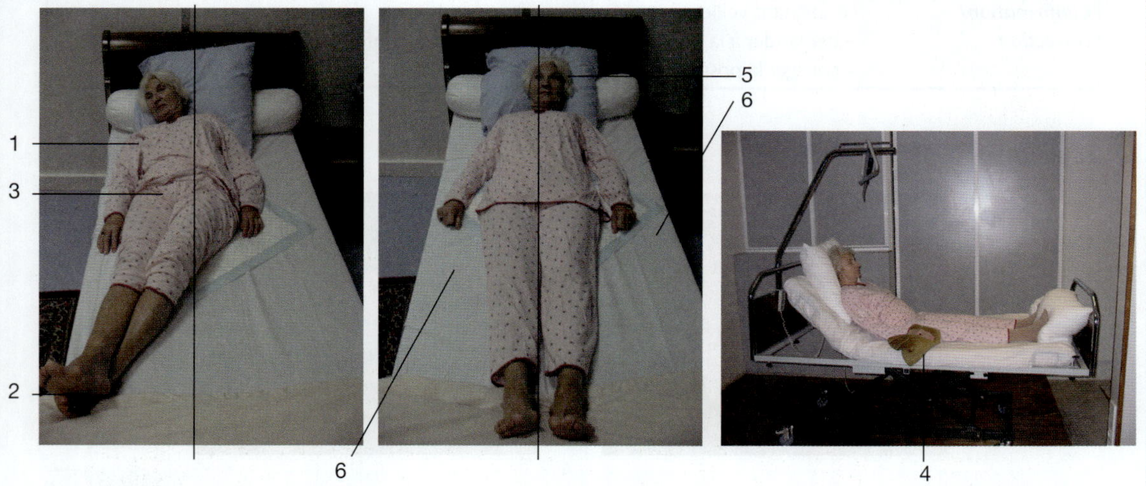

H Aide au patient porteur d'appareillages médicaux (*cf.* Fig. 4.54)

Situation : il s'agit d'aider le patient dans diverses situations, par exemple lorsqu'il est porteur d'appareillages médicaux : perfusion, poche urinaire…
Objectif : favoriser le confort et la sécurité du patient dans diverses mobilisations.

Tableau 4.14 Aide au patient porteur d'appareils médicaux.

Étape 1 *Information* *Observation* *Réflexion*	Le soignant veillera à : – *s'informer* de l'existence de consignes, écrites ou orales ; – *observer :* les capacités physiques de la personne, puis l'environnement (vérifier les tuyaux de la perfusion ou de la poche) ; – *réfléchir* : au confort, à la douleur de la personne (prévention des attitudes vicieuses, et choix d'une position antalgique).
Étape 2 *Préparation*	***Actions du soignant*** Le soignant doit : – avertir et obtenir le consentement de la personne, lui expliquer pourquoi ne pas tirer ou plier les tuyaux ; – lui expliquer les prises (selon le cas) ; – lui indiquer les positions : • perfusion : se positionner du côté de la perfusion ou déplacer la poche urinaire du côté du mouvement pour lever la personne du lit. Puis se positionner du côté opposé à la perfusion pour lever la personne et l'aider à marcher, • poche urinaire : vider la poche avant le déplacement, puis placer la poche dans la direction du mouvement. Attacher la poche à la jambe la plus forte avec une ceinture ou la mettre dans une chaussette en filet. Pour ne pas plier le tuyau, l'enrouler autour du genou. Debout, la poche se trouvera sous le pyjama (ou le pantalon de la personne).
Étape 3 *Actions*	***Gestes du soignant*** – Compter : un, deux, trois, pour coordonner l'effort de la personne et le sien. – Au chiffre 3, effectuer un mouvement selon le cas (veiller à ne pas tirer les tuyaux et à ne pas les plier).
Étape 4 *Confirmation/ correction*	***Sécurité, confort et respect*** Le soignant veillera à : – demander à la personne de confirmer son confort ou l'absence de douleur ; – procéder à une correction immédiate si la réponse est négative.

Fig. 4.54 **Aide au patient porteur d'appareils médicaux.**

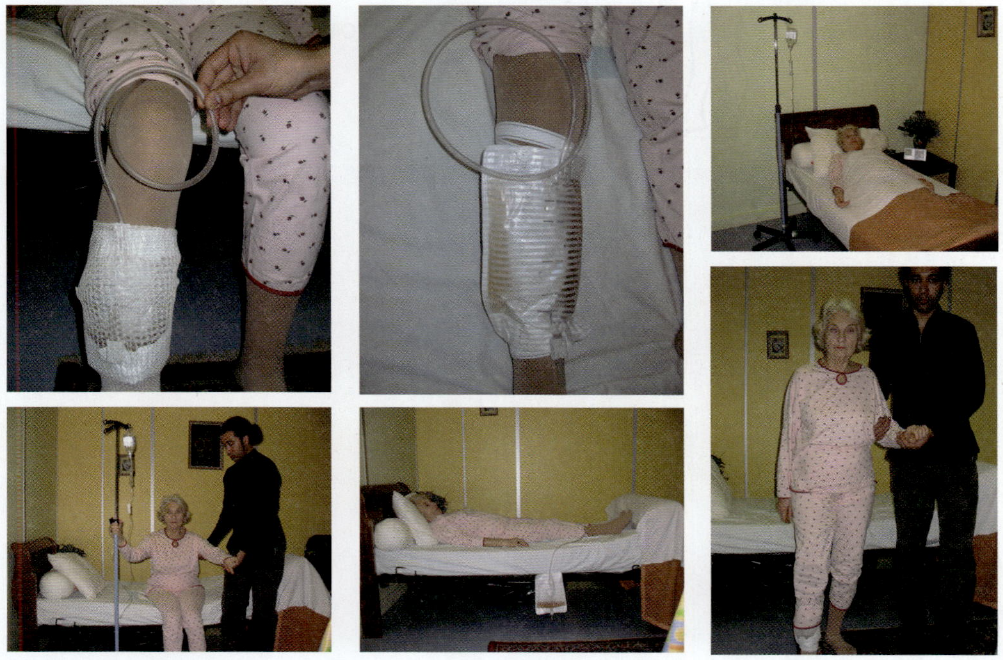

3 Exercices d'auto-évaluation

A Questions

Après avoir lu le Module 4, *Ergonomie,* faites part de vos remarques ou critiques sur les positions ci-dessous. Dites quels risques présentent certaines positions et donnez des conseils aux personnes sur la bonne position à adopter et sur l'installation du matériel.

a. Position de travail assise devant une table (*cf.* Fig. 4.55)

Marie écrit un rapport sur l'ordinateur. Stéphanie consulte un dossier sur son ordinateur.

Fig. 4.55 Positions assises devant une table.

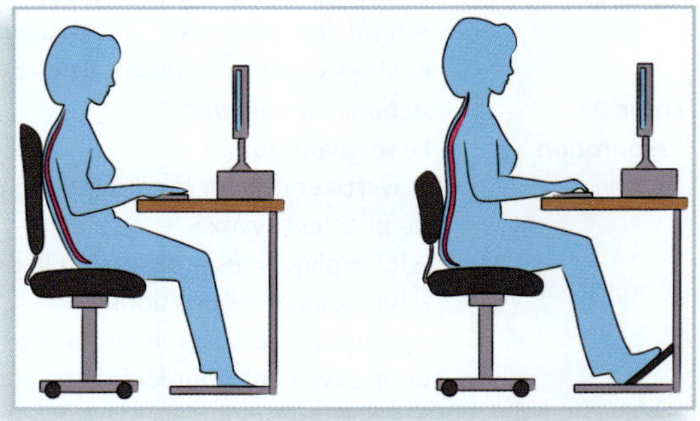

b. Position de travail debout (*cf.* Fig. 4.56)

Le week-end, Jérôme travaille de longues heures à son établi. Olivier peint le plafond de sa cuisine.

Fig. 4.56 Positions debout.

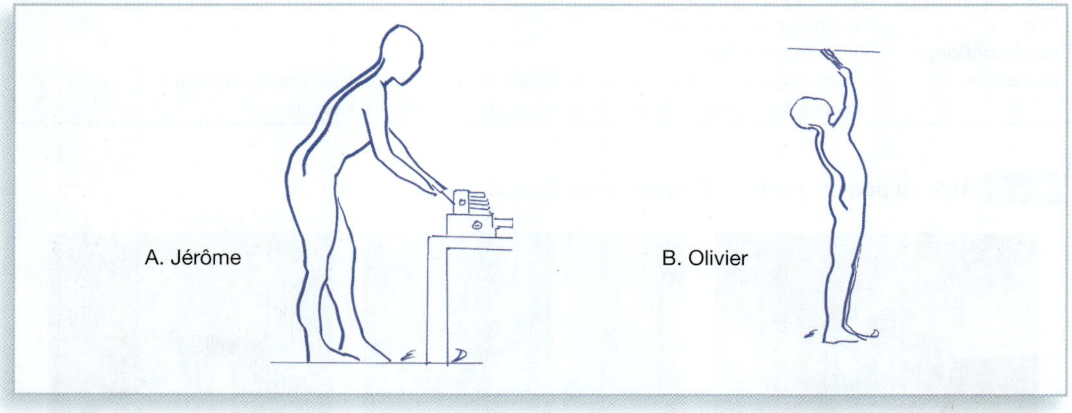

c. Position de travail en flexion

Pour faire le lit d'un patient :

a. Léa s'accroupit en positionnant ses membres de façon symétrique ;

b. Léa s'accroupit en positionnant ses membres de façon asymétrique ;

c. Léa ne s'accroupit pas et se penche en avant.

Quelle(s) est (sont) la (les) attitude(s) correcte(s) ? Expliquez pourquoi.

Fig. 4.57 Position de travail en flexion.

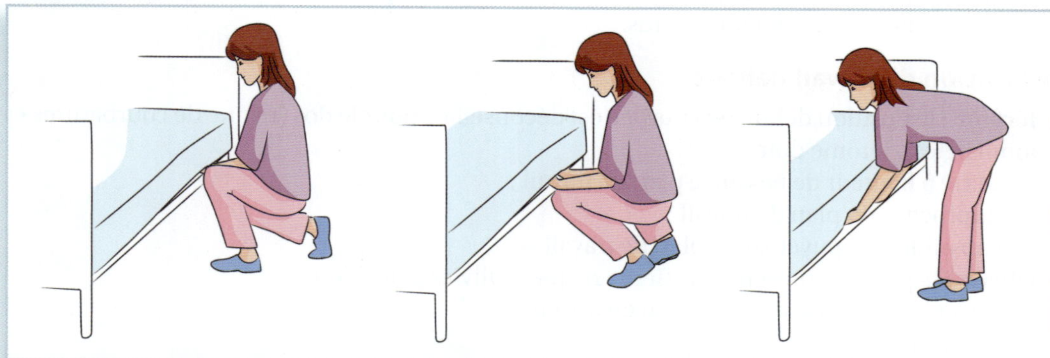

d. Position allongée d'une patiente (*cf.* Fig. 4.58)

- Mme Yvette vient d'être couchée. Quelles corrections allez-vous apporter ?
- Marc vient de lever Mme Yvette. Donnez-lui des conseils.

Fig. 4.58 Positions allongées.

A. Mme Yvette

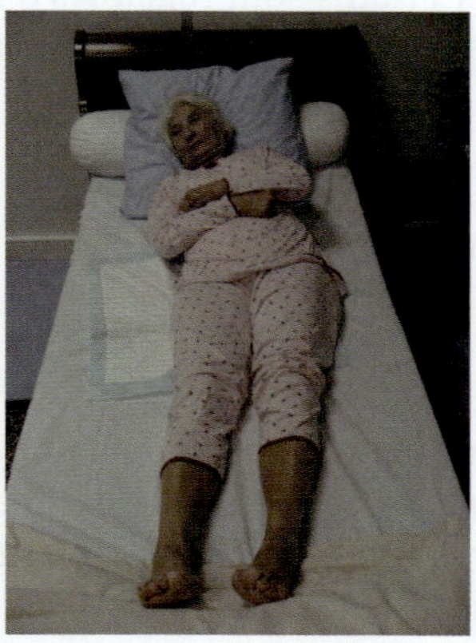

B. Marc

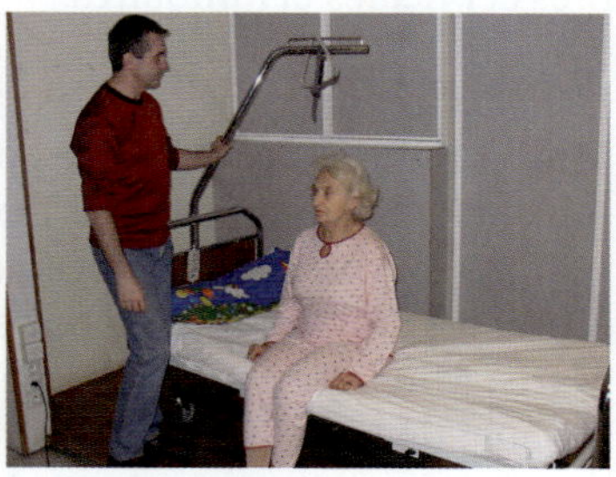

B Réponses

a. Position de travail assise devant une table

- **Marie :** la position assise n'est pas bonne, Marie risque d'avoir mal au dos. Il faut lui conseiller de :
  - régler la chaise à la bonne hauteur ;
  - déplacer son bassin au fond du fauteuil ;
  - rapprocher l'ordinateur.
- **Stéphanie :** la position assise est bonne, Stéphanie a le dos droit, son bassin est calé au fond du fauteuil, ses genoux sont pliés à 90°, il y a un repose-pied, l'ordinateur est à la distance correspondant à la longueur du bras.

b. Position de travail debout

- **Jérôme :** la position debout et courbée est déconseillée pour le dos (risque de courbatures et lombalgies). Jérôme doit :
  - mettre à hauteur de bassin le plan de travail ;
  - s'approcher du plan de travail ;
  - si possible, s'appuyer sur le plan de travail.
- **Olivier :** la position présente plusieurs risques. Olivier peut avoir :
  - mal au cou, à cause d'une flexion en arrière ;
  - mal au bras ;
  - mal au dos à cause d'une hyperlordose.

c. Position de travail en flexion

Il est essentiel de placer correctement chaque segment corporel afin de répartir les contraintes et de diminuer l'effort à fournir. On conseille de faire supporter à chaque muscle un travail à sa mesure (le dos ne doit pas travailler seul, les bras et les jambes non plus) et de travailler en souplesse. Les deux bonnes positions sont a et b.
La hauteur d'un lit est à prendre en considération. Certains sont réglables à bonne hauteur, d'autres pas : s'ils sont trop bas, ils obligent le soignant à se baisser, surmenant ainsi les vertèbres cervicales et lombaires.

d. Position allongée d'une patiente

- **Mme Yvette** a une mauvaise position dorsale. Il faut :
  - installer Mme Yvette dans l'axe central (épaules, bassin, pieds) ;
  - tirer le pyjama pour enlever les plis ;
  - tirer les draps et l'alèse pour enlever les plis.
- **Marc :** Mme Yvette manque de sécurité car Marc ne la tient pas (il devrait avoir la main sur l'épaule de Mme Yvette). Il doit lui décroiser les pieds car elle risque de tomber (Marc doit aussi penser à frotter le dos de la personne pour améliorer la circulation du sang). Il veillera à ne pas la laisser longtemps dans cette position, qui n'est que transitoire et la surveillera avant de la mettre sur le fauteuil, ou de lui proposer de marcher.

Relation Communication

Compétences et objectifs de formation

- **Compétence**

  Établir une communication adaptée à la personne et à son entourage.

- **Objectifs de formation**

– Écouter la personne et son entourage et prendre en compte les signes non verbaux de communication sans porter de jugement.

– S'exprimer et échanger en adaptant son niveau de langage, dans le respect de la personne et avec discrétion.

– Expliquer le soin réalisé, les raisons d'un geste professionnel et apporter des conseils sur les actes de la vie courante.

– Faire exprimer les besoins et les attentes de la personne, les reformuler et proposer des modalités adaptées de réalisation de soin.

– Apporter des informations pratiques adaptées lors de l'accueil dans le service dans le respect du règlement intérieur.

– Identifier les limites de son champ d'intervention dans des situations de crise, de violence en prenant du recul par rapport à la personne et à sa situation.

Module 5

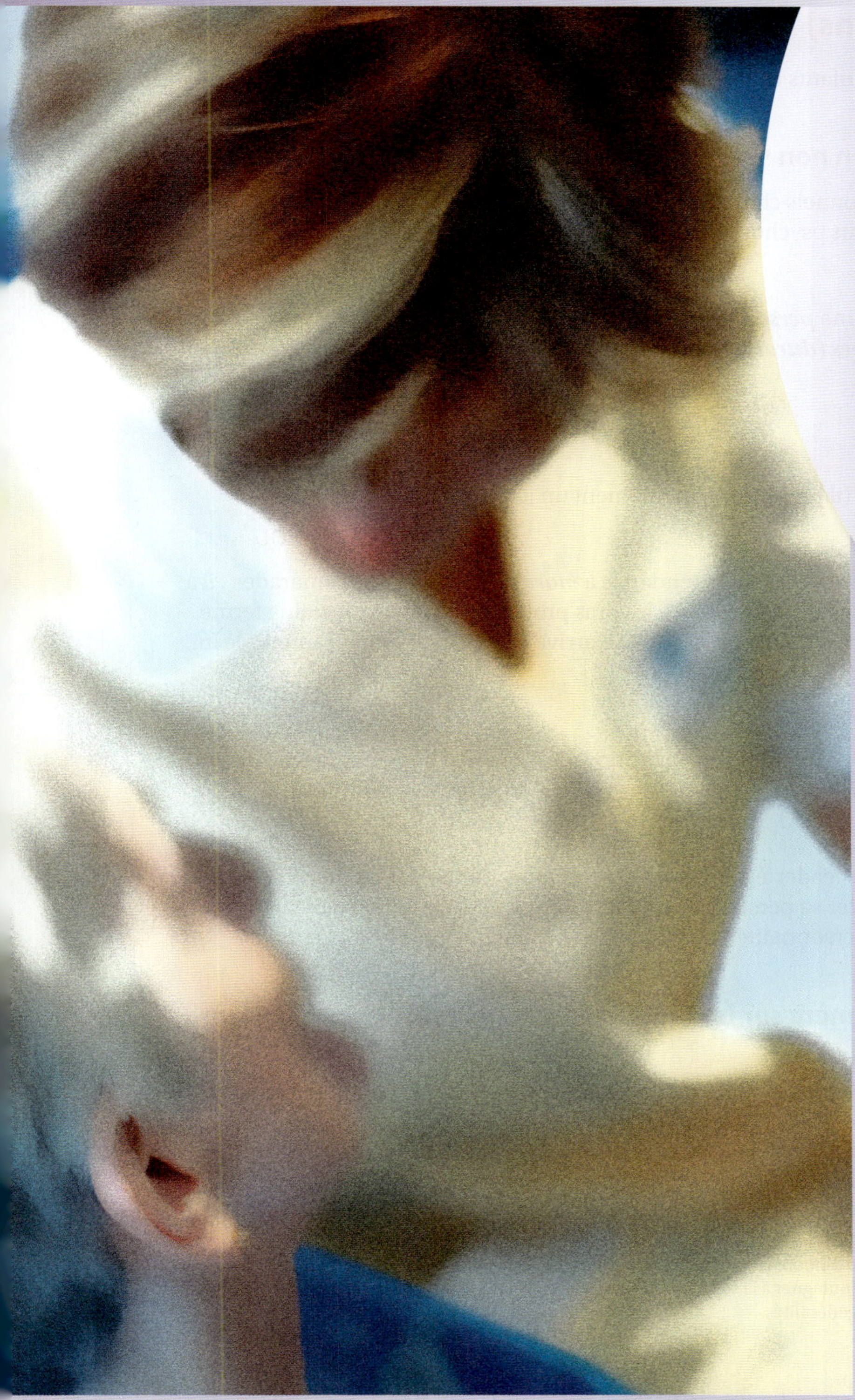

© P. ALIX/Phanie

1 Modes relationnels et développement psychosocial

1 Modes relationnels dans la petite enfance (vers 2 à 3 ans)

La communication entre les enfants de 2-3 ans se fait principalement sur le mode non verbal.

A Communication non verbale dans le groupe

En observant les modes relationnels chez l'enfant de 2 à 3 ans dans le groupe, on peut dégager quatre types de comportements psychosociaux[1].

a. Leader

Le leader est un enfant qui a une ***personnalité attractive*** : c'est un ***meneur*** (les autres enfants le suivent), il forme des ***groupes (durables)*** autour de lui. Il a des « expressions d'ouverture » :
- inclination de la tête ;
- mains ouvertes ;
- mimiques agréables ;
- sourires, caresses…

Il utilise des ***gestes d'offrande*** (il présente spontanément un jouet à son camarade).

b. Dominant agressif

L'enfant a un comportement de menace : il a tendance à ***mordre et frapper*** ses camarades ; il a la bouche ouverte pour crier, les sourcils relevés, les bras projetés vers l'avant, le poing fermé. Il obtient ce qu'il désire par la force ou la menace et s'il arrive à former un groupe autour de lui, le groupe n'est pas durable.

c. Dominé agressif

Il a un comportement passif : il évite la compétition et il imite les autres enfants. Il a peu d'échanges avec les autres et il agresse souvent (sans pour autant arriver à dominer).

d. Dominé craintif

C'est un enfant à caractère de leader également attractif, mais inhibé par sa timidité. Il s'exprime peu. Il ne peut manifester sa personnalité qu'en groupes restreints. Souvent surprotégé par sa famille, il ne révèle sa personnalité que vers 5-6 ans, ou même plus tard.

B Influence de la mère sur le comportement psychosocial de l'enfant

Hubert Montagner a remarqué[2] que :
- les mères des ***leaders*** manifestent peu de menaces. Elles sont très à l'écoute de l'enfant, le valorisent, lui parlent beaucoup et lui laissent une grande part d'autonomie ;
- les mères des ***dominés agressifs*** sont généralement très exigeantes. Elles souhaitent que l'enfant fasse des acquisitions précoces. Elles ont tendances à le diminuer, à le dévaloriser.

---

1. Montagner H., *L'enfant et la communication*, éd. Stock, Paris.
2. Ces conclusions engagent Hubert Montagner à la suite des travaux effectués dans les crèches sur près de 800 enfants. Il faut toutefois se garder de faire des généralités.

2 Modes relationnels et jeux dans la moyenne enfance (3-6 ans)

Entre l'âge de 3 à 6 ans, l'enfant entre de plain-pied dans un nouveau groupe social : le groupe scolaire. Son développement psychosocial est stimulé mais l'enfant a parfois des problèmes d'adaptation ou d'intégration à son groupe que le professionnel devra identifier et signaler.

Rôle de l'AS

En structure d'accueil

Afin de favoriser le développement psychosocial de l'enfant, le professionnel doit :
- parler à l'enfant, l'écouter avec bienveillance ;
- aider l'enfant à canaliser ses comportements agressifs (afin de lui permettre de mieux être intégré au groupe) ;
- accueillir chaque enfant individuellement, en le valorisant par des paroles et des gestes bienveillants ;
- regrouper les enfants plus calmes (car, ensemble, ils se sentent mieux pour résister aux enfants agressifs) ;
- surveiller attentivement les comportements des enfants dans le groupe ;
- gérer les conflits avec diplomatie, afin que les enfants ne se sentent pas humiliés ;
- prévenir l'isolement de certains enfants (car cet isolement est préjudiciable à leur épanouissement psychosocial).

A Caractéristiques du développement psychosocial des 3-6 ans (*cf.* Tableau 5.1)

Tableau 5.1 Caractéristiques du développement psychosocial de l'enfant de 3 à 6 ans.

Développement psychosocial à 3-6 ans	Rôle de l'AS
L'enfant a besoin du groupe social pour son développement car : – Il aime se « mesurer » à autrui, le petit copain va être : • un modèle (on veut l'imiter) ; • un moyen (on veut l'utiliser) ; • un obstacle (on veut l'éliminer). – Il aime « dépasser » l'autre et ainsi « se valoriser ». – Il devient « persévérant » dans ses jeux. – Il aime « se défouler » dans des jeux agressifs.	– Déceler les problèmes de l'enfant dans le groupe. – Calmer les conflits, l'agressivité. – Proposer à l'enfant divers jeux adaptés à ses besoins : • des jeux collectifs avec règles qui favorisent la socialisation ; • des activités qui favorisent l'expression créative ; • des jeux utilitaires (ou jeux travail), avec but posé au départ. – Canaliser l'agressivité dans des activités sportives. – Réduire les groupes d'enfants pour limiter les conflits.
L'enfant apprécie les « jeux de rôle ». Ce sont des jeux collectifs.	– Prêter attention aux « jeux de rôle » (ils donnent des informations sur les capacités relationnelles). – Dialoguer avec l'enfant, l'écouter, le valoriser, mais aussi savoir lui imposer des limites. Mettre des balises (barrières psychologiques). L'enfant a besoin de cela pour son développement psychosocial.

B Jeux de rôle

Dans les jeux de rôle, chacun doit jouer le rôle qui lui est assigné, sans tricher, sans se dérober. Ce sont des jeux symboliques, mais ils deviennent progressivement :
- plus collectifs, les enfants jouent à plusieurs ;
- plus violents, les enfants ont des rôles de guerriers (souvent inspirés des émissions de TV) ;
- les déguisements y sont de plus en plus associés (pour imiter les adultes).

Les jeux de rôle aident l'enfant à s'affirmer, à se valoriser, à imiter l'adulte. Ils scellent la « camaraderie » infantile, mais les enfants exclus du groupe, ou pris à partie par le groupe, le vivent très mal.

3 Modes relationnels et jeux dans la grande enfance (6-12 ans)

C'est l'âge où le développement psychosocial de l'enfant est intense. À cet âge-là, l'acceptation par le groupe procure à l'enfant une satisfaction importante.

A Caractéristiques du développement psychosocial vers 6-12 ans

L'enfant va faire ***l'apprentissage de la vie sociale*** dans le ***groupe scolaire*** (il est fait de règles, de compétitions, de rivalités, de conflits, d'agressivité, de violences). Il éprouve des sentiments collectifs.
Par exemple, un esprit de ***corps social*** se développe (basé sur le principe que le nombre fait la force). On fait corps contre le professeur, contre un nouveau venu... On fait preuve d'intolérance contre les défavorisés, les timides. De nouveaux jeux dangereux apparaissent dans les cours d'écoles[3].
Des sympathies et des antipathies voient le jour (on observe ces groupes de jeunes entraînés par un « meneur », il a ses vassaux et ses rivaux), des disputes, des bagarres éclatent.
L'enfant peut être très dur avec un camarade plus faible ou défavorisé : il l'agresse, se moque de lui en faisant ressortir ses défauts. Il y a les dominants et les dominés. Ces derniers, dans certains cas, en sont réduits à ***l'isolement*** qui est très préjudiciable à leur épanouissement psychosocial. De plus, ces enfants ne trouvent pas toujours auprès des parents le soutien et la compréhension dont ils ont besoin.

SITUATION *Les malheurs de Mathias*

Mathias, 10 ans, rentre souvent de l'école couvert de bosses, les vêtements déchirés... Visiblement, il est battu par ses camarades ! Sa mère ne comprend pas et s'apitoie sur lui. Il réplique d'un ton sec : « Je suis le plus fort... J'ai gagné la partie ! » En fait, Mathias souffre beaucoup des agressions répétées de ses pairs ; mais Mathias pense que ses parents ne l'aiment que fort et « puissant »... Il se donne donc l'illusion de cette force en utilisant le mensonge, en renversant la situation à son avantage. L'utilisation du mensonge lui permet de moins souffrir, mais le mensonge devient une fuite du réel. Si les parents croient à ses mensonges, Mathias en rajoutera et s'éloignera de plus en plus de la réalité.

B Jeux chez l'enfant de 6 à 12 ans

L'enfant de 6 à 12 ans est en contact avec divers milieux sociaux qui participent à son développement.

- ***Le sport*** : l'enfant forme son caractère au contact de groupes sportifs (ex. : le football). Les exercices, codifiés, fortifient le corps et l'esprit, développent l'émulation et la coopération (reflétant ainsi l'évolution du comportement de l'enfant à cet âge) et lui permettent de « se défouler sainement ».
- ***Les jeux compétitifs*** : l'enfant aime toujours les jeux collectifs mais il les préfère plus « actifs », plus « compétitifs ». Il y canalise son besoin d'agressivité et de violence toujours latent.
- ***Les mass-médias, Internet*** (les blogs, en particulier) ***et le téléphone mobile*** : ce sont des moyens modernes de communication auxquels le jeune est très sensible. Il peut les utiliser de façon constructive pour son épanouissement et sa culture ou au contraire, de manière destructrice, parfois à mauvais escient.

---

3. En 2006, la presse a relaté les jeux de l'extrême : le jeu du halte-là (appelé aussi « petit pont ») où un groupe de jeunes s'acharne sur ses victimes à un jour donné à l'avance (parfois celui de son anniversaire), le jeu du foulard et de la « tomate » où le jeune provoque une apnée.

Rôle de l'AS

En structure d'accueil ou en collectivité

Pour favoriser le « développement » psychosocial de l'enfant ou du jeune, l'adulte doit :

- savoir dialoguer avec lui et lui apporter une écoute bienveillante ;
- observer :
  – son intégration et son adaptation au groupe,
  – son langage non verbal (les expressions non verbales sont révélatrices) ;
- déceler les troubles de l'intégration dans le groupe et y remédier au mieux ;
- donner à l'enfant des responsabilités valorisantes au sein du groupe ;
- comprendre ses difficultés ;
- savoir le stimuler sans jamais faire usage de menaces, d'humiliations ou de punitions injustifiées ;
- dépister « l'hyposcolarisation » (l'inadapté scolaire souffre, il faut s'employer à chercher la cause de ses troubles) ;
- veiller à ce que les téléphones mobiles, les nouveaux modes de communication (télévision, Internet, avec les « blogs »…) ne nuisent pas à son équilibre physique et mental, en l'enfermant dans un monde virtuel.

4 Systèmes relationnels parents-enfants

L'homme se construit par le moyen de relations humaines qu'il a entretenues depuis sa petite enfance. Ces relations, avant de devenir sociales et professionnelles, sont avant tout familiales. Aucun parent ne peut être accusé de ne pas aimer son enfant : c'est très grave. Mais il pourrait être accusé de « mal aimer », c'est assez fréquent, et il l'ignore. Or l'adulte devrait apprendre au jeune à « s'aimer ». L'amour de soi n'a rien de narcissique, il est fait d'estime de soi, et il permet à l'enfant de devenir un « adulte aimant à son tour ». Et ce qui empêche souvent les jeunes de s'aimer, c'est le fait d'avoir vécu dans un ***système relationnel familial*** (et, il faut le dire, parfois social) que l'on pourrait appeler le système SAPE[4], alors que l'épanouissement relationnel est favorisé par le système MOTIVE.

Nous allons voir les caractéristiques de chaque système relationnel.

A Système relationnel SAPE

L'adulte référent, qu'il s'agisse des parents (ou des éducateurs, ou parfois des professeurs), a tendance à être :

- **S**ourd au langage verbal du jeune ;
- **A**veugle au langage non verbal (expression, attitudes) du jeune ;
- **P**artial (il est systématiquement dépréciatif dans ses jugements) ;
- **É**touffant (il tue toute motivation, toute initiative à la base).

a. Explications

- ***L'adulte peut être sourd au langage verbal*** du jeune. Souvent, il ne sait pas écouter et préfère éviter le dialogue afin de ne pas avoir à se justifier, à se remettre en question… C'est donc une non-communication avec tous ses effets pervers.
- ***L'adulte peut être aveugle au langage non verbal***. Souvent, il ne voit pas les expressions comportementales du jeune (qui sont parfois de véritables SOS).
- ***L'adulte peut être partial*** (dans ses jugements) ***et étouffant*** : c'est-à-dire souvent ***dépréciatif*** à l'égard du jeune.

Or l'adulte doit aider le jeune à :

- s'épanouir dans ses dons, sa créativité, son originalité ;
- assumer ses défauts, ses insuffisances ;
- savoir les transformer toujours et encore (en un mot : « avancer contre le vent par la force même du vent »).

4. Nous proposons ici un raccourci (« imagé » pour l'intérêt pédagogique du texte) de ce qui ressort de nombreux entretiens de psychologues avec des jeunes ayant des problèmes relationnels avec leurs parents.

b. Langage utilisé

Le langage SAPE est fait de :

- ***culpabilisations***. Par exemple : « Regarde la peine que tu me fais avec tes mensonges ! » ; « Qu'est-ce que j'ai fait au Bon Dieu pour avoir un enfant comme ça ! » ;
- ***injonctions***. Par exemple : « Tu devrais te couper les cheveux ! » ; « Tu devrais écouter quand je te parle ! » ; « Tu devrais arrêter de fumer ! » ; « Tu aurais dû me dire... » ;
- ***dévalorisations***. Par exemple : « Mais regarde ce que tu as fait ! » ; « Tu fais toujours tout de travers ! » ; « Tu es vraiment un incapable, on ne peut pas te faire confiance ! » ; « Regarde ton frère, on n'a pas besoin de lui demander plusieurs fois la même chose ! ».

c. Conséquence sur le développement psychosocial

Ce système relationnel a tendance à ôter toute la motivation du jeune, et à anéantir la bonne volonté sous-jacente (qui pourrait être un moteur utile pour la vie en société). Il peut engendrer :

- la ***non-confiance*** (en soi et en l'autre) ;
- le ***doute***, le ***cynisme***, les rancœurs, etc. ;
- voire la ***violence*** (selon l'environnement dans lequel le jeune évolue).

Or, on le sait, la formation du caractère d'un être humain (et par là, ses capacités futures d'adaptation à la vie familiale et sociale) est très liée à la personnalité de ceux qui l'ont entouré dans son jeune âge.

SITUATION ***Jérémie, « célibataire endurci »***

Jérémie a 40 ans. Il est fils unique d'un couple de commerçants. Enfant, il voyait peu ses parents (très occupés) et lorsqu'il les voyait (surtout le soir ou le week-end), c'était pour essuyer des reproches. Jérémie se souvient tout particulièrement des mots de sa mère : « Tu as eu un 12/20 en français et tu trouves ça bien ? Tu es comme ton père ; il a toujours été content de lui et il a tout raté ». Aujourd'hui, Jérémie est célibataire « endurci », il n'a pas voulu recréer une famille, car il garde un goût amer des « relations familiales ».

B Système MOTIVE

À l'inverse du système précédent, le système relationnel (que l'on pourrait appeler MOTIVE) est plus stimulant, plus dynamisant, et, donc, plus constructif. L'adulte référent qui « motive » le jeune va :

- **M**obiliser les énergies ;
- **O**ptimiser les situations[5] ;
- **T**olérer les faiblesses, les lacunes de l'autre ;
- **I**nciter à entreprendre, à progresser, à continuer ;
- **V**erbaliser (mettre des mots, ouvrir le dialogue...) ;
- **É**couter et **E**ncourager l'autre.

a. Explications

Le système relationnel « MOTIVE » va motiver le jeune en utilisant des mots porteurs d'une énergie stimulante. Ce sont des mots qui valorisent le potentiel de l'autre. Ils vont permettre au jeune de prendre confiance en lui et d'avoir confiance en l'adulte référent (parent, éducateur ou professeur). Ce langage devrait motiver le jeune à trouver sa place, sa voie et ainsi être prêt à jouer le rôle social qui l'attend. Ce langage peut d'ailleurs être utilisé dans toutes les circonstances de la vie sociale. Il aura toujours un impact positif.

b. Langage utilisé

Le langage verbal de l'adulte peut être associé à un langage non verbal (*cf.* Tableau 5.2 et Fig. 5.1).

5. Optimiser signifie rendre le meilleur possible, voir le bon côté des choses, des situations (quelqu'un qui optimise ses relations va les rendre les meilleures possible).

Tableau 5.2 Le langage du système « MOTIVE ».

Exemples de mots	Exemples d'attitudes non verbales
L'adulte dira : – « Tu es capable de... ». – « Tu peux arriver à... ». – « Je te fais confiance ». – « Tu as eu 12/20. Je suis sûre que tu peux encore mieux faire... ». – « Je suis fier(e) de toi ».	L'adulte peut : – avoir un regard bienveillant ; – prendre la main de l'enfant dans la sienne ; – le regarder les yeux dans les yeux ; – faire un geste amical (ex. : tape sur l'épaule) ; – lui sourire.

Fig. 5.1 Le système relationnel « MOTIVE ».

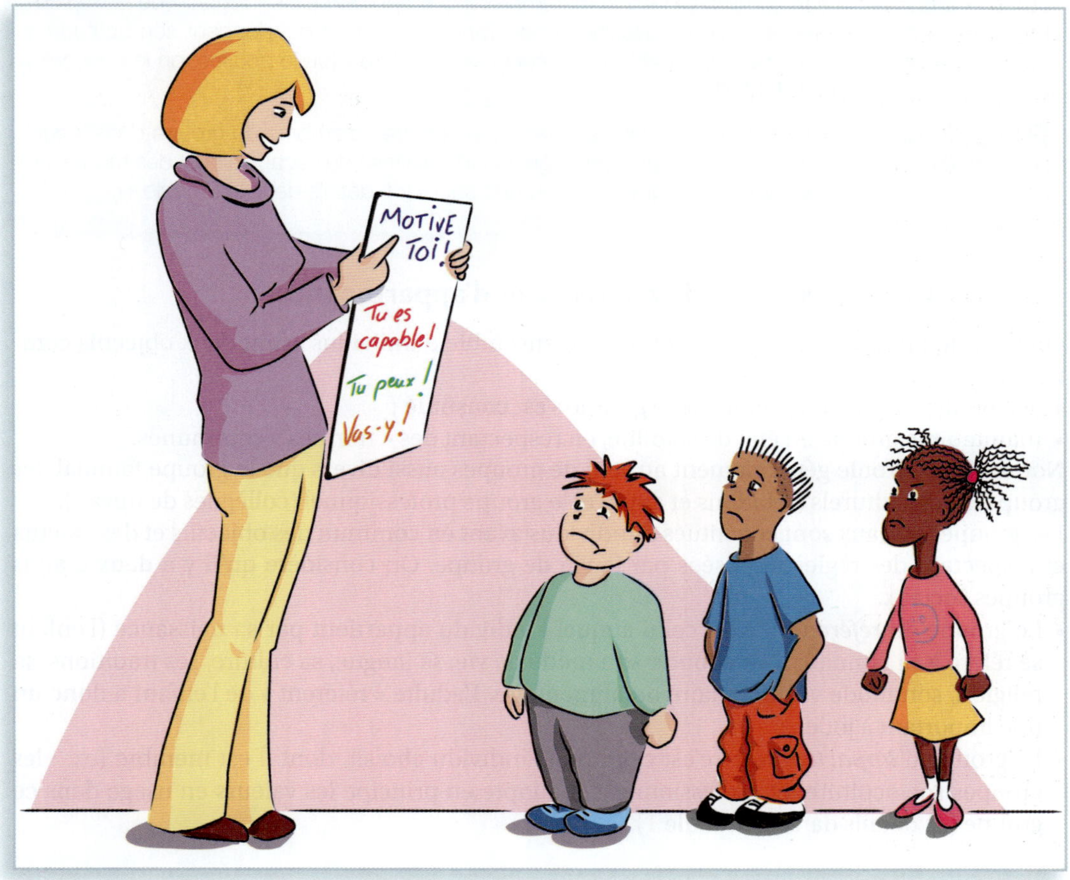

SITUATION *Brahim (étudiant en médecine à Paris)*

Brahim a 22 ans. Il aime retrouver chaque soir l'ambiance du foyer familial en banlieue car il entretient de bonnes relations avec ses parents. Ils ont fait de gros sacrifices pour le pousser aux études (dit-il !). Ils ont aussi stimulé Brahim : « Tu as les capacités et la volonté pour réussir. Tu as toujours eu de bons résultats et un jour tu auras un beau métier. On est fiers de toi ! ».

Brahim doit, tous les jours, aller à la fac à Paris en RER (une heure de trajet). Quand il rentre le soir, il est fatigué et il a encore des cours à réviser. Ses quatre frères et sœurs ne créent pas toujours l'ambiance propice à l'étude mais il est heureux de les retrouver. Brahim n'a pas encore les moyens de se créer une indépendance et il n'est pas autorisé à inviter les copains à la maison (pour faire la « fête ») mais il fait la part des choses, il sait qu'un jour, ça arrivera.

5 Insertion dans la société

A Premiers apprentissages sociaux

La société est composée d'individus entre lesquels s'instaurent des ***échanges*** de toute nature. « On ne naît pas individu social, on le devient » grâce aux relations humaines avec les groupes qui nous entourent depuis notre naissance[6]. La socialisation de l'individu est indispensable pour son intégration au groupe social. Elle est faite de nombreux apprentissages qui commencent dès la petite enfance et qui ont pour but de lui apprendre le mode de vie en société (tout en gardant sa personnalité).

SITUATION *Jules, à l'école maternelle*

Jules, 3 ans, vient d'être scolarisé à l'école maternelle. Il doit apprendre les « règles » de la vie scolaire : s'asseoir, être propre, écouter, dessiner, obéir, ranger… tout en développant son aptitude à s'intégrer à un groupe d'enfants qui parfois lui mènent la « vie dure » (on le pousse, on le bouscule, on le frappe…) (*cf.* Fig. 1.3, Module 1).

EXPLICATIONS La socialisation serait donc l'ajustement aux autres membres du groupe dans lequel l'individu est appelé à évoluer. La socialisation exige de lui la maîtrise du vocabulaire et des modes de communication, indispensable à l'intégration au groupe social (*cf.* détails dans le Module 1).

B Groupes sociaux de référence et d'appartenance

On peut définir un groupe social comme un ensemble d'individus ayant deux objectifs communs :

- accomplir la tâche pour laquelle le groupe s'est constitué ;
- maintenir le groupe en état de stabilité, en respectant des « normes » communes.

Notre vie se déroule généralement au sein de groupes aussi divers que le groupe familial, les groupes socioculturels (relations et amis) et le groupe professionnel (collègues de travail).

Les groupes sociaux sont constitués d'individus ayant en commun des objectifs et des valeurs et respectant des règles imposées par la vie de groupe. On considère qu'il y a deux grands groupes sociaux.

- Le groupe de ***référence*** : c'est celui auquel l'individu appartient par sa naissance (l'enfant se réfère à sa famille). Il va adopter son mode de vie, sa langue, sa culture, ses traditions, sa religion, son mode vestimentaire ou alimentaire. L'adulte « référent » de l'enfant a donc un rôle important à jouer.
- Le groupe d'***appartenance*** : c'est celui que l'individu choisit, dont il est membre (ex. : les groupes socioculturel et professionnel). Il adopte en principe les valeurs en usage dans ce groupe (*cf.* détails dans le Module 1).

6. La sociologie est l'étude des phénomènes sociaux et des relations sociales. Cette étude prend en compte l'évolution constante de l'homme, donc les groupes qu'il constitue (*groupe familial, social, professionnel…*).

2 Relations sociales et professionnelles

1 Lien social

A Quotient relationnel (QR)

Nous connaissons le QI (quotient intellectuel) mais il existe aussi le QR (quotient relationnel). C'est l'ensemble des moyens dont dispose une personne pour créer des liens sociaux et entretenir ces liens dans la durée.
Le quotient relationnel d'une personne produit des effets dès la première rencontre. Sa qualité relationnelle suscite chez l'interlocuteur une impression favorable immédiate.

a. Effets du QR sur l'interlocuteur

Un individu possède un ***quotient relationnel élevé*** quand :

- il induit des modes relationnels chaleureux, créatifs, stimulants et enrichissants pour l'autre (et lui-même) ;
- il désamorce les modes relationnels négatifs (tels que chantages, menaces, culpabilisations, reproches…) ;
- il n'entretient pas de pollutions relationnelles dans le groupe social.
- L'interlocuteur manifeste généralement à son contact :
- une écoute active, une attention soutenue, etc. ;
- une disponibilité.

À l'inverse, un individu dispose d'un ***quotient relationnel moyen ou bas*** quand il a tendance à susciter ou à déclencher des relations infantilisantes, dévoreuses d'énergie et aliénantes pour autrui (et lui-même).

b. Évaluation du QR

On ne peut évaluer avec précision le quotient relationnel d'une personne. On peut, au mieux, en apprécier le résultat. Par exemple, on peut observer :

- la ***dynamique du rapport à l'autre*** ;
- la ***nature des énergies*** déployées, des mots utilisés… ;
- l'***impact sur autrui*** comme, par exemple, si les liens sont resserrés, les malentendus sont apaisés ;
- la ***clarté*** du propos.

B Niveaux relationnels (NR)

Pour schématiser, on peut classer les rapports humains selon quatre niveaux relationnels.

a. Niveau 1 : le langage de « couloir »

Par exemple : « *Ça va ?* » – « *Très bien et toi ?* ».
Il s'agit d'échanges informels, superficiels, dits rapidement (au passage de la personne !) et dont on n'écoute pas toujours la réponse.

b. Niveau 2 : le langage du « quotidien »

Par exemple : « *Ta sœur a accouché ?* » – « *Oui, à 8 h… Le bébé va bien* ».
Il s'agit uniquement d'informations ponctuelles qui abordent la vie privée. Elles sont importantes. Elles ponctuent le train-train quotidien, le degré relationnel est très limité. Beaucoup de personnes se contentent de ce niveau-là, aussi bien dans le domaine privé que professionnel.

c. Niveau 3 : le langage « intime »

Par exemple : « *Je me sens blessé(e), je suis déçu(e), car hier tu m'as dit que (...)* ».
Il s'agit de pensées intimes que l'être humain a du mal à révéler. Il a l'impression de se mettre à nu (c'est encore plus difficile en milieu professionnel) et pourtant cela permet de mieux se connaître. Ce langage comporte un risque : celui de blesser l'autre qui ne partage pas les mêmes émotions, qui se sent parfois à l'origine de la blessure, qui se sent coupable (ou culpabilise) et qui a des difficultés pour engager la communication sur ce registre-là.

d. Niveau 4 : le langage « vrai »

Par exemple : « *Lorsque tu as décidé de (...), j'ai cru comprendre que tu souhaitais que (...). Ai-je tort ou raison ?* » ; « *M. X aurait pu être déçu parce que tu as (...) mais au fond je crois que (...) ; qu'en penses-tu ?* »
À ce stade de la communication, les personnes peuvent « parler vrai ». Chacun cherche à comprendre les pensées et les objectifs de l'autre, ce qui permet de progresser, de faire évoluer les échanges, donc d'atteindre l'entente malgré les différences.

C Méthodologie pour créer des liens

Toute personne, et particulièrement le soignant, doit pouvoir s'interroger et par là même ***évoluer*** pour étendre son propre quotient relationnel (QR). Une relation a toujours deux extrémités et nous sommes seuls ***responsables*** de ce qui se vit et de ce qui se passe à notre extrémité à nous.
Créer des liens avec les autres, c'est un comportement social qui peut être facile pour les uns et plus difficile pour les autres, en fonction du vécu. Dans la relation d'aide, le personnel de soins apprend à développer les aptitudes à la création des liens.
Pour réussir à ***CRÉER*** des liens, il est conseillé de suivre la démarche suivante.

- ***C : « se connaître » pour mieux « connaître l'autre »***. Se connaître c'est apprendre à connaître ses propres défauts et ainsi à mieux tolérer ceux d'autrui. Ainsi on pourra mieux l'accepter, mieux le comprendre, donc mieux communiquer avec lui. C'est essentiel pour le personnel de soins.
- ***R : rejeter les « mécanismes de défense »***. L'être humain a tendance à vouloir se protéger de l'autre parce qu'il n'a pas la même façon de vivre. Il devra rejeter un à un les mécanismes de défense pour accepter l'autre dans sa réalité, dans ses différences.
- ***É : « écouter » l'autre***. L'écoute active est une écoute qui « prend du temps » pour l'autre, c'est une écoute sans a priori, sans préjugés. Il s'agit d'accepter les sentiments de l'autre et de respecter ses émotions, même si elles sont très éloignées des nôtres.
- ***E : « être disponible pour l'autre »***. Il y a une grande différence entre l'attitude du soignant qui dit au patient : « Je n'ai pas le temps aujourd'hui de vous écouter, expliquez vos problèmes à ma collègue qui prend la relève ce soir ! » et l'attitude de celui qui dit au patient : « Je distribue les repas et je reviens vous voir plus calmement dans une heure ».
- ***R : rejeter les « masques protecteurs »***, c'est être authentique, vrai. Il n'y a pas de risque à se montrer tel que l'on est, il n'y a pas de raison de porter un masque pour jouer un « rôle social ». Au contraire, l'être social doit se développer en nous, de telle façon que nous puissions créer des liens durables avec l'autre. L'existence sociale nous oblige à agir pour autrui, à le servir (c'est particulièrement le cas pour les professionnels de santé).

D Principes à adopter, obstacles à éliminer

Les spécialistes de la communication ont répertorié les différents principes à adopter pour améliorer les relations humaines. La connaissance des obstacles à la communication permet d'améliorer notre comportement.

a. Éviter les préjugés : obstacle relationnel

Le préjugé est un véritable obstacle à la relation. Au lieu d'écouter les arguments qu'expose l'interlocuteur, l'auditeur a déjà sa « petite idée » sur ce qu'il va entendre. Il ne lui fait pas crédit. Souvent l'acquisition de préjugés relève de sa culture, de son milieu socio-familial. Or, il faut savoir que les préjugés sont des « ***écrans auditifs*** » très néfastes à l'information et à la communication.

Rôle de l'AS

Le soignant doit savoir que toutes les opinions ne reposent pas sur des bases solides, immuables, que notre jugement doit toujours être réévalué et nos idées actualisées (beaucoup d'idées sont appelées « idées reçues »).
Il faut donc veiller à :

- repousser la critique systématiquement négative (préjudiciable à l'esprit d'équipe) ;
- respecter son interlocuteur ;
- rester modeste et se dire : « Comment me percevrait-on si j'étais à sa place ? ».

L'esprit critique bien utilisé n'est pas un esprit de dénigrement mais un esprit de discernement des valeurs (c'est un esprit critique constructif). Pour cela, il est conseillé au soignant de soumettre sa critique à une évaluation : ***est-ce utile ? est-ce bon ? est-ce vrai ?*** Cela force l'individu à se poser de vraies questions

b. Éviter l'écoute subjective : obstacle affectif

L'expérience montre que nous avons un sérieux penchant à ne retenir que ce qui nous plaît. Nous avons une aptitude à filtrer immédiatement l'information. Notre écoute est d'emblée subjective, « aux ordres de l'intérêt ». Prendre conscience de cette mauvaise tendance nous aide à devenir plus objectifs dans l'écoute de l'autre.

c. Éviter l'écoute égocentrique : obstacle individuel

La personnalité égocentrique est centrée sur elle-même. Elle est incapable de se mettre « à la place d'autrui ». Elle se traduit par une faiblesse d'attention dès que l'interlocuteur ne fait pas appel à ses centres d'intérêt. Par exemple : combien de fois avez-vous entendu une collègue de travail parler de ses problèmes et combien de fois lui avez-vous coupé la parole pour lui parler de vos problèmes personnels ?
Les psychologues disent : « Si vous vous concentrez pour écouter attentivement l'autre, vous découvrez que vous avez gravi un échelon dans la connaissance ».

5

Rôle de l'AS

Il arrive fréquemment que ceux ou celles qui ont réappris à vivre et à penser, dans le cadre d'une ***relation d'aide***, soient animés du désir et de la joie d'apprendre aux autres à ***créer des liens***. Ainsi en est-il de nombreux soignants qui ont suivi ce chemin et qui, dans leurs rapports quotidiens avec leurs collègues, les malades et leurs familles, ont appris à entretenir une relation harmonieuse. Ils ressentent naturellement l'envie de ne pas conserver pour eux cette manière d'être. Ils la transmettent d'abord tout simplement par l'exemple ; ensuite, éventuellement par l'action.

2 Différents types de relations de soins

En milieu hospitalier, en fonction des personnalités et du vécu de chacun, différents types de relations peuvent se nouer entre les soignants et les patients. Il s'agit de relations sociales très spécifiques appelées relations de soins. Nous allons étudier les caractéristiques de quatre d'entre elles.

A Relation de dépendance et/ou de maternage

Chez le patient, du fait de la maladie, une ***dépendance psychique*** peut être consécutive à une ***dépendance physique***. On a pu constater que plus la dépendance physique est importante (par exemple : dans le cas de handicap), plus les patients souhaitent être « maternés ».

Rôle de l'AS

Le soignant doit savoir garder une distance relationnelle suffisante pour ne pas engager le patient dans ***un comportement de régression***. Il se traduit par des attitudes infantiles qui se manifestent lors de la prise alimentaire (le patient veut être nourri), lors de sa toilette (le patient ne cherche pas à participer).

Le soignant veillera à toujours ***stimuler l'autonomie*** du patient et à ne jamais maintenir l'infantilisation par des ***mots inappropriés*** (tels que Mamy ou Papy pour les personnes âgées) ou des ***familiarités*** qui ne sont pas respectueuses de la dignité du patient.

B Relation éducative

Cette relation a pour but la formation et l'évolution de l'être humain par la transmission d'un savoir. Elle peut se retrouver souvent dans la relation de soins, puisque, aux yeux du patient, le soignant est investi d'un savoir.

Rôle de l'AS

La dimension éducative des soins entre dans les compétences professionnelles de l'AS. Il a un rôle éducatif à jouer auprès des patients et plus particulièrement de ceux atteints de maladies chroniques (maladies cardio-vasculaires, diabète...).

L'AS est amené à compléter certaines informations ou conseils donnés par l'infirmier, à les reformuler au patient pour s'assurer qu'il a bien compris. Il veillera à ne jamais associer ce rôle à de la directivité et se gardera de tout autoritarisme. Le principe de la ***démarche d'informations et d'éducation (DIE)*** est traité au chapitre 6 de ce module.

C Relation coopérative

Cette relation est fondée sur la participation à une œuvre entreprise à plusieurs. Elle fait appel à l'entraide et à la solidarité des partenaires.

Rôle de l'AS

La coopération doit être privilégiée dans les relations de soins puisque le patient et le soignant participent chacun à leur façon à la ***mise en œuvre*** et à la ***réussite*** d'une thérapie.

D Relation thérapeutique

Dans un contexte de soins, il s'agit des échanges relationnels harmonieux entre le soignant et le patient. Comme on le sait, les « ***soins relationnels*** » favorisent le bon déroulement du traitement. Toutefois, certains écueils sont à éviter. La proximité relationnelle ne doit pas tourner à l'affectif, du fait des risques de « transfert » du patient envers le soignant.

Rôle de l'AS

On parle souvent des risques de ***transfert*** dans les situations d'analyse (lors d'une psychothérapie) mais elle peut s'observer aussi dans un service de soins. Certains patients projettent sur le soignant des sentiments nourris dans leur petite enfance pour des personnes de leur entourage (père, mère, frère). Il y a deux types de transfert :

- le transfert ***positif*** : il fait naître l'amour, le désir sexuel, etc. ;
- le transfert ***négatif*** : il fait naître la haine, l'hostilité, etc.

Le phénomène de transfert peut être observé dans de nombreux types de relations au cours de la vie (même si cela est inconscient), on le retrouve dans les relations amicales ou amoureuses. Mais le soignant veillera à ne pas entrer dans ce schéma relationnel avec le patient.

3 Agressivité et conflits en milieu de soins

Communiquer n'est pas chose facile dans un milieu de soins. De nombreux éléments peuvent être la source de difficultés relationnelles et de conflits.

A Causes des conflits

Les causes des conflits sont principalement liées aux personnalités de chacun, à leur vécu respectif.

a. Patient

Il est dans une situation de :
- ***vulnérabilité***, d'***infériorité*** (c'est ainsi qu'il se sent), car il entre dans un environnement nouveau pour lui, avec des personnes qu'il ne connaît pas. Parfois de culture différente, il a des difficultés pour se faire comprendre ;
- ***souffrance physique et morale*** car il ressent la maladie (ou l'approche de la mort) comme une menace. Il a peur, il est angoissé (sa famille aussi).

b. Soignant

À l'origine des difficultés relationnelles, voire des conflits, on retrouve principalement :
- ***des différences*** :
  - socioculturelles et éducatives,
  - de personnalité et de maturité,
  - de vécu (dans l'enfance) ;
- ***de la fatigue causée par*** :
  - la charge de travail,
  - les conditions de travail ;
- ***des émotions mal gérées*** :
  - le stress,
  - la peur de l'autre…

Les situations de soins sont souvent cause de stress et d'angoisse chez les soignants. Certains arrivent à gérer mieux que d'autres ces sentiments.

5

B Expression des conflits

Les difficultés relationnelles, voire les conflits, peuvent naître aussi bien dans les rapports patient-soignant que soignants entre eux…

a. Conflits patients-soignants

Les conflits se manifestent parfois de façon violente. La colère monte brusquement (elle « explose »). Elle exprime généralement le désarroi de quelqu'un face à une situation qu'il ne sait pas, ou ne peut pas contrôler. De nombreux conflits ont pour origine la peur et l'angoisse et cela s'observe particulièrement en milieu de soins où la maladie constitue une véritable agression, une menace.

SITUATION *Les injures de M. X. à Yan (AS)*

M. X. vient rendre visite à sa mère Mme D., 75 ans, hospitalisée pour une hémiplégie. Il constate que sa mère n'a pas été changée et que le plateau-repas est déposé sur la table. M. X., homme habituellement courtois, en rend responsable Yan, l'AS, et lui lance une pluie d'injures. Ce dernier ne répond pas et demande à l'infirmier de calmer M. X. Il lui explique qu'un surcroît de travail dans le service a occasionné cet oubli regrettable et exceptionnel. Il formule des excuses (M. X. s'est calmé).

EXPLICATIONS Dans cette situation, la parole a réussi à apaiser la colère. Ce n'est pas toujours facile, mais c'est la démarche qui doit toujours être tentée par les soignants.

ÉVALUATION DU CONFLIT Une réaction violente doit être évaluée selon les trois critères suivants.

- *Sa cause* : est-elle légitime ? (ici, elle est compréhensible, c'est le cri de souffrance d'un fils face à une mère malade et vulnérable ; il vit la peur, l'angoisse, la culpabilité…).
- *Son intensité* (ici, il y a agression verbale mais pas physique).
- *Sa répétition* (ici, c'est la première manifestation de violence verbale de la part de M. X.).

b. Conflits entre soignants

On constate aussi des manifestations agressives (voire des conflits) entre les personnels de soins. Ces difficultés relationnelles perturbent le fonctionnement des soins et sont préjudiciables à leur qualité. Il s'agit le plus souvent de :

- ***rivalités***, liées à la personnalité de certains soignants qui ont besoin de reconnaissance. Elles entraînent des luttes de pouvoir, des jalousies, des susceptibilités. Ces personnes ont toujours l'impression d'en faire plus que les autres et d'être moins reconnues. De ce fait, elles ressentent une injustice à leur égard de la part de la hiérarchie ;
- ***malentendus***, liés aux obstacles socioculturels. Dans le domaine de la communication à l'hôpital, les soignants doivent utiliser le même vocabulaire pour s'exprimer. L'utilisation de certains mots inappropriés peut être la source de malentendus. Par exemple : le verbe « déposer » peut être compris dans le sens de : quitter, laisser, abandonner (délaisser), placer, confier, emmagasiner… (*cf.* situation ci-après).

SITUATION *Le malentendu qui « laisse » une mauvaise impression !*

Clara dit à Sonia « qu'elle a ***laissé*** le dossier de soins du patient à tel endroit ». Étant donné que ce n'est pas l'emplacement habituel, Sonia interprète le mot ***laissé*** comme « ***délaissé*** » et y voit un manque de motivation pour le travail et un manque de respect pour elle et pour l'équipe. Elle lance une injure à sa collègue et une agression verbale est enclenchée.

4 Gestion de l'agressivité dans les conflits

Il est difficile d'accepter les situations d'agressivité, voire de violence, en milieu hospitalier. Il est cependant possible d'en comprendre les causes et mécanismes, afin d'anticiper, d'adapter son comportement et sa réponse.

A Comprendre les mécanismes de défense de l'agresseur

Les psychologues disent que, dans le schéma « d'agressivité », il s'agit d'une partie du ***moi*** qui se défend contre une autre partie du ***moi*** qui a peur, ou qui pourrait l'amener à souffrir.

a. Peur, angoisse

Lors d'une agression (verbale ou physique), l'agresseur cherche à lutter contre des facteurs de peur ou d'angoisse. Pour le patient, la maladie ou l'approche de la mort sont des menaces et la violence qu'il manifeste marque son désarroi face à cette réalité qu'il ne peut maîtriser. L'AS doit connaître ce processus, pouvoir écouter la peur de l'autre (dite sous cette forme-là) sans être angoissé. L'AS doit aider la personne à formuler son « mal-être » de façon différente au travers de son langage quotidien.

b. Colère retournée contre soi

Plutôt que de reconnaître son agressivité et de l'assumer, l'agresseur « qui ne s'aime pas » retourne la violence contre lui, puis contre les autres (par exemple : on constate que certains agresseurs se rongent les ongles, se pincent les doigts, tapent du pied, frappent leur tête, puis insultent autrui ou l'agressent physiquement).

B Observer les signes précurseurs de l'agressivité

L'AS doit déceler chez son interlocuteur tous les signaux révélateurs d'une montée de l'agressivité, afin de la prévenir. Par exemple :

- démarche vive, bruits de talon ;
- froncement des sourcils ;
- durcissement du ton de la voix, jurons, etc. ;
- gestes brusques (claquement des portes...).

C Gérer l'agressivité

L'AS doit savoir gérer l'agressivité. Il veillera à :

a. Verbaliser les sentiments pour apaiser le conflit

Une « mise au point », une discussion claire, exposant les problèmes, mettant des mots sur le ressenti de chacun (un parler vrai) a toutes les chances de diminuer les tensions et de désamorcer les conflits, que ce soit avec le patient et ses proches ou entre soignants.

b. Rester calme et ferme face à l'agresseur

Le soignant, agressé par un patient, ne doit pas montrer d'appréhension car celui-ci le perçoit (et les autres patients aussi). Or, le soignant doit faire régner un climat de sécurité dans le service. Il devra donc gérer son comportement et rester calme et ferme face à l'agresseur. Il veillera tout particulièrement à :

- ***réfréner*** toute sollicitation exagérée. La disponibilité a ses limites, tout excès est mauvais car il maintient la personne en état de dépendance ;
- ***réprimer*** toute attitude de débordement, d'irrespect ;
- ***ne jamais manifester d'agressivité*** en retour, mais faire preuve de fermeté ;
- ***être tolérant*** dans l'écoute d'une souffrance ***sans toutefois tolérer*** toutes les manifestations qui s'y rattachent ;
- ***ne jamais adopter une attitude d'évitement*** de l'autre ;
- ***préserver la dignité de l'agresseur***. Il faut permettre à la personne agressive de ne pas se sentir rejetée.

c. Respecter le besoin de calme du patient agressif

Respecter le besoin essentiel de la personne agressive, c'est respecter en particulier son besoin de repos, de « repli sur soi », d'isolement, qui lui permet de rester calme, de réfléchir (« faire le point ») sur son comportement. Certaines personnes « agitées » ont besoin de « se reprendre en main ». Le soignant ne doit pas susciter la relation à tout prix : un excès de sollicitation peut provoquer à nouveau de l'agressivité.

d. Connaître les limites de sa fonction et celle des autres

L'un des facteurs de la cohésion d'une équipe professionnelle est la coopération entre les membres de l'équipe. Pour que cette coopération soit effective, il est nécessaire que chacun sache ce qu'il doit faire et ce qui revient à l'autre. Le soignant veillera à se poser souvent la question : « Qui fait quoi ? » ; « Qui est responsable de quoi ? » et à respecter la fonction de chacun.

5

e. Pardonner pour « se libérer »

Le pardon est un processus douloureux pour celui qui a été blessé, mais il libère[7]. Pardonner, c'est avoir l'espérance qu'il y a dans l'oppresseur, un être humain capable de changer. Nous devons nous comporter comme des êtres capables d'arrêter le cercle vicieux de la violence qui engendre la violence, de la haine qui engendre la haine. Le pardon est une volonté de compréhension de l'autre.

f. Transmettre

L'AS doit toujours informer l'infirmier des situations conflictuelles auxquelles il a dû faire face et dire comment il les a gérées.

SITUATION

Vous êtes aide-soignant dans un service de psychiatrie. Kevin, un patient de 22 ans connu du service pour ses conduites psychopathiques, semble montrer tous les signes d'une montée en tension. Il commence à être agressif verbalement en vous prenant à partie et demande sa sortie contre l'avis des médecins…

EXPLICATIONS Dans ce type de cas, très fréquent en psychiatrie, le soignant sera d'autant plus efficace qu'il aura repéré les signes avant-coureurs d'un passage à l'acte. L'anticipation est d'une grande utilité pour éviter la confrontation.
Il adoptera ainsi le bon comportement face à la demande du patient, par une écoute attentive, pour aider le patient à verbaliser sa souffrance, et par la manière calme et rassurante de s'adresser à lui.

5 Gestion de l'animation et des jeux

Les modes d'animation et de jeux ne demandent pas un matériel très élaboré. Toutefois, ils font appel à l'imagination de l'animateur(trice) et à ses capacités relationnelles.

A Caractéristiques de chaque mode d'animation

L'AS peut être amené à gérer l'animation d'un groupe. Il peut faire un choix entre trois modes d'animation (*cf.* Tableau 5.3 ci-après).

Tableau 5.3 Caractéristiques des trois modes d'animation.

Mode d'animation	Rôle de l'AS	Objectif	Réactions des personnes
Directif	L'AS : – dirige les personnes ; – prend les initiatives ; – oriente les actions (par exemple : « Voici le matériel » ; « Voici la démonstration »).	L'AS doit : – préciser le contenu de l'animation ; – faire une démonstration ; – encourager la personne ; – commenter les résultats obtenus.	Les personnes peuvent : – accepter l'autorité avec soumission ; – refuser l'autorité ; – contester ; – s'énerver.
Semi directif	L'AS est le guide : – il tient compte des avis et du choix des personnes ; – ils étudient ensemble le bien-fondé de l'activité.	L'AS doit : – être à l'écoute des besoins des attentes des personnes ; – solliciter leur participation à l'élaboration du projet ; – les faire participer à la préparation du matériel.	Les personnes peuvent : – participer activement ; – vivre l'activité dans l'agitation ; – perdre du temps à cause des débats d'idées.

7. *Asphésis*, le mot grec pour « pardonner », signifie « délier », « libérer ».

Mode d'animation	Rôle de l'AS	Objectif	Réactions des personnes
Non directif	L'AS laisse les personnes libres d'agir à leur guise, il peut dire : – « Que voulez-vous faire ? » – « Choisissez ce que vous préférez. » – « Je vous laisse faire à votre guise. » – « Tout est possible ! »	L'AS fait ce choix dans le but de : – stimuler les personnes à l'autonomie ; – les valoriser dans leurs choix ; – leur donner une impression de liberté ; – éviter les bilans d'efficacité. Mais l'AS peut aussi renoncer à la directivité par facilité.	Les personnes peuvent : – agir avec désordre, anarchie… (par exemple : elles peuvent faire des mouvements inadaptés, préjudiciables à leur santé) ; – se sentir dévalorisées ; – être démotivées ; – être découragées.

B Contenu du projet d'animation

Pour établir le projet d'animation, il faut rechercher les objectifs à atteindre. La personne chargée du projet d'animation (souvent l'AS dans le service de soins ou une équipe d'animation) va utiliser la méthode mnémotechnique du QQQOCP. Elle va se questionner sur le *Qui ? Quoi ? Quand ? Où ? Comment ? Pourquoi ?* de l'activité[8] (*cf.* Tableau 5.4).

Tableau 5.4 Le contenu du projet d'animation.

QQQOCP		Questions à se poser	Rôle de l'AS[a]
Le Pourquoi ?	*L'intérêt de l'activité*	– Attentes des personnes : • se distraire ? • entretenir ses facultés ? • sortir ?, etc. – Besoins des personnes : • s'amuser, bouger ? • se socialiser ?	Récapituler les objectifs qui déterminent le choix d'une animation. Par exemple : activité pour les adultes permettant de se cultiver tout en se distrayant.
Le Qui ?	*Les personnes (adultes, enfants) à qui s'adresse l'activité*	– Âge ? – Capacités ? – Handicaps ?, etc.	– S'entretenir préalablement avec les personnes. – Évaluer leurs capacités. – Leur présenter le projet. – Écouter leur appréhension. – Tenir compte de leurs goûts, habitudes, etc.
Le Quoi ?	*L'activité elle-même*	Activité : – individuelle ? – collective ?	Choisir une activité : – récréative ; – culturelle ; – physique ; etc.
Le Quand ?	*Le moment de l'activité*	– L'après-midi (après la sieste) ? – le matin (vers 10 h) ?	Choisir l'activité en fonction des contingences du service.
Le Où ?	*Le lieu de l'activité*	À l'intérieur ou à l'extérieur ?	Prévoir le lieu de l'activité et l'aménager.
Le Comment ?	*Le matériel pour l'activité*	Quel matériel choisir : – gros matériel ? – petit matériel ?	Prévoir le matériel de l'activité (vérifier les ressources du service et les consignes).

a. Le rôle de l'AS ici décrit est un rôle de participation au travail de l'infirmier (ère) ou d'un professionnel de l'animation.

L'AS, avec l'aide de l'infirmier, présente le projet sous forme écrite et structurée au cadre responsable du service pour validation.

8. La formule mnémotechnique se retient mieux sous la forme du QQQOCP mais le « Pourquoi ? » doit toujours être placé au début de la réflexion.

SITUATION *L'animation en milieu de vie*

Après l'étude d'un recueil de données (selon V. Henderson) ciblé sur le besoin de se récréer, établi en collaboration avec l'infirmier, l'AS connaît les goûts, les capacités, les attentes des personnes. En fonction de ces données, des activités vont être proposées.
En gérontologie, l'animation en milieu de vie se différencie des animations à visée thérapeutique (comme pour les ateliers de la mémoire pour des patients atteints de la maladie d'Alzheimer). L'AS peut utiliser comme supports des cartes postales anciennes, ou des objets anciens, dans le but de permettre les échanges de souvenirs entre les résidents. C'est un moment de joie, de partage entre les générations. Chaque résident est libre d'y participer ou pas, selon son choix.

3 Communication en milieu professionnel

« La communication consiste à mettre en commun une information ». La communication est un ***acte***, l'information est son ***contenu***.

1 Domaines et processus de la communication

D'après R. Poletti, infirmière psychothérapeute : « Communiquer, c'est un processus qui comprend une implication totale de la personne ».

La communication peut porter sur des domaines très divers :

- les connaissances ;
- les informations ;
- les opinions ;
- les sentiments.

Communiquer, c'est d'abord écouter, sans juger, sans classer.

Communiquer, c'est dépasser ses peurs, parce qu'au moment où je dis quelque chose, je révèle une partie de ce que je suis, donc je cours le danger d'être jugé, je cours le danger de ne pas rencontrer un assentiment chez l'autre, donc je cours le danger du rejet.

Communiquer, c'est éviter de me précipiter pour répondre ; vérifier que j'ai bien entendu, que je comprends ce que l'autre me demande.

2 Communication interpersonnelle

Dans une situation de communication interpersonnelle, il y a au moins deux partenaires : l'émetteur du message et le récepteur du message.

A Situation

La situation de communication interpersonnelle peut être représentée par la figure ci-après.

Elle comprend :

- un ***émetteur*** (E), c'est celui qui est à l'origine de l'information ;
- un ***récepteur*** (R), c'est le destinataire de l'information ;
- un ***canal***, c'est le moyen physique ou matériel permettant la transmission de l'information ;
- un ***message***, c'est le contenu informatif de la communication ;
- une ***rétroaction***, c'est la réponse possible du récepteur et l'éventuelle remédiation apportée par l'émetteur.

Fig. 5.2 La communication interpersonnelle.

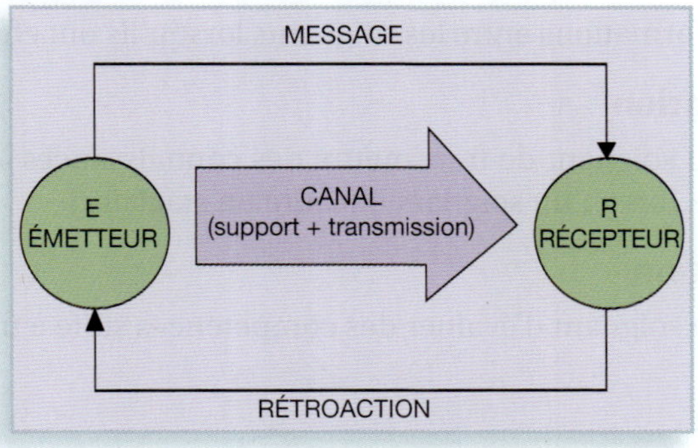

Fig. 5.3 La situation de communication interpersonnelle.

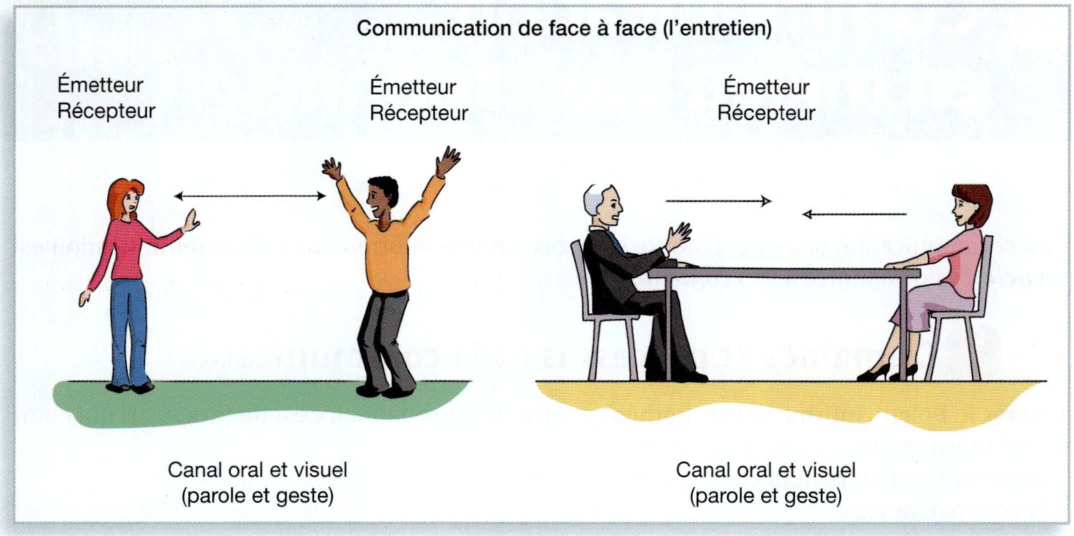

B Critères de qualité de la communication

Pour assurer la qualité de la communication, quelques « règles » sont à respecter.

- L'***émetteur*** devra utiliser un langage clair, adapté à son (ou ses) interlocuteur(s) et se montrer motivé par son sujet.
- Le ***récepteur*** doit être prêt à recevoir le message en étant attentif et motivé par le sujet.
- Le ***message*** doit être clair, simple, intéressant, formulé dans un langage commun.
- Le ***matériel*** utilisé doit être en bon état de marche, adapté à la nature du message.
- L'***environnement*** doit être propice à la communication (éliminer les bruits parasites, prévoir un lieu adapté).

Pour s'assurer de la bonne compréhension du message, on peut demander au récepteur de le reformuler (c'est la ***rétroaction***).

3 Entretien

L'entretien est un support de communication orale qui permet un échange entre deux personnes. L'AS est largement associé aux entretiens avec le patient ou sa famille, ce qui conforte le relationnel au quotidien.

A Objectif de chaque entretien

a. Entretien d'information

Cet entretien permet de s'informer sur quelqu'un. Cela peut être :

- *le recueil de données* au cours duquel le soignant recueille toutes les informations sur le patient ;
- *les transmissions* d'informations entre les soignants lorsqu'ils ont effectué des soins.

b. Entretien de formation

Cet entretien permet au soignant de transmettre des connaissances à la personne qui est en formation (par exemple, lorsqu'un soignant encadre un stagiaire).

c. Entretien d'évaluation

Cet entretien permet au soignant d'évaluer des compétences suite à une formation (la sienne ou celle d'un autre).

d. Entretien d'aide

Cet entretien permet au soignant d'aider le patient à intégrer des conseils (par exemple : à la sortie du service, les conseils d'hygiène de vie dans le cadre de certaines pathologies).

B Intérêts de l'entretien

En milieu hospitalier, l'entretien permet au soignant de :

- ***connaître le patient*** et ses besoins particuliers ;
- ***établir un climat de confiance*** indispensable aux relations humaines ;
- ***mettre des mots sur des problèmes***, des inquiétudes, des craintes et ainsi apaiser des tensions ;
- ***améliorer la coopération dans l'équipe*** ;
- ***améliorer la qualité des soins*** au patient et les rapports avec les familles.

C Préparation de l'entretien

L'entretien patient-soignant peut être ***spontané*** ou ***organisé***. S'il est prévu à l'avance, l'AS veillera à en informer l'infirmier et à réfléchir au contenu de l'entretien.

Pour faciliter la préparation de l'entretien, le soignant peut utiliser la méthode du QQQOCP (Quoi ? Quand ? Qui ? Où ? Comment ? Pourquoi[9] ?...).

- ***Quoi ? (Pour qui ?)*** Quel est le patient concerné par l'entretien ?
- ***Pourquoi ? (Quel est l'objectif de l'entretien ?)*** Que veut ou qu'attend le patient de cet entretien ?
- ***Quand (l'organiser) ?*** Il faut rechercher le moment de disponibilité :
  - du soignant. L'entretien ne doit pas empiéter sur les soins ;
  - du patient. L'entretien doit se faire lorsque le patient est reposé (après la sieste) et hors de la présence des visites ou de la famille (sauf demande de sa part, s'en informer...).
- ***Qui ? (Avec qui ?)*** l'AS et l'infirmier (ère) peuvent l'organiser ensemble (le patient doit en être informé préalablement).
- ***Où (l'organiser) ?*** À savoir dans :
  - le bureau du cadre-infirmier ?
  - la chambre du patient ?

NB : il faut veiller à toujours respecter la confidentialité de l'entretien. S'il a lieu dans la chambre, il faudra l'organiser hors de la présence du voisin de chambre ou des visiteurs.

- ***Comment (l'organiser) ?***

La forme *de l'entretien*. Le soignant peut :

- poser des questions au patient. Par exemple, lors du *recueil de données*, une « grille » de questions préétablies facilite l'entretien soignant/patient ;
- écouter le patient. Le soignant invite le patient à exposer son problème, à exprimer sa demande. Il ne pose aucune question. Cet entretien peut être relancé par la *reformulation* des propos du patient, sans introduire une directive ou une question.

Le vocabulaire *à adopter* (le cadre de référence). Pour se comprendre, émetteur et récepteur doivent utiliser un code commun. Les personnes parlent la même langue et ont un cadre de référence commun. *Le cadre de référence* est constitué par divers facteurs qui influent sur notre comportement. Par exemple :

- notre nationalité (langue, culture) ;
- notre environnement familial, notre milieu social ;
- nos connaissances, nos goûts, notre expérience professionnelle, etc.

Plus le cadre de référence des interlocuteurs est proche, plus la communication est facilitée.

9. Veiller à toujours placer le « Pourquoi » au début de l'analyse.

SITUATION *La « forme du message »*

Sonia, Julie et Marie, AS en service de médecine, parlent ensemble d'une patiente (Mme A) qui a été hospitalisée la veille. La forme que chacune donne au message qu'elle transmet est déterminante pour une bonne compréhension. Exemple :

Sonia dit : « Cette patiente est trop grosse ». Le message exprime une opinion que Sonia s'est forgée mais ne donne pas d'éléments précis de description ou de comparaison.

Julie dit : « Cette personne pèse 90 kilos ». Le message exprime un fait mesurable, une information qui permet d'évaluer objectivement une situation.

Marie dit : « Je ne supporte pas l'obésité de Mme A ». Le message exprime le sentiment que Marie ressent à la vue de cette personne. Cette phrase n'a aucune valeur d'information objective, car elle fait référence à la réaction personnelle de Marie.

Rôle de l'AS

Lors de l'entretien, l'AS veillera à :

- ***observer le patient***. Sa présentation, son comportement, ses manifestations émotionnelles (rougeurs, tremblements...), etc. ;
- ***écouter le patient*** avec bienveillance et empathie (*cf.* Module 1). L'écoute concerne ce qui est dit par le patient et, au-delà, ce qui n'a pas été exprimé verbalement mais dont une signification peut être trouvée (les ***non-dits***, les ***silences***, les ***mimiques expressives***...) La bienveillance et l'empathie supposent de se montrer attentif aux propos du patient, mais aussi d'avoir de l'indulgence (dans le sens de ne pas juger). Elle passe non seulement par les paroles du soignant mais encore par son attitude corporelle, son regard. Le soignant doit avoir la capacité de comprendre l'autre, de « se mettre à sa place » ;
- ***garder une « distance professionnelle »***. Pour le soignant, la difficulté (lors d'un entretien) est de trouver une bonne distance : suffisamment proche pour ne pas apparaître froid ou indifférent, tout en préservant un espace qui protège et permet d'éviter l'instauration de relations trop familières ;
- ***respecter le patient dans ses propos***, lorsqu'il s'entretient avec ses collègues (*cf.* situation précédente où les propos de Sonia et de Marie sont irrespectueux envers Mme A) ;
- ***respecter le secret professionnel*** (*cf.* Module 7) ;
- ***transmettre***. L'AS doit transmettre la nature de l'entretien qu'il a eu avec le patient, dans la mesure où celui-ci peut apporter des éléments d'informations utiles. Avant toute transmission, le soignant doit se questionner : « Que m'a t il dit ? » ; « Que vais-je dire de ce qu'il m'a dit ? ». Le travail en équipe est un atout pour l'analyse de la situation ; il convient de confronter les données recueillies en équipe pluridisciplinaire. Échanger ses impressions, ses observations et son analyse de la situation, tout cela a pour but d'adapter les soins aux besoins réels des patients[a].

a. Cabaret V., Les aide-mémoire n° 21 Soins infirmiers et démarche relationnelle, Vernazobres-Grego.

4 Méthodes facilitant la communication interpersonnelle

Il existe deux méthodes qui facilitent la communication entre deux personnes, tout particulièrement en milieu de soins : la redondance et le *feed-back*.

A « Redondance »

Lorsqu'on dit « c'est redondant » en parlant d'un texte écrit, l'opinion exprimée a une connotation plutôt péjorative : cela veut dire qu'il y a des répétitions. Dans le cadre de la transmission d'un message verbal, cela facilite la communication.

a. Principe

Le soignant doit répéter une phrase qu'il vient de prononcer sous la même forme ou sous une forme différente (il peut même y associer le gestuel).

b. Intérêt

Répéter n'est pas alourdir le message, c'est le rendre plus compréhensible. C'est particulièrement apprécié par certains patients ayant une mauvaise audition ou qui sont angoissés lors de leur arrivée à l'hôpital (l'angoisse ou la peur bloque la compréhension du message).

B « *Feed-back* »

Le *feed-back* est un mot anglais qui signifie « l'information en retour ».

a. Principe

Celui qui a adressé un message doit s'assurer qu'il a été réceptionné et compris par le destinataire (si ce n'est pas le cas, l'information doit être renouvelée).

b. Intérêt

C'est une façon d'assurer la continuité de l'information, de vérifier son efficacité et de mettre en confiance les partenaires de la communication.

5 Obstacles à la communication interpersonnelle

Les obstacles à la communication sont multiples. Citons ceux le plus souvent constatés en milieu de soins entre soignant et patient.

A Le message est inadapté

Le message doit être adapté à la personne à qui il est destiné. Le soignant ne doit pas utiliser des termes trop techniques ou professionnels ou des mots pouvant avoir un double sens, lorsqu'il s'adresse à un patient.

SITUATION *Mme A., AS, et M. B., patient*

Mme A. dit : « Bonjour M. B. Je sais que le médecin vous a prescrit un anxiolytique. Ce soir, ça devrait apaiser votre tension ».
M. B. répond : « Ah bon ! Pourtant, je croyais avoir une tension faible ».

EXPLICATIONS Le patient n'a pas compris la signification du terme anxiolytique et a mal interprété le mot tension (nerveuse). C'est une forme d'incompréhension aux conséquences graves.

B Le message est trop long (non accompagné d'une redondance et d'un *feed-back*)

Si nous reprenons le sujet de la situation précédente, voici ce que pourrait dire Mme A.

SITUATION *Aline, AS, et M. B., patient*

Aline dit : « Bonjour M. B. Vous m'aviez bien dit avant-hier que vous aviez quelques difficultés à trouver le sommeil le soir. Eh bien, je l'ai transmis directement à l'infirmier qui en a fait part au médecin et j'ai appris qu'on avait trouvé une solution ».
M. B. ne répond rien. L'expression de son visage traduit une incompréhension.

EXPLICATIONS Le patient n'a pas saisi. Le message est trop long et, de plus, il est fermé (il bloque la communication). Autre obstacle : le terme « solution » peut être interprété dans un autre sens (solution médicamenteuse). En milieu de soins, les soignants doivent particulièrement réfléchir à l'interprétation des mots par les patients. Ici, l'AS devrait utiliser la redondance et le *feed-back*.

Rôle de l'AS

L'AS doit :
- évaluer les capacités de l'interlocuteur à ***recevoir*** et à ***comprendre*** le message ;
- adresser un message ***clair et précis*** (choisir les mots adaptés et faire des phrases courtes) ;
- respecter le ***temps*** de réception du message ;
- ***utiliser le* feed-back** pour vérifier la bonne réception du message ;
- ***réajuster*** ou reformuler tout message incompris ou mal interprété (c'est la redondance).

6 Communication professionnelle en groupe (la réunion)

Les modes de communication dans le groupe sont plus complexes. L'attention accordée à la personne dans la communication individuelle diminue dans la communication de groupe.

A Différents types de réunions

Il existe différents types de réunions. Citons :
- la réunion de ***discussion***, pour échanger des points de vue ;
- la réunion d'***information***, pour transmettre des informations ;
- la réunion de ***décision***, pour rechercher une solution.

B Intérêts de la communication en groupe

En milieu de soins, ces différents types de réunion ont pour objectif de mieux coordonner les actions, de développer la coopération entre les membres de l'équipe et d'améliorer la qualité des soins.

C Critères de qualité de la communication en groupe

Différents critères permettent d'augmenter la qualité de la communication.
- ***Le nombre de personnes en présence*** : dans un groupe de petite taille (6 à 12 personnes), il y a plus de cohésion, les membres participent davantage, les échanges sont plus satisfaisants. Dans un grand groupe, il y a moins d'implications personnelles et donc plus de frustrations. On aboutit souvent à un clivage dans le groupe et à la formation de petits groupes.
- ***Le contexte de moyens*** : certains moyens matériels sont mis à la disposition du groupe (tableaux, tables, vidéoprojecteurs...).
- ***L'aménagement des tables et des sièges*** : les tables seront disposées de façon à voir facilement l'orateur. Certains choisiront une table ovale ou ronde (l'orateur est parmi eux) ; d'autres préfèreront une disposition des tables en U (l'orateur est en position centrale).
- ***Le calme de l'environnement*** : pour faciliter l'audition, il faut éviter les bruits parasites, les conversations en aparté et les sonneries de téléphone mobile. Chacun respectera le calme.
- ***Le facteur temps*** : les personnes doivent disposer de temps pour s'exprimer. Une réunion de courte durée provoque toujours une frustration des participants.

D Méthodologie de l'orateur

Il est important pour l'orateur de :
- se présenter au groupe et d'annoncer l'ordre du jour ;
- demander aux participants de se présenter (faire un tour de table) ;
- adopter un ton de voix agréable et ferme (s'il faut défendre un avis) ;
- être synthétique (c'est-à-dire parler de l'essentiel) ;
- utiliser des mots clairs et précis et donner des exemples concrets pour faciliter la compréhension ;

- écouter les questions, y répondre ;
- éviter de couper la parole ;
- respecter ses limites de compétence ;
- valoriser les interlocuteurs ;
- regarder chaque participant (et non une ou deux personnes en particulier).

Lorsqu'on souhaite intervenir dans un groupe, on a tendance à se tourner vers une personne déterminée. Cette personne joue le ***rôle de soutien*** pour atténuer toute l'angoisse que l'on éprouve face au groupe. Lors des échanges, certaines personnes se trouvent plus sollicitées que d'autres.

E Réseaux de communication

Un groupe se structure en ***réseaux*** en fonction de la position tenue par chacun de ses membres. Cette position varie en fonction de la personnalité de chaque membre (ex. : une personne timide, extravertie, introvertie…) et de son statut au sein du groupe (infirmier, AS…) (*cf.* Tableau 5.5).

Tableau 5.5 Principaux réseaux de communication.

Schémas	Réseaux	Caractéristiques
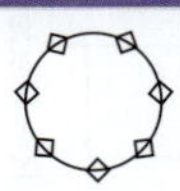	*En cercle*	Les échanges ont lieu avec l'ensemble du groupe, ce qui améliore la cohésion de celui-ci. C'est le groupe le plus efficace. Exemple : dans un service hospitalier
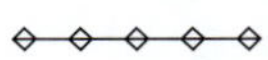	*En chaîne*	C'est un réseau de communication très morcelé qui comporte des risques de perte et de déformation de l'information. Il est cependant très utilisé. Exemple : les transmissions orales à l'hôpital. Médecin → cadre supérieur → infirmière → auxiliaire de puériculture ou aide-soignant
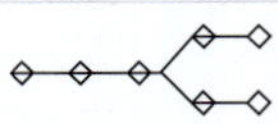	*En Y*	Une personne détient une position stratégique, les autres sont isolées.
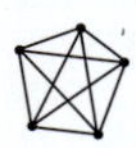	*En étoile*	L'information est bien transmise car elle est centralisée sur le chef, mais il y a peu de relations entre chaque membre du groupe, d'où le désintéressement des autres.

7 Supports de la communication professionnelle

Les situations de communication professionnelle que vous observerez peuvent nécessiter la mise en œuvre de moyens divers. Plusieurs choix sont souvent possibles pour une même situation.

A Trois formes de supports

En milieu professionnel, il existe trois formes de supports de communication.

- ***Le support oral*** : réunion, entretien téléphonique ou entretien direct.
- ***Le support écrit*** : lettre, courriel (mail) ou notes d'information, de service, dépliant, tract.
- ***Le support visuel*** : tableau, planning, graphique, affiche, affichette, vidéo, internet, photographies (*cf.* Module 7).

B Exemple d'une communication professionnelle écrite

Prenons l'exemple d'une situation de communication où le support est écrit. Il s'agit d'une lettre circulaire envoyée par une directrice de crèche aux parents des enfants de son établissement.

SITUATION *La lettre d'Anna (directrice de crèche) aux parents*

Anna est directrice de la crèche des Fleurs à Nanterre. Elle organise cette année la fête de Noël à laquelle elle invite les parents de tous les enfants le 18 décembre à 17 h. Cette lettre prend la forme d'une circulaire envoyée à 50 personnes le 1er décembre. Un coupon-réponse (détachable) doit être retourné avant le 10 décembre par les parents afin de prévoir l'achat de friandises pour la fête. Une participation financière est demandée (10 €).

a. Schéma de la communication professionnelle (*cf.* Fig. 5.4)

- ***L'émetteur*** est un professionnel : il s'agit bien d'une situation de ***communication professionnelle***.

Cette situation prend place dans une crèche : il s'agit d'une *communication du secteur sanitaire et social*.

- ***Les récepteurs*** sont les parents des enfants de la crèche.
- ***Une rétroaction*** (c'est-à-dire une réponse des parents) est attendue par l'émetteur.

Fig. 5.4 Schéma de la communication professionnelle.

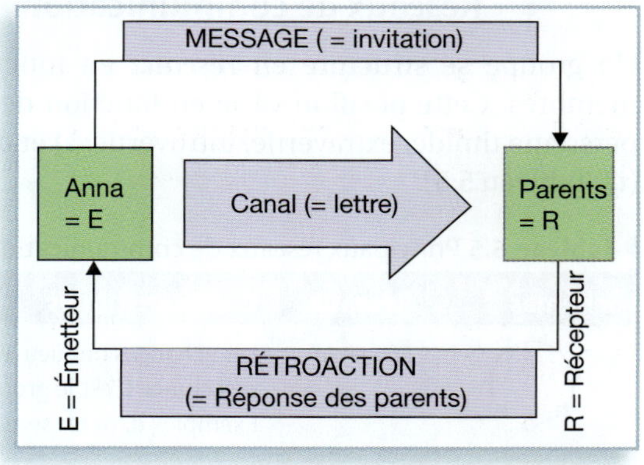

b. Méthodologie : « la grille de recueil d'informations »

Le professionnel va se poser différentes questions et y répondre, afin de planifier son travail méthodiquement. Une grille de recueil d'informations peut l'y aider (*cf.* Tableau 5.6 ci-après).

Tableau 5.6 La grille de recueil d'informations : étude de la fête à la crèche.

Émetteur	Anna, puéricultrice DE, directrice de la crèche
Récepteur	Les parents des enfants
Contexte de lieu : – institution – adresse	Crèche des Fleurs 6, rue des fleurs 92000 NANTERRE (tél :...)
Contexte de temps : – date de la fête – date limite des réponses	 Le 18 décembre Le 10 décembre au soir
Contexte des personnes	Noms des parents, adresses Noms des personnels présents à la date du 18/12
Objectif du message : – résultat attendu – moyen d'évaluation	 La présence des parents (50 au total) La réception des coupons réponses détachables
Rétroaction (moyens utilisés)	40 coupons réceptionnés à la date du 7 décembre La directrice prévoit de téléphoner aux personnes qui n'ont pas répondu dans les délais prévus

4 Droits du patient

1 Droits du patient

En milieu de soins, le patient a différents droits que le soignant doit bien connaître et respecter.

A Droit du patient à l'information

La loi du ***4 mars 2002***[10], relative aux droits du patient et à la qualité du système de santé, consacre le droit du patient à l'information (*cf.* Module 1, chapitre 2, « Autonomie et droits des patients »).

a. Qui informe ? Comment ?

L'information est délivrée par un professionnel de santé au cours d'un entretien individuel. Le règlement intérieur est laissé à disposition du patient[11].

b. De quoi informe-t-on ?

L'information touche divers domaines ; plus particulièrement le traitement et les investigations (examens biologiques, endoscopie…). Le patient peut demander leur utilité, leurs conséquences et les risques éventuels.

NB : jusqu'à la loi du 4 mars 2002, le patient devait ***prouver*** que le service de soin ne l'avait pas informé. Depuis la loi, la charge de la preuve incombe au service de soins s'il y a plainte du patient.

B Accès au dossier médical

Depuis la loi du 4 mars 2002, le patient peut accéder directement aux informations contenues dans le dossier médical :

- soit par consultation sur place[12] ;
- soit par envoi de copies à lui-même ou à son médecin traitant.

À titre indicatif, nous vous présentons quelques informations que l'on peut trouver dans le dossier médical (*cf.* Tableau 5.7).

Tableau 5.7 Les informations du dossier médical.

Prescriptions médicales	Soins dispensés par les différents professionnels de santé (IDE, kinésithérapeutes…)
Investigations *Radiographies*	Correspondances échangées entre médecins[a]
Résultats des examens biologiques	Compte-rendu de l'hospitalisation. Lettre de sortie (prescriptions, modalités…)
Démarche médicale	Informations relatives à la prise en charge du patient
Compte-rendu opératoire	Informations formalisées à la fin du séjour hospitalier
Dossier de soins infirmiers	Fiche de liaison infirmière
	Actes de prévention

a. Ces informations ne sont pas communiquées (elles restent confidentielles).

10. Loi n° 2002-303 du 4 mars 2002.
11. Article L.714-4 du CSP.
12. Le patient n'a pas accès seul aux originaux, il doit être accompagné d'un soignant (article L.1111-7 du Code de la santé).

C Consentement aux soins

La loi de 2002 confirme la nécessité de recueillir le ***consentement (libre et éclairé)*** du patient pour tout acte médical et tout traitement le concernant. Son avis doit être respecté[13].
Si le patient ne peut exprimer sa volonté (en raison de son âge, ou de ses facultés mentales), un membre de sa famille ou une personne de confiance qu'il aura nommée peut le faire à sa place.

D Indemnisation réparatrice en cas d'accident

Le patient a droit à une indemnisation s'il a été victime d'un accident en milieu de soins. C'est le cas pour les accidents liés aux actes de soins, ou aux ***infections nosocomiales*** (*cf.* Module 6).

E Recours au médiateur[14]

Dans chaque établissement de santé, une commission des relations avec les usagers a pour mission de veiller au respect des droits des usagers. Elle est informée de l'ensemble des ***plaintes formulées*** par les patients (d'où le ***questionnaire de satisfaction*** remis au patient à la sortie de l'hôpital).
Un médiateur peut être saisi par le représentant légal d'un établissement de soins ou par l'auteur d'une réclamation. La rencontre doit intervenir avant sa sortie de l'établissement.

2 Remise obligatoire du livret d'accueil

L'établissement hospitalier, ou le service d'aide à domicile, remet aux patients, lors de leur admission, un ***livret d'accueil*** auquel est annexée la ***charte du patient hospitalisé***.
Une circulaire du ***24 mars 2004*** précise la nature des renseignements figurant dans ce livret. Il comporte généralement trois types d'informations (*cf.* Mémo) :

- l'organisation de l'établissement ;
- les services proposés par l'établissement ;
- les informations obligatoires (loi du 4 mars 2002) :
  - accès au dossier médical,
  - informations médicales, formalités à l'admission et à la sortie.

La charte des droits et libertés de la personne accueillie et le règlement de fonctionnement doivent y être annexés.

LE LIVRET D'ACCUEIL[a]

L'HÔPITAL

- **Historique et présentation.**
- **Description des services.**
- **Plan de l'établissement.**

LES SERVICES PROPOSÉS

- **Culte, associations.**
- **Repas visiteurs.**
- **Courrier, visites.**
- **Télévision, transistor.**
- **Presse, cafétéria, coiffeur.**

LES INFORMATIONS OBLIGATOIRES

Exemples

- **Choix de la personne de confiance.**
- **Transports.**
- **Informations médicales à votre sortie.**
- **Accès à votre dossier médical ; etc.**

a. Livret d'accueil de l'Hôpital R. Sabran de Giens.

13. Article 7 : excepté pour certains actes obligatoires à la santé (ex. : vaccinations obligatoires...).
14. Loi du 2 mars 2005.

3 Charte du patient hospitalisé

Cette charte est insérée dans le fascicule d'accueil du patient à son arrivée à l'hôpital (circulaire du 2 mars 2006).
Nous vous donnons dans le mémo ci-après les principaux extraits.

LA CHARTE DU PATIENT HOSPITALISÉ

- **Toute personne est *libre de choisir* l'établissement de santé qui la prendra en charge dans la limite des possibilités de chaque établissement. Le service public hospitalier est accessible à tous, en particulier aux personnes démunies et, en cas d'urgence, aux personnes sans couverture sociale. Il est adapté aux personnes handicapées.**
- **Les établissements de santé garantissent la *qualité de l'accueil*, des *traitements* et des *soins*. Ils sont attentifs au soulagement de la douleur et mettent tout en œuvre pour assurer à chacun une vie digne, avec une attention particulière à la fin de vie.**
- **L'*information* donnée au patient doit être *accessible et loyale*. La personne hospitalisée participe aux choix thérapeutiques qui la concernent. Elle peut se faire assister par une *personne de confiance* qu'elle choisit librement.**
- **Un acte médical ne peut être pratiqué qu'avec le *consentement libre et éclairé* du patient. Celui-ci a le droit de refuser tout traitement. Toute personne majeure peut exprimer ses souhaits quant à sa fin de vie dans les directives anticipées.**
- **Un consentement spécifique est prévu, notamment pour les personnes participant à une *recherche biomédicale*, pour le don et l'utilisation des éléments et produits du corps humain et pour les actes de dépistage.**
- **Une personne à qui il est proposé de participer à une recherche biomédicale est informée, notamment sur les bénéfices attendus et les risques prévisibles. Son accord est donné par écrit. Son refus n'aura pas de conséquence sur la qualité des soins qu'elle recevra.**
- **La personne hospitalisée peut, sauf exceptions prévues par la loi, *quitter à tout moment l'établissement* après avoir été informée des risques éventuels auxquels elle s'expose.**
- **La personne hospitalisée est traitée avec égards. Ses *croyances* sont respectées. Son *intimité* est préservée ainsi que sa *tranquillité*.**
- **Le *respect de la vie privée* est garanti à toute personne ainsi que la *confidentialité des informations* personnelles, administratives, médicales et sociales qui la concernent.**
- **La personne hospitalisée (ou ses représentants légaux) bénéficie d'un *accès direct aux informations* de santé la concernant. Sous certaines conditions, ses ayants droit en cas de décès bénéficient de ce même droit.**
- **La personne hospitalisée peut exprimer des *observations sur les soins* et sur l'*accueil* qu'elle a reçus. Dans chaque établissement, une commission des relations avec les usagers et de la qualité de la prise en charge veille, notamment, au respect des *droits des usagers*. Toute personne dispose du droit d'être entendue par un responsable de l'établissement pour exprimer ses griefs et de demander réparation des préjudices qu'elle estimerait avoir subis dans le cadre d'une *procédure de règlement amiable des litiges* et/ou devant les tribunaux.**

(Circulaire du 2 mars 2006 relative aux droits des personnes hospitalisées.)

a. Charte incluse dans le livret d'accueil de l'hôpital Sainte-Anne à Paris (2008).

SITUATION ***Le consentement de M. D. pour la recherche biomédicinale***

M. D. a été hospitalisé à la suite d'une grave hypertension (25/17) lui ayant occasionné un AVC. À la suite de diverses investigations, les médecins ont constaté qu'il y avait dans sa famille des accidents similaires dus à l'HTA. Pour la « recherche », une étude génétique (comportant des examens biologiques) est envisagée. Un consentement écrit est demandé au patient.

4 Choix de la « personne de confiance »[15]

La personne de confiance est la personne en laquelle le patient a toute confiance pour l'accompagner tout au long de ses soins et formuler ses souhaits si son état de santé ne lui permet plus de le faire.

- Elle pourra donc être un ***conseiller*** pour le patient lors des entretiens et une source d'informations pour l'équipe de soins.
- Elle pourra ***accompagner*** le patient dans ses démarches de soins, l'aider à prendre des décisions. Elle pourra éventuellement assister aux entretiens, avec l'accord du patient et du professionnel.
- Elle sera un interlocuteur privilégié du médecin, dans le cas où le patient ne serait plus en état d'exprimer sa volonté (troubles cognitifs sévères, troubles de l'expression, certains états psycho-pathologiques…). Dans ce cas, la personne de confiance recevra les explications sur les choix thérapeutiques qui s'offrent au patient et pourra en discuter avec lui.
- La personne de confiance peut être ***consultée par les médecins*** (sauf en cas d'urgence ou d'impossibilité de la joindre), avant prise de décisions, afin de respecter au mieux les souhaits du patient. En aucun cas, cette personne ne peut décider à la place du patient, elle a un *rôle consultatif* et ne pourra pas avoir accès à son dossier.
- La personne de confiance peut être différente de la personne à prévenir (cette dernière est informée en cas d'aggravation).
- Un ***mineur*** ne peut désigner une personne de confiance. Seuls les ***majeurs*** disposent de ce droit. Les titulaires de l'autorité parentale bénéficient du droit d'être informés et de décider pour le mineur.

5 Droits du mineur hospitalisé

L'enfant mineur (moins de 15 ans) hospitalisé fait l'objet d'une législation spéciale, dont nous verrons deux aspects essentiels : les ***obligations des parents*** de l'enfant et ***celles des médecins, du personnel et de l'administration de l'hôpital***.

A Autorisation des parents pour l'hospitalisation et soins

Les parents doivent signer et dater une autorisation écrite pour tout ce qui concerne l'hospitalisation de leur enfant. À savoir l'admission de l'enfant à l'hôpital, les soins, les traitements, les examens.
Pour l'autorisation écrite « relative à l'hospitalisation », seuls peuvent la signer les parents, ou l'un des deux (si divorce), ou le tuteur légal.

B Obligation d'information

Le mineur mérite, plus que tout autre, notre attention et le respect de sa personne et de sa dignité. Le mineur doit être informé par les médecins de son traitement, dans un langage clair et compréhensible, adapté à son niveau intellectuel.

C Protection du mineur hospitalisé

La protection du mineur prend diverses formes :

- ***les fugues ou les disparitions doivent être signalées***. Ce signalement se fera le plus rapidement possible au cadre de l'unité et à la famille de l'enfant et des recherches seront engagées ;
- ***les tentatives de « rapt d'enfants » doivent être prévenues***. Surtout en services de maternité, les entrées et les sorties seront particulièrement surveillées ;

15. Extrait du livret d'accueil de l'hôpital Sainte-Anne à Paris. Instauration de la « personne de confiance » par la loi du 22 avril 2005 (dite « loi Leonetti »).

- ***la sortie de l'enfant de l'hôpital doit être surveillée.*** La personne qui vient chercher l'enfant doit correspondre à l'une des personnes responsables de l'enfant. Le personnel doit être vigilant à cet égard ;
- ***la suspicion de maltraitance doit être déclarée.*** L'agent hospitalier qui signalera la maltraitance est dispensé de l'obligation du secret professionnel (*cf.* chapitre 5).

6 Obligation au secret professionnel

L'AS est concerné par les problèmes d'éthique et de déontologie que l'on appelle plus couramment la morale professionnelle. Ainsi, parler de morale professionnelle, c'est parler des valeurs fondamentales que doivent respecter les soignants envers le patient.

A Définitions

- Être ***responsable*** signifie, sur le plan juridique, répondre de ses actes avec lucidité et en assumer les conséquences.
- ***Éthique*** : c'est une invitation au questionnement. Elle va au-delà de la morale et protège les droits des êtres humains.
- ***Déontologie*** : c'est l'ensemble des règles et des devoirs qui régissent une profession.

B Respect du secret professionnel (en référence aux règles professionnelles)

Les textes officiels indiquent que :

- chaque professionnel a pour devoir de « ne pas révéler d'informations à caractère secret, dont il serait dépositaire par sa profession[16] » ;
- toute infraction au secret professionnel est passible de peines correctionnelles[17] ;
- le secret professionnel est la règle. Nul ne peut être dispensé de cette obligation, sauf dans le cas de ***dérogations*** prévues par la loi (*cf.* chapitre « Maltraitance »).

SITUATION *Violation du secret professionnel*

Mademoiselle F., AP, a été accusée de violation du secret professionnel en crèche. Connaissant l'ex-belle-mère de la maman du bébé Anaïs (dont elle s'occupait), elle fit des photocopies du dossier médical et le transmit à cette personne (qui en fit un usage malveillant).

Condamnation : 6 mois de prison avec sursis et une amende. De plus, Mlle F. fut renvoyée de la crèche municipale où elle travaillait.

Mme G, AS, a été accusée de violation du secret professionnel à l'hôpital pour avoir transmis par téléphone des informations à M. Y. (qui s'est présenté comme le frère du malade). C'était tout simplement le directeur de la société où le malade était employé. Ce dernier a été renvoyé dès sa sortie de l'hôpital : motif « Sida » (jugement en cours).

C Principes du secret professionnel

Toute violation du secret professionnel est une faute grave. Lors d'une violation du secret professionnel, chacun doit répondre de sa faute individuellement face à la justice. L'enquête va rechercher le quoi, le pourquoi et le comment.

a. Le quoi ? (l'élément légal)

La loi interdit de diffuser toute information lue ou entendue portant sur la santé ou la vie privée du patient ou de son entourage.

16. Code pénal (articles 226/13 et 14).
17. Code pénal (articles 226/13 et 14).

b. Le pourquoi ?

Pour respecter la vie privée des personnes.

c. Le comment ? (l'intention du fautif)

L'enquête va apprécier l'intention du soignant lorsqu'il a violé le secret professionnel. Lorsque le soignant invoque « l'ignorance de la gravité de la faute » pour atténuer sa faute professionnelle, le tribunal prend très rarement en compte cet argument, en fonction d'un grand principe : « ***Nul n'est censé ignorer la loi*** ».
Cependant, il faut savoir que certains arguments pèsent en faveur de l'accusé (par exemple : la fatigue du travail de nuit, les dangers des urgences, les carences de l'information…).

D Dérogations au secret professionnel

Certaines dérogations au secret professionnel sont prévues par le Code pénal, il s'agit des signalements de sévices et de violences (*cf.* chapitre 5, « La prévention de la maltraitance »).

INFORMATIONS À GARDER SECRÈTES

Le principe du secret professionnel s'applique à de nombreuses informations.

LA PRÉSENCE DU PATIENT DANS LE SERVICE

Dans le service de soins ou de séjour (établissement hospitalier, maison de santé, maternité, crèche). Concrètement :

- **l'AS ne doit donner aucun renseignement par téléphone ;**
- **les demandes de la police se font auprès de la direction ;**
- **l'affichage (visible par le public) des noms des malades est interdit.**

LA VIE PRIVÉE DU PATIENT

Concrètement, l'AS ne doit pas divulguer à l'extérieur ce qu'il/elle a appris sur le patient (maladie, confidences, visites, opinions, religion, enfants, nom d'emprunt. Par exemple : tel patient a telle maladie… Sida, par exemple). Attention aux discussions dans le couloir, dans les ascenseurs où les informations pourraient être entendues. Lors des transmissions d'équipe à équipe, la porte de l'office infirmier reste fermée.

LES SOINS ET LE TRAITEMENT DU PATIENT

Qu'ils soient à caractère médical ou non médical (traitements, examens, diagnostics, hygiène…), *les soins permettent de connaître la maladie du patient*. Ils sont donc tenus secrets.

5 Prévention de la maltraitance

Les violences et les maltraitances touchent les enfants, les handicapés, les personnes âgées, les femmes. Elles s'exercent au domicile, dans des institutions, se cachent au sein de l'espace familial, espace privé qui assure normalement une protection des individus.
Les violences et les maltraitances posent plusieurs problèmes aux professionnels de la santé publique.

1 Prévention de la maltraitance chez la personne âgée ou handicapée

A Définitions[18]

Quelques définitions s'imposent pour aborder ce chapitre.

- ***Maltraitance*** : l'expression « maltraitance » est utilisée comme synonyme de *violences*, qu'elles soient psychologiques, institutionnelles, sexuelles.
- La notion de ***violence*** est clairement identifiée : « contraindre une personne en la brutalisant ou en l'opprimant, agir avec force ».
- ***Négligence*** : c'est le fait de négliger quelqu'un, de manquer de précaution, de vigilance, de prudence. La négligence peut être *passive* : une non-action ou une non-intervention par manque de connaissance.
- ***Abus*** : c'est un mode de contrainte qui peut faire mal sur le plan physique, psychologique ou sexuel

B Manifestations de la maltraitance envers la personne âgée

L'American Medical Association distingue sept grands types d'exercice de la maltraitance :

- les ***abus physiques*** (ex. : actes de violence ou de contentions non prescrites) ;
- les ***négligences physiques*** (ex. : manque de soins et de surveillances) ;
- les ***abus et sévices psychologiques*** (langage grossier, agressif ou infantilisant, menaces : menace de rejet, de privation de visites, humiliations, exclusion sociale) ;
- les ***négligences psychologiques*** liées au défaut d'assistance à une personne âgée dépendante (oubli, abandon) ;
- les ***abus matériels*** ou l'***exploitation financière*** avec privation de biens ou de ressources personnelles (ex. : détournement d'argent, vol, chèques signés la main forcée…) ;
- les ***négligences financières ou matérielles*** (ex. : non utilisation des ressources de la personne âgée pour restaurer sa santé ou améliorer ses qualités de vie) ;
- la ***violation des droits de la personne âgée*** observée lorsque l'entourage familial ou soignant prend des décisions ***sans son consentement*** ou à son insu.

C Causes de la maltraitance

On parle de la maltraitance des personnes âgées depuis quelques années seulement, car elle est mieux identifiée et les comportements des acteurs (victimes, auteurs et témoins) sont mieux étudiés. Trois acteurs sont à considérer.

- La ***victime*** :
  - majoritairement, il s'agit de femmes (75 %) : veuves, vivant en famille,
  - deux facteurs principaux à la maltraitance : les problèmes financiers et les incapacités ou handicaps.

18. *Dictionnaire Robert*, édition 1977.

- Les ***auteurs*** :
  - la *famille* involontairement ou non (ex. : les enfants devant prendre en charge un ou les deux parents dépendants ou malades). La non-acceptation de la maladie, de la dépendance ou l'obligation légale de les aider financièrement peuvent les rendre maltraitants,
  - les *institutions* (ou établissements spécialisés) : par manque de soins. Les conditions de travail ou la fatigue conduisent parfois le soignant à un épuisement (physique ou moral) et il ne supporte plus sa fonction. L'enfant, la personne âgée (ou handicapée) sont vulnérables et ne peuvent se défendre ; ils deviennent alors la cible du professionnel débordé par une situation qu'il ne peut plus gérer.
- Le ***témoin*** :
  - c'est celui *qui voit, qui repère*, qui reçoit les dires de la personne âgée sur sa souffrance, c'est celui *qui va transmettre* à un professionnel qui a la compétence pour aider cette victime. Cela peut être le voisin, un proche dans la famille, une infirmière, un médecin, un aide-soignant,
  - la Loi nous concerne tous en termes de « *non-assistance à personne en danger* ». En tant que citoyen ou professionnel de santé, « sortir du silence est une obligation légale ».

Tout acte de maltraitance est intolérable et n'est pas toléré.

RAPPEL DU CODE PÉNAL (ARTICLE 434-3)

« Le fait, pour quiconque ayant eu connaissance de privations, de mauvais traitements ou d'atteintes sexuelles infligées à un mineur de moins de quinze ans, ou à une personne qui n'est pas en mesure de se protéger en raison de son âge, d'une maladie, d'une infirmité, d'une déficience physique ou psychique ou d'un état de grossesse, de ne pas en informer les autorités judiciaires ou administratives est puni de 3 ans d'emprisonnement et de 45 000 € d'amende. »

Il est important de détecter le plus rapidement possible les signes permettant d'identifier les mauvais traitements, tout en évitant les erreurs d'appréciations. Cela demande de la rigueur de la part des soignants.

D Mesures de protection de la personne âgée

Tout personnel en tant que citoyen se doit de signaler une personne maltraitée. L'AS en parlera à l'infirmier (ère) et au cadre-infirmier de son service et notera les faits sur le dossier de soins. La charte des droits et libertés de la personne âgée sera affichée ou incluse dans le livret d'accueil des établissements accueillant des personnes âgées.

Fig. 5.5 Brochure : la maltraitance des personnes âgées.

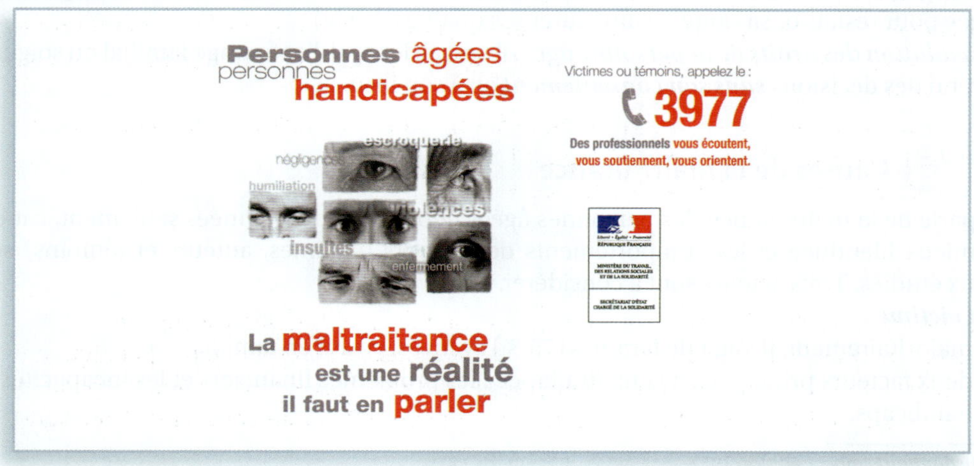

Rôle de l'AS

Face à la maltraitance

L'AS doit :

- ***reconnaître ses limites***. Le plus grave pour l'AS n'est pas de « craquer » dans son comportement, mais de ne pas tenir compte des limites de sa résistance à la fatigue. Citons quelques signes annonciateurs d'un excès de fatigue :
  – l'agressivité, les conflits relationnels dans l'équipe,
  – les arrêts de maladie répétés,
  – les pleurs et l'accablement en fin de journée ;
- ***tester son degré de fatigue*** (*cf. Mémo* à la fin du chapitre) ;
- ***parler de ses difficultés*** à une personne compétente comme le cadre infirmier, qui connaît bien la charge de travail du service et les équipes, et chercher ensemble des solutions afin de mieux anticiper et adapter son attitude ;
- ***réfléchir sur*** :
  – les valeurs professionnelles comme le respect et la tolérance, par exemple,
  – l'analyse de sa pratique de soignant et celle de l'équipe,
  – la dérogation au secret professionnel liée au Code pénal ;
- ***favoriser ses actions de prévention*** de la maltraitance envers la personne âgée grâce à la sensibilisation et l'information des familles, des soignants et du grand public par :
  – l'affichage au sein de la structure hospitalière des campagnes de sensibilisation et de la charte des droits de la personne âgée,
  – l'information directe des familles et des soignants sur les différentes maltraitances,
  – les outils de repérage pour sensibiliser au risque (comme par exemple inscrire dans le dossier médical : plaies, dépression, prostration, troubles du comportement…),
  – des actions de proximité : avec le concours des associations comme l'association ALMA (*Allô maltraitance des personnes âgées*) en partenariat avec les professionnels sociaux, médicaux et administratifs,
  – le soutien des personnes âgées dépendantes avec l'aide personnalisée à l'autonomie (APA),
  – le renforcement de l'aide à domicile, le soutien à l'aidant, l'orientation vers des hospitalisations de jour ou centre de séjour temporaire, afin de soulager les familles.

En conclusion, la formation des professionnels de santé sur ce thème et l'amélioration de leurs conditions de travail permettront d'apporter des prestations de qualité aux personnes âgées et les feront réfléchir sur la notion de « bientraitance ».

2 Prévention de la maltraitance chez l'enfant ou l'adolescent

A Textes législatifs

Plusieurs textes législatifs protègent l'enfant.

- ***La Convention internationale des droits de l'enfant*** indique que les États membres s'engagent à lutter « contre toute forme de violence, d'atteinte ou de brutalité physique ou mentale de l'enfant ».
- ***La loi du 10 juillet 1989*** décrit l'ensemble des mesures de protection de l'enfant et crée un ***service d'accueil téléphonique (119)*** gratuit à l'échelon national.
- ***La loi du 5 mars 2007 réforme la protection de l'enfance***[19].

B Manifestations de la maltraitance

Tout comme pour l'adulte, les formes de violence sur l'enfant ou l'adolescent sont :

- la ***violence physique*** (ex. : sévices avec coups, brûlures, morsures, et plus spécifiquement le *syndrome du bébé secoué* où l'adulte énervé secoue violemment un enfant qui pleure et les secousses entraînent un écrasement du cerveau contre la boîte crânienne. Conséquences

19. Loi n° 2007-293.

pour l'enfant : 10 % en décèdent et 60 % en gardent des séquelles neurologiques graves : hémiplégie, tétraplégie, retard mental, déficit moteur, décollement de la rétine entraînant 8 % de cécité[20]) ;

- la ***violence psychologique*** (ex. : insultes, humiliations...) ;
- la ***violence sexuelle*** (ex. : attouchement, viol...) ;
- la ***négligence grave*** (ex. : privation de soins, de nourriture, non suivi médical).

C Quelques définitions[21]

- ***Enfants en danger*** : ensemble des enfants maltraités et des enfants à risque.
- ***Enfant maltraité*** : qui est victime de violences physiques, cruauté mentale, abus sexuels, négligences lourdes ayant des conséquences graves sur son développement physique et psychologique.
- ***Enfant à risque*** : qui connaît des conditions d'existence risquant de mettre en danger sa santé, sa sécurité, sa moralité, son éducation ou son entretien, mais qui n'est pas pour autant maltraité.

D Causes possibles de la maltraitance

Il existe différentes causes de la maltraitance, citons-en quelques-unes.

- ***Les circonstances de la naissance de l'enfant*** (ex. : enfant non désiré, enfant prématuré séparé de sa mère dès sa naissance et/ou qui ne correspond pas du tout à l'enfant imaginaire tant attendu).
- ***La pathologie d'un adulte proche de l'enfant*** (ex. : maladie mentale, alcoolisme, perversion...).

E Signalement

Quand on se trouve face à un cas de maltraitance ou de situation à risque, il convient d'en faire le compte-rendu aux personnes compétentes. C'est ce qu'on appelle le signalement.

Le ***signalement*** est une « information préoccupante » qui pourra être complétée par un document écrit (établi après évaluation pluridisciplinaire), faisant état de la situation de l'enfant et de la famille, et préconisant des mesures à prendre.

La nouvelle loi de protection de l'enfance a établi une cellule unique départementale des signalements.

a. Obligation légale de signalement

Elle est faite à tout citoyen. Celui-ci doit signaler aux autorités administratives ou judiciaires « les sévices ou privations infligés à des enfants de moins de 15 ans » dont il aurait connaissance.

Le Code pénal[22] prévoit à cet égard des peines de prison pour toute omission volontaire. De même, une peine est prévue pour « quiconque s'abstient volontairement de porter assistance à une personne ».

b. Levée du secret professionnel

Le secret qui lie les personnels médico-sociaux est levé quand il s'agit de sévices à mineur de moins de 15 ans. Citons la loi : la révélation d'une information à caractère secret par une personne qui en est dépositaire (soit par état ou par profession, soit en raison d'une fonction ou d'une mission temporaire) est punie d'un an d'emprisonnement et d'une amende importante.

c. Deux types de signalement

Il existe deux types de signalement.

20. Revue MNH, « Les enfants secoués », février 2006.
21. Définitions issues de la Lettre de l'Observatoire de la Protection de l'Enfance en danger, n° spécial, novembre 1997.
22. Article 223-6 du Code pénal.

- ***Le signalement par voie administrative*** : il doit être fait à la cellule unique départementale par tout professionnel de santé ou par tout témoin (s'ils souhaitent garder l'anonymat, ils peuvent aussi appeler le 119).
- ***Le signalement direct à l'autorité judiciaire*** : il se fait lorsqu'un enfant est victime de mauvais traitements et que la famille refuse toute intervention (porte fermée[23]). Le procureur de la République apprécie la situation et une enquête de gendarmerie est engagée. Le juge des enfants est saisi dans le cadre de l'assistance éducative.

Rôle de l'AS

Face à la maltraitance infantile

L'AS a le devoir de signaler (par voie hiérarchique) tous les cas de maltraitance qu'il serait amené à suspecter. Seul ou en collaboration avec l'infirmière, l'AS va :

- ***recueillir l'information*** :
  – écouter et rassurer l'enfant ou la personne qui se confie à lui (« Je te (ou je vous) crois » ; « Tu as bien fait de m'en parler » ; « Tu n'es pas (ou vous n'êtes pas) coupable, mais victime » ; « Je te (ou vous) remercie de m'avoir fait confiance, tu ne vas pas rester seul, tu seras aidé »),
  – essayer de l'entendre seul,
  – recueillir les paroles de la personne ou les dessins de l'enfant,
  – l'accompagner,
  – lui expliquer la suite : qui va faire quoi, quand et pourquoi ; lui faire comprendre la nécessité d'agir et donc l'impossibilité pour l'adulte de garder le secret ;
- ***assurer la traçabilité de ce recueil***. Le rédacteur :
  – privilégie les descriptions,
  – écarte les interprétations et les jugements de valeur,
  – mentionne les faits précis, des éléments objectifs,
  – veille au respect de la vie privée,
  – utilise un style direct pour les faits constatés (« J'ai constaté que… »), les guillemets pour les propos rapportés (l'enfant ou la personne a dit : « »), le style indirect pour énoncer des éléments émanant d'intervenants autres que le rédacteur, le présent de l'indicatif pour signifier les éléments vus, entendus, compris[a].

En institution, les professionnels à l'origine d'un signalement bénéficient d'une protection par rapport à leur employeur.

Dans le cadre d'un service hospitalier, tout constat de sévices sur mineurs de moins de 15 ans doit être signalé au cadre de santé de l'unité qui le signalera à la direction de l'établissement.

a. L'enfant en danger. Du repérage au signalement judiciaire, *Livret de la Mairie de Paris*, 2004.

Fig. 5.6 Lutte contre la maltraitance (contacts téléphoniques).

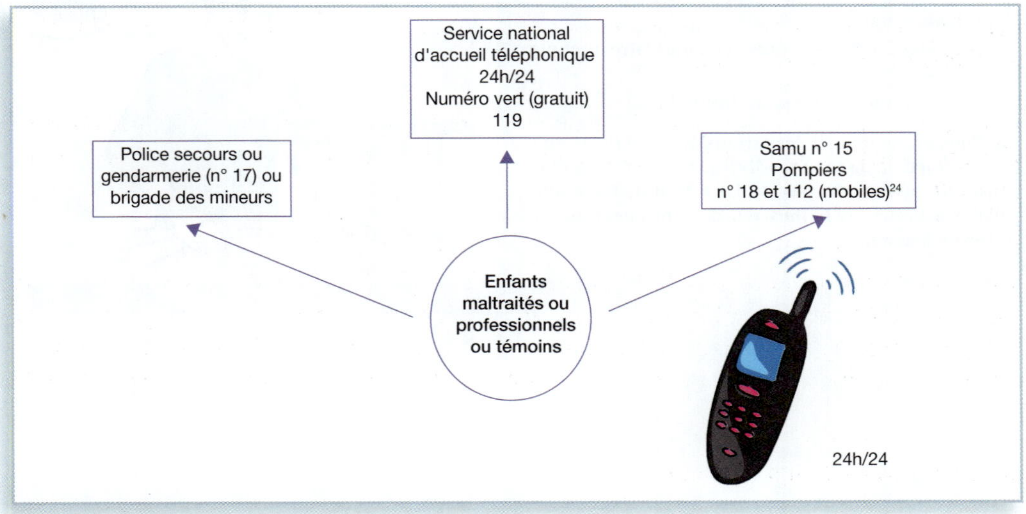

23. Article 226-3 du Code de l'action sociale et des familles.
24. Le 112 est un numéro de téléphone européen, valable pour tout risque, et plutôt réservé à la téléphonie mobile.

En conclusion

La maltraitance n'est pas un problème qu'un professionnel peut résoudre seul. Il est fondamental de transmettre les informations à l'équipe et à ses supérieurs et de ne pas confondre transmission, signalement et dénonciation.

3 Prévention de la fatigue du soignant

Le plus grave pour le soignant n'est pas de « craquer » dans son comportement, mais de ne pas tenir compte des limites de sa résistance à la fatigue. Il existe pourtant de nombreux « signes annonciateurs » de la fatigue qu'il doit savoir prendre en compte pour prévenir les comportements limites, voire dangereux, qui pourraient générer un acte de maltraitance (*cf.* Mémo ci-après).

TEST D'ÉVALUATION DE LA FATIGUE POUR LES SOIGNANTS[a]

Ce test a pour but de vérifier le degré de fatigue ou de saturation des soignants afin de prévenir toutes ses conséquences.

L'ÉVALUATION DE LA FATIGUE

Il s'agit d'associer aux qualificatifs ci-dessous, le mot correspondant à l'appréciation de son état.

Qualificatifs (mettez le chiffre correspondant en regard de chaque qualificatif)		Degré d'évaluation
Fatigué Déprimé Satisfait de votre journée Épuisé physiquement Épuisé moralement Heureux Malheureux	Déçu Faible Désespéré Rejeté Optimiste Énergique Impuissant	Jamais = 1 Parfois = 2 Rarement = 3 Souvent = 4 Généralement = 5 Toujours = 6

RÉPONSES

Selon vos réponses :
- vous allez très bien (pas de problème pour vous !) ;
- vous devez réexaminer vos méthodes de travail, votre mode de vie, ou vos priorités pour améliorer votre état ;
- vous êtes fatigué ou épuisé et il faut faire quelque chose ;
- votre état mérite des soins immédiats.

a. Nous présentons ici des extraits du test « *Burn out* » qui permettent de comprendre le principe d'évaluation mais ne permettent pas de faire le test. Pour plus d'informations, lire *Le Burn out*, de Anne Florentin, éd. Elsevier Masson.

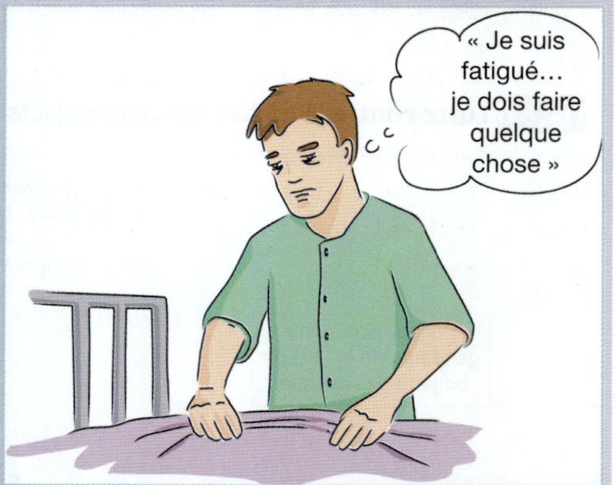

Fig. 5.7 L'évaluation de la fatigue du soignant.

6 Démarche éducative

La démarche d'éducation prend tout son sens dans les services hospitaliers, avant la sortie du patient. Dans ce cas-là, elle s'adresse à une personne qui a des besoins spécifiques, mais elle peut être pratiquée au cours du séjour hospitalier pour répondre aux demandes des patients et de leurs familles.

1 Définitions

La ***démarche éducative*** consiste à apporter au patient des conseils, ou une assistance, pour lui permettre de maintenir, de restaurer, ou de promouvoir sa santé et de se réadapter à une vie familiale et sociale.

L'appellation « ***éducation du patient*** » recouvre plusieurs notions.

- ***Informer***, c'est dédramatiser la situation que vit le patient et le sensibiliser à participer à son traitement.
- ***Enseigner***, c'est fournir des connaissances et des moyens d'action en vue de retarder l'apparition de complications.
- ***Éduquer***, c'est aider le patient à acquérir un comportement adapté au maintien de son état de santé ou changer un comportement existant[25].

L'éducation thérapeutique du patient (ETP) est définie dans la *Loi Hôpital, Patient, Santé, Territoire* (HPST[26]). Elle s'inscrit dans le parcours de soins du patient et s'appuie sur un contrat préalable d'éducation, personnalisé, en fonction du diagnostic éducatif et engage le patient et les soignants.

L'aide soignant, au sein d'une équipe pluridisciplinaire, participe à cette éducation thérapeutique.

2 Objectifs de la démarche éducative

L'éducation du patient doit permettre au patient d'acquérir et/ou de conserver les capacités et les compétences qui l'aident à vivre de manière optimale sa vie avec la maladie[27]. Les informations données peuvent être :

- ***spécifiques***. Par exemple, éducation d'une personne asthmatique ou cardiaque, informations d'une maman sur l'intérêt de vaccinations ;
- ***générales***. Par exemple, éducation d'un patient en matière d'hygiène de vie, d'alimentation.

25. Cabaret V., *Les aide-mémoire n° 21 Soins infirmiers et démarche relationnelle*, éd. Vernazobres-Grego.
26. Loi n° 879-2009 du 21 juillet 2009 portant réforme HPST.
27. Ibid.

SITUATION *M. A. après l'infarctus*

M. A. a été victime d'un infarctus. Il a passé 15 jours dans le service de cardiologie de l'hôpital N de Marseille.

Dans le ***recueil de données*** le concernant, on a noté que M. A. est divorcé, qu'il a un fils de 18 ans à sa charge, qu'il fume 25 cigarettes par jour, qu'à midi il déjeune à la cantine de l'usine où il travaille, que le soir il prend un verre d'apéritif au bar, se nourrit d'un sandwich et rentre à 21 h pour voir un film à la télévision.

Mme D., infirmière, est chargée d'une éducation auprès de M. A. à sa sortie du service de cardiologie. L'AS y participe et reformule certains conseils prodigués par l'infirmière en matière d'hygiène de vie. Ces conseils portent tout particulièrement sur :

- le sevrage tabagique et alcoolique ;
- l'hygiène alimentaire quotidienne ;
- l'exercice physique.

L'AS relit avec M. A. les fascicules d'hygiène de vie remis au patient et répond à ses questions.

3 Méthodologie de la démarche éducative

Il s'agit d'un processus par étapes, intégré dans la démarche de soins. Le soignant qui entreprend une démarche d'éducation va se poser les mêmes questions que celui qui entreprend une démarche de soins (DDS). Il peut utiliser la méthode (mnémotechnique) du QQQOCP (qui, quand, quoi, où, comment, pourquoi[28]).

Tableau 5.8 Méthodologie de la démarche d'éducation.

	Questions	Réponses (étude de cas)
P. Pourquoi ?	Quel est l'objectif de l'éducation ?	Promouvoir la santé (prévention tertiaire)
Q. Qui ?	Quelle est la personne concernée ?	M. A (le patient)
Q. Quoi ?	Quel est le contenu de l'éducation ?	Conseils d'hygiène de vie (lesquels ?)
Q. Quand ?	À quel moment engager l'éducation ?	À la sortie du patient
O. Où ?	À quel endroit pratiquer l'éducation ?	Dans la chambre du patient (respecter la confidentialité)
C. Comment ?	Avec quels outils ou moyens la mettre en œuvre ?	Entretien oral, parfois fascicule ou documents remis au patient[a]

a. Le centre d'éducation à la santé édite de nombreux documents qui peuvent être distribués aux patients (en matière d'hygiène de vie, d'hygiène alimentaire, de vaccination…).

A « Pourquoi » ?

La démarche éducative doit proposer l'acquisition de « savoirs » et de « savoir-faire » à certains patients afin de :

- les faire participer à la ***promotion***, à la protection ou à la restauration de leur santé ;
- leur permettre d'acquérir une certaine ***autonomie*** leur permettant de se réinsérer dans leur environnement socio-familial.

B « Qui » ?

La démarche éducative s'adresse à deux types de patients :

- soit le patient a pris conscience de son problème et souhaite le résoudre ;
- soit le patient n'a pas conscience de son problème et le personnel de santé est là pour le lui faire connaître et lui apprendre à le gérer.

28. Comme pour la DDS, il est conseillé de placer le pourquoi (P) au début de sa réflexion.

C « Quoi » et « Quand » ?

La démarche éducative peut porter sur les trois aspects de la prévention :
- réduire les facteurs de risque, ***prévention primaire*** ;
- prendre en charge précocement le problème, ***prévention secondaire*** ;
- promouvoir la santé et favoriser la réinsertion sociale, ***prévention tertiaire***.

D « Où » et « Comment » ?

Pour mettre en œuvre une démarche, le soignant peut utiliser divers moyens d'information et d'éducation. Voici quelques exemples.

a. Parole

L'éducation des patients peut se faire à l'occasion de :
- ***réunions d'information***. Par exemple, dans les « maternités », les infirmières et puéricultrices éduquent les jeunes mamans pour les soins aux nouveau-nés ou sur l'allaitement… ;
- ***entretiens individuels***. Par exemple, dans la chambre du patient ou dans le bureau du cadre infirmier.

b. Geste

Il est souvent associé à la parole. Par exemple, le personnel soignant l'utilise pour faire une démonstration pratique aux patients.

c. Supports écrits

Comme les dépliants ou les fascicules sur l'hygiène remis aux patients à leur sortie du service.

d. Supports audiovisuels

Comme les rétroprojecteurs, les lecteurs de cassettes vidéos ou de DVD, etc.

Rôle de l'AS

Il est important pour l'AS de participer aux démarches éducatives des patients. L'AS :
- s'assure que le patient a bien compris les explications données par l'infirmier ou la puéricultrice ;
- reformule si besoin ;
- remotive le patient (en précisant le bien-fondé ou l'intérêt des recommandations qui lui ont été faites).

Exemple

Dans l'exemple de M. A. après infarctus (*cf.* Situation), l'AS (avant son départ du service), pourrait dire :
- M. A. a-t-il compris l'information donnée (s'en ***assurer***) ?
- Avons-nous été assez clairs, à son niveau (s'en ***informer***) ?
- Qu'a-t-il retenu d'important (le ***vérifier***) ?
- Sa famille va-t-elle l'entourer, l'aider (le ***questionner***) ?

L'AS peut également revoir avec le patient les fascicules (ou dépliants) sur l'hygiène qui lui ont été remis par l'infirmier et répondre à ses questions éventuelles.
L'AS peut aussi visionner avec le patient un DVD à but éducatif (*cf.* chapitre 8, « Les moyens de communication à l'hôpital »).

4 Étapes de la démarche éducative

Entreprendre une démarche éducative, c'est pour le professionnel de santé, permettre à une personne de connaître son problème et de pouvoir le gérer ; c'est-à-dire modifier son comportement et prendre de nouvelles habitudes pour optimiser son niveau de santé (physique ou moral). Le mécanisme de l'apprentissage peut se décomposer en sept étapes (*cf.* Situation et Tableau 5.9).

SITUATION *L'éducation pour Mme D. face à son obésité*

Mme D., coiffeuse, a pris beaucoup de poids depuis sa dernière grossesse, à laquelle se sont ajoutés de graves problèmes familiaux. Cette prise de poids lui cause un mal-être dans sa vie professionnelle (où elle a une fonction représentative) et personnelle : elle se sent lourde, elle est moins agile et ne peut plus pratiquer le tennis (sport qu'elle affectionne). Mme D., à sa sortie de maternité, a été prise en charge par le personnel de santé. Elle est bien décidée à retrouver sa « forme initiale ». Ses grands enfants et son mari vont l'aider à suivre le programme d'hygiène de vie qui lui a été proposé (régime alimentaire et marche quotidienne).

EXPLICATIONS Le personnel de santé qui a entrepris l'éducation, lui a présenté les bénéfices qu'elle pourrait en tirer, a réveillé son prérequis (elle était sportive, elle est volontaire) et lui a remis un fascicule où toutes les règles sont consignées.

Tableau 5.9 Étapes de l'apprentissage.

Rôle du personnel de santé		Attitude du patient	Mme D. (exemple)
1re étape	Identifier et analyser le besoin de la personne	Il a des besoins (dits ou non dits)	Mme D. est obèse
2e étape	Faire une présentation de la situation ou du comportement à acquérir	Il identifie la situation précisément	Mme D. sait qu'elle a 12 kg de trop et que c'est préjudiciable à sa santé
3e étape	Stimuler l'attention, l'intérêt du patient	Il est intéressé par les recommandations qui lui sont faites	Accepte le programme d'hygiène de vie qui lui est proposé
4e étape	Stimuler la motivation du patient	Il prend la décision de les respecter	Suivre un programme d'hygiène de vie durant une année
5e étape	Réveiller les pré-requis (pour faciliter l'essai)	Il essaye les comportements	Respecter un régime alimentaire et faire des exercices physiques
6e étape	Faciliter les conditions de réussite (guidance, disponibilité…)	Il les adopte, les respecte au quotidien	Mme D. respecte les règles chaque jour
7e étape	Évaluer et réajuster sa démarche en fonction de ses besoins ou de son choix	Il l'adapte à son cas	Mme D. fait des exercices 3 fois/semaine au lieu de 7 fois !

5 Facteurs favorisant l'apprentissage

Divers facteurs favorisent l'apprentissage. Le soignant doit savoir en tirer profit (prenons l'exemple de Mme D vu précédemment).

A Facteurs prédisposants

C'est la ***motivation*** de la personne (par exemple, Mme D veut maigrir : elle a des motivations d'ordre professionnel et personnel).

B Facteurs facilitants

C'est :
- le niveau intellectuel de la personne ;
- les qualités de communicant du soignant ;
- l'entourage familial de la personne (par exemple : Mme D est entourée par son mari et ses enfants) ;
- le bénéfice attendu par la personne en termes de « mieux-être » ;
- la valorisation de la personne dans la vie quotidienne (par exemple : Mme D a besoin de mincir pour se sentir mieux dans sa peau au quotidien).

7 Accueil et information du patient et de son entourage

1 Règle d'ORR de l'accueil

L'accueil du patient (adulte ou enfant) exige du soignant des qualités humaines et professionnelles. Nous allons différencier l'accueil à l'hôpital de l'adulte et celui de l'enfant (représenté par ses parents). C'est un ***soin à part entière***, qui nécessite de l'attention à la personne soignée afin de la sécuriser et de répondre à ses besoins.

Trois lettres constituent la « ***règle d'ORR*** » de l'accueil : Orienter, Renseigner et Respecter.

Le soignant veillera à :

- ***Orienter le patient*** dans le service, c'est-à-dire se présenter (nom, fonction…) et lui présenter :
  - le personnel de soin (noms, fonctions…),
  - les locaux (chambres, bureau du cadre infirmier, du médecin…) ;
- ***se Renseigner*** sur les habitudes de vie du patient pour mieux satisfaire ses besoins et ***Renseigner le patient*** sur le fonctionnement du service (*cf.* « Nature de l'information ») ;
- ***Respecter le patient***, c'est-à-dire :
  - lui remettre le livret d'accueil,
  - lui expliquer l'intérêt du livret d'accueil,
  - utiliser un langage clair, synthétique,
  - s'assurer qu'il a bien compris,
  - reformuler si nécessaire,
  - être disponible, souriant, à l'écoute,
  - respecter sa dignité,
  - respecter sa pudeur,
  - éviter toute familiarité,
  - associer sa famille aux informations.

2 Principes de la relation d'accueil

L'accueil du patient est une tâche délicate à laquelle les soignants doivent être préparés. Il s'agit d'établir une relation significative dès le premier contact. Établir une relation d'accueil avec le patient (et sa famille), c'est :

A Écouter

Dans le contexte hospitalier, l'écoute doit être d'autant plus développée que le patient est coupé de son environnement habituel et qu'il est inquiet. Une écoute active permet de créer entre patient et soignant un lien de sympathie, rassurant, sécurisant, réconfortant, qui participe à la thérapie (*cf.* la notion d'écoute active).

B Être positif

Il est conseillé au soignant d'adopter un ***état d'esprit positif*** ; pour être dans cet état d'esprit, le soignant doit se considérer positivement et considérer le patient de la même manière. Les psychologues disent que l'être humain possède certaines certitudes sur lui-même et le monde qui l'entoure. On peut les résumer comme ci-dessous.

- Je suis + vous êtes +
- Je suis - vous êtes +
- Je suis + vous êtes -
- Je suis - vous êtes -

L'idéal à poursuivre par le soignant est bien entendu la position : Je suis +, vous êtes + ; c'est la position qui sait accueillir chaleureusement et efficacement.

C Être disponible

Dès l'accueil, le soignant doit manifester sa disponibilité. C'est une attitude d'attention particulière à l'autre dans l'instant. ***Comment*** manifester la disponibilité ?

Elle se manifeste par :

- ***des paroles de bienvenue***, chaleureuses et vraies, que l'on prononce en se présentant, en expliquant sa fonction (par exemple : « Je suis là pour (...), mon rôle est de (...), vous pourrez toujours me contacter quand (...) » ;
- ***des expressions corporelles adaptées*** :
  - un sourire vrai, authentique, a le pouvoir de réchauffer immédiatement les rapports humains,
  - un regard encourageant, compatissant, a des effets positifs indéniables sur l'interlocuteur,
  - un contact (comme une poignée de main, une main posée sur l'épaule) rend le rapport plus « humain ».

Par exemple, chacun de nous a fait l'expérience (dans des circonstances très diverses) de l'effet produit par des paroles d'accueil chaleureuses accompagnées d'un regard et d'un sourire « d'ouverture » à autrui.

Que ce soit lors d'une consultation médicale, ou derrière un guichet de gare, lorsque la personne qui accueille est disponible, cela se « voit » et se « sent » immédiatement. Dans le cas contraire, la communication, donc la relation, est perturbée dès le départ.

D Être vrai dans son comportement

Être « vrai » signifie que ce que nous exprimons à autrui correspond à ce que nous pensons, à ce que nous sommes réellement. C'est être authentique. ***Comment*** le manifester ?

Pour le soignant, être vrai, c'est être ***authentique*** : c'est donc communiquer au patient les vrais sentiments qui l'habitent. Ce qui l'empêche de le manifester vraiment, c'est souvent la peur, la gêne. Cela peut s'observer face à un patient atteint d'un grave handicap ou en fin de vie. Il faut savoir gérer sa crainte et la dépasser. (*cf.* « Accompagnement du patient en fin de vie »).

E Comprendre (avec empathie)

Pour comprendre le patient, le soignant doit faire preuve d'empathie. C'est une capacité à comprendre l'autre avec son cœur, avec son corps. Comprendre ce qu'il vit, ce qu'il ressent, se mettre à sa place dans l'épreuve, sans toutefois mettre ses propres émotions sur celles du patient (qui est différent de nous), sans tomber dans l'apitoiement, ni l'affectivité.

- ***Que faut-il comprendre ?*** Le soignant doit comprendre l'angoisse, les craintes du patient et son besoin de les exprimer. Pour cela, il doit savoir apprécier l'état psychologique du patient. Accueillir le patient, c'est aussi être confronté à quelqu'un qui ne veut pas accepter la réalité de la maladie (ou de la mort).
- ***Que faut-il évaluer ?*** Pour mieux aider le patient, le soignant doit « évaluer » sa position par rapport aux phases d'acceptation de la maladie (*cf.* « Accompagnement du patient en fin de vie »).

F Respecter

Cette compréhension permet au soignant d'accueillir le patient comme un être humain que l'on respecte dans sa globalité. Il ne faut jamais parler du patient par sa maladie et un numéro de chambre (par exemple : « Le respect de la vie privée est garanti à toute personne hospitalisée. Elle est traitée avec égard, ses croyances sont respectées. Son intimité est préservée, ainsi que sa tranquillité. Les informations la concernant restent confidentielles[29] »).

SITUATION *Zoé (AS) accueille M. X. en chirurgie*

Dès l'accueil de **M. X. et de sa famille**, Zoé constate le regard un peu perdu du patient. M. X. est confronté pour la première fois à la maladie. C'est un patient d'origine étrangère qui a de grandes difficultés à s'exprimer. Zoé comprend qu'il est fragilisé à cause de cela et que cela accroît son inquiétude. Lors de l'accueil, elle manifeste au patient le respect qui lui est dû en utilisant davantage le mode non verbal. Elle dit bonjour à M. X. en lui serrant la main, elle se présente (nom et fonction) en le regardant (sa fille traduit les mots de Zoé) puis elle pose doucement sa main sur l'épaule du patient pour lui montrer la direction de sa chambre. La première manifestation du respect est passée en peu de mots et peu de gestes.

G Accompagner

Le soignant devient l'accompagnant du patient. ***Comment*** l'accompagner ?
Le soignant va l'aider à :

- accepter la réalité quelle qu'elle soit ;
- devenir acteur de sa propre guérison ;
- éclairer le sens qu'il peut donner à son épreuve ;
- valoriser ses potentialités (ce qui lui permet de lutter contre un sentiment de victimisation) ;
- partager ses émotions, son ressenti (lui donner le sentiment d'être compris, accepté).

3 Nature de l'information

L'information donnée au patient et/ou à son entourage est très diverse. Le soignant doit :

- ***se présenter***, indiquer son nom et sa fonction et y associer le port de badge (selon les règles de sécurité du service), la couleur de blouse, exposer brièvement son « rôle » (« je suis chargé(e) de... ») ;
- ***présenter le service de soins***. Par exemple, les heures des visites médicales, les heures des repas, des soins, des animations ;
- ***signaler le passage de certains professionnels***. Par exemple, une assistante sociale, un kinésithérapeute ;
- ***informer le patient du lieu de culte***. La *neutralité* de l'équipe par rapport aux croyances ne doit pas être assimilable à de l'*indifférence*. Faciliter l'observance des coutumes et des rites religieux pendant le séjour contribue au soutien moral du patient. Le soignant doit donc informer le patient du lieu de culte et des possibilités de rencontre avec son représentant (prêtre, rabbin...) ;
- ***indiquer l'existence de « lieux d'agrément »***. Par exemple, une cafétéria, un jardin, un kiosque à journaux, etc. ;
- ***signaler les moyens de distraction disponibles à l'hôpital***. Par exemple, location de DVD, télévision, câble, Internet et autres outils de communication (*cf.* ci-après).

29. Extrait de la charte du patient hospitalisé.

4 Outils de la communication à l'hôpital

De nos jours, l'hôpital se dote de nombreux moyens de communication qu'il met à la disposition des patients. Citons les exemples suivants.

A Câble pour informer

La création de réseaux câblés offre une gamme étendue de services. Les structures de soins (hôpitaux, cliniques) font partie des institutions locales ; elles peuvent s'intégrer dans les réseaux d'information et de formation. Le câble peut être un outil favorisant le lien entre les soignants et les soignés ; l'expérience ci-dessous en est un exemple réussi.

SITUATION *L'information santé à l'hôpital D.*

À l'occasion de la rénovation des locaux de l'hôpital D., toutes les chambres ont été câblées. Une infirmière, Mme X., a été formée afin d'assurer la réalisation d'un journal télévisé interne. Tous les matins, Mme X. épluche les journaux locaux et sélectionne les articles susceptibles d'intéresser les patients. Aujourd'hui, l'information s'étend de la maman qui allaite son bébé, à la personne asthmatique ou à l'activité physique à la sortie de l'hôpital. Ce type d'information spécifique intéresse tout particulièrement les patients et participe à la démarche d'éducation.

B Outils audiovisuels pour sécuriser les patients-enfants

L'exemple suivant est pris en service de chirurgie pour les enfants avant une intervention chirurgicale.
Plus l'information est concrète et personnalisée, mieux elle peut rassurer l'enfant. Plusieurs outils audiovisuels sont utilisés.

a. Photos

Les infirmiers présentent à l'enfant un carnet de photos retraçant le parcours qu'il effectuera jusqu'en salle d'opération ; un « trombinoscope » expose en permanence les agrandissements couleur des portraits de tous les membres de l'équipe du bloc, masqués, démasqués et souriants.

b. Film

Un film est parfois projeté à l'enfant, dans lequel des enfants opérés racontent (avec le sourire) ce qui s'est réellement passé le jour de l'intervention. Après la projection de ce film, les enfants sont invités à manipuler les masques et ballons d'anesthésie, à revêtir calots et bavettes, à poser toutes les questions qu'ils souhaitent ; c'est réconfortant pour eux.

SITUATION *Alizée, « tout s'est bien passé »*

Alizée, 8 ans, a été opérée des amygdales à la clinique P., le mois dernier. Elle a dit à ses copains de classe : « Le souvenir qu'il me reste, c'est la glace à la vanille que m'a offerte l'infirmière (Annie) à mon premier repas ».
Annie savait que l'enfant aimait la glace et que ce dessert « froid » présente l'avantage d'être antihémorragique. Il est donc non seulement autorisé mais conseillé et elle avait pris soin d'annoncer à Alizée cette récompense avant l'intervention. Elle avait bien préparé la fillette et avait su la mettre en confiance pour aller sur la table d'opération.

8 Écoute et reformulation

L'écoute est un acte qui demande un engagement personnel ; le temps investi dans l'écoute et l'attention portée au patient sont essentiels au tissage des liens relationnels. La reformulation est souvent nécessaire à la bonne compréhension.

1 Écoute

Pour écouter l'autre, il faut pouvoir faire abstraction de son propre point de vue. L'attitude d'écoute dans une relation à deux personnes n'est ni spontanée, ni facile. On apprend à lire, à écrire, à parler, mais on n'apprend pas à écouter. Pour mieux cerner les caractéristiques de l'écoute, on peut se référer aux classifications établies par ***Porter*[30], *psychosociologue***, qui dénombre sept attitudes fondamentales dans la relation. Nous allons les décrire à partir d'un cas concret (ci-après) à titre d'exemple et voir ensuite quelle forme d'écoute doit privilégier le soignant.

SITUATION *M. J. se confie à Maud, AS*

M. J. expose un problème à **Maud, aide-soignante** du service de gériatrie, où il est hospitalisé depuis quelques mois. Il dit : « Je n'arrive plus à m'intéresser à la vie. Je fais ce que j'ai à faire au quotidien mais sans goût. Je n'ai plus le moral. Je voudrais changer de service de soins, peut-être la nouveauté me donnerait du dynamisme ».
Voici les différentes réponses que Maud peut être amenée à faire à M. J., au travers des *sept attitudes d'écoute* de Porter.

A Sept attitudes d'écoute

a. Attitude d'aide ou de soutien

Cette attitude fait appel aux sentiments et vise à encourager l'autre. ***Maud peut dire*** : « Ne parlez pas ainsi M. J., je suis là pour vous aider, pour vous soutenir. Je viendrai tout à l'heure rester un moment avec vous pour discuter plus longuement de votre problème. Peut-être pourrais-je intercéder en votre faveur auprès du cadre infirmier. »

b. Attitude de décision

Cette attitude privilégie l'action. Elle est basée sur les ordres et les conseils. Elle tend à faire évoluer rapidement la situation. ***Maud peut dire*** : « Il faudrait participer aux séances d'animation. Cela change le moral. Faites vous inscrire, elles ont lieu les mardis et vendredis ! »

c. Attitude d'évaluation

Cette attitude tend à prononcer un jugement (c'est bien ou c'est mal). ***Maud peut dire*** : « Pas le moral M. J., c'est très dommageable pour la santé, cela ne vous aidera pas à guérir. Il faut réagir ! »

d. Attitude d'enquête

Cette attitude tend à poser des questions, à faire des investigations pour cerner toutes les données de la situation. Elle cherche (indirectement) à gagner du temps, à détourner la conversation qui a un aspect « gênant ». ***Maud peut dire*** : « Avez-vous eu un problème avec une collègue, M. J., pour vouloir changer de service ? » ; « Avez-vous déjà parlé à quelqu'un ? »

30. Rogers C., Porter, Psychothérapies et relations humaines, éd. Nauwelaerts, 1959.

e. Attitude d'interprétation

Cette attitude vise à chercher des explications, des causes, des motifs... En fait, elle les impose à son interlocuteur à partir d'hypothèses personnelles.
Maud peut dire : « Je pense que cette démotivation est liée à l'éloignement momentané de votre fils. Il est parti pour deux mois à cause de son travail. Dès son retour, cela vous passera. »

f. Attitude de fuite

Cette attitude vise à s'abriter, à se protéger derrière des considérations générales pour mettre fin à l'écoute.
Maud peut dire : « Ne pas avoir le moral, on a tous connu cela à un moment de notre vie, soyez patient M. J., cela passera ».

g. Attitude d'écoute active (ou de compréhension)

Cette attitude est très respectueuse du patient et favorise l'échange relationnel. Le soignant s'en tient à « ce qui a été dit » par le patient. Il reformule les propos du patient **en les résumant et sans y apporter d'élément personnel** et il veille à manifester de l'intérêt aux propos entendus (*cf.* le savoir-faire de l'écoute active, ci-après).
Maud peut dire : « Vous m'avez dit, M. J., que vous ne vous intéressiez plus à rien et que vous vouliez changer de service de soins ; j'en ferai part à Mme Y. (cadre infirmier) qui viendra vous voir. Je suis certaine qu'on trouvera une solution pour vous aider. »

Rôle de l'AS

La recherche de la bonne attitude

Les six premières attitudes sont souvent le résultat d'une précipitation. Elles manifestent une tendance à vouloir régler le problème en imposant sa propre conception. Elles sont à éviter.
Le soignant doit rechercher quelle est l'attitude qui convient le mieux auprès de tel ou tel patient, celle qui lui parait la plus appropriée. C'est l'attitude d'écoute active qui doit être privilégiée

B Écoute active du soignant (*cf.* Module 1)

L'écoute active est recommandée aux soignants car elle permet un ***véritable échange*** où le discours de l'autre est intégré : on lui donne le droit de penser différemment et on lui reconnaît la possibilité de changer, d'évoluer.
Il ne s'agit pas pour le soignant de jouer au psychologue ou de répéter mot à mot la phrase énoncée par le patient. L'écoute active consiste à redire avec ses propres mots ce que l'on a pu comprendre. Le patient saura alors rectifier et préciser sa pensée, s'il sent que la priorité lui est accordée pour mener la conversation comme il le désire.

a. Principes

L'écoute repose sur deux principes :
- la ***réceptivité***, à savoir, l'ensemble des comportements qui manifestent au patient qu'on est attentif à lui (le contact visuel, les expressions corporelles, telles que les mimiques qui traduisent nos sentiments...) ;
- l'***encouragement***, à savoir l'ensemble de comportements qui aident le patient à poursuivre le dialogue :
  - la voix (acquiescements verbaux, onomatopées...),
  - les hochements de tête...

b. Moyens d'écouter activement

Certaines personnes utilisent des questions pour relancer l'échange avec la personne. Il existe différents types de questions.

- ***Les questions fermées*** : elles sont courtes et simples, mais n'induisent que des réponses courtes et simples. Par exemple : dans le cadre de la situation précédente, ***Maud pourrait dire au patient*** : « Vous n'avez donc pas le moral aujourd'hui ? ». La réponse pourrait se limiter à un « non » du patient.
- ***Les questions ouvertes*** : elles laissent à la personne une plus grande liberté pour la réponse. Par exemple : dans le cadre de la situation précédente, ***Maud pourrait dire au patient*** : « Vous n'avez plus envie de rien et vous souhaitez changer de service. Comment envisagez-vous ce changement ? ».

L'intérêt de la question ouverte est le recueil d'une information plus riche et plus détaillée qui permet au patient de constater l'intérêt qu'on porte à son problème et l'envie d'aller plus loin dans l'échange relationnel. La question ouverte peut être utilisée avec la technique de reformulation (*cf.* ci-après).

2 Reformulation

Reformuler les propos de l'autre consiste à lui en renvoyer le contenu sans nécessairement en conserver la forme. Il importe surtout de n'ajouter aucun élément personnel et de n'y adjoindre ni évaluation ni interprétation.

A Intérêt et objectifs

En reformulant au patient le contenu de ses propos, le soignant l'aide à voir clair dans sa propre démarche, à approfondir son point de vue, à préciser sa demande. Son but est donc de :

- ***dégager l'essentiel*** de sa conversation ;
- ***vérifier le sens*** de propos exprimés de façon confuse ;
- ***valoriser les propos*** d'un patient qui a des difficultés à s'exprimer ;
- ***dédramatiser la situation*** lorsqu'il y a une manifestation d'agressivité de la part du patient.

Il apparaît que la reformulation sera d'autant plus efficace qu'on aura su écouter son interlocuteur préalablement.

La reformulation contribue à l'établissement d'une relation de confiance. La reformulation permet aussi une réflexion et une responsabilisation du sujet : c'est lui qui est le plus à même de connaître la situation, de la comprendre et de la résoudre. C'est un renvoi « en miroir » qui structure et revalorise.

B Types de reformulation

Voici différents types de reformulation que pourrait utiliser Maud (*cf.* Situation précédente).

- La ***reformulation par écho*** : on répète simplement les mots que le patient vient de prononcer (*cf.* l'attitude d'écoute active précédemment citée...).
- La ***reformulation-reflet***. Si le patient dit : « Je suis complètement épuisé » ; « J'en ai marre », le soignant peut dire : « Vous vous sentez à bout » ; « Vous êtes fatigué ? ».
- La ***reformulation-clarification*** : dans la situation précédente, Maud pourrait introduire une phrase du type : « Vous voulez dire que vraiment plus rien ne vous intéresse ».
- La ***reformulation de synthèse.*** Après un monologue assez long du patient, le soignant peut raccourcir ses propos et introduire une phrase du type : « J'ai bien entendu, vous avez donc dit... ».
- La ***reformulation positive*** face aux interpellations négativantes et disqualifiantes. Lorsque, par exemple, le patient dit : « Vous ne me faites pas confiance », le soignant peut alors dire : « Si j'ai bien compris, il est important pour vous que je puisse vous faire confiance ».

Le soignant peut aussi compléter la reformulation par des « ***relances*** », c'est-à-dire des propos qui invitent l'autre à aller plus loin dans la réflexion ou à préciser, développer un point que le patient n'a fait qu'ébaucher. Par exemple, dans la situation précédente, Maud peut dire à M. J :

5

- « Vous avez dit que..., est-ce que vous voulez bien préciser... ? ».
- « Vous avez dit que..., pouvez-vous m'en dire plus sur ce que vous ressentez... ? ».

En (ré)écoutant ce qu'il vient de dire, le patient pourra être assuré qu'il a bien été compris. Il peut aussi mieux prendre conscience de ce qu'il pense. Il peut aussi profiter de cette reformulation pour l'approuver entièrement, la corriger ou en dire davantage et ressentir alors un plaisir ou un soulagement.

Rôle de l'AS

Éviter d'abuser des reformulations

Elles peuvent agacer le patient. Il faut, dans certains cas, expliquer le sens de cette reformulation.

Ainsi si le patient vous dit : « Vous ne faites que répéter ce que je vous dis », vous pouvez alors répondre : « Je comprends votre agacement, pardon, c'était pour mieux m'assurer de vous avoir bien compris ».

Afin de ne pas provoquer l'agacement, les phrases de reformulation ne doivent pas résulter de l'application d'un procédé technique dénué de sens. Les phrases de reformulation auront un effet bénéfique si elles sont le reflet d'une attitude authentique de compréhension du patient.

Rester neutre

Lorsque le soignant utilise la reformulation, il doit aussi pratiquer la neutralité. Sachons qu'il est aisé d'orienter la réponse en manipulant la personne interrogée ; certaines questions sont exprimées de telle sorte qu'elles laissent entendre qu'il y a une bonne et une mauvaise réponse ou rendent difficile l'expression de certains points de vue.

Par exemple, dans le cadre de la situation vue précédemment, ***Maud pourrait dire au patient*** :

« Vous n'avez pas le moral aujourd'hui, je comprends cela, toutefois la décision de changer de service est-elle vraiment la bonne solution ? N'existe-t-il pas de meilleurs moyens ? »

Or rester neutre dans l'écoute signifie : ne pas apporter d'éléments personnels aux propos du patient. ***La réponse de Maud pourrait être la suivante :***

« Vous avez parlé de mauvais moral. Qu'est-ce que cela signifie pour vous ? En avez-vous déjà fait l'expérience ? ». C'est une forme de réponse dite « sémantique ».

9 Communication verbale et non verbale

1 Communication verbale

Parler à un patient ou à son entourage nécessite un certain nombre de qualités. Il convient tout d'abord de se faire entendre et donc d'adapter sa voix aux personnes auxquelles on s'adresse. Il convient ensuite de faire preuve d'intégrité dans ses propos et de connaître l'importance de la distance mise entre soi et autrui.

A Expression de la voix

a. Puissance de la voix

Certains soignants habitués à parler fort parce que coutumiers des groupes, conservent dans l'entretien avec le patient un ton de voix élevé ; cela peut choquer le patient, lui donner le sentiment d'être dominé ou agressé, et nuire à la relation de communication. Si tel est le cas, le soignant veillera à s'adapter à un contexte de tête-à-tête.

b. Tonalité

Lorsqu'un soignant s'adresse au patient, il doit éviter de s'exprimer avec une voix monocorde (donc monotone), et la moduler, de telle sorte que le patient soit sollicité, donc attentif.

c. Débit

Le soignant doit avoir un débit de paroles modéré :

- ***si le débit est trop lent***, il risque d'avoir un effet soporifique donc nuisible à l'écoute ;
- ***s'il est trop rapide***, c'est la compréhension des propos qui est compromise.

Nous avons tous rencontré des gens qui « mangent des mots » et, en parlant trop vite, ne sont pas suivis. Le soignant doit contrôler son débit, afin de permettre au patient de comprendre ce qu'on lui dit sans l'endormir ni le lasser. C'est important lorsqu'on s'adresse au patient, car celui-ci n'ose pas toujours « faire répéter » le soignant s'il a mal compris !

d. Articulation

L'articulation des mots est une qualité indispensable à la clarté de la phrase. Le soignant ne doit pas « manger » les syllabes finales, c'est mettre le patient dans la nécessité de prêter une attention aiguë ou de deviner les propos tenus ; il sera tellement centré sur la perception des mots qu'il en perdra le contenu du message. Or l'objectif du soignant, c'est d'être compris du patient.

e. Pauses et silences

Le soignant doit savoir que pour parler, il faut :

- ***prendre le temps de respirer***. Il doit être capable de faire des pauses entre les phrases prononcées ;
- ***savoir accepter le silence***. Dans le cadre d'un échange avec un patient, le soignant saura se taire. Un petit silence permettra au patient d'intégrer, d'assimiler ce qu'il a entendu, et de s'exprimer à son tour s'il le désire.

B Registres de langage

Pour être compris du patient, le soignant doit utiliser un vocabulaire simple, il doit éviter les abréviations médicales, les termes techniques. Il existe trois types de langage :

- ***le langage quotidien***. C'est le langage accessible à tous, il est simple et clair et c'est celui que doit adopter le soignant pour parler au patient ;
- ***le langage familier***. C'est un langage que les personnes peuvent utiliser en famille ou entre amis mais que le soignant ne doit pas utiliser envers le patient car ce serait un manque de respect ;
- ***le langage professionnel***. C'est un langage utilisé entre collègues de travail, mais que le soignant ne doit pas utiliser avec le patient.

C Intégrité des paroles

La communication dans un milieu de soins doit avoir de la rigueur. Le soignant doit faire preuve d'intégrité dans ses paroles. Il doit en particulier :

- ***éviter la déformation***. Un ou plusieurs mots mal compris, que ce soit entre partenaires de soins ou entre soignant et patient, peut avoir des conséquences préjudiciables.
- ***éviter l'interprétation***. Certaines phrases ou attitudes mal interprétées peuvent conduire à une incompréhension de deux partenaires et bloquer la discussion. Par exemple : dans la situation ci-après (l'entretien d'Anna avec Mme D.), Anna (la directrice) aurait pu mal interpréter dès le début de l'entretien les propos de Mme D., se sentir agressée dans sa gestion financière et poursuivre l'entretien sur la « défensive ». D'où l'intérêt pour le soignant de toujours tenter de trouver une solution, d'être conciliant (c'est ce qu'a fait Anna dans la situation).

D « L'auxiliaire » de la parole : le regard

À la maîtrise de la parole, il est indispensable d'associer celle du regard et du geste. Le regard est un lien.

- « ***Regarder l'autre*** », c'est l'assurer qu'on parle pour lui et non pour soi-même ; c'est le mettre en confiance.
- ***« Être regardé » par l'autre*** lorsqu'on parle, doit aussi être pris en considération. Quelle image donnent de nous :
  - notre corps ? nos gestes ? nos mouvements ? ;
  - nos expressions du visage ?

Cet aspect-là de la communication non verbale sera abordé plus en détail dans la partie suivante du chapitre.

E Distance entre personnes (proxémie)

Au cours de la communication s'installe une distance entre les personnes (on appelle proxémie la distance que chacun de nous met en place pour délimiter son territoire personnel). Prenons un exemple : lorsqu'on se trouve dans un ascenseur et, qu'à chaque étage, monte un nombre de plus en plus important de personnes, chacun sent son espace menacé et cherche à se protéger. C'est une réaction normale[31].

Quatre niveaux de distance peuvent être instaurés et permettent de voir dans quel « espace » évolue le soignant par rapport au patient.

a. Distance intime (de 40 à 45 cm environ)

Elle est réservée aux actes les plus intimes de la vie personnelle (par exemple : câlins, baisers...). À cette distance, on sent l'odeur de l'haleine, la respiration, la chaleur de la peau. Le ton de la voix est faible (la communication peut se faire sur le mode non verbal).

31. Les éthologues disent que l'homme (comme l'animal) cherche à protéger son territoire.

b. Distance quotidienne (de 45 cm à 1 m 20 environ)

Elle est observée lors des échanges de la vie quotidienne. Ex. : discussions familiales, proximité de personnes (on voit le visage de la personne plus que le corps). Le ton de la voix est modéré.

c. Distance sociale (de 1 m 20 à 4 m environ)

Elle est observée lors des échanges de la vie sociale. Par exemple : discussions entre collègues de travail, lors de réunions administratives (on voit le visage et le corps des personnes). Le ton de la voix est relativement élevé.

d. Distance publique (> 4 m)

Elle est observée lors d'interventions en public. Par exemple : lors d'un discours. On voit les personnes de loin, sans précision. Le ton de la voix est élevé.

Rôle de l'AS

Lors des soins, l'AS se situe souvent dans l'***espace intime*** de la personne, de ce fait celle-ci peut ressentir sa présence comme une intrusion, voire une agression. L'AS doit donc savoir se faire accepter par le patient. D'où l'importance de créer une relation basée sur des valeurs de respect, de discrétion, d'empathie.

2 Communication non verbale

L'encadré ci-après présente une situation de communication entre deux personnes (vue dans la 1re partie de ce module) : Anna, la directrice de la crèche, organise la fête de Noël et invite Mme D. (maman d'une fillette) qui refuse d'y participer. On peut relever de nombreux aspects de la communication verbale et non verbale dans cet entretien.

SITUATION *L'entretien d'Anna avec Mme D. à la crèche*

Anna est une jeune directrice de crèche. Ce matin, elle accueille en souriant **Mme D.** (maman de Zoé, 3 ans) pour lui annoncer qu'elle organise la fête de Noël dans l'établissement le 18 décembre (de 17 h à 20 h) et qu'elle l'invite à y participer avec les autres parents.
Mme D. lui répond en pointant le doigt : « Je ne veux pas venir à cette fête et Zoé n'y participera pas non plus, je n'ai pas la tête à ça ! ». Anna, déconcertée, pâlit, s'assoit, pose vivement ses paumes de main sur le bureau, fronce les sourcils… et dit : « Nous souhaitons que tout le monde participe à cette fête ! ». Mme D. la regarde fixement, raidit son buste et dit : « Votre demande de participation financière est trop élevée ! » et elle ajoute d'un ton sec, avec un grand mouvement du bras droit qui la déstabilise : « D'ailleurs, j'ai des problèmes avec X (son mari), il veut vivre sa vie… ». Elle ajoute quelques détails sur sa vie privée (« Et il a fermé les vannes ! »). Anna se lève lentement, s'approche de Mme D., la regarde gentiment et lui dit : « Je vous comprends, vous avez certainement des difficultés financières liées à cette situation, mais j'aimerais que vous veniez car Zoé risquerait de se sentir exclue ; vous ne voulez pas ça j'en suis certaine ? ». Mme D. dit : « Non, bien sûr, mais baissez le montant de ma participation ! ». Anna se rassoit, l'œil vague, ses jambes se balancent sous le bureau, elle tapote son stylo ; elle réfléchit quelques instants puis elle passe un coup de fil. En raccrochant, elle sourit, se rapproche très près de Mme D., la prend par les épaules et lui dit : « C'est possible ! ». Mme D. est ravie, son œil pétille : elle viendra avec Zoé à la fête.

EXPLICATIONS La communication non verbale, c'est ici l'expression :

- des ***postures*** comme les positions du corps, la façon de se lever, de bouger la tête ;
- des ***gestes*** comme les mouvements des bras, des doigts, du buste, des jambes ;
- du ***regard***, émetteur d'encouragement, de désapprobation ou de satisfaction ;
- des ***mimiques*** telles que les sourires, le froncement des sourcils ;
- de la ***distance*** entre les deux interlocuteurs ;
- du ***changement de couleur de la peau*** ;
- du ***toucher***.

A Signes caractéristiques de la communication non verbale

La communication non verbale, c'est l'expression de signes (ou signaux) émis par la personne et qu'il faut savoir observer car ils ont valeur de langage (*cf.* Tableau 5.10 ci-après).

Tableau 5.10 Observation des signes d'une communication non verbale.

Les postures	Positions du corps (assis au fond ou au bord de sa chaise...), de la tête (hochements...), du buste (raide, courbé...), façon de marcher, de se lever, de s'asseoir, de se coucher...
Les gestes	Mouvements des mains (croisées, ouvertes, crispées...), des doigts (utilisés pour tapoter un stylo, pour se gratter...), des jambes (qui se balancent), des pieds (qui trépignent...), position de la tête, toucher de la main (vif, tendre...)
Le regard	Fixe, fuyant, vide, absent, vague, anxieux, éteint, larmoyant, ou vif, franc, pétillant, chaleureux, encourageant, tolérant, moqueur, ironique, etc.
Les mimiques	Sourire au coin des lèvres, froncement des sourcils, plissement du front, grimaces, tics nerveux, etc.
Les manifestations neurovégétatives	Modifications de couleur de la peau (on rougit, on pâlit...), transpiration, sueurs, respiration accélérée, etc.

Rôle de l'AS

Intérêts de l'observation du langage non verbal

Les signes de la communication non verbale peuvent être observés aussi bien dans le sens « patient-soignant » que « soignant-patient ».

- ***Le soignant*** peut recueillir beaucoup d'informations sur le patient qui ne peut pas (ou ne veut pas) s'exprimer. Ce peut-être le cas de jeunes enfants ou de patients âgés ou handicapés (ex. : patient atteint d'aphasie). En l'observant attentivement, il peut connaître les sentiments ou les besoins du patient ou de sa famille et y répondre de façon adaptée.
- ***Le patient (ou sa famille)*** peut aussi connaître les intentions du soignant par l'observation.

B Grille d'analyse d'une situation de communication interpersonnelle professionnelle

La situation précédente présente une situation de communication entre deux personnes : Anna, la directrice de crèche, et Mme D., maman d'une fillette de la crèche, qui refuse de participer à la fête de Noël à laquelle la directrice la convie.

Nous voyons que les formes verbale et non verbale se complètent. Nous allons utiliser les informations données dans la situation, pour compléter « la grille d'analyse » ci-après. Nous appelons A et B les deux acteurs (A étant le professionnel).

Conseil : chaque fois que l'occasion se présente, et principalement sur les lieux de stage, l'élève AS observera un maximum de situations de communication ; elles pourront lui servir, à la fois pour l'élaboration de son rapport de stage, mais aussi pour illustrer et mieux comprendre les cours sur la communication.

Tableau 5.11 Grille d'analyse d'une situation de communication interpersonnelle.

Acteur A : un professionnel	Réponses	Acteur B	Réponses
Qui ? Anna (directrice de crèche)		***Qui ?*** (Mme D., mère d'une fillette)	
Le contenu du message de A : – nature ? – caractéristiques ?		***Le contenu de rétroaction de B :*** – nature ? – caractéristiques ?	
Le langage de A est-il : – professionnel ? – familier ? – chaleureux ? – froid ? – compris par B ? – adapté ? – pourquoi ? (quels sont les mots qui vous paraissent inadaptés ?)		***Le langage de B est-il :*** – professionnel ? – familier ? – chaleureux ? – froid ? – compris par A ? – adapté ? – pourquoi ? (quels sont les mots qui vous paraissent inadaptés ?)	
L'attitude de A : – position et postures du corps – gestes, mimiques du visage – hochement de tête – jambe qui balance…		***L'attitude de B :*** – position et postures du corps – gestes, mimiques du visage – hochement de tête – jambe qui balance…	
L'écoute de A : comment A manifeste-t-il une écoute attentive de B ? – postures – mots (lesquels ?) – reformulation (laquelle ?)		***L'écoute de B :*** quels effets provoque sur B l'écoute de A ? – postures – mots (lesquels ?) – reformulation (laquelle ?)	
L'interaction : – identifier les différentes phases de la communication. – effets sur A ?		***L'interaction :*** – effets sur B ?	
L'évolution observée chez A entre le début et la fin de la communication : – effets sur A ?		***L'évolution*** observée chez B entre le début et la fin de la communication : – l'attitude – le vocabulaire – les relations	
L'objectif : – l'objectif de la communication est-il atteint ? – conditions relationnelles de cette communication (bienveillance, opposition, neutralité, agressivité ?)		***L'objectif :*** – l'objectif de la communication est-il atteint ? – conditions relationnelles de cette communication (bienveillance, opposition, neutralité, agressivité ?)	

10 Éducation à l'autonomie

Les causes de perte d'autonomie chez les personnes âgées sont nombreuses mais on peut les classer en deux catégories :

- ***le vieillissement naturel***, sans pathologies graves associées, qui entraîne presque obligatoirement un état de dépendance chez le grand vieillard ;
- les ***maladies*** ou les ***accidents*** qui créent ou accélèrent brusquement la dépendance chez des personnes jusqu'alors autonomes.

Les objectifs de l'aide peuvent alors être très différents. Il s'agit soit de favoriser, soit de maintenir l'autonomie de la personne.

1 Éduquer le patient à l'autonomie

Nous ne pouvons envisager ici toutes les actions d'éducation dans tous les domaines. Elles sont innombrables et dépendent de chaque patient en fonction de son état, de ses besoins, de ses attentes, mais aussi de chaque équipe. Cependant, on peut retrouver des principes généraux qui doivent être respectés par l'AS dans leur mise en œuvre.

A Principes à respecter

L'AS doit :

- ***« aider à faire » et non « faire à la place »*** de la personne pour « gagner du temps » ;
- ***stimuler l'autonomie*** restante afin de pallier la dépendance ;
- laisser aux personnes le ***temps d'agir*** elles-mêmes ;
- créer les ***conditions favorables*** pour que la personne agisse de façon autonome ;
- ***en faire « ni trop, ni trop peu »***, car en faire trop, c'est aller vers l'infantilisation de la personne et l'installation dans la dépendance, tandis qu'en faire trop peu, c'est la mettre en situation d'échec, donc de danger physique ou psychique ;
- avoir une ***attitude éducative***, encourageante, rassurante ;
- ***s'interdire les attitudes infantilisantes*** par bonnes intentions ;
- garder à l'esprit l'***objectif primordial*** de ses actions : « maintenir l'autonomie de la personne pour la libérer ».

B Différents projets d'aide à l'autonomie

Les AS ont des rapports privilégiés avec les personnes âgées, car ils ont des contacts fréquents et prolongés avec elles. Lorsqu'un projet d'aide à l'autonomie est déterminé par une équipe, les AS ont un rôle primordial d'aide à l'autonomie dans les domaines relevant de leur champ professionnel comme :

- l'aide à l'hygiène corporelle et à l'habillement ;
- l'aide à la motricité et au déplacement ;
- l'aide à la prévention de complications de l'alitement ;
- l'aide à la stimulation intellectuelle, et au maintien des relations.

Dans chacun de ces domaines, l'AS doit maintenir ou restaurer l'autonomie de la personne. Prenons un exemple dans le domaine des soins d'hygiène corporelle et d'habillement très importants pour le patient.

SITUATION ***Les actions d'aide à l'autonomie de Mme S., 76 ans***

Mme S. est traitée à l'hôpital pour un épisode d'infection pulmonaire. Au cours de son séjour, elle présente un état dépressif avec perte d'appétit et refus de se lever. L'équipe envisage cependant de l'aider à retrouver son autonomie car son état de santé lui permettrait un retour au domicile. L'aide portera sur la stimulation au cours des soins d'hygiène et le rétablissement de relations sociales qui ont été altérées par l'hospitalisation.

EXPLICATIONS Le choix d'un objectif et d'une stratégie dépend de l'état du patient, de son âge, du diagnostic médical et de l'évaluation de l'autonomie. Ce choix est le fruit d'un travail d'équipe comme le sera la mise en place des actions d'aide. L'aide apportée aux personnes âgées en perte d'autonomie doit répondre aux critères définis par la ***charte des personnes âgées dépendantes***.

Rôle de l'AS

Éducation à l'autonomie au cours d'un soin d'hygiène (toilette et habillement)

Afin de donner envie au patient d'être autonome au cours du soin, l'AS :

- lui montre l'importance de son image corporelle dans ses relations avec ses proches et sa famille (par exemple : « Votre neveu a apprécié votre robe à fleurs… ») ;
- organise les lieux et le matériel de façon à ce que la personne prenne en charge la plus grande partie possible du soin (par exemple : encourager Mme S. à aller jusqu'à la salle de bains plutôt que de lui faire sa toilette au lit) ;
- laisse à la personne le choix de ses vêtements (par exemple : emmener Mme S. devant la penderie pour choisir) ;
- propose la modification ou l'achat de vêtements qui facilitent l'habillage (par exemple : vêtements ouverts plus faciles à enfiler, boutons remplacés par du velcro…) ;
- reste présent et valorise sans cesse les efforts de la personne (par exemple : « Vous voyez aujourd'hui, vous avez fait ça… ») ;
- lève la personne, la fait marcher chaque jour (selon consigne) ;
- la fait asseoir au fauteuil et lui donne les objets de première nécessité, car être autonome, c'est être mobile, c'est être capable de manipuler, d'utiliser des objets ;
- la stimule pour recevoir sa famille, ses petits-enfants, ses amis (lui propose de leur téléphoner, de leur écrire, transmet les messages réceptionnés).

5

2 Favoriser ou maintenir l'autonomie

Fig. 5.8 Évaluation du degré d'autonomie et de son évolution.

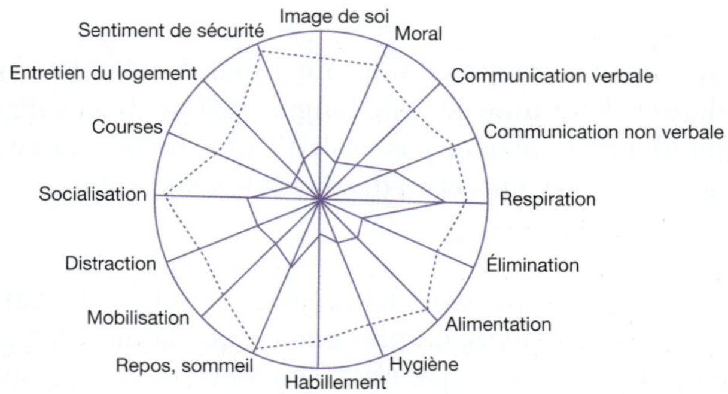

Point central : dépendance totale
Cercle extérieur : autonomie totale
— : état d'autonomie du patient
- - - : état d'autonomie que l'on envisage de retrouver

11 Communication avec une personne en fin de vie

1 Psychologie et mode d'expression d'une personne en fin de vie

La psychologie de la personne au cours des étapes vers la mort a été décrite par E. Kübler-Ross (*cf.* Module 3, chapitre 3). Ces étapes peuvent être incomplètes ou s'intriquer, mais leur connaissance permet de suivre l'évolution de la personne, de mieux la comprendre et de mieux répondre à ses besoins. Une personne en phase terminale utilise divers modes d'expression.

A Langage verbal

Le mourant « annonce » sa mort. C'est le mode d'expression le plus facile à comprendre pourvu qu'on sache l'entendre. Cette confidence pourra se faire à l'improviste quand le soignant sera occupé à faire son travail habituel. L'irruption soudaine de cette confidence et son caractère dramatique requièrent une attention soutenue. Elle prend différentes formes.

a. Affirmation

Par exemple : dans les stages de formation, quand les soignants s'efforcent de se souvenir de ce qu'a dit textuellement un malade mourant, on ne trouve jamais de point d'interrogation, de formule sous forme de question, ce sont toujours des affirmations, telles que :

- « Je n'en ai plus pour longtemps » ;
- « Je vais rejoindre mon mari » ;
- « Je suis foutu » ;
- « De toute façon, il n'y a plus rien à faire » ;
- « Je vais partir, je ne reviendrai pas » ;
- « Laissez-moi mourir » ;
- « Je ne vous reverrai pas demain » ;
- « C'est fini, je suis à la fin de mon chemin ».

Comme le démontrent les affirmations précitées, l'annonce de sa mort, pour un patient, prend diverses formes.

b. Conclusion

Après des jours de réflexion et des nuits sans dormir, le patient aboutit à la conclusion qu'il va mourir. Ce qu'il dit alors est le résumé de cette longue analyse de sa situation. Il se concentre en quelques mots. L'interlocuteur peut ne pas saisir d'emblée le sens de ce propos. Il lui faut lui aussi du temps pour assimiler ces mots et en découvrir le sens profond.

c. « Acceptation »

L'acception comporte une part de passivité mais celle-ci n'est pas négative. Il semble que le mourant admet qu'il faut « faire avec », ou plus encore que la mort fait partie de la vie. Certains disent que le temps se termine et que c'est bien ainsi. Les soignants remarquent que le mourant manifeste une réelle sérénité. On parlait autrefois « du mieux de la fin ». Les dernières paroles ne sont pas souvent des « volontés » au sens propre du terme, mais des propos d'une grande sagesse. Elles disent quelque chose de la vie ou de la mort à sa place.

d. « Aveu »

En parlant ainsi de sa situation, la personne en fin de vie confie quelque chose d'essentiel. C'est un aveu par lequel elle se livre. Il est très délicat de recevoir cette confidence par laquelle une personne s'abandonne sans défense. Elle ne se répètera d'ailleurs pas. Celui qui l'a entendue ne pourra pas s'en prévaloir.

Rôle de l'AS

Le soignant se doit d'être totalement et immédiatement accueillant, sinon le patient se refermera définitivement, surtout si ses propos sont contestés.
L'accompagnant ne doit pas chercher à répondre immédiatement, mais laisser reposer en soi les phrases entendues, se sensibiliser peu à peu à la mentalité du malade.
Le soignant manifeste sa présence silencieuse jusqu'à la fin par :
- une pression de la main ;
- un regard et une écoute bienveillante ;
- un geste doux pour arranger les oreillers, etc.

B Langage non verbal

Le langage non verbal s'exprime surtout par le regard et les postures.

a. Regard

Le regard du mourant est aussi un moyen de communication spécifique auquel personne ne reste insensible ; quiconque a déjà croisé le regard d'un mourant sait qu'il s'agit bien d'un mourant. Il est très difficile de soutenir ce regard qui semble dépasser les limites de la chambre et fixer l'horizon…

b. Postures

Selon l'évolution de leur psychologie, les patients pourront exprimer leurs sentiments en prenant des postures différentes. Par exemple : tourner le dos, regarder le mur deviennent des expressions très éloquentes.

C Langage symbolique

Comme il est difficile de parler de sa « fin », certaines personnes utilisent un langage symbolique. Elles s'expriment tout en se cachant par différents moyens.

a. L'adulte parle par images

Par exemple, un homme de 40 ans profondément affaibli, qui ne pouvait signer ses chèques, avouait : « Voyez, progressivement j'ai tout perdu… même ma signature ».

b. L'enfant parle par le dessin

Par exemple, un enfant avait dessiné un petit garçon devant un tank. Après avoir parlé de sa mort, il avait ajouté au-dessus du tank un papillon jaune qui s'élevait vers le ciel…

Rôle de l'AS

Pour le soignant, il est souvent difficile de décoder le message contenu dans une image ou un dessin. Laisser chanter les mots, écouter son émotion permettra de se mettre sur la longueur d'onde de ces malades mourants qui parlent de leur mort.

D Silence

Le silence aussi peut être porteur de messages. La communication avec le patient dans le coma est particulièrement délicate. On sait que ce patient peut entendre beaucoup plus qu'on ne l'imagine. On recommande toujours de faire très attention à ce que l'on dit autour de lui. On peut lui parler mais la parole qui lui est adressée comporte l'exigence d'une transparence absolue ; ce doit être une parole de vérité.

2 Accompagnement d'une personne en fin de vie

L'accompagnement est une prise en charge globale concernant à la fois les dimensions physiques et psychologiques, pour une meilleure qualité de vie. L'AS a un rôle essentiel à jouer dans la mise en place de l'accompagnement (*cf.* Modules 1 et 3).
Pour que l'accompagnement se déroule dans les meilleures conditions, il est nécessaire que la communication passe bien. Le soignant doit :
- bien connaître le patient afin de mieux communiquer avec lui ;
- bien connaître sa famille et la faire coopérer à l'accompagnement (la communication « patient-soignant-famille » est essentielle).

A Recherche de la « bonne attitude »

La formation du soignant à l'accompagnement en fin de vie est indispensable. Le psychologue Porter distingue ***sept attitudes d'écoute*** (*cf.* chapitre 8 de ce module). Les connaître permet d'analyser sa conduite et d'améliorer sa relation.

B Recherche de la « bonne distance »

Le soignant trouve la juste mesure entre un investissement excessif et une indifférence impossible. La bonne distance consiste à gérer cette relation en évitant ces deux excès.

a. Accepter les confidences

Certains patients peuvent confier au soignant des pensées intimes qu'ils n'ont jamais partagées avec leurs proches. Le soignant se sent alors entraîné, malgré lui, dans une ***intimité*** qui déborde de son travail habituel. Il peut en ressentir une certaine gêne et peut dire au patient avec des mots amicaux et bienveillants, par exemple : « Votre fille vous serait certainement reconnaissante d'entendre ça elle aussi, qu'en pensez-vous ? » ; « Ces confidences, c'est votre histoire, votre fils y a droit aussi... N'hésitez pas à lui en parler aussi ».

b. Accepter le dialogue

La communication avec la personne en fin de vie est très riche. Elle permet à chacun de devenir d'autant plus intelligent de son propre point de vue, que l'on sait s'ouvrir au point de vue de l'autre. Le soignant peut (aussi) devant des propos qui lui posent question, élaborer sa propre réponse. Il aidera ainsi le patient à élaborer la sienne.
Ainsi, tant au plan affectif qu'au niveau de la réflexion, il s'agira toujours de trouver la ***bonne distance***. L'accompagnement doit permettre au patient de rester jusqu'au bout un vivant pour lui-même et pour sa famille, c'est-à-dire capable d'un désir qu'il faudra entendre et satisfaire, d'avoir une dignité qu'il faudra respecter. L'accompagnement implique de la part du soignant beaucoup de ***tolérance*** et de ***respect***.

SITUATION *Marcel, 80 ans, n'en a plus pour très longtemps à vivre*

Tout se fait sombre et les quelques blouses blanches qui virevoltent autour de lui semblent autant de provocations et de défis qu'il ne peut plus relever. Sa colère l'emporte par moment et les injures fusent contre le personnel hospitalier, qui lui résiste (dit-il) et qui ne peut rien pour lui. Mais, à la fin du service, Marcel se recroqueville sur lui-même et dit adieu à tous, en prenant la main d'Annie (l'AS qui l'a écouté jusqu'à la fin…).

3 Accompagnement de l'entourage d'un patient en fin de vie

Accepter le patient comme une personne signifie d'abord l'accepter avec et dans son entourage. Trouver une relation équilibrée entre famille, patient et soignant est alors une nécessité. Le soignant doit s'efforcer de remplir les tâches suivantes.

A Connaître la famille

Ce qui atteint le patient atteint aussi « sa famille » au plus profond de son être. Le soignant agit en « tiers » et, en tenant bien sa place, il peut grandement favoriser les relations du patient et de sa famille.

a. Qui est la famille[32] ?

Le plus souvent, le personnel de soins connaît plusieurs membres de la famille, qu'il rencontre au cours des visites de la journée, tandis que le médecin ne connaît que le membre le plus représentatif (souvent le « conjoint » pour l'adulte, le (ou les) parent(s) pour l'enfant).

Le personnel de soins, dans son ensemble, souhaite connaître la famille pour la prévenir de l'état du patient ou du décès. Il lui faut un responsable, quelqu'un « à qui parler »… Mais il doit savoir que :

- souvent le patient ne tient absolument pas à parler des liens qu'il entretient avec chaque membre de sa famille. Il n'a pas envie de mettre à nu sa vie privée ! La famille sera donc celle que le patient décide de présenter, et on doit respecter ce choix ;
- s'il doit y avoir un rendez-vous organisé par le médecin avec la famille, le patient doit en être averti et donner son accord. C'est un respect indispensable envers le patient.

b. Comment parler à la famille ?

Lorsque le patient est en phase terminale, c'est plus souvent l'infirmier(ère) (ou le médecin) qui est sollicité(e) par la famille pour parler du patient. C'est à elle (ou à lui) que la famille demande : « Pour combien en a-t-il… ? » Or l'expérience prouve que le médecin peut se comporter de diverses façons pour remplir, ou se dérober à cette tâche délicate.

32. Famille : d'après le dictionnaire, la famille représente « les personnes apparentées vivant sous le même toit ». Nous prenons ici le mot au sens large du terme : il ne se borne pas aux liens de sang mais à l'entourage immédiat, c'est-à-dire à l'ensemble des personnes signifiantes pour le malade.

SITUATION

1er cas : demande d'entretien au cadre infirmier

Les enfants de M. G., patient en phase terminale, ont demandé un entretien au cadre infirmier, Mme Durand. Celle-ci les a reçus longuement dans son bureau pour parler du patient, de son état, de ses réactions. Elle a dit ce que l'équipe sait de lui en regard des examens et de son état clinique. Elle a parlé vrai : « M. G. va mal. Ses examens de laboratoire ont donné tels résultats, il ne communique plus. Toutefois, nous ne savons ni le jour ni l'heure. Et nous sommes présents et attentifs. Vous pouvez rester 24 h/24 h dans le service. »

2e cas : demande d'entretien au Dr G.

Les enfants de Mme X., patiente en phase terminale d'un cancer, ont demandé un entretien au Dr G., chef de service d'oncologie. Le médecin les a rencontrés dans le couloir. Il leur a dit : « Mme X n'en a plus que pour quelque temps. Il faudra prendre vos dispositions. Rappelez-moi votre numéro de téléphone. Je vous appellerai… Courage ! ». Les enfants de Mme X. ont demandé à rencontrer le cadre supérieur de santé pour en savoir davantage…

3e cas : la transmission de Zora (AS)

Le Dr A. est passé ce matin à la clinique où M. P. est en phase terminale. M. P. a demandé à voir sa famille à Zora, AS. Celle-ci lui rappelle qu'elle vit en province et qu'elle se déplace tous les mois pour lui rendre visite. Le Dr A. dit à Zora dans le couloir : « M. P. n'en a plus que pour quelques heures, informez la famille… ». Zora en informe sa responsable, qui fait immédiatement le nécessaire.

B Accepter les relations triangulaires

En fait il s'agit de vivre à plusieurs une relation soignante, qui est d'emblée triangulaire (***patient-soignant-famille*** ; *cf.* Module 1). Conserver cette triangulation et éviter les exclusions de toutes sortes au niveau familial, est donc pour le soignant la première ligne de conduite.

C Éviter les confusions de rôle

Les confusions de rôle sont des écueils à éviter dans les relations avec la famille.

- ***Le soignant reste le soignant***, il ne peut devenir le « parent » du patient, même si les rapports sont très chaleureux.
- ***La famille reste la famille***, il ne faut pas lui demander de jouer le rôle du soignant. Par exemple, on observe souvent certaines épouses de patient qui cherchent à devenir les soignantes de leur mari. Or le conjoint ne peut jouer tous les rôles à la fois, car cela peut :
  - déséquilibrer les relations de couple,
  - dégrader les relations de la famille et des soignants,
  - détériorer la santé physique et morale de la personne.

D Partager la souffrance de la famille

La souffrance est supportée différemment par chacun. Parfois, la déception qu'a la famille du patient est bien différente de celle qu'il ressent lui-même. Or, très souvent, c'est la famille qui prend la décision d'interpeller le corps médical à propos de la souffrance. Les soignants doivent démontrer à la famille qu'ils comprennent cette demande et qu'ils la prennent en compte par tous les moyens possible au niveau de leur fonction et de leur mission. L'accompagnement doit être guidé par la « sympathie[33] ».

E Comprendre l'auto-défense de la famille

Il faut savoir que les familles elles-mêmes passent par plusieurs étapes psychologiques semblables à celles du mourant avant d'accéder à l'acceptation de la mort d'un parent. Le cheminement n'est pas le même d'un membre de la famille à l'autre selon le lien de parenté.

33. Étymologie : sympathie signifie « souffrir avec ».

De plus, des décalages peuvent se produire entre ces personnes : l'un est encore au refus tandis que l'autre est dans la ***tristesse*** de la ***résignation***.
Le refus, la colère et l'agressivité que manifeste parfois la famille à l'égard des soignants sont les signes d'une réaction violente devant l'approche de la mort, ressentie comme une agression insupportable et insurmontable.
Les membres de l'équipe doivent réfléchir sur les points importants de la fonction d'accompagnement, en particulier celui de savoir reconnaître les attitudes de défense et de savoir y répondre dans le respect du patient et la dignité de leur fonction.

SITUATION *Mme X. face à la mort de son père*

Mme X. a pour son père un profond attachement et le voir s'éteindre est pour elle une épreuve difficile. Elle appelle souvent les soignants et elle hurle sa rancœur lorsque les soignants tardent à répondre à ses appels. Le personnel est fatigué de ses plaintes. Lorsque son père est mort, Mme X. est allée voir le personnel. Elle était calme et pleine de respect. Elle s'est excusée et a offert des fleurs.

Rôle de l'AS

En présence de la famille face au deuil

L'ouverture de cœur est souvent d'un grand bénéfice pour la famille. Le soignant joue ici un rôle de suppléant.
L'AS doit comprendre les « mécanismes de défense » de la famille : lorsqu'on parle de « défense », il ne s'agit pas de se défendre contre les soignants qui seraient considérés comme des êtres menaçants. La défense est un mécanisme psychique qui envahit celui (ou celle) qui sent un danger sous-jacent. En fait, la famille du patient en fin de vie cherche à ***se protéger de la souffrance***. On peut observer diverses attitudes de défense.

a. La défense comme un rejet de la réalité

Parmi les réactions de défense, citons :

- ***la dénégation*** : c'est nier une situation angoissante. Par exemple, Mme A. peut dire : « Mon père ne va pas si mal que ça » ; « Regardez mon père va mieux, il a terminé son repas » ;
- ***la projection*** : c'est prêter à d'autres les émotions et les sentiments que l'on refuse de reconnaître en soi. Par exemple, quand un patient dit : « Je vais mourir », son entourage s'écrie : « Mais non, mais non ! » et interprète ces paroles comme un besoin d'être rassuré ;
- ***l'annulation rétroactive*** : c'est une tentative qui vise à nier l'irréversibilité du temps et à refaire l'histoire en la racontant autrement. Ainsi, on voit certains membres de la famille du patient faire des projets ou certifier que tout se passera bien. Par exemple, Mme G. dit : « Mon mari sortira dans un mois de la clinique et nous irons nous reposer en Provence ».

b. La défense comme une colère retournée contre soi

La famille ne veut pas admettre sa colère, ni assumer son agressivité à l'égard des soignants. Alors elle la retourne contre elle-même. Par exemple, le fils du patient peut se ronger les ongles, se mordre les doigts. La fille de la patiente peut avoir mal au ventre et est souvent victime d'insomnies à répétition.

5

F Prendre en compte la culture et la religion d'une personne en fin de vie et de son entourage

Le soignant doit comprendre que témoigner du respect au patient, c'est prendre en compte sa culture et sa religion. C'est fondamental dans une relation thérapeutique : la nécessité de faire preuve de respect pour le patient est un concept qui dépasse toutes les frontières culturelles.
Le soignant doit :

- ***prendre en compte les besoins spécifiques du patient et de son entourage***. Le soignant doit planifier les soins en s'appuyant sur les besoins spécifiques du patient car les soins doivent être cohérents avec les informations recueillies lors de la collecte de données (à l'arrivée) ;

- ***éviter les préjugés***. Le soignant doit écarter impérativement les valeurs personnelles, préjugés, idées et attitudes qui seraient évaluatrices et pourraient avoir un effet négatif sur la relation de soins ;
- ***s'informer sur tous les aspects de la culture du patient***. Le soignant doit savoir que, recueillir les données culturelles de la personne, exige d'obtenir des informations sur tous les aspects d'une culture donnée. L'AS doit savoir que :
  - certaines personnes apprécient le *contact physique* (le toucher), d'autres s'y refusent,
  - certaines valorisent le *regard*,
  - certaines personnes apprécient souvent de commencer une *conversation* par des banalités et ne discuterons pas volontiers avec des soignants qui ne leur parlent que de choses graves,
  - certains patients hésitent à discuter immédiatement de questions personnelles. Pour de tels individus, il est important que se développe d'abord un *climat de confiance*. Cela peut être difficile dans les situations d'urgence,
  - pour certains patients (par exemple : les mormons), la transfusion de sang est interdite (ce qui pose problème lorsque le pronostic vital est en jeu) ; *cf.* Module 1.

Rôle de l'AS

Lorsqu'il travaille avec un patient en fin de vie ayant une histoire culturelle différente, l'AS doit être attentif :

- ***aux signes d'anxiété*** et répondre de manière rassurante et selon les habitudes culturelles de la personne ;
- ***à la forme de l'écoute*** dans la culture de la personne en question. Par exemple, chez certains, on peut montrer qu'on écoute en regardant la personne qui parle ; alors que pour d'autres, c'est en tendant l'oreille qu'on prouve son attention. Le sentiment d'être écouté est très important car il réduit la distance entre individus ;
- ***aux mots*** que le malade paraît comprendre et cela afin de pouvoir les réutiliser plus souvent :
  - les messages devraient rester simples et formulés phrase par phrase,
  - il faut éviter d'utiliser des termes médicaux ou des abréviations par respect du patient.

L'AS doit :

- ***utiliser des techniques de reformulation et de validation*** telles que : « Vous ai-je compris correctement ? ». Lorsque deux personnes parlent la même langue, il leur est déjà difficile de transmettre exactement leur pensée, c'est encore plus difficile lorsque ce n'est pas le cas ;
- ***tenir compte des réticences dans le domaine sexuel***. Par exemple, pour aborder un sujet (qui, directement ou indirectement, touche l'aspect sexuel) avec une personne d'origine arabe, pakistanaise, il est important d'avoir pour interlocuteur une personne de même sexe ;
- ***privilégier le langage non verbal***. Sans l'aide des mots, le soignant doit avoir recours à un mode de relation plus affectif. Un ton de voix, une expression du visage peuvent soulager l'anxiété du patient en fin de vie.

Hygiène hospitalière

Compétences et objectifs de formation

Compétence

Utiliser les techniques d'entretien des locaux et du matériel spécifiques aux établissements sanitaires, sociaux et médico-sociaux.

Objectifs de formation

– Identifier et choisir le matériel et les produits appropriés.
– Doser et utiliser les produits en fonction des procédures et des fiches techniques.
– Utiliser les techniques de nettoyage appropriées, notamment pour lutter contre les infections nosocomiales, en appliquant les protocoles et les règles d'hygiène et de sécurité.
– Identifier et respecter les circuits d'entrée, de sortie et de stockage du linge, des matériels et des déchets.
– Installer le mobilier et le matériel de la chambre en l'adaptant à l'état de la personne.
– Utiliser les techniques de rangement et de stockage adaptées.
– Apprécier l'efficacité des opérations d'entretien et identifier toute anomalie.
– Repérer toute anomalie dans le fonctionnement des appareils médicaux et alerter.

Module 6

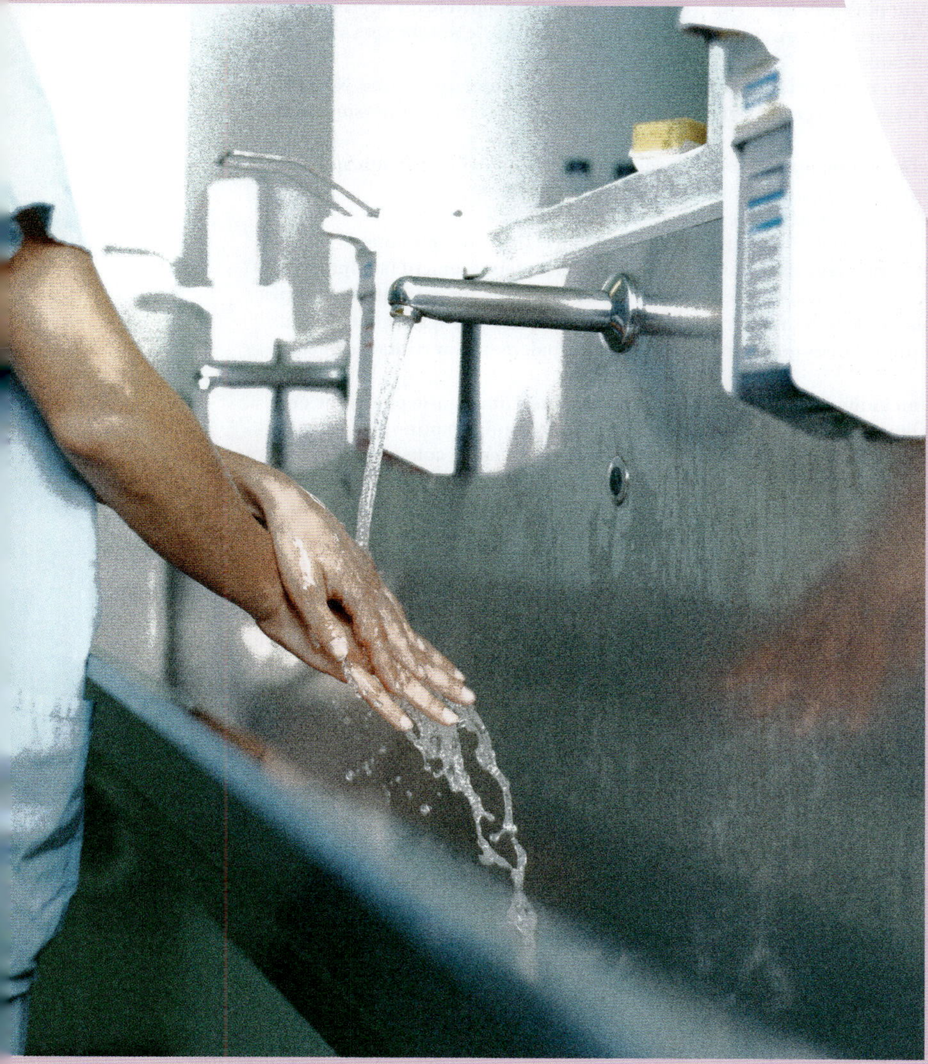

Janie Airey / Digital Vision

1 Mécanismes de l'infection

À l'évocation du mot ***infection***, on est tenté d'associer immédiatement d'autres termes, tels que contagion, contamination, microbes, maladies, etc.
Nous allons voir que tous ces termes sont effectivement liés, de façon directe ou indirecte, au processus infectieux.
Il est donc très utile de connaître leurs définitions respectives afin de mieux comprendre le mécanisme de l'infection (*cf.* ci-après).

DÉFINITIONS DES TERMES LIÉS AU PROCESSUS INFECTIEUX

- **La contamination : c'est l'envahissement de l'organisme par des micro-organismes. Si l'organisme se prête à la multiplication microbienne, la contamination est suivie d'infection[a]. À ce stade, il y a rarement de symptômes.**
- **L'infection : c'est l'invasion de l'organisme par des agents infectieux capables de s'y multiplier. L'infection est toujours accompagnée de symptômes : localement (rougeur, douleur…) ou généralisés (fièvre, augmentation des globules blancs…).**
- **Le pouvoir pathogène : le pouvoir pathogène d'un micro-organisme est la propriété qu'il possède de rendre un individu malade. Il est variable d'un sujet à un autre selon l'espèce, le nombre et sa résistance naturelle ou acquise aux antibiotiques.**
- **La virulence : c'est la capacité d'un microbe à se multiplier à l'intérieur de notre organisme. Notons qu'un état de santé affaibli, ou fragilisé, accroit la virulence du microbe (c'est le cas des personnes âgées ou immunodéprimées).**
- **La contagion : c'est la transmission d'une maladie ou d'une infection d'un individu à un autre.**
- **Les modes de transmission des micro-organismes sont :**
  - ***direct*, d'une personne à une autre (voie aérienne) ;**
  - ***indirect*, essentiellement par l'intermédiaire des mains, du matériel et de l'environnement.**
- **Le portage : présence d'un agent infectieux dans l'organisme mais sans retentissement (symptômes). Il y a ainsi des personnes qui sont porteuses, sans le savoir, des virus de l'hépatite, du Sida, de l'herpès et peuvent transmettre ces maladies lors des rapports sexuels, par exemple. C'est également le cas de bactéries multirésitantes aux antibiotiques qui se transmettent principalement par contact direct ou indirect (surfaces).**
- **L'immunité : état réfractaire d'un individu contre un antigène déterminé. L'immunité peut donc être :**
  - ***naturelle* : congénitale, spécifique à une race, à une lignée d'individu, à une personne ;**
  - ***acquise* : soit spontanée à la suite d'une infection, soit provoquée, ce qui est la conséquence de la vaccination.**
- **L'antigène : on appelle antigène toute substance étrangère à l'organisme (microbe, toxine) qui, introduite dans celui-ci, y fait naître par réaction de défense, une substance antagoniste, l'anticorps capable de la détruire.**
- **L'anticorps : on appelle anticorps toutes les substances circulant dans le corps, fabriquées par les lymphocytes (famille des globules blancs), capables de se fixer sur les microbes et d'empêcher leur multiplication ou de procéder à leur destruction. Remarque : certains anticorps sont présents chez tous les individus (anticorps naturels) ; d'autres anticorps n'apparaissent qu'après un premier contact avec la maladie ou après vaccination (anticorps immuns).**

a. Il ne faut donc pas confondre ces deux termes ; ils ne sont pas synonymes (*cf. Dictionnaire médical*, J. Quevauvilliers, Masson, 2003).

1 Causes de l'infection : les micro-organismes

Les micro-organismes (appelés couramment microbes[1]) sont de petits êtres vivants capables de se nourrir, de respirer et de se reproduire. Ils sont mesurés en micron (1/1000 de mm) et ne sont visibles qu'au microscope.

1. Du grec *mikros* « petit » et *bios* « vie ».

A Classification des micro-organismes

On peut distinguer deux grandes catégories de micro-organismes : les ***protistes*** et les ***virus***. De nombreux protistes sont à l'origine d'infections et de maladies (*cf.* Tableau 6.1). Il faut savoir que :

- les protistes ont les trois éléments indispensables au fonctionnement cellulaire (la ***membrane***, le ***cytoplasme*** et le ***noyau***) ;
- les virus ne les ont pas et n'ont pas de métabolismes cellulaires.

Tableau 6.1 Classification des micro-organismes.

Classe	Type	Exemples de micro-organismes pathogènes
Protistes eucaryotes	Protozoaires	– Amibe (dysenterie) – Hématozoaire (paludisme)
	Champignons	– Candida albicans (muguet)
Protistes procaryotes	Bactéries[a]	– Bacilles (coqueluche, tuberculose, angine...) – Pneumocoque (pneumonie) – Staphylocoque (plaies purulentes)
Virus	Gros virus Moyens ou petits virus	– Rougeole, rubéole, varicelle... – Grippe, Sida, herpès, rhino-pharyngite, etc.

a. Les bactéries peuvent être de forme ronde (ou coque), regroupées par deux ou en chaînette ou en grappe ou de forme allongée : en bâtonnets (bacilles) ou en forme de spirales, de virgules...

B Différentes bactéries pathogènes

- ***La bactérie pathogène*** spécifique est une bactérie identifiée d'après ses caractères, son mode de transmission, son habitat. Elle provoque une maladie (pathos, en grec). Par exemple, le méningocoque est une bactérie pathogène responsable de la méningite.
- ***La bactérie opportuniste*** est une bactérie non pathogène qui peut devenir pathogène à l'occasion d'un état de faiblesse. Par exemple : les staphylocoques qui vivent à l'état ***saprophyte*** dans l'air et à l'état ***commensal*** dans le nez, sur la peau ; les colibacilles de l'intestin peuvent provoquer des infections intestinales ou urinaires (bactéries : *escherichia coli*).

2 Modes de transmission des micro-organismes

La transmission est définie par le mécanisme de passage d'un microbe du réservoir (la plupart du temps, un individu porteur) à un hôte réceptif.

La transmission des micro-organismes peut être :

- ***manuportée*** : à l'hôpital, 80 % de la transmission des micro-organismes se fait par manuportage, c'est-à-dire transporté par les mains des soignants d'un patient porteur ou infecté à un patient non porteur ou infecté ;
- ***aéroportée*** : le sujet porteur émet des petites gouttelettes provenant de la toux. Elles sont le support d'un agent infectieux provenant des voies aériennes profondes que le sujet sain va inhaler (respirer) pour développer la maladie. Exemple : la tuberculose, la rougeole, la varicelle ;
- ***par gouttelettes*** : grosses gouttelettes provenant de l'oropharynx (voies aériennes supérieures), contenant l'agent infectieux qui, par projection directe sur le nez, la bouche et les yeux (conjonctive), transmet la maladie. Exemple : la grippe, la méningite, la bronchiolite ;
- ***par le sang*** : transmission d'un virus principalement du sang d'une personne porteuse ou infectée à l'occasion d'un accident d'exposition au sang (piqure, coupure).

A Risque infectieux

La chaine épidémiologique est constituée d'un trinôme : le réservoir, l'agent infectieux et la porte d'entrée. À l'hôpital, le risque infectieux est omniprésent, mais sa survenue n'est pas systématique. Plusieurs éléments doivent être réunis : l'agent infectieux, l'hôte (patient ou soignant) et l'environnement.

Trois temps peuvent se succéder :

- ***la contamination***. Elle se traduit par la présence d'un micro-organisme en faible quantité et sans manifestation clinique (symptômes). Cela peut être une bactérie, un virus, un champignon, un parasite. Il entre en contact avec le patient. L'environnement peut favoriser la dissémination des micro-organismes ;
- ***la colonisation***. Elle se définit par la présence en grand nombre d'un micro-organisme mais toujours sans manifestation clinique. C'est souvent la phase préliminaire à l'infection ;
- ***l'infection***. Elle est mise en évidence par la présence d'un type de micro-organisme en grand nombre, associé à des manifestations cliniques et/ou biologiques.

B Voies de pénétration microbienne

Les micro-organismes peuvent pénétrer dans notre organisme par différentes voies citées ci-dessous :

Voie oropharyngée :
- virus de la rubéole, rougeole, grippe, rhume… ;
- bacille de la tuberculose, de la coqueluche… ;
- bacille de la pneumonie ;
- champignon du muguet (chez le bébé, notamment).

Voie digestive :
- bacilles des toxi-infections alimentaires ;
- amibe de la dysenterie.

Voie cutanéo-muqueuse :
- virus de l'herpès labial ;
- bacille du tétanos (par des plaies, des abcès).

Voie sexuelle :
- virus du SIDA ;
- bacilles ou virus des IST (syphilis, etc).

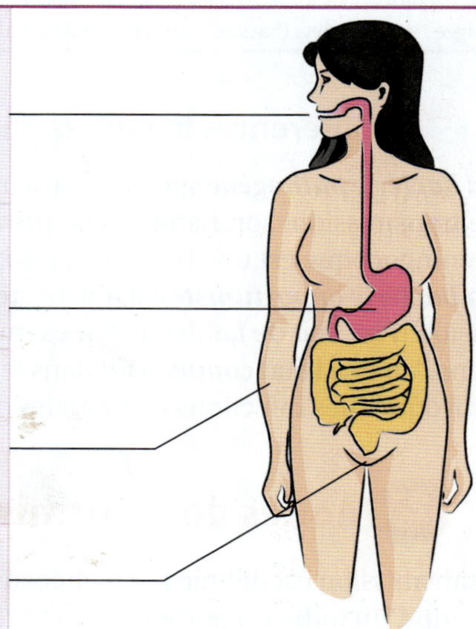

C Moyens de défense de l'organisme

Lorsqu'il est attaqué, l'organisme a la capacité de se défendre, c'est le phénomène de l'***immunité***. Il existe deux types d'immunité.

a. Immunité naturelle (ou non spécifique)

Elle met en œuvre une défense externe et une défense interne.

Défense externe

La peau, les muqueuses ou les sécrétions glandulaires (larmes, salive) sont les premières barrières que les micro-organismes pathogènes ont à franchir. Ces bactéries (cutanéo-muqueuses) contiennent des substances microbicides[2].

2. Microbicide : tue les microbes.

Défense interne

La défense interne de l'organisme s'effectue en plusieurs étapes. Si l'on prend pour exemple une plaie à la jambe, voyons comment l'organisme va se défendre contre la pénétration microbienne. On remarque :

- ***une étape locale*** mettant en action les globules blancs (granulocytes) à l'endroit de la pénétration des microbes. Une ***réaction inflammatoire*** se produit, elle est caractérisée par les quatre points cardinaux de l'infection : rougeur, douleur, chaleur, gonflement. On peut dire que les globules blancs fonctionnent comme « les premiers gardes du corps » auxquels se heurtent les microbes. Ils ont la propriété de :
  - sortir des vaisseaux sanguins pour les circonscrire : c'est la ***diapédèse***,
  - ensuite de les englober, de les tuer et de les digérer : c'est la ***phagocytose*** ;
- ***une étape lymphatique*** : les microbes passent dans les vaisseaux lymphatiques et sont alors arrêtés au niveau des ganglions qui deviennent durs et douloureux. Par exemple : lors de l'examen clinique, le médecin évalue l'envahissement infectieux en palpant la chaîne ganglionnaire correspondante au creux de l'aine, des aisselles, sous les maxillaires ;
- ***une étape sanguine*** : si les deux étapes précédentes n'ont pas suffi à détruire les microbes, ceux-ci passent alors dans le sang et peuvent déclencher une infection généralisée appelée ***septicémie*** (affection gravissime selon l'agent infectieux en cause et l'organisme récepteur). Il reste encore un défenseur de l'organisme : le foie qui peut neutraliser les microbes et freiner la progression de l'infection grâce aux substances spécifiques antimicrobiennes qu'il contient. C'est le dernier intervenant de l'immunité naturelle.

SITUATION

Joe a une plaie à la jambe, les ganglions de l'***aine*** sont durs et douloureux.
Marion a une infection ORL, les ganglions du ***cou*** sont durs et douloureux.
Mathieu a un furoncle au bras, les ganglions de l'***aisselle*** sont durs et douloureux.

EXPLICATIONS Que se passe-t-il ? Une lutte s'engage entre les lymphocytes (globules blancs fabriqués par les ganglions) et les microbes. Si ces derniers sont vaincus par les lymphocytes, l'infection est stoppée, c'est heureusement souvent le cas. Sinon la lutte continue.

b. Immunité spécifique (*cf.* Fig. 6.1)

L'organisme peut faire intervenir, dans certains cas, un système de défense dit spécifique, c'est-à-dire correspondant au micro-organisme agresseur (appelé ***antigène***). Des anticorps apparaissent dans notre sang.

Chaque ***anticorps***[3] correspond à un ***antigène*** spécifique, c'est-à-dire qu'il est capable de le reconnaître et de le supprimer.

Les anticorps s'appellent aussi « ***immunoglobulines*** ». Ils sont produits par les ***lymphocytes B*** (autres cellules sanguines appartenant à la catégorie des globules blancs).

Ce système de défense est plus ***lent*** à se mettre en place (15 jours au moins), mais il persiste ***longtemps*** dans l'organisme. Notons que toutes les maladies n'entraînent pas ce type d'immunité.

Toutes les maladies de la « petite enfance » provoquent une immunité spécifique. Par exemple : si quelqu'un a eu la rougeole, la rubéole ou la coqueluche, il est rare qu'il l'ait une seconde fois dans sa vie. Il garde des anticorps dans son sang qui le protégeront d'une nouvelle attaque microbienne.

Notons que l'immunité spécifique peut être acquise préventivement grâce aux ***vaccinations*** (pratiquées dans les délais indiqués ; *cf.* ci-après).

Nous venons d'étudier le principe de l'immunité acquise à la suite d'une maladie. Nous allons voir deux autres sortes d'immunité :

- l'immunité acquise par les vaccins, c'est la ***vaccinothérapie*** ;
- l'immunité acquise par les sérums, c'est la ***sérothérapie***.

---

3. Les anticorps constituent l'immunité dite humorale. Il existe un autre type d'immunité spécifique : l'immunité cellulaire provoquée par les lymphocytes. Certains lymphocytes T (dits T8) sont spécialisés dans la destruction directe des cellules contaminées par un virus ou bien cancérisées ; leur action aboutit à la lyse totale de ces cellules.

6

Fig. 6.1 Les étapes de l'infection microbienne et les moyens de défense de l'organisme.

Stades 1 : Étape locale	Stade 2 : Étape lymphatique	Stade 3 : Étape sanguine
Pénétration des microbes dans le corps	*Passage des microbes dans le système lymphatique*	*Passage des microbes dans le sang*
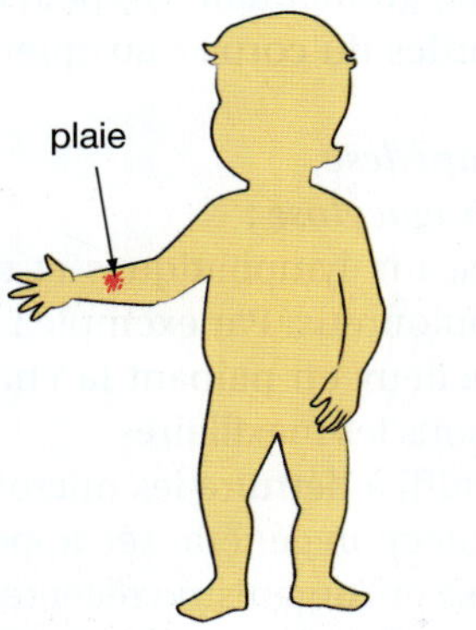	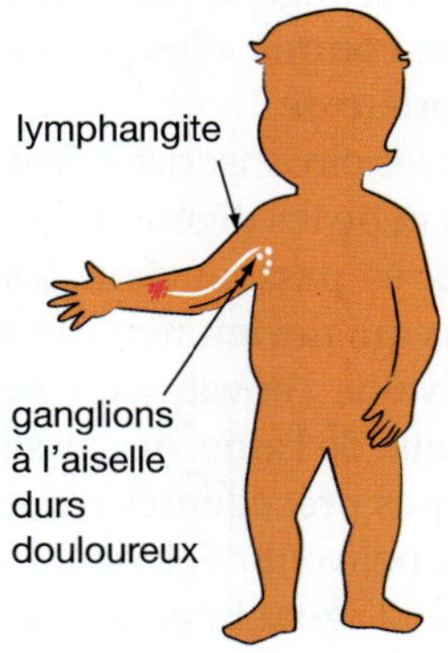	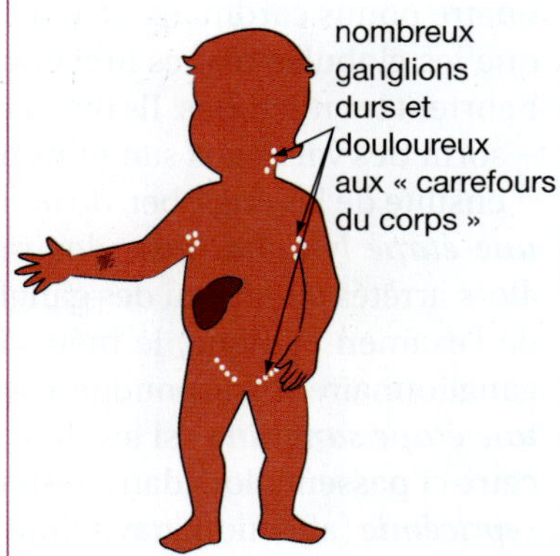
– Les microbes se développent localement au niveau de la plaie – les granulocytes luttent contre les microbent. Ils ont la propriété de les tuer par phagocytose	– Les microbes suivent la voie lymphatique et sont arrêtés par les ganglions de l'aiselle – La lutte se poursuit avec les lymphocytes	– Les microbes pénètrent dans le sang et franchissent les « barrières » formées par les ganglions aux carrefours du corps – Ils sont arrêtés par le foie, le dernier bastion de défense de l'organisme En cas d'échec, c'est la septicémie

D Immunité conférée par les vaccins et les sérums

L'immunité spécifique peut être acquise par deux moyens : la vaccination (à titre préventif) ; la sérothérapie (à titre curatif). Nous allons définir et comparer ces deux formes d'immunité.

a. Vaccinations

Action et origine

Réaliser une vaccination consiste à exercer une action préventive.
Elle a pour but d'assurer la protection de l'individu contre certaines maladies. Elle est durable si elle est réactivée par des « rappels ».
Elle est préparée à partir d'antigènes (bactéries, virus, toxines) rendus inoffensifs pour l'organisme.

Vaccinations obligatoires pour les professionnels de santé

« Mieux vaut prévenir que guérir » (Hippocrate). La vaccination des soignants a un but de protection individuelle pour les soignants et de protection vis-à-vis des patients. Sont exigés à l'embauche :

- **DT Polio**[4] ;
- **BCG**[5] ;
- **hépatite B.**

Vaccinations recommandées

- **Grippe** : recommandée pour les personnes à partir de 65 ans et pour tout professionnel en contact régulier et prolongé avec des sujets à risque.
- **Coqueluche** : Recommandée pour tous les professionnels de
- **Rougeole :** recommandée pour tous les professionnels de santé.
- **Papilloma virus humain (HPV**[6]**).**

4. Diphtérie-Tétanos-Poliomyélite (rappel tous les 10 ans).
5. BCG (contre la tuberculose) : une IDR à 5 unités de tuberculine.
6. HPV : cette vaccination est recommandée à toutes les jeunes filles de 14 ans afin de les protéger avant qu'elles ne soient exposées au risque d'infection par le HPV. Un vaccin leur sera proposé ultérieurement (en « rattrapage ») au cours de l'année suivant le début de leur vie sexuelle.

Réactions au vaccin

Les réactions peuvent être :

- ***locales***, avec rougeur, œdème fugace et douloureux ;
- ***régionales***, avec gonflement d'un ganglion de la zone concernée (aisselle, aine) ;
- ***générales***, elles peuvent prendre la forme de poussées de température à 38 voire 39 °C, de malaises, de courbatures, de céphalées.

Remarque : toute vaccination est précédée d'un examen médical afin de détecter une contre-indication temporaire ou définitive.

Contre-indications

Hypersensibilité (allergie) à un des constituants : exemple l'œuf pour le vaccin de la grippe
Maladie fébrile ou aiguë active
Pour les vaccins à virus vivants atténués : la grossesse et l'immunodépression (patient VIH, corticothérapie à forte dose…)

Calendrier des vaccinations pour l'enfant

Tableau 6.2 Le calendrier des vaccinations.

	Obligatoire ou conseillée	Forme de vaccin	Âge de la vaccination	Nombre d'injections	Rappels
Diphtérie (D) **Tétanos (T)** **Poliomyélite (Polio)**	Obligatoire avant 18 mois	– DT + polio (DTP) – DTCoq + polio (DTCP)[a]	Vers : – 2 mois – 3 mois – 4 mois	3 injections à 1 mois d'intervalle	Vers 16-18 mois puis tous les 5 ans (6 ans, 11/13 ans, 16/18 ans)
Coqueluche (Coq)	Conseillée				
Méningite à Hib[b]	Conseillée	– Hib VACCIN HEPTAVALENT[g]	Vers : – 2 mois – 3 mois – 4 mois	3 injections à 1 mois d'intervalle (associée au DTCP)	Vers 16-18 mois
Hépatite Bc	Conseillée (obligatoire pour sujets à risque)	– hep B	Vers : – 2 mois – 3 mois – 16 mois	2 injections à 1 mois d'intervalle et 1 injection 1 an après	
Pneumocoque	Conseillée[d]	– PN			
Tuberculose	Conseillée[e]	– BCG	Après la naissance[e]	1 seule inoculation	
Rougeole **Rubéole** **Oreillons**	Conseillée	Vaccin trivalent[f]	Vers 9/12 mois	2 injections à 1 mois d'intervalle	Vers 3 ans

a. Le DTCP est proposé avec le Hib, l'hépatite B et le pneumo. Il est appelé à ce titre *vaccin heptavalent* (7 vaccins associés).
b. Méningite due à « l'*haemophilus influenzae* de type B » (Hib).
c. Le vaccin hépatite B est vivement conseillé par le ministère de la Santé (la vaccination doit être pratiquée dans les 24 h après la naissance pour les enfants nés de mère Ag HBs positif).
d. Le vaccin pneumococcique est recommandé pour les enfants exposés à un risque infectieux.
e. La vaccination BCG précoce (après la naissance) est recommandée aux enfants vivant dans un milieu à risque. Depuis 2008, elle n'est plus obligatoire. Il n'est plus nécessaire de contrôler les réactions tuberculiniques après vaccination (décret 2004).
f. Vaccin combiné contre la rougeole, les oreillons et la rubéole. Pour les nourrissons entrant en collectivité avant 12 mois, il est recommandé de l'administrer dès l'âge de 9 mois.

b. Sérums ou immunoglobulines

Dans certaines situations d'urgence, on ne peut attendre que l'organisme fabrique lui-même ses anticorps, il faut les lui apporter tout prêts. La sérothérapie permet d'injecter à la personne malade, les anticorps correspondants à l'antigène qui a provoqué sa maladie. Le sérum a un ***pouvoir curatif*** immédiat, mais son effet n'est pas durable. Le tableau 6.3 (ci-après) compare les deux méthodes.

Tableau 6.3 Comparaison vaccins/sérums.

	Vaccins	Sérums
Actions	Action préventive : permet à l'organisme de fabriquer des anticorps contre une maladie infectieuse	Action curative : apporte à l'organisme des anticorps préparés contre une maladie
Origine	– Microbienne : antigènes atténués ou tués – Virale : antigènes atténués ou tués – Toxines bactériennes atténuées	– Sérum de convalescents – Sérum d'origine animale – Sérum globuline
Mode	– Par injection sous-cutanée intradermique – Par scarification – Par voie buccale	Toujours par injection
Immunité obtenue	– Acquise : non naturelle – Active : l'organisme fabrique lui-même – Retardée : temps de latence nécessaire pour fabriquer les anticorps – Durable : si les rappels sont effectués dans les temps voulus	– Acquise : non naturelle – Passive : l'organisme reçoit les anticorps tout préparés – Immédiate : action directe des anticorps – Passagère : quelques jours

Rôle de l'AS

Les vaccinations

L'AS doit :

- être en règle sur le plan vaccinal pour les vaccinations obligatoires et/ou recommandées. S'il n'est pas immunisé pour la rougeole, varicelle, coqueluche, il doit se faire vacciner. C'est une mesure de prévention essentielle, pour lui/elle et pour les patients dont il/elle a la charge ;
- connaitre le calendrier des vaccinations afin de pouvoir renseigner les patients et leurs familles ;
- connaître et surveiller les réactions secondaires à la vaccination ;
- détecter une éventuelle aggravation (telle que l'hyperthermie pouvant entraîner des convulsions chez le nourrisson) ;
- transmettre à l'IDE ou le médecin si apparaissent des réactions secondaires à la vaccination.

2 Infection nosocomiale

Le pourcentage de patients infectés en France, un jour donné, dans les établissements de santé en 2006 était de 4.6 %, soit 1 patient sur 20[7].

1 Définition de l'IN

On appelle infection nosocomiale une infection *associée aux soins* (IAS).
On fait la preuve que :
- elle survient au décours d'une *prise en charge* thérapeutique ou diagnostique[8] ;
- elle n'était pas présente au début de la prise en charge ;
- elle apparaît au moins *48 heures après l'admission.*

2 Agent causal : les micro-organismes

- À l'origine d'une infection nosocomiale, on trouve essentiellement :
  - des bactéries (telles que des colibacilles, des staphylocoques et des entérocoques),
  - des champignons (tels que le *candida albicans*),
  - des virus (tels que : HIV, HB, HC).
- Les IN sont plus fréquentes en services de réanimation, et de chirurgie[9].
- Les pathologies les plus développées en cas d'IN sont[10] :
  - les infections urinaires,
  - les infections broncho-pulmonaires,
  - les infections cutanéo-muqueuses (dont infections du site opératoire).

3 Transmission des germes infectieux

La transmission des micro-organismes peut avoir deux origines.

A Transmission endogène ou auto-infection

Le malade s'infecte avec ses propres germes. À l'occasion de gestes invasifs tels que la chirurgie, le sondage urinaire, le cathétérisme : modification de sa flore qui, dans certaines conditions (défenses naturelles très amoindries), peut provoquer des infections (l'infection urinaire à colibacilles).

B Transmission exogène

La transmission exogène (exo : extérieur) est la plus fréquente. La contamination peut se faire directement ou indirectement :
- de malade à malade ;
- de soignant au malade, ou du malade au soignant ;
- à partir de l'environnement hospitalier (eau, air, équipements, alimentation...).

7. Enquête nationale de prévalence des infections nosocomiales, France, juin 2006. Réseau d'alerte d'investigation et de surveillance des infections nosocomiales. Institut national de veille sanitaire.
8. La prise en charge peut aussi être d'ordre palliatif, préventif ou éducatif.
9. Statistiques : réanimation (27 %), chirurgie (18 %).
10. Statistiques : infection urinaire (34 à 40 %), infection broncho-pulmonaire (15 à 20 %) et cutanéo-muqueuse (8 à 10 %).

La transmission interhumaine est le principal mode de transmission avec un rôle majeur joué par les mains (***transmission manuportée***).
L'infection est dite « ***croisée*** », lorsque le malade est infecté par les micro-organismes provenant d'autres malades (ou du matériel souillé) et transportés par les soignants (*cf.* Fig. 6.2).

Fig. 6.2 L'infection croisée.

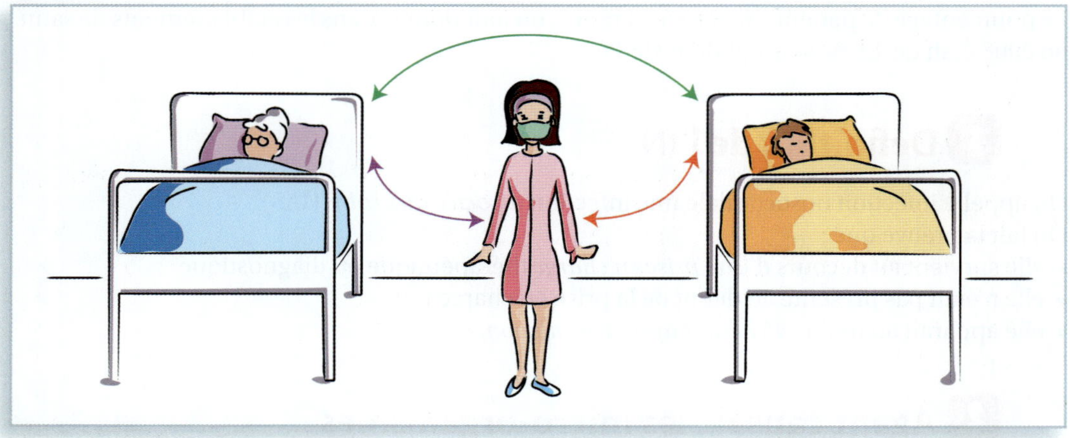

4 Voies de pénétration des germes

Les voies de pénétration des germes sont multiples (*cf.* Fig. 6.3).

Fig. 6.3 Les voies de pénétration des germes.

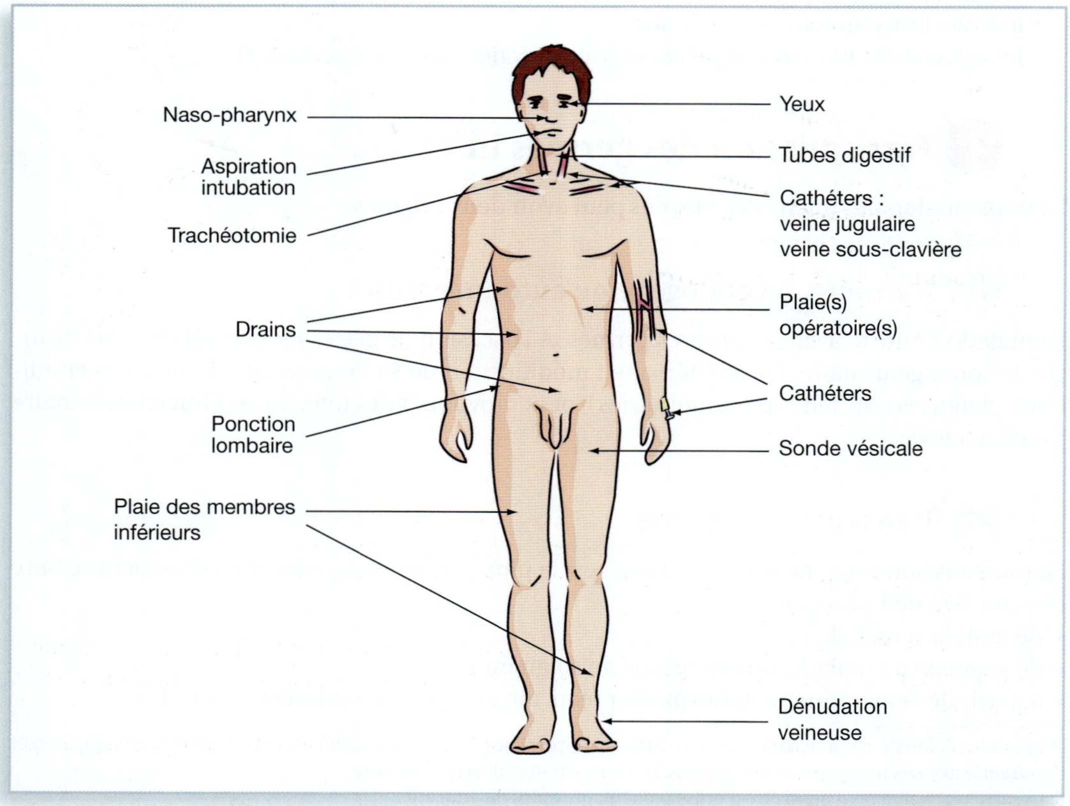

5 Facteurs favorisant l'apparition d'une IN

L'apparition d'une infection nosocomiale est favorisée par plusieurs facteurs de risque :

A Liés au patient lui-même

- Les âges extrêmes (personnes âgées ou nouveau-nés).
- Immunodépression (chimiothérapie, VIH...).
- Diabète.
- Obésité.
- Pathologies sous-jacentes :
  - comportant un risque infectieux (immunodépression, VIH, chimiothérapie, diabète...),
  - préexistantes (pneumopathie, traumatisme crânien),
  - favorisant les complications infectieuses (fin de vie).
- Modifications physiologiques à risque d'infection (grossesse).

B Liés à l'agent infectieux

- Virulence.
- Résistance aux antibiotiques : bactéries multirésistantes. Exemple : le staphylocoque doré résistant à la méticilline.

C Liés aux techniques invasives

La dépendance en soins et notamment les soins invasifs sont des facteurs de risque. Certaines techniques, malgré les progrès considérables de l'asepsie, restent des actes à risque pour le patient.

- Citons plus particulièrement les poses de sondes urinaires, de perfusions, de drains, de cathéters, la mise en place de shunts, les réalisations d'endoscopie (*cf.* Fig. 6.4), etc.
- Les appareils médicaux constituent des réservoirs potentiels de germes (citons plus particulièrement l'hémodialyseur, l'appareil à ventilation assistée...).

Fig. 6.4 Les techniques invasives (exemple : l'endoscopie).

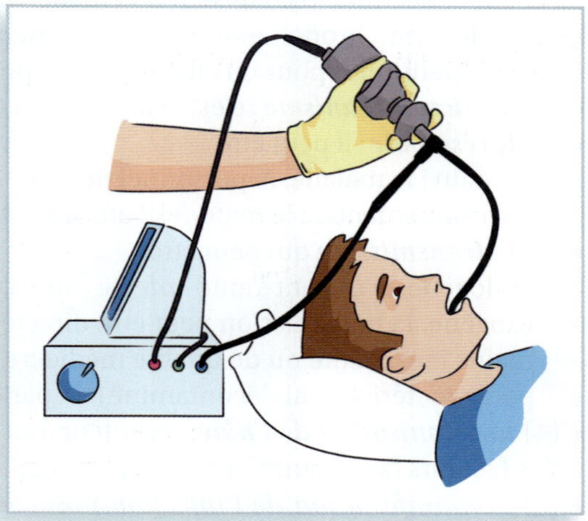

D Liés à l'organisation des soins et aux personnels

Différents facteurs augmentent le risque de contamination croisée :

- *la charge en soins élevée* et un ratio personnel/patient insuffisant ;
- *le turn-over* du nombre de patients sur une durée courte de séjour ;
- l'existence de *bactéries multirésitantes* ;
- *la découverte d'une infection* chez un ou des patients en cours de séjour : ce qui oblige à changer certains patients de chambre et à les mettre en situation d'isolement (air, de contact) ;
- *le non-respect de la chronologie des soins* en fonction du risque infectieux des patients (du plus fragile à celui qui est infecté et/ou en isolement) ;
- *le non-respect des protocoles d'hygiène* pour la décontamination des matériels, des surfaces ;
- *le non-respect de l'hygiène des mains* par les soignants ;

- *le non-respect des procédures d'isolement* (matériels de protection spécifiques avant d'entrer dans la chambre, les circuits des déchets et de linges contaminés, la procédure pour la sortie de chambre de patient, pour les visiteurs, la procédure de nettoyage quotidien de l'environnement du patient).

E Liés à l'environnement

Les ***circuits d'eau*** peuvent être contaminés par des *légionelles* et être à l'origine de ***légionellose*** (provoquant des infections pulmonaires graves).
Les poussières, peintures écaillées, faux plafond contiennent de l'*aspergillus* (champignon) qui, chez les patients immunodéprimés, donnent des infections pulmonaires souvent mortelles.

F Liés aux lieux de soins

L'hôpital est un lieu de soins pour les malades, de travail pour le personnel et d'accueil pour les visiteurs. De nombreuses personnes fréquentent l'hôpital à toutes les heures du jour et de la nuit, et ceci tout au long de l'année. En conséquence, les risques de contamination des malades et du personnel par des micro-organismes pathogènes y sont élevés. De plus, les bactéries ont une capacité de mutation développée et l'hôpital doit faire face à des bactéries multirésistantes, les patients fragilisés y sont plus sensibles.

6 Chaîne infectante

La chaîne infectante (*cf.* Fig. 6.5) ou chaîne épidémiologique (schématisée ci-après) présente le déroulement chronologique des évènements qui aboutissent à une IN. Plusieurs facteurs sont indispensables pour qu'elle se développe :
- (2) ***le micro-organisme*** : c'est le facteur causal ;
- (1) ***le réservoir*** : il peut être :
  - humain : le malade, le personnel de soin,
  - environnemental : le matériel, l'air, la surface ;
- (3) ***la transmission*** qui peut être :
  - endogène, le patient s'auto-infecte (flore commensale),
  - exogène, la transmission peut être directe, par simple contact (par exemple : hygiène des mains inexistante ou de qualité médiocre), ou indirecte, procédures invasives (cathéters) par le matériel (mal décontaminé) ou par l'environnement (eau, air…) ;
- (4) ***la colonisation de l'hôte***, récepteur, qui va ou non développer l'infection. Cela dépend des facteurs favorisants (son âge et l'état de ses défenses immunitaires) ;
- (5) ***la manifestation de l'infection nosocomiale***. L'infection se développe chez le patient avec apparition de symptômes (pour le soignant, on parle de risque professionnel « infectieux » ou autre).

Le syndrome infectieux est diagnostiqué.

Fig. 6.5 La chaîne infectante de l'IN.

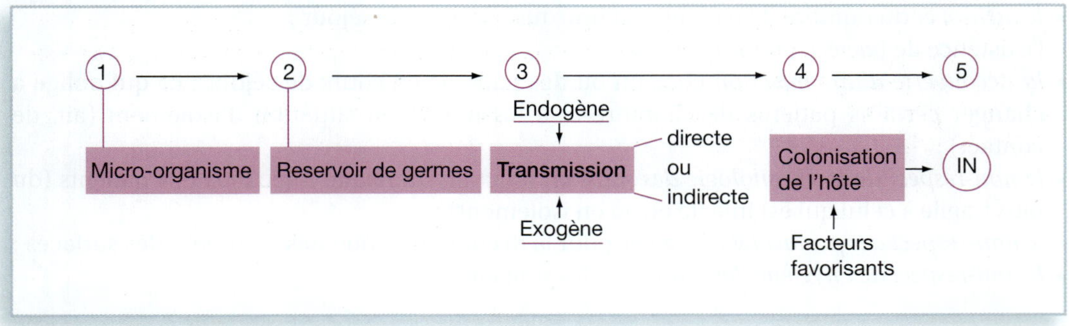

SITUATIONS La prévention dans trois services hospitaliers

Situation n° 1

Éric, jeune homme de 21 ans, est admis aux urgences pour suspicion d'appendicite. L'infirmier lui pose un cathéter périphérique (cathlon) avant qu'il soit transféré au bloc opératoire. Deux jours plus tard, le site de la perfusion est douloureux, son bras est rouge et chaud et l'on peut voir le trajet de la veine qui est très inflammatoire. Sa température est de 39 °C et il a des frissons. On retrouve dans les hémocultures prélevées un Staphylocoque épidermidis (germe commensal de la peau). Il sera traité par antibiothérapie. Son hospitalisation sera prolongée de 4 jours.

EXPLICATIONS Lors de la pause d'un cathlon, une asepsie rigoureuse du site d'injection de la perfusion est à respecter afin d'empêcher que les germes saprophytes du patient (ici, ceux qui se trouvent sur la peau du bras) entrent dans la circulation sanguine du patient. L'IDE doit respecter un protocole précis lors de la pause d'un cathlon. De plus, le patient est déjà fragilisé ou immunodéprimé par l'inflammation de son appendice (appendicite).
Le rôle de l'AS repose dans l'observation du site d'injection de la perfusion et la transmission à l'IDE des complications (plainte du patient concernant le site de la perfusion, la température élevée du patient, l'inflammation du bras perfusé).

Situation n° 2

M. D. a été opéré d'un remplacement de prothèse totale de hanche (PTH). Il a 82 ans, vit seul et est autonome dans les gestes de la vie quotidienne. Une semaine après l'intervention, la cicatrice de M. D. est inflammatoire et un écoulement purulent est retrouvé. Le prélèvement fait retrouve un Staphylocoque doré résistant à la miticilline (germe multiresistant hospitalier). Après recherche, on se rend compte qu'un patient porteur de ce germe était hospitalisé en même temps que lui dans la chambre voisine de la sienne. Il devra subir une nouvelle intervention pour nettoyer la plaie en complément d'une antibiothérapie.

EXPLICATIONS Il s'agit d'une contamination croisée. Le mode de transmission de cette BMR est manuportée.
M. D. a comme porte d'entrée infectieuse : la cicatrice de la PTH récente. L'examen bactériologique du liquide purulent s'écoulant de la cicatrice a mis en évidence la présence d'un Staphylocoque doré. Cette bactérie multirésistante (BMR) était déjà présente chez un patient voisin de chambre de M. D. Un seul non-respect de la procédure d'isolement (chez le patient qui était déjà diagnostiqué infecté par cette bactérie) suffit à contaminer tout le matériel du service (plateau-repas, chariot de soin, tensiomètre…), les poignées de porte…

Situation n° 3

Hélène, étudiante aide-soignante, est en stage en pédiatrie. Elle a 23 ans. Elle appelle le service pour prévenir qu'elle est malade et que son médecin lui a diagnostiqué une rougeole. L'EOH se rend dans le service et après investigation, trois nourrissons développeront une rougeole 10 jours plus tard ainsi qu'une infirmière du service.

EXPLICATIONS La rougeole est une fièvre éruptive très contagieuse, parfois mortelle. C'est une maladie à déclaration obligatoire depuis 2005. L'homme est le seul réservoir connu (ici l'EAS). Le virus est transmis par voies aériennes, par les sécrétions respiratoires des malades à la phase invasive. L'immunité acquise après infection persiste toute la vie. L'incubation est de 10 à 14 jours (3 nourrissons et une IDE sont malades 10 jours après l'EAS) et la guérison en 7 à 10 jours. Le diagnostic est clinique.
Le traitement préventif est la **vaccination**. Elle est préconisée pour les personnes immunodéprimées non immunes, pour les sujets en contact non immuns ; pour les nourrissons entre 5 à 8 mois (souvent associé avec le vaccin pour les oreillons et la rubéole : ROR) ou pour le nourrisson avant 5 mois si la mère n'a pas eu la rougeole.
Le traitement curatif consiste en une désinfection rhino-pharyngée, une hydratation, des antitussifs, un antipyrétique, une prévention des convulsions, un traitement antibiothérapique pour les surinfections bactériennes (cutanées, respiratoires). Voire une hospitalisation pour les formes graves et les enfants fragiles ou atteints de maladie chronique. Les complications peuvent être une pneumonie rougeoleuse et encéphalomyélite.

Nous allons compléter le tableau (ci-après) avec les éléments de ces trois études de cas.

Tableau 6.4 Exploitation des trois études de cas.

Cas	Agent causal	Transmission	Voies de pénétration	Facteurs favorisants	Type d'infection
N° 1	Bactérie (commensale de la peau)	Lors de l'introduction ou de la manipulation du dispositif	Cathéter	aucun	Infection endogène (germe présent sur la peau du patient)
N° 2	Bactérie qui peut être commensale de la peau à pouvoir pathogène	Manuportée par le personnel soignant lors des soins	Cicatrice	– Patient affaibli (opéré) – âge	Infection exogène, infection croisée
N° 3	Bactéries	Direct, aéroportée	Voies respiratoires Oropharyngée	– Patient affaibli (âge) – Absence d'immunisation si vaccination non faite	Infection exogène

7 Conséquences des IN

Les IN ont des conséquences à différents niveaux.

- ***Coût humain :***
  – préjudice physique, douleur,
  – atteinte morale du patient et de sa famille.
- ***Coût social*** :
  – perte plus ou moins importante de l'activité professionnelle,
  – parfois invalidité ou décès.
- ***Coût économique*** : augmentation des actes médicaux, de la durée des séjours, de la consommation des médicaments, de la charge de travail des personnels paramédicaux, etc[11].

Le respect des mesures d'hygiène est le meilleur moyen d'éviter les infections nosocomiales et professionnelles.

11. Statistiques : les IN coûtent plusieurs millions d'euros chaque année à la collectivité.

3 Prévention des risques en milieu de soins

1 Normes d'hygiène, de sécurité et de respect de l'environnement

La prévention des risques liés aux soins doit être un souci permanent des professionnels de santé qui ont pour mission de garantir la sécurité des patients dont ils ont la charge. Ils doivent donc veiller à la propreté du matériel et utiliser les produits adéquats et connaître les normes qui régissent leur utilisation.

La « norme » est une donnée de référence. Elle précise des définitions, des caractéristiques dimensionnelles, des caractéristiques de qualité, des méthodes. En France, l'Afnor (Association française de normalisation) a le monopole de la normalisation. À présent, à son intitulé NF (Norme française) s'ajoute EN (Norme européenne). Les normes d'hygiène et de sécurité touchent de nombreux domaines.

Il existe des normes pour les techniques et des normes pour les produits et les matériels.

A Définitions

a. Désinfection

C'est une opération, au résultat momentané, permettant d'éliminer, de tuer ou d'inhiber les micro-organismes et/ou d'inactiver les virus indésirables portés par des ***milieux inertes*** contaminés, en fonction des objectifs fixés. Le résultat de cette opération est limité aux micro-organismes présents au moment de l'opération.

b. Antisepsie

C'est une opération, au résultat momentané, permettant au niveau des ***tissus vivants***, d'éliminer, de tuer ou d'inhiber les micro-organismes et/ou d'inactiver les virus indésirables en fonction des objectifs fixés. Le résultat de cette opération est limité aux micro-organismes présents au moment de l'opération.

c. Asepsie

C'est un ensemble de mesures, au résultat momentané, propres à ***empêcher tout apport exogène*** de micro-organismes.

d. Stérilisation

C'est un procédé par lequel tout micro-organisme est ***définitivement détruit*** dans un espace non contaminable.

Tableau 6.5 Résumé des opérations.

Opérations	Actions		Supports		Résultats	
	Tue ou inactive les micro-organismes	Inactive les virus	Matière vivante	Matière inerte	Effet momentané	Effet durable
Désinfection	X	X		X	X	
Antisepsie	X	X	X		X	
Stérilisation	X	X		X		X

NB : ces techniques seront détaillées dans la seconde partie du module.

B Normes pour les produits

Devant le nombre important de produits d'entretien du matériel mis sur le marché, les directeurs d'hôpitaux privilégient ceux qui garantissent la norme Afnor, synonyme de qualité.

SITUATION *Les produits désinfectants*

Le laboratoire R, fabricant français des produits X (désinfectants de sols et surfaces et de petits matériels chirurgicaux) revendique les normes Afnor pour vendre ses produits aux acheteurs hospitaliers. Ces normes garantissent aux produits des propriétés essentielles pour un désinfectant :

- ***bactéricide*** : qui détruit les bactéries[a] ;
- ***virucide*** : qui détruit les virus[b] ;
- ***fongicide*** : qui détruit les champignons[c] ;
- ***sporicide*** : qui détruit les spores[d].

a. Bactéricide : la norme s'intitule : NFT 72 152, 72.171, EB 1040 (la norme 72.171 est une garantie supplémentaire qui signifie que la propriété bactéricide agit aussi en eau dure et en présence de protéines).

b. Fongicide : la norme s'intitule NFT 72-202, EN 1275.

c. Virucide : la norme s'intitule NFT 72-180, NFT 72.181.

d. Sporicide : la norme s'intitule NFT 72-230, NFT 72.231.

C Normes pour les matériels

Certaines normes concernent les matériels.

SITUATION *Le matériel de stérilisation*

La ***norme de la stérilisation*** à la vapeur d'eau : elle doit répondre à la norme européenne NF EN 285.
Le ***processus de validation*** de stérilisation des dispositifs médicaux : il doit répondre à la norme NF EN 554.

Les réfrigérateurs

La norme Afnor détermine les volumes des réfrigérateurs et leurs systèmes de refroidissement.

D Normes pour le mobilier

Les normes concernent le mobilier destiné aux services hospitaliers, aux structures d'accueil (maisons de retraites, crèches, haltes-garderies) et aux particuliers.
Les normes NF, CE ou ISO sont les homologations de produits qui attestent que ceux-ci répondent à certaines exigences (qualité, sécurité...). Les catalogues généraux ou spécialisés permettent de découvrir un grand nombre de produits et de choisir ceux qui correspondent le mieux aux besoins du client.

Rôle de l'AS

Connaître les « normes » permet d'utiliser des produits et des matériels de qualité, ceux qui :

- garantissent la santé, l'hygiène et la sécurité du consommateur et/ou de l'utilisateur ;
- sont solides et durables, ce qui participe à l'économie (critère important à prendre en compte par les personnels de soins).

L'AS utilise les produits et les équipements mis à sa disposition et qui ont été validés par les instances hospitalières comme la Clin, le CHSCT, etc. Les services ont des procédures pour l'entretien et les soins. L'AS les connaîtra et les respectera, participant à la sécurité des soins et à la prévention des IAS et en favorisant la durabilité du matériel. Il signalera tout matériel détérioré et/ou dangereux.

2 Instances de lutte contre les IN

La prévention des infections nosocomiales se fait à différents niveaux. De nombreuses instances ont pour mission d'organiser et de structurer cette prévention.
Dans l'ordre d'importance, on peut citer, au niveau international :
- l'OMS ;
- le conseil de l'Europe (il émet des recommandations) ;
- les instances françaises se répartissent la tâche à plusieurs niveaux.

A Échelon national

C'est la Direction générale de la santé, Direction générale de l'offre de soins et de la cohésion sociale.
Son rôle est de :
- mettre en place un programme national de lutte contre les IN, d'en assurer le suivi et la coordination ;
- donner des recommandations en matière de prévention.

B Échelon régional

a. Agences régionales de santé (ARS)

Leur rôle est d'assurer un pilotage unifié de la santé en région, de mieux répondre aux besoins de la population et d'accroître l'efficacité du système.

b. CCLIN

Ce sont les Centres de coordination de la lutte contre les infections nosocomiales. Ils sont au nombre de cinq (Paris nord, Sud-Est, Sud-Ouest, Est, Ouest).
Ils ont pour rôle :
- d'étudier les statistiques sur les IN ;
- d'impulser, soutenir et coordonner les actions de prévention conduites par les ARLIN et les établissements de soins.

c. ARLIN

Ce sont les Agences régionales de lutte contre les infections nosocomiales.
Pour un CCLIN, il y a plusieurs ARLIN. Leur mission est l'investigation, la surveillance, le signalement, la formation, la documentation, l'évaluation et l'expertise.

C Composition et rôle

a. Clin

Composition
Dans le cadre de la réforme de la gouvernance hospitalière, les établissements publics de santé constituent, sous l'égide de la Commission médicale d'établissement (CME), une sous-commission en matière de qualité et de sécurité des soins.
L'un des champs de compétence de cette sous-commission est la lutte contre les infections nosocomiales.
De nombreux établissements ont maintenu leur Clin (Commission de lutte contre les infections nosocomiales) composé de membres de l'équipe d'hygiène, du médecin du travail et des représentants des personnels (toutes catégories).

Rôle

La Clin définit un programme annuel d'actions pour assurer :

- **la *prévention* des infections nosocomiales**, notamment par l'élaboration et la mise en œuvre de recommandations de bonnes pratiques d'hygiène ;
- **la *surveillance*** des infections nosocomiales ;
- **la *définition d'actions*** d'information et de formation de l'ensemble des professionnels de l'établissement en matière d'hygiène hospitalière et de lutte contre les infections nosocomiales ;
- ***l'évaluation*** périodique **des actions** de lutte contre les infections nosocomiales.

Par ailleurs, la Clin :

- **coordonne l'action des professionnels** de santé dans les actions de prévention et de surveillance ;
- **prépare**, avec l'équipe opérationnelle d'hygiène hospitalière, **le programme de lutte contre les infections nosocomiales** ;
- élabore un rapport annuel d'activité de lutte contre les infections nosocomiales.

La Clin est également **chargé de définir,** en relation avec les professionnels de soins, les méthodes et indicateurs adaptés aux activités de l'établissement permettant l'identification, l'analyse et le suivi des risques infectieux nosocomiaux.

Il est enfin **consulté** lors de la programmation de travaux, l'aménagement de locaux ou l'acquisition d'équipements susceptibles d'avoir une répercussion sur la prévention et la transmission des infections nosocomiales dans l'établissement.

Fig. 6.6 **Les équipes du Clin et de l'EOH.**

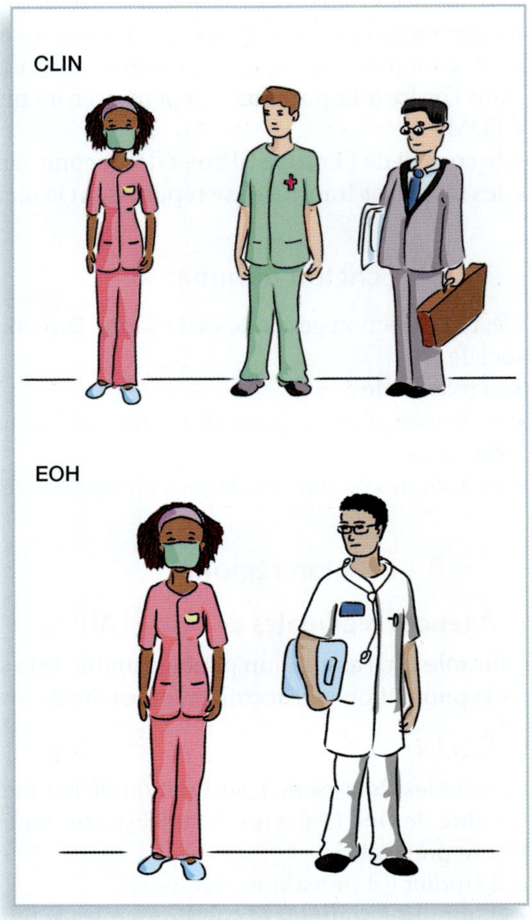

b. EOH

C'est l'Équipe opérationnelle d'hygiène. Elle est le « bras armé » du Clin.

Composition

Elle est composée de professionnels de l'hygiène : personnel médical, pharmaceutique et infirmier.

Rôle

Son rôle est de mettre en œuvre et d'évaluer le programme de lutte contre les infections nosocomiales adopté par l'établissement. Elle reçoit ses missions du Clin auquel elle doit rendre compte.

Tous les établissements doivent disposer d'une EOH. Pour les établissements de taille modeste, il est indispensable de constituer des EOH inter-établissement.

c. Réseau des référents médicaux et paramédicaux

Les référents sont des volontaires dans chaque service de soin et ils représentent l'équipe opérationnelle d'hygiène.

Rôle de l'AS

Les professionnels de santé doivent :
- mettre en œuvre les mesures de prévention des infections associées aux soins ;
- respecter les bonnes pratiques professionnelles pour garantir l'hygiène et la sécurité ;
- participer au signalement des IN ;
- favoriser l'information des patients sur le risque d'IN ;
- s'informer sur la prévention des IN et sur la prise en charge des patients atteints d'IN.

SITUATION ***Gestion d'une épidémie d'infections nosocomiales à norovirus par l'EOH***

a. Alerte

L'EOH est alertée par le laboratoire de microbiologie, car plusieurs cas de gastro-entérites à norovirus ont été diagnostiqués chez des patients âgés du service de gériatrie.

b. Investigation

Les membres de l'EOH enquêtent dans le service. Ils vont procéder en deux temps.
- ***Recueil de données*** : nombre de patients atteints, répartition géographique, hospitalisation en chambre individuelle ou non, mesures de prévention mises en place, durée d'hospitalisation, date des premiers signes cliniques, etc.

Une infirmière et un aide soignant sont également malades et en arrêt.
- ***Analyse des données***.

c. Plan d'action

Réunion d'information rapide pour rappeler que la transmission est oro-fécale, donc elle se fait par l'intermédiaire de mains souillées.

Rappel des mesures à renforcées et où mettre en place, en plus des précautions standard :
- précautions complémentaires de contact : hygiène des mains par friction avec une solution hydro-alcoolique, tablier de protection pour tout contact étroit avec le patient et lors des changes et de la toilette, bionettoyage après chaque change avec un produit actif sur le norovirus (exemple : eau de Javel) ;
- chambre seule si possible pour les sujets atteints ;
- signalement aux professionnels lors du déplacement des patients vers d'autres secteurs ;
- renforcement en personnel si augmentation du nombre de cas.

Évaluation des mesures :
- passage quotidien d'un membre de l'EOH pour vérifier la mise en œuvre et le respect des mesures ;
- on surveille l'apparition d'autres cas chez les patients ;
- on surveille l'apparition d'autres cas chez le personnel.

Rapidement, on ne doit plus recenser d'autres cas.
Réajustement des mesures (si besoin).

d. CHSCT

C'est le Comité d'hygiène, de sécurité, et des conditions de travail.

Composition

Parmi ses membres, il compte des représentants des professionnels de l'établissement (de soins ou autres…) nommés par les syndicats. À l'hôpital, des aides-soignants peuvent faire partie de ce comité.

Rôle

Cette instance étudie les moyens d'améliorer les conditions de travail. Elle joue un rôle primordial en matière de prévention des risques professionnels. Elle a pour mission de contrôler les milieux de travail et d'étudier les causes des accidents.

SITUATION ***Les missions du CHSCT***

Le directeur de l'hôpital et les représentants du personnel disposent d'une voix délibérative au sein du CHSCT en ce qui concerne les modalités de fonctionnement et l'organisation des travaux. En revanche, pour ce qui est des décisions de modification ou d'aménagement, elles restent décidées par l'employeur. Les autres personnes ont toutefois une voix consultative lors des réunions (elles sont détaillées dans le tableau 6.6).

Tableau 6.6 Les missions du CHSCT.

Exemples de missions du CHSCT	Actions à mener	Rôle consultatif
Le remplacement d'appareils médicaux dans un service de soin		X
La formation de stagiaires infirmiers à la sécurité	X	
Le choix du revêtement de sol d'un escalier		X
La fixation de l'heure d'embauche d'une équipe de nuit		X
Une campagne de prévention incitant au port des lunettes de sécurité	X	
Le choix d'un nouveau produit lié aux techniques de désinfection		X
La recherche des causes d'un accident du travail	X	

3 Formalités administratives lors d'un accident du travail

Malgré les mesures préventives, le risque d'accident du travail ou de maladie professionnelle est le plus souvent dû à une erreur humaine. Ce qui prouve que la sécurité absolue n'existe pas. Il est donc nécessaire de définir, de contrôler les points critiques d'une situation de travail afin d'éviter les accidents.
Mais lorsque l'accident survient, il faut identifier la (ou les) cause(s) pour mettre en place les mesures de prévention correspondantes afin de supprimer le risque de voir se produire un nouvel accident du même type et faire une déclaration d'accident.

A Différents types d'accidents professionnels

Il faut différencier différents types d'accidents pouvant survenir en milieu professionnel et qui donnent matière à une « déclaration d'accident professionnel ».

a. Définitions à connaître[12]

Accident de trajet : ATJ

Est considéré comme accident de trajet, celui qui a lieu pendant le trajet, porte-à-porte, aller-retour, du travailleur, entre son domicile (résidence principale ou secondaire) et le lieu de travail ; ou entre le lieu de travail et le lieu où il prend habituellement ses repas.

- L'accident doit avoir lieu aux ***heures normales*** du trajet.
- Le trajet doit être le plus ***facile*** ou le plus ***court*** à emprunter.
- La jurisprudence tolère un arrêt ou un ***détour justifié*** par une nécessité de la vie courante (arrêt à la crèche, à la maternelle...). Dans ces cas, seul le trajet est protégé.

Un accident dans le lieu où s'est arrêté le salarié n'est plus considéré comme un accident de trajet.

Fig. 6.7 Accident du trajet.

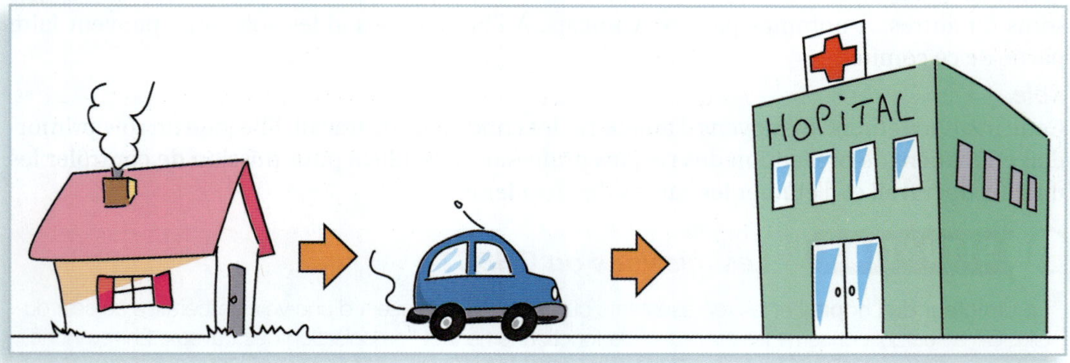

12. Code de la sécurité sociale.

Maladie professionnelle : MP

Certaines activités professionnelles entraînent des affections spécifiques. On peut citer les allergies aux produits pour les infirmières.

- Une maladie professionnelle est la conséquence d'une exposition plus ou moins prolongée, à un risque qui existe lors de l'***exercice habituel*** de la profession.
- Pour être ***reconnue*** comme maladie professionnelle, la maladie doit :
  - avoir été contractée à l'occasion du travail,
  - figurer sur un des tableaux annexés au Code de la Sécurité sociale ou au Code rural[13].

EXEMPLES DE MALADIES PROFESSIONNELLES (MP)

À titre d'information, voici quelques taux des maladies professionnelles (sur l'ensemble des MP) en France (chiffres arrondis) :

- **affections des articulations (50 %) ;**
- **lésions de la peau, allergies (10 %).**

Notons qu'à l'échelle nationale, les secteurs les plus touchés par les MP sont les secteurs :

- **du bâtiment ;**
- **de la métallurgie.**

Accident du travail : AT

« Est reconnu comme accident du travail, qu'elle qu'en soit la cause, l'accident survenu par le fait ou à l'occasion du travail, à toute personne salariée, travaillant pour un ou plusieurs employeurs ou chefs d'entreprise. »

SITUATION

Situation n° 1

Mlle A., AP, court trop souvent, au lieu de marcher, dans les couloirs du service de pédiatrie où elle exerce sa fonction. Elle tombe et se casse un poignet. Le médecin la met en arrêt de travail.

Situation n° 2

Mlle B., AS, utilise un nouveau désinfectant pour aseptiser le plan de travail, elle s'aperçoit que ses mains deviennent rouges, la démangent et pèlent. Le médecin, après un bilan approfondi, diagnostique une maladie professionnelle.

Situation n° 3

Mlle C., IDE, est en retard. Il est 7 h, elle devrait être à l'hôpital à 7 h 30. En partant de chez elle, elle court et tombe sur le trottoir. Elle se foule une cheville. Elle consulte immédiatement un médecin qui la met en arrêt de travail.

Situation n° 4

Mlle D., AS, en nettoyant du matériel s'envoie de l'eau de Javel dans l'œil. Elle le rince à grande eau et consulte l'ophtalmologiste car elle voit trouble et a très mal. Le médecin la met en arrêt de travail.
Toutes ces personnes devront remplir un formulaire de déclaration d'accident du travail (AT), d'accident de trajet (ATJ) ou de maladie professionnelle (MP).

13. Code de la Sécurité sociale.

b. Statistiques (*cf.* Fig. 6.8)

• Ce diagramme permet de constater que le taux des accidents du travail et des maladies professionnelles évolue de façon négative. Il y a en effet de plus en plus d'accidents et de maladies professionnelles en France.

• Par ailleurs, on constate que la catégorie qui a le plus augmenté est celle des maladies professionnelles (+ 24 %).

Fig. 6.8 **Évolution des accidents du travail et des maladies professionnelles sur un an.**

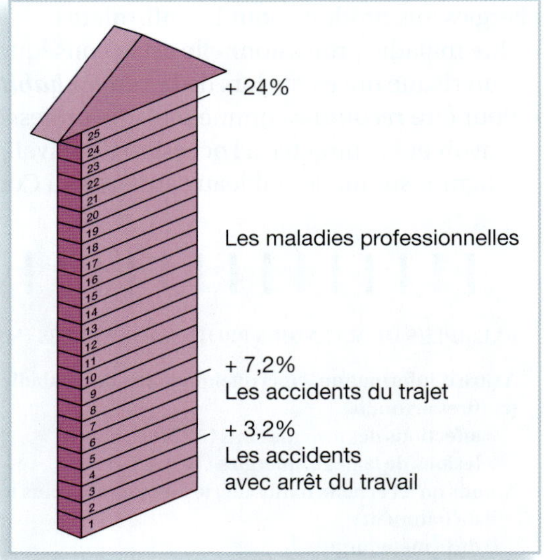

B Formalités administratives

a. Déclaration d'accident de travail ou de trajet

Lors d'un AT ou d'un ATJ, afin d'être indemnisé, l'accidenté doit remplir un formulaire.

Médecin

Au moment de l'accident, il établit un certificat médical initial, en deux exemplaires (un pour la victime, un pour la CPAM) qui décrit, très précisément, l'état de l'accidenté (siège et nature des lésions) et indique, si nécessaire, la durée de l'arrêt de travail.

Victime

Elle doit prévenir son employeur dans les 24 heures.

Employeur

Il doit alors faire remplir au salarié une feuille d'accident, imprimé délivré par la CPAM (Caisse primaire d'assurance maladie). Cet imprimé renseigne sur les circonstances détaillées de l'accident, les blessures constatées et les témoins éventuels. Il comporte plusieurs volets (*cf.* Fig. 6.9, volet 1). L'employeur doit compléter ensuite le formulaire et l'adresser à la CPAM, dans les 48 heures.

b. Déclaration de la maladie professionnelle

Lors d'une MP, afin d'être indemnisé, l'accidenté doit remplir un formulaire.

Médecin

Il doit établir un certificat médical en trois exemplaires. Il signale le cas à la CPAM et à l'inspecteur du travail.

Victime

Elle doit déclarer la maladie à la CPAM, dans les 15 jours qui suivent la date du début de l'arrêt de travail.

Employeur

Il reçoit de la CPAM un double de déclaration et confirme ou infirme la présomption de maladie professionnelle.

c. Trois volets de la feuille d'accident de travail ou de maladie professionnelle

Volet n° 1 (cf. Fig. 6.9)

- Récapitule toutes les prescriptions médicales qui ont été nécessaires.
- Peut être renouvelé, à chaque fois qu'il est entièrement rempli.
- Est conservé, par la victime jusqu'à la fin des soins puis transmis, par elle, à la Sécurité sociale.

Volet n° 2

- Permet de bénéficier gratuitement des divers soins.
- Est remis au médecin, centre de soins, etc. puis transmis par eux à la Sécurité sociale.

Volet n° 3

- Permet d'obtenir gratuitement les divers médicaments, matériel de soins…
- Est remis au pharmacien qui le transmet ensuite à la Sécurité sociale.

Fig. 6.9 La feuille d'accident du travail de Clara, AS (Volet 1).

cerfa
n°10170*03

avis d'arrêt de travail

☐ initial ☐ de prolongation (*)

volet 1, à adresser au service médical

à adresser, dans les deux jours, à l'organisme d'assurance maladie, à l'aide de l'enveloppe M. le Médecin-Conseil
(art. L 162-4-1-1er al., L 162-4-4, L 315-2, L 321-1-5 , L 323-6, R 321-2, D 323-2, L 376-1, D 615-23 et D 615-42 du Code de la sécurité sociale)

l'assuré(e)

numéro d'immatriculation 2 8 3 1 2 8 3 0 5 5 2 7 7 72

nom *(suivi, s'il y a lieu du nom d'époux(se))* POGGI

prénom CLARA

code de l'organisme de rattachement *(voir votre attestation papier vitale)* 6 2 4 8 3 4 0 3 2

adresse où le malade peut être visité (1) Allée Leo VÉRAN

code postal 83000 ville la VAlette du VaL n° de téléphone : 06.8000-

bâtiment : 2 escalier : 1 étage : 3 appartement : 4. code d'accès de la résidence : —

(1) l'accord préalable de votre caisse est OBLIGATOIRE *si cette adresse se situe hors de votre département de résidence*

activité salariée X **profession indépendante** ☐

sans emploi ☐ date de cessation d'activité ☐ précisez votre situation *(voir notice 1)*

l'arrêt prescrit fait suite à un accident causé par un tiers *(voir notice 2)* oui X date 05 03 20 — non ☐

l'arrêt prescrit fait suite à une cure thermale oui ☐ non X

l'arrêt prescrit est en rapport avec l'affection pour laquelle vous êtes pensionné(e) de guerre oui ☐ non X

(*) si la prolongation de l'arrêt est prescrite par un médecin autre que le médecin traitant ou le médecin qui a prescrit l'arrêt initial, cochez la case correspondante :

médecin remplaçant le médecin traitant ou le médecin prescripteur initial ☐ médecin spécialiste consulté à la demande du médecin traitant ☐ à l'occasion d'une hospitalisation X

autre cas ☐ précisez et indiquez le motif :

l'employeur

nom, prénom ou dénomination sociale Hôpital de Brunet du VAL

adresse Route de GIENS. 83000 TouLoN.

n° téléphone : 04 94 —
e.mail :

les renseignements médicaux

je, soussigné(e), certifie avoir examiné (nom et prénom) : Mlle POGGI CLARA

et prescrit un arrêt de travail jusqu'au *(en toutes lettres)* : 18 AvriL — inclus

sans rapport* X **en rapport*** ☐ avec une affection visée aux articles L 324-1 et R 615-69 du Code de la sécurité sociale *(voir notice 3)*

sans rapport* X **en rapport*** ☐ avec un état pathologique résultant de la grossesse *(voir notice 4)*

**** une des deux cases doit être obligatoirement cochée***

sorties autorisées ☐ **de .... heures à .... heures à partir du**
(3 heures consécutives par jour - voir notice 5)

reprise à temps partiel pour raison médicale ☐ **à partir du** *(voir notice 6)*
(art. L 323-3 du Code sécurité sociale)

éléments d'ordre médical justifiant l'arrêt de travail et, le cas échéant, la modification des heures de sortie autorisées et la reprise à temps partiel :

date 05 03 20 —

signature du praticien

identification du praticien et le cas échéant de l'établissement

La loi 78.17 du 6.1.78 modifiée relative à l'informatique, aux fichiers et aux libertés s'applique aux réponses faites sur ce formulaire. Elle garantit un droit d'accès et de rectification pour les données vous concernant.
La loi rend passible d'amende et/ou d'emprisonnement quiconque se rend coupable de fraudes ou de fausses déclarations (art. L.114-13 du Code de la Sécurité Sociale, 441-1 du Code Pénal)

IMP COSTE AUBENAS UCANSS 07 2006 **S 3116e**

SITUATION ***Clara, AS en médecine, accident du travail au CHU de Toulon***

Clara effectuait le travail de nettoyage du chariot de soins quand elle s'est piqué le pouce de la main droite avec une aiguille souillée qui n'avait pas été directement éliminée dans le collecteur à objets piquants. Clara a fait le jour même une déclaration d'accident (*cf.* Fig 6.10).

C Indemnités prévues

a. Prestations en nature

Toutes ces prestations sont gratuites (prise en charge à 100 %) sans avance de frais. La victime présente seulement le volet du certificat médical initial qu'elle a conservé ainsi que les volets n° 2 et n° 3 de la déclaration, selon les besoins (médicaments, soins...).
Sont pris en charge les frais de pharmacie, de soins médicaux, d'hospitalisation, de rééducation fonctionnelle.

b. Prestations en espèces

C'est le versement d'indemnités journalières et éventuellement d'une rente.

- Le jour de l'accident est à la charge de l'employeur.
- La victime est indemnisée dès le lendemain de son accident.

En cas d'arrêt de travail (c'est-à-dire d'incapacité temporaire), elle reçoit des indemnités journalières de la CPAM. Il faut savoir que les AT, ATJ et MP sont indemnisés de la même façon par la Sécurité sociale.

c. Incapacité temporaire ou IT

Elle correspond à un arrêt momentané du travail. Après guérison des lésions ayant entraîné l'IT, le médecin établit un certificat de guérison.

d. Incapacité permanente ou IP

Elle correspond à une réduction définitive, partielle ou totale, de la capacité de travail. Le médecin établit un certificat de consolidation.
Il s'ensuit la fixation d'un taux d'IP exprimé en % et l'attribution d'une rente.

D Formalités à accomplir lors de la reprise du travail

Lors de la reprise du travail, le salarié doit subir une visite médicale de reprise du travail. Elle est obligatoire et effectuée par le médecin du travail. Celui-ci établit, en deux exemplaires, un certificat de guérison ou un certificat de consolidation indiquant les conséquences définitives de l'accident. Le salarié envoie un exemplaire, accompagné du volet n° 1 de la déclaration, à la CPAM. Le médecin envoie l'autre exemplaire à la CPAM.

a. Processus

La déclaration de l'accident du travail auprès de la caisse d'assurance maladie permet à l'accidenté de percevoir des indemnités journalières.

b. Accident

Le salarié victime d'un accident peut être soigné sur place dans la structure de soin où il travaille ou repartir à son domicile (selon avis médical).

Premiers soins

Le médecin établit en double exemplaire un certificat médical initial décrivant de façon très précise l'état de l'accidenté et prescrivant, éventuellement, un arrêt de travail.

Déclaration d'accident

Elle doit être faite par l'employeur dans les 48 heures, à la caisse primaire d'assurance maladie dont relève la victime. L'employeur remet à la victime la feuille d'accident du travail.

Ultérieurement

Le médecin établit un certificat médical de guérison ou de consolidation, indiquant les conséquences définitives de l'accident.

c. Marche à suivre

Lors d'un accident du travail, le salarié accidenté reçoit un document appelé « feuille d'accident du travail ou de maladie professionnelle ».

- La feuille d'accident du travail est remise à l'accidenté ou à son représentant par l'employeur qui établit la déclaration de l'accident, dans les 48 heures.
- La déclaration d'accident comporte trois volets numérotés 1, 2, 3.
- Le volet 1 est conservé par l'accidenté, le volet 2 est remis au médecin ou au centre de soins, le volet 3 au pharmacien.
- L'utilisation de ces documents permet à l'accidenté de bénéficier de la gratuité totale des actes médicaux, soins et produits pharmaceutiques.
- L'employeur inscrit la date de l'accident 1 sur le volet 1 et remplit les cadres 2, 3 et 4 (*cf.* Fig. 6.10).
- La date de reprise du travail est indiquée dans le volet 5.
- La rubrique 6 est à remplir par l'accidenté pour obtenir une nouvelle feuille si le verso est rempli avant la fin des soins.

4 Prévention des risques d'accident d'exposition au sang (AES)

Le sang ou les liquides biologiques (tels que les urines) peuvent transmettre différents micro-organismes susceptibles de provoquer des infections. En milieu de soins, trois pathogènes présentent un risque de transmission lors de piqure, coupure ou projection de sang.
Par ordre de risque (pourcentage de risque de transmission après un accident) :
- le virus de l'hépatite B (CHB) : 30 % ;
- le virus de l'hépatite C (VHC : 3 % ;
- le virus de l'immunodéficience humaine (VIH : 03 %).

Le personnel de soins doit respecter des procédures de prévention de la transmission d'un pathogène lors d'un AES validées par les services du Clin, du CHSCT, de la médecine du travail. Ces procédures sont affichées dans le service de soins.
Plusieurs éléments déterminent la gravité d'un accident et notamment le risque de transmission d'un virus (séroconversion professionnelle) :
- *accident percutané/projection* : un accident percutané (piqûre, coupure) est plus à risque qu'une projection sur muqueuse (conjonctive de l'œil ou peau lésée), elle-même plus à risque qu'une projection sur peau saine ;
- *profondeur de la blessure* : plus elle est profonde, plus il y a de risque ;
- *matériel* en cause dans l'accident notamment avec une aiguille de gros calibre creuse contenant du sang (exemple : aiguille pour prélèvement veineux) ;
- *statut du patient source* : quantité de virus présent dans le sang (charge virale) ;
- *délai de survenue de l'accident et prophylaxie pour le VIH* : un traitement débuté dans les premières heures suivant l'accident diminue le risque de transmission virale.

6

A Mesures de prévention des AES

a. Mesures pour le personnel

Respect strict des précautions standard :
- port de **gants à usage unique** lorsqu'on effectue une tâche qui comporte un risque de contact avec du sang ou des liquides biologiques. Par exemple, manipulations des urines, des selles et des matériels souillés :
  - draps,
  - pansements,
  - serviettes hygiéniques ;
- jeter les gants immédiatement après le soin ;
- **protéger toute plaie ou blessure aux mains** ;
- porter des **lunettes de protection** lors de risque de projection de sang ou liquide biologique ;
- décontaminer les surfaces souillées de sang avec un produit détergent/désinfectant virucide (ou eau de Javel) ;

- éliminer tous objets piquants, coupants, tranchants dans des containers spécifiques et veiller à leur élimination selon la filière recommandée (DASRI : Déchets d'activité de soins à risque infectieux) ;
- ne pas pousser les aiguilles avec les doigts dans les conteneurs ;
- utiliser, dès lors qu'il est disponible dans l'établissement, un matériel **sécurisé** ;
- ne jamais recapuchonner ni plier les aiguilles après usage ;
- ne jamais dégager les aiguilles des vacutainers mais éliminer le tout : surtout ne jamais réutiliser de matériel à usage unique (exemple : vacutainer).

b. Mesure individuelle : la vaccination

Être à jour de sa vaccination contre l'hépatite B. Elle est obligatoire pour le personnel de soins[14]. Malgré la vaccination, certains professionnels ne sont pas immunisés (production d'anticorps). En cas d'exposition au virus de l'hépatite B, il est possible de faire une injection d'immunoglobuline.

SITUATION

Jacques, aide-soignant en réanimation médicale, entre dans la chambre d'un patient et trouve sa collègue Isabelle, infirmière, en situation difficile. Le patient vient d'arracher son cathéter et il y a du sang partout. Isabelle n'a pas eu le temps de mettre des gants et appuie sur le point de ponction pour éviter que le patient ne perde trop de sang ! Jacques revêt des gants et prend le relais d'Isabelle. Celle-ci va se laver les mains pour retirer le sang et revêt des gants à usage unique. Isabelle reperfuse son patient en utilisant un cathéter non sécurisé. Après avoir posé la perfusion, elle tend l'aiguille à Jacques pour qu'il l'élimine dans le container. Celui-ci refuse et préfère lui rapprocher le container pour qu'elle puisse l'éliminer elle-même.

B Procédure à suivre en cas d'AES

Lors de la survenue d'un AES, le soignant victime devra effectuer les actions suivantes.

a. Faire des soins immédiats

Il faut :
- nettoyer à l'eau courante (froide) et au savon (sans faire saigner[15]) ;
- bien rincer (afin de réduire le temps de contact avec le sang) ;
- réaliser une antisepsie en utilisant un produit chloré (ex. : eau de Javel, dakin ou polyvidone iodée) : 5 min de contact ;
- si projection dans les yeux, rincer avec du sérum physiologique ou du dacryosérum (au moins 10 minutes) ou à défaut, à l'eau courante.

b. Consulter dans l'heure un médecin

Celui-ci évaluera le degré du risque infectieux et prescrira si besoin un traitement prophylactique (préventif).

Si le statut du patient n'est pas connu, il prescrira une sérologie qui devra être faite dans l'heure (avec l'accord du patient). Les centres hospitaliers disposent d'un test rapide pour le VIH qui rend un résultat dans l'heure et permet de ne débuter un traitement que lors d'un résultat positif. En l'absence d'un test rapide, un traitement sera débuté et réévalué lors du rendu de la sérologie.

De plus, un certificat médical descriptif de l'accident sera nécessaire pour reconnaître l'origine professionnelle de l'AES.

c. Entreprendre une prophylaxie (si nécessaire)

Elle doit débuter dans les quatre premières heures qui suivent l'accident. Elle nécessite le consentement de l'accidenté.

14. Arrêté du 26 avril 1999.
15. Pour éliminer les matières organiques et favoriser l'action de l'antiseptique.

d. Faire une « déclaration d'accident » dans les 24 heures

Elle est obligatoire. Il faut noter :
- la date et l'heure de l'accident ;
- les circonstances précises.

e. Respecter le « suivi médical » adapté au risque

Le suivi médical est effectué par la médecine du travail. Il comprend un suivi biologique et sérologique de la victime

SITUATION

Après avoir reperfusé le patient, **Isabelle** retire ses gants et se frictionne les mains avec une solution hydro-alcoolique. Elle vérifie qu'elle n'a pas de lésions sur les mains. Elle demande au médecin du patient si son statut VIH, VHB et VHC est connu. Le patient est porteur de l'hépatite C. Le cadre du service appelle le médecin référent des AES. Isabelle est vue rapidement en consultation. Le temps de contact avec le sang a été bref, moins de 5 minutes, elle s'est lavé les mains rapidement. De plus, Isabelle a des mains qui ne présentent aucune lésion. Le risque est faible. Il n'existe pas de prophylaxie pour l'hépatite C. Isabelle devra être suivie pendant plusieurs mois par la médecine du travail. De retour dans son service, elle fait la déclaration dans le registre des accidents bénins avec le cadre. Elle se rend ensuite en médecine du travail. L'infirmière lui prélève plusieurs tubes de sang pour faire ses sérologies. Le médecin du travail lui explique ce qui va se passer dans les mois à venir. Il en profite pour discuter avec elle des causes de survenue de l'accident et insiste sur la nécessité de mettre des gants avant tout contact avec le sang. La boîte de gants était juste à deux mètres du lit du patient !

Rôle de l'AS

L'AS doit respecter les mesures suivantes :
- être très rigoureux dans l'observance des protocoles de soins et des gestes professionnels ;
- respecter les « précautions » standards (quel que soit le statut infectieux du patient) ;
- se rappeler que toute personne peut être séropositive et l'ignorer, donc être potentiellement contagieuse ;
- éliminer immédiatement les objets tranchants et piquants dans un collecteur à proximité afin de prévenir les risques pour lui-même et l'équipe de soins ;
- connaitre et suivre scrupuleusement la procédure en cas d'AES (telle que décrite précédemment) ;
- consulter dans l'heure un médecin (ou faire consulter la personne) en cas d'AES ;
- se faire vacciner contre l'hépatite B (obligatoire).

L'AS conseille la personne victime d'un AES et lui explique la conduite à tenir dans les premiers soins et la prise en charge médicale et administrative.

4 Techniques et moyens de nettoyage et de bionettoyage des locaux

Pour que la réalisation d'un travail de nettoyage soit efficace, il faut d'abord procéder à une analyse de la situation et déterminer la nature du travail à réaliser. En milieu hospitalier, les techniques de nettoyage et de bionettoyage obéissent à des règles précises.

1 Définitions[16]

Quelques définitions sont à connaître afin de mieux comprendre les objectifs de la tâche à effectuer.

A Nettoyage

C'est une opération d'élimination des salissures visibles[17] par un procédé respectant l'état des surfaces traitées et respectant quatre paramètres d'efficacité :
- ***chimique*** : le produit utilisé ;
- ***mécanique*** : l'action de nettoyage ;
- ***de temps*** : la durée du nettoyage[18] ;
- ***de température*** : eau plus ou moins chaude selon le type de salissures.

À savoir :
- le nettoyage est une opération préliminaire indispensable à toute désinfection ! Mieux vaut nettoyer sans désinfecter que désinfecter sans nettoyer. Aujourd'hui, de nombreux produits combinent les deux actions : nettoyage et désinfection (ce sont les nettoyants-désinfectants que nous étudierons) ;
- un gramme de poussières contient 1 million de bactéries.

B Lavage

C'est l'application sur les surfaces inertes d'une solution détergente, pour décoller et mettre en suspension les salissures (le terme lavage signifie la présence d'eau, alors que le nettoyage peut, dans certains cas, se faire à sec).

C Bionettoyage

C'est un procédé de nettoyage, applicable dans une « zone à risques » et destiné à réduire, momentanément, la biocontamination d'une surface.

16. Définitions *du Guide du bionettoyage* (n° 5670).
17. Particulaires, biologiques, organiques, liquides (on peut aussi utiliser le mot souillures).
18. Nécessaires aux réactions chimiques des produits sur les substrats.

2 Nettoyage humide du mobilier

Les techniques de dépoussiérage et/ou de nettoyage humide doivent s'adapter au mobilier et aux locaux. Elles seront différentes en structures d'accueil de personnes bien portantes (ex. : maison de retraite, crèche...) et à l'hôpital où l'utilisation de produits nettoyants-désinfectants est indispensable.

A Objectif

Il vise à :
- ôter les salissures sur le mobilier ;
- permettre le confort, l'esthétique de la chambre et la désinfection (prévention de l'infection).

B Matériel

- Pour le ***dépoussiérage et/ou nettoyage humide*** manuel, on utilisera :
  - des gazes recyclables permettant l'agglutination des poussières,
  - des lingettes imprégnées d'un produit nettoyant ou nettoyant-désinfectant (à l'hôpital).
- Pour le ***dépoussiérage mécanique*** (en collectivité), on utilise des aspirateurs.

NB : le dépoussiérage à sec est totalement prohibé car il favorise le déplacement des particules dans l'air.

C Technique

Le dépoussiérage comprend différentes étapes au cours desquelles certaines précautions sont à prendre.

a. Préparation

- Regrouper le matériel sur le chariot de ménage (voir description ci-après et Fig. 6.10).
- Vérifier la présence des produits.
- Vérifier les quantités et les compléter si besoin.

b. Principe

Pour nettoyer, il faut respecter trois règles de base (*cf.* Fig. 6.12) :
- du ***moins sale au plus sale*** ;
- du ***plus près au plus loin*** (du patient) ;
- du ***haut vers le bas*** (du mobilier).

Fig. 6.10 Schéma d'un chariot de ménage.

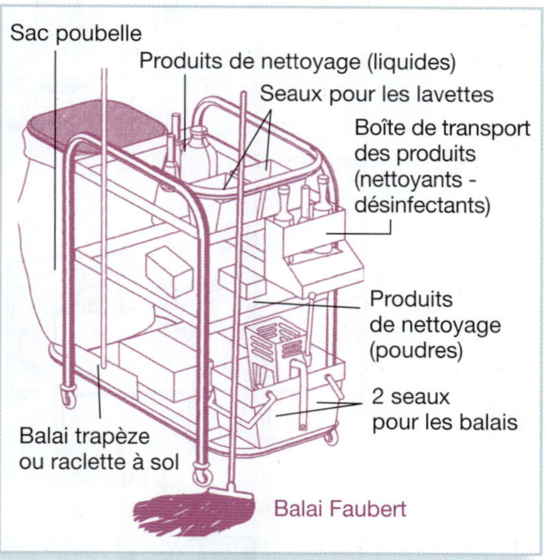

c. Méthode

Il faut imbiber une lavette d'un produit nettoyant-désinfectant et nettoyer dans l'ordre suivant.

Mobilier de la chambre

- Adaptable.
- Table de chevet (+ téléphone).
- Téléviseur.
- Montant des portes (et poignées).
- Encadrement fenêtres (et poignées).
- Interrupteurs.

Matériel de la salle de bain

- Miroir (produit à vitres).
- Tablette du lavabo.
- Distributeur essuie-main.
- Distributeur savon.
- Matériel sale.
- Poubelle.
- WC (avec produit spécial).

Fig. 6.11 Un chariot de ménage.

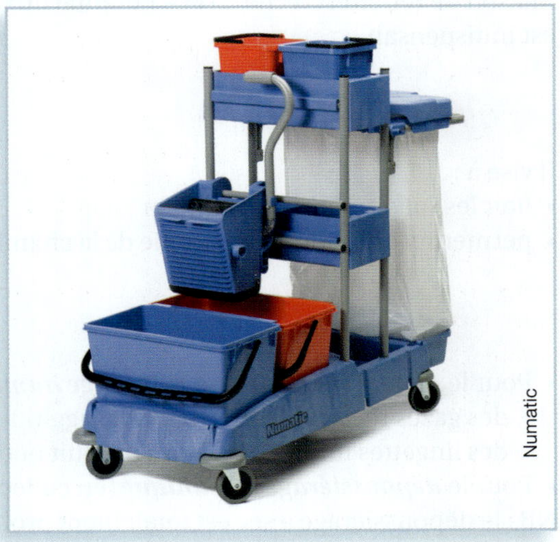

Fig. 6.12 Les trois règles du nettoyage.

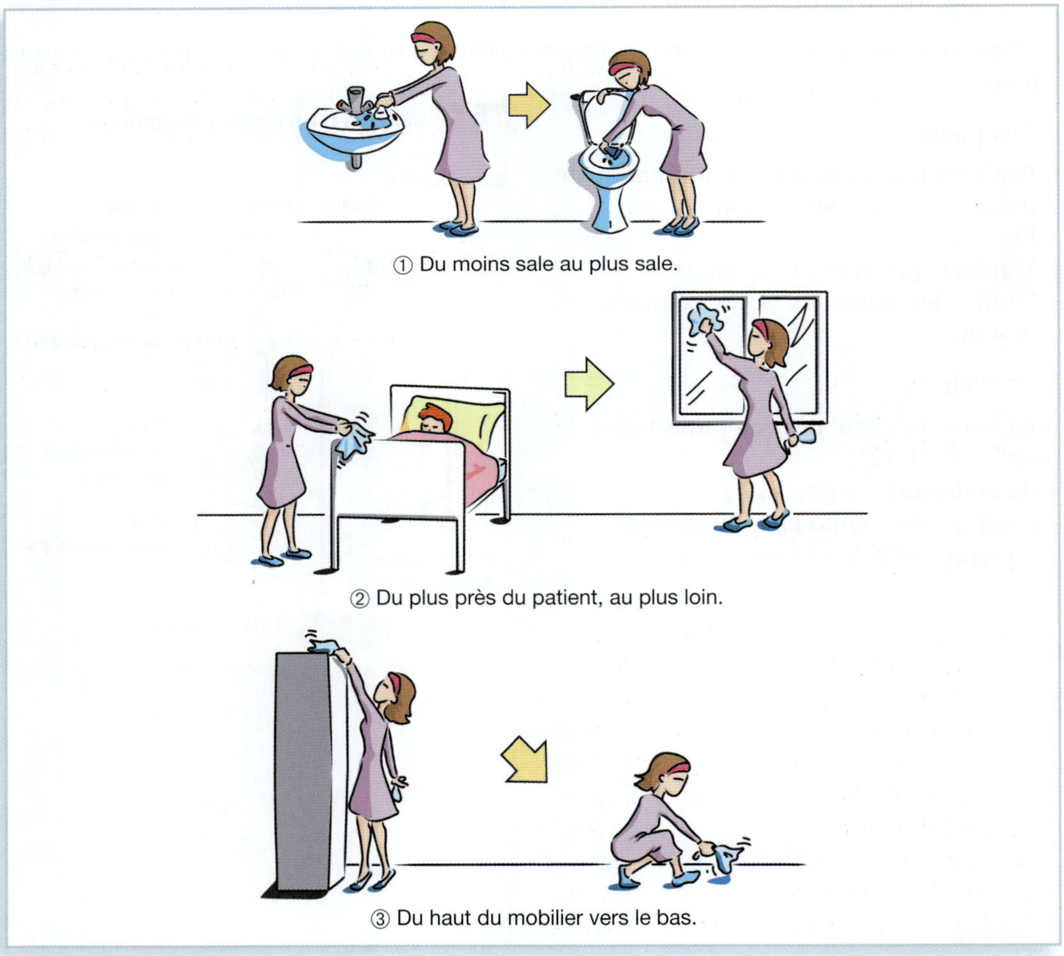

RÉPARTITION DU MATÉRIEL SUR LE CHARIOT DE MÉNAGE

Voici la répartition des produits et matériels sur le chariot.

PLATEAU SUPÉRIEUR

- **Mini seaux destinés aux lavettes[a].**
- **Produits de nettoyage (liquides), par exemple : nettoyant-désinfectant, produit à vitres, désodorisant, etc.**

PLATEAU MOYEN

- **Gazes pour le nettoyage humide (imbibées).**
- **Lingettes pour le dépoussiérage humide.**
- **Produits de nettoyage (solides), par exemple : crème à récurer (lavabo), produit détartrant (WC), etc.**

PLATEAU INFÉRIEUR

Seaux pour les balais avec de l'eau et du détergent-désinfectant (dilué aux bonnes doses) et permettant d'humidifier les gazes, franges ou lavettes pour le sol.

SUR LE CÔTÉ

- **Un grand sac-poubelle et de petits sacs-poubelle.**
- **Un balai trapèze.**
- **Une pelle.**
- **Un filet pour récupérer les lavettes et gazes usagées.**

a. Les couleurs des seaux et les usages varient quelque peu en fonction des services et des hôpitaux. Nous invitons les professionnels à vérifier le matériel dont ils disposent.

D Technique du nettoyage humide du sol

Le malade placé dans un environnement ***nettoyé et désinfecté*** quotidiennement peut recevoir des soins dans des conditions d'asepsie correcte. Outre l'aspect agréable de propreté que le patient doit avoir au premier coup d'œil, le personnel doit lui garantir avant tout la sécurité de l'environnement.

a. Principe

Le nettoyage humide consiste à passer sur la surface à nettoyer (généralement le sol) une gaze humide qui retiendra les poussières et sera renouvelée à chaque chambre.

b. Objectif

Cette technique vise à éliminer les salissures du sol sans les remettre en suspension dans l'air ambiant (hygiène et sécurité).

c. Méthodes de nettoyage humide

Il existe deux grandes méthodes de nettoyage humide des sols.

- La méthode ***à la « godille »*** (*cf.* Fig. 6.13) : elle permet de passer le balai sur une large surface. L'utilisateur travaille à reculons et tire le balai vers lui, en lui imprimant un mouvement en S (c'est la plus conseillée).
- La méthode ***au « poussé »*** (*cf.* Fig. 6.14) : l'utilisateur déplace le balai en le poussant devant lui, tout en lui imprimant un léger mouvement oscillant pour favoriser le déplacement des salissures et les maintenir devant le balai. Elle est surtout utilisée pour les couloirs et pour faire le détourage des pièces.

Fig. 6.13 La méthode de nettoyage « à la godille ».

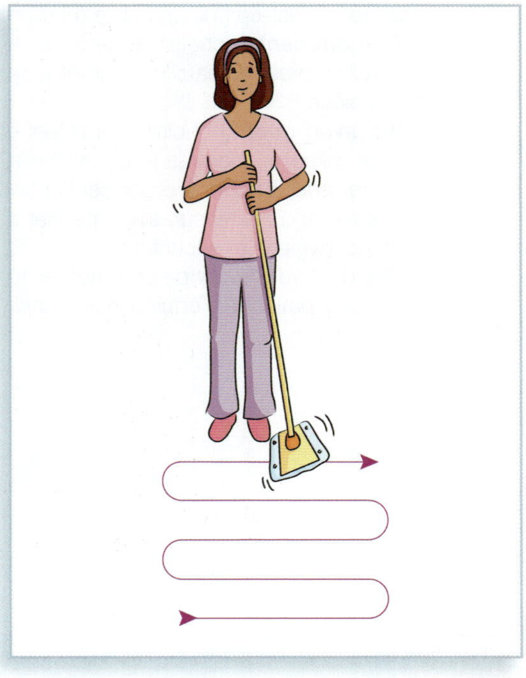

d. Matériel

Le matériel du nettoyage humide comprend :

- le ***chariot de ménage*** (*cf.* plus haut) qui permet de regrouper tout le matériel de ménage ;
- les ***balais*** (*cf.* Fig. 6.15) dont le ***balai trapèze***, le plus utilisé. Il est constitué d'un support rigide (ayant la forme d'un trapèze), d'une semelle et d'un manche. Et le ***balai à franges*** : il est constitué d'un support rigide, d'une semelle avec des franges en coton et un manche. Il existe des balais à franges de diverses formes[19] ;
- les ***gazes***. Elles sont de diverses natures : en coton ou en fibre synthétique à imbiber d'eau à l'avance (trempage + essorage) ou pré-imprégnées (à usage unique).

Fig. 6.14 La méthode de balayage « au poussé ».

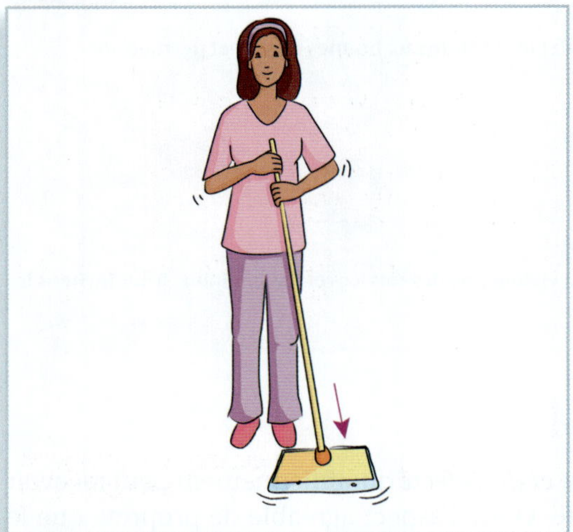

Fig. 6.15 Le balai trapèze et le balai à franges.

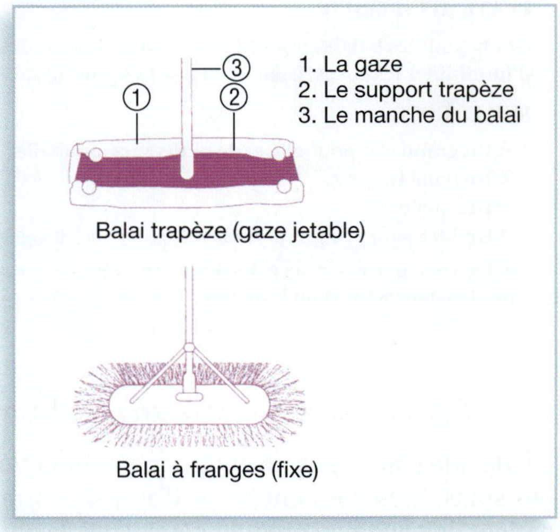

Rôle de l'AS

La tâche de nettoyage

Avant d'effectuer une tâche de nettoyage, il faut :

- observer le local à nettoyer ;
- évaluer la tâche à entreprendre (selon la méthode mnémotechnique du QQOCP) :
  - ***P : (pourquoi nettoyer ?)*** apprécier l'état de salissures et la nature des salissures,
  - ***O : (où ?)*** est-ce une chambre ou un couloir ? et en déduire la méthode,
  - ***C : (comment ?)*** choisir la méthode de nettoyage : méthode à la godille pour les pièces (ex. : chambres, bureaux…) ou méthode au poussé pour les couloirs ou pour faire le tour d'une pièce,
  - ***Q : (avec quoi ?)*** choisir le matériel et les produits adaptés (respecter les critères du service de soin), choisir la tenue adaptée,
  - ***Q : (quand ?)*** veiller à organiser l'entretien de la chambre lorsque le patient a la possibilité de rester à l'extérieur, sinon penser à le couvrir car la fenêtre doit être ouverte pour le ménage (hygiène et sécurité) ;
- mettre de l'ordre avant de commencer le travail (organisation) ;
- informer le patient et l'équipe (relationnel).

19. Type fixes ou mobiles. Les gazes peuvent se fixer soit sur les balais trapèzes, soit sur certains balais à franges.

e. Méthode à la godille

Par principe, la gaze doit rester constamment en contact avec le sol, afin de coller et de ramasser les fines particules de poussières, et de pousser devant les poussières les plus grosses et les déchets.

Fig. 6.16 Schémas de la méthode à la godille.

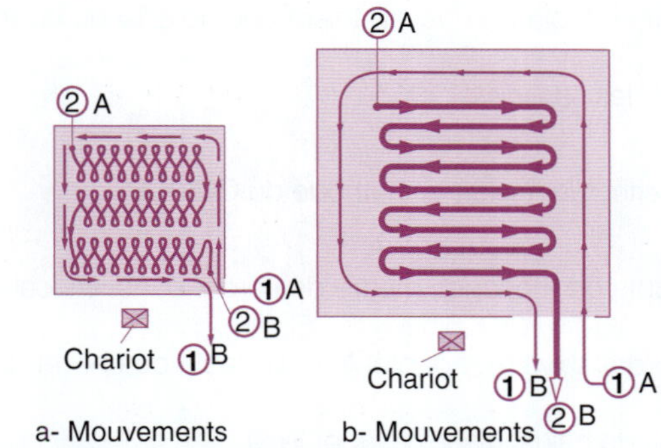

a- Mouvements dans le sens vertical

b- Mouvements dans le sens horizontal

Technique
Il faut procéder dans l'ordre suivant :

– 1re entrée dans le local en 1A

– Détourage de la pièce

– 1re sortie de la pièce en 1B (avec le 1er déchet)

– 2e entrée dans le local (dans la partie la plus éloignée en 2A)

– Mouvements en S dans la pièce (*cf.* fig.a *sens vertical*, fig.b *sens horizontal*)

– 2e sortie de la pièce en 2B (avec le 2e déchet)

f. Critères à respecter lors d'une action de nettoyage

Tableau 6.7 Critères à respecter.

Matériel	Critères à respecter	Procédure
– Blouse + gants – Balai trapèze – Gazes – Seau – Eau	***Démarche méthodique*** – Observation du local – Analyse de la tâche (pourquoi, quand, où, comment) – Choix de la méthode préparation du travail	***Préparation*** – Mettre sa tenue (blouse, gants), ouvrir la fenêtre, préparer les gazes : • pour les gazes non imprégnées, les humidifier à l'avance par trempage et essorage • pour les gazes imprégnées, les étirer au maximum pour libérer le produit fixateur qu'elles contiennent – Poser la gaze sur le sol et placer le balai sur celle-ci – Fixer la gaze dans les alvéoles prévues à cet effet
– Détergent ou – Détergent-désinfectant	***Hygiène, sécurité, ergonomie*** – Garder dos droit et coudes près du corps – Aller du + propre au + sale – Respecter les circuits	***Action*** – Méthode à la godille (utilisée pour les chambres) : • déplacer le balai en reculant et en effectuant des mouvements de G à D et de D à G[a] (en forme de S sur le sol) • tenir le balai en oblique, poser la main droite en haut du manche[b] • poser la main gauche en bas du manche[c] – Méthode au poussé (utilisée pour les couloirs) : pousser le balai devant soi
– Poubelle – Sac poubelle – Pelle	Respecter le protocole du service	***Fin de l'opération*** – Décrocher la gaze, la replier en laissant les poussières à l'intérieur – Vider les poussières dans le sac-poubelle – Se servir de la pelle pour ramasser les gros déchets (si besoin) – Mettre les gazes réutilisables dans un récipient ou un sac sur le chariot pour recyclage (lavage manuel ou en machine)

a. G à D : de gauche à droite.
b. Elle sert à diriger le balai lors des rotations.
c. Elle soutient le manche et sert à pousser ou tirer le balai.

g. Entretien de la chambre au quotidien

SITUATION

Entretien de la chambre de M. X. à l'hôpital

Nora, AS, doit entretenir la chambre de M. X., 75 ans, en service de Gériatrie pendant la sortie du patient.

Travail demandé

- Matériel à nettoyer : lit, chaises, adaptable, table de chevet, téléphone, téléviseur, lavabo, glace, salle de bain, penderie, WC.
- Surface à nettoyer : le sol de la chambre, les sanitaires.

Préparation

Nora observe le local et évalue le travail à effectuer (selon la méthode du QQOCP).

Action de Nora

- ***1er* temps** : revêtir la tenue (blouse + gants de ménage), mettre de l'ordre dans le local, ouvrir les fenêtres.
- ***2e temps*** : nettoyer le mobilier (dans l'ordre suivant : adaptable et lit, table de chevet, téléphone, téléviseur, chaises, penderie).
- ***3e temps*** : nettoyer le matériel de la salle de bains (glace, lavabo, WC).
- ***4e temps*** : vider les poubelles, les nettoyer, changer les sacs plastiques et évacuer les déchets (sacs bien fermés).
- ***5e temps*** : pratiquer le nettoyage humide avec la gaze imbibée (chambre, puis sanitaires) ; faire d'abord le détourage de la pièce avec le balai trapèze, puis aller du coin opposé de la pièce vers la porte en pratiquant la méthode à la godille, sans soulever le balai ; ôter la gaze du balai à la porte (à l'intérieur de la chambre) en la repliant sur elle-même pour emprisonner les salissures, en s'aidant au besoin de la pelle. Puis jeter la gaze dans la poubelle.
- ***6e temps*** : au final, vérifier l'esthétique de la chambre, refermer la fenêtre, ôter les gants et se laver les mains.
- ***7e temps*** : entretenir le matériel, terminer le ménage par le nettoyage soigneux du matériel et sa désinfection ; nettoyer les seaux, les rincer ; nettoyer les balais avec le détergent-désinfectant sans les poser sur le sol afin de ne pas abîmer les « semelles » ; fermer le grand sac-poubelle hermétiquement, lui faire suivre le circuit des déchets ménagers ; débarrasser les lavettes et serpillières de leurs détritus (cheveux, sachets) ; diriger le filet contenant les lavettes et serpillières (pas trop rempli et bien fermé) vers la lingerie ; nettoyer le chariot de ménage et le matériel (pelle...) avec le détergent-désinfectant ; nettoyer ses gants de ménage – qui doivent être personnels – et les faire sécher à l'envers sur le fil à linge prévu à cet usage.

Précautions

Nora a respecté les trois règles de base d'hygiène :

- ***aller du moins sale au plus sale ;***
- ***aller du plus proche au plus éloigné du patient ;***
- ***aller du plus haut au plus bas du mobilier.***

Rôle de l'AS

Respect des règles d'hygiène et de sécurité pour l'entretien de la chambre

Il faut veiller à :

- utiliser du matériel en bon état et propre ;
- porter des gants de ménage (prévention des allergies aux produits) ;
- utiliser une (ou deux) lingette par chambre pour dépoussiérer ;
- utiliser une (ou deux) gaze par chambre pour nettoyer ;
- nettoyer toujours avant de désinfecter (ou utiliser des produits à double fonction) ;
- ne pas retremper la lingette ou la gaze dans le seau d'eau pour éviter de contaminer le produit ;
- ne jamais utiliser d'éponge (nid à microbes car humidité + chaleur + nourriture !) ;
- ne jamais faire entrer le chariot de ménage dans la chambre mais le laisser dans le couloir ;
- respecter les règles de base du nettoyage :
  - du moins sale au plus sale,
  - du plus proche au plus éloigné (du patient),
  - du haut vers le bas (du mobilier) ;
- tenir compte de la planification des soins infirmiers pour effectuer le ménage des chambres ;
- tenir compte du degré de contamination des chambres (finir par les chambres à haut risque infectieux) ;
- déconseiller les fleurs coupées dans la chambre (risque de propagation de germes en milieu humide) ou bien renouveler l'eau chaque jour et y ajouter 1 cuillère à café d'eau de Javel (à 9° de chlore). Vider l'eau dans un vidoir et non dans le lavabo de la chambre !

3 Produits de nettoyage et de bionettoyage

En collectivité ou en milieu hospitalier, l'entretien efficace des locaux et du matériel sous-entend une bonne connaissance des modes d'action des produits de nettoyage, afin de les utiliser à bon escient et avec précaution.

A Produits de nettoyage

Dans les produits de nettoyage, il faut distinguer deux catégories : les produits qui décollent ou diluent les souillures (tels les abrasifs, détartrants, solvants et agglutinants) et ceux qui nettoient (tels les détergents). Nous allons les étudier séparément.

a. Abrasifs

Propriétés

Les abrasifs sont des produits réalisés à partir de substances minérales, destinés ***à décoller les salissures*** ; ils n'ont pas de pouvoir lavant. Prenons l'exemple des abrasifs tendres. Ils se présentent sous forme de poudres ou de crèmes à récurer. On les utilise pour des surfaces résistantes, par exemple : plan de travail, WC… (*cf.* Mémo sur la crème à récurer).

Précautions d'utilisation

Un abrasif doit s'utiliser :

- en milieu humide, mais il ne doit pas être dilué dans l'eau car il perd son efficacité ;
- sur des matériaux durs (ex. : les carrelages, le marbre, le granit…).

Un abrasif ne doit pas s'utiliser sur un revêtement en acier (par exemple, celui d'un évier) ou plastifié (par exemple, certaines baignoires) car il peut rayer ces matériaux.

b. Détartrants

Ces produits sont utilisés pour le détartrage sanitaire (WC, robinetterie des salles de bains).

Propriétés

Les détartrants enlèvent le tartre, soit les dépôts de sels calcaires qui sont le support idéal de certains micro-organismes. Il est donc important de détartrer régulièrement. Cependant le détartrant ne désinfecte pas. Aujourd'hui, il existe des produits nettoyants-détartrants-désinfectants[20].

Précautions d'utilisation

Réalisés à partir d'acides (acide sulfamique, acide glycolique, acide chlorhydrique), ce sont des produits dangereux, qu'il ne faut ***jamais utiliser associés à l'eau de Javel*** car il y a un risque de dégagements gazeux de chlore nocifs pour l'appareil respiratoire.

c. Solvants

Aucun « lavage » ne serait possible sans l'eau ! ***C'est le solvant le plus couramment utilisé.***

Propriétés de l'eau (solvant naturel)

L'eau a des effets multiples. En particulier, elle permet :
- de diminuer la concentration d'un produit. L'eau est un diluant ;
- aux différents produits de mieux entrer en contact avec les supports ;
- d'évacuer les souillures (rinçage).

Autres solvants

De nombreux solvants industriels sont utilisés dans les produits de nettoyage à sec ou de détachage. Par exemple, le ***trichloréthylène*** et le ***perchloréthylène***.

Précautions d'utilisation

De nombreux solvants s'évaporent lors du séchage en dégageant des odeurs pouvant entraîner des troubles (maux de tête). Il est donc indispensable de les utiliser dans des locaux bien ventilés.
Certains solvants sont très agressifs pour la peau. Le port de gants est donc obligatoire.
D'autres solvants peuvent être inflammables. D'où l'intérêt de prendre des mesures de sécurité lors de leur utilisation, en particulier d'éloigner toute flamme du produit (cigarettes...).

d. Agglutinants

Propriétés

Les agglutinants sont des produits qui ont le pouvoir d'agglutiner, c'est-à-dire de coller entre elles certaines particules, en particulier les poussières, dans le but d'éviter qu'elles ne se dispersent dans l'air. Par exemple, le produit Pliz (dépoussiérant-nettoyant) a un effet antistatique et retarde le retour de la poussière sur le support.

Précautions d'utilisation

Ces produits ne doivent pas être inhalés. Il est conseillé de bien aérer le local au moment de l'application.

e. Détergents ou tensioactifs

Ce sont des produits utilisés pour nettoyer divers supports (tissus, vaisselle, sols). Ils détachent les salissures et facilitent leur évacuation. On les appelle aussi des tensioactifs.
Il y a les tensioactifs anioniques, cationiques, non ioniques et amphotères[21]. Un détergent est constitué de molécules de tensioactifs, composées de deux parties (*cf.* Fig. 6.17).

20. Par exemple, le spray NDD du laboratoire RIVADIS souvent utilisé dans les services hospitaliers.
21. Leurs différences s'évaluent au niveau des pouvoirs mouillant et moussant.

Fig. 6.17 Les deux parties du détergent.

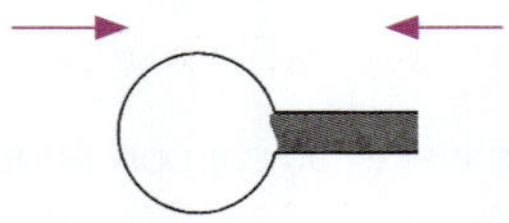

Propriétés

Les propriétés des détergents portent le nom de pouvoirs. Ils en possèdent quatre.

- ***Le pouvoir mouillant*** : c'est ce qui permet la pénétration de l'eau entre les fibres. Or, l'eau mouille difficilement les objets gras. Le détergent, de par sa structure, permet à l'eau de pénétrer sur un support gras (action de la partie lipophile) (*cf.* Fig. 6.18).
- ***Le pouvoir dispersant*** : il correspond à la fragmentation des salissures grasses.
- ***Le pouvoir émulsionnant*** (*cf.* Fig. 6.19) : il permet de détacher les salissures grasses de leur support et de les maintenir en suspension.
- ***Le pouvoir moussant*** : le brassage, en faisant pénétrer de l'air dans la solution, entraîne la formation de mousse qui va favoriser l'évacuation des salissures au rinçage.

NB : les tensioactifs n'ont pas de pouvoir désinfectant[22].

Choix

Le choix du produit est fonction des objectifs du travail à réaliser, du degré de salissure et de la nature du support.

- ***La présentation*** se fait sous trois formes : liquide, poudre et gel.
- ***Les utilisations*** sont très variées : lavage de la vaisselle, du linge, des matériels, des sols et des parois. À l'hôpital, on utilise de plus en plus les ***détergents-désinfectants*** (qui permettent le bionettoyage) : ils nettoient et désinfectent en un seul passage.

Fig. 6.18 Le pouvoir mouillant.

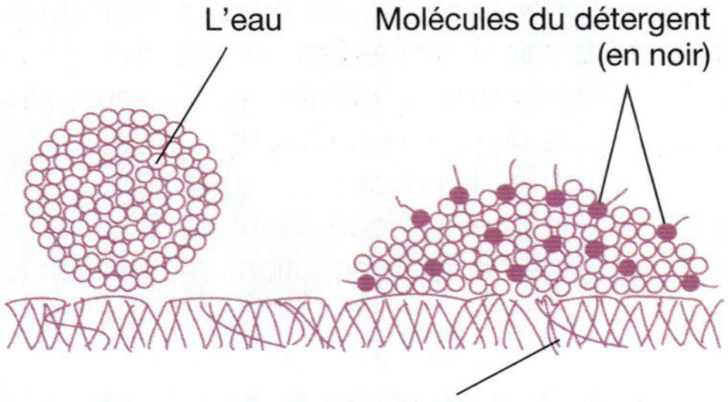

Le détergent réduit la tension superficielle de l'eau, lui permettant ainsi de pénétrer dans le support inerte.

Fig. 6.19 Le pouvoir émulsionnant.

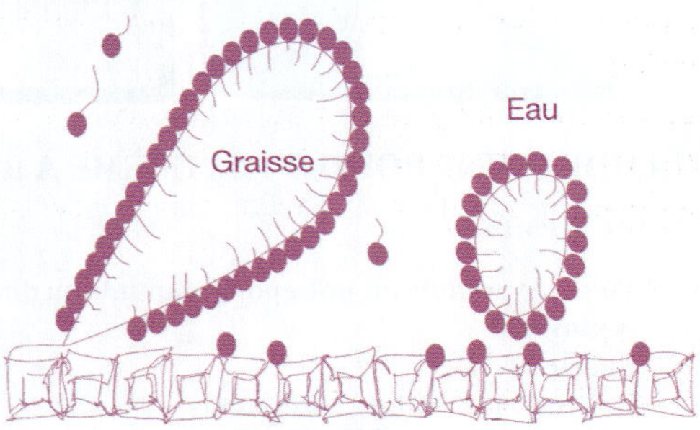

Les parties lipophiles des molécules d'un détergent entourent les particules de graisse. Les têtes hydrophiles tendent à les décrocher et à les disperser.

SITUATION *L'entretien des différents locaux*

En crèche, le personnel de ménage procède au nettoyage de tous les lavabos au moyen d'un abrasif tendre et du sol avec un détergent. Le ménage se fait hors de la présence des enfants.

En école maternelle, on profite du mercredi pour procéder à un entretien approfondi des locaux. On utilise des crèmes à récurer dans la cuisine, des agglutinants pour la poussière et des détergents pour le sol. L'eau de Javel et les désodorisants parfumés sont également largement utilisés.

À l'hôpital, les agents techniques utilisent chaque jour des détergents-désinfectants pour l'entretien des locaux.

22. Seuls les tensioactifs cationiques ont une activité antibactérienne légère.

Rôle de l'AS

L'AS doit vérifier si le produit :
- est adapté aux salissures à éliminer et au support (linge ou sol) ;
- est inoffensif pour l'utilisateur ;
- n'altère pas le support ;
- se dissout facilement dans l'eau et se rince aisément ;
- est bien dosé (le dosage dans l'eau est indiqué sur l'emballage).

Au moment de l'entretien d'un local avec des produits de nettoyage, le personnel doit :
- porter des gants de ménage individuels (ou nominatifs), dont la solidité est correcte ;
- ne pas mélanger les produits ;
- utiliser des récipients de stockage s'il y a lieu, ils doivent être spécifiques, identifiables et hors de portée du public ;
- bien lire la notice ;
- respecter le mode d'emploi ;
- respecter les précautions d'utilisation (*cf.* ci-dessous).

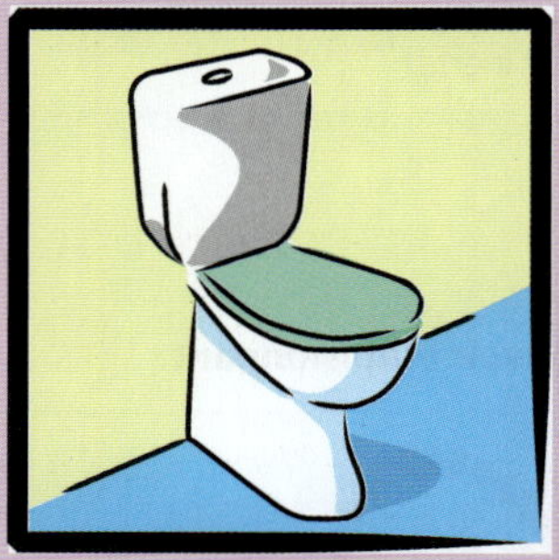
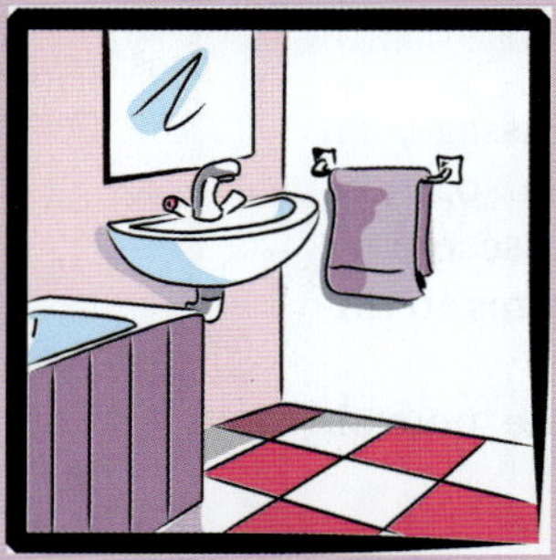
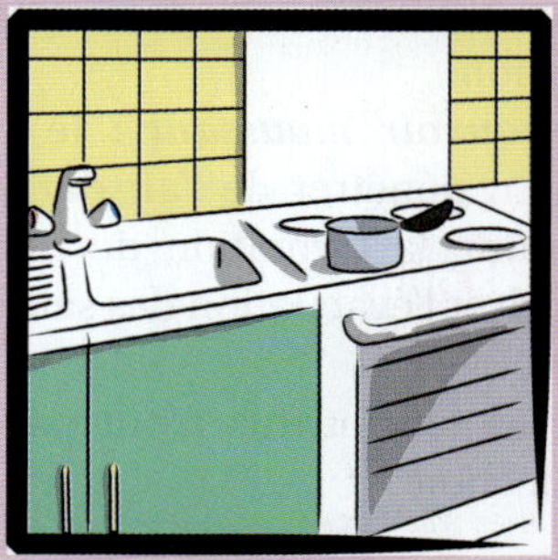

ÉTUDE D'UN PRODUIT : LA CRÈME À RÉCURER

MODE D'EMPLOI

- **Verser le produit sur une éponge humide ou directement sur la surface à nettoyer.**
- **Nettoyer.**
- **Rincer à l'eau.**
- **Refermer le bouchon après usage.**

COMPOSITION

Contient, entre autres composants :
- **moins de 5 % de tensioactifs non ioniques ;**
- **tensioactifs anioniques ;**
- **tensioactifs biodégradables à plus de 90 % ;**
- **également des conservateurs.**

CONSEILS D'UTILISATION

- **Conserver hors de la portée des enfants.**
- **Éviter le contact avec les yeux.**
- **En cas de contact avec les yeux, laver immédiatement et abondamment avec de l'eau et consulter un spécialiste.**
- **En cas d'ingestion, consulter immédiatement un médecin et lui montrer l'emballage ou l'étiquette Fabricant X (adresse)/code-barre.**

B Bionettoyage des locaux et des équipements

Le bionettoyage est un nettoyage particulier, souvent associé à une désinfection. Il est pratiqué avec des méthodes différentes selon la ***zone à risque*** à laquelle il est destiné. Pour réaliser un bionettoage, on va utiliser des produits ***nettoyants-désinfectants***. Ils réalisent simultanément les deux actions. Très pratiques à utiliser, ils sont de plus en plus nombreux sur le marché. Un bionettoyage est associé à une notion de zones à risques. Aussi doit-il répondre aux exigences de la zone dans laquelle on va travailler.

a. Zones à risques

La classification apparaît à la suite des rapports établis par les Clin.

- ***Zone 1*** : secteur n'accueillant ***pas de malades*** (pratique d'un nettoyage avec un détergent).
- ***Zone 2*** : secteur accueillant des ***patients non infectieux*** (pratique d'un nettoyage avec un détergent-désinfectant).
- ***Zone 3*** : secteur accueillant des ***patients ou malades « fragiles »*** (pratique d'un bionettoyage simple en cinq points).
- ***Zone 4*** : secteur accueillant des ***patients très vulnérables*** dont les défenses naturelles de l'organisme sont diminuées (pratique d'un bionettoyage biquotidien en sept temps).

b. Techniques de bionettoyage (généralités)

Le soignant qui doit effectuer un bionettoyage va agir en plusieurs temps en fonction du degré de risque du local (*cf.* Tableau 6.8).

Tableau 6.8 Le bionettoyage adapté aux « zones à risque ».

4 zones à risque	Quelques exemples	Techniques de bionettoyage	Produits utilisés
Zone 1 = faible risque (n'accueille pas de personnes malades)	– Maisons de retraite – Crèches – Haltes-garderies – Bureaux	Agir en 3 temps : – prénettoyage (ôter les souillures visibles) – nettoyage – rinçage	– Abrasif ou détartrant – Détergent
Zone 2 = risque moyen (accueille des patients non infectieux)	– Maternités – Services hospitaliers – Soins de longue durée – Psychiatrie – Cures médicales	Agir en 3 temps : – prénettoyage – nettoyage – rinçage	– Abrasif ou détartrant – Détergent-désinfectant (DD)
Zone 3 = haut risque (accueille des patients malades ou fragiles)	– Pédiatrie – Urgences – Laboratoires – Radiologie – Cuisine – Toilette…	Agir en 5 temps : – prénettoyage – nettoyage – rinçage – désinfection – rinçage éventuel (si contact buccal ou alimentaire)	– Abrasif ou détartrant – Détergent – Détergent-désinfectant (DD)
Zone 4 = très haut risque (accueille les personnes très vulnérables)	– Bloc opératoire – Néonatologie – Brûlés, greffés – Immunodéprimés – Chimiothérapie – Oncologie	Agir en 5 ou 7 temps[a] (dans cette zone, il s'agit d'augmenter les étapes du nettoyage) : – prénettoyage – nettoyage – rinçage – désinfection – rinçage éventuel (si contact buccal ou alimentaire).	– Abrasif ou détartrant – Détergent – Détergent-désinfectant (DD)

a. Selon les directives, les 2e et 3e temps peuvent être répétés 2 fois.

6

c. Technique de bionettoyage en zone 2

SITUATION ***Le bionettoyage de la chambre de M. X. (sortie du patient) en service de long séjour (zone 2)***

Marc, technicien de surface, travaille en service de soins de longue durée. Le patient M. X., 76 ans, est sorti ce matin à 8 h et Marc est chargé d'effectuer un nettoyage complet du local (chambre et salle de bain). Le responsable lui demande de pratiquer un bionettoyage adapté au service (classé en zone 2).

Dans le cadre du bionettoyage des zones à faible risque infectieux, Marc peut pratiquer un nettoyage de la chambre en trois temps.

Matériel

Un chariot de ménage avec presse et balai à franges.

Organisation de la tâche

Le prénettoyage

Il s'agit de :

- évacuer les draps + couvertures, etc. ;
- éliminer les déchets visibles (vider poubelles dans sacs bien fermés) ;
- nettoyer le mobilier (lit, table, adaptable) avec un nettoyant-désinfectant ;
- faire un dépoussiérage humide pour les étagères de la penderie… et le petit matériel (téléphone, téléviseur…) ;
- nettoyer le petit matériel (sanitaires, poubelle) ;
- mettre l'eau de Javel dans le siphon du lavabo et dans le WC.

Le nettoyage en deux temps

Il s'agit de nettoyer le sol à deux reprises en rinçant bien entre les deux opérations. Le nettoyage du sol se fait avec de l'eau et un produit détergent-désinfectant (dilué aux doses prescrites sur la notice).

d. Variante : lavage à plat

La méthode dite du lavage à plat est pratiquée lors du bionettoyage des zones à haut risque infectieux (ex. : les salles d'opération). Le technicien de surface doit effectuer entre 5 et 7 temps de bionettoyage (*cf.* Tableau 6.8). Il doit aussi laver les murs et les plafonds, d'où le terme « lavage à plat », facilité par l'emploi de balais à franges plats, très maniables (appelés moppes).

5 Techniques et moyens de prédésinfection et de désinfection

1 Prédésinfection et désinfection du matériel médico-chirurgical

La prédésinfection et la désinfection du matériel médico-chirurgical sont deux opérations complémentaires, qui ont le même objectif : prévenir la transmission d'un agent infectieux. Les techniques présentent quelques différences en fonction de la destination du matériel.

A Principes et objectifs

Partant de l'adage qui dit « qu'on ne désinfecte que ce qui est propre », il est utile de bien connaître les techniques de prédésinfection et de lavage.

a. Prédésinfection du matériel

Principe

La prédésinfection consiste à ***immerger*** le matériel dans un produit prédésinfectant afin de le préparer à la désinfection.

Objectifs et intérêt

La prédésinfection permet d'éviter rapidement la dissémination des germes infectieux, et, de ce fait, vise à ***protéger*** :

- le personnel de soin chargé des manipulations des matériels médico-chirurgicaux (hautement contaminés) ;
- l'environnement.

Cette mesure participe donc à la prévention des infections nosocomiales (IN) en milieu hospitalier.

La prédésinfection a aussi un intérêt pratique : elle facilite le nettoyage ultérieur du matériel, en décrochant les résidus protéiques qui risquent de s'incruster.

b. Désinfection du matériel

Principe

La désinfection du matériel médico-chirurgical est associée à son nettoyage, au moyen d'un produit nettoyant ou détergent-désinfectant.

Objectif et intérêts

C'est un procédé qui permet de ***tuer les micro-organismes*** ou d'***inactiver*** leur développement et donc d'assurer la sécurité du personnel et des patients (prévention du risque infectieux).

B Techniques

Les techniques de prédésinfection et de désinfection, et le choix des produits s'adapteront à chaque situation ; voici ci-après deux techniques différentes.

a. Protocole au bloc opératoire ou dans une unité de soin utilisant du matériel réutilisable (stérilisé) et non à usage unique

Il s'agit ici du protocole pour traiter les instruments souillés.

1er temps : immersion (ou trempage)

Les instruments sont immergés dans un bac rempli d'un produit prédésinfectant dès la fin de leur utilisation. Ils sont transportés dans un bac fermé à la stérilisation dans la zone dite sale. Pour être efficace, la prédésinfection doit respecter quelques règles d'hygiène (H) et de sécurité (S) :

- les instruments doivent tremper 15 minutes dans le produit prédésinfectant (dilué) ;
- les solutions de trempage ne doivent pas être gardées plus de 24 heures ;
- les bacs de trempage sont nettoyés chaque jour.

2e temps : rinçage

Après le trempage (vu précédemment), les matériels sont rincés à l'eau chaude, de façon à ôter toutes les traces de produit prédésinfectant utilisé, puis ils sont transportés vers les bacs de lavage.

3e temps : lavage-rinçage et séchage

Au cours du lavage, le matériel est soumis à l'action d'un nettoyant-désinfectant spécifique. Il existe deux formes de lavage : manuel et en machine.

b. Lavage manuel du petit matériel

Tableau 6.9 Le lavage manuel.

Moyens	Actions	Règles d'H et S
– Produit nettoyant-désinfectant (ND) – Blouse – Masque, gants ou lunettes protectrices – Compresses – Lingettes non tissées (pour le séchage) ou air pulsé – Papier, crayon	Il faut : – se protéger – regrouper le matériel et les produits – nettoyer le matériel avec des compresses imbibées du produit ND – rincer abondamment à l'eau claire – sécher avec une lingette ou au moyen de l'air pulsé – répertorier le matériel avant de l'emmener au conditionnement (économie)	Veiller à : – revêtir une blouse – mettre un masque, des gants et lunettes protectrices – respecter le protocole du service – bien lire les notices – avoir des gestes lents et précis (sécurité) – privilégier le séchage à l'air pulsé : moins de manipulations (sécurité du personnel) et plus hygiénique

c. Lavage en machine

Il faut :

- installer le matériel dans les paniers ;
- programmer en fonction du type de matériel.

Le petit matériel souillé est immergé dans de grands appareils appelés laveurs (ou laveurs-désinfecteurs) ou dans des appareils à ultrasons.

Lors du nettoyage à ultrasons (c'est le cas pour le matériel d'endoscopie), on met le produit nettoyant-prédésinfectant dans la machine. À la fin, on vérifie que les vis ne sont pas détachées des instruments en cours de lavage.

d. Conditionnement du matériel

Lorsque le matériel est propre, il doit être conditionné en vue de la ***stérilisation*** (*cf.* chapitre suivant). Le conditionnement est une opération consistant à protéger le matériel au moyen d'un emballage.

Objectifs et intérêts

Un conditionnement approprié permet :

- le maintien de l'intégralité du matériel (par sa protection) ;
- la conservation après la stérilisation (c'est une barrière efficace contre les germes) ;
- l'étiquetage et un classement facile lors du stockage ;
- l'asepsie de la présentation.

Moyens

Le conditionnement du matériel se fait dans une zone spéciale. L'emballage le plus utilisé est le papier, car il permet une pénétration facile de l'agent stérilisant (vapeur ou oxyde).

Procédure

Le conditionnement du matériel est soumis à une procédure stricte. Elle doit s'adapter au matériel à conditionner. Il existe deux sortes d'emballage :

- ***les sachets en papier pour le matériel souple*** (linges, compresses). Il faut :
  - respecter la règle de remplissage (aux 2/3-1/3),
  - chasser l'air du sachet,
  - faire une soudure efficace,
  - classer les sachets face papier contre papier,
  - poser un *indicateur de stérilisation* qui mentionne la date, le nom du service, les initiales du manipulateur ;
- ***les boîtes pour le matériel dur, métallique*** (pinces de chirurgie…). Il faut :
  - désinfecter les boîtes,
  - renouveler les coussins de mousse (au fond de la boîte),
  - placer à l'intérieur des boîtes (ou des plateaux) des « tests de stérilisation »,
  - sceller les boîtes par un ruban « indicateur de passage ».

Matériel du conditionnement

Les arceaux muraux et les modules de rangement permettent de ranger le matériel nécessaire au conditionnement (*cf.* Fig. 6.20). Les tables de conditionnement facilitent l'organisation du travail (*cf.* Fig. 6.21).

Fig. 6.20 Papier d'emballage des boîtes d'instruments.

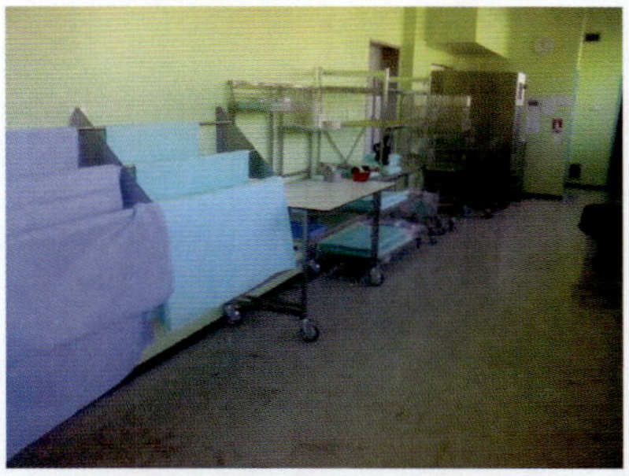

Ils permettent de ranger le matériel nécessaire au conditionnement (sachets, étiquettes…).

Fig. 6.21 Arceaux muraux, modules de rangement, et table de préparation (ou conditionnement) du matériel médico-chirurgical.

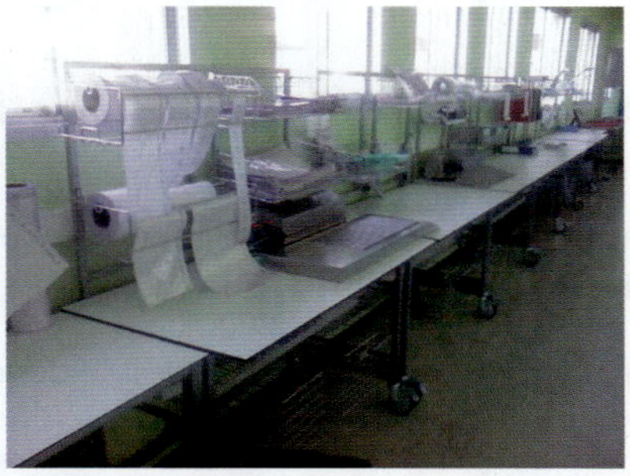

Chaque instrument est emballé.

SITUATION *Le lavage manuel des instruments chirurgicaux*

Éliette, AS en service de chirurgie, est chargée de nettoyer un pack de quinze instruments chirurgicaux (pinces de Kocher, de Péan, bistouris, ciseaux…) qui ont déjà subi une prédésinfection par immersion et un rinçage à l'eau.

- Éliette va faire un ***lavage manuel*** de ce matériel. Préalablement, elle s'est lavé les mains, elle a pris soin d'enfiler une blouse de protection et de mettre des gants et un masque.
- Éliette va d'abord ***diluer le produit*** nettoyant-désinfectant dans un bac rempli d'eau (elle respecte le dosage indiqué).
- Puis elle ***nettoie*** délicatement le matériel à l'aide d'une compresse et veille à ouvrir les instruments articulés pour éviter les dépôts.
- Ensuite, elle ***rince*** abondamment le matériel à l'eau courante, puis le ***sèche***.
- Éliette va enfin ***répertorier le matériel*** en vue du ***transfert vers le conditionnement*** (qui se fera dans un 2e temps).

6

Rôle de l'AS

Règles d'hygiène et de sécurité pour le nettoyage et la désinfection des instruments chirurgicaux (Afnor)

Il faut :

- se protéger pour effectuer les étapes de la procédure (masque, blouse, gants) ;
- manipuler les instruments avec soin (matériel fragile et à risque) ;
- immerger les instruments souillés le plus rapidement possible dans le produit de prédésinfection ;
- respecter la concentration des produits et le temps d'immersion (bien lire le protocole de service) ;
- positionner les instruments correctement dans les paniers, sans les surcharger (de façon à éviter les zones d'ombre) ;
- ouvrir les instruments articulés pour le nettoyage (afin d'éviter les dépôts) ;
- proscrire l'utilisation de brosses métalliques et de tampons à récurer (risque d'éclaboussures et nids à microbes) ;
- rincer minutieusement à l'eau après chaque opération ;
- procéder au contrôle de propreté et de bon fonctionnement des instruments en fin d'opération ;
- retirer du circuit les instruments détériorés ;
- en vue de la stérilisation :
  - ne fermer qu'au premier cran les instruments à encoches et crémaillères,
  - choisir le conditionnement le mieux adapté aux instruments ;
- retenir une règle : on ne désinfecte et/ou ne stérilise bien ***que ce qui est propre***.

e. Choix des méthodes de désinfection des dispositifs médicaux en fonction des niveaux de risques

Le traitement des dispositifs médicaux est fonction de l'évaluation du risque infectieux. On a établi trois niveaux de risques[23] (*cf.* Tableau 6.10).

Tableau 6.10 Choix des méthodes de désinfection des dispositifs médicaux en fonction des niveaux de risques.

Niveaux de risque	Matériels	Classement	Méthodes de désinfection
1. Haut niveau	Matériels destinés à être introduits dans une cavité stérile ou un tissu (quelle que soit la voie d'abord)	Critique	Désinfection de haut niveau ou utilisation d'un matériel à usage unique ou stérilisation à l'autoclave
2. Moyen niveau	Matériels destinés à être en contact avec les muqueuses ou la peau lésée superficiellement	Semi-critique	Désinfection de niveau intermédiaire
3. Bas niveau	Matériels destinés à être en contact avec la peau intacte ou matériels sans contact	Non critique	Désinfection de bas niveau

C Produits de désinfection

De nombreux produits sont aujourd'hui utilisés dans les milieux hospitaliers. Ils doivent répondre aux normes Afnor (*cf.* Tableau 6.11).

Les produits de désinfection sont classés en fonction des principes actifs qu'ils contiennent et des emplois auxquels ils sont destinés (*cf.* Tableau 6.11).

23. Classement établi par le comité supérieur d'hygiène publique de France et le Comité technique national des infections nosocomiales.

Tableau 6.11 Les principaux produits désinfectants (liste non exhaustive).

Principe actif	Type d'action	Emplois possibles	Normes Afnor	Particularités
Dérivés chlorés	Rapide	Surfaces inertes (sols, plans de travail, sanitaires...)	Bactéricide Virucide Sporicide	L'eau de Javel est le plus connu et utilisé
Aldéhydes	Lente	– Instruments et matériels médico-chirurgicaux – Surfaces inertes	Bactéricide Fongicide Virucide Sporicide	Ils ont un fort pouvoir antimicrobien (détruisent la membrane cellulaire de la bactérie)
Phénols	Intermédiaire	– Sanitaires pollués (WC, vidoirs, siphons) – Matériels médico-chirurgicaux	Bactéricide Fongicide Virucide	Ils sont très utilisés en tant que nettoyants-désinfectants (spray)
Ammoniums quaternaires	Rapide	– Surfaces inertes – Matériels médico-chirurgicaux	Bactériostatique[a]	Ils sont davantage utilisés comme nettoyants que désinfectants (tensioactifs cationiques)
Biguanides	Rapide	– Surfaces inertes – Petit matériel médico-chirurgical (lentilles cornéennes)	Bactéricide Détergent	Rare produit à la fois antiseptique et désinfectant

a. Ils sont considérés davantage comme des nettoyants. Toutefois, associés à des aldéhydes ou des phénols, ils peuvent être classés désinfectants.

a. Précautions d'utilisation des différents produits

Il faut vérifier sur l'emballage :

- le ***type*** de produit « nettoyant-désinfectant » ou « désinfectant » ;
- le ***mode d'action*** (agit sur les bactéries : les tue ou les inactive ? agit sur les virus ? sur les champignons ?...) ;
- les ***dangers*** (risques pour la peau, les yeux, l'appareil respiratoire...) ;
- les ***conditions d'emploi*** (à diluer ou non avec de l'eau, temps d'immersion, dosage...) ;
- les ***domaines d'utilisation*** (ex. : pour objets, instruments chirurgicaux ou surfaces inertes...) ;
- les ***précautions particulières*** (ex. : port de gants, de masque...).

b. Déstockage des produits

Afin d'assurer une bonne conservation des produits et par mesure de sécurité, il est recommandé de tenir les produits :

- droits ;
- à l'abri de la lumière, de la chaleur et de l'humidité, dans leur conditionnement d'origine ;
- loin des produits alimentaires.

SITUATION *Le nettoyage et la désinfection de la cuisine*

Jane, AS en psychiatrie, est chargée, au début de la matinée, de procéder à l'entretien de la cuisine. Après avoir nettoyé le plan de travail en carrelage à l'aide d'une crème à récurer, elle effectue plusieurs rinçages, puis elle procède à la javellisation complète du meuble (surfaces et étagères).

- Elle tient compte des précautions d'utilisation du produit en lisant attentivement la notice. Il est bien spécifié que ***le mélange détergent-Javel est très nocif***[a].
- Elle protège ses mains avec des gants de ménage, elle évite les éclaboussures, elle referme aussitôt la bouteille (en veillant au déclic de sécurité) et la replace à sa place habituelle.
- Elle veille à ***aérer largement*** la pièce jusqu'à ce que l'odeur du produit ne soit plus perçue. Dans 1 heure, l'animateur et des patients viendront préparer des gâteaux.

a. Le mélange « détergent-Javel » doit être évité car il est très nocif pour l'appareil respiratoire. L'utilisateur doit donc procéder à un (ou plusieurs) rinçage(s) du produit détergent avant de désinfecter le plan de travail à la Javel pour éviter ce dégagement.

6 Règles d'emballage et de stockage des produits

1 Emballage et étiquetage des produits

Une réglementation s'impose pour l'identification des produits potentiellement dangereux. Cette réglementation doit inciter le personnel de soins à avoir une vigilance préventive lors de l'utilisation des produits.

A Réglementation

a. Règles pour l'emballage

S'il contient un produit potentiellement dangereux, l'emballage doit être :
- solide ;
- étanche ;
- inaltérable.

b. Règles pour l'étiquetage du produit

Caractéristiques de l'étiquette

Elle doit être :
- apparente (bien en vue) ;
- lisible facilement ;
- en rapport avec la taille de l'emballage.

NB : si le produit est conditionné dans plusieurs emballages, il doit y avoir une étiquette sur chacun d'eux.

Mentions obligatoires

L'étiquette du produit doit mentionner :
- le nom du produit ;
- la catégorie ;
- les propriétés ;
- l'utilisation ;
- le mode d'emploi ;
- les précautions d'emploi ;
- les risques particuliers présentés par le produit ;
- les coordonnées du fabricant ;
- les conseils de stockage ;
- les symboles du danger (s'il y a lieu).

ÉTUDE DE L'ÉTIQUETTE D'UN PRODUIT NETTOYANT-DÉSINFECTANT : L'ASPHÈNE 381 (RIVADIS)

L'utilisateur peut lire, de haut en bas, les mentions suivantes :

- ***le nom du produit*** **: Phagosurf ND (marque déposée) ;**
- ***la catégorie*** **: détergent-désinfectant pour les sols, surfaces et le matériel ;**
- ***les propriétés*** **: bactéricide, virucide, fongicide ;**
- ***l'efficacité du produit*** **: sur les bactéries, virus et champignons ;**
- ***le mode d'emploi et la façon d'ouvrir le flacon*** **: la dilution du produit se fait à l'eau froide, à 0,25 % ;**
- ***l'utilisation*** **: le produit s'emploie pour le nettoyage humide selon la méthode des 2 seaux ;**
- ***la composition*** **: chlorure de didécyldiméthylammonium (etc.) ;**
- ***les précautions d'emploi*** **: le produit est corrosif et dangereux pour l'environnement (les mises en garde sont indiquées en caractères gras) ;**
- ***la quantité*** **est mentionnée : 1 L ;**
- ***la norme*** **européenne (CE) ;**
- ***la date limite*** **d'utilisation (à vérifier) ;**
- ***le nom, l'adresse et le téléphone du fabricant*** **: laboratoire Phagogène à Thouars.**

Notons le petit dessin en haut à droite illustrant l'utilisation du produit (nettoyage du sol).

Fig. 6.22 Phagosurf ND (Phagogène).

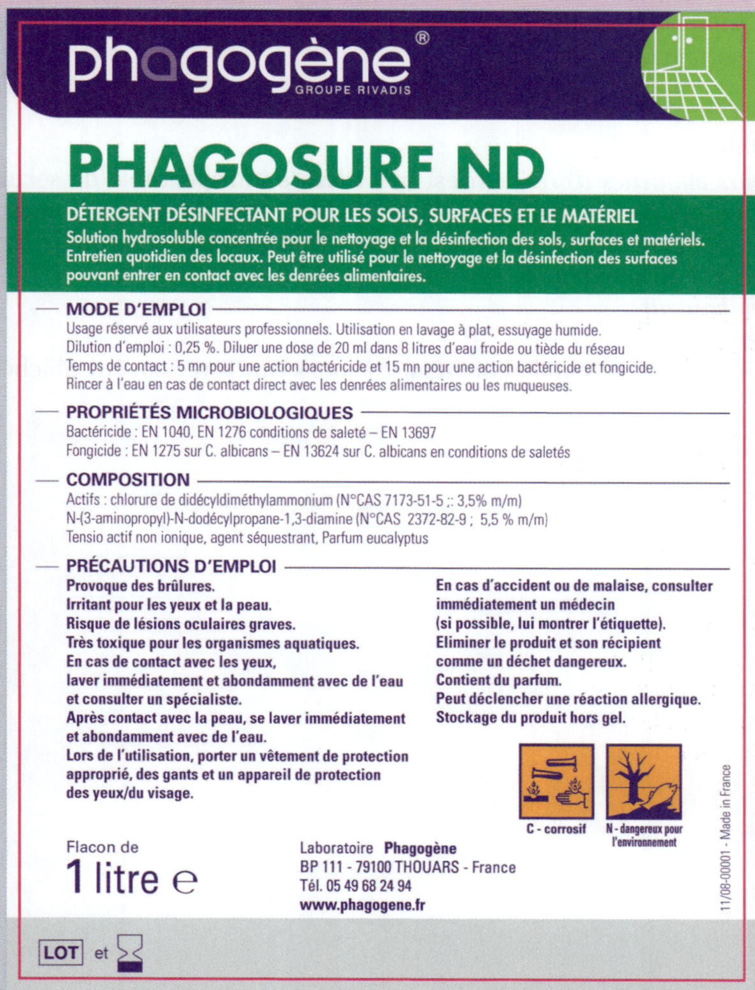

B Stockage des produits

Certaines règles au niveau du stockage des produits doivent être respectées. Elles concernent à la fois le local et les produits eux-mêmes.

a. Règles pour le local

Le local où sont stockés les produits, doit être :

- *fermé à clé* (mesure de sécurité). La clé doit être placée en lieu sûr ;
- *sec, frais* (à l'abri du soleil) ;
- *équipé d'étagères ou de meubles de rangement*. Les étagères seront :
  - en hauteur (hors de portée des enfants),
  - en nombre suffisant (pour mieux aligner les produits),
  - assez larges (pour permettre la stabilité et la maniabilité des produits),
  - étiquetées ou compartimentées (pour permettre un regroupement des produits selon leur catégorie) ;
- *ventilé*. Une ventilation mécanique doit être prévue car les produits dégagent parfois des gaz toxiques ou irritants pour les voies respiratoires ;
- *nettoyé régulièrement*. L'hygiène du local de stockage est indispensable pour le confort des utilisateurs. Les étagères et le sol seront régulièrement dépoussiérés et nettoyés ;
- *équipé d'un point d'eau*. L'utilisateur du local aura, au minimum une fois, besoin de se laver les mains en sortant du local.

b. Règles pour les produits

Les produits doivent :

- *conserver leurs étiquettes d'origine* (c'est une mesure indispensable de sécurité). S'il faut répartir les produits, il ne faut jamais utiliser des bouteilles alimentaires, mais réutiliser des emballages spécifiques et toujours penser à noter le nom du produit sur la bouteille. Toute manipulation doit se faire hors de la présence de l'enfant ;
- *être rangés en hauteur* ;
- *être bien refermés* ;
- *être listés* (la liste doit être régulièrement mise à jour). Une liste peut être affichée sur le local.

7 Règles des circuits en milieu hospitalier

Les circuits sont des itinéraires prévus pour la circulation des objets et des matériels, dans le but de garantir l'hygiène et la sécurité en milieu hospitalier.

1 Circuit du linge

Le linge utilisé dans le cadre des soins est contaminé par de multiples micro-organismes. La multiplication bactérienne est favorisée par la présence de débris organiques : sueur, selles, urine, sécrétions. La manipulation de ce linge doit être précautionneuse afin d'empêcher toute transmission microbienne.

A Catégories de linge

Différentes catégories de linge existent en milieu hospitalier.

- Le linge dit « ***plat*** ». Il comprend :
  - le grand plat : draps, alèses, couvre-lit ;
  - le petit plat : torchons, serviettes, taies.
- Le linge dit « ***en forme*** ». Il comprend :
  - les vêtements pour les patients (pyjamas, casaques pour les opérés…) ;
  - les tenues pour le personnel de soins (blouses, pantalons…).

B Catégories de textiles

- Les ***tissus synthétiques*** sont souvent utilisés, car moins polluants que le coton, solides et faciles d'entretien.
- Le ***non-tissé*** (tissu non recyclable), à usage unique, s'est beaucoup développé (surtout dans les services de chirurgie).

Certains fournisseurs proposent, de plus en plus, des matières qui ne s'appuient plus seulement sur le tissu, mais allient des polyester-coton, des cotons enduits (polyuréthane), du Gore. Ces propositions reposent sur la nécessité d'améliorer l'absorption, de réduire les particules volatiles et d'assurer un confort pour l'opéré et l'opérateur.

C Caractéristiques du circuit du linge

Une règle impérative à retenir : le sens du circuit va toujours du propre vers le sale.
Il comprend plusieurs étapes, dans des lieux différents.

a. Ramassage du linge (dans le service) = circuit sale

Le ramassage du linge sale fait obligatoirement l'objet d'un « pré-tri ».

Dans la chambre

Le personnel de soin procède à un premier tri du linge dans la chambre du patient (par exemple : lors de la réfection du lit, du changement d'alèse, de l'habillement du patient). Il regroupe le linge sale selon sa catégorie (*cf.* ci-dessus) dans un sac étanche qu'il referme.

Dans le couloir

Le personnel de soin répartit le linge dans des chariots multisacs situés dans le couloir (près de la chambre du patient).

- Les couleurs différentes des sacs pour chaque catégorie de linge permettent de réduire au maximum les manipulations.
- Le système du double emballage accroît les garanties d'hygiène et de sécurité (prévention de l'IN).

Il est à noter que l'AS doit se conformer au protocole de service pour toutes les étapes décrites.

Rôle de l'AS

Rappel des gestes de base lors du ramassage du linge

- Ne jamais déposer au sol le linge sale.
- Ne jamais transporter contre soi le linge sale.
- Ne jamais secouer le linge sale.
- Se laver les mains et mettre des gants.
- Le système de double emballage est une mesure de sécurité utilisée lors de hauts risques infectieux
- Les sacs se ferment de différentes façons :
  – soit par des liens coulissants ;
  – soit par des pressions ou un système velcro.

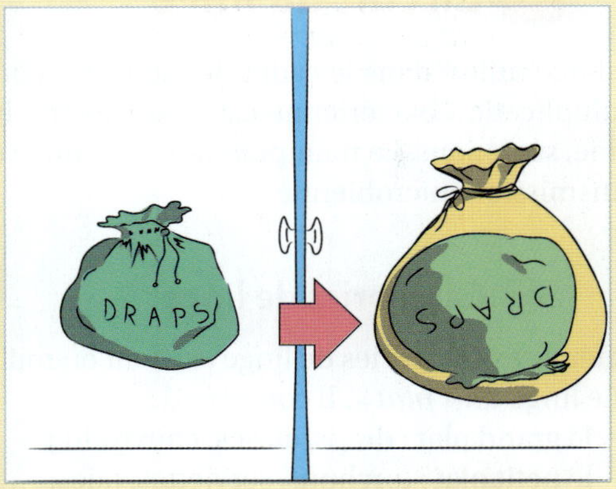

b. Transport du linge sale

Le transport vers la blanchisserie doit être rapide.

Il est à noter qu'il existe des hôpitaux qui possèdent une blanchisserie en interne, et qui entretiennent donc eux-mêmes totalement leur linge. D'autres n'ont que des lingeries. Le linge sale est alors traité en extérieur.

c. Traitement du linge (nettoyage-désinfection)

Il existe certains dispositifs, tels des sacs hydrosolubles biodégradables (ils sont solubles dans l'eau chaude de lavage, en machine avec leur contenu !).

- Quel que soit l'appareil utilisé, le traitement du linge est constitué d'une succession d'actions :
  – une ***action mécanique*** : le brassage, le battage, le frottage, le foulage,
  – une ***action physico-chimique*** : grâce aux détergents-désinfectants spécifiques.
- La durée du lavage et la température de l'eau (très chaude) sont des composantes importantes de la désinfection.
- Certains linges doivent être stériles. Par exemple, le linge opératoire est soit à usage unique, soit stérilisé à l'autoclave.

Notons que les techniques de lavage et de traitement évoluent, et ce domaine de compétences relève de plus en plus d'un personnel spécialisé.

La zone servant au traitement du linge sale est, bien entendu, séparée de manière étanche de la zone post-traitement du linge. Un personnel différent est affecté à chaque zone.

SITUATION ***À l'hôpital, la « fonction linge » participe à la qualité des soins***

Sarah, 28 ans, a choisi de travailler au service de la lingerie d'un petit hôpital de province. Elle fait partie d'une équipe de trois lingères, qui sont chacune responsables d'un ***secteur linge*** déterminé (linge de la pédiatrie, de la maternité…). Elles réceptionnent chaque jour plusieurs dizaines de sacs de linge préalablement ***conditionnés***. Le ***pré-tri*** du linge a été effectué par le personnel de soin, d'abord dans les chambres des patients, ensuite dans les couloirs du service ; le linge a été réparti dans des sacs de ***couleurs***.

À 9 h, une camionnette de la blanchisserie inter hospitalière emporte le chargement de sacs de linge sale (triés et pesés).

Deux heures plus tard, une camionnette ramène le linge propre. L'équipe de la lingerie le réceptionne, le répartit et réapprovisionne les lingeries des services. Sarah veille à ce que les AS aient respecté le pré-tri (hier elle a trouvé dans les sacs à linge une montre, un dentier et des lunettes). Ces négligences sont néfastes[a] et demandent un réajustement.

Elle rappelle aussi au personnel de respecter la ***régularité de l'approvisionnement*** (la lingerie de l'étage doit répondre aux besoins). Sarah sait que la fonction linge participe à la qualité des soins. Elle est responsable, à son niveau, de *l'hygiène, de la sécurité et du confort des patients* ; chaque jour, elle veille à ce que leurs draps puissent être renouvelés et qu'ils soient parfaitement propres, sans plis et non détériorés.

a. Outre le risque d'accident, il y a surcharge de travail pour le personnel, et détérioration des machines de traitement du linge.

Rôle de l'AS

Afin de faciliter le circuit du linge selon les règles d'hygiène et de sécurité, l'AS doit :

- connaître les ***règles du pré-tri*** et du ***conditionnement du linge*** :
  - respecter les couleurs des sacs permettant de différencier le linge (grand plat ou petit plat et linge à risque infectieux),
  - dégager du linge les objets indésirables (lavettes, sparadraps, pinces…),
  - dérouler les manches et bas de pantalons des tenues professionnelles,
  - bien vider leurs poches : les stylos, feutres et ciseaux ne doivent pas être laissés,
  - signaler la vétusté des tenues à la blanchisserie (trouées, tâchées…) ;
- respecter ***quatre gestes de base*** essentiels lors du ramassage du linge (*cf.* Rôle AS paragraphe précédent) ;
- bien fermer les sacs de linge sale (utiliser les doubles sacs) ;
- ne pas bourrer les sacs et prévoir un nombre suffisant de sacs ;
- ne jamais faire cohabiter le linge propre et le linge sale ;
- entretenir le chariot de linge (faire un nettoyage-désinfection quotidien) ;
- vérifier les étiquettes d'identification du linge ;
- vérifier la rotation journalière en sacs de linge propre du service (pour éviter les « vacuités » de linge très préjudiciables aux patients) ;
- vérifier l'hygiène du local où le linge est stocké (propreté, aération…) ;
- participer à l'amélioration des conditions de travail du personnel de la blanchisserie en ayant un comportement responsable (communication améliorée = qualité optimisée).

LES « 8 RÈGLES DU PRÉ-TRI » [a]

1. La bonne couleur des sacs tu respecteras.
2. La fermeture correcte des sacs tu assureras.
3. Les draps et alèses tu déplieras.
4. À l'endroit ta tenue tu remettras.
5. Objets indésirables tu dégageras.
6. Sparadraps tu décolleras.
7. Manches et bas de pantalon tu dérouleras.
8. Vêtements détériorés, à part tu donneras.
et... ainsi la blanchisserie tu aideras et du linge tu auras.

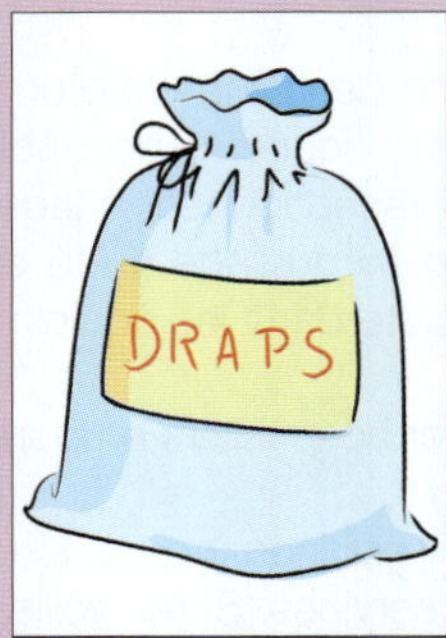

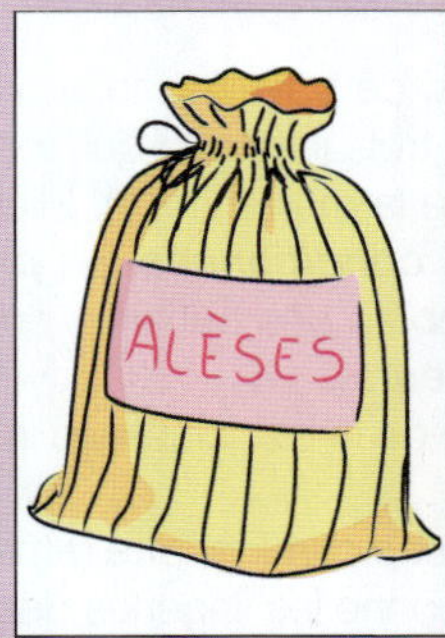

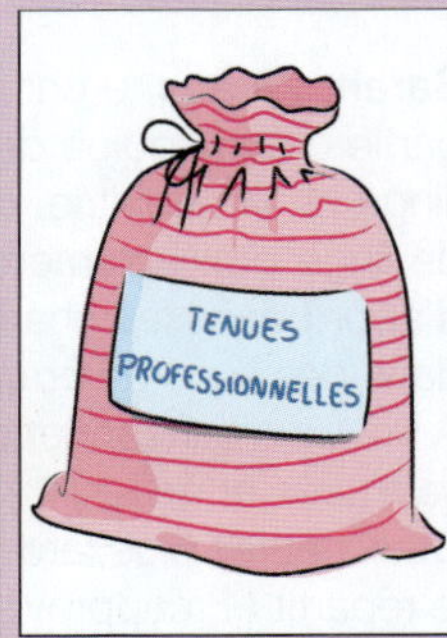

Trois erreurs tu éviteras :
- sacs bourrés ;
- sacs mal fermés ;
- objets dangereux laissés.

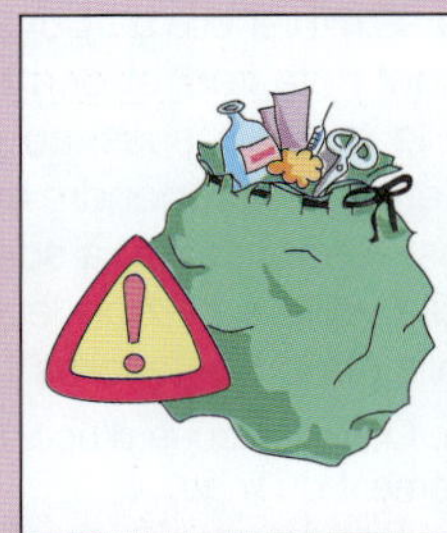

a. Petit mémo rédigé par le personnel de la blanchisserie du CHU Claude Huriez de Lille.

Fig. 6.23 Le chariot multisac.

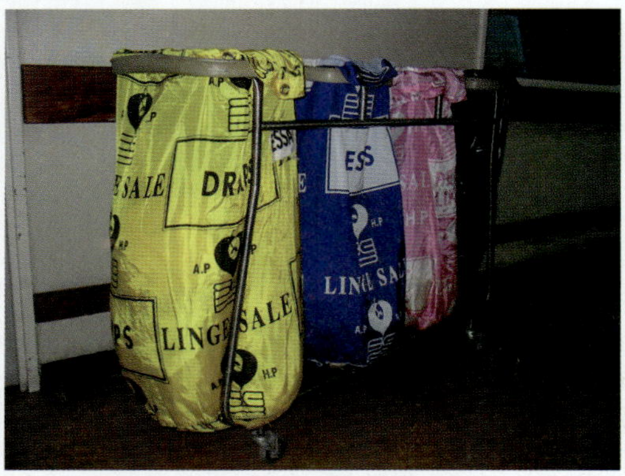

À l'hôpital le linge sale est regroupé dans des chariots multisacs sur roulettes situés dans les couloirs. Ici, les draps (le sac est de couleur jaune)[30].

24. Photo prise en 2006 à l'hôpital Européen G. Pompidou à Paris.

Fig. 6.24 Le circuit du linge.

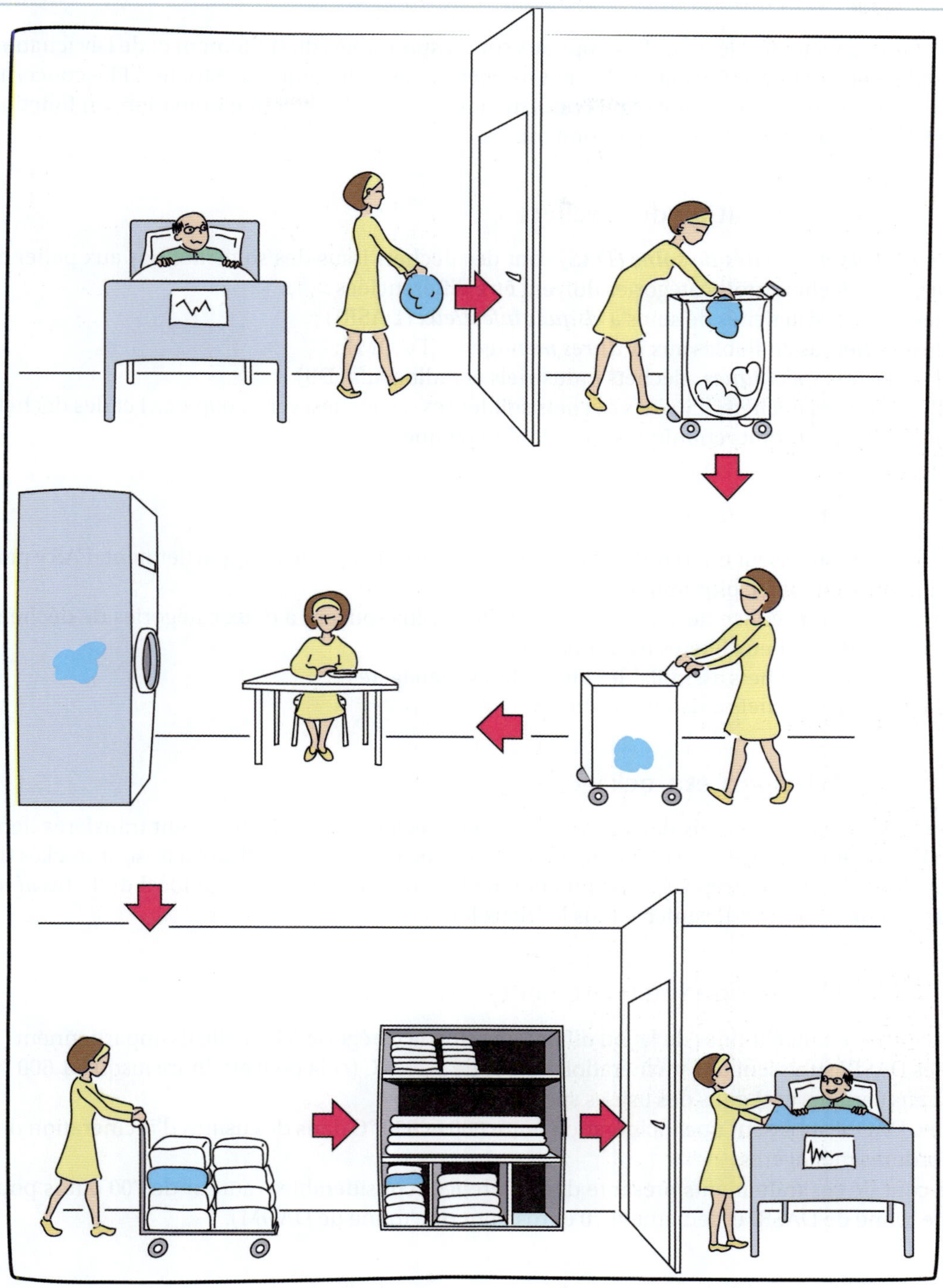

Le personnel de soins doit connaître impérativement les règles de base pour la manipulation du linge et le respect des différents circuits pour prévenir les risques infectieux.
Ce circuit doit être étudié pour éviter que le linge propre ne soit contaminé par les soins, voire les patients.
Le circuit linge propre ne doit jamais croiser le circuit linge sale.

2 Circuit des déchets

Tout soin génère des déchets. Les hôpitaux sont responsables du traitement et de l'évacuation des déchets qu'ils produisent, et doivent respecter une réglementation stricte[25]. Elle concerne le tri et la collecte des déchets (qui concernent les soignants) et leur élimination, en fonction de la catégorie à laquelle ils appartiennent.

A Classification des déchets

Les ***déchets d'activités de soins (DAS)*** sont des déchets issus des soins donnés aux patients. Parmi ces déchets, trois catégories doivent être différenciées :
- les déchets d'activités de soins à ***risques infectieux*** (DASRI) ;
- les déchets assimilables aux ***ordures ménagères*** (DAOM) ;
- les déchets ***spécifiques*** : déchets industriels et radioactifs (DS).

NB : parmi ces déchets, il y a des déchets solides (ex. : couches, verre, papier…) et des déchets liquides (ex. : produits chimiques, liquides biologiques…).

B Tri des déchets

Les déchets subissent un tri différent selon la catégorie à laquelle ils appartiennent. L'AS y participe activement (*cf.* plus loin).
Au niveau d'un service de soins, le tri se limite le plus souvent à deux catégories de déchets, correspondant à deux filières d'élimination :
- la filière des déchets assimilables aux ordures ménagères ;
- la filière des déchets à risque infectieux.

C Transport et stockage

Après avoir été triés et mis dans des emballages spécifiques, les déchets sont transférés dans un local d'entreposage intermédiaire ou un lieu d'entreposage centralisé où ils sont stockés (la durée maximale d'entreposage est fonction de la production du site). Ce local doit être aéré, fermé à clé et nettoyé-désinfecté tous les deux jours.

D Élimination (ou traitement) des déchets

Les déchets sont éliminés de façon différente selon la catégorie à laquelle ils appartiennent :
- les DASRI subissent une incinération autour de 1 200 °C (cela peut atteindre jusqu'à 1 600 °C dans certains cas) dans des usines spécifiques ;
- les DAOM subissent une incinération entre 600 et 850 °C dans des usines d'incinération des ordures ménagères.

Le coût de ces traitements présente des différences considérables (autour de 700 euros pour une tonne de DASRI et seulement 70 euros pour une tonne de DAOM).

E Mode d'information des soignants : l'affiche[26]

On ne saurait trop insister sur la nécessité de rappeler régulièrement aux soignants l'importance de leur rôle dans le tri des déchets (car la qualité du traitement passe par la qualité du tri). Divers moyens sont utilisés par les hôpitaux. Prenons l'exemple d'un moyen visuel : l'affiche (*cf.* Tableau 6.12).

25. Décret du 6 novembre 1997 et arrêté du 7 septembre 1999 (relatifs aux déchets d'activités de soins).
26. Affiche mise au point par les hôpitaux universitaires de Strasbourg en 2004 (*in* revue Soins, décembre 2004).

Tableau 6.12 Affiche mise au point par les hôpitaux universitaires de Strasbourg en 2004.

UN DÉCHET, UN RISQUE, UN COÛT Attention : soyons vigilants et responsables Un geste anodin peut avoir de graves conséquences À CHAQUE DÉCHET, SA FILIÈRE			
Catégories	DASRI Déchets d'activité de soins à risques infectieux	DAOM Déchets assimilables aux ordures ménagères	DS Déchets spécifiques
Exemples	– Déchets souillés de sang ou de pus – Déchets provenant d'une chambre d'isolement septique – Déchets piquants-coupants-tranchants – Compresses, seringues, crachoirs – Poches, tubes, tubulures – Sondes, drains, canules – Cathéters – Liquides biologiques, médicaments, etc.	– Matériels et linge à usage unique (ex. : gants, masques, charlottes…) – Couches – Reste des repas – Poubelle des bureaux, etc. Attention : en cas de présence de sang ou de pus, orientation du déchet en filière DASRI	– Cartons, papiers – Verres – Piles, pacemakers – Matériels électriques – Matériels électroniques – Déchets radioactifs – Déchets chimiques, etc.
Élimination	Incinération à 1200° C en usine spécifique	Incinération entre 600 et 850 °C en UIOM[a]	Filières de : – recyclage[b] – valorisation[b]
Coût	> ou = 700 euros/tonne	70 euros/tonne	–

a. Usine d'incinération des ordures ménagères.
b. Recycler et valoriser les déchets, c'est produire une « énergie » réutilisée pour la collectivité (ex. : chaleur pour le chauffage, verre, papiers, pour fabriquer d'autres objets…)

a. Objectifs

L'affiche comporte trois niveaux d'information :

- le ***message*** : présenté sous forme d'un titre « alerte », il est destiné à sensibiliser les soignants sur un problème (ici : un déchet = un risque = un coût !) qui les interpelle directement ;
- la ***classification*** : le soignant doit savoir différencier les catégories de déchets pour éviter les erreurs de tri dans le service ;
- l'***élimination*** : le soignant doit connaître la destinée des déchets et savoir que le mode d'élimination (ou le traitement) a un coût pour la collectivité.

SITUATION ***Sonia, AS, maillon de la chaîne de la prévention***

Nettoyer les paillasses, les chariots ou les tables roulantes, puis en jeter les déchets, c'est un geste quotidien mille fois répété et automatique. Mais savoir comment et où les jeter, c'est aussi savoir les trier pour répondre aux règles élémentaires de leur élimination, qu'ils soient contaminés ou non. Cela devient alors un geste réfléchi et responsable.

Sonia, AS, le sait. La qualité de la collecte et du traitement des déchets issus des activités de soins et ceux dits ménagers, a pour but de garantir une hygiène intra et extrahospitalière autant pour la protection de la santé du personnel que pour la préservation de l'environnement.

Sonia sait aussi que le tri des déchets nécessite un comportement citoyen. Elle veille à ne pas jeter des produits ménagers avec les déchets à risque infectieux, car l'élimination de ces derniers coûte cher à la collectivité. Sonia a bien compris qu'à son niveau de qualification, elle est un maillon important de la « ***chaîne de la prévention*** » : elle utilise donc avec vigilance les différents collecteurs de déchets (les sacs, les containers…).

Elle veille à la régularité du ramassage, à l'entretien du matériel du transfert (supports et chariots métalliques) et à l'hygiène des locaux de stockage. Elle sait qu'elle doit signaler toute anomalie ou toute irrégularité à sa hiérarchie.

Rôle de l'AS

Le tri des déchets (respect des règles d'HSE)

L'AS participe activement au tri des déchets dans le service. Ses compétences découlent de ses connaissances. L'AS doit respecter les règles d'hygiène, de sécurité et d'économie.

Sécurité

Bien différencier les deux catégories de déchets :

- avec risque infectieux (DASRI) ;
- sans risque infectieux (DAOM et DS).

Économie

Connaître leurs modes d'élimination respectifs.

Hygiène et sécurité

S'informer des dispositifs de tri du service :

- de leur emplacement ;
- de leurs couleurs ;
- de leurs modes de transports vers le lieu de stockage (Quand ? Comment ?).

Sécurité (cf. Fig. 6.25)

Utiliser les containers pour les objets piquants-coupants-tranchants (ex. : aiguilles souillées). Ces boîtes sont solides, étanches et stables. Leur utilisation est une mesure élémentaire de prévention des infections.

Sécurité – Ergonomie – Hygiène

Utiliser correctement les sacs collecteurs de déchets.

L'AS doit veiller à :

- ne pas traîner les sacs (risque de déchirure) ;
- ne pas les surcharger ;
- les renouveler régulièrement ;
- nettoyer et désinfecter les supports des sacs et les chariots servant au transport vers le lieu de stockage (en sous-sol).

Hygiène et sécurité

Surveiller la régularité de l'évacuation des déchets :

- les transports doivent se faire 1 à 2 fois par jour (toute irrégularité doit être signalée) ;
- l'étiquetage doit être effectif.

Économie (esprit civique)

- S'informer sur la collecte spécifique des déchets recyclables. Par exemple : des cartons, des verres (non contaminés…) ;
- S'informer sur la remise des médicaments périmés à la pharmacie de l'hôpital.

Hygiène et sécurité

Veiller à l'hygiène et à la sécurité du stockage des déchets :

- local aéré, nettoyé et désinfecté tous les deux jours ;
- local fermé à clé (signaler toute anomalie).

Hygiène et sécurité

Lors de l'entretien du matériel, veiller à :

- se laver les mains et mettre des gants à usage unique ;
- mettre une blouse de protection.

Sécurité

Être en règle au niveau des vaccinations et avoir une hygiène personnelle.

Fig. 6.25 La sécurité au premier plan : collecteurs d'objets piquants-coupants-tranchants.

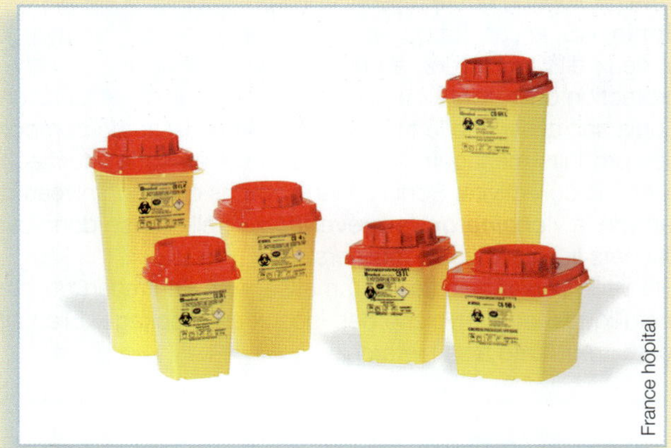

France hôpital

3 Circuit de l'alimentation

L'alimentation des patients en milieu hospitalier doit répondre à des normes d'hygiène strictes.

A Objectif

Éviter les toxi-infections alimentaires collectives (TIAC). On sait que le maintien des plats à température ambiante, la manipulation excessive, l'humidité des aliments, les réchauffages répétés sont des causes favorisantes.

Rôle de l'AS

Respect des règles d'hygiène et de sécurité lors du circuit et de la distribution des plats préparés à l'avance[27]

L'AS doit :

- se laver les mains et mettre des gants à usage unique ;
- revêtir une tenue adaptée, cheveux attachés ou charlotte (selon le travail à effectuer) ;
- vérifier la propreté du matériel des repas ;
- assurer l'hygiène des manipulations ;
- jeter obligatoirement les restes des repas ;
- prendre des précautions particulières pour chaque type de liaisons.

En liaison chaude

Il doit :

- n'ouvrir les récipients que sur le lieu de la consommation ;
- consommer les plats chauds ***dès leur arrivée*** (si le patient est en examen, faire retarder la livraison du plateau-repas).

En liaison froide

- Les aliments froids seront ***conservés au réfrigérateur*** (utiliser un appareil réservé uniquement à la restauration des patients).
- Éviter tout transvasement.
- Respecter les « zones » de températures autorisées.
- Vérifier l'étiquetage, l'emballage et la date limite de consommation des aliments destinés au patient.

B Circuit de la distribution des plats préparés à l'avance[27]

- Le personnel de la cuisine centrale doit respecter les circuits : le principe de « ***la marche en avant*** » doit être appliqué, aussi bien pour les denrées que pour le personnel, c'est-à-dire que le circuit va du secteur souillé au secteur propre sans aucune possibilité de retour en arrière, ni de croisement entre le « propre » et le « sale ».
- Les plats préparés à l'avance[27] suivent un ***circuit organisé*** depuis la cuisine centrale jusqu'à la table du consommateur. Des contraintes réglementaires sont imposées pour ce principe de distribution afin d'éviter les TIAC (***toxi-infections alimentaires collectives***).

27. Le terme utilisé pour ces préparations est : « préparations culinaires élaborées à l'avance » (PCEA).

Tableau 6.13 Circuit de distribution des plats préparés à l'avance[a].

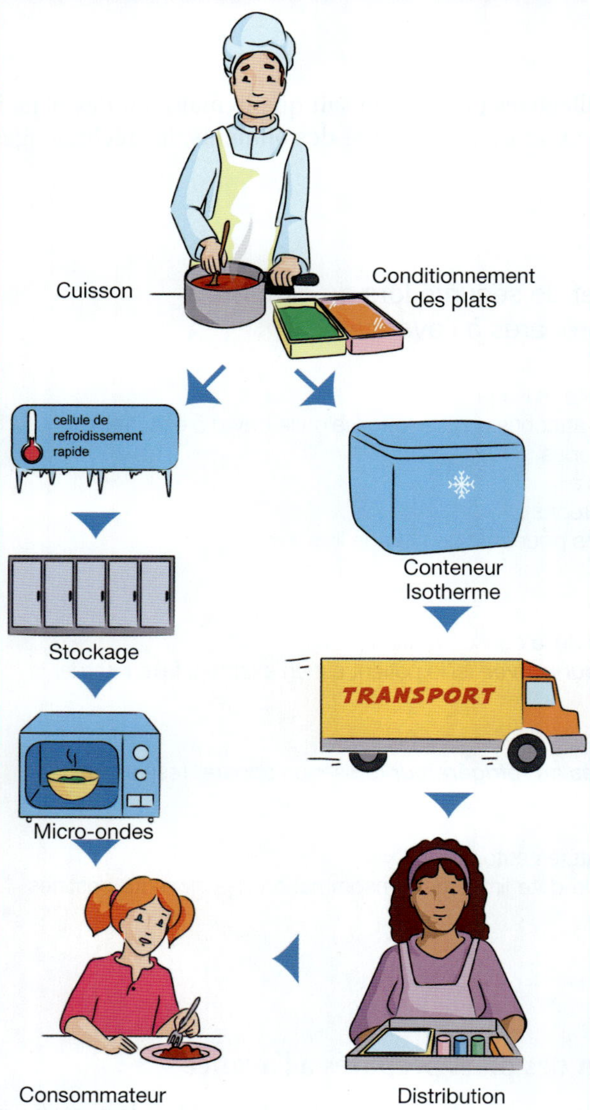

Le circuit illustré	Principe du circuit	Règles d'H et S
	Cuisine centrale = ***Préparation des plats*** Cuisson + Conditionnement (= liaison chaude)	Préparation des plats chauds, froids (liaison chaude) – La cuisson se fait à 90 °C – Le conditionnement à 63 °C est immédiat : les aliments sont mis dans des récipients adaptés (barquettes fermées)
	Refroidissement des plats (= liaison froide réfrigérée)	Après cuisson Refroidissement À 10 °C (durant 2 h).
	Stockage (adapté à la liaison froide réfrigérée)	Stockage des mets froids > 3 °C (3 jours maximum).
	Transport (camions spéciaux)	Les plats préparés sont transportés dans des conteneurs isothermes (3 °C).
	Remise à température ***Distribution des plats au consommateur***	– Pour la liaison réfrigérée, la remise en température se fait à 63 °C (1 h max) dans un four à micro-ondes ou dans un four à convection forcée. – La distribution au consommateur doit être immédiate.

a. PCEA (plats préparés à l'avance).

Transmission des informations

Compétences et objectifs de formation

- **Compétence**

  Rechercher, traiter et transmettre les informations pour assurer la continuité des soins.

- **Objectifs de formation**

– Identifier et rechercher les informations nécessaires sur les précautions particulières à respecter lors d'un soin et permettant de prendre en compte la culture du patient, ses goûts, son régime, etc.

– Transmettre les informations liées à la réalisation et alerter en cas d'anomalie par oral, par écrit ou en utilisant les outils informatisés.

– S'exprimer au sein de l'équipe de soin en utilisant un langage et un vocabulaire professionnels.

– Renseigner des documents assurant la traçabilité des soins en appliquant les règles.

– Rechercher, organiser et hiérarchiser l'information concernant le patient.

– Discerner les informations à transmettre dans le respect des règles déontologiques et du secret professionnel.

Module 7

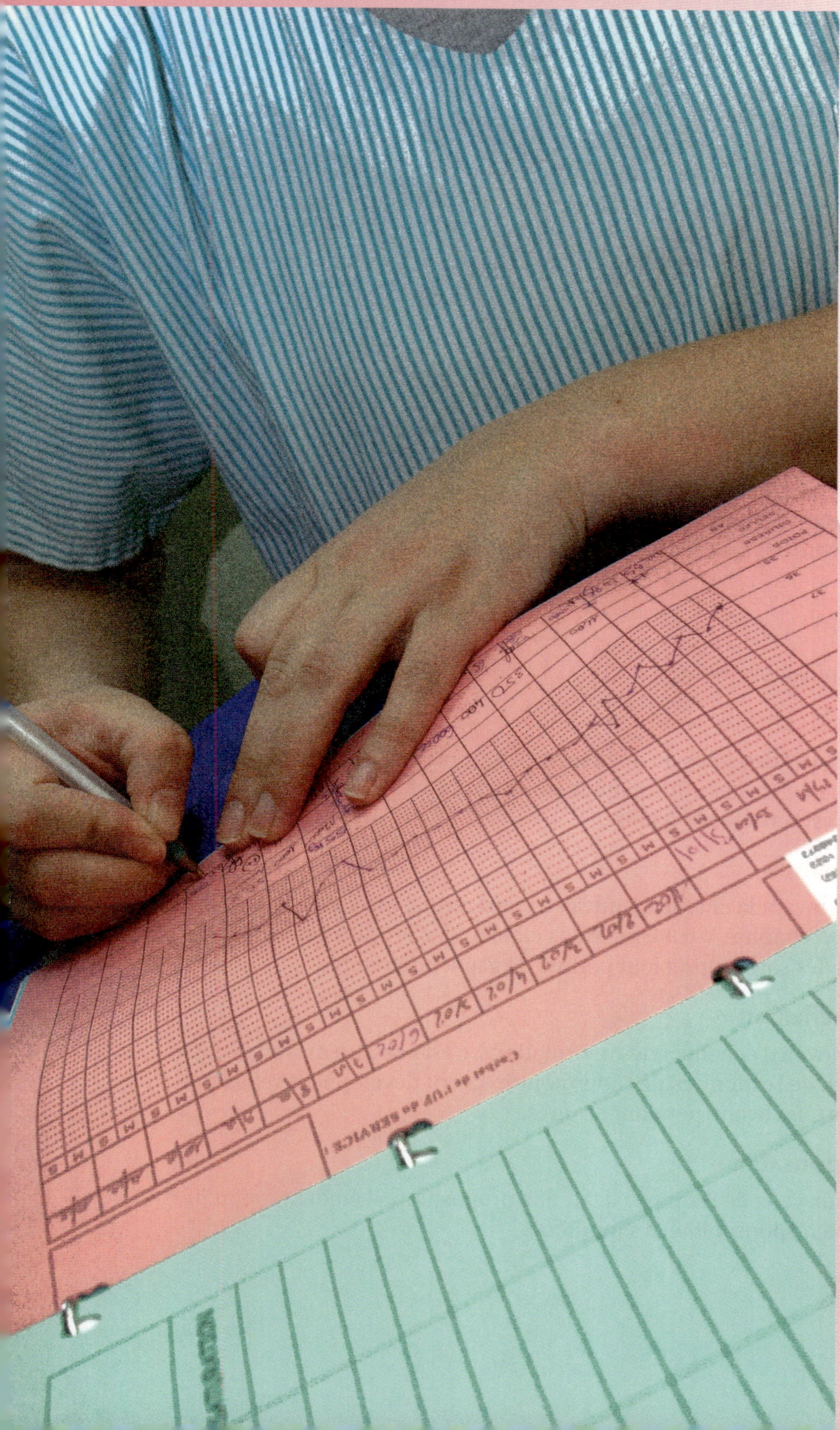

1 Le soignant face à l'écrit

1 Aspect législatif

- ***La loi du 4 mars 2002***, relative aux droits des malades et à la qualité du système de santé, autorise expressément les professionnels de santé à *échanger des informations* relatives à un même patient, sauf opposition de sa part, afin d'assurer la continuité des soins ou de déterminer la meilleure prise en charge par une équipe de soins dans un établissement de santé ; les informations sont confiées à l'ensemble de l'équipe.
- ***La loi du 6 août 2004***, relative au traitement des données nominatives ayant pour fin la recherche dans le domaine de la santé, permet aux professionnels de santé de *transmettre des données* personnelles de santé qu'ils détiennent dans le cadre de recherches dans le domaine de la santé : études épidémiologiques, observationnelles, essais cliniques, pharmacovigilance. Les patients, sujets de l'étude, doivent être informés au préalable de leurs droits pour être en mesure de s'opposer, s'ils le souhaitent, à la transmission de données les concernant.

2 L'écrit en service de soins

L'écrit a pris beaucoup d'importance en milieu hospitalier ces dernières années, car il aide le personnel de soin à :
- optimiser la qualité des soins, afin de garantir la sécurité du patient ;
- améliorer la *communication* dans l'équipe ;
- laisser une *trace écrite* de l'activité des soignants (qui prémunit contre les poursuites pénales).

A Intérêts de l'écrit

L'écrit est un ***acte*** qui présente plusieurs intérêts.

a. L'écrit comme « acte de traçabilité des soins »

Le soignant doit laisser une « trace » des soins ou de la surveillance réalisée auprès du patient. C'est un acte qui permet de transmettre des informations sur son activité d'observation, d'analyse, d'action et d'évaluation. C'est un acte obligatoire.

b. L'écrit comme « gain de temps »

Le fait d'écrire augmentait auparavant la charge de travail à court terme, mais avec l'instauration de diagrammes de soins (*cf.* chapitre « Transmissions ciblées »), c'est plus rapide et plus structuré. Cela facilite le travail des soignants et leur permet de gagner du temps.

c. L'écrit comme « acte de réflexion »

L'écrit n'est pas seulement un moyen d'échanger des informations, c'est aussi un moyen de discipliner sa pensée, de la clarifier, de l'ordonner, de l'approfondir. L'écrit développe la réflexion, car pour écrire on réfléchit trois fois : avant, pendant et après.

d. L'écrit comme « acte responsable »

Le soignant qui écrit s'expose aux yeux de l'équipe : il fait une proposition, il émet un point de vue personnel, il témoigne de sa responsabilité, il s'implique.

e. L'écrit comme « acte culturel »

La première appréhension levée, le soignant apprécie l'acte d'écriture, qui développe chez lui sa capacité de synthèse, sa recherche de mots précis qui ne peuvent pas être interprétables, son organisation des idées et exige de lui-même un effort intellectuel pour structurer ses propos. Proposer à un soignant d'écrire, c'est lui proposer de théoriser sa pratique ; c'est l'inviter à développer son savoir autant que son savoir-faire.

B Freins à l'écrit

Le passage à l'acte « d'écrire » n'est pas toujours aisé.

a. L'écrit est un engagement donc une prise de risque !

- Écrire, c'est figer les événements. C'est donc s'engager, c'est prendre un risque.
- Écrire, c'est être lu.

Il est important d'avoir à l'esprit que la ***loi du 4 mars 2002*** relative aux droits du patient a instauré une possibilité d'accès direct à son dossier pour celui-ci. *Chaque information* notée par un soignant *est susceptible d'être lue* par le patient lui-même. Cela ne signifie pas que l'on doit s'interdire d'écrire des observations. Dès lors qu'elles sont nécessaires aux autres professionnels, elles doivent apparaître.

Pour la justice, en raison de l'obligation de moyens, l'absence d'écrit de la part d'un service de soins est une ***preuve à charge*** contre lui !

b. L'écrit impose un « arrêt momentané »

Écrire, c'est l'aboutissement des activités de soins. Un temps de concentration est nécessaire pour rédiger les transmissions sur les supports spécifiques du dossier de soins.

c. L'écrit renvoie à la maîtrise du français

Écrire, c'est savoir s'exprimer, développer des idées. Or la maîtrise de l'expression française renvoie aux mauvais souvenirs des apprentissages scolaires donc au niveau socioculturel des personnes. Écrire, c'est utiliser un langage clair, structuré et précis. Dans ce sens, il faut préférer des phrases courtes.

d. L'écrit exige la connaissance des codes

Écrire, c'est s'approprier un vocabulaire et des codes imposés par le service de soins. De ce fait, écrire peut être ressenti comme une mise à l'épreuve, ou une initiation par le groupe auquel on appartient.

Rôle de l'AS

L'AS veillera à être prudent dans la formulation des transmissions écrites. Il est recommandé de marquer les faits uniquement, d'éviter les phrases avec des jugements de valeur, des opinions qui seraient contestables car peu objectives et donc interprétables selon les personnes. Le vocabulaire sera respectueux du patient.

Fig. 7.1 **Qu'est-ce que l'écrit ?**

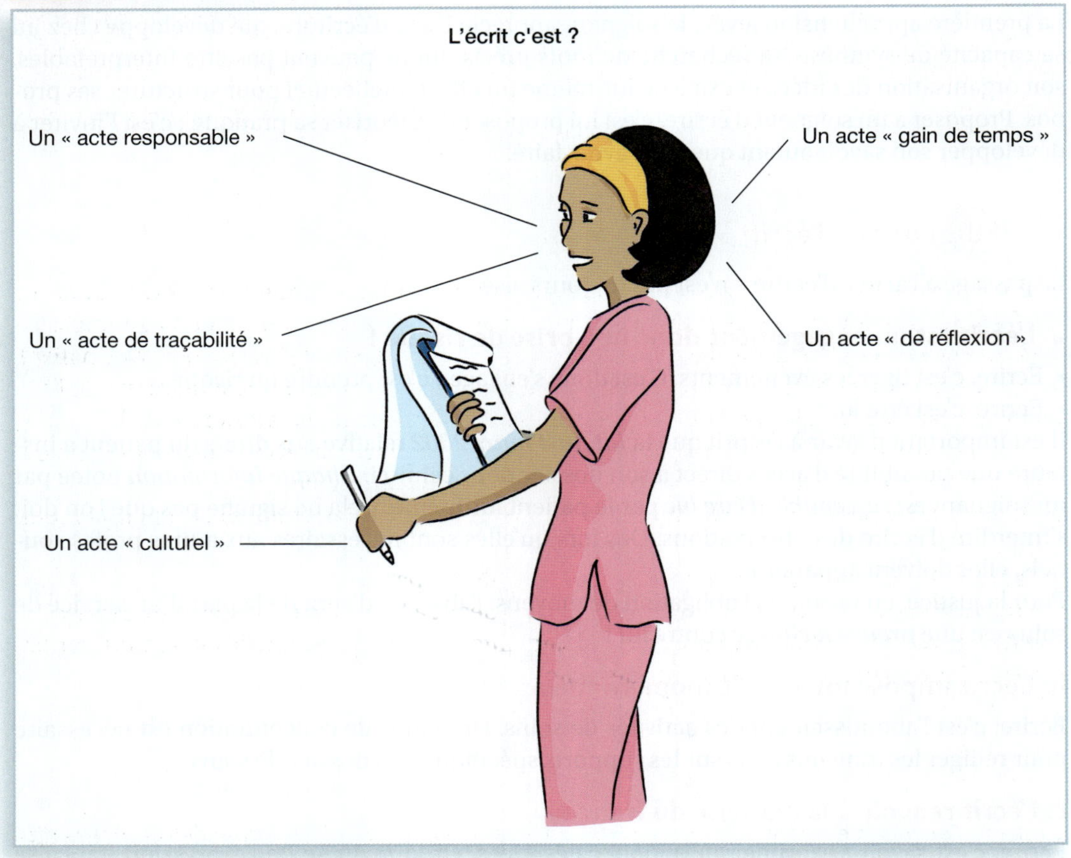

2 Dossier de soins

1 Aspect législatif

Le dossier du patient a été défini par l'Agence nationale d'accréditation et d'évaluation en santé (***ANAES***) comme « le lieu de recueil et de conservation des informations administratives, médicales et paramédicales, formalisées et actualisées, enregistrées pour tout patient accueilli, à quelque titre que ce soit, dans un établissement de santé. Il est la mémoire de l'itinéraire du patient dans le système de soins et le seul document qui en atteste[1]. »
Le terme « dossier du patient » est utilisé par l'ANAES à la place du terme « dossier médical » afin d'éviter de réduire le dossier du patient à la seule partie médicale.
Ce dossier suit le parcours du patient et relate la prise en charge dans toutes les unités, par tous les professionnels.
Le contenu légal minimal du dossier du patient est défini par :

- **la loi du 4 mars 2002** relative aux droits des malades et à la qualité du système de santé ;
- **le décret du 29 avril 2002** relatif à l'accès aux informations personnelles détenues par les professionnels et les établissements de santé.

2 Composition du dossier de soins

Le dossier de soins est composé de plusieurs fiches de soins identifiées avec des couleurs différentes. Ces fiches décrivent la situation du patient. Chaque document du dossier de soins comporte :

- l'identité du patient (étiquette) ;
- l'identité du soignant ayant recueilli l'information ou ayant réalisé un soin.

A Fiche « d'accueil et d'identification »

Cette fiche permet d'identifier le patient et comporte :

- le numéro de dossier administratif ;
- l'état civil, la situation sociofamiliale et professionnelle ;
- les coordonnées du médecin traitant ;
- la date et le mode d'entrée dans le service ;
- le motif de l'hospitalisation ;
- la personne à prévenir en cas d'urgence ;
- le mode d'admission ;
- la notion de problème linguistique.

NB : *cf.* un modèle de fiche d'accueil à la fin du chapitre 5.

B Fiche de « recueil de données[2] »

Elle permet de mieux connaître le patient et comporte des informations sur :

- l'aspect physique, l'état de conscience ;
- l'environnement (habitat, entourage social…) ;
- les réactions de la personne à son problème de santé (inquiétude par rapport à la maladie, connaissance du diagnostic) ;

1. Ponte C., Soins n° 703, p. 17, mars 2006.
2. Il s'agit le plus souvent du modèle conceptuel de V. Henderson recommandé par le ministère de la Santé.

- les habitudes de vie ;
- les antécédents ;
- les besoins perturbés (selon V. Henderson) ;
- les allergies ;
- le traitement en cours ;
- la notion de douleur (évaluation et suivi) ;
- d'autres documents selon la spécificité du service (échelle de Norton : évaluation du risque d'atteinte de l'intégrité de la peau, grille d'évaluation de la douleur par exemple) peuvent s'ajouter à ce recueil.

C Fiche de prescriptions médicales

Il s'agit de prescriptions thérapeutiques horodatées :

- nom du médecin prescripteur et sa signature ;
- nom du médicament ;
- posologie/24 h ;
- nombre de prises/24 h ;
- voie d'administration (orale, cutanée...).

D Fiche d'examens complémentaires

- Nom du médecin prescripteur et sa signature.
- Nature des examens.
- Nature des soins.
- Date d'exécution prévue, etc.

E Fiche du « projet de soins »

Cette fiche est le témoin du rôle propre et du rôle sur prescription médicale de l'infirmier, ainsi que son travail en collaboration avec d'autres soignants. Elle comporte :

- les problèmes de santé du patient avec formulation de diagnostics infirmiers ;
- les objectifs de soins ;
- les actions de soins retenues par l'équipe ;
- l'évaluation des soins.

F Fiche du « diagramme de soins et de surveillance »

Cette fiche comporte :

- ***les courbes*** de température, diurèse, fréquence respiratoire, pouls, pression artérielle, poids, taille, évaluation de la douleur, résultats de la bandelette urinaire à l'entrée, etc. ;
- ***les soins d'hygiène et de sécurité*** (toilette, soins de bouche, change, aide au repas, prévention d'escarre, ridelles de sécurité, relation, mobilisation, élimination, alimentation) ;
- ***des observations diverses*** (surveillance des selles, urines, vomissements, type et régime alimentaire, risque de fausse route, type de matelas, lever autorisé, degré de dépendance à l'entrée...).

C'est un outil de transmission de ce qui a été fait au patient (cette fiche tend à remplacer la « feuille de température »). Cette fiche permet de contrôler la réalisation des différents soins par le personnel de santé. C'est une garantie de sécurité sur la continuité des soins pour le patient. Sur chaque fiche figurent :

- ***le soin exécuté*** (un codage spécifique est déterminé par l'équipe pour spécifier un soin réalisé : par exemple un triangle colorié au regard de chaque colonne réservée à chaque soignant) ;
- ***la date du soin et l'heure*** ;
- ***le nom de l'exécutant*** (IDE, AS...) et sa signature[3].

NB : *cf.* un modèle de « diagramme de soins et de surveillance » présenté à la fin du chapitre 5.

3. Circulaire du 15 mars 1985.

G Fiche des « transmissions »

Cette fiche, établie par l'équipe de soins en fin de fonction, signale les événements significatifs survenus chez le patient (*cf.* paragraphe « Transmissions ciblées »).

H Fiche de « synthèse et liaison »

Cette fiche résume le séjour à l'hôpital du patient. Elle est établie en vue d'un transfert du patient dans un autre service (bloc opératoire, consultation), une autre structure de santé, pour des soins à domicile (HAD, IDE libérale) et comprend :

- la présentation du patient à l'accueil dans le service ;
- l'évolution de son état au cours du séjour ;
- son état de santé à la sortie du service et le suivi médical prévu (consultation, examen, hospitalisation) ;
- le diagnostic infirmier, les soins, les prescriptions médicales réalisés le jour de son transfert ;
- le niveau de dépendance au regard de l'alimentation, l'hygiène, l'élimination, la mobilité, le comportement ;
- l'éducation infirmière réalisée auprès du patient et/ou la famille.

Elle permet la continuité des soins au patient.

3 Intérêts du dossier de soins

Le dossier de soins est indispensable à la communication des informations entre les membres de l'équipe de soins. C'est un outil permettant :

- une prise en charge globale du patient ;
- une synthèse ;
- une réflexion individuelle et collective ;
- une coordination inter-équipes pluridisciplinaire ;
- une planification des soins ;
- une organisation pour la continuité des soins ;
- une traçabilité des soins ;
- une évaluation de l'efficacité des soins ;
- une évaluation de l'activité en soins.

4 Gestion du dossier de soins

La gestion des dossiers doit reposer sur une bonne organisation avec des responsabilités définies pour chaque soignant. En effet, les dysfonctionnements dans la gestion des dossiers de soins peuvent entraîner des conséquences allant de la simple perte de temps à des défauts majeurs de la prise en charge des patients.

Le dossier de soins permet de recenser notamment l'ensemble des soins réalisés par les soignants. Il est important pour l'aide-soignant, comme pour l'infirmière de savoir qui a la compétence légale de réaliser tel ou tel soin.

A Rappel législatif

Le décret du 11 février 2002, relatif aux actes professionnels et à l'exercice de la profession d'infirmier, précise que « les soins relevant du rôle propre de l'infirmier peuvent être dispensés avec la ***collaboration*** des aides-soignants, des auxiliaires de puériculture dans la limite de leur qualification et du fait de leur formation ».

- Collaboration dans les ***soins d'hygiène*** (corporelle, alimentaire, aider à l'installation des patients pour les repas...).
- Collaboration dans la ***surveillance des patients*** (changement de comportement, information de l'IDE en vue d'une action de soins à adapter).
- Collaboration dans l'***aide apportée aux personnes*** ayant perdu leur autonomie (habillement, repas...).

Fig. 7.2 Le dossier de soins est un élément important du dossier du patient.

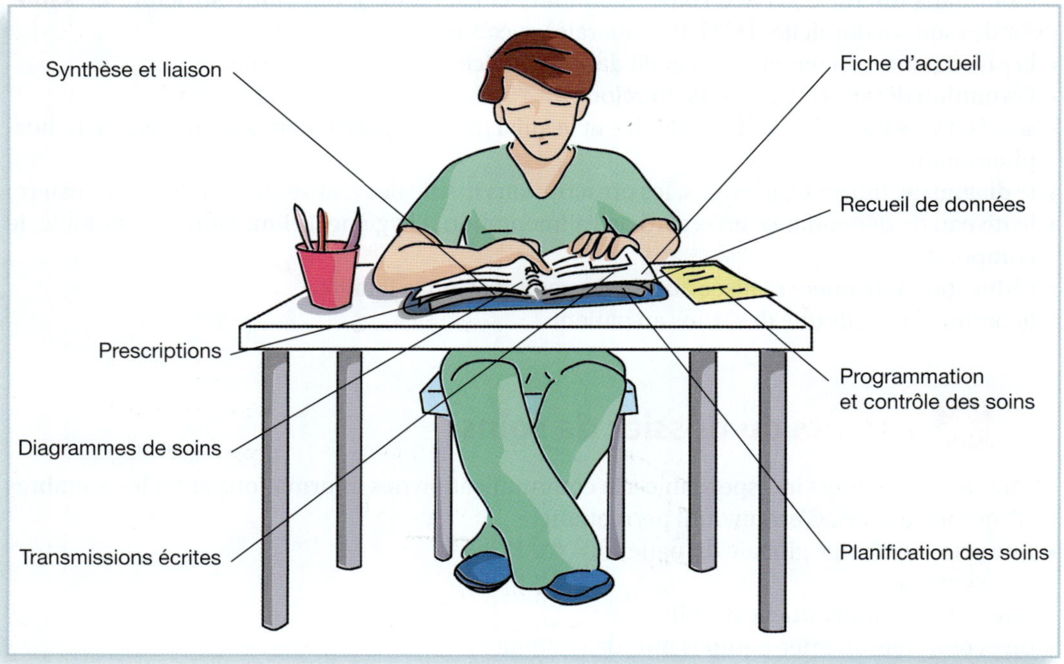

B Responsabilité de l'AS dans la transcription des soins

Le dossier de soins centralise l'ensemble des soins réalisés en temps réel, c'est-à-dire après la réalisation des soins.

- L'aide-soignant doit ***connaître l'ensemble des documents*** constituant le dossier de soins afin d'utiliser les bons documents (feuille de température, d'évaluation de la douleur, diagramme de soins et de surveillances), ce qui évite une perte de temps et de lisibilité si l'information d'un paramètre est inscrite à plusieurs endroits.
- L'aide-soignant ***inscrit le soin sur le dossier de soin***, comme tous les autres soignants : son nom, son prénom, sa fonction, la date, l'heure, le soin réalisé et son observation.
- L'aide-soignant a une part active dans l'***élaboration du dossier de soins*** :
  - il réalise en collaboration avec l'infirmière le recueil de données selon les 14 besoins fondamentaux du patient,
  - il participe lors de réunion d'équipe à la réflexion sur les problèmes de santé du patient et le projet de soins à mettre en place,
  - il transmet, selon ses compétences, toutes observations cliniques pouvant actualiser, orienter la prise en charge des patients (amélioration sur le plan de l'autonomie, apparition de rougeur cutanée, coopération du patient au soin, refus de manger, de se laver, degré de participation du patient à une animation, risque de chute d'un patient lié à de nouveaux facteurs de risque identifiés par l'aide-soignant...).

5 Transmissions ciblées

A Objectif majeur

La transmission ciblée est une méthode qui sert à organiser la partie narrative du dossier de soins, de manière rationnelle : elle permet de comprendre rapidement la situation du patient et le processus de soins (données (D) → actions (A) → résultats (R) → DAR) (*cf.* Tableau 7.1).

Tableau 7.1 Les transmissions ciblées.

Date/heure	Cible		Transmissions	Nom et signature de l'IDE
18 avril 10 h	Hyperthermie	D A	39 °C et frissons à 10 h – Interne appelé – Pose d'une vessie de glace – 1re hémoculture faite à 10 h 30 – ECBC-ECBU faits à 10 h 45 – Traitement antibiotique + aspégic® 1 000 débuté à 13 h (voir fiche prescriptions médicales)	Patrice Dupont (IDE)
13 h 30		R	– 39,2 °C à 13 h 30 pas de frissons	Céline Durand (AS)
18 avril 15 h	Rougeur au sacrum	D	– À 15 h, rougeur de 5 cm de diamètre, ne disparaissant pas à la levée de la pression, accompagnée de douleurs	Nicole Dupoy (IDE)
		A	– Pose d'un matelas anti-escarre et d'un coussin sur le fauteuil – Réhydratation orale entreprise par un verre d'eau toutes les heures depuis 15 h	
16 h			– Apport de supplément protidique à 16 h en accord avec les diététiciennes (fortimel) – Feuille de changement de position établie	
18 h		R	À 18 h, pas d'extension	Maria Gonzales (AS)

B Caractéristiques

Nous allons réfléchir aux caractéristiques des transmissions ciblées selon la formule mnémotechnique du QQQOCP[4].

P – Pourquoi ? Quels sont les intérêts généraux des transmissions ciblées ?

Les transmissions ciblées permettent de :
- avoir une ***vision globale et synthétique*** de l'état de santé du patient, donc éviter les retranscriptions répétitives ;
- connaître les ***problèmes prioritaires du patient*** au jour donné. Par exemple :
  – changement de l'état de santé, de comportement,
  – préoccupation, anxiété,
  – réaction à la maladie, aux soins, à la douleur,
  – événements au cours de l'hospitalisation (retour du bloc, 1er lever…) ;
- ***faciliter*** :
  – la prise en charge personnalisée du patient,
  – l'organisation des soins,
  – le suivi et la continuité de soins.

4. La formule mnémotechnique se retient mieux sous la forme QQQOCP. Toutefois, pour une logique de raisonnement, il semble plus judicieux de placer le « pourquoi » au début de la réflexion.

7

Les transmissions écrites permettent une continuité dans les soins, chacun connaissant les traitements, les examens et les soins reçus ou devant être reçus par le patient.
Les transmissions permettent aussi qu'il n'y ait pas de rupture dans la prise en charge lors d'un transfert au cours d'une hospitalisation ;

- ***approfondir***, pour l'aide-soignant, sa ***connaissance du patient***, au vu :
  - des résultats des traitements,
  - des résultats des examens et des soins,
  - des diagnostics infirmiers ;
- ***constituer un document légal*** (en cas de problème juridique). Le dossier du patient est le premier document que l'on étudie en cas d'une recherche de responsabilité, parce qu'il permet de comprendre l'enchaînement des évènements, grâce aux transmissions, chacun a des éléments pour s'exonérer d'une éventuelle mise en cause de sa responsabilité. Par exemple : des incidents auraient pu être évités si les soignants n'avaient pas omis de noter des éléments importants, comme une allergie connue, ou des antécédents.

De ce fait, les transmissions répondent aux exigences de qualité de soins, qui sont :
- **la lisibilité ;**
- **la traçabilité ;**
- **la continuité ;**
- **la sécurité.**

Q – Par qui ? Ou qui rédige les transmissions ciblées ?

Ce sont les soignants au sens large (IDE, AS, AP...) qui rédigent les transmissions ciblées. Toute personne amenée à écrire dans un dossier doit impérativement indiquer son ***nom*** (ou éventuellement ses initiales si elles sont clairement identifiées au sein de l'établissement) ainsi que sa ***fonction***.
Une observation sans identité du professionnel n'a aucun intérêt pour le reste de l'équipe. Ce qui fait la valeur d'une information, c'est de pouvoir l'inscrire dans le temps et la relier à un professionnel déterminé.

Q – Pour qui ? Quel est l'intérêt pour le patient ? Pour le soignant ?

Intérêts pour le patient

Les transmissions ciblées offrent au patient :
- des ***soins personnalisés***. Le soignant peut adapter les soins aux besoins particuliers du patient, à ses habitudes de vie, à sa culture, à ses demandes ;
- des ***soins de qualité***. Une meilleure organisation des soins majore leur qualité.

Intérêts pour les soignants

Les transmissions ciblées permettent :
- de situer chacun dans sa ***fonction***, son ***rôle***, ses ***responsabilités*** (par l'indication de son nom et de sa signature) ;
- d'améliorer la ***communication*** dans l'équipe ;
- de développer les ***compétences*** et le ***professionnalisme*** par :
  - l'adoption d'un vocabulaire commun,
  - la réflexion sur son travail ;
- de ***gagner du temps*** en évitant les retranscriptions répétitives.

L'écrit ne doit pas être vécu par les soignants comme une contrainte de type administratif, mais bel et bien comme un outil d'amélioration de la qualité de la prise en charge d'un patient.

Q – Quoi ? Que regroupent les transmissions ciblées ?

Elles regroupent deux documents complémentaires :
- le ***diagramme de soins*** (qui constitue une photographie des activités de soins) ;
- les ***cibles*** (qui constituent une photographie du patient) (*cf.* Tableau 7.2).

C – Comment ? Comment se présentent les 2 documents ?

Afin d'offrir une ***vision globale*** et claire de l'état du patient, les soignants doivent présenter ces deux documents ensemble, l'un à côté de l'autre ; chacun ayant une information particulière à donner. Par exemple :

Tableau 7.2 Les deux documents de transmissions ciblées.

Diagramme	Cibles
Photographie des soins ↓	Photographie du patient ↓ **D** = Données **A** = Actions **R** = Résultats
= Activités de soins répétitives ↓	= Problèmes inhabituels ↓
Aucune particularité spécifique	Particularités spécifiques

O – Où sont conservés les documents ?

Conservés dans le dossier de soins du patient, ces documents sont réservés aux membres de l'équipe de soins soumis au secret professionnel. Aucun document ne doit être laissé dans la chambre du patient.

C Diagramme d'activité de soin

Il représente un tableau de bord du suivi de la personne soignée qui permet de consigner les activités de soins.
C'est une planification des soins donnés au patient qui permet d'assurer la continuité des soins et de gagner du temps lors des transmissions des soins répétitifs.
De plus, c'est un outil de validation des soins infirmiers pratiqués par l'IDE et l'AS en collaboration.

a. Élaboration du diagramme

Le diagramme de soins est élaboré par les soignants. Ils listent les soins répétitifs en lien avec les pathologies des malades.
Ces soins sont classés en ***trois catégories*** :
- soins de base ;
- soins techniques ;
- soins relationnels et éducatifs.

Il est élaboré avec en abscisse le temps et en ordonnée l'activité des soins.
- La lecture verticale des activités de soins donne une photographie de la personne avec son niveau de dépendance.
- La lecture horizontale renvoie à l'évolution des soins et donc à celle de la personne dans son entier (les soins montrent-ils une évolution favorable vers la sortie, une stagnation ou une aggravation de l'état de la personne ?).

b. Validation et conditions d'utilisation

Le diagramme est construit par l'équipe de soins. Il comporte les informations nécessaires pour le rendre performant, sécurisé et légal. Tous les soins assurés doivent être validés. Si un soin n'existe pas dans le diagramme, il faut le noter et le valider dans la rubrique « autres soins ».
- Les cases servent uniquement à valider le soin (aucune autre information ne doit être mentionnée).
- La couleur rouge est réservée pour mettre en évidence la lettre T (transmissions) qui renvoie à une transmission ciblée dans le dossier de soins.
- Chaque soin doit être validé par le soignant :
  – soit en cochant les cases et signant en bas de la colonne,
  – soit en inscrivant ses initiales dans la case concernée.

Tout soignant doit valider les soins : IDE, AS ou AP, stagiaires AS ou AP, etc.

c. Exemple de diagramme de soins

Voici un diagramme de soins vierge réalisé par un service de gériatrie (d'autres diagrammes complétés se trouvent à la fin du chapitre 5).

Tableau 7.3 Le diagramme de soins (service de gériatrie)[a].

Étiquette du patient	Catégories de soins	Soins	2 mars			3 mars			4 mars		
			M	AM	N[b]	M	AM	N	M	AM	N
Soins de base	***Hygiène Confort***	Toilette au lit Bain, douche Habillage, déshabillage Prévention d'escarres									
	Sécurité	Barrières de sécurité Matelas mousse									
	Mobilisation	Aide au lever Aide au coucher Aide à la marche Mise au fauteuil Changements de position									
	Élimination	Pose bassin Pose urinal Accompagnement WC Diurèse Surveillance transit									
	Alimentation	Installation repas Aide au repas Surveillance hydrique									
	Autres soins	....									
Soins techniques	***Médicaments***	Préparation Distribution Aide à la prise									
	Aérosols	Préparation Pose									
	Autres soins	....									
Soins relationnels et éducatifs	***Accueil***	Informations : – données au patient – données à la famille Démarche éducative									
	Soutien psychologique	Accompagnement du patient en fin de vie Accompagnement de la famille									
	Autres soins	....									

a. Ce diagramme est donné à titre d'exemple (la liste des soins n'est pas exhaustive).
b. M, AM, N = Matin, Après-midi, Nuit.

D Cible

a. Informations « ciblées »

C'est un énoncé concis qui met en évidence diverses informations concernant le patient. La cible peut indiquer :

- une ***modification de l'état de santé*** du patient (un symptôme ou un syndrome). Par exemple :
  - une dyspnée,
  - une hyperthermie,
  - une altération cutanée, etc. ;
- un ***problème***, une ***préoccupation*** particulière. Par exemple :
  - une anxiété liée au diagnostic médical,
  - une insomnie,
  - un refus de manger, etc. ;
- une ***réaction*** au traitement, aux soins ou à l'alitement. Par exemple :
  - une éruption allergique,
  - une escarre,
  - une douleur, etc. ;
- un ***événement*** lié à l'hospitalisation ou inattendu. Par exemple :
  - retour du bloc,
  - 1er lever,
  - réaction hostile à un visiteur,
  - angoisse après un entretien téléphonique, etc. ;
- l'***intervention*** des autres professionnels de santé. Par exemple :
  - rééducation avec le kinésithérapeute,
  - entretien avec la diététicienne, la psychologue, etc. ;
- un ***diagnostic infirmier***. Par exemple :
  - constipation,
  - escarre, etc.

La cible ne doit pas faire état d'un diagnostic médical, ni mentionner un jugement de valeur. Par exemple : pour un patient qui se plaint de sensations de brûlure lorsqu'il urine, le soignant devra noter « Brûlures en urinant ou à la miction » et non « Problème urinaire » (mot trop imprécis) ou « Infection urinaire » (diagnostic médical).
La cible ne doit pas retranscrire des soins infirmiers ou aide-soignant (c'est le rôle du diagramme de soins).

b. « DAR »

Toute cible renvoie à une information classée selon trois rubriques : Données, Actions et Résultat (DAR).

Données (D)

Ce sont des informations ou des observations émises par les soignants. Elles peuvent être objectives ou subjectives. Elles valident la cible.

Actions (A[5])

Ce sont les soins réalisés (ou à réaliser) par les soignants à partir de l'analyse de la situation du patient. Les actions doivent répondre au problème défini par la cible. Elles sont centrées à la fois sur :

- le ***patient***. Il s'agit de soins réalisés par les IDE et les AS, en collaboration. Par exemple :
  - soins d'hygiène et de confort (soins de prévention d'escarre…),
  - soins relationnels (maintien de l'autonomie…),
  - soins éducatifs (démarche éducative) ;

5. Certains services peuvent les appeler Interventions (I).

7

- la ***maladie***. Il s'agit de soins réalisés par l'infirmier(ère) selon son rôle propre, sur prescription médicale. Par exemple :
  - sondage,
  - pose d'une perfusion,
  - soins d'escarre.

Résultat (R)

C'est l'effet des actions sur le patient (physique, psychique, observation de son état, comportement, les dires du patient, son ressenti). On peut constater :

- une ***amélioration*** de son état ;
- ***pas d'amélioration*** ;
- une ***aggravation***.

En fonction des résultats, la cible peut être fermée, réexaminée, ou une nouvelle cible peut être ouverte.

c. Macro-cible

Dans la pratique, il existe deux sortes de cibles (*cf.* Tableau 7.4). Voir une macro-cible d'accueil à la fin du chapitre 5.

Tableau 7.4 Comparaison de la cible et de la macro-cible.

	Cible	Macro-cible
Définition	Énoncé centré sur le patient (ce qui lui arrive à un jour donné)	Énoncé centré sur une situation (ce qui se passe à un moment donné de l'hospitalisation) C'est un résumé de l'histoire du patient pour comprendre l'arrivée du problème de santé du jour (la cible)
Caractéristiques	Il est : – précis et analytique – narratif et structuré en D, A, R	Il est : – synthétique, concis – informatif
Exemples	Vomissements, malaises, anxiété, escarre, douleur, dysurie, isolement, constipation, hyperthermie, hypotension, agitation, etc.	Admission, période pré et postopératoire, pré et post-examens invasifs, inter-cure de chimiothérapie, sortie du patient, etc.

E Analyse critique des transmissions ciblées

Les transmissions ciblées, malgré les nombreux avantages qu'elles présentent, ont aussi leurs lacunes. Certains soignants signalent que :

- *les dossiers de soins ne leur sont pas toujours « facilement accessibles »*. De ce fait, ils ne peuvent noter les transmissions en « temps réel » ;
- *la pensée « ciblée » leur fait gagner du temps* dans l'organisation des soins mais qu'elle ne répond qu'à des *standards de problèmes ciblés* (avec actions/réactions) et que le principe des « cases à cocher » présente le risque *d'enfermer les soins* dans une grille standard (qui peut être réductrice pour les pratiques et l'analyse).

En conséquence, le soignant doit en permanence se questionner pour améliorer la qualité des soins. Les transmissions ciblées ne doivent, en effet, jamais aboutir à une prise en charge minimaliste du patient (parce que trop ciblée, trop spécifique) car il faut, à l'inverse, toujours garder une vision de l'être humain dans sa « globalité ».

F Comparaison des transmissions narratives et ciblées

SITUATION *M. T., méningite (J6)*

M. T., 66 ans, de nationalité polonaise, est hospitalisé pour une méningite virale depuis le 11 janvier. Il en est à son 6e jour d'hospitalisation. Il a eu un nouvel épisode d'hyperthermie et il est très agité. Un début d'escarre au talon vient aggraver son état. M. T. ne parle pas le français, il a donc de grandes difficultés à communiquer et un interprète a été sollicité par l'équipe de soins.

Voyons ci-après deux formes de transmissions concernant ce patient : les transmissions narratives (*cf.* Tableau 7.5) et les transmissions ciblées (*cf.* Tableau 7.6).

Tableau 7.5 Transmissions narratives le 27 janvier.

8 h	Patient a eu toilette au lit	Mme B. (AS)
	– Talon gauche : phlyctène découpé – Pansement à la bétadine – Patient mis sur matelas anti-escarre	Mme A. (IDE)
10 h	– Hyperthermie 38,5° C – Flash antibiotique en cours – Courbe de température toutes les 4 heures	Mme B. (AS)
	– Patient très agité (envoie coups de pied, crie…) – Médecin informé, prescrit Tranxene® 50 mg (donné à 10 h 30)	Mme A. (IDE)
	– M. T ne comprend pas, ne répond pas aux questions posées, parle en arabe (un interprète viendra cet après-midi) – Lui parler d'un ton de voix rassurant	Mme B. (AS)
13 h	– Patient plus calme (ne crie plus) – S'est assoupi après le repas	Mme B. (AS)
16 h	– Visite de l'interprète (dit que ses propos sont incohérents et intraduisibles)	Mme B. (AS)

Tableau 7.6 Transmissions ciblées le 27 janvier.

Heures	Cibles	DAR		Soignants
8 h	*Altération de l'état cutané*	D	– Phlyctène talon (G)	Mme A. (IDE)
		A	– Pansement à la Bétadine® – Patient mis sur un matelas anti-escarre (à évaluer/24 h)	
10 h	*Hyperthermie*	D	– T° = 38,5 °C	Mme B. (AS) Mme A. (IDE)
		A	– Flash antibiotique en cours – Faire courbe/4 h	
	Agitation	D	– Crie, donne des coups de pied, médecin informé par IDE	Mme B. (AS)
		A	– Prescrit Tranxene® (50 mg), 1 cp donné à 10 h 30	Mme A. (IDE)
	Altération de la communication verbale	D	– Ne comprend pas, ne répond pas aux questions posées… – S'exprime en arabe – Lui parler d'un ton rassurant – Interprète passera cet après-midi	Mme B. (AS)

7

Heures	Cibles	DAR		Soignants
13 h	***Hyperthermie***	***R***	– T° = 37,8 °C	Mme B. (AS)
	Agitation	***R***	– Patient plus calme, ne crie plus, assoupi, après repas de 12 h	
16 h	***Altération de la communication verbale***	***A***	– Visite de l'interprète (M. D)	Mme B. (AS)
		R	– Propos incohérents (selon M. D)	

Rôle de l'AS

Dans son travail de collaboration avec l'infirmier, l'AS transmet tous les éléments de son observation du patient, en respectant la règle essentielle, être clair, précis et concis :

- est *clair*, ce qui se comprend *immédiatement*, ce qui est *lisible* ;
- est *précis*, ce qui cerne le plus *important* de l'information ;
- est *concis*, ce qui dit *l'essentiel* en peu de mots.

3 Le soignant face à l'informatique

Dans les services de soins, les soignants utilisent aujourd'hui couramment l'informatique, qui les aide à gérer l'ensemble des informations utiles à la coordination des soins aux patients.

1 Notions générales d'informatique

On peut comparer l'ordinateur à « une boîte crânienne ».

- Comme le cerveau, il possède une ***mémoire*** : c'est-à-dire une capacité à stocker des informations (données) et à traiter des informations.
- Comme le cerveau, il reçoit des ***impulsions***, c'est-à-dire des stimulations électriques. Pour être opérationnel, l'ordinateur doit être activé à l'aide de ***logiciels*** (il s'agit d'un ensemble de procédures adaptées aux besoins de l'utilisateur).

Ajoutons que l'outil informatique, comme l'être humain, doit être « ***convivial*** » si l'on veut qu'il soit utilisable par tous.

2 Application de l'informatique au monde de la santé

Aujourd'hui, un grand nombre d'activités de soins infirmiers sont informatisées (*cf.* Fig. 7.3).

A Activités de soins informatisées

De nombreuses activités de soins peuvent être informatisées. Citons, à titre d'exemples :

- les protocoles de soins ;
- les recueils de données ;
- les prescriptions médicales ;
- la planification des soins ;
- les diagrammes de soins ;
- l'évaluation de la charge et de l'activité de soins infirmiers ;
- le dossier de soins. Ce dossier se présente sous la forme d'une procédure de saisie de données :
  - du recueil d'informations,
  - du diagnostic infirmier (problème de santé et étiologie, facteurs favorisants ou facteurs de risques...),
  - du plan de soins infirmiers,
  - des prescriptions médicales, des transmissions, etc.

B Intérêt de l'informatique en milieu de soins

Les intérêts de l'informatique peuvent être observés à différents niveaux.

- ***Pour les soignants*** (IDE, AS...), l'informatique permet :
  - d'obtenir rapidement des informations (ce qui facilite le recueil de données, les commandes de matériels...),
  - d'améliorer le travail d'équipe (outil commun = langage commun = rigueur et efficacité dans les soins). Par exemple, les protocoles de soins sont rédigés après un consensus, la planification des soins est établie.
- ***Pour le patient***, l'informatique permet :
  - d'améliorer la qualité des soins (moins de risques de perte d'information),
  - d'assurer une meilleure continuité des soins (malgré les changements de personnel).

- ***Pour les services de soins***, l'informatique permet de :
  - centraliser les informations (facilitant la gestion des personnels et des activités de soins),
  - accélérer les échanges d'informations (internes ou externes) ;
  - établir des statistiques, disposer d'indicateurs d'activités et de coûts favorisant la concertation.

NB : notons que l'informatisation des soins peut servir de base de données pour évaluer l'activité ou la production de résumés de sortie infirmiers s'intégrant au PMSI (Programme de médicalisation des systèmes d'information).

C Intérêts du dossier de soins informatisé

Pour les infirmières et les aides-soignants, l'intégration à un tel dossier est un enjeu majeur d'***efficacité*** et de ***qualité***. C'est un signe de professionnalisation fort puisqu'il oblige à structurer le langage, à réfléchir aux pratiques de soins et aux besoins des patients.
En saisissant simplement le nom du patient (ex. : avec ACTIPIDOS, Système d'informatisation du dossier de soins), tout l'historique des séjours peut être reconstitué, dans tous ses aspects. Le patient pourra dans un proche avenir, grâce aux améliorations de ce logiciel, recevoir les comptes-rendus d'hospitalisation par messagerie sécurisée.
Ce dossier informatisé est conçu selon une charte de fonctionnement qui prévoit, en fonction du métier, un accès aux dossiers des patients d'un service, d'un pôle, ou de tout l'hôpital.
Il permet une ***traçabilité*** et une ***sécurité des informations*** sur les patients qui, placées sous la responsabilité du signataire de la saisie, font du logiciel un outil de prise en charge et une référence réglementaire indispensable.
Les services de soins sont équipés d'un poste central et de tablettes mobiles placées sur les chariots de soins. Les soignants, selon leur fonction, ont accès à certaines données grâce à leurs codes confidentiels et à un mot de passe pour la saisie des soins réalisés. Cette saisie permet de visualiser et de valider en temps réel les soins réalisés.

Fig. 7.3 Quelques activités de soins informatisées (liste non exhaustive).

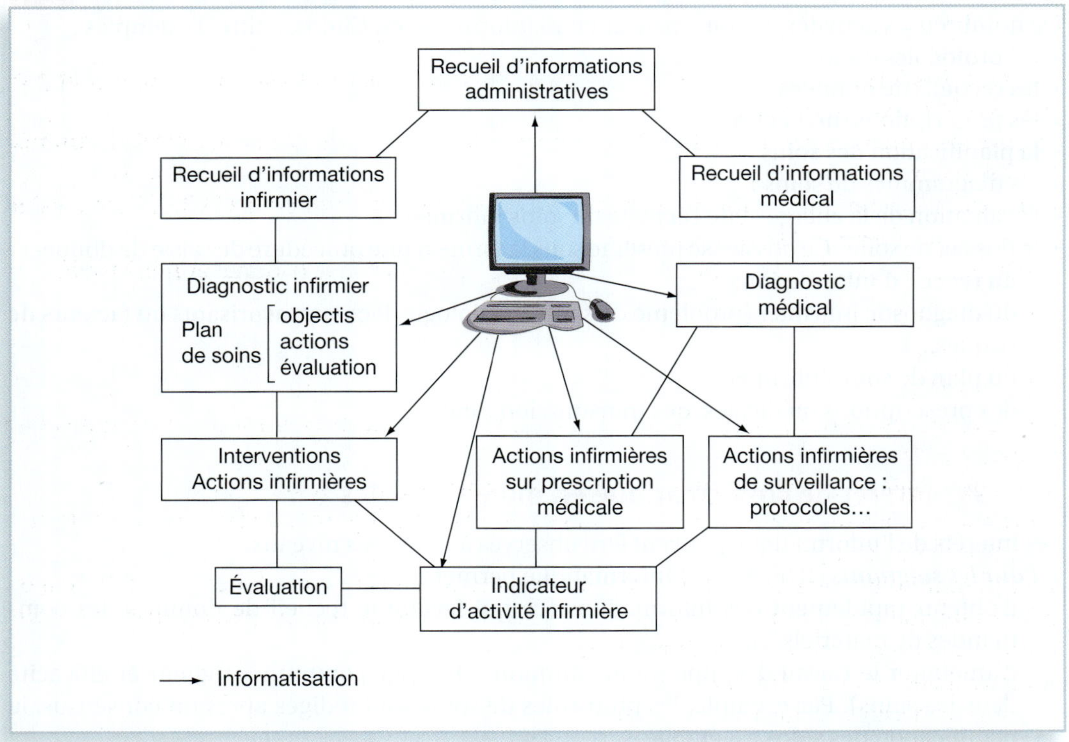

D Activités de soins non informatisées

Toutes les activités de soins ne sont pas informatisables. Par exemple, la relation d'aide apportée à une personne en fin de vie, ou en détresse psychologique, ou l'accueil d'un patient. On peut cependant enregistrer le résultat de ces activités d'aide sous forme de données informatiques.

3 Règles en matière d'informatique et libertés

Le dossier de soins informatisé doit être conforme à la ***loi dite « informatique et libertés »*** qu'a mise en place la Cnil (Commission nationale de l'informatique et des libertés). Cette dernière veille à ce que les informations relatives à la vie privée des personnes soient protégées.

A Protection des informations (données)

Selon la loi[6] :
- tout utilisateur doit déclarer à la Cnil la création de fichiers avec des données nominatives (qu'il s'agisse de dossiers informatisés ou non). Les soignants n'y échappent pas ;
- la Cnil veille également à ce qu'il n'y ait pas de croisement d'informations entre ces fichiers et l'accès par les réseaux télématiques (*cf.* Fig. 7.3).

La loi prévoit par ailleurs l'accès aux informations par les personnes concernées.

B Droit d'accès aux informations

La loi garantit aussi le droit pour chaque personne d'accéder aux informations obtenues par les institutions et les professionnels. Chacun peut consulter les données le concernant.

a. Données accessibles

Ce droit d'accès aux informations est gratuit. Il concerne les informations nominatives figurant sur des fichiers manuels et informatisés. Seule la personne concernée peut les consulter.

b. Limite du droit d'accès

Certains dossiers ne peuvent être consultés, car les informations qu'ils contiennent sont protégées (c'est le cas pour la filiation).

La personne qui souhaite consulter des données doit en faire la demande auprès de l'administration détentrice du dossier :
- si l'administration refuse l'accès à ce dossier, la personne peut saisir la CADA (Commission d'accès aux documents administratifs) ;
- si la demande à la CADA n'aboutit pas, la personne peut saisir le tribunal administratif.

4 Réseaux (notions)

Les ordinateurs peuvent être isolés ou reliés à d'autres ordinateurs. C'est ce qu'on appelle un réseau. Il peut être :
- *interne* à l'établissement : il relie les ordinateurs entre eux à l'aide de câbles ;
- *externe* : la liaison se fait par l'intermédiaire du réseau téléphonique (ex. : réseau Internet, réseau Transpac...)

L'utilisateur doit connaître les éléments matériels, leurs liens et les logiciels (*cf.* Fig. 7.4). Il est nécessaire que chaque poste soit équipé d'un modem branché sur la ligne qui assure la communication (ligne interne ou téléphonique).

Autres utilités de l'informatique :
- télétransmissions d'images, documents ;
- compte-rendu de résultats radiologiques, biologiques ;
- suivi de patient ne pouvant se déplacer (grossesse).

6. Loi du 6 août 2004.

Fig. 7.4 **Configuration informatique.**

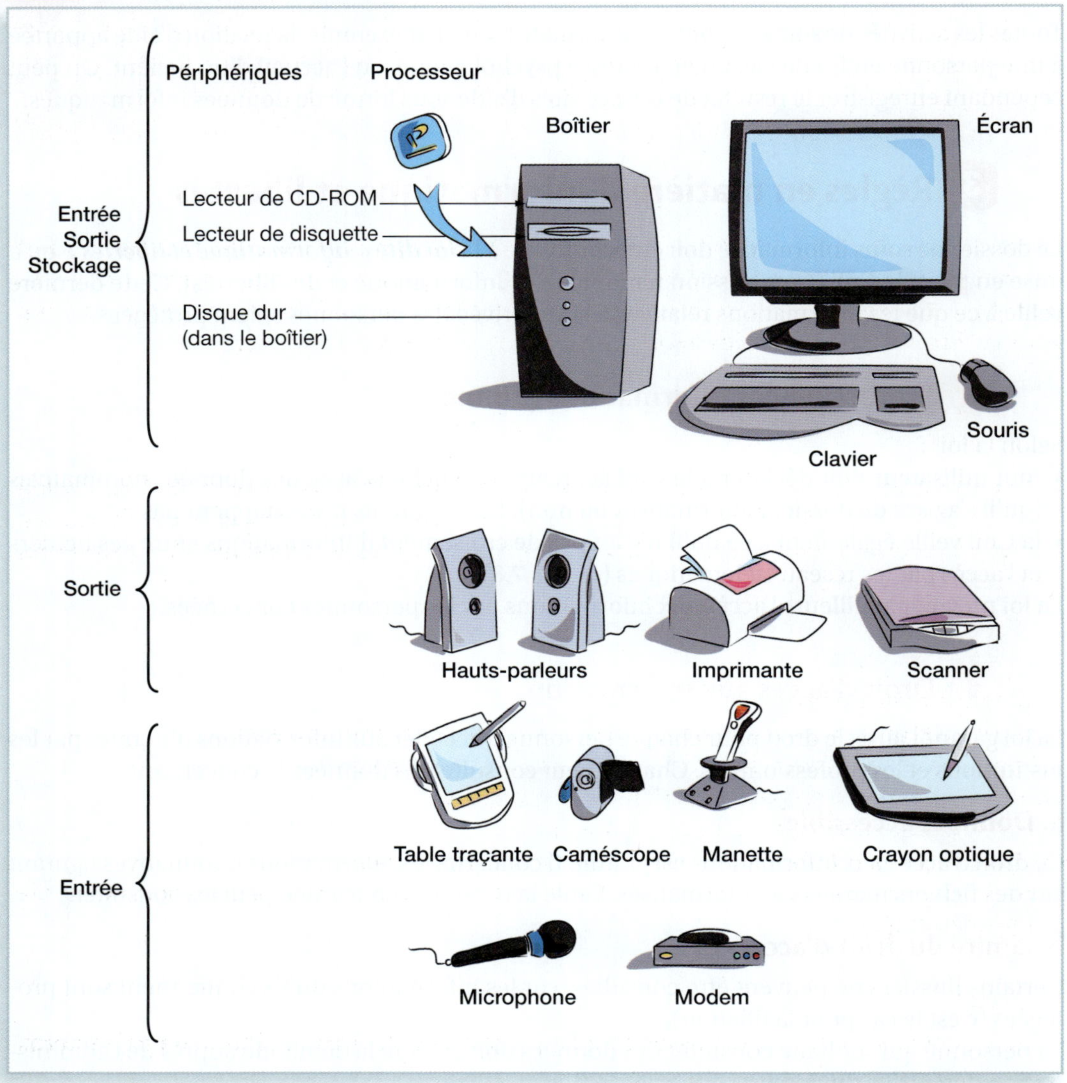

4 Le soignant face à l'oral

Les transmissions orales faites par le personnel de soins fournissent des informations claires et concises sur les soins donnés au patient et favorisent la coopération entre les divers membres de l'équipe. Cependant, les transmissions orales, malgré tout l'intérêt qu'elles présentent, ont besoin d'être complétées par les transmissions écrites (vues précédemment).

1 Comparaison entre l'écrit et l'oral

La profession de soignant est une profession de tradition orale. À l'inverse de l'expression écrite qui (comme nous l'avons dit précédemment) engendre des réticences et des difficultés, l'expression orale est pratiquée avec plus d'aisance par le personnel de soins. Comparons ces deux modes d'expression.

A Avantages de l'oral sur l'écrit

L'expression orale est plus :
- *valorisante* (beaucoup de soignants s'expriment mieux qu'ils n'écrivent) ;
- *simple* (le vocabulaire est familier, il peut y avoir des répétitions) ;
- *libre* (l'expression n'est pas perfectible, pré-organisée…) ;
- *discrète* (l'orateur sait qu'il s'expose moins) ;
- *subjective* (le soignant peut exposer ses sentiments personnels) ;
- *rapide* (elle nécessite un temps de réflexion moins long et donne l'impression de perdre moins de temps).

B Inconvénients de l'oral sur l'écrit

Si elle n'était pas constamment associée à l'expression écrite, l'expression orale présenterait des inconvénients majeurs. Il y a des ***risques*** de :
- perte de l'information ;
- déformations ;
- approximation, erreurs ;
- oublis ;
- limitation de la coopération (***l'échange est interpersonnel*** : une seule personne est informée et non le groupe).

2 Intérêts des transmissions orales (TO)

Les transmissions orales sont les échanges d'informations qui se font entre deux équipes de soins, au moment de la ***relève***. Il y a au moins deux relèves par 24 heures, voire trois :
- de l'équipe du matin à l'équipe de l'après-midi ;
- de l'équipe de l'après-midi à l'équipe du soir ;
- de l'équipe du soir à l'équipe du matin.

A Intérêts des TO au niveau des soins

Les transmissions orales permettent de :
- donner des ***informations prioritaires*** au niveau :
  - des soins donnés au patient et des résultats obtenus,

  - de son comportement, de ses réactions lors des soins,
  - de ses besoins fondamentaux (alimentation, sommeil, élimination...),
  - de ses demandes particulières (habitudes de vie, culture, visites, loisirs...).
- assurer la ***continuité des soins*** et la sécurité du patient ;
- ***échanger ses idées*** sur des stratégies de soins ;
- mettre en place des objectifs de soins, les évaluer et les réajuster ;
- ***débattre*** sur certaines situations « à problème ».

B Intérêts des TO au niveau de l'équipe

Les transmissions orales permettent à l'équipe de :
- réactualiser les pratiques de soins ;
- élaborer des protocoles de soins ;
- renforcer la cohésion et la coopération de tous les professionnels ;
- organiser l'encadrement et l'évaluation des stagiaires.

C'est « un temps qualité » ***d'échange d'informations***, mais aussi un temps de ***concertation*** concernant des prises de décisions de soins en fonction de l'évolution des personnes soignées. Dans cette réunion, il est important que tous les acteurs de soins soient présents (infirmières, aides-soignants, le cadre de santé, d'autres professionnels : kinésithérapeute, diététicienne... peuvent y être conviés en fonction de l'état du patient) et qu'ils participent de façon active[7] à cette transmission ***pour assurer la continuité des soins***.

Cette réunion se fait avec le dossier de soins et la planification des soins. Elle se déroule majoritairement dans l'office infirmier (ou poste de soins) porte fermée. Cette réunion est programmée et organisée pour ne pas être interrompue sans arrêt. L'infirmière et l'aide-soignant qui transmettent, se mettent côte à côte, comme ceux qui reçoivent la transmission, de préférence autour d'une table. Il y a utilisation d'un vocabulaire professionnel (sans jugement de valeur des patients).

a. Si le patient n'est pas connu de la relève

L'IDE utilise les transmissions ciblées réalisées dans le dossier de soins avec la macro-cible ; elle présente le patient, le motif d'entrée, les habitudes de vie du patient et ses besoins perturbés non satisfaits. Elle argumente sur les cibles identifiées.

b. Si le patient est connu de la relève

L'infirmier ***situe l'hospitalisation*** dans le temps (par exemple : « Aujourd'hui, on est à J + 1 de l'appendicectomie pour Mme A ; le 1er lever a été réalisé sans problème ce matin... »).

Il faut ouvrir le dossier à la page du diagramme des activités de soins : ***l'aide-soignant*** prend alors la parole pour commenter les soins qu'il a réalisés, puis c'est le tour de l'IDE. L'évolution du patient est évoquée, la lecture des cibles permet de les réactualiser, les analyser, les préciser. Les deux équipes ***réajustent les objectifs*** de soins, les actions à mener, et l'évaluation des résultats est programmée.

C'est un temps de réadaptation des transmissions écrites. Les équipes font le point sur les prescriptions médicamenteuses, la programmation des examens et leur préparation (à jeun, préparation cutanée préopératoire, régime sans résidu...).

L'utilisation des transmissions ciblées à l'oral induit un ***questionnement des soignants***. Ils ont la possibilité de parler du vécu des situations de soins sans appréhension. Cela favorise une cohésion et un climat de communication dans les équipes autour d'un projet de soins commun pour un même patient. La continuité des soins est assurée par la relève.

C Objet des réunions en milieu de soins

La vie d'un service de soins est ponctuée de diverses réunions du personnel dont l'objectif numéro un est d'améliorer la qualité des soins donnés au patient. Il existe différentes réunions.

7. Dancausse, Chaumat, Les Transmissions ciblées au service de la qualité des soins, éd. Masson, 2003.

a. Pour les soins au patient

Réunion des transmissions inter-équipes

La réunion permet à chaque soignant de :
- exprimer les difficultés rencontrées au cours des soins ;
- trouver des solutions pertinentes (par des échanges d'idées multidisciplinaires) ;
- entretenir le sentiment d'appartenance à une équipe.

La réunion permet une réflexion sur :
- l'organisation des soins ;
- l'utilisation et la gestion du matériel ;
- l'harmonisation du travail (l'objectif est de trouver la façon ? la plus consensuelle possible).

SITUATION

Dans le cadre des transmissions « ciblées », Mme D., cadre de santé, demande au personnel soignant de débattre autour d'un problème particulier du patient M. R (agressif et angoissé) afin d'envisager les actions à mener.
La réunion doit aussi permettre aux soignants de rédiger ensemble une procédure de soins afin de servir de « guide » aux stagiaires et aux nouveaux personnels de soins.

Réunion de synthèse[8]

La réunion permet avant tout de :
- réunir des informations sur un patient, émanant des divers membres de l'équipe[9] ;
- en faire la synthèse pour mettre en place un projet de soins.

La réunion permet aussi de faire exprimer à certains soignants leurs ressentis lors de certaines situations de soins difficiles.

SITUATION

Au cours de la réunion pluridisciplinaire de ce jour, la prise en charge en cours de M. X. (patient en fin de vie) est analysée dans toutes ses dimensions. Chaque professionnel parle du patient au regard de sa fonction. La synthèse des informations permet de cerner au mieux la réalité vécue par M. X. et d'individualiser le projet de soins.
La réunion de synthèse est centrée sur les bénéfices que tirerait M. X. de tel soin (ou thérapie) plutôt que de tel autre choix. Elle participe à la démarche éthique et de ce fait s'impose dans la pratique des soins palliatifs, qui n'existent que dans la pluridisciplinarité et l'interdisciplinarité (*cf.* définitions dans le mémo ci-après).

b. Pour le personnel soignant

Groupe de paroles

Il est souvent animé par un psychologue ou un psychothérapeute et permet essentiellement de :
- soutenir les soignants dans leur travail ;
- améliorer les relations patient-soignant.

Les soignants des services de cancérologie ou de soins palliatifs peuvent, dans ces réunions, être écoutés et partager leurs émotions. Chacun se questionne, écoute l'autre parler de ses besoins, de ses limites. Jamais les soignants ne règlent de conflits institutionnels dans un tel groupe.

Réunion d'accompagnement, de soutien

Elle permet aux soignants des « services de soins palliatifs » d'évoquer un patient récemment décédé. Ce temps du souvenir est nécessaire pour pouvoir « fermer une page et en ouvrir une autre » (c'est-à-dire ***être disponible*** pour vivre les accompagnements à venir).

8. Appelée aussi réunion pluridisciplinaire (ou clinique).
9. Médecins, IDE, AS, kinésithérapeutes, diététiciens, psychologues, etc.

Il s'agit de parler des « moments forts partagés » avec le patient (et sa famille), parler de ses derniers instants, donner un sens aux « liens qui se font et se défont ».

c. Pour le fonctionnement du service

Réunion d'organisation du service, de gestion d'équipe et de matériel

Cette réunion concerne des projets institutionnels (mise en place de regroupement de services en pôle, projet d'établissement, mise en place de nouveaux protocoles).

Conseil de service

Il a pour objet l'information et la formation interne du personnel du service par d'autres soignants.

DÉFINITIONS

A. LES TROIS TYPES DE RÉUNIONS

Si l'on veut faire une synthèse des objectifs d'une réunion, rappelons qu'on peut classer les réunions en trois catégories, chaque réunion ayant ses propres objectifs.

- **La réunion d'*information*** → **Transmettre des informations.**
- **La réunion de *discussion*** → **Échanger des informations, des opinions, soulever des questions et leur apporter des réponses.**
- **La réunion de *décision*** → **Résoudre des problèmes. Rechercher des solutions.**

B. LA PLURIDISCIPLINARITÉ

« La pluridisciplinarité est une mise en commun d'informations issues de plusieurs sciences ou disciplines. Elle relève d'une ouverture d'esprit, d'une curiosité intellectuelle qui pousse le soignant à évoluer, à sortir de son domaine et de son langage propre[a]. »

C. L'INTERDISCIPLINARITÉ

« L'interdisciplinarité exprime la dynamique entre les personnes qui échangent à partir de leur domaine de connaissance. Il ne s'agit plus d'accoler une série de connaissances, mais (par le lieu du dialogue) de les associer. Le résultat espéré est un enrichissement de la compétence des soignants et de leur compréhension d'une situation[b]. »

a. Richard M.-S., *Soigner la relation malade-famille-soignants*, CREFAV, 2002.
b. Lassaunière J.-M., *L'interdisciplinarité jusqu'à la mort*, JALMALV, 1995.

Fig. 7.5 La pluridisciplinarité est la mise en commun d'informations issues de plusieurs disciplines.

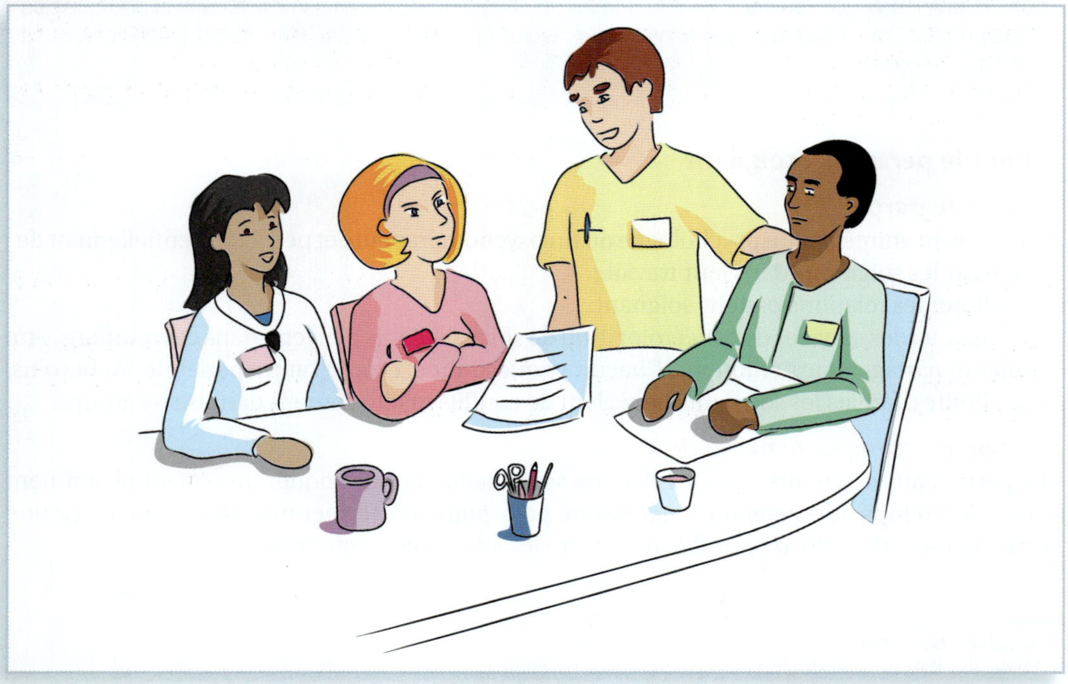

5 Comment utiliser l'information

1 Utilisation du dossier de soins par l'aide-soignant

A Recueil d'informations

L'AS recueille les informations concernant les soins et les patients afin de comprendre l'objectif des soins à réaliser, de préparer le matériel nécessaire, d'organiser le soin. Par exemple :

- si c'est la prise du pouls, de la pression artérielle, l'aide-soignant ***regardera la prescription*** (la fréquence des prises par 24 h, l'heure planifiée par l'IDE). Il ***s'informera des particularités*** à respecter pour le patient (pas du côté du bras hémiplégique, ni le bras perfusé, avant de le lever...) ;
- s'il s'agit d'une aide au repas, l'aide-soignant ***s'informera du régime alimentaire*** du patient. De même que de l'existence d'un ***risque de fausse route***, ou du ***degré d'autonomie***.

Pour cela, l'aide-soignant lit l'ensemble des documents du dossier de soins. Ce dossier peut être informatisé, ce qui implique pour l'aide-soignant une capacité à utiliser l'outil informatique et un code personnel pour accéder aux données.

L'aide-soignant peut ***réactualiser*** le recueil de données, ***hiérarchiser les besoins*** perturbés, et déterminer les sources de difficulté et les ***actions de soins*** à mettre en place, en collaboration avec l'infirmier(ère).

SITUATION *Mme A., J + 1 d'une appendicectomie*

Le 1er lever de **Mme A.** s'est déroulé ce matin sans problème particulier. Mais lorsque l'aide-soignant est venu lui apporter son petit déjeuner, Mme A. lui a fait part de son appréhension pour aller à la selle de peur d'avoir mal à la cicatrice.

EXPLICATIONS Il est attendu de la part de l'aide-soignant, qu'il réalise un recueil de données précis, ciblé sur le besoin d'« apprendre » afin de déterminer les raisons de cette peur selon la patiente, de demander à la patiente ce qu'elle a compris de son traitement de la douleur. Puis il pourra expliquer à cette patiente de tenir sa paroi abdominale lors du lever, et lorsqu'elle ira aux toilettes.
L'aide-soignant transmettra ses observations et les paroles de la patiente à l'infirmier et les transcrira dans le dossier de soins.

B Logiciels au service du dossier de soins

Selon les sites intra ou extrahospitaliers, il existe des logiciels spécifiques pour informatiser le dossier de soins.

Il s'agit de disposer d'un dossier partagé par tous les professionnels impliqués dans la prise en charge du patient : médecins, infirmières, aides-soignants, secrétaires médicales. D'utilisation simple, cet outil permet de répondre aux besoins de ***continuité des soins***.

2 Rédaction des transmissions (courbes, signes, descriptions et observations[10])

A Macro-cible accueil du patient

Tableau 7.7 Macro-cible accueil du patient.

N° entrée : Date entrée : 21 octobre XXXX		NPP : Service : chirurgie vasculaire	Sexe : M
(D) MALADE	Nom/Prénom : XXXX/yyy Sit. fam. : marié Né(e) le : 29 juin XXXX Nationalité : Adresse : Accident : Ambulance : Pers. à prévenir : Adresse : N° de S.S. :	Njf : A : Profess. : retraité agriculteur Date : Tél. P. à prév. : 0565XXXXXX	Dépt. : 12
	ATCD : Parkinson hypertension artérielle		**Allergie : intolérance au *Ticlid* (ticlopidine)**
	Hospitalisations antérieures : sympathectomie lombaire droite en 1997		**Régime : normal**
(E)	IDE à domicile		**Tuteur**
	Personnes Ressources Familles–Amis–Autres	Son épouse. Voisine amputée, valide. Est un exemple positif pour lui.	Besoins Perturbés
(M) HABITUDES DE VIE	Respirer	Normal	
	Se Mouvoir	Utilisation des cannes. Son épouse l'aide. Se déplaçait avec son tracteur pour aller faire ses courses.	Périmètre de marche réduit. Et à présent ne peut plus se déplacer.
	Boire et Manger	Refus d'aliments mixés bien qu'il n'ait pas de dents.	Appétit perturbé par la douleur.
	Éliminer	Normal	Urinal à portée de main. Être à deux pour l'amener au WC.
	Être propre	Son épouse l'aidait.	Est complètement dépendant.
	Communiquer Apprendre	Élocution très rapide du fait du Parkinson. A un bon niveau d'information sur l'artérite, le Parkinson et son traitement pris en charge par son épouse.	Traitement à gérer par l'équipe car risque de se tromper sans l'aide de son épouse.
	Se reposer Dormir		Se couche très tard. Dort 5 à 6 heures par nuit, se réveille la nuit en raison de la douleur. Met sa jambe à pendre au bord du lit. Demande à être soulagé pour pouvoir dormir.

10. Dancausse, Chaumat, Les Transmissions ciblées au service de la qualité des soins, éd. Masson, 2003.

B Diagramme de soins (service de chirurgie vasculaire)

Tableau 7.8 Exemple de diagramme de soins du CH de Rodez, service chirurgie vasculaire.

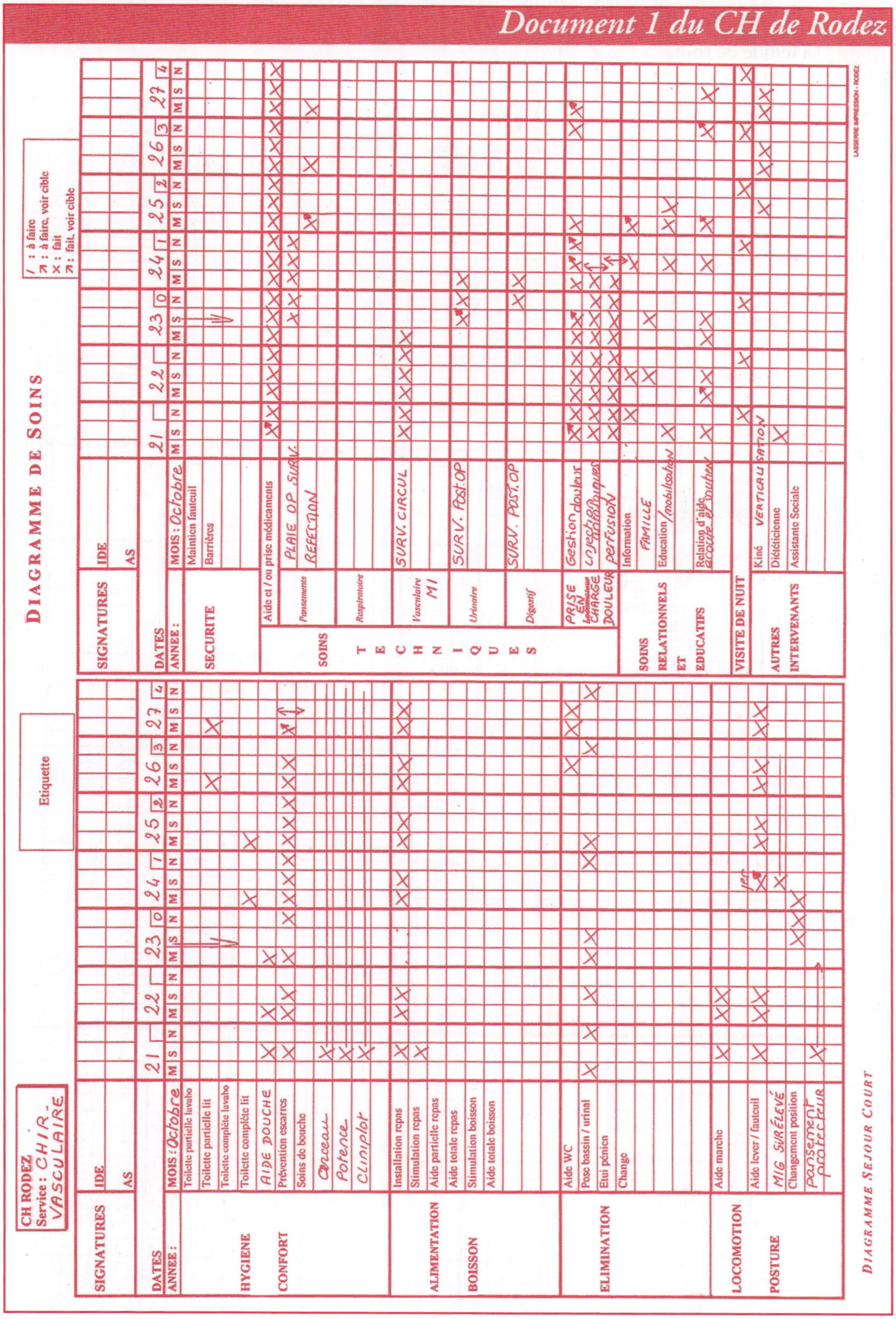

Document 1 du CH de Rodez

CH RODEZ
Service : CHIR-VASCULAIRE

Etiquette

SIGNATURES IDE / AS

DATES / ANNEE : MOIS : Octobre — 21, 22, 23 (0), 24 (1), 25 (2), 26 (3), 27 (4) — M S N

HYGIENE : Toilette partielle lavabo ; Toilette partielle lit ; Toilette complète lavabo ; Toilette complète lit ; AIDE DOUCHE

CONFORT : Prévention escarres ; Soins de bouche ; Arceau ; Potence ; Cliniplot

ALIMENTATION : Installation repas ; Stimulation repas ; Aide partielle repas ; Aide totale repas

BOISSON : Stimulation boisson ; Aide totale boisson

ELIMINATION : Aide WC ; Pose bassin / urinal ; Etui pénien ; Change

LOCOMOTION : Aide marche

POSTURE : Aide lever / fauteuil ; MIG SURÉLEVÉ ; Changement position ; Pansement protecteur

DIAGRAMME SEJOUR COURT

DIAGRAMME DE SOINS

/ : à faire
↗ : à faire, voir cible
X : fait
↗ : fait, voir cible

SIGNATURES IDE / AS

DATES / ANNEE : MOIS : Octobre — 21, 22, 23 (0), 24 (1), 25 (2), 26 (3), 27 (4) — M S N

SECURITE : Maintien fauteuil ; Barrières

SOINS TECHNIQUES : Aide et / ou prise médicaments ; Pansements : PLAIE OP SURV., REFECTION ; Respiratoire ; Vasculaire MI : SURV. CIRCUL ; Urinaire : SURV. POST OP ; Digestif : SURV. POST OP

PRISE EN CHARGE DOULEUR : Gestion douleur ; Injection antalgiques ; perfusion

SOINS RELATIONNELS ET EDUCATIFS : Information ; FAMILLE ; Education / mobilisation ; Relation d'aide, Ecoute et soutien

VISITE DE NUIT

AUTRES INTERVENANTS : Kiné VERTICALISATION ; Diététicienne ; Assistante Sociale

LASSERRE IMPRESSION - RODEZ

C Diagramme de soins et de surveillance

À titre d'exemple, nous présentons ci-après une feuille de soin, sachant que chaque service a ses spécificités et que celle-ci n'est pas exhaustive.

Fig. 7.6 **La feuille de soin.**

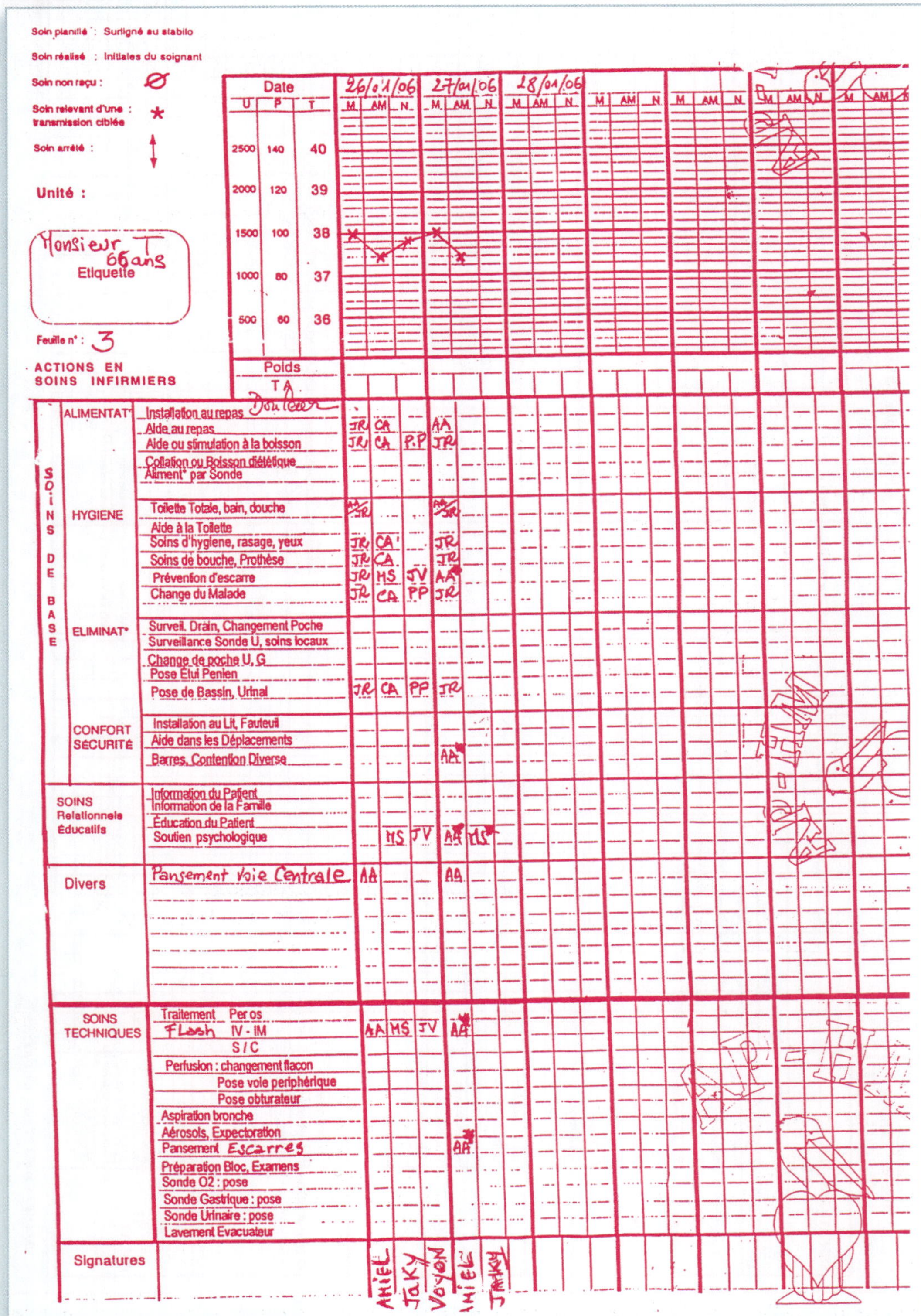

Soin planifié : Surligné au stabilo
Soin réalisé : Initiales du soignant
Soin non reçu : Ø
Soin relevant d'une transmission ciblée : *
Soin arrêté : ↕

Unité :

Monsieur T 66 ans
Etiquette

Feuille n° : 3

ACTIONS EN SOINS INFIRMIERS

Date : 26/01/06 – 27/01/06 – 28/01/06 (M – AM – N)

U	P	T
2500	140	40
2000	120	39
1500	100	38
1000	80	37
500	60	36

Poids
TA
Douleur

SOINS DE BASE

ALIMENTAT° : Installation au repas ; Aide au repas ; Aide ou stimulation à la boisson ; Collation ou Boisson diététique ; Aliment° par Sonde

HYGIENE : Toilette Totale, bain, douche ; Aide à la Toilette ; Soins d'hygiène, rasage, yeux ; Soins de bouche, Prothèse ; Prévention d'escarre ; Change du Malade

ELIMINAT° : Surveil. Drain, Changement Poche ; Surveillance Sonde U, soins locaux ; Change de poche U, G ; Pose Etui Penien ; Pose de Bassin, Urinal

CONFORT SÉCURITÉ : Installation au Lit, Fauteuil ; Aide dans les Déplacements ; Barres, Contention Diverse

SOINS Relationnels Éducatifs : Information du Patient ; Information de la Famille ; Éducation du Patient ; Soutien psychologique

Divers : Pansement Voie Centrale

SOINS TECHNIQUES : Traitement Per os, Flash IV - IM, S/C ; Perfusion : changement flacon ; Pose voie periphérique ; Pose obturateur ; Aspiration bronche ; Aérosols, Expectoration ; Pansement Escarres ; Préparation Bloc, Examens ; Sonde O2 : pose ; Sonde Gastrique : pose ; Sonde Urinaire : pose ; Lavement Evacuateur

Signatures : AMIEL – TAKY – VOYON – AMIEL – TAKY

6 Comment réussir un exposé oral et se comporter en réunion

1 Comment réussir un exposé oral

Tout personnel de santé peut être amené à animer un groupe, donc à prendre la parole en groupe lors d'une réunion de travail ou à faire un exposé.

A Rôle de l'orateur

Celui qui anime, ou prend la parole en réunion, doit être :
- ***compris***. Il doit pour ce faire :
  - segmenter l'exposé,
  - utiliser des phrases simples et courtes,
  - employer un vocabulaire commun (termes connus du groupe),
  - varier les supports de communication (vidéo, polycopié, tableau…),
  - créer une interaction avec l'auditoire ;
- ***écouté***. Il doit donc :
  - varier le débit (qui ne sera ni trop lent ni trop rapide),
  - accepter les silences,
  - regarder les auditeurs,
  - se déplacer si besoin dans la pièce ;
- ***entendu***. Il doit :
  - installer correctement les auditeurs,
  - utiliser un registre de voix immédiat,
  - parler avec un volume suffisant, mais pas trop fort.

B Objectifs de l'orateur

L'orateur a un double objectif : celui de ***facilitation*** et celui de ***régulation***.
- Rôle de ***facilitation*** pour permettre une communication efficace dans le groupe.
- Rôle de ***régulation*** pour que la solidarité du groupe se maintienne.

Tableau 7.9 Les objectifs de l'orateur.

Facilitation	Régulation
Il s'agit de : – écouter les participants – solliciter les participants – reformuler les questions – faire des synthèses – relancer les temps de paroles	Il s'agit de : – motiver le groupe – encourager chacun à parler – valoriser les participants – susciter des prises de paroles – faire respecter les temps de parole

C Caractéristiques de l'exposé

On différencie l'exposé de la simple prise de parole dans un groupe de travail pour faire part d'un point de vue, d'une expérience.

L'exposé est une intervention d'une durée variable, qui s'adresse à un auditoire dans le but de transmettre un savoir selon un sujet défini. Il se caractérise par une sorte de compromis entre la langue parlée et la langue écrite. En effet, par la nature de sa préparation, l'exposé s'apparente à la communication écrite, mais il s'agit bien d'une communication orale : il est dit et non lu.

D Préparation de l'exposé

Faire un exposé, c'est présenter oralement un sujet à un auditoire. L'orateur veillera à :
- réfléchir préalablement au plan de l'exposé ;
- le structurer avec une progression logique selon la méthode du QQQOCP (*cf.* Tableau ci-après[11]).

Tableau 7.10 Préparation de l'exposé oral.

Q	*Quoi ?*	Situer le thème de la réunion (ex. : problème X du patient)
Q	*Qui (dit quoi à qui) ?*	Préciser le (les) aspect(s) du problème qui sera (seront) abordé(s)
P	*Pourquoi ?*	Préciser les objectifs de l'exposé : – donner des informations (données) – décrire, comparer, etc.
Q	*Quand ?*	Préciser le jour et l'heure de l'exposé
O	*Où ?*	Préciser le lieu (salle de réunion)
C	*Comment ?*	Préciser les moyens utilisés (graphiques, diagrammes, courbes...)

L'orateur doit :
- s'assurer de l'***aménagement de la salle*** (présence ou non de tableaux, de micros, d'outils de projection ; en vérifier le fonctionnement, se familiariser avec leur maniement si nécessaire) ;
- rassembler une ***documentation*** ;
- consulter des personnes ressources, le CDI ?, etc. (tout dépend du sujet de l'exposé) ;
- faire un ***plan*** très structuré de son exposé ;
- ne rédiger que des ***notes*** (ne pas détailler l'exposé par écrit, seules la présentation et la conclusion peuvent être rédigées totalement) ;
- n'utiliser que le ***recto*** des feuillets ;
- prévoir des couleurs pour ***mettre en évidence le plan*** de l'exposé et les moments où l'on a prévu d'utiliser des documents (graphiques, photos, textes, citations...) ;
- ***classer les documents annexes*** selon l'ordre d'utilisation de l'exposé ;
- ***s'informer du type d'auditeurs*** (tout public, collègues de travail, stagiaires) afin d'adapter le contenu et la forme de l'exposé.

E Réalisation de l'exposé

L'orateur veillera à :
- ***utiliser un tableau et des documents***. Les grands points du plan seront indiqués sur le tableau ou sur un support rétroprojeté ou vidéoprojeté. Des documents peuvent éventuellement être remis aux participants ;
- ***maintenir l'intérêt de l'auditoire*** :
  - *au début de l'exposé*, où l'introduction doit motiver l'auditoire en soulignant l'importance du thème et quelle valeur ajoutée cela apportera aux auditeurs,
  - *au cours de l'exposé*, où l'orateur doit être attentif aux réactions de l'auditoire et adapter en conséquence ses intonations, ses attitudes, ses propos,
  - *à la fin de l'exposé*, des échanges avec les participants peuvent avoir lieu sous forme de questions, d'informations complémentaires sur une bibliographie, des sites sur internet, des ressources internes à l'établissement pour approfondir le thème de l'exposé.

11. Méthodologie de Lasswell.

F Critères de réussite d'un exposé

L'orateur veillera à :

- ***soigner l'expression verbale*** :
  - le niveau de langue familier est à proscrire,
  - le vocabulaire doit être correct et adapté au public,
  - la redondance par reformulation sera utilisée pour permettre une meilleure compréhension et faciliter la prise de notes ;
- ***être attentif à l'expression non verbale*** : elle doit renforcer le contenu de ce qui est dit. Il faut garder son auditoire et savoir modifier ses attitudes (se lever, se déplacer) ;
- ***utiliser un « vocabulaire commun »***, un langage professionnel adapté. Un discours s'adresse généralement à un public choisi en fonction de sa spécificité. Lorsqu'un auditeur écoute un discours qui dépasse ses compétences, il est peu probable qu'il puisse s'y intéresser. L'orateur veillera à faire des phrases courtes, à n'exposer qu'un sujet à la fois, à utiliser un vocabulaire commun ;
- ***accepter les silences***. Un intervenant, qui fait un exposé d'information face à un auditoire plus ou moins important, est souvent décontenancé par le silence qui suit la traditionnelle interrogation : « Avez-vous des questions ? des remarques à faire ? » Or il faut laisser aux gens sollicités le temps d'intégrer les propos entendus, d'y réagir, de formuler leurs questions intérieurement, de briser la réserve ou la timidité, avant de prendre la parole. Ce silence est quasiment inévitable. Il faut l'accepter. On peut reprendre une idée exposée et demander à l'assemblée son opinion ;
- ***segmenter l'exposé***. Lorsqu'on aborde un sujet, on l'annonce avant de détailler chaque élément d'une argumentation et chaque fois qu'un thème ou une information ont été traités, il est conseillé de le clore par une petite conclusion. Pour simplifier, on peut résumer ainsi :
  - *je dis de quoi je vais parler* (j'annonce le thème), par exemple, l'insomnie de M. A,
  - *je parle* (je développe des arguments), par exemple, les causes, les conséquences, etc.,
  - *je dis de quoi j'ai parlé* (je conclus avant d'aborder un autre thème), par exemple, nous avons donc terminé avec le problème de l'insomnie, s'il n'y a plus de remarques, nous passons au problème de l'agressivité permanente de M. B ;
- ***regarder les auditeurs***. À la maîtrise de la parole, il est indispensable d'associer celle du regard. Le regard est le lien entre celui qui parle et celui (ou ceux) au (x) quel(s) il s'adresse. Il garantit l'efficacité de la communication. Regarder l'auditeur :
  - *c'est l'assurer qu'on parle pour lui*, donc c'est *solliciter son attention*, faciliter sa prise de parole, le mettre en confiance,
  - *c'est contrôler la façon dont les propos sont reçus*. Une mimique de désapprobation, des sourcils froncés, des manifestations d'ennui sur un visage, des apartés... sont autant de signes qui traduisent la réaction des auditeurs à l'orateur.

2 Comment se comporter en réunion

Le seul ***désir*** de comprendre ***ouvre la voie*** de la communication. L'AS se forme en s'informant. Lors d'une réunion, certaines personnes manifestent souvent des réactions révélatrices de leur personnalité ou de leur vécu. Certaines de ces réactions ne sont pas professionnelles, d'autres sont très positives.

A Attitudes observées en réunion

Parmi les traits de personnalité observés le plus souvent, citons les bavards, les agressifs, les contestataires, les moralisateurs, les sages, les timides, les égocentriques. De façon plus générale, on peut dire que :

- certains participants ont des ***difficultés à prendre la parole*** dans un groupe :
  - *ils n'ont rien à dire* parce qu'ils sont d'accord, parce qu'ils ne sont pas concernés...,

– *ils ne peuvent pas parler* parce qu'ils ne savent pas ou croient ne pas savoir, parce qu'ils n'ont pas le vocabulaire ou croient ne pas l'avoir, parce qu'ils ne sont pas écoutés ou croient ne pas l'être... ;

- un participant peut jouer le rôle de « ***leader*** ». Il dirige, influence, contrôle le travail du groupe. Il peut être institutionnel par son statut (ex. : cadre supérieur infirmier) ;
- les ***affinités*** et les ***conflits*** existent dans un groupe mais ne sont pas durables. Un groupe évolue. Un climat trop conflictuel peut mettre en jeu la cohésion du groupe et nuire à sa production.

Fig. 7.7 Portraits de quelques participants à une réunion de service (dans un groupe, chacun joue un rôle en fonction de sa personnalité et de son vécu).

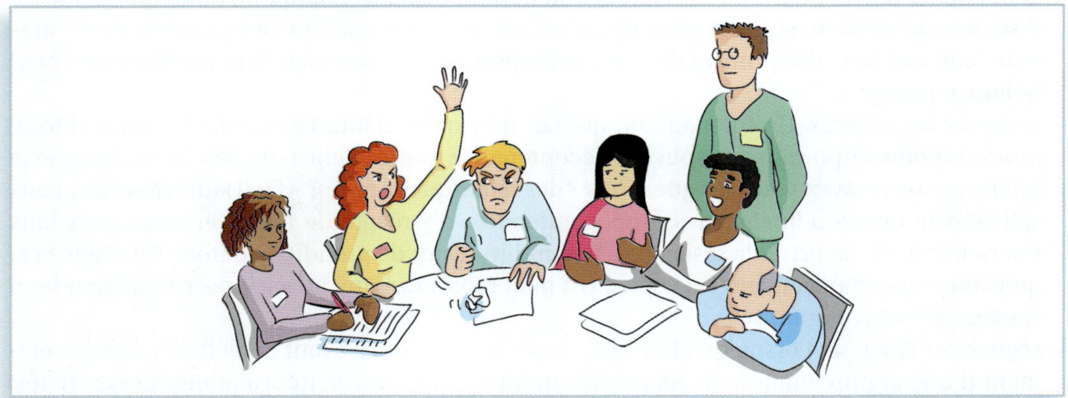

B Interventions positives en réunion

On peut distinguer deux catégories d'interventions (les positives et les négatives). Avoir une attitude positive, c'est avoir la volonté d'aboutir.

Citons quelques attitudes positives. Pour qu'un groupe soit productif, il faut que certaines règles soient respectées par les participants. Il faut :

- manifester de la solidarité ;
- réduire les tensions ;
- être coopératif ;
- écouter ;
- ne pas couper la parole ;
- être concis, bref ;
- parler en son nom, utiliser le « je » ;
- éviter la critique, la mise en cause des personnes ;
- éviter les jugements de valeur.

Lors d'une réunion, le bon fonctionnement d'un groupe dépend de deux facteurs.

- ***Les facteurs opérationnels*** : l'objectif au travail doit être clairement défini ainsi que la méthode de travail. Les rôles de chacun des membres du groupe sont dégagés et articulés entre eux. Les prises de décision impliquent un accord tacite de l'ensemble des participants.
- ***Les facteurs affectifs*** : le maintien d'une activité efficace ne dépend pas seulement des facteurs méthodologiques mais aussi du climat psychologique qui règne au sein du groupe. Celui-ci dépend du degré de motivation et d'intérêt pour la tâche ainsi que des relations qui se tissent entre les différents membres du groupe. Pour une bonne cohésion, des liens doivent unir le leader et les membres du groupe[12].

12. Delannoy, Guilbert, Les aide-mémoire *n° 25,* Sciences humaines, éd. Vernazobres-Grego.

SITUATION *Maria, AS, exige l'assiduité*

Maria, AS, participe à une réunion dans le service hospitalier où elle travaille. Il est aujourd'hui question de l'observance du règlement intérieur ; Maria dit : « Il faudrait ajouter une clause stricte sur l'assiduité pour que cela réveille un peu certains collègues ! ».

Une collègue, Roxane, se lève brusquement dans le groupe et dit : « Quelle ânerie ! ». Ce sursaut a surpris tout le monde. Peut-être le radicalisme de Maria a-t-il éveillé en elle de mauvais souvenirs. Peut-être s'est-elle sentie concernée par les propos de Maria. En tout cas, sa réaction ne s'explique pas logiquement mais affectivement. à la suite de cette altercation, c'est Mme M. (cadre IDE) qui a repris la parole et apaisé les tensions en donnant son avis personnel sur l'observance du règlement intérieur dans l'intérêt des patients.

Rôle de l'AS

En position d'auditeur

L'AS veillera à :

- ***se motiver*** (même si l'orateur n'est pas passionnant).

L'auditeur doit savoir dire : « Ce que j'écoute me permettra d'améliorer mes compétences dans tel domaine, je dois donc faire l'effort d'être attentif, de m'intéresser à ce qu'il dit, ainsi je retiendrai mieux ».

La passivité dans l'audition est une défaillance. La perception des sons par le cerveau n'est pas automatique. C'est une aptitude à nous déconnecter de l'environnement pour écouter. Or certains auditeurs peuvent exprimer un désintérêt ou une ***écoute passive*** (par exemple : le soignant qui est avachi sur sa chaise, l'air dans le vague, regarde par la fenêtre au cours d'une réunion). Les psychologues disent : « Si vous vous concentrez pour écouter attentivement l'autre, vous découvrez que vous avez gravi un échelon dans la connaissance » ;

- ***se responsabiliser, se discipliner***.

Nous avons vu toutes les attitudes positives à adopter en groupe de travail. Il faudra donc lutter contre toutes les tendances au bavardage, la mise en cause des personnes. Respecter celui qui parle, c'est ne pas lui couper la parole, c'est savoir parler dans un temps bref et concis afin de respecter le temps de parole des autres collègues. Il faut donc se responsabiliser, se discipliner, c'est un travail de longue haleine pour ceux qui n'y sont pas prêts du fait de leur personnalité ;

- ***lutter contre l'égocentrisme***.

Lors d'une réunion, quelquefois, certains soignants ont la fâcheuse tendance à manifester davantage de motivations à *parler de soi* plutôt que *d'écouter l'autre*. Or le soignant doit lutter contre toute tendance à l'égocentrisme. Pour cela, il doit :

- ***s'exercer à se concentrer*** lorsqu'il écoute quelqu'un :
  - – décider de parler moins et d'écouter plus,
  - – veiller à ce que son écoute *ne soit pas forcée* (l'ennui se lit sur le visage) mais avoir une écoute *active*. L'orateur aura ainsi l'impression qu'on l'écoute mieux (il percevra cela à votre attitude et à vos commentaires) et on pourra peut-être faire évoluer le débat vers des échanges plus riches,
  - – les questions doivent refléter un effort pour s'introduire sincèrement dans le débat ;
- ***se mettre « en situation de réceptivité »*** :
  - – bien s'installer (apprendre à oublier son corps),
  - – choisir une position droite,
  - – diriger le regard vers l'interlocuteur (ou l'orateur). Il faut se rappeler que c'est un grand encouragement pour celui qui parle,
  - – intervenir de temps en temps, par une remarque appropriée qui prouve l'intérêt porté au discours,
  - – chercher à s'améliorer avec de la volonté et de la pratique,
  - – respecter l'autre, même si les avis sont opposés.

Organisation du travail

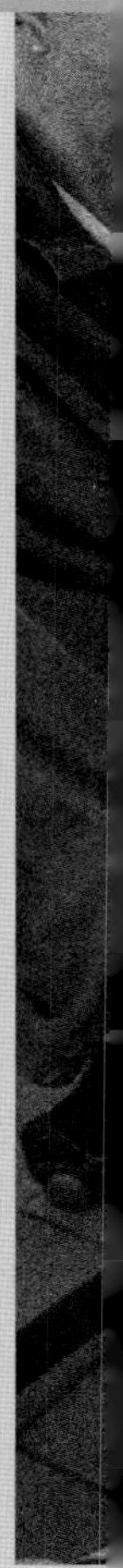

Compétences et objectifs de formation

Compétence

Organiser son travail dans une équipe pluri-professionnelle.

Objectifs de formation

- Identifier l'organisation de travail du service : travail en binôme IDE/AS.
- Identifier son propre champ d'intervention, en particulier au regard des compétences infirmières.
- Organiser sa propre activité au sein de l'équipe en tenant compte de la planification de l'ensemble des activités du service et dans le respect des règles d'hygiène.
- Utiliser les outils de planification du service pour organiser sa propre activité.

Module

8

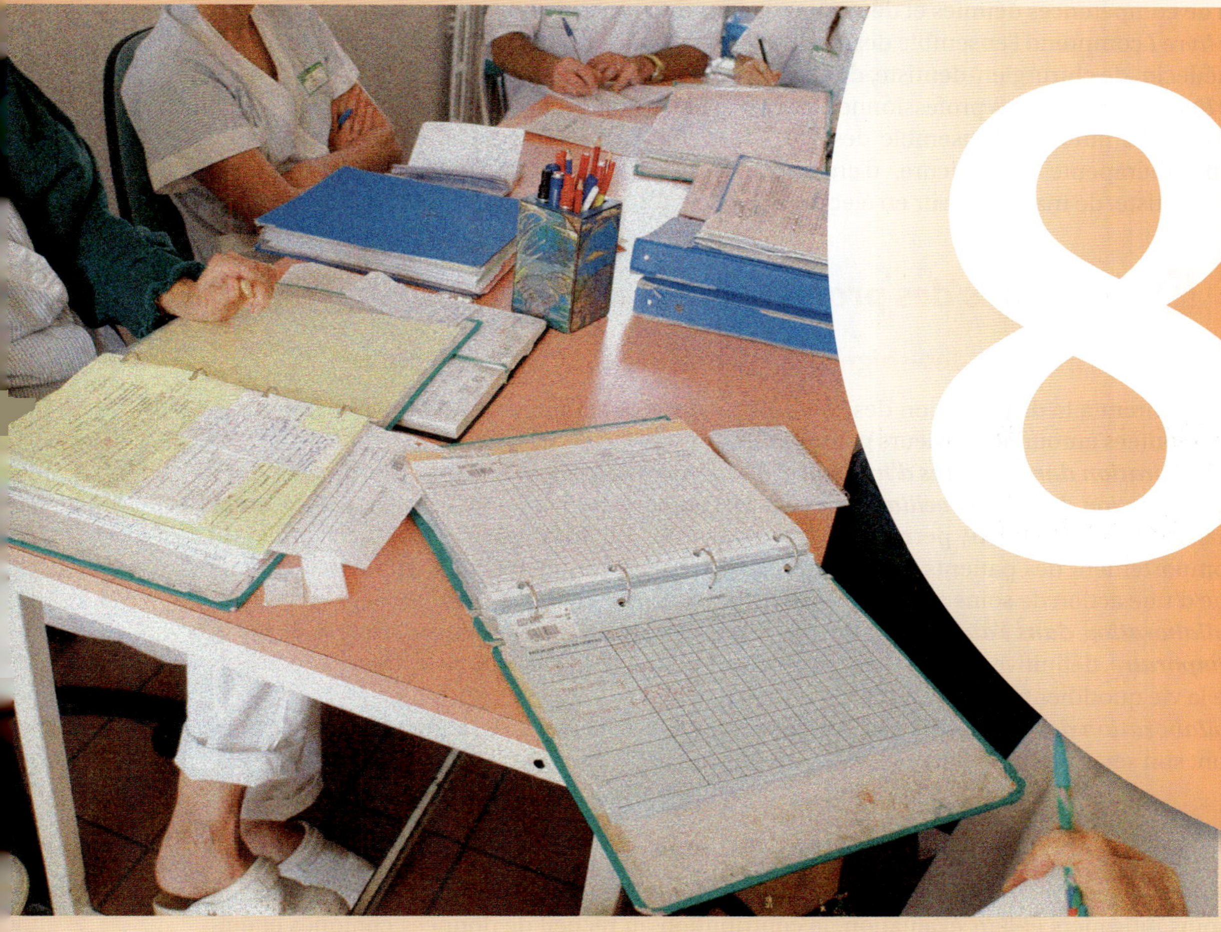

© P. ALIX/Phanie

1 Professionnels de santé : limites des compétences

Le Code de la santé publique regroupe les textes relatifs aux professions de la santé. On appelle professionnels de santé les personnes qui interviennent dans l'administration de soins ou de services liés au maintien, à l'amélioration ou à la restauration de la santé de l'individu, en fonction de compétences définies et déterminant des professions de santé spécifiques. Ainsi :

- ***le livre I*** comprend l'ensemble des textes réglementant la *profession médicale* (profession de médecin, de chirurgien-dentiste, de sage-femme) ;
- ***le livre II*** concerne les professionnels de la *pharmacie* ;
- ***le livre III*** intéresse l'ensemble des *auxiliaires médicaux* (professions d'infirmier(ère), de kinésithérapeute et pédicure, d'ergothérapeute et psychomotricien, d'orthophoniste et orthoptiste, de manipulateur en électroradiologie, d'audioprothésiste, et de diététicien).

1 Fonctions des professionnels auxiliaires médicaux

A Corps des aides-soignants et des auxiliaires de puériculture

Ils collaborent à la dispensation des soins infirmiers. Les compétences de ces professionnels sont orientées autour de plusieurs grands axes[1] :

- ***collaboration dans les soins d'hygiène*** et de confort auprès de l'enfant ou de l'adulte ;
- ***collaboration dans la surveillance des enfants ou des adultes*** reposant sur des observations réalisées par l'AS et l'AP, permettant d'identifier les modifications de l'état de santé et du comportement des patients et de les transmettre à l'infirmier(ère) ou à la puéricultrice en vue d'une action de soins adaptée à laquelle ils pourront apporter leur concours ;
- ***collaboration dans l'aide apportée aux personnes ayant perdu leur autonomie de façon temporaire***, définitive ou ne l'ayant pas encore acquise pour l'accomplissement des activités de la vie quotidienne ;
- ***collaboration dans l'hygiène de l'environnement*** de l'enfant ou de l'adulte hospitalisé pendant son séjour et après son départ.

B Profession infirmière

L'exercice de la profession d'infirmier(ère) comporte l'analyse, l'organisation, la réalisation de soins infirmiers et leur évaluation, la contribution au recueil de données cliniques et épidémiologiques et la participation à des actions de prévention, de dépistage, de formation et d'éducation à la santé.

L'infirmier peut être spécialisé dans certains domaines d'exercice : puériculture, bloc opératoire, anesthésie. Il peut avoir un poste transversal en hygiène : infirmier hygiéniste s'il s'engage à avoir le DU d'hygiène.

L'infirmier(ère) progresse dans sa carrière et peut ainsi prétendre, sous réserve de l'obtention du diplôme, à devenir ***cadre infirmier de santé*** et encadrer des équipes de soins ou à former de futurs professionnels dans un Institut de formation en soins infirmiers ou avoir un poste transversal tel que cadre expert ou cadre hygiéniste. Le cadre de santé peut évoluer vers cadre supérieur de santé en passant un concours sur titre pour devenir cadre paramédical de pôle ou adjoint au cadre paramédical de pôle.

Les ouvertures sont plus larges encore, avec possibilité d'accéder à la fonction de directeur des soins infirmiers, faisant ainsi partie de l'équipe de direction d'un établissement hospitalier.

1. Décret n° 2004-802 du 29 juillet 2004.

2 Professionnels de la rééducation et médico-techniques[2]

Pour assurer la prise en charge de la personne soignée, les professionnels paramédicaux unissent leurs compétences.

A Diététicien

Son rôle consiste à veiller à la qualité et à l'équilibre de l'alimentation de l'ensemble des personnes hospitalisées.

B Orthophoniste

Il assure sur prescription médicale, la rééducation des troubles du langage oral et écrit, de la parole ou de la voix, chez les enfants et les adultes.

C Orthoptiste

Il assure, sur prescription médicale, la rééducation de la vue et des troubles de la vision.

D Ergothérapeute

Il contribue à la prise en charge thérapeutique des déficiences, des dysfonctionnements, des incapacités ou handicaps de nature somatique, psychique ou intellectuelle, afin de permettre aux personnes traitées de récupérer ou d'acquérir une autonomie individuelle, sociale ou professionnelle.

E Psychomotricien

Il assure le traitement des troubles corporels et moteurs d'origine psychologique. Il intervient sur prescription médicale.

F Masseur-kinésithérapeute

Le masseur-kinésithérapeute a pour mission de prévenir l'altération des capacités fonctionnelles, de concourir à leur maintien et de les rétablir lorsqu'elles sont altérées.

G Pédicure et podologue

Il traite des affections épidermiques et unguéales du pied visant à apporter confort et soulagement.

3 Professionnels de l'appareillage[3]

A Technicien de laboratoire

Il assure les examens biologiques, les prélèvements utiles pour le dépistage, le diagnostic ou le suivi du traitement de maladies, selon les directives du médecin biologiste.

B Manipulateur en électroradiologie

Il assure la manipulation des appareils utilisant le rayonnement ionisant afin de réaliser les examens à visée diagnostique et thérapeutique.

---

2. Aubert L., Eccli R. et coll., « Législation, éthique et déontologie, responsabilité, organisation du travail », NCI *n° 4*, éd. Masson, 2003.
3. *Ibid.*

C Orthoprothésiste

Il réalise sur prescription médicale, des prothèses et orthèses afin de redonner une autonomie à des patients porteurs d'un handicap.

D Podo-orthésiste

Il conçoit, adapte les différents appareillages du pied (semelles, chaussures).

E Prothésiste dentaire

Il répare et fabrique des prothèses dentaires fixes ou mobiles, selon des indications, et moulages fournis par le chirurgien dentiste.

F Audioprothésiste

Il choisit, contrôle et adapte l'appareillage auditif destiné aux personnes malentendantes ou sourdes.

G Opticien-lunetier

Il conçoit et délivre des appareils destinés à compenser, corriger les défauts de la vue.

4 Partenaires sociaux[4]

Les travailleurs sociaux exercent leur activité sur le terrain pour apporter une aide ponctuelle ou durable, ou pour préserver l'autonomie des personnes en difficulté.
Les métiers du social regroupent une mosaïque de professions variées, dont les missions sont complémentaires et qui, le plus souvent, travaillent en étroite collaboration.

A Aide médico-psychologique (AMP[5])

Il participe à l'accompagnement des personnes handicapées (enfant, adolescents et adultes) ou des personnes âgées dépendantes qu'il assiste dans les gestes de la vie quotidienne, tant au niveau des activités que des loisirs.

B Animateur[6]

L'animateur exerce des responsabilités dans l'élaboration et la mise en œuvre de projets d'animation susceptibles de faciliter la communication, l'adaptation au changement social ou l'enrichissement culturel.

C Assistant de service social[7]

L'assistant de service social (ASS) contribue à créer les conditions pour que les personnes, les familles et les groupes avec lesquels il travaille, aient les moyens d'être acteurs de leur développement et de renforcer les liens sociaux et les solidarités dans leurs lieux de vie.

4. http://www.social.gouv.fr/htm/pointsur/travail_soc
5. Le Répertoire des métiers du Travail social, ministère de l'Emploi, du Travail de la Cohésion sociale, ministère de la Santé et de la Protection sociale, ministère de la Famille et de l'Enfance.
6. *Ibid.* 204.
7. *Ibid.* 204.

D Auxiliaire de vie sociale[8]

L'auxiliaire de vie sociale (AVS) a un rôle de soutien et d'accompagnement social. Il exerce au domicile des personnes fragiles, dépendantes ou en difficultés sociales. Il intervient auprès de types de publics très variés : familles, enfants, personnes âgées, personnes malades ou personnes handicapées.

E Conseiller en économie sociale et familiale[9]

C'est par l'information, le conseil technique, l'organisation d'actions de formation que le conseiller en économie sociale et familiale aide les individus, les familles et les groupes à résoudre les problèmes de leur vie quotidienne.
Il contribue ainsi à la prévention de l'exclusion sociale sous toutes ses formes.

F Éducateur de jeunes enfants[10]

L'éducateur de jeunes enfants (EJE) est parmi les travailleurs sociaux le spécialiste de la petite enfance. Ses fonctions se situent à trois niveaux : éducation, prévention, coordination.

G Éducateur spécialisé[11]

L'éducateur spécialisé (ES) concourt à l'éducation d'enfants et d'adolescents ou au soutien d'adultes présentant des déficiences physiques, psychiques ou des troubles du comportement ou qui ont des difficultés d'insertion, afin d'aider les personnes en difficulté à restaurer ou à préserver leur autonomie, à développer leurs capacités de socialisation, d'intégration et d'insertion.

H Éducateur technique spécialisé[12]

L'éducateur technique spécialisé est spécialiste de l'adaptation ou de la réadaptation professionnelle des handicapés jeunes ou adultes, d'une façon générale des personnes qui rencontrent de grandes difficultés d'insertion professionnelle. Son action vise à favoriser l'autonomie, la réinsertion ou l'intégration dans le monde du travail.

I Médiateur familial[13]

Le médiateur familial intervient, à la demande des personnes concernées par des situations de rupture ou de séparation, dans le processus de construction ou de reconstruction du lien familial.

j Moniteur-éducateur[14]

Le moniteur-éducateur exerce sa fonction dans un établissement auprès d'enfants, d'adolescents ou d'adultes en difficulté, handicapés ou en situation de dépendance, dans le but de restaurer ou préserver l'adaptation sociale et l'autonomie de ces personnes.

k Technicien de l'intervention sociale et familiale[15]

Le technicien de l'intervention sociale et familiale (TISF) est un travailleur social dont les missions visent à permettre l'intégration sociale, le développement et l'autonomie des personnes aidées. Son rôle est donc à la fois préventif, éducatif, d'accompagnement et de soutien.

8. *Ibid.* 204.
9. *Ibid.* 204.
10. *Ibid.* 204.
11. *Ibid.* 204.
12. *Ibid.* 204.
13. *Ibid.* 204.
14. *Ibid.* 204.
15. *Ibid.* 204.

2 Équipe de soins : responsabilités des acteurs

1 Généralités sur l'équipe de soins

La notion d'équipe est définie comme étant « ***un groupe de personnes unies dans une tâche commune***[16] ».

L'équipe soignante est donc l'ensemble des soignants, ayant des qualifications et des compétences humaines et professionnelles différentes et complémentaires, qui collaborent à la réalisation et à la mise en œuvre d'un projet de soins commun. On parle aussi ***d'équipe pluridisciplinaire***. Cela sous-entend un esprit de ***concertation*** et de ***dialogue***.

A Notion d'équipe

La prise en charge d'une personne dépend de la coactivité d'un grand nombre de professionnels ayant des approches professionnelles différentes. C'est grâce à l'activité de tous que le patient peut prétendre à une qualité des soins.

Cela sous-entend qu'il y a une ***organisation fonctionnelle*** de l'unité, du service, du pôle de soins de l'établissement, du réseau, afin de coordonner l'ensemble de l'activité et de donner du sens au projet de prise en charge de la personne en difficulté.

Une équipe existe parce qu'elle est organisée, structurée afin d'éviter la succession d'activités dénuées de continuité et de sens et bien sûr d'éviter les erreurs. Les différents professionnels doivent être conscients qu'ils ne sont pas seuls à agir et que leur activité peut avoir un impact sur celles des autres. La coordination doit donc aussi être naturelle entre les membres d'une équipe et entre les équipes.

Par exemple, dans un service de chirurgie, la collaboration entre les AS et les IDE est très importante pour que les patients restent à jeun avant leur intervention chirurgicale. L'AS qui distribue les petits déjeuners doit connaître le nom des patients concernés par ce jeûne.

B Fonctionnement de l'équipe

a. Cohésion de nombreuses individualités

L'équipe est un groupe d'individus, tous différents, possédant chacun :

- ***une personnalité***, issue des structures psychologiques profondes de la personne et fondée sur son éducation, son expérience, son vécu ;
- ***une motivation personnelle***, moteur de l'individu au travail ; elle est essentielle pour son équilibre, pour sa valorisation professionnelle et fluctue au cours de sa carrière ;
- ***des compétences***, acquises (au cours de son expérience professionnelle, des formations suivies…), qui doivent être maintenues tout au long de sa vie professionnelle ;
- ***un statut***, qui représente le positionnement hiérarchique de l'individu dans le groupe et dans l'organisation, mais aussi qui dépend de la considération de sa profession dans l'équipe. Le respect et la conscience de l'importance de tous au sein de l'équipe sont primordiaux.

Ces notions communes sont néanmoins très différentes, augurant ainsi des prédispositions à réagir qui peuvent être plus ou moins spontanées ou adaptées au sein de l'équipe et dont il faut être conscient, individuellement.

16. Le nouveau Petit Robert, Dictionnaire de la langue française, éd. Le Robert/Seuil, 2000.

b. Règles de fonctionnement de l'équipe

Le respect de nombreuses règles est nécessaire au fonctionnement de l'équipe :
- adhésion et participation à un projet commun ;
- respect de chacun (collègues et hiérarchie) ;
- valeurs connues et partagées par tous ;
- responsabilités assumées ;
- compétences reconnues ;
- collaboration ;
- communication fonctionnelle et utilisation d'un langage professionnel, etc. ;
- éthique professionnelle.

2 Concepts relatifs à l'équipe de soins

Dans les textes qui règlementent la profession, nous pouvons retrouver des mots-clés que nous allons tenter de définir pour repérer le positionnement de l'AS : collaboration, délégation, responsabilité.

A Collaboration

Ce terme peut être défini comme la volonté de travailler ensemble, de mettre en commun avec quelqu'un. ***La collaboration de l'aide-soignant(e) et de l'infirmier(ère) signifie une association dans la réalisation d'actes de soins et dans la mise en œuvre de services pour répondre aux besoins de la personne soignée.***

« Une collaboration efficace suppose une reconnaissance mutuelle des compétences respectives et une volonté individuelle et collective de travailler ensemble[17]. »

- La collaboration sera optimale si, en plus de la délimitation et de la reconnaissance des compétences de chacun, l'organisation du travail permet à l'AS de se voir confier des tâches lui permettant de développer ses capacités d'initiative. Cela s'entend dans la réalisation des soins mais également dans la participation de l'AS à l'élaboration des projets de soins, des projets de service, etc.
- La collaboration nécessite donc que chaque acteur :
  - connaisse le champ de ses compétences, sa délimitation exacte et celui de ses collaborateurs,
  - reconnaisse l'utilité des soins dispensés par chaque acteur de soin pour la santé du patient,
  - se positionne et s'implique de telle façon que chacun soit persuadé de l'importance de son rôle pour mettre en œuvre le projet de soins du patient.

B Délégation

La définition de la délégation apporte une autre connotation. Dans son sens premier, le dictionnaire définit la délégation comme ***« un acte par lequel on délègue à quelqu'un » de faire quelque chose à sa place.*** Ici la notion forte est ***l'idée de donner le droit à quelqu'un d'agir en son nom. La notion de responsabilité revenant à la personne délégante et à la personne qui effectue l'acte délégué.***

Par exemple, lors du décès d'un nourrisson dans un hôpital public, un AS et un IDE ont été condamnés suite à une délégation « illégale ». Ce bébé avait été hospitalisé de nuit pour une gastro-entérite dans un service de soins où l'IDE et l'AS avaient décidé de se partager le service en deux. L'AS a été condamnée pour faute personnelle non détachable du service car elle n'avait pas le diplôme d'infirmière pour effectuer des soins techniques prescrits et n'avait pas le droit de prendre en charge les enfants dans leur globalité, mais seulement selon le rôle propre de l'IDE. L'IDE a été condamnée pour complicité du délit d'exercice illégal de la fonction d'infirmière (glissement de tâches).

De nos jours, la prise en charge de qualité fait référence à un travail de concertation en équipe, on parle donc de collaboration et non plus de délégation.

---

17. Winock E., Cavignaux J., Soins infirmiers : Concept et théories, Démarche de soins et soins généraux, éd. Vernazobres-Grégo, Collection « Ifsi Memo », n° 20, 2003.

C Responsabilité

La responsabilité au sens général signifie « ***obligation ou nécessité morale, intellectuelle, de réparer une faute, de remplir un devoir, un engagement. C'est donc le fait, pour certains actes, d'entraîner*** (suivant certains critères moraux, sociaux) ***des conséquences et, pour leur auteur, d'accepter de supporter ces conséquences*** ».

- ***La responsabilité est donc un engagement***, elle conduit l'action, prend en charge le résultat et assume les prolongements. Au sens juridique, il y a deux notions de responsabilité :
  - *la responsabilité civile* qui caractérise celui qui doit, devant la loi, réparer un tort fait à autrui,
  - *la responsabilité pénale* qui caractérise celui qui doit être puni pour ses contraventions, ses délits ou ses crimes. L'*intention* est donc analysée pour évaluer la gravité de l'engagement.
- « ***La responsabilité infirmière est d'ordre professionnel, juridique et moral, c'est l'obligation qui lui est faite de répondre de ses actes et de ceux qui ont été confiés aux auxiliaires et aux étudiants qu'il encadre. Elle découle de son habilitation à dispenser des soins infirmiers***[18]. » Ainsi, l'infirmier(ère) est responsable des soins qu'il réalise lui-même et de ceux confiés aux aides-soignants, auxiliaires et aux stagiaires.
- En ce sens, ***l'infirmier(ère) ne pourra confier à l'aide-soignant(e) que les soins relevant de son rôle propre***, excluant tout acte sur prescription médicale, ***et pour lesquels l'AS aura reçu une formation***.

La responsabilité de l'infirmier(ère) porte alors sur ***son initiative à confier tel acte*** de soin, sur leur ***exécution*** (respect de la qualité des soins) et sur les ***résultats du soin et son évaluation*** par rapport au projet de soins.

Il doit donc s'assurer de son exécution et veiller à son évaluation en regard des normes de qualité attendues et de sa prise en compte dans le projet de soins.

- Mais cette responsabilité de l'infirmier(ère) ***ne retire en rien la responsabilité de l'AS dans la façon dont elle a réalisé le soin qui lui a été confié ainsi que sur la décision de transmettre, après réflexion et analyse de la situation, tel ou tel élément issu de son observation***. Cela relève de la part d'autonomie et d'initiative de l'AS. D'ailleurs, l'AS est tenu de transmettre oralement à l'IDE les soins qu'il a effectués et par écrit dans le dossier de soins (papier) ou dans le dossier de soins informatisé.

La transmission d'éléments avec proposition d'actes de soin ou de réajustement d'un soin permet de planifier le soin et de valider sa pertinence dans le projet de soin de la personne soignée par l'infirmier(ère).

3 Responsabilité engagée dans la qualité des soins

La responsabilité du professionnel au sens juridique est un engagement apprécié et sanctionné par la loi. Il a été souligné que le professionnel a également une ***responsabilité professionnelle et morale***. Trois valeurs fondamentales sont retenues[19] :

- ***le respect de la dignité et de la liberté de l'être humain***. Ces valeurs contribuent au développement d'un projet de vie et d'un projet de soins librement consentis par chaque personne soignée ;
- ***la compétence professionnelle***. Elle est garantie, par un diplôme d'État avec l'obligation d'améliorer et de maintenir ses compétences tout au long de son exercice professionnel ;
- ***la responsabilité professionnelle***. Elle implique un engagement professionnel et personnel permettant d'assurer la qualité des soins dispensés. La qualité de soins est renforcée par l'obligation des établissements de santé à s'engager dans une démarche d'accréditation. Il s'agit d'une démarche d'évaluation des pratiques professionnelles réalisée par un organisme extérieur. C'est la démarche de certification impulsée par la Haute autorité de santé[20] (HAS). La certification porte sur l'amélioration de la qualité et de la sécurité des soins délivrés au

18. Magnon R., et coll., *Dictionnaire des soins infirmiers*, éd. Amiec Recherche, 2000.
19. *Guide du service de soins infirmiers*, « Normes de qualité pour la pratique des soins infirmiers », 2e édition, septembre 2001.
20. Loi du 13 août 2004.

patient. Les normes de qualité élaborées concernent la prise en charge de la personne dès son arrivée, lors de son séjour et à sa sortie. La responsabilité professionnelle requiert la connaissance et l'application de normes de soins, ainsi que son implication professionnelle pour les appliquer et assurer la mise en œuvre du management institutionnel de la qualité des soins et l'évaluation des pratiques professionnelles. De ce fait, est visée l'amélioration du service médical rendu.

Rôle de l'AS

L'AS collabore avec l'infirmier(ère) et doit donc mettre en œuvre des soins respectant les normes de qualité éditées à chacune des étapes ci-dessus.

- ***L'arrivée de la personne*** : l'accueil étant défini comme le premier soin à assurer auprès de la personne entrant dans un établissement de santé. Au-delà des exigences réglementaires, c'est un moment important qui doit permettre à la personne soignée et à ses proches d'être en confiance, informés et écoutés. L'accueil doit être personnalisé favorisant l'adaptation de la personne au lieu de soins ou de vie.
- ***Le séjour de la personne soignée*** : les interventions infirmières auprès de la personne soignée sont relatives aux actes professionnels et à l'exercice de la profession. Elles sont parfois réalisées en collaboration avec les AS, les auxiliaires de puériculture et les aides médico-psychologiques et sont dispensées dans le respect de la sécurité, de la dignité et du confort de la personne soignée. C'est la compétence technique et relationnelle qui détermine la qualité des interventions de soins.
- ***La sortie de la personne soignée*** : il est fondamental que la continuité des soins soit assurée et organisée avec les différents partenaires et soit adaptée aux différentes modalités de sortie envisageables. Cette étape doit être anticipée afin de préparer le patient, son entourage soit au retour à domicile, soit au placement dans une autre institution.

3 Organisation hospitalière

Dans le cadre du ***Plan Hôpital 2007***, l'***Ordonnance du 2 mai 2005*** fixe les nouvelles modalités d'organisation interne de l'hôpital. Les modifications envisagées sont basées sur :

- la création de « pôles d'activités » en remplacement des services ou départements de soins, fondés sur la coordination et la mise en cohérence :
  - du *projet médical*, qui élabore une stratégie d'offre de soins répondant aux attentes de la population et aux compétences médicales disponibles,
  - du *projet de soins*, centré sur les valeurs et l'organisation des soins ;
- la tarification à l'activité : la T2A qui signifie que les activités de chaque pôle détermineront les ressources du même pôle ;
- la modification de la composition et des compétences du conseil d'administration ;
- la redéfinition du projet d'établissement ;
- la création au sein de chaque établissement d'un conseil exécutif médico-administratif, la réforme de la Commission médicale d'établissement, etc., afin de réduire la bureaucratisation et de rendre les instances décisionnelles et consultatives plus responsables.

La loi HPST « Hôpital-Patient-Santé-Territoire » du 29 juillet 2009 est un projet d'organisation sanitaire. Elle doit permettre de mettre en place une offre de soins gradués de qualité, accessibles à tous, satisfaisant à l'ensemble des besoins de santé. Il est important de souligner que les établissements publics de santé sont dotés d'un conseil de surveillance et dirigés par un directeur assisté d'un directoire. Le directeur en est le président. Le président de la CME en est le vice-président. Cette nouvelle architecture se caractérise par une nouvelle cartographie des compétences, en particulier en ce qui concerne le président du directoire. Ses compétences sont notoirement accentuées. Sa compétence de gestion de l'établissement est renforcée grâce au transfert d'attributions qui appartenaient précédemment au conseil d'administration. S'il demeure l'autorité investie du pouvoir de nomination, la loi HPST étend ses compétences de nomination concernant des acteurs clés de l'établissement.

Les projets et le management du pôle relèvent de la responsabilité du chef de pôle avec lequel collaborent activement le cadre paramédical du pôle et le cadre administratif.

Le passage à la gestion déconcentrée modifie les repères des acteurs et incite à une clarification des rôles et missions de chacun.

Les pôles peuvent être *monosites* (sur un seul hôpital) ou *multisites* (sur plusieurs hôpitaux) selon les groupes hospitaliers. Ils peuvent regrouper de 5 à 12 services.

1 Organisation fonctionnelle des services de soins infirmiers

- ***Le directeur du Groupe Hospitalier*** (GH).
- ***Le chef d'établissement*** ou directeur de l'établissement.
- ***Le coordonnateur des soins du GH*** qui fédère les coordonnateurs de soins des établissements appartenant au groupe hospitalier.
- ***Le coordonnateur des soins de l'établissement*** qui participe aux missions de l'hôpital public et à la définition des projets exerce les fonctions de coordination générale des activités de soins infirmiers, de rééducation et médico-techniques.

- ***L'unité de soins***, qui regroupe les intervenants auprès des patients, composée par :
  - le cadre supérieur de santé qui assure un encadrement au niveau d'un secteur d'activité ou de pôle regroupant plusieurs services,
  - le cadre de santé qui assure l'encadrement de l'équipe de soins, l'organisation du travail des agents, les relations avec les réseaux de soins intra ou extra hospitaliers. Il est responsable de la qualité des soins,
  - l'infirmier(ère) ou la puéricultrice qui organise et dispense les soins en collaboration avec les aides-soignants et les auxiliaires de puériculture et autres professionnels de santé,
  - l'AS qui collabore avec l'infirmier(ère) à la prise en charge globale du patient,
  - l'AP qui collabore avec la puéricultrice à la prise en charge globale de l'enfant et de sa famille,
  - les agents de service hospitalier (ASH) qui assurent l'entretien des locaux et participent à l'accueil des personnes,
  - les partenaires du soin infirmier : le médecin, le pharmacien, la sage-femme, les autres professionnels soignants, etc.
- ***Les autres partenaires***, qui interviennent ponctuellement :
  - les psychologues,
  - les assistants sociaux,
  - les agents des filières administratives,
  - les secrétaires médicales, qui assurent la traçabilité médicale et l'enregistrement des données administratives.

Fig. 8.1 Organigramme des services de soins infirmiers.

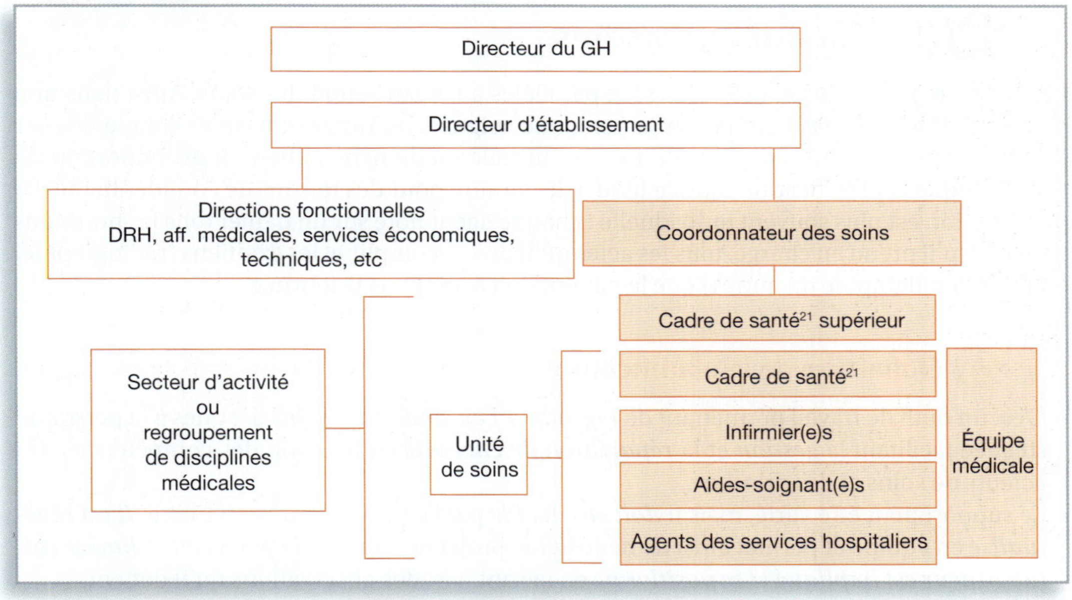

2 Organisation de l'activité

L'organisation au sein de l'équipe de soins prend en compte le rythme de travail des membres de l'équipe et l'organisation du travail au sein du service, de l'établissement.

A Rythme de travail

Il s'agit du maintien du nombre d'heures de travail légal sur une période, en alternance avec des périodes de repos, pour chaque membre de l'équipe. Cet équilibre du temps de travail par rapport au temps de repos tient compte de la réglementation pour assurer la sécurité des personnes soignées et le bien-être des agents.

Actuellement le décret n° 2002-9 du 4 janvier 2002 relatif au temps de travail et à l'organisation du travail fixe la durée hebdomadaire du travail à 35 heures pour les agents de jour et 32 h 30 pour les agents de nuit. La durée journalière de travail varie, selon le secteur d'activité, la convention collective, 7 h 36 avec 18 RTT(Réduction du temps de travail) et 2 FP (Forfait protocole), 7 h 50 avec 20 RTT et 4 FP, 10 h et 12 h avec des RR (Récupération du temps de travail). La durée de repos est de minimum 24 heures consécutives une fois tous les quinze jours dont un dimanche et deux repos hebdomadaires consécutifs ou non.

B Organisation des soins

L'organisation des soins permet une continuité des soins et tend vers la qualité. C'est également la possibilité de planifier des actions répondant avec pertinence au projet de soins et du service, en lien avec le projet d'établissement :

- la ***mutualisation des moyens humains et matériels*** implique l'ensemble des professionnels ;
- la ***formation professionnelle*** accroît la ***compétence des professionnels*** et tend vers la ***qualité des soins*** ;
- l'***harmonisation*** et la ***sécurisation des soins*** élaborent des procédures et des protocoles de soins assurant la ***cohérence des soins*** dans l'établissement ;
- la ***sectorisation***, c'est-à-dire la prise en charge d'un nombre de patients par un infirmier(ère) et un AS, renforce la responsabilisation, la mutualisation des moyens par la collaboration, le développement des compétences professionnelles par le partage d'expérience, la cohérence des soins sur l'ensemble du pôle, voire de l'établissement[21].

3 Planification des soins

Les outils de planification des soins sont parallèles à l'organisation des soins. Ainsi dans une organisation sectorisée, centrée sur la personne soignée, les outils utilisables sont le dossier de soins et l'organisation d'une planification murale ou de fiche patient. Il est important de souligner que la planification murale tend à disparaître pour des raisons de confidentialité. La planification est plus souvent individuelle : chaque agent note sur un papier tous les noms des patients qu'il prend en charge, tous les actes qu'il doit accomplir et les examens (radiographie, scanner, scintigraphie ou autres) que le patient doit avoir dans la journée.

A Définition de la planification

- C'est un outil de travail permettant de ***regrouper l'ensemble des soins*** destinés à la personne soignée facilitant la ***gestion*** et la ***répartition de l'activité*** en fonction des compétences des acteurs de soins et des priorités.
- Le support peut être varié, mais il ***doit être lisible*** par l'équipe pluridisciplinaire. ***Il est réactualisé*** en équipe et permet ainsi de réajuster le projet de soins de la personne. ***Chaque collaborateur est impliqué et se positionne*** en faisant part des observations qu'il détient.

B Intérêt de la planification

- Elle favorise la vision de l'ensemble de l'activité du service sur une période déterminée, donc la ***prévision des soins à faire*** pour une équipe.
- Elle permet de repérer la ***répartition de l'activité*** par catégorie professionnelle : soins infirmier(ère), AS, etc.
- Elle permet de contrôler et réajuster l'activité assurant une évaluation quantitative de la charge de travail, donc la ***visualisation des soins effectués*** et de ceux restant à faire.
- Elle permet d'assurer la ***continuité des soins*** grâce à une vision globale de l'ensemble des soins programmés par une équipe puis une autre. Elle est effectuée sur 24 h.
- Elle permet d'***ajuster les soins à l'imprévu***.

21. De formation IDE ou PDE.

C Contenu

a. Réglementation du contenu

La planification, souvent murale, est lisible par les acteurs de soins mais également par des personnes n'appartenant pas au corps médical. En regard du respect du secret professionnel, ne doivent donc apparaître :

- ni le diagnostic médical ;
- ni la raison d'hospitalisation de la personne ;
- ni les noms.

Enfin, les actes de soin relevant du rôle prescrit à infirmier(ère), et donc émanant d'une prescription, doivent être notés en termes de généralité pour que ***la planification ne se substitue pas à la prescription***.

On retrouve donc sur la planification la ***liste des soins directs*** requis pour une personne et une ***codification*** pour identifier la catégorie professionnelle concernée par la réalisation du soin.

L'organisation de la planification est propre à chaque service. Doivent être facilement repérables les plages horaires, les codes utilisés pour s'assurer que le soin, le contrôle et le réajustement sont faits par la personne responsable.

b. Inscriptions autorisées

À titre d'exemple, voici ce que l'on peut mentionner sur une planification.

- La chambre (éventuellement).
- La date du jour.
- L'ensemble des soins requis pour la personne :
  - ***soins prescrits*** : distribution de médicaments (famille médicamenteuse et voie d'administration peuvent être précisées), pansement de médiane, perfusion, prélèvement sanguin, etc.,
  - ***soins d'hygiène*** : toilette au lit, aide au lavabo, pédiluve, etc.,
  - ***soins de confort*** : aide à l'installation au repas, aide à la mise au fauteuil, etc.,
  - ***surveillances*** : diurèse, poids, prise de température, etc.,
  - ***actions éducatives*** : apport de conseil hygiéno-diététique, etc.,
  - ***actes de la vie courante*** : repas, collation, animation, école, etc. Alors sera précisé s'il y a un régime ou si la personne est à jeun,
  - ***actes des partenaires de soins*** : examens radiologiques, visite médicale, consultation externe, kinésithérapie, etc. Ici l'importance pour le soignant est de programmer les soins pour ne pas retarder les rendez-vous fixés et ne pas presser la personne,
  - ***spécificités*** répondant aux besoins du service ou à des particularités de soins : départ et retour de bloc opératoire, mesure d'isolement, radioactivité, etc.

D Forme

Elle est adaptée aux besoins et aux moyens du service. Elle peut être murale avec un système de fiches en T, sur papier et fixées sur un tableau, ou consister en un système de fiches nominatives, etc.

Dans certains services, tels que la réanimation et les soins intensifs, la planification est réalisée sur la pancarte journalière qui est également un outil de prescription. Il faut alors veiller à ce que l'ensemble des soins puisse être noté.

Cependant, l'informatisation des soins peut laisser croire que le support tende à disparaître et que la planification devienne individuelle (*cf.* savoirs procéduraux).

4 Savoirs procéduraux : planification

Fig. 8.2 Tableau de planification.

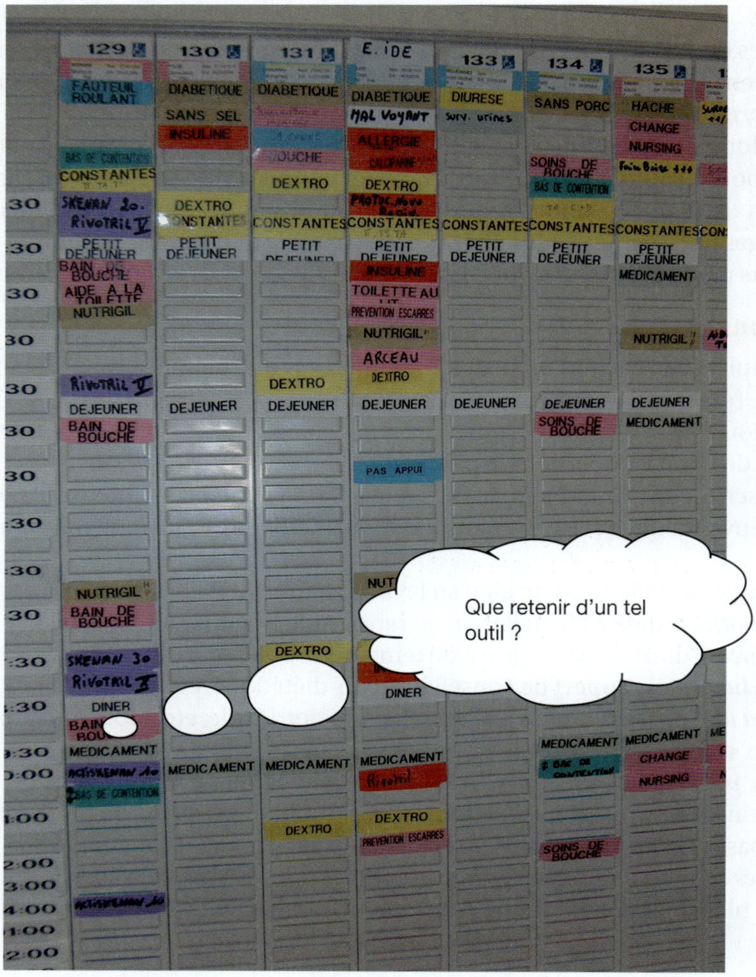

Ici, le service a privilégié l'organisation par couleur de référence à un soin.
Avantage : un code facilement repérable.
Inconvénient : difficile de repérer qui fait quoi au simple coup d'œil.

Fig. 8.2 bis Tableau de planification. (Suite)

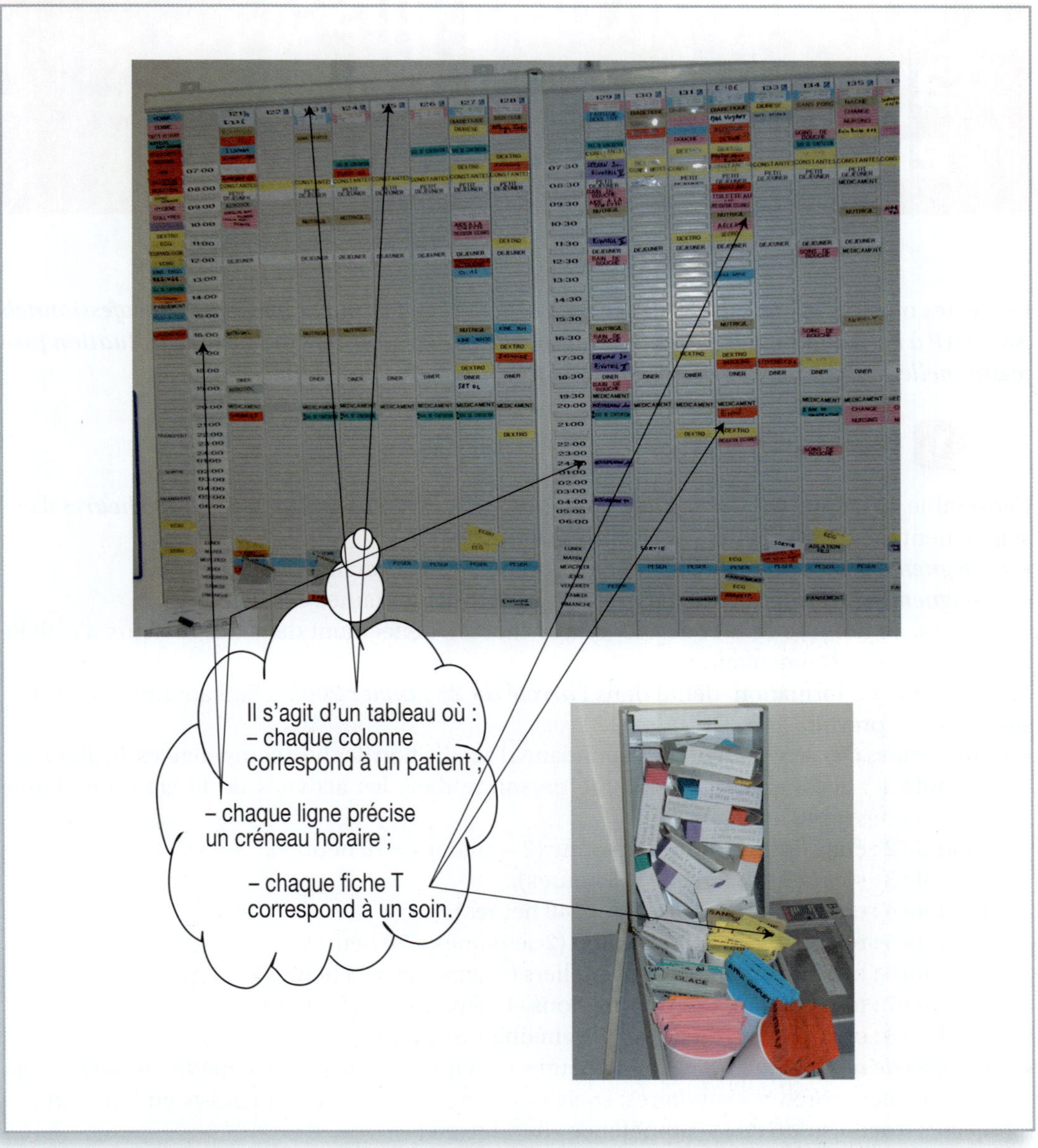

Cet exemple permet de pointer les éléments figurants sur une planification. Ce modèle est tout à fait critiquable mais il répond aux attentes des soignants dans ce service. Il respecte le secret professionnel.

Dans chaque situation et établissement de soins, le soignant sera amené à utiliser un outil établi. Il devra ***faire preuve d'adaptabilité, ce qui signifie comprendre l'intérêt et le fonctionnement de l'outil, rester vigilant au respect de la réglementation et du secret professionne***l.

4 Formation des pairs : apprentissage, tutorat, encadrement, évaluation

Les textes officiels relatifs au DEAS et au DEAP ont prévu ***la participation des professionnels AS ou AP à l'évaluation des élèves tant au cours de stages que lors des mises en situation professionnelle, et donc leur participation à la formation de leurs pairs***[22].

1 Formation AS

L'ensemble de la formation des aides-soignants s'étale sur ***41 semaines***, soit ***1435 heures*** d'enseignement théorique et clinique réparties comme suit :

- ***enseignement théorique*** en institut de formation de 17 semaines = 595 heures ;
- ***enseignement clinique*** en milieu professionnel de 24 semaines = 840 heures.

Les stages, au nombre de 6 et de 140 heures chacun, s'effectuent dans des secteurs d'activité hospitaliers ou extrahospitaliers.

Le référentiel de formation, défini dans l'***arrêté du 25 janvier 2005*** relatif au diplôme professionnel d'AS, prévoit :

- ***huit modules d'enseignement*** correspondant à l'acquisition des huit compétences du diplôme :
  - module 1 : accompagnement d'une personne dans les activités de la vie quotidienne (4 semaines = 140 heures),
  - module 2 : état clinique d'une personne (2 semaines = 70 heures),
  - module 3 : soins (5 semaines = 175 heures),
  - module 4 : ergonomie (4 semaines = 140 heures),
  - module 5 : relation et communication (2 semaines = 70 heures),
  - module 6 : hygiène des locaux hospitaliers (1 semaine = 35 heures),
  - module 7 : transmission des informations (1 semaine = 35 heures),
  - module 8 : organisation du travail (1 semaine = 35 heures) ;
- ***six stages de quatre semaines*** de 140 heures chacun (35 heures par semaine de stage), réalisés dans des structures sanitaires, sociales ou médico-sociales, et choisis en fonction des objectifs d'acquisition de la compétence attendue en :
  - service de court séjour : médecine et chirurgie,
  - service de moyen et long séjour : personnes âgées ou handicapées,
  - service de santé mentale ou service de psychiatrie,
  - secteur extrahospitalier,
  - structure optionnelle en fonction du projet professionnel de l'élève et en accord avec l'institut de formation[23].

2 Élève AS

L'élève AS est une « ***personne qui prépare le diplôme d'État d'AS (DEAS) en suivant une formation dans un centre agréé et rattaché soit à un établissement de santé, soit à un institut de formation en soins infirmiers ou à un établissement de l'Éducation nationale***[24]. »

La formation est dite en alternance, c'est-à-dire que se succèdent des temps d'apprentissage théorique en école et des temps d'apprentissage clinique en situation de travail : les stages.

22. Décret du 31 août 2007 relatif au diplôme AS et AP.
23. Arrêté du 28 septembre 2011, modifiant l'arrêté du 22 octobre 2005 relatif à la formation conduisant au diplôme d'État d'aide-soignant.
24. Magnon R., Dictionnaire des soins infirmiers, éd. Amiec, 2000.

A Concept d'apprentissage

« L'apprentissage est un processus qui permet d'acquérir les connaissances et les comportements préparant à l'exercice d'une profession. Il suppose une mise en situation professionnelle et s'élabore en interaction entre l'enseigné, l'enseignant et le milieu ou l'environnement[25]. »
Apprendre suppose que l'apprenant aborde une situation nouvelle d'apprentissage avec des connaissances préalables qu'il mobilise et sur la base desquelles il analyse les informations apportées par l'immersion dans le milieu professionnel. L'apprentissage s'effectuera peu à peu en adaptant la complexité des situations à la progression de l'apprenant. Cette progression passe par différents niveaux d'acquisition :

- ***l'application*** = reproduction systématique ;
- ***l'intégration*** = spontanéité non personnalisée ;
- ***la naturalisation*** = spontanéité professionnelle personnalisée ;
- ***la valorisation*** = aptitude à transmettre.

B Fonction pédagogique du stage

La première fonction du stage est de permettre à l'apprenant une confrontation avec le « réel professionnel ». Il va ainsi percevoir la réalité :

- des problèmes de santé ;
- institutionnelle et organisationnelle ;
- technique ;
- humaine et sociale ;
- économique.

Le stage contribue ainsi à :

- ***l'intégration des connaissances théoriques***, reçues lors des apprentissages en institut de formation par la participation au recueil des informations, l'observation de la personne soignée, la participation aux transmissions, aux échanges entre professionnels, etc. ;
- ***l'acquisition de connaissances nouvelles***, par l'utilisation et l'appropriation de protocoles de soins, de techniques de soins, de modalités d'organisation, de supports de transmissions, etc. ;
- ***l'acquisition des savoir-faire pratiques***, en situation réelle de soins, et la participation à l'organisation des soins, la planification, la gestion des activités afférentes aux soins (gestion du matériel, du linge, des repas…) ;
- ***le développement des comportements professionnels***, tels que les attitudes personnelles, professionnelles et relationnelles adaptées à la relation aux personnes soignées, aux familles, aux membres des équipes de travail, à la hiérarchie ;
- ***la perception du sens de la responsabilité professionnelle*** et la considération de sa participation au maintien des soins de qualité dispensés dans l'établissement.

C Rôle du tuteur

L'élève AS sera formé par un personnel diplômé, qui l'accompagnera, le guidera tout au long de son stage. Le stagiaire sera donc amené à effectuer les mêmes modalités de présence que celles de son référent mais selon les services, le stagiaire ne travaille pas les week-ends. Le tuteur référent aura pour rôle de :

- accueillir le stagiaire, présenter l'institution, le service, les modalités de fonctionnement, l'équipe, etc. ;
- recueillir les objectifs de l'élève et lui faire part des objectifs du service au regard des spécificités, des ressources, etc. ;
- permettre à l'élève d'accéder aux activités susceptibles de l'aider dans l'atteinte de ses objectifs ;
- l'orienter vers les personnes ressources et répondre à ses demandes dans la mesure du possible ;
- permettre à l'élève de pratiquer des actes professionnels dans le respect des normes de qualité des soins, le respect de la dignité et du confort de la personne soignée ;

25. *Ibid.*

- participer à l'évaluation de l'élève en cours de stage pour un bilan et un réajustement éventuel, en fin de stage pour poser une note normative argumentée ;
- accompagner le stagiaire dans l'analyse de sa pratique professionnelle et l'aider à construire son identité professionnelle.

D Rôle du stagiaire AS

L'élève AS devra préparer le stage. Ce travail nécessite que l'élève :
- se questionne sur la discipline spécifique du stage (médecine, chirurgie...) ;
- élabore des objectifs de stage.

Ces objectifs sont de 2 sortes :
- ***objectifs dits institutionnels***. C'est-à-dire que le centre de formation a défini des objectifs en fonction du type de stage, de la profession pédagogique ;
- ***objectifs dits personnels***. C'est-à-dire que l'élève définit lui-même ses objectifs, en s'appuyant sur :
  – son niveau d'acquisition de connaissances théoriques et cliniques,
  – son autoévaluation de sa pratique,
  – son intérêt pour la discipline,
  – ses attentes quant au stage,
  – son positionnement au sein de l'équipe,
  – son approche relationnelle du patient,
  – sa curiosité intellectuelle et son questionnement personnel et professionnel,
  – sa motivation à apprendre.

3 Évaluation de l'élève AS

A Modalités d'évaluation clinique

L'évaluation clinique est une évaluation de compétences acquises selon une progression déterminée par le référentiel de formation et répondant à des critères précis. Les personnes ayant participé à l'encadrement de l'apprenti et son tuteur élaboreront la grille d'évaluation (*cf.* modalités d'évaluation clinique et grille jointe) qu'ils argumenteront au stagiaire.
À l'issue de chaque stage correspondant à l'acquisition de la compétence visée, l'élève sera évalué sur son ***niveau d'acquisition de la compétence***.
C'est au terme des six stages que l'équipe pédagogique de l'institut de formation réalise le ***bilan des acquisitions*** en établissant le total obtenu à chaque unité de compétences. Chaque compétence est validée si l'élève AS obtient une note au moins égale à la moyenne pour chacune d'elles.
L'élève peut également être évalué au cours du stage par une ***mise en situation professionnelle*** (MSP) destinée à apprécier les acquisitions professionnelles en situation de soins. Le jury est alors composé d'un enseignant ou formateur de l'Institut de formation et d'un pair, un AS du service.

B Modalités d'évaluation générales définies par le référentiel

Les critères d'évaluation sont définis en fonction des objectifs pédagogiques et répondant aux compétences à atteindre. Plusieurs types d'épreuves sont organisés.
- ***Épreuves écrites*** : comportant des questions, cas cliniques, document descriptif d'une observation en situation de travail.
- ***Épreuves orales*** : entretien avec un jury à partir d'activités réalisées, exposé oral de situation de travail.
- ***Épreuves pratiques*** : préparation et réalisation de gestes techniques en situation réelle ou simulée.
- ***Mise en situation professionnelle*** : participation à la prise en charge d'une personne et réalisation d'activité de la vie quotidienne ou d'un soin, dans une structure de soin. La MSP se décompose en deux temps :
  – analyse de la situation d'une personne dans le cadre de la participation à la démarche de soins,
  – réalisation d'un ou de plusieurs soins.
- La validation du Module 3 requiert l'obtention de ***l'attestation de formation aux gestes et soins d'urgence*** de niveau 2 ou d'un équivalent reconnu par le ministère de la Santé.

Tableau 8.1 Les modalités d'évaluation par module (document extrait du référentiel de formation)[26].

Modules	Épreuves	Modalités complémentaires	Notation	Conditions de validation du module
1	**Une épreuve écrite** en deux parties : • une série de questions (QROC et/ou QCM) ; • un cas clinique et	Durée : 2 heures. Épreuve anonyme.	Sur 20 points : • questions sur 8 points ; • cas clinique sur 12 points.	Obtenir une note égale ou supérieure à 20 sur 40 à l'ensemble des deux épreuves sans note inférieure à 8 sur 20 à l'une d'entre elles.
	une épreuve de MSP avec prise en charge d'une personne et réalisation d'un ou deux soins.	Organisée par l'institut. L'infirmier, enseignant permanent, relève de l'institut	Sur 20 points : • participation DDS sur 8 points ; • réalisation du ou des soins sur 12 points.	
2	**Une épreuve écrite :** une série de questions (QROC et/ou QCM)	Durée : 1 heure 30. Épreuve anonyme.	Sur 20 points.	Obtenir une note égale ou supérieure à 10 sur 20.
3	**Une épreuve de MSP** avec prise en charge d'une personne et réalisation de deux soins.	Organisée par la DDASS. Se déroule en fin de formation. L'infirmier, enseignant permanent, relève d'un autre institut que celui de l'élève.	Sur 30 points : • participation DDS sur 10 points ; • réalisation du ou des soins sur 20 points.	• Obtenir une note égale ou supérieure à 15 sur 30 sans note inférieure à 8 sur 20 à la réalisation des soins. • Disposer de l'attestation de formation aux gestes et soins d'urgence de niveau 2 ou d'un équivalent reconnu par le ministère de la Santé.
4	**Une épreuve pratique.**	Organisée à l'institut ou en structure de soins.	Sur 20 points.	Obtenir une note égale ou supérieure à 10 sur 20.
5	**Une épreuve écrite et orale :** • formation sous forme d'un document écrit d'une situation relationnelle vécue en stage ; • argumentation orale du document.	Travail personnel. Durée de l'oral : 20 min maximum.	Sur 20 points : document écrit sur 12 points ; argumentation orale sur 8 points.	Obtenir une note égale ou supérieure à 10 sur 20.
6	**Une épreuve écrite :** une série de questions (QROC et/ou QCM)	Durée : 1 heure. Épreuve anonyme.	Sur 20 points.	Obtenir une note égale ou supérieure à 10 sur 20.
7	**Une épreuve écrite ou orale :** un cas concret de transmission d'informations à réaliser à partir de la présentation de cas cliniques.	Durée 1 heure.	Sur 20 points.	Obtenir une note égale ou supérieure à 10 sur 20.
8	**Une épreuve écrite :** un cas concret présentant un contexte de travail	Durée : 1 heure. Épreuve anonyme.	Sur 20 points.	Obtenir une note égale ou supérieure à 10 sur 20.

26. Modification des modalités d'évaluation par l'arrêté du 28 septembre 2011 relatif à la formation conduisant au diplôme d'État d'aide-soignant.

Fig. 8.3 Les modalités d'évaluation des compétences (document extrait du référentiel de compétences).

DIPLÔME D'ÉTAT D'AIDE-SOIGNANT
ÉVALUATION DES COMPÉTENCES

Nom et adresse de l'institut de formation d'aides-soignants :

Nom du stagiaire :

Prénoms :

Hôpital / Structure d'accueil :

Discipline :

Dates : Durée (heures) :

Durée des absences (heures) :

	0	1	2	3
Compétence 1 : Accompagner une personne dans les actes essentiels de la vie quotidienne en tenant compte de ses besoins et de son degré d'autonomie				
I – Identification des besoins d'une personne • Le recueil des informations liées à la situation de la personne est pertinent • Les besoins essentiels sont identifiés avec fiabilité et exhaustivité • La culture, les habitudes de vie et les choix de la personne sont pris en compte • L'autonomie et les capacités de la personne sont repérées • Des actions visant à maintenir l'autonomie de la personne sont proposées	0	1	2	3
II – Mise en œuvre des activités d'aide • **Les activités mises en œuvre** prennent en compte les capacités d'autonomie de la personne • L'aide à la personne est efficace • Les règles d'hygiène et de sécurité sont appliquées • Le confort et la pudeur sont respectés • La personne est stimulée	0	1	2	3
Total*	– / –			
Compétence 2 : Apprécier l'état clinique d'une personne **I – Évaluation de l'état clinique d'une personne** • L'observation de l'état clinique est fiable • Les changements de l'état clinique de la personne sont identifiés • Les situations d'urgence sont repérées et l'alerte est donnée	0	1	2	3
II – Mesure des paramètres vitaux • Les outils de mesure des paramètres vitaux sont utilisés correctement • La mesure des paramètres vitaux est exacte • La retranscription des paramètres vitaux est correcte	0	1	2	3
Total*	– / –			
Compétence 3 : Réaliser des soins adaptés **I – Respect des règles d'hygiène** • La technique de lavage des mains est maîtrisée • Les règles d'hygiène pour la réalisation des soins sont respectées	0	1	2	3
II – Réalisation des soins • Les soins sont réalisés avec efficacité • Les soins réalisés sont adaptés à l'état de la personne • Les règles de sécurité sont respectées • Les ressources de la personne sont prises en compte	0	1	2	3
Total*	– / –			
Compétence 4 : Utiliser des techniques préventives de manutention et les règles de sécurité pour l'installation et la mobilisation des personnes • Les gestes et postures sont adaptés à l'état de santé de la personne • Le matériel est choisi de façon correcte • Les méthodes de manutention pour le transfert ou le transport de la personne sont appliquées • Les règles de confort et de sécurité de la personne sont respectées	0	1	2	3
Total*	– / –			

Pour chaque ligne de critère évaluable, mettre une croix dans la colonne appropriée.
0 = non acquis, 1 = en cours d'acquisition, 2 = acquis, 3 = maîtrisé
* Chaque compétence est notée sur la base du nombre de critères évaluables x 3.

Fig. 8.3 Les modalités d'évaluation des compétences (document extrait du référentiel de compétences). (Suite)

	0	1	2	3
Compétence 5 : Établir une communication adaptée à la personne et son entourage • La communication est effective • La technique d'écoute est adaptée • Le langage est adapté • L'information donnée est comprise par la personne et/ou son entourage • Les attentes de la personne sont prises en compte • L'élève fait preuve de maîtrise de soi				
Total*	– / –			

	0	1	2	3
Compétence 6 : Utiliser les techniques d'entretien des locaux et du matériel spécifiques aux établissements sanitaires, sociaux et médico-sociaux • Les techniques de nettoyage ou désinfection ou stérilisation sont appliquées correctement • Les matériels et produits de nettoyage sont correctement utilisés • Les circuits (linge, matériels et déchets) sont respectés				
Total*	– / –			

	0	1	2	3
Compétence 7 : Rechercher, traiter et transmettre les informations pour assurer la continuité des soins • Les informations communiquées sont fiables et exactes • L'élève fait preuve de discernement pour la transmission des informations • Les règles et modes de transmission de l'unité de travail sont respectées • Le secret professionnel et les règles déontologiques sont respectés				
Total*	– / –			

	0	1	2	3
Compétence 8 : Organiser son travail dans une équipe pluriprofessionnelle • Les limites de la fonction d'aide-soignant sont connues et respectées • Les outils de planification des activités et des soins de l'unité de travail sont utilisés • Le travail est organisé en fonction des priorités • La collaboration avec l'équipe est effective				
Total*	– / –			

Appréciation générale

• Implication de l'élève aide-soignant pour l'acquisition de capacités dans les unités de compétence (curiosité intellectuelle, dynamisme et ponctualité) :

Date : Cachet du lieu de stage

Nom et signature du (des) responsable(s) de l'accueil en stage :

Signature de l'élève :

Pour chaque ligne de critère évaluable, mettre une croix dans la colonne appropriée.
0 = non acquis, 1 = en cours d'acquisition, 2 = acquis, 3 = maîtrisé.
* Chaque compétence est notée sur la base du nombre de critères évaluables x 3.

5 Législation du travail et règles professionnelles

La réglementation du travail dans le secteur public et privé n'est pas régie par les mêmes textes mais les textes de référence sont regroupés dans le ***Code du travail***.
Par ailleurs, chaque employeur signe avec les partenaires sociaux (syndicats) des accords relatifs aux conditions de travail et aux garanties sociales des travailleurs : c'est la ***convention collective.***
Elle a pour but d'améliorer les dispositions du Code du travail et de les adapter à des situations particulières d'un secteur d'activité. Elle institue des dispositions non prévues par le Code du travail.
Chaque salarié doit donc s'enquérir de la convention signée par l'employeur. Cependant, tous les salariés bénéficient des applications de la convention dès lors qu'ils sont liés à l'employeur par la signature d'un contrat de travail.

1 Contrat de travail

C'est une convention écrite par laquelle, le salarié s'engage à effectuer un travail pour le compte et sous la subordination d'un employeur, moyennant une rémunération. Il existe deux sortes de contrat de travail :

- le ***contrat de travail à durée déterminé***. Il est conclu pour une durée limitée, correspondant à un besoin économique de l'entreprise ;
- le ***contrat de travail à durée indéterminée***. Il est proposé pour chaque emploi à durée définitive.

Dans le secteur public, le fonctionnaire ne signe pas de contrat car il est admis sur concours, il est embauché pour un an en tant que *stagiaire* puis en tant que *titulaire*.
La personne qui signe un contrat dans la fonction publique est embauchée en tant que *contractuelle*.

2 Durée du travail

A Définition

La durée de travail correspond au temps effectif durant lequel « le salarié est à la disposition de l'employeur et doit se conformer à ses directives sans pouvoir vaquer librement à des occupations personnelles[27] ». Il existe la durée de travail dite à ***temps complet*** et celle dite à ***temps partiel*** où il s'agit d'une réduction du temps de travail négociée de façons différentes.

B Aménagement du temps de travail

La loi prévoit des aménagements possibles du temps de travail[28].

- ***La modulation*** : c'est la fluctuation des horaires de travail, pour les adapter aux variations de l'activité. Le temps de travail est lissé sur l'année de travail.
- ***Le cycle*** : c'est l'adaptation des horaires de travail à une organisation de l'activité prévisible et programmée du fait de son caractère habituel.

27. Selon la *loi du 13 juin 1998*. Article L.212-4.
28. Article 212-2 et suivants.

C Durée de travail dans la fonction publique hospitalière[29]

À la suite du protocole d'accord sur la réduction de travail dans la fonction publique hospitalière signé le ***27 septembre 2001***, le temps de travail dans les établissements publics hospitaliers fait l'objet de règles spécifiques dont l'essentiel figure dans le ***décret du 4 janvier 2002***[30].

a. Organisation générale

La durée du travail est ***organisée par l'établissement***, selon des cycles de travail fixés par le chef d'établissement après avis du comité technique paritaire.

- Elle comprend les périodes où l'agent est à la disposition de l'employeur, y compris éventuellement les temps de pause et de repas, ainsi que d'habillage et déshabillage si le port d'une tenue spécifique est obligatoire.
- Elle est fixée à ***35 heures par semaine*** de jour et 32 h 30 de nuit dans les établissements publics sanitaires et sociaux relevant de la fonction publique hospitalière. Le décompte du temps de travail est réalisé sur une durée de travail effective de 1 600 heures par an, n'incluant pas les heures supplémentaires susceptibles d'être effectuées.
- Le travail est organisé selon les périodes de référence dénommées ***cycles de travail***, dont la durée ne peut être inférieure à la semaine ni supérieure à douze semaines.
- La durée annuelle est réduite en cas de ***sujétions spécifiques*** :
  - 1 575 heures pour les agents en repos variable (travaillant au moins 10 dimanches ou jours fériés par année civile),
  - 1 560 heures pour les agents travaillant exclusivement de nuit.

En outre, les agents dits en « servitude d'internat » bénéficient de cinq jours ouvrés de repos compensateur supplémentaires par trimestre.

- Lorsque la durée de travail effective est supérieure à 35 heures par semaine, ***des jours supplémentaires de repos*** sont accordés, selon différents cas de figure :
  - 18 jours ouvrés pour 38 h,
  - 12 jours pour 37 h,
  - 6 jours pour 36 h,
  - 3 jours pour 35 h 30,
  - Ils s'élèvent à 20 jours pour une durée comprise entre 38 h 20 et 39 h.

Lorsque la durée de travail effective est supérieure à 32 h 30 par semaine pour l'équipe de nuit, des Repos récupérateurs (RR) sont accordés, selon différents cas de figure.
Pour assurer les 32 h 30, les nuits devraient avoir une amplitude horaire de 6 h 30 or elles sont effectuées en 10 heures ou en 12 heures, l'agent a travaillé dans ces cas-là soit 3 h 30, soit 5 h 30 en trop. Donc il récupère une journée dès qu'il a atteint 6 h 30 de travail en trop.
Par exemple, en 10 heures : 1 nuit = 3 h 30 de récupération ; 2 nuits = 7 heures = 1 RR + 30 minutes ; 3 nuits = 10 h 30 = 1 RR + 4 heures ; 4 nuits = 14 heures = 2 RR +1 heure ; etc.

b. Limitations

- ***La durée hebdomadaire*** du travail ne peut excéder 48 heures. L'agent peut bénéficier d'un ***repos quotidien*** de 12 heures consécutives minimum et d'un ***repos hebdomadaire*** de 36 heures consécutives minimum. Le nombre de jours de repos doit être de quatre par deux semaines, dont deux au moins doivent être consécutifs, comprenant un dimanche.
- ***La durée quotidienne de travail*** ne peut, sauf contraintes particulières, excéder 9 heures pour les équipes de jour et 10 heures pour les équipes de nuit en travail continu. En cas de travail discontinu, la journée de travail ne peut dépasser 10 heures 30. Une pause d'une durée minimale de 20 minutes est accordée lorsque la durée quotidienne est supérieure à 6 heures.

c. Travail de nuit

Il se définit comme la période de travail comprise entre 21 h et 6 h. Il peut aussi comprendre toute période de 10 heures consécutives de travail entre 21 h et 7 h, voire 12 heures de travail entre 20 h et 8 h selon les établissements de santé.

---

29. http://www.service-public.fr/index.html Les sources sont extraites du site du gouvernement « le portail de l'administration française ».
30. Décret n° 2002-9.

3 Organisation du temps de travail

Lorsque la durée hebdomadaire moyenne est comprise entre 35 et 39 heures, les agents bénéficient d'heures ou de jours de repos supplémentaires au titre de la RTT[31], dans la limite de 20 jours ouvrés par an et en proportion de leur durée hebdomadaire de travail effectif.
Il ne peut être accompli par un agent plus de 44 heures par semaine.
Lorsqu'il y a un dépassement des bornes horaires définies par le cycle de travail, les heures supplémentaires font l'objet soit d'une compensation horaire, soit d'une indemnisation.

A Compte épargne temps

Ce compte permet à son titulaire ***d'accumuler les droits à congés rémunérés***. Il peut également être alimenté par le report d'une partie des heures ou jours de réduction du temps de travail ainsi que par des heures supplémentaires n'ayant pas fait l'objet ni d'une compensation horaire, ni d'une indemnisation. Chaque agent peut en bénéficier sur sa demande.

B Congés[32]

a. Droit aux congés annuels

Tout agent en activité a droit, pour une année de service accompli, du 1er janvier au 31 décembre, à un congé annuel rémunéré d'une durée égale à cinq fois ses obligations hebdomadaires de service :
- qu'il soit fonctionnaire titulaire, stagiaire ou agent non titulaire ;
- qu'il travaille à plein temps ou à temps partiel.

Cette durée est appréciée en nombre de jours ouvrés : en général, cinq par semaine pour un agent à temps plein.
- ***Par jour ouvrable***, il faut entendre tous les jours de la semaine, du lundi au samedi, à l'exception :
  – du dimanche ou du jour de repos hebdomadaire qui le remplace dans la semaine,
  – des jours fériés chômés.
- ***Par jour ouvré***, il faut entendre les jours effectivement travaillés. Par exemple, votre horaire hebdomadaire est réparti sur cinq jours (du lundi au vendredi, le samedi étant chômé).

Lorsqu'une semaine de congés est posée, il faut décompter six jours ouvrables (du lundi au samedi inclus). En revanche, si dans l'entreprise le décompte se fait en jours ouvrés, 5 jours seront posés.

b. Fêtes légales[33]

Sont classés comme jours de fêtes légales chômés et payés : le 1er janvier, le lundi de Pâques, le 1er mai, le 8 mai, l'Ascension, le lundi de Pentecôte, le 14 juillet, le 15 août, le 1er novembre, le 11 novembre et le 25 décembre.
À noter : le lundi de Pentecôte, s'il est fixé comme « journée de solidarité » pour l'autonomie des personnes âgées et des personnes handicapées, est travaillé.

C Bulletin de paie[34]

Le bulletin de salaire est obligatoire selon le ***Code du travail***[35]. Il doit être remis sur le lieu de travail.
La fiche de paie ne vaut plus présomption du paiement du salaire, c'est à l'employeur de prouver le versement du salaire en produisant les pièces comptables.
Sont mentionnées diverses informations relatives à :
- ***l'employeur*** : nom et adresse, références à l'organisme de ses cotisations sociales (URSSAF), n° SRET, etc. ;

31. Réduction du temps de travail.
32. *Ibid.* 23.
33. *Ibid.* 218.
34. *Ibid.* 218.
35. Article R.143-2.

- ***le salarié*** : nom et adresse, emploi occupé, position dans l'établissement, n° d'immatriculation à la sécurité sociale ;
- ***le travail effectué*** : période travaillée, nombre d'heures effectuées, taux horaires, valeur du point ;
- ***la rémunération*** : nature et montant des primes, rémunération mensuelle brute, montant de la cotisation sociale généralisée, des cotisations salariales et patronales, la rémunération nette, la date et paiement de la rémunération ;
- ***les congés payés*** : date des congés, indemnités correspondantes.

Le bulletin de paie ne doit pas indiquer l'exercice du droit de grève ni des fonctions de représentant du personnel.

4 Institutions représentatives du personnel

Les représentants du personnel sont élus par les salariés de l'entreprise. Ils siègent au comité d'entreprise, comité d'hygiène et de sécurité et des conditions du travail, aux syndicats professionnels.

A Comité d'entreprise (CE[36])

Le CE est informé et consulté sur les questions concernant l'organisation du travail, la formation professionnelle, les projets d'évolution d'effectifs, de qualification, de restructuration de l'entreprise, les procédures de licenciements collectifs, etc.
Il a un rôle social relatif aux activités sociales et culturelles de l'entreprise (bibliothèque, restaurant) et participe à la gestion des associations sportives ou culturelles.

B Comité d'hygiène et de sécurité et des conditions du travail (CHSCT[37])

Il contribue à la protection de la santé, à l'amélioration de la sécurité et des conditions de travail des salariés travaillant dans l'établissement, des travailleurs temporaires et des salariés d'entreprises extérieures compris.
Il veille à l'application des règles relatives à la protection des salariés dans ces domaines. Il analyse les conditions de travail et les risques qui y sont liés. Il doit obligatoirement être consulté avant toute décision importante relative à la sécurité et aux conditions de travail.

C Syndicats professionnels[38]

C'est une association de personnes exerçant la même profession, des métiers similaires ou coannexes concourant à l'établissement de produits déterminés, ou la même profession libérale. Le lien professionnel est donc déterminant.
Les syndicats professionnels ont exclusivement pour objet l'étude et la défense des droits ainsi que des intérêts matériels et moraux, tant collectifs qu'individuels, des personnes visées par leurs statuts.
Les activités d'ordre religieux, commercial ou politique sont interdites.

36. *Ibid.* 218.
37. *Ibid.* 218.
38. *Ibid.* 218.

5 Formation professionnelle

La loi n° 2004-391 du 4 mai 2004 précise le droit à la formation tout au long de la vie professionnelle pour construire son parcours.
Le salarié dispose d'heures de formation au titre du Droit individuel à la formation (DIF). Ce capital annuel instauré correspond à :

- 20 heures par an dans le secteur privé et dans le secteur public ;
- des heures cumulables sur 6 ans (120 heures) ;
- des heures accessibles à la demande du salarié.

Le DIF concerne les salariés en CDI ayant 1 an d'ancienneté. C'est le salarié qui fait la démarche écrite à son employeur pour disposer d'une formation en précisant le descriptif de la formation qu'il souhaite suivre. L'employeur a 1 mois pour répondre favorablement ou défavorablement à la demande. Si le refus dépasse 2 années civiles, l'employé dépose un recours à l'organisme paritaire collecteur agréé (OPCA), dont relève la branche professionnelle à laquelle il appartient. Il sera alors prioritaire pour obtenir un congé individuel de formation.
Pour les personnels de la fonction publique hospitalière, le DIF est acquis depuis 2006 et repris dans la loi du 2 février 2007 relative à la modernisation de la fonction publique.
Le plan de formation proposé par le DIF vise à favoriser :

- l'adaptation du salarié au poste de travail ;
- l'évolution et le maintien de l'emploi ;
- le développement des compétences avec la réussite de l'expérience acquise.

Cela permet l'accès à d'autres professions.

Attestation de formation aux gestes et soins d'urgence

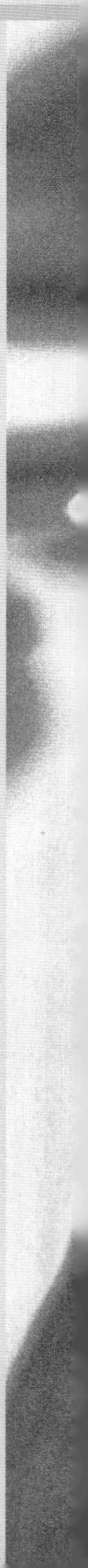

Compétences et objectifs de formation

- **Compétence**

  Prendre les mesures adaptées devant une personne qui présente une détresse mettant en jeu ou non son pronostic vital.

- **Objectifs de formation**

– Identifier les dangers et apprécier la gravité d'une situation.

– Analyser une situation à risque.

– Connaître les gestes à effectuer en cas d'urgence.

– Maintenir l'état de la victime et éviter l'aggravation de son état jusqu'à l'arrivée des secours spécialisés.

– Prévenir les accidents en respectant les règles de sécurité, en aménageant un espace sécurisé, en stimulant l'autonomie et en surveillant les personnes.

AFGSU

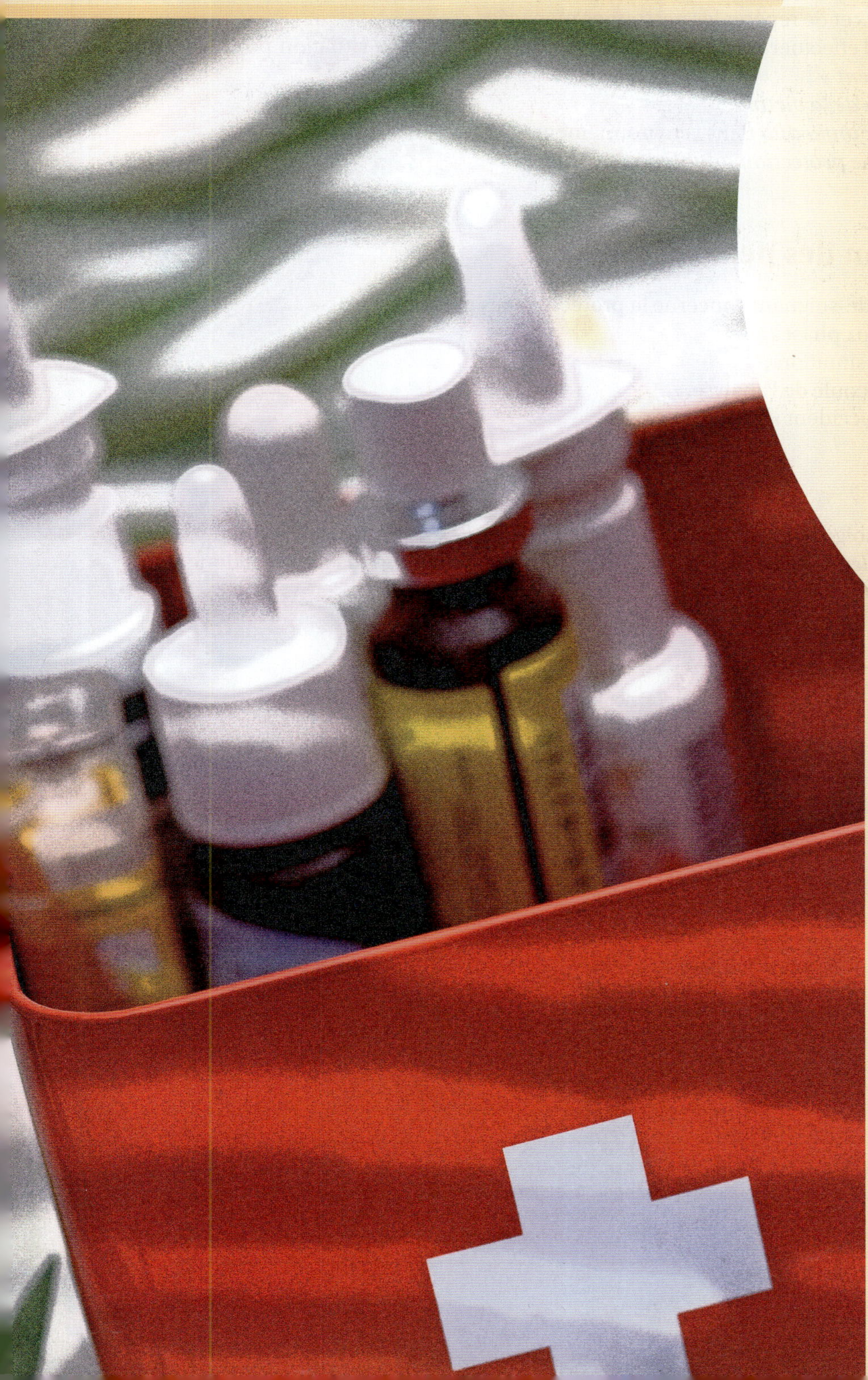

Fiche 1

Identification de la situation

Objectifs

Être capable :
- ***d'identifier les dangers*** et de repérer les personnes menacées ;
- de faire effectuer ou d'effectuer une ***action de protection*** adaptée à la situation pour ***prévenir le « suraccident »*** ;
- de ***pratiquer l'examen de la victime*** ;
- d'***identifier un danger immédiat*** dans l'environnement ;
- de mettre en œuvre une ***protection adaptée*** au quotidien.

1 Protection des personnes

La première action de l'aide-soignant concerne la protection des personnes.
Cette action comporte deux phases :
- la phase d'analyse de la situation ;
- la phase d'action qui découle de l'analyse.

Le but est d'éviter le « suraccident ».

A Première phase : analyse

En cas d'accident, l'aide-soignant doit commencer par ***analyser la situation*** afin d'identifier, sans s'exposer lui-même, ***les dangers persistants qui menacent les témoins, la victime*** et donc les ***personnes à protéger***.
Dès que le danger est identifié, l'AS doit se questionner (*cf.* tableau synoptique).

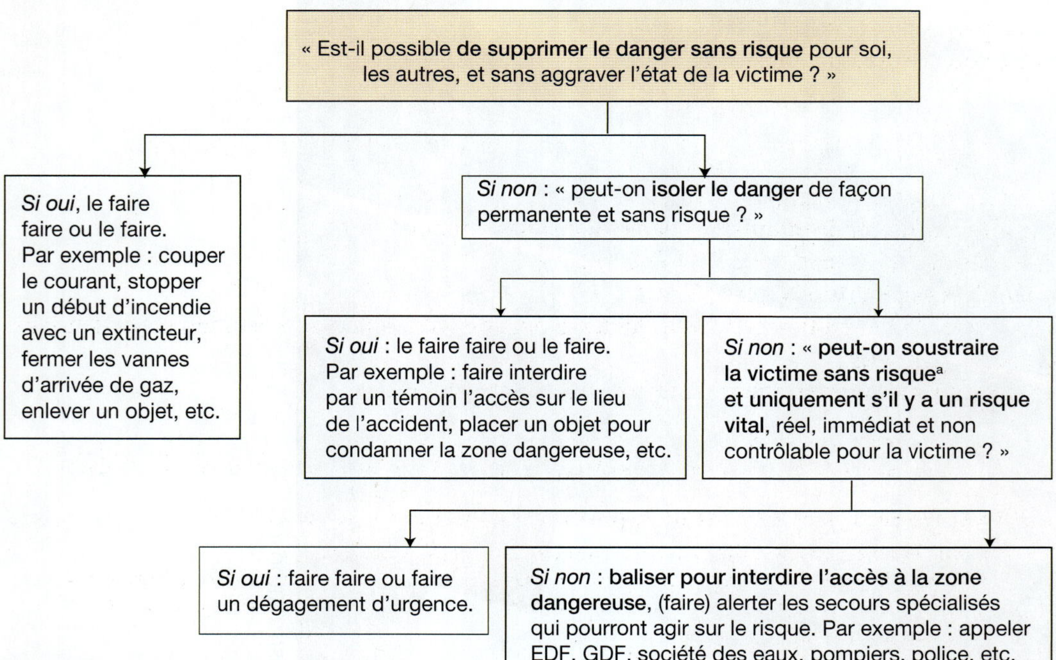

a. Pour la personne qui effectue la manœuvre

B Seconde phase : action

Pour écarter le danger et éviter ainsi le « suraccident », l'aide-soignant doit lui-même (ou demande à un témoin de le faire) :

- *supprimer* le danger, par exemple en écartant les objets dangereux ou en coupant le courant (*cf.* Fig. 1) ;
- *isoler* le danger ;
- *soustraire* la victime en cas de risque vital, réel, immédiat et non contrôlable (*cf.* Fig. 2 et Fig. 3) ;
- *baliser la zone* pour interdire son accès.

Ces actions ne doivent jamais mettre en péril la personne qui les effectue.

Fig. 1 Supprimer le danger en coupant le courant au disjoncteur.

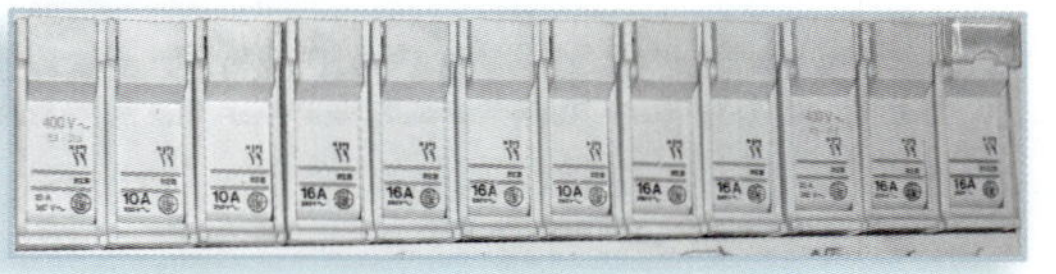

Fig. 2 Dégagement d'urgence par les chevilles sur un sol plat (le sauveteur respecte l'axe tête - cou - tronc).

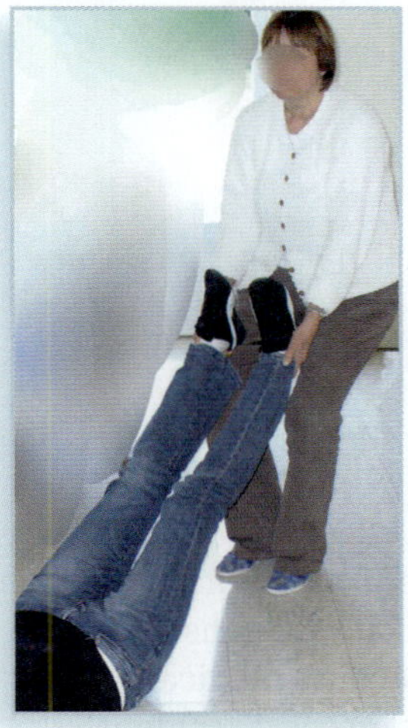

Fig. 3 Dégagement d'urgence par les poignets.

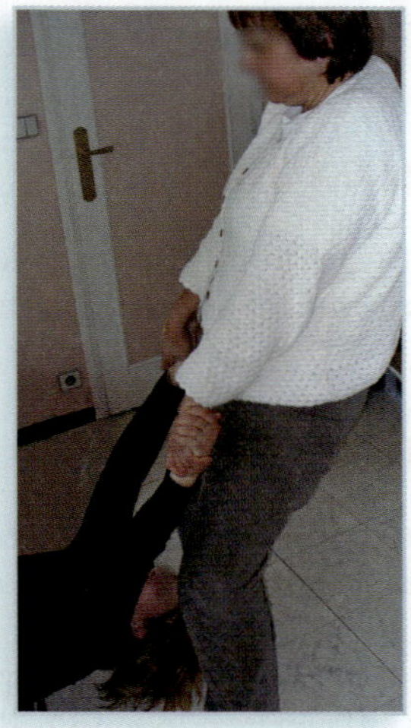

2 Examen de la victime

Cette partie sera vue dans les fiches 3 à 11.
Précision : l'examen s'effectue en moins de 30 secondes.

3 Protection au quotidien en milieu hospitalier

Les risques, pour les soignants, sont divers :

- la concentration de population dans les établissements ;
- la présence de personnes plus vulnérables ;
- les divers agents infectieux ;
- la présence de médicaments, de fluides médicaux, d'équipements techniques potentiellement dangereux ;
- les comportements à risque (auto-agression, agressivité…).

POUR ÉCARTER LE DANGER, LE SOIGNANT DOIT CONSTAMMENT VEILLER À :

- **écarter les objets à risques (déchets d'activité de soins à risque infectieux…) ;**
- **utiliser les dispositifs de protection selon les ressources de la structure (atelier, service administratif, espace d'accueil et de circulation, service de consultation ou d'hospitalisation, transport collectif…) ;**
- **porter des gants adaptés ;**
- **utiliser les conteneurs à déchets sélectifs.**

Fiche 2

Alerte des secours

Objectifs

Être capable :
- de ***faire alerter*** ou d'***alerter*** selon la situation ;
- de ***transmettre les informations nécessaires*** et suffisantes aux secours appropriés ;
- de ***suivre les conseils donnés***.

Après avoir effectué l'identification de la situation (*cf.* fiche 1), l'aide-soignant ***fait donner l'alerte*** (ou ***alerte*** les secours).

1 Qui passe l'alerte ?

L'aide-soignant choisit le témoin le plus apte à donner l'alerte ; et s'il n'y en a pas, l'aide-soignant alerte lui-même les secours les plus adaptés à la situation.

2 Qui contacter ?

Selon la situation, il faut contacter, de préférence :
- *le numéro interne* à la structure afin de contacter le médecin ou le réanimateur de garde ;
- *le Samu*[1] service d'aide médicale d'urgence (faire le 15) pour bénéficier de conseils médicaux, être guidé pour effectuer les gestes appropriés ou obtenir des secours médicalisés ;
- *les pompiers* (faire le 18) en cas d'incendie, de secours aux personnes en cas d'accident.

Dans certaines situations, en dehors de l'hôpital, il est possible de contacter :
- *la police* (en ville) ou *la gendarmerie* (faire le 17) pour les problèmes d'ordre public ou de sécurité ;
- *le Samu social* (faire le 115) pour les personnes présentant une détresse sociale (par exemple les personnes sans-abri exposées aux intempéries).

Il existe également le 112, numéro d'appel unique des urgences sur le territoire européen (recommandé pour les étrangers en France ou les Français à l'étranger).
Tous ces numéros sont gratuits et interconnectés.

1. Dans les cas graves, le Samu envoie une équipe du Service médical d'urgence et de réanimation (Smur).

3 Comment passer l'alerte ?

L'aide-soignant choisit le moyen à utiliser (téléphone fixe ou portable, borne d'appel, etc.).

4 Que signaler ?

L'appelant donne un message complet :
- le numéro d'appel, ses nom et prénom, sa fonction ;
- le lieu précis de l'intervention ;
- le problème (maladie, accident, etc.) ;
- les dangers persistants (incendie, explosion, effondrement, produits chimiques…) ;
- le nombre de victimes et les résultats de l'examen ;
- ce qui a déjà été fait.

Fig. 4 L'alerte.

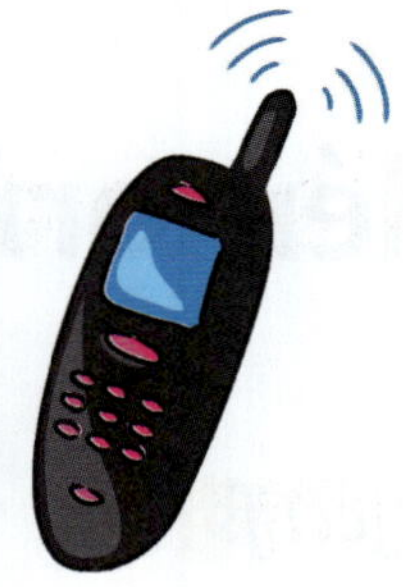

Le 112 est un numéro d'appel unique

L'AS DOIT VEILLER À :

- **rester discret dans la transmission des informations : respecter le secret professionnel ;**
- **répondre aux questions posées ;**
- **attendre les instructions et conseils avant de raccrocher le téléphone ;**
- **appliquer les consignes données.**

L'aide-soignant met en œuvre tout ce qui peut faciliter l'accès des secours (par exemple, envoyer un ou plusieurs témoins pour guider les secours).

Fiche 3

Hémorragies externes

Objectifs

Être capable :
- ***d'apprécier la gravité*** d'une hémorragie ;
- ***d'arrêter un saignement*** important ;
- ***d'éviter l'aggravation*** de l'état d'une victime qui saigne du nez, vomit ou crache du sang.

1 Identification de la situation

Après avoir veillé à la protection des personnes (*cf.* fiche 1), il faut examiner la victime.
En cas d'hémorragie externe, l'examen consiste à identifier les signes de gravité de l'hémorragie.
Une hémorragie est grave en cas :
- de ***perte de sang*** importante ;
- de ***signes de choc*** présentés par la victime.

Ces observations peuvent être complétées par la prise du pouls de la personne.

2 Alerte

L'aide-soignant fait passer l'alerte (par un témoin) et demande la venue d'un chariot d'urgence.
En l'absence de témoin, il faut agir avant d'alerter et de ramener le chariot d'urgence.

3 Protection de l'aide-soignant

L'aide-soignant se protège par des gants des AES[2].

4 Action

L'intervention doit être très rapide. En effet, l'arrêt d'une hémorragie grave permet d'éviter le décès de la victime, une perte de sang importante étant mortelle.

A Comment arrêter un saignement abondant ?

- Repérer l'origine du saignement pour effectuer **une compression manuelle.**
- Si la manœuvre est **possible**, car la plaie est accessible et dégagée, il faut comprimer l'origine du saignement avec un doigt ou la paume de la main.
- Si c'est **impossible**, car un objet se trouve dans la plaie, ou que la fracture est ouverte, ou que le geste est inefficace, ou que le membre est incarcéré, etc., il faut alerter les secours et suivre leurs indications (parfois effectuer une compression à distance ou poser, de façon exceptionnelle, un garrot).

2. Accident d'exposition au sang.

B Que faire si l'aide-soignant doit se rendre disponible ?

Lorsque l'aide-soignant ne peut poursuivre la compression manuelle directe, car il doit, par exemple, passer l'alerte ou s'occuper d'autres personnes, il peut poser un pansement compressif (*cf.* Fig. 5 et 6).

Fig. 5 Confection d'un pansement compressif avec un paquet de mouchoirs en papier et une écharpe.

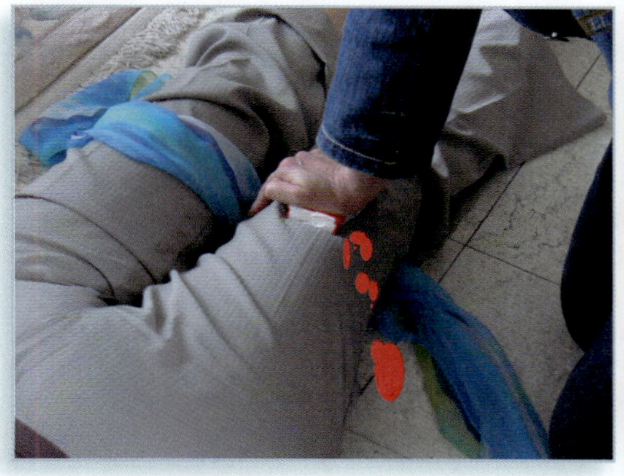

Fig. 6 Fixation du pansement compressif avec un lien large.

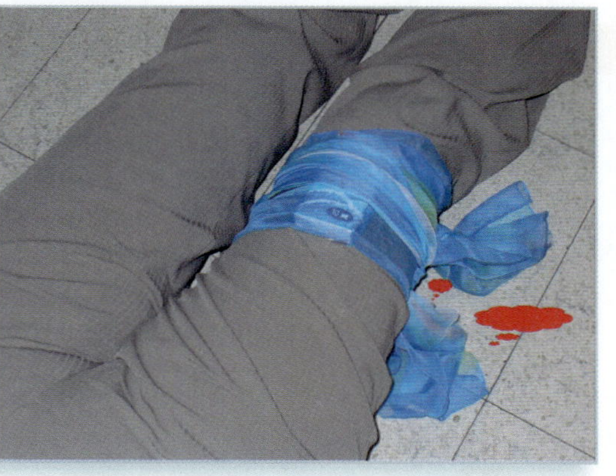

En cas d'***inefficacité***, il faut superposer un second pansement compressif.
En cas d'***échec***, il faut reprendre la compression manuelle au-dessus des pansements compressifs.

C Quelles sont les actions complémentaires à réaliser avec l'action ?

L'aide-soignant doit :
- allonger la victime pendant l'action ;
- surveiller l'arrêt de l'hémorragie ;
- surveiller l'état de conscience de la victime ;
- couvrir la victime (sauf l'endroit de l'hémorragie) ;
- rassurer la victime.

En cas d'**épistaxis spontanée**, il faut demander à la victime de :
- se moucher ;
- puis d'effectuer une compression bidigitale pendant 10 min ;
- recommencer si le saignement persiste après 10 min.

Lorsque le saignement de nez persiste ou reprend, il faut demander un avis médical.
En cas de **saignement de nez consécutif à un choc**, une chute sur la tête, il faut alerter les secours et ne rien tenter sans avis médical.
En cas d'autres **hémorragies abondantes**, il faut :
- mettre la victime au repos ;
- alerter les secours et suivre leurs conseils.

Fiche 4
Obstruction des voies aériennes

Objectifs

Être capable :
- ***d'identifier une obstruction*** aiguë des voies aériennes ;
- ***de différencier l'obstruction totale*** des voies aériennes d'une obstruction partielle ;
- ***d'effectuer les tapes dorsales*** adaptées à l'adulte, à l'enfant, et au nourrisson ;
- ***d'effectuer les compressions abdominales*** chez un adulte ou un enfant et les compressions thoraciques chez le nourrisson ;
- ***de s'adapter à la victime*** (victime qui présente un étouffement partiel, femme enceinte, sujet obèse...).

1 Identification de la situation

Après avoir veillé à la protection des personnes (*cf.* fiche 1), il faut examiner la victime afin d'identifier une obstruction complète des voies aériennes.
Les signes d'obstruction complète sont les suivants :
- la victime porte les mains à la gorge ;
- elle garde la bouche ouverte mais n'arrive ni à parler, ni à tousser, et parfois hoche la tête pour signifier : « oui » ;
- elle ne respire plus, elle s'agite ;
- la personne se lève généralement si elle est assise.

2 Action

L'intervention doit être très rapide. En effet, la désobstruction des voies respiratoires évite la mort de la victime par arrêt ventilatoire.

A Comment agir face à une victime qui s'étouffe ?

- Questionner la victime : ***est-ce que tu t'étouffes ?***
  - Si aucun son ne sort de la bouche de la victime, que celle-ci garde la bouche ouverte et s'agite, il s'agit d'une ***obstruction totale.***
  - Si elle parle, crie, tousse et respire un peu, c'est une ***obstruction partielle***.
- ***En cas d'étouffement total***, il faut commencer par donner une à cinq tapes dorsales vigoureuses (*cf.* Fig. 7 pour l'adulte, Fig. 9 pour le nourrisson). Puis 1 à 5 compressions abdominales pour l'adulte (*cf.* Fig. 8) ou thoraciques pour le nourrisson jusqu'à 1 an (*cf.* Fig. 10).
- ***En cas d'étouffement partiel***, il faut surveiller la victime et l'encourager à tousser pour expulser l'intrus.

Si la respiration reprend, il faut mettre la victime au **repos** en position demi-assise au sol ou la laisser dans la position qu'elle préfère.

Fig. 7 Tape dorsale pour l'adulte en cas d'obstruction totale.

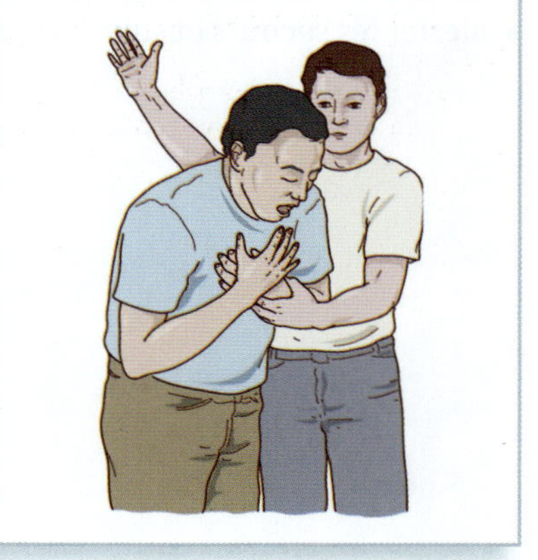

Fig. 8 Compressions abdominales pour l'adulte en cas d'obstruction totale.

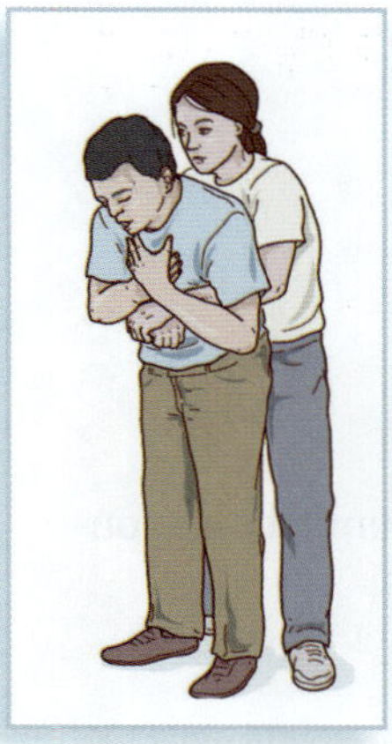

Fig. 9 Tape dorsale pour le nourrisson en cas d'obstruction totale.

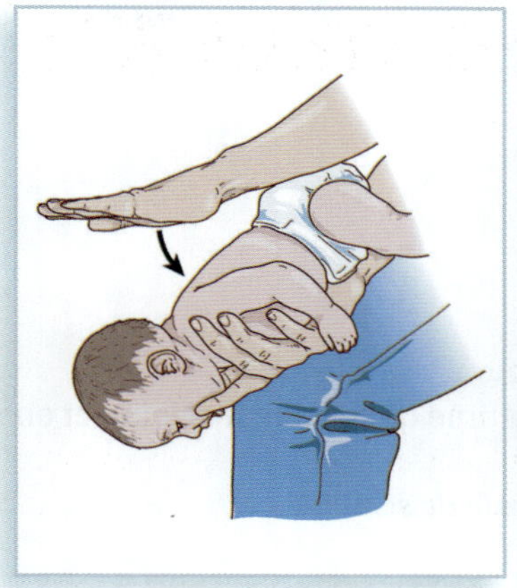

Fig. 10 Compressions thoraciques chez le nourrisson en cas d'obstruction totale.

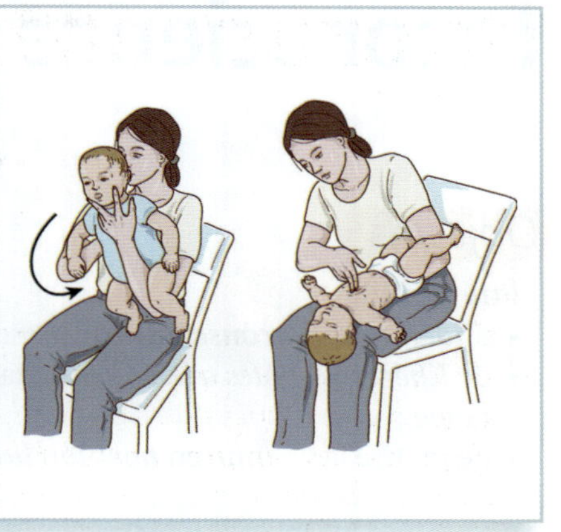

Les tapes dorsales sont effectuées en alternance avec les compressions jusqu'à l'expulsion du corps étranger ou la perte de conscience de la victime.

B Quelles sont les actions complémentaires à réaliser après l'action ?

Il faut :

- couvrir la victime ;
- la rassurer ;
- demander un avis médical.

- **Pour l'enfant plus grand, lorsqu'on ne peut le tenir sur l'avant-bras, il faut procéder comme l'adulte, mais avec plus de précautions. La technique est améliorée si l'on peut le basculer à plat ventre sur les genoux du secouriste, tête penchée vers le bas, avant de donner les tapes dans le dos. La force du geste doit être adaptée au poids et à l'âge de l'enfant.**
- **Si la victime sombre dans l'inconscience, il faut alerter en urgence et débuter la RCP (Réanimation cardio-respiratoire, *cf.* fiche 6) par les compressions thoraciques, puis vérifier la présence éventuelle d'un corps étranger dans la bouche. Le cas échéant, il faut l'enlever avant de pratiquer les insufflations.**
- **Lorsque la victime est une femme enceinte ou un adulte obèse, les 1 à 5 tapes dorsales s'effectuent de la même façon ; et les compressions se pratiquent sur le même principe que les compressions abdominales à 2 nuances près.**

Elles se font :

- **au niveau du thorax (et non au niveau de l'abdomen) ;**
- **en tirant vers le soignant (et non vers le haut).**

Fiche 5

Inconscience

Objectifs

Être capable :
- d'*identifier l'inconscience* de la victime ;
- de *libérer les voies aériennes* de la victime qui est inconsciente et en ventilation spontanée ;
- de mettre la victime en *position latérale de sécurité*.

1 Identification de la situation

Après avoir veillé à la protection des personnes (*cf.* fiche 1), il faut examiner la victime afin d'identifier l'inconscience.

Pour vérifier la conscience, il suffit de :
- poser une question simple (pour attirer l'attention d'un nourrisson, il faut l'appeler),
- demander à la victime de serrer la main (pour un nourrisson, il faut lui prendre la main).

En cas d'**inconscience de la victime**, l'aide-soignant doit **:**
- faciliter le passage de l'air chez la victime, à savoir :
  - desserrer le foulard (*cf.* Fig. 11),
  - desserrer la ceinture (*cf.* Fig. 12).
- basculer la tête en arrière et élever le menton (*cf.* Fig 13) ;
- vérifier la **respiration** durant 10 secondes maximum.

Pour vérifier la respiration, l'aide-soignant :
- regarde le thorax et l'abdomen se soulever ;
- écoute le passage de l'air ;
- sent le souffle de l'air sur sa joue (*cf.* Fig 14).

Fig. 11 Desserrer le foulard.

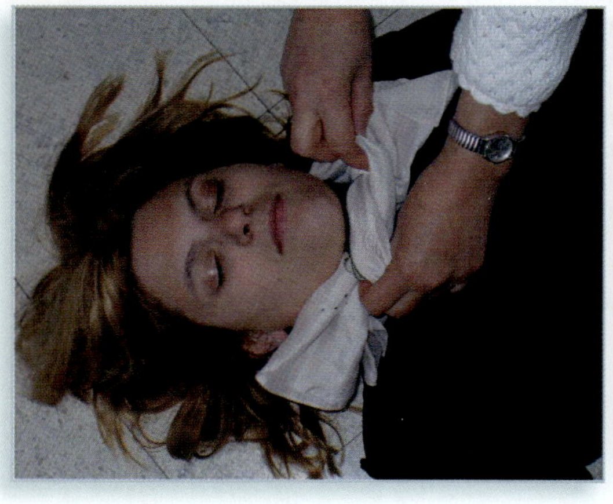

Fig. 12 Desserrer la ceinture.

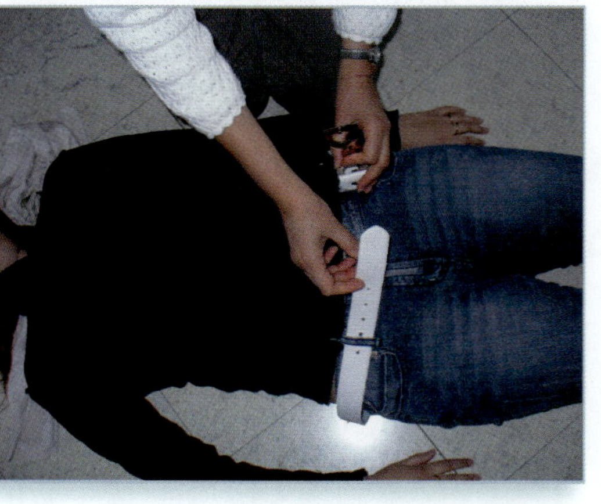

Fig. 13 Bascule prudente de la tête en arrière et élévation du menton.

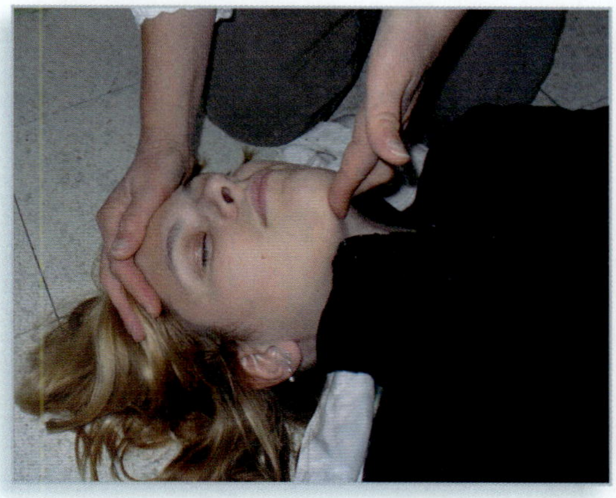

Fig. 14 Vérification de la respiration de la victime.

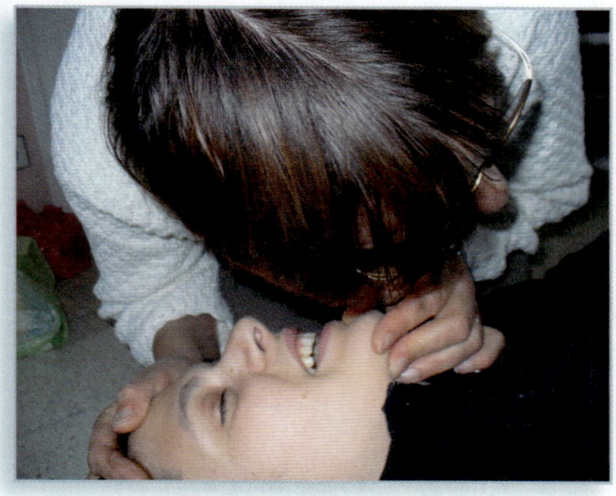

2 Alerte

L'aide-soignant fait passer l'alerte (par un témoin), et demande la venue d'un chariot d'urgence.
En l'absence de témoin il faut agir avant d'alerter.

3 Action

L'intervention doit être rapide. En effet, la libération des voies aériennes permet d'éviter le décès de la victime. Car une victime inconsciente risque l'obstruction respiratoire par chute de la langue et/ou par passage de salive ou de vomissements dans les voies respiratoires.

A Comment secourir une victime inconsciente qui respire ?

Il faut la mettre sur le côté (**PLS**[3] du côté le plus accessible, *cf.* Fig. 15) afin de permettre à la victime de continuer à respirer.
Pour effectuer la PLS, l'aide-soignant doit :
- placer un bras vers le haut (*cf.* Fig. 15 a) ;
- positionner la main de la victime contre sa joue (*cf.* Fig. 15 b et c) ;
- plier le genou opposé ;
- faire pivoter la victime, une main sur la main contre la joue, l'autre main sur la face externe du genou (*cf.* Fig. 15 d) ;
- enlever délicatement la main côté tête (*cf.* Fig. 15 f) ;
- mettre une jambe à angle droit pour créer 2 points d'appui avec le bras et le genou (*cf.* Fig. 15 g) ;
- ouvrir la bouche pour faciliter la ventilation et l'écoulement des liquides (*cf.* Fig. 15 h) ;
- poser une main sur le ventre de la victime pour contrôler sa respiration.

3. Position latérale de sécurité.

Fig. 15 Différentes étapes de la mise en PLS.

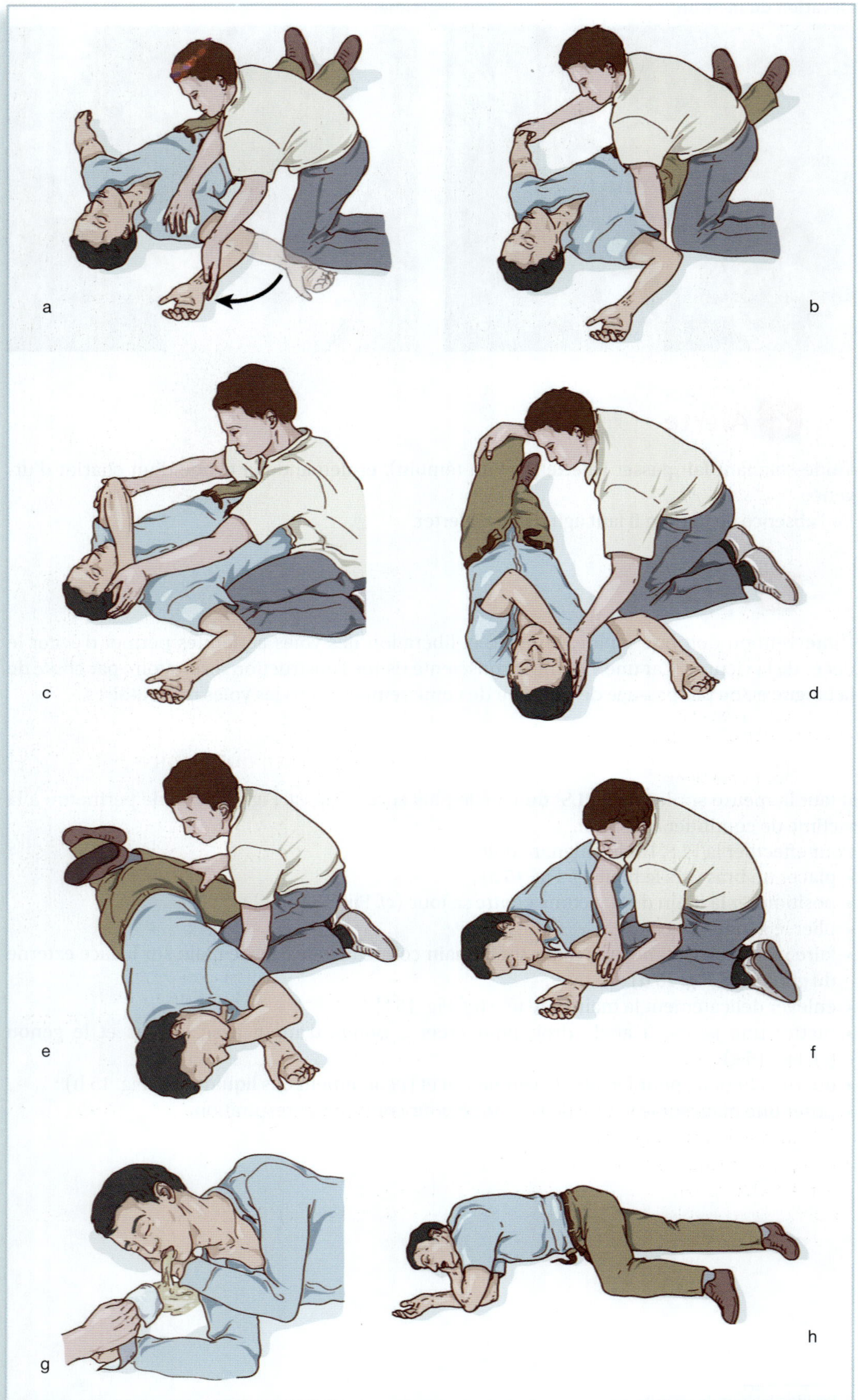

B Quelles sont les actions complémentaires à réaliser après l'action ?

Il faut couvrir la victime et surveiller sa respiration.

- **Chez *le nourrisson et l'enfant*, la technique de la mise sur le côté est identique à l'adulte.**
- **Chez la *femme enceinte*, la PLS s'effectue de préférence sur le côté gauche.**
- **Chez une *victime traumatisée*, il faut la mettre en PLS de préférence sur le côté atteint.**
- ***Si la victime est sur le ventre*, il faut la tourner sur le dos en respectant l'axe tête/cou/tronc (*cf.* Fig. 16 à 19).**

Fig. 16 Premier temps.

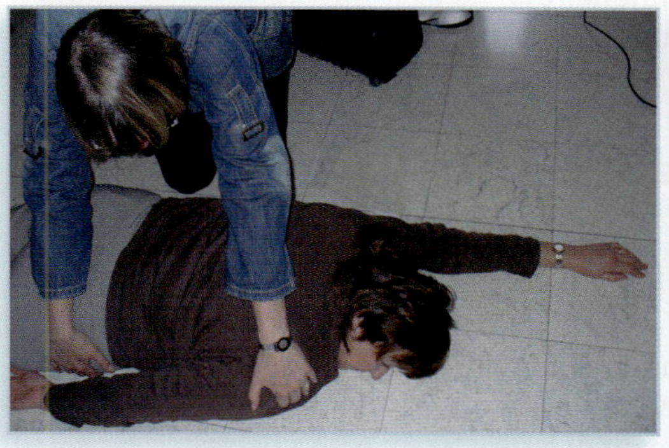

L'aide-soignant se place du côté opposé au regard de la victime.
Il lève le bras de la victime (celui de son côté), et pose l'autre le long du corps.
Il se positionne de façon à assurer sa stabilité (à genoux par exemple).
Il saisit la victime par l'épaule et par la hanche.

Fig. 17 Deuxième temps.

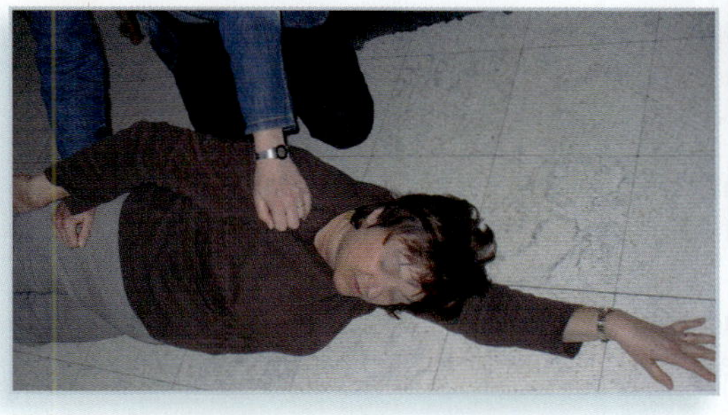

L'aide-soignant retourne délicatement la victime jusqu'à la « position sur le côté ».

Fig. 18 et 19 Troisième et quatrième temps.

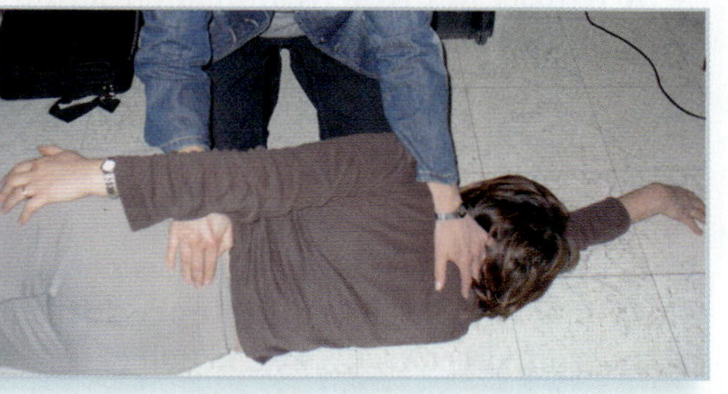

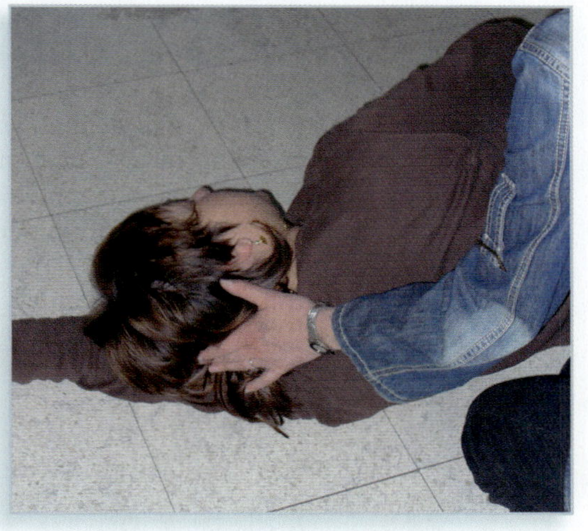

La main de l'aide-soignant, située à l'épaule, saisit la nuque de la victime et l'avant-bras prend appui sur le dos. Il accompagne la fin du retournement en tirant sur la hanche (l'autre main accompagne le geste). Puis il enlève délicatement la main située sous la nuque de la victime.

Lorsque la victime porte un casque, il faut l'enlever, en respectant l'axe tête/cou/tronc et de préférence à deux personnes.
Pour la victime inconsciente qui convulse :
- pendant les convulsions, il faut effectuer la protection ;
- à la fin des convulsions, il faut libérer les voies aériennes et vérifier la présence de la respiration avant d'effectuer la PLS.

Fiche 6

Arrêt cardio-respiratoire

Objectifs

Être capable :
- *d'identifier un arrêt cardiaque* ;
- *de réaliser une RCP* (réanimation cardio-pulmonaire) ;
- *de mettre en œuvre un DAE* (défibrillateur automatisé externe[4]).

1 Identification de la situation

Après avoir veillé à la protection des personnes (*cf.* fiche 1), l'AS doit examiner la victime afin d'identifier l'inconscience, l'absence de respiration.

Pour vérifier la conscience, l'AS doit :
- poser une question simple (pour attirer l'attention d'un nourrisson, il suffit de l'appeler) ;
- demander à la victime de serrer la main (pour un nourrisson, il faut lui prendre la main).

En cas d'**inconscience de la victime**, l'aide-soignant doit :
- mettre la victime sur le dos (si nécessaire *cf.* fiche 5) en respectant l'axe tête/cou/tronc ;
- faciliter le passage de l'air chez la victime (*cf.* fiche 5) ;
- basculer la tête en arrière et élever le menton ;
- vérifier la **respiration** durant 10 secondes maximum. ***Pour vérifier la respiration***, l'aide-soignant doit regarder le thorax et l'abdomen se soulever, écouter le passage de l'air, et sentir le souffle de l'air sur sa joue ;
- vérifier le pouls central durant 10 secondes.

2 Alerte

L'aide-soignant fait passer l'alerte (par un témoin), ou alerte de suite, dans le cas d'une victime adulte, ou d'un enfant, qui fait une perte de connaissance brutale, devant un témoin, alors qu'il allait bien juste avant.
- ***En milieu hospitalier***, l'aide-soignant fait amener (ou amène) le chariot d'urgence avec le DAE près de la victime, l'ouvre, le prépare selon le protocole du service. Il se fait aider, si possible, par un infirmier diplômé d'État.
- ***En l'absence de témoin***, il faut effectuer 1 minute de RCP avant d'alerter lorsque la victime est un enfant non pubère, et ramener un DAE s'il s'agit d'un enfant de plus de 1 an.

3 Protection de l'aide-soignant

L'aide-soignant utilise le BAVU (Ballon auto-remplisseur à valve unidirectionnelle), dès qu'il est mis à disposition avec le chariot d'urgence.

4. Ou DSA (Défibrillateur semi-automatique) ou DA (Défibrillateur automatique).

4 Action

L'intervention doit être ***rapide***, car la réanimation cardio-respiratoire permet de maintenir une circulation artificielle et d'oxygéner les organes vitaux. Son action étant limitée dans le temps, il faut donc y associer une défibrillation (sauf pour le nourrisson). Car seul le défibrillateur peut, dans certains cas, rétablir une activité cardiaque normale.

A Comment secourir une victime inconsciente qui ne respire pas ?

Dans le cas d'une victime (poitrine dénudée) à plat dos sur un plan dur (ni mouillé, ni métallique).

Réanimation adulte	(Réanimation) enfant (non pubère)	
	Plus de 1 an	Moins de 1 an
Pratiquer la réanimation cardio-pulmonaire : – 30 compressions thoraciques (enfoncement de 4 à 5 cm, *cf.* Fig. 20 et 21) ; – 2 insufflations (*cf.* Fig. 26). Poursuivre jusque la mise en place du DAE (*cf.* Fig. 22) : – appuyer sur marche ; – poser les électrodes sur la victime, puis les connecter ; – s'écarter pendant l'analyse de l'appareil ; – suivre scrupuleusement les indications du DAE.	– Débuter par 5 insufflations. – Pratiquer la RCP (comme chez l'adulte soit 30/2) ; la compression thoracique s'effectue avec une main (enfoncement d'1/3 de l'épaisseur du thorax, *cf.* Fig. 23). – Poursuivre 5 cycles de RCP (30/2) avant la mise en place du DAE (comme chez l'adulte, mais avec des électrodes adaptées en dessous de 8 ans).	– Débuter par 5 insufflations (*cf.* Fig. 27). – Pratiquer la RCP (comme chez l'adulte soit 30/2), mais les compressions thoraciques s'effectuent avec la pulpe de 2 doigts (enfoncement d'1/3 de l'épaisseur du thorax, *cf.* Fig. 24). – Ne pas utiliser le DAE.

Fig. 20 Position des mains (doigts crochetés ou mains croisées) pour effectuer les compressions thoraciques.

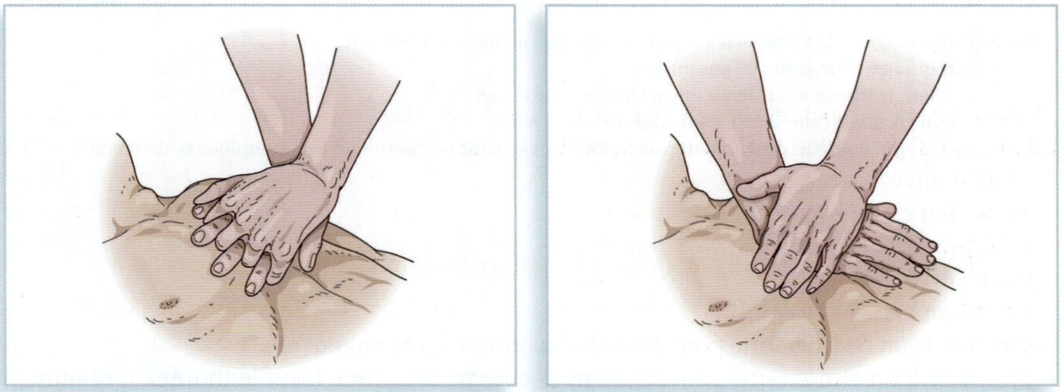

Fig. 21 Position du sauveteur pour effectuer les compressions thoraciques chez l'adulte.

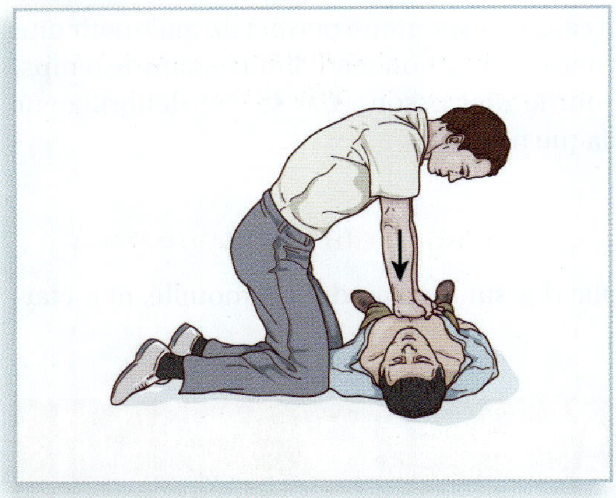

Fig. 22 Mise en place du DAE chez l'adulte.

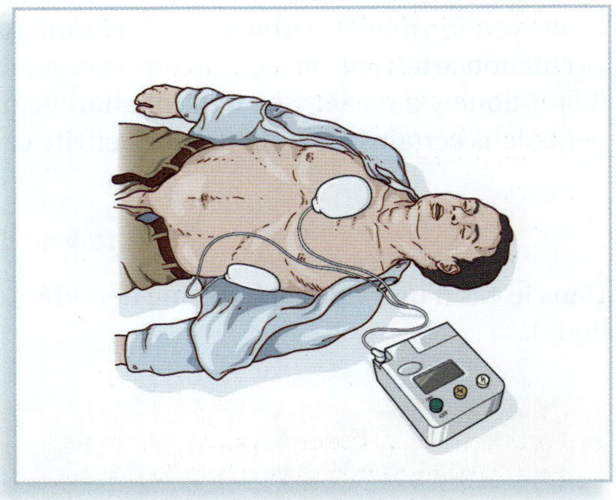

Fig. 23 Compressions thoraciques chez l'enfant.

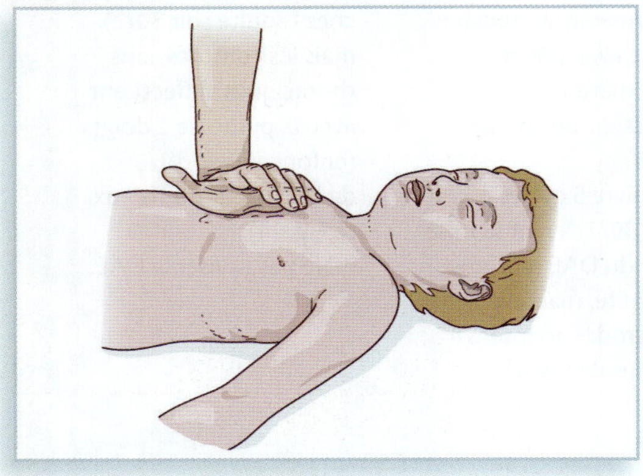

Fig. 24 Compressions thoraciques chez le nourrisson.

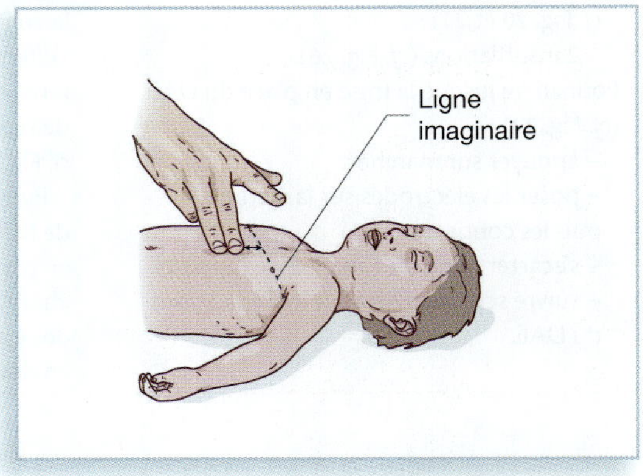

Quel que soit l'âge de la victime, les compressions thoraciques s'effectuent :
- **à la fréquence d'environ 100 par minutes ;**
- **en laissant le thorax se relâcher entre chaque mouvement ;**
- **de façon verticale (afin d'éviter une fracture des côtes).**

Le temps d'appui doit être égal au temps de relâchement pour permettre un bon remplissage du cœur.

B Quelles sont les actions complémentaires à réaliser après l'action ?

L'aide-soignant :
- surveille l'état de la victime pour adapter l'action à mettre en œuvre ;
- demande à un témoin une couverture pour couvrir la victime (sauf le thorax) et rassure la personne.

LES INSUFFLATIONS

La technique du bouche-à-bouche ne s'effectue que hors du milieu hospitalier. Dans ce cas, l'aide-soignant pose un masque sur la victime avant d'effectuer soit le bouche-à-bouche, soit le bouche-à-nez (*cf.* Fig. 27).

Il faut savoir que :

- **souffler brusquement risque de faire passer l'air dans l'estomac et de provoquer un vomissement ;**
- **souffler de façon excessive fatigue l'aide-soignant et diminue son efficacité dans le temps.**

En cas de traumatisme de la bouche de la victime, d'impossibilité d'ouvrir la bouche de la victime ou lorsque l'aide-soignant n'arrive pas à obtenir une bonne étanchéité pour le bouche-à-bouche, il peut réaliser le bouche-à-nez (dont l'efficacité est identique).

Fig. 25 Pose d'un masque avec embout mis sur le nez ou la bouche de la victime.

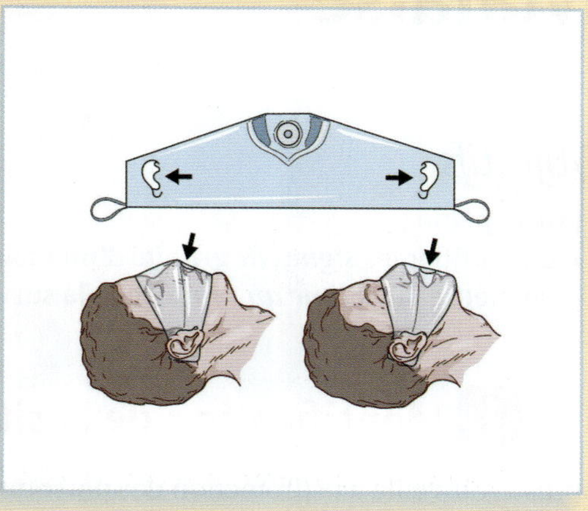

Fig. 26 Technique du bouche-à-bouche.

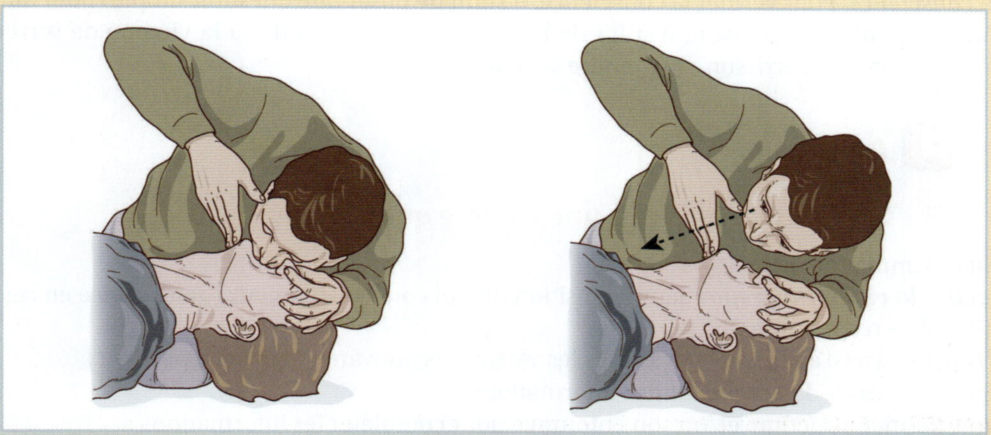

- **Si l'aide-soignant ne peut insuffler pour cause de répulsion (vomissements de la victime, absence de protection, etc.), il ne réalise que les compressions thoraciques et fait alerter les secours.**

L'UTILISATION DU DAE

- **Si la victime a un timbre autocollant médicamenteux sur la zone de pose des électrodes, l'aide-soignant le retire et essuie la zone avant de coller l'électrode.**
- **Lorsque l'aide-soignant observe une cicatrice et sent un boîtier sous la peau à l'endroit où il devrait poser une électrode, il la pose à environ 1 cm sous la bosse perçue.**

Le DAE ne doit pas être utilisé pour l'enfant de moins d'un an.

Fig. 27 Technique du bouche-à-bouche-et-nez chez le nourrisson.

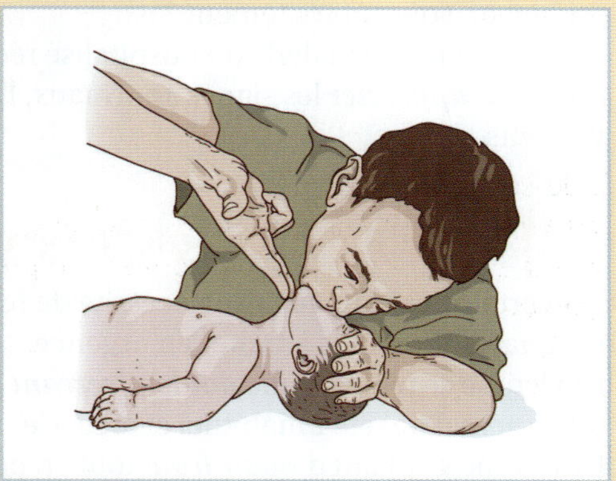

Fiche 7
Malaise

Objectifs

Être capable :
- d'identifier les ***signes de gravité*** d'un malaise ;
- de mettre la ***victime au repos*** et de la surveiller.

1 Identification de la situation

Après avoir veillé à la protection des personnes (*cf.* fiche 1), il faut examiner la victime.
Pour réaliser l'examen, l'aide-soignant vérifie les fonctions vitales :
- l'***absence d'hémorragie*** importante, l'absence d'étouffement ;
- la ***conscience***. Pour vérifier la conscience, il suffit de poser une question simple (pour attirer l'attention d'un nourrisson, il suffit de l'appeler) et de demander à la victime de serrer la main (pour un nourrisson, lui prendre sa main).

2 Action

A Comment agir face à une victime qui se plaint de malaise ?

Il est recommandé de :
- ***mettre la victime au repos*** dans la position qui lui convient le mieux (demi-assise en cas de difficultés respiratoires) ;
- l'***isoler*** en cas d'agitation et desserrer les vêtements pouvant gêner la respiration ;
- ***écouter***, c'est-à-dire recueillir des informations ;
- ***questionner*** la victime et/ou son entourage pour compléter les informations :
  - « où avez-vous mal ? quelle est l'intensité de la douleur ? »,
  - « est-ce la première fois ? »,
  - « depuis combien de temps dure ce malaise ? »,
  - « suivez-vous un traitement ? »,
  - « avez-vous été malade ou hospitalisé récemment ? » ;
- ***observer, apprécier*** les signes anormaux, l'état des fonctions vitales et la possibilité de mouvements.

B Quels sont les signes de gravité d'un malaise ?

Dans certains cas, un malaise nécessite de recourir immédiatement à un avis médical.
Voici quatre situations à traiter en urgence.
- La victime se plaint d'une ***douleur serrant la poitrine*** – ou d'une intense douleur au ventre – ou d'un mal de tête inhabituel et aigu. Ces signes durent ou se répètent.
- La victime se plaint d'***avoir froid*** tout en présentant des ***sueurs abondantes***. Son visage – ou la face interne de ses lèvres – présente une pâleur intense. Ces signes étant observés en l'absence d'effort important ou de chaleur intense de l'environnement.
- La victime éprouve des ***difficultés à respirer et à parler***.
- La victime présente :
  - une paralysie d'un ou de plusieurs membres (même de façon transitoire),
  - une déformation de la bouche (grimace).

C Quelles sont les actions complémentaires à réaliser après l'action ?

L'aide-soignant doit :
- aider la victime, à sa demande, à prendre son traitement ou du sucre ;
- la couvrir ;
- surveiller l'évolution de son état (si la victime sombre dans l'inconscience, vérifier la présence ou l'absence de respiration afin d'agir de façon adaptée – *cf.* fiches 6 ou 7) ;
- la rassurer.

3 Alerte

L'aide-soignant fait passer l'alerte (par un témoin) ou passe lui-même l'alerte. Il demande également le chariot d'urgence avec un DAE[5].

Pour passer l'alerte, il :
- utilise de préférence un portable pour que les secours puissent, éventuellement, dialoguer avec la victime ;
- transmet aux secours les signes du malaise ;
- respecte les recommandations données ;
- veille à rester discret dans la transmission des informations.

Seul un médecin est capable d'évaluer la gravité de l'état de la victime grâce aux informations transmises.

5. Défibrillateur automatisé externe.

Fiche 8

Accouchement inopiné

Objectifs

Être capable :
- d'*identifier l'imminence de l'accouchement* ;
- de *préparer l'accouchement* (installer la patiente et accueillir le nouveau-né).

1 Identification de la situation

Après avoir veillé à la protection des personnes (*cf.* fiche 1), il faut examiner la personne. En cas d'accouchement imminent, l'examen consiste à interroger la patiente sur :
- la date prévue du terme ;
- le nombre d'enfant(s) dont la mère a accouché antérieurement ;
- le suivi de la grossesse ;
- une gémellité éventuellement dépistée ;
- les contractions (heure de début, durée de chaque contraction, fréquence) ;
- la perte des eaux éventuelle (1,5 litre environ à terme) ;
- l'envie de pousser.

2 Alerte

L'aide-soignant fait passer l'alerte (par un témoin) ou passe lui-même l'alerte. Il fait venir le chariot d'urgence avec le matériel (linge stérile, 2 pinces à clamper, 1 paire de ciseaux).
Pour passer l'alerte, il :
- utilise de préférence un portable pour que les secours puissent, éventuellement, dialoguer avec la victime ;
- transmet aux secours les renseignements recueillis ;
- respecte les recommandations données ;
- veille à rester discret dans la transmission des informations.

3 Protection

L'aide-soignant doit veiller à :
- la protection de l'intimité de la **mère ;**
- sa protection par le port des gants. Les risques de contamination sont importants à cause de la présence de liquides naturels (sang, urine, selles, liquide amniotique et méconium) ;
- la protection thermique de l'**enfant.**

4 Action

L'aide-soignant doit :
- chauffer l'atmosphère ;
- installer la mère sur des linges propres ;
- rassurer la mère et lui parler ;

- soulever légèrement le bassin de la mère ;
- se mettre en position d'attente du bébé, la main droite à plat sur le périnée de la mère, la main gauche à plat sur la tête de l'enfant de façon à retenir la tête lors des efforts expulsifs de la mère ;
- ne pas faire de gestes invasifs, encourager la mère à pousser doucement, régulièrement et à attendre l'enfant ;
- recevoir l'enfant dès qu'une épaule se dégage ; puis d'un mouvement de balancier du bas vers le haut sortir l'enfant avec des gestes doux ; faire attention, car l'enfant est très glissant ;
- poser l'enfant sur le ventre de la mère ;
- noter l'heure de la naissance ;
- essuyer immédiatement l'enfant de la tête aux pieds, lui mettre un bonnet de protection thermique ;
- regarder sa ventilation ;
- clamper le cordon (1er clamp à 10 cm de l'ombilic et le 2e clamp 10 cm plus loin. Couper le cordon n'est pas obligatoire avant l'arrivée des secours) ;
- surveiller la mère au moment de la délivrance (environ 20 min après l'accouchement). Attention, pendant la délivrance, une hémorragie peut se produire.

En plus, il faut surveiller le pouls, la tension et l'absence de saignement de la patiente.
Un accouchement se passe bien dans 99 % des cas. Il est alors dit physiologique ou eutocique.

Fiche 9

Traumatisme cutané (sans saignement abondant)

Objectifs

Être capable :
- d'***identifier les signes de gravité*** d'un traumatisme cutané ;
- de ***choisir la position*** de la victime en fonction de sa plaie, par exemple laisser la victime qui présente une plaie ne saignant pas abondamment, dans la position où elle se trouve, ou la mettre en position d'attente (demi-assise pour une plaie au thorax. Jambes surélevées pour une plaie à l'abdomen. À plat dos, tête calée pour une lésion à l'œil) ;
- de ***conditionner*** un doigt ou un membre sectionné ;
- de ***nettoyer une plaie simple.***

1 Identification de la situation

Après avoir veillé à la protection des personnes (*cf.* fiche 1), il faut examiner la victime.
En cas de traumatisme cutané, l'examen consiste à observer l'origine et la gravité de la plaie.
La gravité d'un traumatisme cutané (sans saignement abondant) dépend :
- de sa **localisation** (au thorax, au cou, à l'œil, à la face, à l'abdomen, près des orifices naturels) ;
- de son **aspect** (déchiqueté, multiple et/ou étendu, souillé, profond, qui présente un saignement) ;
- de la **présence d'objet** dans la plaie ;
- de sa **cause** (par projectile, par couteau, par morsure d'animaux).

2 Alerte

L'aide-soignant fait passer l'alerte (par un témoin) des secours et demande le chariot d'urgence :
- lorsque la plaie est grave ;
- s'il y a un doigt ou un membre sectionné.

En l'absence de témoin, il faut agir avant d'alerter.

3 Protection de l'aide-soignant

L'aide-soignant se protège par des gants des AES[6].

6. Accident d'exposition au sang.

4 Action

A Comment secourir une victime présentant une plaie qui ne saigne pas abondamment en cas de plaie grave ?

L'aide-soignant évite toute manipulation non indispensable et n'enlève jamais un éventuel corps étranger.
Il laisse la victime dans la position où elle se trouve ou l'installe en fonction de la localisation de la plaie (*cf.* Fig. 28 et Fig. 29).

Fig. 28 Position d'attente à plat dos, tête collée, en cas de plaie à l'œil. Pour éviter une aggravation de la lésion et que l'œil se vide de son contenu, demander à la victime de fermer les yeux sauf en présence d'objet dans l'œil.

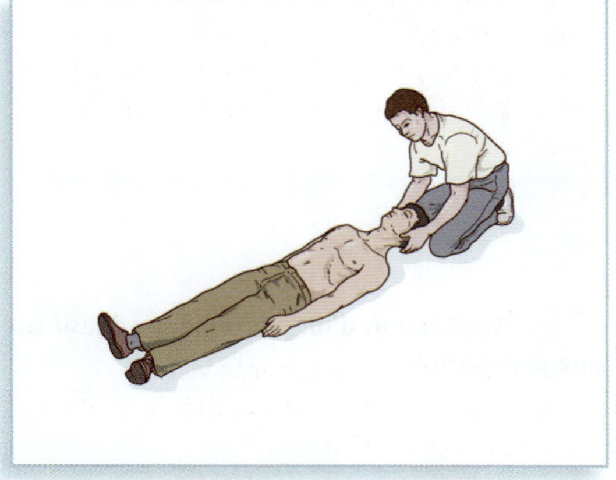

Fig. 29 Position d'attente « demi-assise » en cas de plaie grave au thorax pour faciliter la respiration de la victime.

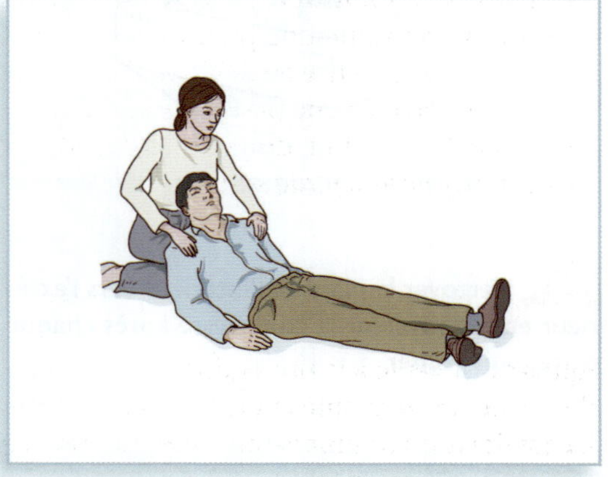

En cas de membre sectionné

L'aide-soignant s'occupe de la victime, puis conditionne le membre avec de la glace (*cf.* Fig. 31). Le membre est conservé à basse température (température positive), sans contact direct avec la glace.

Fig. 30 Position d'attente « cuisses et genoux fléchis » en cas de plaie grave à l'abdomen. Pour rapprocher les bords de la plaie, il faut relâcher les muscles abdominaux. Cela diminue la douleur.

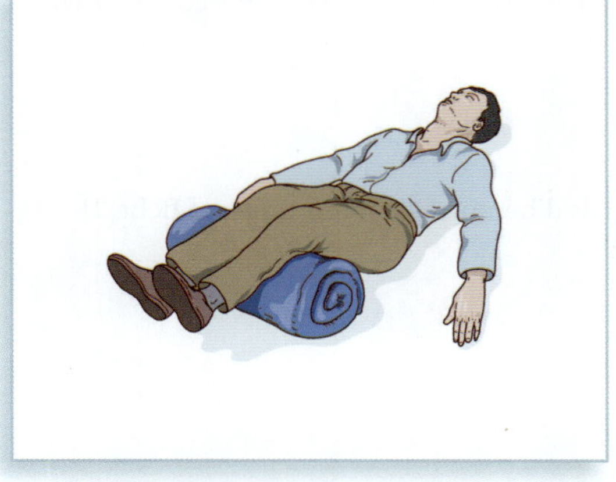

Fig. 31 Conditionnement dans la glace d'un doigt sectionné.

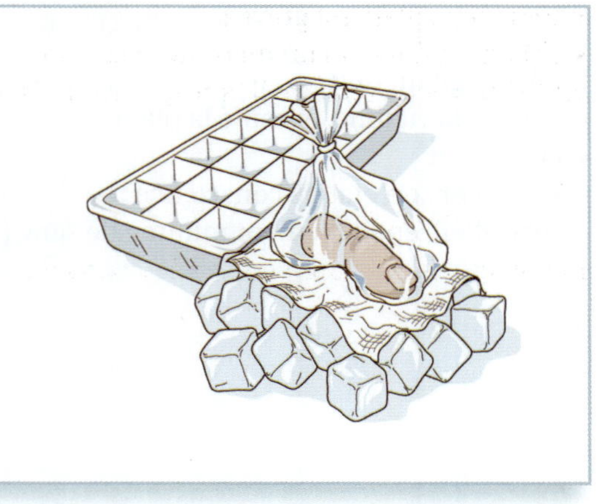

En cas de plaie simple

L'aide-soignant se lave les mains (*cf.* Fig. 32), met des gants. Puis il nettoie la plaie (*cf.* Fig. 33 et 34) et la protège (*cf.* Fig. 35). Il demande à la victime de vérifier la vaccination antitétanique et les signes inflammatoires.

Fig. 32 Lavage des mains de l'aide-soignant avant de mettre des gants, puis de soigner une plaie simple.

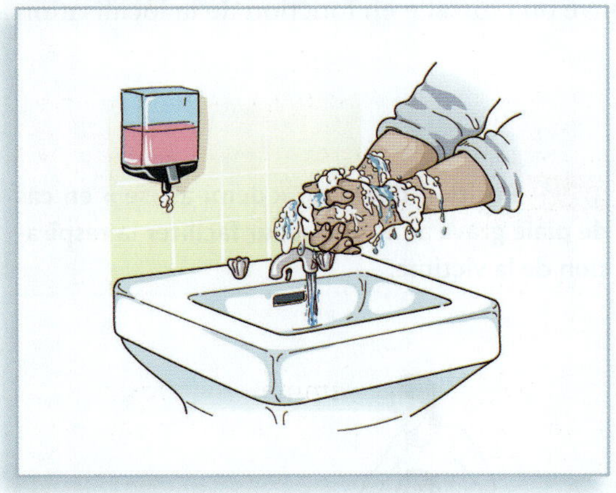

Fig. 33 Imbiber les compresses d'eau et de savon liquide.

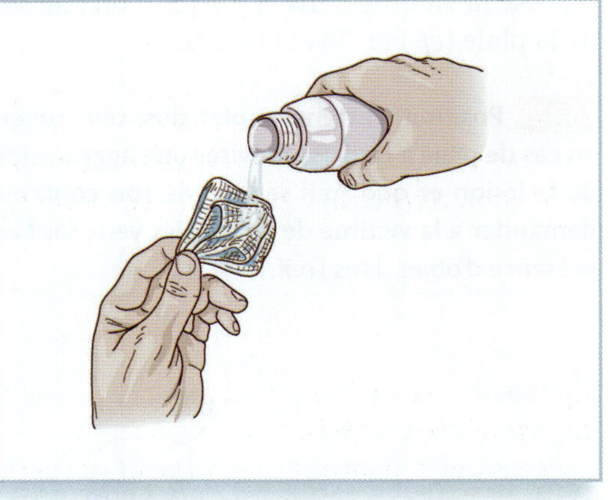

Fig. 34 Nettoyer la plaie de l'intérieur vers l'extérieur en renouvelant la compresse après chaque geste, puis sécher.

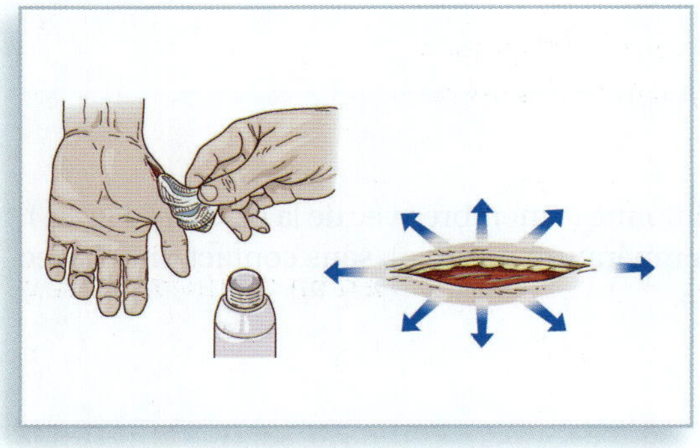

Fig. 35 Application d'un pansement adhésif sur une plaie simple.

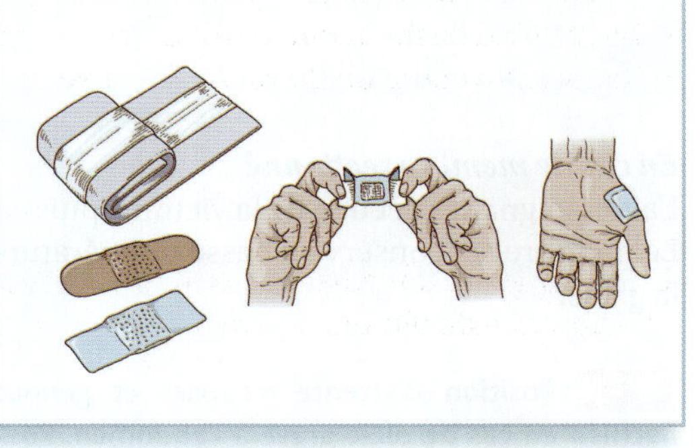

B Quelles sont les actions complémentaires à réaliser après l'action ?

L'aide-soignant doit :

- couvrir la victime, excepté la plaie ;
- la rassurer ;
- surveiller son état de conscience ;
- surveiller l'épanchement minime de sang (en cas d'hémorragie importante, *cf.* fiche 3).

Fiche 10

Traumatisme osseux

Objectifs

Être capable :
- d'identifier les ***signes de gravité*** d'un traumatisme osseux ;
- d'***immobiliser la victime*** avec du matériel adapté et de la surveiller.

1 Identification de la situation

Après avoir veillé à la protection des personnes (*cf.* fiche 1), il faut examiner la victime.
En cas de traumatisme osseux, l'examen consiste à :
- déterminer la localisation possible de la douleur ;
- identifier les signes de gravité de ce traumatisme.

Les signes de gravité sont à craindre en cas de :
- fractures ouvertes, à cause du risque de saignement (s'il devient important, *cf.* fiche 3) et du risque d'infection ;
- compressions vasculo-nerveuses, à cause du risque de déficit vasculaire distal et de déficit sensitivomoteur distal ;
- fracture du basin ou du fémur, à cause du risque hémorragique ;
- fracture du crâne ou du rachis, à cause du risque neurologique.

2 Alerte

L'aide-soignant fait passer l'alerte (par un témoin) et demande la venue d'un chariot d'urgence. En l'absence de témoin, il faut agir avant d'alerter.

3 Action

A Comment secourir une victime qui se plaint de douleurs empêchant certains mouvements ?

Dans ce cas, l'aide-soignant doit :
- respecter la position prise par la victime (lui demander de ne pas bouger) ;
- éviter toute manipulation non indispensable, afin de ne pas aggraver le traumatisme et ne mobiliser que si nécessaire ;
- respecter les consignes données par les secours.

a. Lorsque la victime se plaint de douleurs dans le dos, la nuque ou à la tête, il faut :
- donner l'alerte ;
- maintenir la tête.

Si aucun témoin ne peut alerter, il faut passer l'alerte avant de maintenir la tête de la victime.

b. Lorsque la victime a reçu un coup sur la tête, **une atteinte du cerveau est toujours possible.**

Elle peut se révéler secondairement.

Dans ce cas, la victime peut présenter, plusieurs minutes après le choc :
- une agitation ou une prostration ;
- des vomissements ;
- des maux de tête persistants ;
- une diminution de la force musculaire ou un engourdissement.

Si c'est le cas ou que la victime ne se souvient pas de l'accident, il faut :
- l'aider à s'allonger ;
- demander un avis médical en appelant le Samu (15) ;
- continuer à surveiller la victime en lui parlant régulièrement.

Dans certaines situations, l'aide-soignant peut être amené à utiliser du matériel adapté :
- une attelle pour une suspicion de fracture des membres ;
- un collier cervical en cas de douleur dans le dos, la nuque et/ou la tête.

Fig. 36 Maintien de la tête lorsque la victime se plaint de douleurs dans le dos, la nuque ou à la tête.

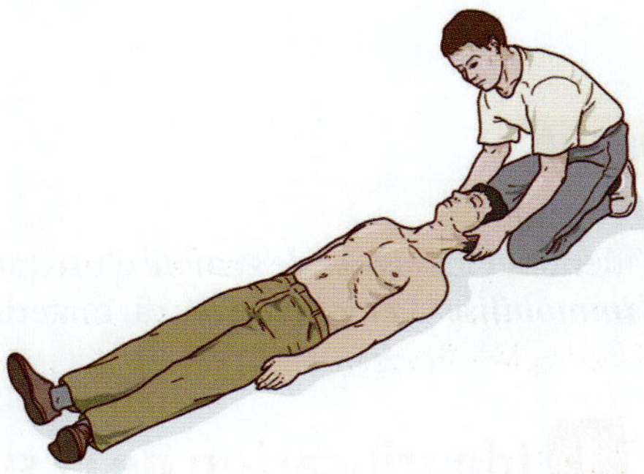

Technique
L'aide-soignant se place à genoux derrière la victime, maintient la tête, avec les deux mains, sans toucher les oreilles.
Si l'aide-soignant couvre les oreilles, la victime entend mal, la sensation est alors désagréable.

B Quelles sont les actions complémentaires à réaliser après l'action ?

L'aide-soignant doit :
- couvrir la victime, sauf à l'endroit douloureux ;
- la rassurer ;
- surveiller l'état de conscience.

Fiche 11
Brûlures

Objectifs

Être capable :
- d'***identifier les signes de gravité*** d'une brûlure ;
- d'***arroser une brûlure*** ou de prendre les mesures adaptées ;
- de ***surveiller la victime*** et d'***alerter les secours*** si nécessaire.

1 Identification de la situation

Après avoir veillé à la protection des personnes (*cf.* fiche 1), il faut examiner la victime.
En cas de brûlure, l'examen permet de déterminer :
- ***son origine*** thermique, chimique ou électrique ;
- ***son étendue*** (exprimée en pourcentage de la surface corporelle) ;
- ***sa profondeur*** (aspect noir de la zone brûlée = 3^{e} degré ; cloques = 2^{e} degré ; rougeur = 1er degré) ;
- ***sa localisation*** (une brûlure est grave lorsqu'elle est localisée au visage, aux mains, aux articulations, près d'un orifice naturel).

Une brûlure est peu grave si :
- la peau est seulement rouge (chez l'adulte) ;
- la surface de la brûlure est inférieure à 5 % de la paume de la main de la victime (*cf.* Fig. 37 et 38) et représente 1 % de la surface corporelle.

Attention, chez un nourrisson, une brûlure est souvent grave, car sa paume est petite (*cf.* Fig. 38).

Fig. 37 Paume de la main d'une victime adulte.

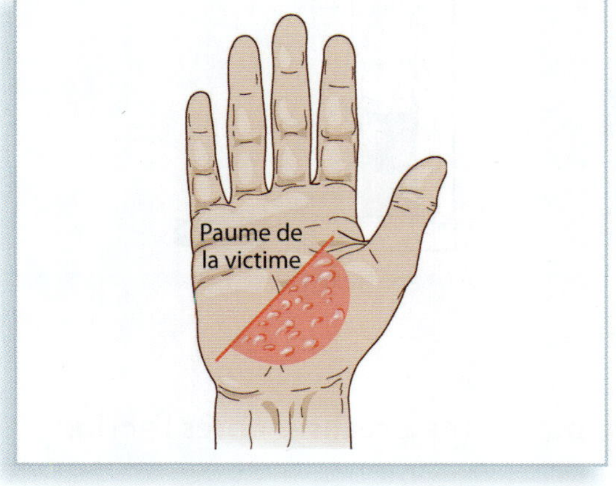

Fig. 38 Paume de la main d'un enfant.

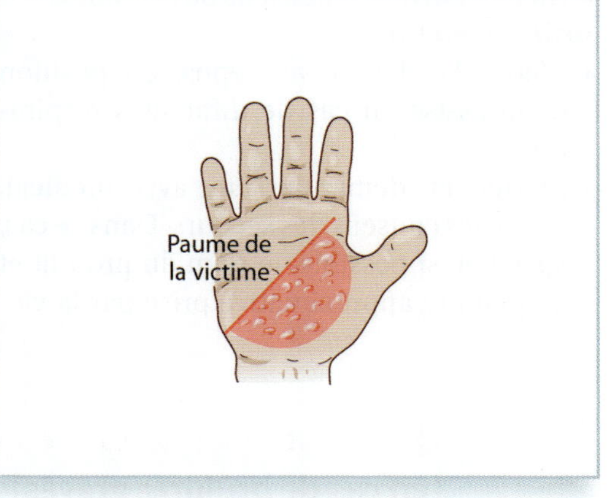

2 Alerte

L'aide-soignant fait passer l'alerte (par un témoin) selon la gravité de la brûlure et l'âge de la victime.
En l'absence de témoin, il faut agir avant d'alerter.

3 Action

A Comment secourir une victime qui se plaint de brûlures ?

L'aide-soignant agit selon l'origine de la brûlure. Nous allons envisager l'action à mener dans les différents cas.

Brûlure thermique

- Arroser (tant que la victime le supporte et jusqu'à disparition de la douleur pour une brûlure peu grave, ou jusqu'à obtention d'un **avis médical pour une brûlure grave**), sur la brûlure, à l'eau froide, courante, à faible pression (déshabiller à l'exception des vêtements qui collent à la peau).
- L'arrosage (*cf.* Fig. 39) évite la propagation de la brûlure, refroidit la partie atteinte et calme la douleur.

Brûlure chimique

- Enlever les chaussures, doucher ou arroser jusqu'à l'arrivée des secours, à l'eau tiède ou froide, courante, à faible pression, afin de rincer le produit et de calmer la douleur.
- Déshabiller (si possible sous l'eau, *cf.* Fig. 40), mais sans arracher les vêtements qui collent à la peau.
- En cas de brûlure chimique à l'œil, il faut rincer le produit sans contaminer l'autre œil.

Brûlure électrique

- Ne pas oublier de s'assurer que le courant soit coupé.
- Mettre la victime au repos.
- Alerter, suivre les conseils des secours.

Brûlure interne

- Mettre la victime au repos, en position demi-assise en cas de difficultés respiratoires.
- Alerter et demander un avis médical, suivre les conseils des secours. Dans ce cas, spécifier, si possible, le nom du produit et la quantité approximative prise par la victime.

Fig. 39 Arrosage d'une brûlure d'origine thermique.

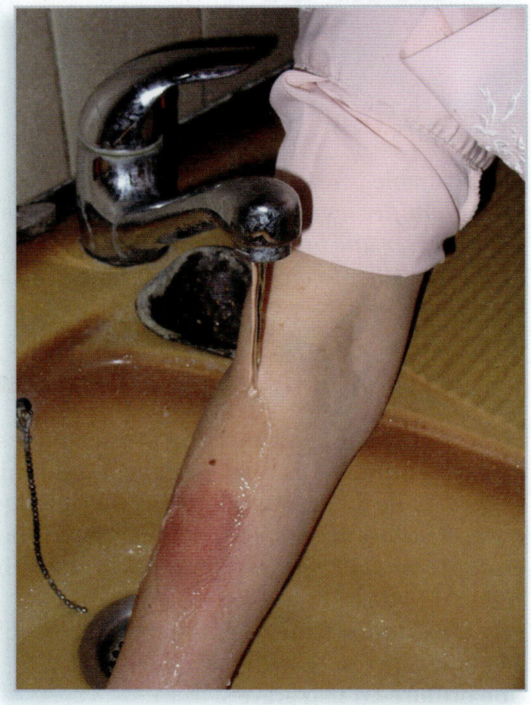

Fig. 40 Douche pour une brûlure d'origine chimique.

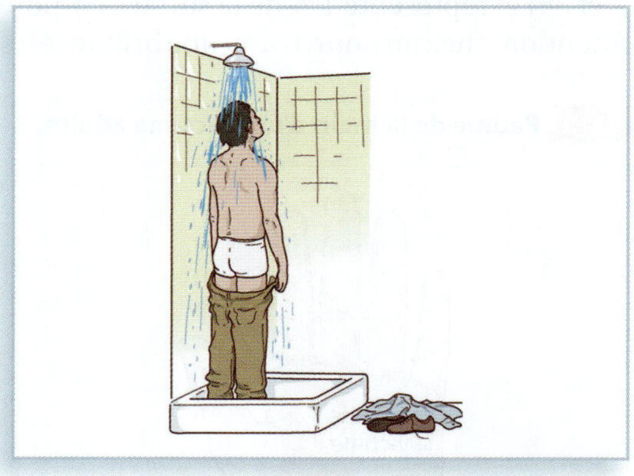

B Quelles sont les actions complémentaires à réaliser après l'action (en cas de brûlures graves) ?

Il est conseillé :

- d'allonger la victime sur la région non brûlée (si possible sur un linge propre). Mais lorsque la victime présente des difficultés pour respirer, il faut lui proposer la position demi-assise ;
- de la couvrir ;
- de la rassurer et surveiller son état de conscience.

L'AS doit connaître les points suivants.

- ***En l'absence d'eau courante*, on peut immerger la partie brûlée dans un récipient contenant de l'eau froide, ou verser doucement et régulièrement le contenu du récipient sur la partie brûlée.**
- ***Si l'eau est très froide*, il faut continuer d'arroser tant que la victime le supporte. Pendant ce temps, il faut faire préparer un lieu plus chaud, car la victime ne doit pas tomber en hypothermie.**
- ***En entreprise*, il faut utiliser, éventuellement, les consignes spécifiques au lieu (couverture ou compresses imprégnées de gel d'eau en cas de brûlure thermique – douche portable ou aérosol capable de capturer et d'éliminer les substances chimiques).**
- ***Si les vêtements sont en feu*, il faut étouffer les flammes avec une couverture ou un manteau ; ou faire rouler à terre la victime avant d'arroser.**

Fig. 41 Faire rouler à terre une victime, dont les vêtements sont en feu.

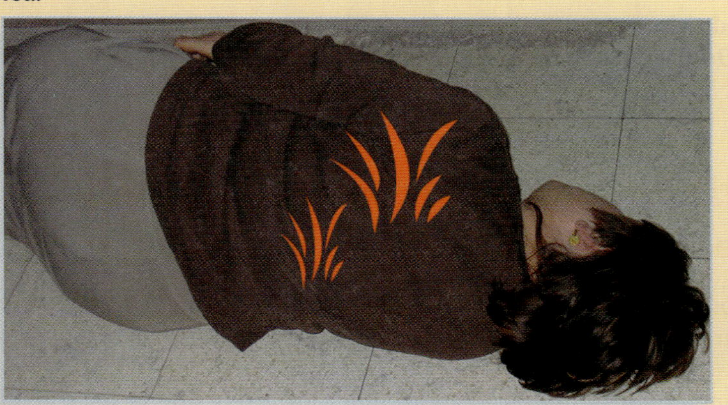

- ***Si la brûlure est peu grave*, il faut surveiller comme une plaie (*cf.* fiche 9), puis :**
  - **– s'informer du dernier rappel du vaccin antitétanique (moins de 5 ans) ;**
  - **– alerter un médecin, si la vaccination n'est pas à jour.**

Il est inutile de percer les cloques, car ce geste peut provoquer une infection.

Fiche 12

Plans de secours en situation d'exception

Objectifs

Être capable de s'intégrer dans l'organisation des secours en situation d'exception :

- ***dispositif Orsec*** hors de l'hôpital ;
- ***Plan blanc*** à l'hôpital.

1 Plan Orsec (Organisation de la réponse de sécurité civile)

La loi du 13 août 2004 de modernisation de la sécurité civile réforme la doctrine de planification des secours en simplifiant et en homogénéisant les plans afin de les rendre plus réactifs et adaptables.

Le plan est conçu pour mobiliser et coordonner les acteurs de la sécurité civile au-delà du niveau de réponse courant ou quotidien des services *sous l'autorité unique du préfet* qui ne « déclenche » plus le plan Orsec mais *prend la Direction des opérations de secours (DOC).*

Le nouveau plan Orsec s'appuie sur trois niveaux territoriaux :

- les départements ;
- les zones de défense ;
- les zones maritimes.

Il s'articule autour de trois grands éléments novateurs :

- un recensement et une analyse préalable des risques et des conséquences des menaces ;
- le dispositif opérationnel, cœur actif du plan, définissant une organisation unique de gestion d'événement majeur pour la protection générale des populations ;
- les phases de préparation, d'exercices et d'entraînement nécessaires à la mise en œuvre opérationnelle.

La plupart des anciennes appellations (PSS = Plan de secours spécialisé ; Plan rouge ; Plan d'urgence…) ont disparu, sauf l'acronyme PPI (Plan particulier d'intervention).

Désormais, on utilise seulement l'*acronyme Orsec* complété soit par la désignation de la fonctionnalité (secours à de nombreuses victimes, hébergement…), soit du risque traité (inondation, cyclone, accident ferroviaire…).

Exemples :

- Orsec Novi = Orsec Nombreuses VIctimes (ex-Plan rouge) ;
- Orsec « Soutien des populations » (ex PSS hébergement) ;
- Orsec décès massifs ;
- Orsec matières dangereuses…

Afin d'informer le public, le préfet met en œuvre une Cellule d'information du public (CIP) structurée pour diffuser des consignes et répondre aux appels téléphoniques du plus grand nombre par l'intermédiaire d'un Numéro unique de crise (NUC)

2 Plan blanc

A Définition

Le Plan blanc est un plan d'urgence visant à faire face à une activité accrue d'un hôpital comme un afflux massif de victimes. Son activation est décidée par le directeur d'établissement.
Les victimes peuvent :
- se présenter spontanément au service des urgences (épidémie de grippe aviaire, canicule…) ;
- être évacuées dans le cadre d'un plan Orsec (accident aérien ou ferroviaire, inondation, acte terroriste…).

B Modalités

Les modalités du Plan blanc sont définies pour chaque établissement de santé, public ou privé, par une personne désignée par l'établissement puis validées par les instances de l'établissement.
Le Plan blanc élargi, anciennement dénommé *schéma départemental des Plans blancs*, est *établi par les Agences régionales de santé* (ARS) en collaboration *avec le Samu.*
Il permet la mobilisation de toutes les structures sanitaires disponibles en vue de la gestion d'un évènement d'une telle ampleur qu'un seul établissement ne pourrait maîtriser.

3 Mesures prises par chaque établissement

Elles comprennent :
- la mise en place d'une cellule de crise ;
- le maintien sur place des équipes de personnel même au moment du changement d'équipe ;
- le rappel gradué des personnels en repos (nécessitant la mise à jour régulière d'un fichier téléphonique du personnel médical et paramédical) ;
- la libération d'un maximum de lits pour l'accueil des patients des urgences :
  - sortie des patients dont le maintien à l'hôpital n'est pas indispensable (retour à domicile ou transfert sur un autre établissement),
  - déprogrammation des activités non urgentes (consultations, interventions chirurgicales programmées) ;
- l'inventaire des moyens disponibles par les services médico-techniques (pharmacie, laboratoires, imagerie médicale) et logistiques (blanchisserie, restauration) ;
- l'organisation aux urgences d'un tri médical strict, sous la responsabilité d'un médecin responsable de l'accueil et de l'orientation (MAO), dans une salle suffisamment grande et distincte de l'accueil classique aux urgences (ce qui peut nécessiter le montage d'une tente adaptée sur le parvis de l'établissement) ;
- l'organisation de la circulation externe (contrôle des points d'entrée automobile et piéton) et interne (signalétique adaptée) de l'établissement (ce qui peut nécessiter le concours des forces de l'ordre si le service de sécurité de l'établissement est dépassé) ;
- le renforcement des moyens de communication :
  - renforcement du standard,
  - lignes réservées aux communications du Plan blanc,
  - organisation de la réponse téléphonique aux familles et aux médias ;
- la mise en place d'un point d'accueil réservé aux familles et aux médias ;
- un appel aux ministres des divers cultes pour aider à soutenir moralement les familles.

Fiche 13
Risque NRBC

Objectifs

Être capable d'identifier son rôle en cas d'activation des annexes NRBC.
Le risque NRBC regroupe les risques sanitaires potentiellement liés à des actes de terrorisme, qu'il s'agisse :
- de l'utilisation de ***matériaux radioactifs*** (N et R pour nucléaire et radiologique) ;
- de ***bactéries***, de ***virus***, ou de ***toxines*** fabriquées par des micro-organismes vivants (B pour biologique),
- de ***substances chimiques*** (C pour chimique).

1 Menace nucléaire et radiologique

Dans le cas d'un acte malveillant ou terroriste à caractère nucléaire ou radiologique, les pouvoirs publics devraient faire face à une émission de matières radioactives ou un niveau de radioactivité susceptible de porter atteinte à la santé publique.
- Dans un tel cas, un pourcentage important de blessés pourrait être contaminé par des ***radionucléides***, posant des problèmes de prise en charge spécifique par les équipes de secours.
- Grâce, notamment, à l'Autorité de sécurité nucléaire (ASN), le ministère de la Santé contribue activement à la préparation de la réponse des pouvoirs publics français vis-à-vis du risque terroriste nucléaire et radiologique.

2 Menace biologique

La menace biologique, en termes de terrorisme, repose sur la production d'agents pathogènes (bactérie, virus, toxine issue d'un organisme vivant) et sur leur diffusion :
- par ***aérosolisation*** ;
- par ***contamination des réseaux d'eau*** ou de la ***chaîne alimentaire*** ;
- par ***infections d'animaux ou d'insectes*** ;
- par ***transmission interhumaine***.

En cas d'attaque biologique, le corps médical serait en première ligne ; il doit donc y être préparé, connaître les menaces et les risques encourus, ainsi que la mobilisation à mettre en place. Il doit pouvoir repérer et signaler les anomalies qui pourraient faire envisager un attentat bioterroriste.

3 Menace chimique

Le risque chimique, lié au terrorisme, concerne aussi bien les toxiques industriels que les agressifs de guerre. Ces toxiques peuvent être à l'origine :
- d'une ***pollution atmosphérique*** ;
- d'une ***contamination des eaux*** superficielles ou souterraines, dont le danger est souvent d'expression immédiate (intoxication aiguë).

Une catastrophe chimique entraîne généralement un grand nombre de victimes. Les sauveteurs sont eux-mêmes soumis au risque d'intoxication et de transfert de contamination et, de ce fait, doivent se protéger sans que soient retardés les soins d'urgence.
Les professionnels de santé sont impliqués directement dans la prise en charge du risque NRBC et doivent se tenir informés des procédures au sein de leur établissement et suivre, si besoin, des formations spécifiques (habillage/déshabillage, chaine de décontamination…).

472508 - I - (21) - CSBM90 - NOC

Elsevier Masson SAS, 62 rue Camille-Desmoulins
92442 Issy-les-Moulineaux cedex
dépôt légal : mai 2012

imprimé en Italie par Printer Trento